専門医のための
循環器病学

編集

小川　聡　国際医療福祉大学三田病院・病院長
井上　博　富山大学理事・副学長
筒井裕之　北海道大学大学院医学研究科教授

医学書院

専門医のための循環器病学

発　行　2014年4月15日　第1版第1刷©

編　集　小川　聡・井上　博・筒井裕之

発行者　株式会社　医学書院
　　　　代表取締役　金原　優
　　　　〒113-8719　東京都文京区本郷1-28-23
　　　　電話　03-3817-5600(社内案内)

印刷・製本　横山印刷

本書の複製権・翻訳権・上映権・譲渡権・公衆送信権(送信可能化権を含む)は㈱医学書院が保有します．

ISBN978-4-260-01884-5

本書を無断で複製する行為(複写，スキャン，デジタルデータ化など)は，「私的使用のための複製」など著作権法上の限られた例外を除き禁じられています．大学，病院，診療所，企業などにおいて，業務上使用する目的(診療，研究活動を含む)で上記の行為を行うことは，その使用範囲が内部的であっても，私的使用には該当せず，違法です．また私的使用に該当する場合であっても，代行業者等の第三者に依頼して上記の行為を行うことは違法となります．

JCOPY 〈㈳出版者著作権管理機構 委託出版物〉
本書の無断複写は著作権法上での例外を除き禁じられています．複写される場合は，そのつど事前に，㈳出版者著作権管理機構(電話 03-3513-6969, FAX 03-3513-6979, info@jcopy.or.jp)の許諾を得てください．

執筆者一覧(執筆順)

鶴田ひかる	慶應義塾大学医学部・循環器内科
小川　聡	国際医療福祉大学三田病院・病院長
磯部　光章	東京医科歯科大学主任教授・循環制御内科学
犀川　哲典	地域医療機能推進機構　湯布院病院・院長
山科　章	東京医科大学主任教授・循環器内科
吉田千佳子	兵庫医科大学・内科学循環器内科
増山　理	兵庫医科大学主任教授・内科学循環器内科
正木　充	兵庫医科大学講師・内科学循環器内科
栗林　幸夫	慶應義塾大学医学部放射線科学(診断)教授
奥田　茂男	慶應義塾大学医学部放射線科学(診断)講師
吉永恵一郎	北海道大学大学院医学研究科特任教授・分子イメージング講座
玉木　長良	北海道大学大学院医学研究科教授・核医学
宮﨑　忠史	順天堂大学大学院医学研究科・循環器内科学
代田　浩之	順天堂大学大学院医学研究科教授・循環器内科学
清野　精彦	日本医科大学教授・日本医科大学千葉北総病院・循環器内科学
山田　京志	順天堂大学大学院医学研究科・循環器内科学
筒井　裕之	北海道大学大学院医学研究科教授・循環病態内科学
大森　洋介	大阪大学大学院医学系研究科先進心血管治療学寄附講座
山本　一博	鳥取大学教授・病態情報内科学
三田村秀雄	国家公務員共済組合連合会立川病院・病院長
丹羽公一郎	聖路加国際病院・心血管センター長
山田　博胤	徳島大学医学部臨床教授・循環器内科
福田　信夫	徳島文理大学保健福祉学部教授・臨床工学科
大木　崇	国立病院機構　東徳島医療センター・名誉院長
島田　和幸	新小山市民病院・病院長
奥村　謙	弘前大学大学院医学研究科教授・循環呼吸腎臓内科学
富田　泰史	弘前大学大学院医学研究科講師・循環呼吸腎臓内科学
樋熊　拓未	弘前大学大学院医学研究科准教授・心臓血管病先進治療学
花田　裕之	弘前大学大学院医学研究科准教授・救急・災害医学
品川　弥人	北里大学医学部・循環器内科学
猪又　孝元	北里大学医学部講師・循環器内科学
和泉　徹	恒人会新潟南病院・総括顧問
西井　基繼	北里大学医学部・循環器内科学
小板橋俊美	北里大学医学部・循環器内科学
山田　典一	三重大学医学部附属病院循環器内科・科長
菊池健次郎	北海道循環器病院・常務理事

長谷部直幸	旭川医科大学教授・循環・呼吸・神経病態内科学
羽根田　俊	北海道社会事業協会富良野病院・院長
佐藤　伸之	旭川医科大学准教授・循環・呼吸・神経病態内科学
阿部　倫明	東北大学病院 総合地域医療教育支援部(兼)腎・高血圧・内分泌科准教授
伊藤　貞嘉	東北大学大学院医学系研究科教授・腎・高血圧・内分泌学
柴崎　誠一	済生会山口総合病院総合診療部・部長
苅尾　七臣	自治医科大学内科学講座循環器内科学部門主任教授
室原　豊明	名古屋大学大学院医学系研究科教授・循環器内科学
許　　俊鋭	東京都健康長寿医療センター・副院長
大内　　浩	戸田の杜クリニック・院長
渡辺　拓自	つくば在宅クリニック・院長
紙尾　　均	沖縄県立八重山病院・救急科部長
岩永　史郎	埼玉医科大学国際医療センター教授・心臓内科
城宝　秀司	富山大学医学薬学研究部内科学第二
井上　　博	富山大学理事・副学長
齋藤　俊輔	大阪大学大学院医学系研究科・心臓血管外科学
澤　　芳樹	大阪大学大学院医学系研究科教授・心臓血管外科学
堀江　　稔	滋賀医科大学教授・呼吸循環器内科
竹原　有史	旭川医科大学特任講師・心血管再生・先端医療開発講座

序

　医学の新知見は年々増加し，医療の新技術も進歩と集積の一途をたどっている．日本循環器学会からは最新の2013年版を含めて54の心臓病の診療ガイドラインが策定，公開されている．その時点における標準的内容が網羅されているとはいえ，医学の進歩に応じて5年毎には改訂が必要となるものが多い．一方，わが国の医療のあり方そのものも，少子・高齢化，地域間格差といった課題をかかえて，大きな変革の過程にあるといえる．

　このようななか，われわれは，循環器内科専門医を目指す若手医師および，循環器科臨床医を対象とする実践書を新たに刊行することとした．本書は2001年に発行した医学生向けの教科書『標準循環器病学』を土台とし，実地臨床に必要な内容，特に治療の実際に関する記載を盛り込み，臨床医向けに装いも新たに誕生した専門書である．今回からは，小川，井上の両名に筒井が加わり，企画編集を行った．

　本書では，全体を通して循環器病学の進歩を網羅すること，特に『標準循環器病学』発行後に一般化した領域（心臓移植，循環器疾患と遺伝子異常など）について，新たに章を設けて解説したことに加え，前回は教科書という性格上，十分に盛り込めなかった個々の具体的治療に関する記載を特に充実させたのが特徴である．臨床応用の緒についたばかりの再生医療についてもページを割いた．その結果，大幅にページ数が増え，600ページの専門書として生まれ変わることとなった．

　本書の執筆は，わが国を代表する循環器医の方々に分担していただき，さらにすべての原稿はわれわれ編集者が目を通し，記載の重複を避け，さらに過不足のないように内容の削除，加筆をお願いした．紙幅の都合上，不本意な変更をお願いしたにもかかわらず，本書のために貴重な時間を割いていただいた執筆者の方々に深甚なる感謝の意を表する．

　専門医を目指す医師および日々の診療を担う臨床医たちが本書をより一層活用されることを願っている．

2014年3月

編集　小川　聡
　　　井上　博
　　　筒井裕之

目次

第1章 症候学
鶴田ひかる，小川 聡

- A．病歴聴取とは ……………………………… 1
- B．記載方法 …………………………………… 1
  1. 主訴 ……………………………………… 1
  2. 現病歴 …………………………………… 1
  3. 既往歴 …………………………………… 2
  4. 家族歴 …………………………………… 2
  5. 個人歴と社会歴 ………………………… 2
- C．症状 ………………………………………… 2
  1. 胸痛 ……………………………………… 2
  2. 呼吸困難，息切れ ……………………… 4
  3. 浮腫 ……………………………………… 5
  4. 失神 ……………………………………… 6
  5. 動悸 ……………………………………… 7

第2章 身体所見
磯部光章

1 一般的な身体所見 ── 9
- A．外観と全身所見 …………………………… 9
- B．頭頸部と顔面，皮膚 ……………………… 9
- C．腹部 ………………………………………… 10
- D．四肢 ………………………………………… 11

2 血管の診察 ── 13
- A．血圧 ………………………………………… 13
- B．動脈の診察 ………………………………… 13
  1. 脈拍数 …………………………………… 13
  2. リズム …………………………………… 14
  3. 大きさ（size）と遅速（celerity） …… 14
  4. 異常な脈拍 ……………………………… 14
  5. 動脈の聴診 ……………………………… 15
- C．静脈の診察 ………………………………… 15

3 胸部の視診と触診 ── 17
- A．胸郭，呼吸，肺野の聴診 ………………… 17
- B．心尖拍動 …………………………………… 17
- C．その他の異常拍動 ………………………… 18
- D．振戦 ………………………………………… 18

4 心臓の聴診 ── 19
- A．聴診器の用い方 …………………………… 19
  1. よい聴診器を選ぶには ………………… 19
  2. 膜型，ベル型の使い分け ……………… 19
  3. 聴診部位 ………………………………… 19
  4. 患者の体位 ……………………………… 20
- B．聴診所見の記載法 ………………………… 20
  1. 心音の記載 ……………………………… 20
  2. 雑音の記載 ……………………………… 20
- C．心音 ………………………………………… 21
  1. Ⅰ音 ……………………………………… 21
  2. Ⅱ音 ……………………………………… 22
  3. Ⅲ音 ……………………………………… 24
  4. Ⅳ音 ……………………………………… 25
  5. 駆出音 …………………………………… 26
  6. 開放音 …………………………………… 26
  7. その他の過剰心音 ……………………… 27
- D．心雑音 ……………………………………… 28
  1. 心雑音の発生条件 ……………………… 28
  2. 駆出性収縮期雑音 ……………………… 29
  3. 逆流性収縮期雑音 ……………………… 30
  4. 拡張期房室弁雑音 ……………………… 30

- 5. 逆流性拡張期雑音 ……………………… 31
- 6. 連続性雑音 …………………………… 31

5 各種疾患における聴診所見 ——— 33

- A. 弁膜疾患 …………………………………… 33
  - 1. 大動脈弁狭窄症 ……………………… 33
  - 2. 大動脈弁閉鎖不全症 ………………… 33
  - 3. 僧帽弁狭窄症 ………………………… 33
  - 4. 僧帽弁閉鎖不全症 …………………… 34
  - 5. 三尖弁閉鎖不全症 …………………… 34
  - 6. 肺動脈弁閉鎖不全症 ………………… 34
- B. 先天性心疾患 ……………………………… 35
  - 1. 心房中隔欠損症 ……………………… 35
  - 2. 心室中隔欠損症 ……………………… 35
  - 3. 動脈管開存症 ………………………… 35
  - 4. Fallot 四徴症 ………………………… 35
  - 5. 肺動脈弁狭窄症 ……………………… 36
- C. 心筋疾患 …………………………………… 36
  - 1. 閉塞性肥大型心筋症 ………………… 36
  - 2. 拡張型心筋症 ………………………… 36
- D. 心膜疾患 …………………………………… 36
  - 1. 急性心膜炎 …………………………… 36
  - 2. 収縮性心膜炎 ………………………… 37
- E. 心筋梗塞症 ………………………………… 37
- F. 人工弁音 …………………………………… 37

第3章　検査法

1 心電図 ——— 犀川哲典　39

- 1. 興奮の開始と伝搬 …………………… 39
- 2. 心筋細胞イオン電流 ………………… 40
- A. 標準12誘導心電図の記録と技術 ……… 41
- B. 標準12誘導心電図 ……………………… 42
  - 1. 正常波形 ……………………………… 42
  - 2. 各波形の意義付け …………………… 44
  - 3. 最近の心電図指標 …………………… 44
  - 4. 心電図の性差 ………………………… 45
  - 5. 正常心電図計測値 …………………… 45
- C. ホルター心電図 …………………………… 45
  - 1. ホルター心電図の実際 ……………… 45
  - 2. ホルター心電図の適応疾患 ………… 46
  - 3. ホルター心電図の実記録 …………… 46
- D. 運動負荷心電図 …………………………… 46
  - 1. 運動負荷試験の原理 ………………… 46
  - 2. 運動負荷試験の方法 ………………… 48
  - 3. 運動負荷試験の中止基準 …………… 48
  - 4. 運動負荷試験の適応 ………………… 48
  - 5. 運動負荷試験の禁忌 ………………… 48
  - 6. 運動負荷心電図の評価 ……………… 49
- E. 体表面心電図と加算平均心電図 ………… 50
- F. イベントモニタと
   植込み型 Loop recorder ………………… 51
  - 1. イベントモニタ ……………………… 51
  - 2. 植込み型 Loop recorder …………… 51
- G. 心磁図 ……………………………………… 51
- H. 標準化 ……………………………………… 52

2 胸部 X 線 ——— 山科　章　54

- A. 胸部 X 線の撮影法 ……………………… 54
- B. 胸部単純 X 線写真の読影 ……………… 54
  - 1. 縦隔陰影 ……………………………… 54
  - 2. 心血管陰影の評価 …………………… 54
  - 3. 心臓の大きさの評価 ………………… 58
  - 4. 肺血管および肺野陰影の評価 ……… 59
  - 5. 肺うっ血／心不全の評価 …………… 60
  - 6. 心血管の石灰化 ……………………… 62
- C. 各疾患および病態における
   胸部単純 X 線写真の評価 ……………… 63
  - 1. 高血圧 ………………………………… 63
  - 2. 急性大動脈解離 ……………………… 63
  - 3. 急性肺血栓塞栓症 …………………… 63

3 心エコー図 ——— 吉田千佳子, 増山　理　64

- A. 観察および記録 …………………………… 64
  - 1. 断層法, Mモード法 ………………… 64
  - 2. ドプラ法 ……………………………… 64
- B. 心機能評価 ………………………………… 64
  - 1. 容積算出 ……………………………… 64
  - 2. 収縮機能と拡張機能 ………………… 68

3. 圧較差の算出 ………………………… 69
4. 肺動脈圧の推定 ……………………… 69
5. 負荷心エコー法 ……………………… 69
6. 経食道心エコー図 …………………… 70
C. 末梢血管検査 …………………………… 72
1. 頸動脈エコー図 ……………………… 72
2. 末梢動静脈エコー図 ………………… 73

4 心機図 ──── 正木 充, 増山 理 75

A. 頸動脈波 ………………………………… 75
1. 記録法 ………………………………… 75
2. 正常波形 ……………………………… 75
3. 異常波形と疾患 ……………………… 76
4. 左室駆出時間 ………………………… 77
B. 頸静脈波 ………………………………… 77
1. 記録法 ………………………………… 77
2. 正常波形 ……………………………… 77
3. 異常波形と疾患 ……………………… 78
C. 心尖拍動図 ……………………………… 78
1. 記録法 ………………………………… 78
2. 正常波形 ……………………………… 78
3. 異常波形と疾患 ……………………… 79

5 CT, MRI 80

A. CT ──────────── 栗林幸夫 80
1. CT による冠動脈狭窄の評価 ………… 80
2. CT による冠動脈プラークの評価 …… 80
3. CT の臨床的適応 …………………… 83
B. MRI ──────────── 奥田茂男 84
1. MRI 検査の注意・禁忌 ……………… 84
2. 循環器疾患を対象とした MRI 撮像法 … 84
3. MRI 検査の適応 ……………………… 87

6 核医学検査 ─── 吉永恵一郎, 玉木長良 88

A. 核医学検査の原理 ……………………… 88
1. 撮像機器 ……………………………… 88
B. 心筋血流イメージング ………………… 88
1. 心筋虚血の定義 ……………………… 88
2. 放射性医薬品 ………………………… 88
3. 負荷方法 ……………………………… 90
4. 心筋負荷画像評価法 ………………… 90
5. 心筋血流イメージングの
   冠動脈疾患診断精度 ………………… 91

6. 予後予測 ……………………………… 91
C. 心筋脂肪酸代謝イメージングおよび
   他の新しいイメージング ……………… 91
1. 心筋脂肪酸製剤による狭心症診断 … 91
2. 心臓交感神経イメージング ………… 91
D. 心機能 …………………………………… 92
E. 心筋血流 PET による冠動脈疾患診断
   および心筋 viability 評価 ……………… 92
1. PET 心筋血流・糖代謝製剤 ………… 92
2. 冠動脈疾患診断精度 ………………… 92
3. PET による冠動脈疾患患者の予後予測 … 92
4. 心筋代謝 PET イメージングによる
   心筋 viability 判定 ……………………… 92
5. 心筋 PET 検査の適応 ………………… 93
F. これからの新しい製剤および検査機器の
   発展 ……………………………………… 93

7 心臓カテーテル検査
─────────── 宮﨑忠史, 代田浩之 95

A. 概説 ……………………………………… 95
1. 血管へのアクセス …………………… 95
2. 右心・左心への到達法 ……………… 97
B. 血行動態検査 …………………………… 98
1. 心血管内圧の測定 …………………… 99
2. 心拍出量の測定 ……………………… 103
3. 血管抵抗の測定 ……………………… 106
4. 圧較差の測定 ………………………… 107
5. 弁口面積の測定 ……………………… 109
6. シャント(短絡)の測定 ……………… 110
C. 心血管造影法 …………………………… 112
1. 左室造影 ……………………………… 112
2. 大動脈造影 …………………………… 114
3. 肺動脈造影 …………………………… 114
4. 冠動脈造影 …………………………… 116
5. 心筋生検 ……………………………… 116
6. 血管内視鏡 …………………………… 117
7. 血管内エコー ………………………… 118

8 心筋バイオマーカー ──── 清野精彦 122

A. 急性冠症候群の病態と
   心筋バイオマーカー ………………… 122
B. 細胞質マーカー ………………………… 123
1. CK ……………………………………… 123

2. CK-MB ……………………………… 123
　3. CK アイソフォーム …………………… 123
　4. ミオグロビン ………………………… 123
　5. 心臓型脂肪酸結合蛋白 ………………… 123
C. 筋原線維マーカー ……………………… 124
　1. 心筋ミオシン軽鎖 …………………… 124
　2. 心筋トロポニン T …………………… 124
　3. 心筋トロポニン I …………………… 124
D. 全血迅速診断法の有用性 ……………… 125
　1. 心筋トロポニン T 全血迅速診断法 … 125
　2. H-FABP 全血迅速診断法 …………… 125
E. 2007 年心筋梗塞 universal definition の提示 ……………………………………… 125

第4章　BLS/ACLS

山田京志，代田浩之

1. 成人傷病者の『救命の連鎖』 ………… 127
2. 一次救命処置 …………………………… 127
3. 二次救命処置 …………………………… 130
4. 蘇生後ケア ……………………………… 132

第5章　心不全

筒井裕之

1 心臓のポンプ作用 ──── 135

A. 心筋の構造と機能 ……………………… 135
B. 心筋細胞の興奮収縮連関 ……………… 136
C. 心機能 …………………………………… 136
　1. 前負荷 ………………………………… 137
　2. 後負荷 ………………………………… 137
　3. 収縮性 ………………………………… 137
D. 心周期 …………………………………… 138
　1. 心室 …………………………………… 138
　2. 心房 …………………………………… 139

2 心不全 ──── 140

A. 概念・定義 ……………………………… 140
B. 疫学 ……………………………………… 140
C. 分類 ……………………………………… 140
　1. 急性心不全と慢性心不全 …………… 140
　2. 左心不全と右心不全 ………………… 141
　3. 収縮不全と拡張不全 ………………… 141
　4. 高心拍出量性心不全と低心拍出量性心不全 ……………… 141
D. 病態生理 ………………………………… 142
　1. 心筋収縮不全 ………………………… 142
　2. 神経体液性因子の活性化 …………… 143
　3. 心筋リモデリング …………………… 143
E. 臨床所見 ………………………………… 144
　1. 症状 …………………………………… 144
　2. 身体所見 ……………………………… 145
F. 検査所見 ………………………………… 145
　1. 検尿・血液検査 ……………………… 145
　2. 心電図 ………………………………… 146
　3. 胸部 X 線写真 ……………………… 146
　4. 心エコー ……………………………… 146
　5. CT, MRI, 核医学 …………………… 147
　6. 心臓カテーテル検査 ………………… 147
　7. 運動耐容能 …………………………… 148
G. 診断 ……………………………………… 149
H. 一般管理 ………………………………… 149
I. 治療 ……………………………………… 150
　1. 急性心不全に対する治療 …………… 150
　2. 慢性心不全に対する治療 …………… 152
J. 経過・予後 ……………………………… 155

第6章　ショック

大森洋介，山本一博

A. 概念 ……………………………………… 157
B. 病態生理 ………………………………… 157

C． 臨床所見 159
　1． 意識状態 159
　2． 他覚所見 159
D． 検査所見 159
E． 診断 160
　1． ショックの診断 160
　2． 循環器疾患によるショック 160
　3． 循環器疾患以外の原因によるショックの鑑別 160
F． 管理・治療 161
　1． 一般的治療 161
　2． 原因疾患ごとの急性期治療 163
G． 経過・予後 164

第7章　不整脈

三田村秀雄

1 不整脈の基礎 ── 165

　1． 電気興奮の生成：自動能 165
　2． 興奮の伝導 165
　3． 自動能と不整脈 166
　4． 不応期と不整脈 166
　5． 活動電位の成り立ち 167
　6． 撃発活動 169
　7． 抗不整脈薬のチャネルターゲット 169

2 不整脈の診断 ── 171

　1． 体表面心電図 171
　2． ホルター心電図 172
　3． 加算平均心電図とT波交互脈の検出 173
　4． 電気生理検査 174
　5． 遺伝子異常の検索 176

3 不整脈の治療 ── 177

A． 不整脈の薬物療法 177
　1． 不整脈の機序に基づく薬剤の選択 177
　2． 各種作用を有する薬剤の特性と分類 177
　3． 患者に基づく薬剤の選択 179
B． 不整脈の非薬物療法 180
　1． ペースメーカ治療 180
　2． 電気ショック 180
　3． 高周波カテーテルアブレーション 181

4 各種不整脈の管理 ── 182

A． 徐脈性不整脈の管理 182
B． 上室頻脈性不整脈の管理 185
　1． 上室期外収縮 185
　2． 発作性上室頻拍 187
　3． 心房粗動 189
　4． 心房細動 190
　5． WPW症候群 193
C． 心室頻脈性不整脈の管理 197
　1． 心室期外収縮および非持続性心室頻拍 ... 197
　2． 心室細動と持続性心室頻拍 199
　3． QT延長症候群とBrugada症候群 201

第8章　先天性心疾患

丹羽公一郎

1 心臓，血管の発生と構造 ── 205

A． 胎生期循環系の変化 205
B． 原始心筒の形成 205
C． 心ループの形成と成熟 206
D． 心中隔の形成 208
　1． 心房中隔の形成 208
　2． 房室管分割と房室弁の形成 208
　3． 心室中隔の形成 209
　4． 流出路中隔の形成 210
　5． 半月弁の形成 210
E． 大動脈弓の形成 210
F． 大静脈系の発生 210

2 先天性心疾患の各論 ── 212

A． 心房中隔欠損 212

- B．房室中隔欠損 ････････････････････ 213
- C．心室中隔欠損 ････････････････････ 214
- D．動脈管開存 ･･････････････････････ 215
- E．Eisenmenger 症候群 ････････････ 216
- F．心室中隔欠損を伴わない肺動脈開存（Fontan 術後を除く）････････ 217
- G．Fallot 四徴症 ･･･････････････････ 218
- H．三尖弁閉鎖（Fontan 術後）･････ 220
- I．Ebstein 病 ･･････････････････････ 221
- J．完全大血管転位症 ･･･････････････ 222
- K．修正大血管転位症 ･･･････････････ 223
- L．両大血管右室起始 ･･･････････････ 224
- M．大動脈弁狭窄 ････････････････････ 225
- N．総動脈幹遺残 ････････････････････ 226
- O．総肺静脈還流異常 ･･･････････････ 227
- P．部分肺静脈還流異常症 ･･･････････ 228
- Q．左心低形成症候群（大動脈弁閉鎖／僧帽弁閉鎖）･･････････････ 228
- R．右胸心 ･･･････････････････････････ 229
- S．Valsalva 洞動脈瘤 ･･････････････ 230
- T．冠動脈異常 ･･････････････････････ 230
  1. 左冠動脈肺動脈起始 ･･･････････ 230
  2. 先天性冠動静脈瘻 ･････････････ 231
- U．無脾症候群，多脾症候群 ･･･････ 232
- V．肺動脈弁狭窄 ････････････････････ 233
- W．大動脈縮窄 ･･････････････････････ 234
- X．肺動静脈瘻 ･･････････････････････ 235

第9章　後天性弁膜疾患

山田博胤，福田信夫，大木　崇

- A．僧帽弁狭窄症 ････････････････････ 237
- B．僧帽弁閉鎖不全症 ･･･････････････ 243
- C．僧帽弁逸脱症候群 ･･･････････････ 249
- D．大動脈弁狭窄症 ･････････････････ 252
- E．大動脈弁閉鎖不全症 ････････････ 257
- F．三尖弁閉鎖不全症 ･･･････････････ 261
- G．肺動脈弁閉鎖不全症 ････････････ 263
- H．連合弁膜症 ･･････････････････････ 264

第10章　動脈硬化症

島田和幸

- A．概念 ･････････････････････････････ 267
- B．動脈硬化の分類 ･････････････････ 267
  1. 粥状（動脈）硬化症 ･･･････････ 267
  2. 細動脈硬化症 ･････････････････ 267
  3. メンケベルグ型動脈硬化 ･････ 267
  4. 動脈壁硬化症 ･････････････････ 268
- C．粥状硬化症の病態生理 ･･･････････ 268
- D．臨床・検査所見 ･････････････････ 269
  1. 動脈硬化性疾患 ･･･････････････ 269
  2. 危険因子 ･･････････････････････ 271
  3. 脂質異常症 ････････････････････ 271
- E．診断 ･････････････････････････････ 273
- F．管理・治療 ･･････････････････････ 274
  1. 血清脂質の管理 ･･･････････････ 274
  2. 高血圧の管理 ･････････････････ 274
  3. 非薬物療法 ････････････････････ 275
  4. 薬物療法 ･･････････････････････ 276

第11章　冠動脈疾患

1 冠動脈の形態と冠循環

奥村　謙，富田泰史　277

- A．冠動脈の形態 ････････････････････ 277
  1. 心外膜面 ･･････････････････････ 277
  2. 心筋内 ････････････････････････ 277
  3. 冠動脈の構造 ･････････････････ 278
- B．冠循環 ･･････････････････････････ 278

C．冠血流量の調節 ……………………… 279
 1．冠血流 …………………………………… 279
 2．冠血管トーヌス ………………………… 279
D．冠動脈造影法 …………………………… 281
 1．手技 ……………………………………… 282
 2．冠動脈主要分枝の分類 ………………… 282
 3．冠動脈狭窄度 …………………………… 282
 4．器質的冠狭窄例の冠動脈造影 ………… 283
 5．冠攣縮性狭心症（異型狭心症）例の
   冠動脈造影 ……………………………… 286
 6．運動負荷またはペーシング負荷試験 … 287
 7．冠血流予備能 …………………………… 288
E．その他の検査 …………………………… 288
 1．血管内超音波 …………………………… 238
 2．光干渉断層法 …………………………… 288

2 狭心症 ──── 奥村　謙，樋熊拓未　290
 1．定義と概念 ……………………………… 290
 2．頻度と疫学 ……………………………… 290
 3．病態生理 ………………………………… 290
 4．分類 ……………………………………… 294
 5．臨床所見 ………………………………… 296
 6．検査所見 ………………………………… 297

 7．診断 ……………………………………… 305
 8．管理・治療 ……………………………… 308
 9．経過・予後 ……………………………… 315

3 心筋梗塞症 ──── 奥村　謙，花田裕之　319
A．急性心筋梗塞症 ………………………… 319
 1．概念 ……………………………………… 319
 2．定義 ……………………………………… 319
 3．病理と病態 ……………………………… 319
 4．病態生理 ………………………………… 323
 5．臨床所見 ………………………………… 326
 6．検査所見 ………………………………… 329
 7．診断 ……………………………………… 335
 8．管理・治療 ……………………………… 335
 9．経過・予後 ……………………………… 350
B．陳旧性心筋梗塞症 ……………………… 351
 1．概念と定義 ……………………………… 351
 2．病態生理 ………………………………… 352
 3．臨床所見 ………………………………… 353
 4．検査所見 ………………………………… 354
 5．診断 ……………………………………… 356
 6．管理・治療 ……………………………… 356

第12章　心筋・心膜の疾患

1 心筋症・心筋炎
 ──── 品川弥人，猪又孝元，和泉　徹　361
A．心筋炎 …………………………………… 361
B．特発性心筋症 …………………………… 366
 1．肥大型心筋症 …………………………… 366
 2．拡張型心筋症 …………………………… 369
 3．拘束型心筋症 …………………………… 371
 4．心筋緻密化障害 ………………………… 372
 5．たこつぼ心筋症 ………………………… 372
C．二次性心筋症 …………………………… 373

2 感染性心内膜炎
 ──── 西井基継，猪又孝元，和泉　徹　376
 1．定義と概念 ……………………………… 376
 2．病態生理 ………………………………… 376

 3．病理 ……………………………………… 376
 4．病原体 …………………………………… 377
 5．臨床所見 ………………………………… 377
 6．検査所見 ………………………………… 378
 7．治療 ……………………………………… 379
 8．予防 ……………………………………… 382

3 心膜疾患
 ──── 小板橋俊美，猪又孝元，和泉　徹　386
A．心膜・心膜液の解剖，生理機能 ……… 386
B．急性心膜炎 ……………………………… 386
C．収縮性心膜炎 …………………………… 390
D．心膜液貯留 ……………………………… 395
E．心タンポナーデ ………………………… 397
F．心膜嚢腫 ………………………………… 400
G．先天性心膜欠損症 ……………………… 400

第13章　肺循環の異常

山田典一

- A．肺性心 ……………………………… 403
- B．肺高血圧症 ………………………… 405
- C．肺塞栓症 …………………………… 409

第14章　血圧の異常

1 血圧―その調節，降圧薬の薬理
――菊池健次郎，長谷部直幸，羽根田　俊　417

- A．血圧調節系ネットワーク ………… 417
  1. 血圧調節系の機構 ………………… 417
  2. 各種血圧調節機構の作動血圧範囲 … 417
  3. 血圧調節機構間相互の量的・時間的関係
     …………………………………………… 417
- B．血圧調節に関与する因子 ………… 419
  1. 全身血圧に影響する因子 ………… 419
  2. 血圧調節における腎の役割 ……… 419
  3. 血圧調節におけるホルモンの役割 … 420
- C．各種降圧薬の薬理 ………………… 423
  1. 利尿降圧薬 ………………………… 423
  2. β遮断薬 …………………………… 425
  3. Ca拮抗薬 …………………………… 425
  4. ACE阻害薬，AT$_1$受容体拮抗薬，
     直接的レニン阻害薬 ……………… 427
  5. α_1遮断薬 …………………………… 428
  6. その他の新しい降圧薬 …………… 428

2 本態性高血圧 ―― 佐藤伸之，長谷部直幸　430
  1. 概念 ………………………………… 430
  2. 病態生理 …………………………… 430
  3. 臨床所見 …………………………… 433
  4. 検査 ………………………………… 434
  5. 診断 ………………………………… 434
  6. 管理・治療 ………………………… 436
  7. 経過・予後 ………………………… 441

3 二次性高血圧 ―― 阿部倫明，伊藤貞嘉　444
- A．腎性・腎血管性高血圧症 ………… 444
  1. 腎性（腎実質性）高血圧 ………… 444
  2. 腎血管性高血圧 …………………… 452
- B．内分泌性高血圧症 ………………… 459
  1. 原発性アルドステロン症 ………… 459
  2. 偽性アルドステロン症；Liddle症候群
     およびAME症候群 ………………… 461
  3. Cushing症候群 …………………… 461
  4. 褐色細胞腫および傍神経節腫 …… 463
  5. 先端巨大症 ………………………… 463

4 低血圧症，失神 ―― 柴崎誠一，苅尾七臣　467
- A．起立性低血圧症 …………………… 467
- B．頸動脈洞症候群 …………………… 471
- C．食後低血圧 ………………………… 472
- D．体位性起立性頻拍症候群 ………… 474
- E．神経調節性失神 …………………… 475
- F．ヘッドアップチルト試験 ………… 477

第15章　大動脈疾患

室原豊明

1 大動脈瘤 ――――――――― 481

- A．診断 ………………………………… 481
  1. 症候からの診断 …………………… 481
  2. 諸検査からの診断 ………………… 482
  3. 胸部X線検査 ……………………… 482
  4. 超音波検査 ………………………… 482
  5. CT …………………………………… 483
  6. MRI ………………………………… 484
  7. シネMRI …………………………… 484

- 8. MRA ... 484
- B. 治療 ... 484
  - 1. 胸部・胸腹部大動脈瘤の内科的治療 ... 484
  - 2. 胸部・胸腹部大動脈瘤の外科的治療 ... 485
  - 3. 腹部大動脈瘤に対する治療 ... 485
  - 4. 腹部大動脈瘤の内科的治療 ... 485
  - 5. 腹部大動脈瘤の外科的治療 ... 486

2 解離性大動脈瘤 — 487

- A. 病態と分類 ... 487
- B. 疫学 ... 488
- C. 診断 ... 489
  - 1. 胸部X線検査 ... 489
  - 2. CT ... 489
  - 3. 超音波診断 ... 490
  - 4. その他の画像診断 ... 490
- D. 治療 ... 491
  - 1. 急性期の治療 ... 491
  - 2. 急性期の外科手術 ... 491
  - 3. 慢性期の治療 ... 492

3 高安病（高安動脈炎・大動脈炎症候群） — 494

- A. 病因 ... 494
- B. 症状と徴候 ... 494
- C. 診断 ... 495
- D. 検査所見 ... 495
- E. 画像診断 ... 495
- F. 予後と治療 ... 486
- G. 内科的治療 ... 486
- H. 外科的治療 ... 497

4 大動脈弁輪拡張症，Marfan症候群 — 498

- A. 診断 ... 499
- B. 治療 ... 499

5 Leriche症候群 — 500

- A. 疫学 ... 500
- B. 治療 ... 500

第16章　末梢動脈・静脈，リンパ管疾患　許　俊鋭，大内　浩，渡辺拓自

- A. 動静脈瘻 ... 501
- B. 急性動脈閉塞症 ... 502
- C. 閉塞性動脈硬化症 ... 504
- D. 閉塞性血栓血管炎，Buerger病 ... 506
- E. Raynaud症候群 ... 507
- F. 上大静脈症候群 ... 508
- G. 静脈瘤 ... 510
- H. Budd-Chiari症候群 ... 511
- I. 深部静脈血栓症 ... 511
- J. 静脈炎 ... 512
- K. リンパ浮腫 ... 513
- L. リンパ管炎・リンパ節炎 ... 513

第17章　心血管の外傷

- A. 心臓外傷 ... 紙尾　均，許　俊鋭 515
  - 1. 胸部外傷について ... 515
  - 2. 穿通性心損傷 ... 515
  - 3. 非穿通性心損傷 ... 517
- B. 大動脈外傷 ... 許　俊鋭 519
  - 1. 貫通外傷 ... 519
  - 2. 鈍的外傷 ... 520
- C. 末梢血管外傷 ... 紙尾　均，許　俊鋭 523

第18章　原発性心臓腫瘍　岩永史郎

- A. 概念 ... 527
- B. 症候 ... 527

C．心臓粘液腫 ……………………………… 527
D．心臓原発リンパ腫 …………………… 531
E．その他の原発性心臓腫瘍 …………… 531
F．乳頭状線維弾性腫 …………………… 532
G．心臓嚢腫 ……………………………… 532
H．外科治療 ……………………………… 534

第19章　全身疾患に伴う心・血管の異常

A．慢性腎不全 ……… 城宝秀司，井上　博 535
B．血液疾患 ………… 城宝秀司，井上　博 538
　1．貧血 …………………………………… 538
　2．多発性骨髄腫 ………………………… 539
　3．抗リン脂質症候群 …………………… 539
C．心臓神経症 ……… 城宝秀司，井上　博 540
D．妊娠と心疾患 ……………… 井上　博 540
　1．生理的妊娠・分娩と血行動態 ……… 540
　2．心疾患患者と妊娠の基本的問題 …… 541
　3．弁置換患者と妊娠 …………………… 542
　4．投薬 …………………………………… 543
　5．産褥心筋症 …………………………… 543
E．ストレスと循環器疾患 ……… 井上　博 543
　1．概念 …………………………………… 543
　2．病態 …………………………………… 544
　3．実態 …………………………………… 544
F．睡眠時無呼吸症候群
　　　　　　　　……… 城宝秀司，井上　博 545

第20章　心臓移植　　　　　　　　　　　　　　　　　　　　　　　　　　　　齋藤俊輔，澤　芳樹

1．心臓移植の歴史 ………………………… 551
2．心臓移植の適応 ………………………… 551
3．心臓移植手術の実際 …………………… 552
4．移植後の管理 …………………………… 552
5．移植後の成績 …………………………… 556

第21章　遺伝子異常・チャネル病　　　　　　　　　　　　　　　　　　　　　　　　堀江　稔

A．遺伝子診断法 ………………………… 557
　1．既知の候補遺伝子に対するSanger法 …… 557
　2．未知の原因遺伝子の検索のための
　　　次世代シークエンサーによるエクソーム解析
　　　………………………………………… 558
B．遺伝子検査の一例―QT延長症候群 …… 559

第22章　再生医療　　　　　　　　　　　　　　　　　　　　　　　　　　　　　　　竹本有史

1．概念・機序 ……………………………… 563
2．分類 ……………………………………… 563
3．治療 ……………………………………… 564
4．経過・予後 ……………………………… 566
5．展望 ……………………………………… 567

索引 ……………………………………………………………………………………………………… 569

第1章 症候学

A 病歴聴取とは

　循環器疾患の診断，治療の第一歩は病歴聴取から始まる．詳細な病歴聴取のみから診断を下せる疾患もあるといって過言ではない．循環器疾患の診断手段として，画像診断をはじめ多種の検査機器が開発され，非侵襲的検査の選択肢は広がっているが，鑑別診断から確定診断に至るプロセスのなかで，必要かつ適切な検査を選択するためには，適切な病歴聴取が重要である．画像診断が大きな進歩を遂げた現代においても，病歴聴取と身体所見の診察は循環器疾患の診断における基本である．

　循環器疾患の病歴聴取にあたって，もうひとつ大事なことは，緊急を要する状況の場合は，いかに手早く必要な情報を聴取するか，という意識を常にもつことである．ショック，高度の呼吸困難の状況では，冗長な問診を行っている時間の猶予はない．バイタルサインの確認，モニタ装着，ライン確保と同時に短時間で，発症時間，発症状況，心疾患の既往歴などの重要な情報を聞き出し，初期検査，治療を進めていかなければならない．普段から症候ごとの重要な問診チェックポイントを整理して備えておく必要がある．

　さらに病歴聴取にあたって心がけることは，医療人としては当然であるが，患者との良好な関係を築くことである．患者の目を見て，来院の理由，症状の詳細を聞き出し，問診を行っていく過程のなかで，患者の性格，社会的背景，家族関係，経済状態，これまでの医療機関受診経験を通じて抱いている医療に対する考え方を読み取っていく．これらは後に，診断，治療を進めていくうえで大事な背景になる．

　病歴聴取の方法として，最初はある程度自由に話してもらい，患者の話に耳を傾けるよう心がける．途中で遮ってしまうと，重要な情報を聞き逃してしまう可能性もあり，また，話をよく聞く姿勢は，患者の安心感や信頼感を得ることにもつながる．患者に詳しく話してもらった後で，症状の要点を整理し，鑑別に必要な質問を行っていく．同伴する家族からも話を聞くことによって，より客観的な事実を明らかにすることができ，家族との信頼関係の構築も可能になり，後の診療を円滑に進めていきやすい．

B 記載方法

1 主訴

　最も主要な自覚症状を1つ挙げるべきであるが，独立した症候を2つ以上認める場合には複数の記載をする．症候については，患者の言葉で記載することも望ましい．

2 現病歴

　患者が受診する契機となった症状について，時間経過にしたがって記載する．特に，①症状の部位，②症状の性質，③重症度，日常生活に及ぼす影響，④発症時期と頻度，持続時間，⑤発症したときの状況，⑥増悪因子と軽快因子，⑦関連症状，の7項目について確認しながら記載する．また，これらから挙げられる鑑別診断に関し，陽性所見，陰性所見を記載することによって，診断を

表1　胸痛の鑑別疾患

1. 心疾患
   ①狭心症
   ②心筋梗塞
   ③急性心膜炎
   ④解離性大動脈瘤
   ⑤急性肺塞栓症
   ⑥大動脈弁狭窄症，閉鎖不全症
   ⑦肥大型心筋症
   ⑧僧帽弁逸脱症候群
   ⑨心膜欠損症
2. 神経・筋骨格系疾患
   ①胸郭出口症候群
   ② Tietze syndrome
   ③帯状疱疹
   ④頸椎症
3. 消化器疾患
   ①食道攣縮
   ②逆流性食道炎
   ③胃潰瘍
   ④胆石
   ⑤急性膵炎
4. 心身症
5. 呼吸器疾患
   ①気胸
   ②縦隔気腫
   ③肺炎
   ④胸膜炎

進める思考過程を整理することができる．

3 既往歴

　小児期の病歴（発熱，特に川崎病やリウマチ熱など）や学校検診や職場健診での異常所見の既往も重要な情報になる．一般的な内科疾患歴，外科手術歴に加えて，胸痛患者では主要冠危険因子（高血圧，糖尿病，脂質異常症），発熱患者では歯科治療歴や観血的治療の有無，失神患者や弁膜症患者では薬剤の服用歴など個々の問題に応じた既往歴を聞き出すことが重要である．また，喘息，薬物アレルギーの有無についても必ず確認する．

4 家族歴

　虚血性心疾患や肥大型心筋症，Brugada症候群，QT延長症候群，Marfan症候群や一部の先天性心疾患などの遺伝性がある疾患については，血縁者に同様の疾患がないか確認する．また，血縁者に突然死がいないかどうかについても確認する．突然死は，患者にとっては重い響きのある言葉であり，問診の際には柔軟な表現にするなどの注意を払うことが必要である．

5 個人歴と社会歴

①職業歴：現在の職業が，肉体労働か座業か事務的仕事か．
②嗜好歴：飲酒は心機能低下の一因であり，冠攣縮の誘因となりうる．喫煙は虚血性心疾患の危険因子である．
③婚姻歴，家庭環境：独身か，もしくは高齢者であれば介護環境についても聞く．キーパーソンを認識しておくことも，今後の検査，治療を進めていくうえで重要である．

C 症状

1 胸痛

　心血管系と非心血管系の胸痛に分類される．心血管系の胸痛は虚血性心疾患，急性心膜炎，解離性大動脈瘤，急性肺塞栓症などによって起こる．冷汗を伴うような強い胸痛を認めた場合には，心筋梗塞，急性大動脈解離，急性肺塞栓症などの生死にかかわる疾患を鑑別する必要がある．内臓痛はある程度の広がりをもち，表面の圧痛などはない．狭い範囲で体表面に認める胸痛は神経・筋骨格系の痛みである（表1）．

a. 狭心症

　冠攣縮による狭心症は早朝の安静時（睡眠時に起こり，それによって覚醒することが多い）に起こる．通常の狭心症は心臓での酸素消費が冠動脈を通じての酸素供給を上回るときに生ずるため，労作によって生ずる．始めは急いだとき，走ったとき，階段，坂などで起こる．労作以外にも心筋酸素消費を増やす興奮状態，食事，寒冷などが誘因となることもある．朝に起こることが多く，そのまま労作を継続すると消失することもある（walk-through phenomenon）．胸部の正中に起

こり，痛みというよりは圧迫感，絞扼感，詰まるような感じ，胸部中央に何かを載せられたような感じ，焼けるような感じ，不快感などと訴えることが多い．痛みの広さに関してはこぶしあるいは手のひらを胸部に載せて表現すること(Levine's sign)が多い．心筋が虚血に陥った情報は冠動脈に伴走する交感神経に伝えられ，第8頸髄神経より第4胸髄神経のレベルで脊髄神経に合流する．したがってこのレベルの知覚神経支配領域である左肩，左上腕・左前腕の尺側，下顎，歯，首などに放散痛を感じる．労作を中断すると改善し，持続時間は2～15分であり，ニトログリセリンを舌下すると1～2分で溶解して著効する．

高齢者や糖尿病患者では，胸痛を自覚しない無症候性であることや，典型的ではない胸痛の部位(左胸，心窩部など)や性状を訴えることもある．また呼吸困難や動悸と訴えることもあり，特に冠危険因子を持つ患者の胸部症状の問診の際には，注意が必要である．

また，不安定狭心症(急性冠症候群)は，病態生理としては冠動脈内の不安定プラーク破裂により起こるものであるが，症候として，胸痛の頻度増加や閾値の低下などの増悪する労作時胸痛，最近1ヵ月以内に出現したCCS3度の胸痛，安静時胸痛がある．心電図変化，心筋逸脱酵素上昇によっても診断されるが，必ずしも異常を伴わないこともある．病歴聴取によって，狭心症の病態が安定か不安定であるかどうかを判断することは，冠動脈疾患の初期治療において極めて重要である．

また，日本人には冠攣縮性狭心症が多く，夜間多量飲酒後の翌朝の安静時胸痛，喫煙歴などの病歴聴取が診断の補助になる．アレルギー，生理，過労，心労など種々の要因により起こる特徴がある．

非典型例では痛みを正中より左胸，心窩部，左腕に生じたり，呼吸困難・動悸と訴えることもある．不安定狭心症では安静時に起こったり10分以上持続し，ニトログリセリンの効果も不良である．

b. 心筋梗塞

長時間(30分以上)続き，性状は狭心症と同様の強い胸部不快感で，発汗・嘔気・嘔吐・脱力感を伴うことが多い．息切れ・失神・動悸などを伴うこともあるが，高齢者では気分不快や全身倦怠感のみのこともあり，糖尿病の人などまったく無症状の場合もある(10～20％)．

c. 急性心膜炎

上気道炎に続発することが多く，労作に無関係で数時間持続する．狭心痛より痛みは鋭く左側に多い．典型例では，前傾姿勢で改善し，深呼吸で増悪するため呼吸が浅いのが特徴的である．寝返り・咀嚼・体を捻ることにより増悪する．横隔膜に接する部分の炎症のため横隔神経が刺激を受けると，横隔神経は第3～5頸髄神経レベルに合流するため首や肩に放散痛を認めることがある．

d. 急性大動脈解離

突然起こり数時間続く胸部，背部(特に肩甲骨の間)，腰部の激痛(体に棒を押し込まれたような，体が裂けるような痛み)として訴える．解離の進行により痛みが移動する．大動脈弓部に解離が及ぶと神経症状を認めることがある．胸部大動脈瘤が脊椎を圧迫し限局性の強い鈍痛として訴えることもある．高血圧の既往のある患者に多いが，Marfan症候群では高血圧の既往がなくとも発症する．

e. 急性肺塞栓症

突然に始まる胸痛で安静時にも認める．胸膜痛であり呼吸や咳嗽で増悪する胸部の鋭い痛みであることが多いが，労作性の胸痛のこともある．多くは呼吸困難を伴う．発熱，血痰，失神を伴うことがある．術後・長期臥床などの誘因や，深部静脈血栓症があって片側性の下肢浮腫を認めることが多い．

f. その他の心疾患

大動脈弁狭窄症，大動脈弁閉鎖不全症，肥大型心筋症でも，肥大心筋の心筋酸素消費の増大のため胸痛を認める．肺高血圧症や肺動脈弁狭窄症では，右室の虚血・肺動脈の拡張で胸痛が起こる．狭心症の痛みと性状は似ているが放散の範囲が広く，労作とは必ずしも関係がない．僧帽弁疾患では，著明に拡大した左房のため，労作により背

部・右胸部の不快感を生じることがある．僧帽弁逸脱症で認める胸痛は筋骨格系のそれに近いが，患者ごとに異なる傾向がある．心膜欠損症では左側臥位で数秒生じる痛みを生ずることがある．

g. 神経・筋骨格系

表面の比較的狭い範囲の痛みであり，圧痛を認める場合がある．ちくちくするというものや不快感であったり，典型的な狭心症の痛みの性質とは異なるものが多い．労作に無関係のものが多く，体動・咳嗽で悪化することがある．持続は1分以下の短いものから長時間続くものもある．胸郭出口症候群では頭，首，肩の不快感や尺骨神経領域を中心とした上肢の痛み，しびれを認め，体位により増強する．肋軟骨の膨隆部・肋骨胸骨接合部の不快感で動作や深呼吸により増悪し，局所の圧痛を認めるものを Tietze syndrome という．帯状疱疹では神経支配に一致した激しい痛みで，少し遅れて水疱形成を伴う特徴的な発疹を認める．頭痛や発熱を伴うこともある．左腕に生じて狭心症の放散痛とされることもある．頸椎症では首を動かしたときに胸痛を生じることが多い．

h. 消化器疾患

食道痛は食道攣縮や食道炎で生じる．食事中や食後に胸骨下部痛・心窩部痛として生ずることが多く，食後の臥床で悪化したり制酸薬で改善する．背部に放散することがある．特に食道攣縮は40歳代に多く，ニトログリセリンで軽快する（平滑筋を弛緩させるため）など，狭心症と共通した特徴をもつ場合がある．他疾患の除外と問診で診断されるが，食道造影が有効な症例もある．食道炎は肥満した人に多く，食後の胃液の逆流によって生じ，胸焼けとして訴える．胃潰瘍は心窩部の痛みで狭心症に似た痛みを生じる．空腹あるいは食事摂取後に起こることが多く制酸薬で改善する．胆石痛もニトログリセリンで改善することがある．急性膵炎でも背部に放散する心窩部痛を認め，前傾姿勢で改善することがある．

i. 心身症（不安神経症）

個々人により種々の訴え方をするが，心尖部に限局することが多く，数時間持続する鈍痛であったり数秒の刺すような痛みであったりする．労作とは無関係で精神的緊張や疲労時に起こることが多い．不定愁訴を伴う場合もあり，不安・うつ状態の徴候を伴うこともある．休養，運動，抗不安薬などにより改善する．Da Costa syndrome，神経循環無力症ともよばれる．

j. 呼吸器疾患

呼吸器疾患のなかにも胸痛を伴うものがあるが，他の呼吸器症状を認めるかどうかで鑑別される．胸痛が主体となる気胸と縦隔気腫は，呼吸困難を伴うことが鑑別点となる．労作時の呼吸困難を胸痛あるいは胸部不快感と訴える場合がある．狭心症の合併か否かの鑑別が必要となる症例もある．

2 呼吸困難，息切れ

普段無意識に行っている呼吸を種々の原因により自覚し，不快と異常に意識することを呼吸困難と定義する．呼吸困難は呼吸仕事量が過剰になると発生し，要因として胸郭や肺のコンプライアンスの低下や気道抵抗の上昇があり，必要な換気量を保つために呼吸筋により多くの仕事量が要求されるため生じる．心疾患，肺疾患，胸壁・呼吸筋の異常などで起こる．

a. 心疾患

呼吸困難をきたす心疾患の代表は心不全である．左心不全による呼吸困難をきたす機序として，肺静脈圧の上昇により水分の間質への漏出が起こる結果，肺のコンプライアンスが低下し患者の呼吸仕事量が増加する，間質内の過剰な水分が細気管支や肺胞を圧迫して気道抵抗を上昇させる，傍毛細管受容体が刺激され浅く速い呼吸が促進される，心拍出量の減少により呼吸筋への血流が不十分になり呼吸筋疲労をきたす，などが挙げられる．最初は労作時の呼吸困難として自覚するが，徐々に増悪して安静時にも認めるようになる．

左心不全による呼吸困難症状の主なものは，夜間発作性呼吸困難と起座呼吸がある．夜間発作性呼吸困難は就寝後2～3時間してから起こる強い呼吸困難であり，仰臥位により下肢の間質性浮腫

からの水分が徐々に循環血漿中に戻って循環血液量が増加し，肺への静脈還流が増加することによる生じる．起座呼吸は，仰臥位では呼吸が苦しく，座位により改善する呼吸状態である．重力によって腹部と下肢に分布する血流が，仰臥位によって肺に移動することによって起こる．また，うっ血性心不全では，これらの呼吸困難症状に加えて，下腿浮腫，うっ血肝による右季肋部痛，消化管のうっ血による食欲不振などの症状を伴う．低心拍出の症状として全身倦怠感や四肢冷感，腎血流低下による尿量減少や夜間尿などが挙げられる．

心不全をきたす原因となる基礎心疾患として，弁膜症，心筋症，虚血性心疾患，高血圧心，心膜疾患，先天性心疾患，心筋炎などがあり，上記の心不全症状についての問診とともに，個々の疾患の鑑別のための病歴聴取も合わせて行う．

b. 急性肺塞栓症

突然始まる呼吸困難のことが多いが，徐々に進行する場合や，逆に徐々に改善の認められる呼吸困難のこともある．右心不全を生じて下腿浮腫を認めることもある．

c. 肺高血圧

徐々に進行する労作時の息切れ，呼吸困難を自覚する．倦怠感，右室の虚血による胸痛，失神や右心不全による浮腫などの所見を伴う．ばち指を認めるなら，先天性心疾患や低酸素性肺疾患の存在が示唆される．

d. 肺疾患

労作性に呼吸困難を認めるが，進行すると安静時にも認められるようになり，経過のうえでは心疾患と区別が難しい場合がある．心疾患と異なりうっ血症状が少なく（肺性心から右心不全を起こした場合にはうっ血がある），体重の増加もない．咳・痰などの他の呼吸器症状を認めることが多い．夜間に呼吸困難で覚醒し起座位をとることがあり，心疾患の起座呼吸と紛らわしい場合があるが，喀痰・咳嗽が主体で痰の喀出で改善することが多い．特に気管支喘息では起座位で症状が軽くなり，喘鳴を伴う夜間発作性呼吸困難との区別が問題となる．上気道の閉塞では吸気時呼吸困難となり，下気道の閉塞では呼気時呼吸困難を起こす．気胸や縦隔気腫では突然の胸痛と呼吸困難が起こる．

e. 胸郭・呼吸筋異常

脊柱後側彎症では拘束性肺障害と換気血流不均等を引き起こし，慢性肺胞低換気，低酸素性血管収縮から肺高血圧に至る．その他，脳幹や高位頸髄の異常，運動ニューロン疾患，重症筋無力症などの呼吸筋異常をきたす疾患によっても慢性肺胞低換気が生じる．

3 浮腫

浮腫は間質液の増加と定義され，下腿浮腫の場合，靴が合わないことや下肢が重く歩行しづらいなどの自覚で気づかれることが多い．上肢の浮腫は，指の浮腫感や指輪が合わないことで気づき，顔面の浮腫は瞼が重い自覚や他人に指摘されて気づくこともある．一般に浮腫の原因は，静脈圧の亢進（うっ血性心不全など），血管透過性の亢進（炎症），血漿浸透圧の低下（低アルブミン血症など）に加えてリンパ管閉塞が挙げられる．原因疾患の鑑別にあたり重要なことは，浮腫の部位が全身性か局所性かをまず判断することである．全身性であれば，心疾患，肝疾患，腎疾患が鑑別すべき疾患である．局所性であれば，下肢静脈血栓症など原因と考えられる現象に注目して鑑別を行う．

a. 心疾患

心室の収縮不全，拡張不全によって有効循環動脈容量が減少し，静脈循環への血液貯留の増加や，レニン-アンジオテンシン系をはじめとする血液神経液性因子による代償，賦活化から生じる循環血漿量の増加によって浮腫が引き起こされる．また，静脈圧の上昇によるリンパ灌流の低下も，浮腫形成に寄与する．

両側対称性で，当初は午後に増強する下腿浮腫として自覚し，進行すると全身へと広がる．うっ血性心不全，肺高血圧による右心不全，三尖弁疾患，収縮性心膜炎などが鑑別に挙げられる．また，pitting edema（圧痕性浮腫）を呈するが，これは浮腫液の粘度を反映し，低蛋白による浮腫で

は容易に窪みになる．三尖弁疾患，収縮性心膜炎では，診断されずに長期経過した場合，うっ血肝による肝硬変を呈し，腹水や全身浮腫を生じる．

b. 腎疾患

ネフローゼ症候群や急性腎不全で生じ，尿中へ大量の蛋白が喪失されることから血漿浸透圧が低下し，体液の間質への移動が促進され，循環血液量が低下する．これにより，血液神経液性因子賦活が起こり，一連の浮腫形成の現象が引き起こされる．眼瞼浮腫を認めることが特徴的である．

c. 肝硬変

肝硬変では肝静脈流出部の閉塞が起こり，肝でのリンパ生成増加，肝内の圧上昇が生じ，また，合併する低アルブミン血症によっても有効動脈容量が減少することから，神経体液性因子の賦活が促進される．腹水から始まり下腿浮腫を生じ，その後全身へと広がり，胸水貯留まできたすと呼吸困難を生じるが，多量の腹水のため横隔膜が挙上することも呼吸困難の原因となる．

d. 甲状腺疾患

甲状腺機能低下症によって起こる粘液水腫は，前頸骨部の圧迫にて圧痕を残さない non pitting edema が典型的であり，眼瞼周囲の浮腫を伴うこともある．甲状腺機能低下随伴症候についても問診で確認する．

e. 血管性浮腫

ストレスや食物アレルギー，薬剤によっても生じる．喉頭に及んだ場合は呼吸困難を生じる．

f. 深部静脈血栓症

片側性の下肢腫脹と圧痛が特徴である．悪性腫瘍，長期臥床，過去1か月以内の手術既往，下肢ギプス固定後，長時間の飛行歴などの発症しやすい状況の確認を問診によって行うことは重要である．

g. リンパ浮腫

痛みを伴わない硬い浮腫である．組織の先天異常である一次性と手術や放射線治療後，悪性腫瘍による閉塞などの二次性がある．一次性では両側性であるが，二次性では片側性であり，病歴の確認が重要である．

h. 上大静脈症候群

頸部，縦隔の腫瘍性病変によって生じ，顔面，頸部，上肢に限局した浮腫を認める．

4 失神

失神は一過性の意識消失であり，意識レベル低下の遷延を伴わない．心原性と非心原性の原因があり，心原性失神の診断をされずに放置された場合は極めて予後が不良であることを認識しておかなければならない．失神は病歴聴取が極めて重要な症候であり，起こった状況，姿勢や体位，前駆症状の有無，随伴する胸部症状の有無，負傷，痙攣，失禁の有無，失神後の意識レベル低下や神経症状随伴の有無についてたずねながら，見落としがないように，系統立てて鑑別診断を進めることが重要である．

a. 心原性失神

一過性の脳血流低下により起こり，前駆症状を伴わず突然発症する場合や，胸痛，動悸などの胸部症状を自覚後に発症する場合がある．心原性失神の機序は，不整脈性と閉塞性（器質性）の2つの要因に分けられる．不整脈性には徐脈性と頻脈性があり，徐脈性には洞不全症候群と房室ブロック，頻脈性には上室性と心室性がある．労作や体位とは無関係に突然起こり，"血の気がひくような感じがした後に目の前が暗くなって意識を失った"という問診内容を聞かれることが多い．失神前に動悸症状の自覚を伴うこともある．

閉塞性機転は，左心性として大動脈弁狭窄症，閉塞性肥大型心筋症，右心性として肺高血圧，肺塞栓症，肺動脈弁狭窄があり，発症状況は労作中，労作直後に起こることが多く，問診の重要なポイントである．また特殊な閉塞性機転である左房粘液腫では，特定の体位によって失神を起こすことがある．その他，急性冠症候群では房室ブロックや心室不整脈により失神を起こすことがあり，大動脈解離も鑑別疾患として重要である．

b. 神経調節性失神

最も多い失神の原因であり，病歴聴取が診断に重要である．多くは立位や臥位の姿勢で，気分不快，脱力感，冷汗，目の前がかすむ感じなどの前駆症状を伴って発症する．しばしば交感神経活動の亢進と静脈床への血液貯留の増加が共存した状態で起こり，小さい心腔での強い心筋収縮のために，心室の機械受容器と迷走神経求心系の賦活化が起こり，その結果，血管拡張と心拍抑制のため心拍出量が低下し，脳血流低下により失神に至る．この経過での交感神経亢進症状が冷汗などの症状である．失神後，横臥で神経症状を残さず回復するが，上体を起こした姿勢では意識障害が遷延することがあるので注意が必要である．

咳，排尿，排便後に失神を起こすことがあり，これらを状況誘発性失神という．自律神経調節機構の異常の素因がある人で，これらの動作によるいきみ，Valsalva 負荷などの機序により，静脈還流が減少して低血圧，失神が起こる．

c. 起立性低血圧

座位や臥位から立位をとった直後に起こる失神であり，糖尿病や自律神経異常疾患などの血管運動反射の機構に持続性あるいは一過性の障害のある患者に起こる．降圧薬や利尿薬，脱水や出血などによる血液量減少状態で発症しやすい．

d. 頸動脈洞症候群

頸動脈洞の圧受容器の圧迫により誘発され，刺激が舌咽神経を介して延髄へ伝達後，求心性刺激が心臓および血管へ接続する交感神経および副交感神経遠心性線維を賦活し，徐脈や血管拡張を引き起こす．50歳以上の男性で，きつい襟の服を着た状態で頭部を突然動かしたり，片側に頭部を捻転させたときなどに出現する．

e. 一過性脳虚血発作

脳血管障害単独で失神を引き起こすことはまれであるが，脳虚血発作で失神を起こす場合の責任血管は椎骨脳底動脈領域である．多くの場合は構音障害や複視などの神経症状を伴い，失神のみの症候であることは少ないが，生命予後にかかわる疾患であり，鑑別として挙げることは重要である．

表2 動悸の鑑別疾患

1. 心疾患
   ① 頻脈性不整脈
      (1) 発作性上室頻拍
      (2) 心室頻拍
      (3) 心房細動・粗動
   ② 徐脈性不整脈
      (1) 洞不全症候群
      (2) 房室ブロック
   ③ 期外収縮
   ④ 逆流性弁膜症
   ⑤ 高心拍出状態
2. 洞頻脈
   ① 甲状腺機能亢進症
   ② 貧血
   ③ 感染症
   ④ 心不全
   ⑤ 脱水
   ⑥ 降圧薬投与

f. てんかん

労作や体位に関係なく突然起こる．aura とよばれる幻覚，幻聴その他の前駆症状を認めることがある．強直性や間欠性の痙攣が続き，意識レベルの低下が遷延することが多く，厳密には失神とは区別されるが，突然発症の意識レベルの低下という観点で鑑別に挙げられる．

g. その他

低血糖性，過換気発作，不安やヒステリーによる失神がある．ヒステリー性失神では，脈拍，血圧，皮膚色調などの変化をきたさず，この点より血管抑制性失神とは区別される．

5 動悸

動悸とは自己の心臓の拍動を強いあるいは速いと自覚し不快と感ずるものをいう．頻拍，期外収縮，弁逆流による一回拍出量の増加，高心拍出状態，徐脈などの場合に認める．頻拍，期外収縮，心房細動・粗動などでは心拍数や規則性に注意して机の上を指で叩くなどして再現してみるとよい．個人による感受性に大きな違いがあり，同じ不整脈でも感じやすい人とそうでない人がいる．

動悸の鑑別疾患を**表2**に示す．

a. 洞頻脈

徐々に始まって徐々に終わり，規則正しく，心拍数は130/分以下のことが多い．安静時より認めることもあるが，労作により増強する場合には貧血・甲状腺機能亢進症・心不全・脱水・感染症・降圧薬の過量・著明な運動不足などを考慮する．前二者は動悸を主訴に循環器外来を受診することがしばしばある．労作に関係なく，不安感，めまい，手や顔のしびれなどの不定愁訴を伴う場合には心身症(不安神経症)を考える．

b. 期外収縮

心室期外収縮では代償性休止を脈が飛ぶと感じ，次の拍動を強く打つと感ずる．驚いて橈骨動脈の脈拍を自分でとり脈拍の欠損を確認するようになる．循環器外来でよく経験する動悸である．

c. 発作性上室頻拍

突然始まり突然停止する．労作とは無関係のことが多く，規則正しく，心拍数は160〜230/分となる．息ごらえや嘔吐反射などの迷走神経反射で停止させる方法を会得している場合がある．長時間続いても血圧低下に起因しためまい症状を示すことは少ない．

d. 心室頻拍

発作性上室頻拍に類似した動悸であるが，迷走神経反射では停止せずめまいや失神を伴うことがある点が異なる．

e. 心房細動

突然始まって突然終わり，心拍数は120以上のことが多く，拍動はばらばらである．このような発作性心房細動が恒常化し，薬剤などで心拍数が低下すると安静時には動悸を感じなくなることがある．労作中は頻拍となり動悸を認める．

f. 徐脈性不整脈

徐脈になると一回拍出量が増加するため拍動を強く感じ，動悸と感じることがある．

g. 逆流性弁膜症，高心拍出状態

大動脈弁閉鎖不全，動脈管開存などでは一回拍出量の増加のため心拍動や脈拍を強く感じる．

〔鶴田ひかる，小川　聡〕

第2章 身体所見

　循環器疾患に限らず患者の問題を解決するうえで，最も基本的な情報は患者の訴えと身体所見である．注意深い医療面接と身体診察により，内科疾患の7～8割が診断可能であるとされる．この重要性は，画像診断法が進歩した現在においてもいささかも色あせることはない．診断の精度のみならず，医療面接や医師の五感をもって行うていねいな身体診察は，医師患者間のより一層の信頼関係を増すことにつながる重要な手法でもある．ここでは循環器疾患における身体所見の診かたについて述べる．

1 一般的な身体所見

A 外観と全身所見

　患者を前にしてまず観察することは，患者の外観である．すなわち，姿勢と体位，体格，顔貌，顔色，皮膚の色，呼吸などである．うっ血性心不全で肺うっ血を伴う場合には起座位をとって荒い呼吸をする(起座呼吸)．前屈していることもある．この姿勢で肺のうっ血が軽くなり，呼吸が楽になるからである．夜間呼吸困難になり，起座呼吸となる状態を夜間発作性呼吸困難とよび，左心不全に特徴的な徴候である．ショックなど循環不全時には，苦悶様で仰臥位をとる．逆に仰臥位で誘発される胸痛のために前屈位をとる患者では心膜炎を疑う．重症大動脈閉鎖不全では，脈圧が増大するため全身が心拍動に一致して揺れる(de Musset徴候)．

　Marfan症候群の体型は長身と細長い四肢や手指(クモ状指arachnodactyly)，胸郭の変形(漏斗胸，鳩胸)，などである．漏斗胸は時に心電図異常や心雑音を伴う．四肢の長さは両手を広げたときの指尖間の距離(arm span)が身長を超える，上半身(恥骨上縁より上)が下半身より短いなどの特徴がある．大動脈縮窄では下半身の発達障害がみられる．重症慢性心不全患者では低栄養のため，るいそう(cardiac cachexia)となる．肥満は冠動脈硬化の危険因子である．肥満は上半身肥満(内臓脂肪型)と下半身肥満(皮下脂肪型)に分けられ，上半身肥満が特に動脈硬化の発症に関連する．Cushing症候群では，体幹部肥満(truncal obesity)，皮膚の菲薄化がみられる．

B 頭頸部と顔面，皮膚

　顔色を見て気づくことは，チアノーゼ，貧血，黄疸である．シャント性心疾患では全身性に中心性チアノーゼ(central cyanosis)がみられ，ばち指を伴う．チアノーゼは血中の毛細血管中の還元ヘモグロビンの絶対量が5g/dLを超えると認められる．したがって貧血を合併する場合に酸素飽和度の低下があってもチアノーゼは認められな

表1 チアノーゼの分類

分類	病態	観察されやすい場所	原因
中心性チアノーゼ	動脈血酸素濃度の低下. ばち指や多血症を伴う.	口唇や頬部粘膜で最もよく観察できる.	肺疾患(肺炎, 肺癌, 肺高血圧症, 肺血栓塞栓症, 間質性肺炎, ARDS, など) 右-左シャントを伴う心疾患 急性左心不全(肺水腫) 肺動静脈瘻
末梢性チアノーゼ	血流遅延のため組織での酸素濃度が低下. 動脈血O_2含量は正常あるいは低下しても僅少.	四肢末梢, 顔面などに限局して発症する.	心不全, ショックや末梢血管障害による末梢循環障害 局所静脈還流障害:上大静脈症候群, 末梢静脈瘤, Raynaud症候群, 凍瘡, 寒冷曝露

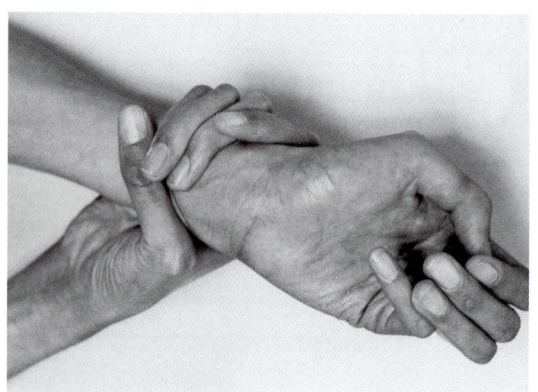

図1 Marfan症候群で認められた手首徴候(wrist sign)(26歳男性)

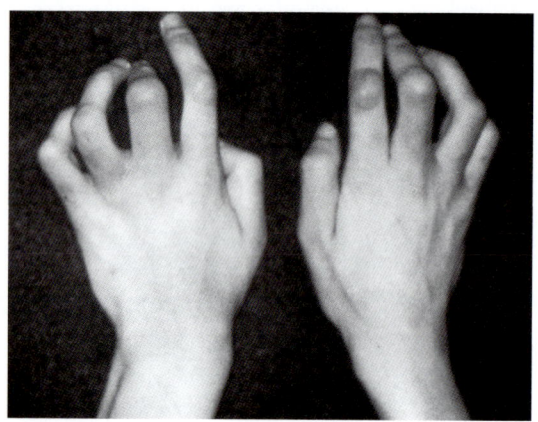

図2 ムコ多糖症でみられた手指の変形(鷲手)
拡張相肥大型心筋症類似の心機能不全を呈した30歳女性.

い.それに対して末梢性チアノーゼ(peripheral cyanosis)は手,耳朶,鼻の先,などに限局する(表1).経過の長い僧帽弁狭窄症患者では両頬の紅潮と,口唇にチアノーゼを認める(僧帽弁顔貌 mitral face).Basedow病では眼球突出,眼瞼裂隙,眼瞼の振戦を認め,甲状腺機能低下症でみられる粘液水腫様顔貌は,無気力な顔貌と頭髪の脱毛,眉毛外側の脱落が特徴である.Cushing症候群では,満月様顔貌となる.若年者の耳朶に認められるしわ(earlobe crease)は冠動脈疾患患者に多く認められるとされる.脂質異常症,特に家族性高脂血症の患者では眼瞼の周囲の黄色腫(xanthoma)や若年者でも角膜輪が認められる.軽度の黄疸は眼球結膜で診断できる.黄疸は右心不全や重症循環不全の徴候である.

頸静脈の視診,頸動脈の触診,聴診については他項に記述する.甲状腺の触診と聴診は心血管病変との関係で重要である.

C 腹部

肝腫大は右心不全の徴である.特に慢性収縮性心膜炎や三尖弁閉鎖不全の患者では高度の肝腫大を認め,肝臓の拍動を伴うこともある.急性のうっ血肝では圧痛を伴う.右心不全では,肝臓を圧迫すると頸静脈の怒張が増強する(hepatojugular reflux).るいそうを伴うような重症慢性心不全では,腹水が貯留する.慢性収縮性心膜炎では特に高度の腹水がみられる.脾腫大も同様に右心不全で認められるが,感染性心内膜炎では有痛性に肥大した脾臓を触知する.腹部大動脈瘤は剣状突起から臍に至る正中線上で拍動性の腫瘤を触知することにより診断されることが多い.さらに血管

1．一般的な身体所見　11

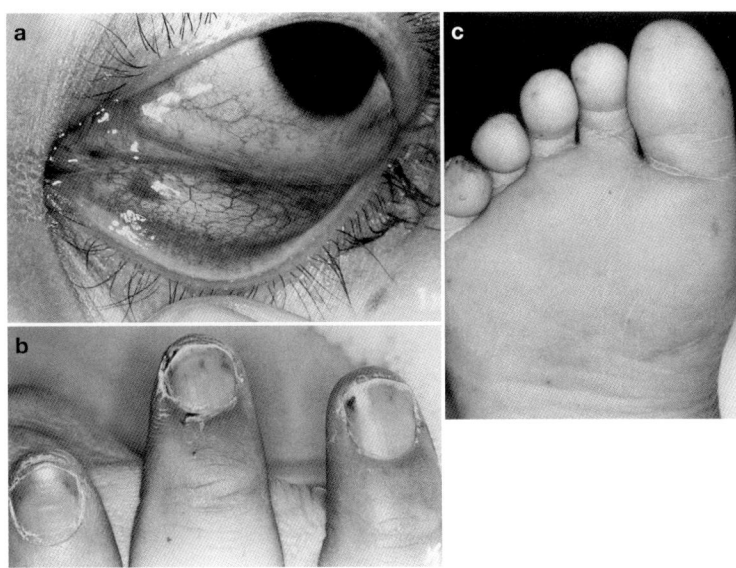

図3　感染性心内膜炎でみられた出血斑（splinter hemorrhage，Janeway 斑）
（16歳女性）　a．眼瞼，b．爪，c．足底

D 四肢

　手足の診察は心血管系異常に関するさまざまな情報を提供する．Marfan 症候群でみられるクモ状指は，thumb sign（握り拳の尺側に親指の先が突出する），wrist sign（自分の手首を握ると親指と小指が交差する）の陽性所見で診断される（図1）．大動脈弁閉鎖不全や甲状腺機能亢進症などで脈圧の増加する時に手の指の爪を上から軽く押すと，爪床の白い部分と赤い部分が心拍に一致して前後する（Quinckeの拍動）．手指の変形は，ムコ多糖症でもみられる（鷲手）（図2）．感染性心内膜炎では微小塞栓により，眼瞼，手掌，足底，手足の指先の皮下に出血斑（splinter hemorrhage，Janeway 斑）（図3），Osler 結節を認める．Osler 結節は有痛性で紅紫色の小結節で，Janeway 斑は無痛性でやや盛り上がる小紅斑である．
　下腿の浮腫（edema）はうっ血性心不全の重要な所見である．脛骨の前面を圧迫すると圧痕を残す．軽い浮腫は10秒以上圧迫を続けることにより認められる．常に仰臥位をとる患者では，殿部

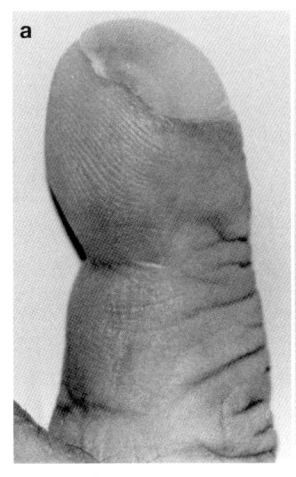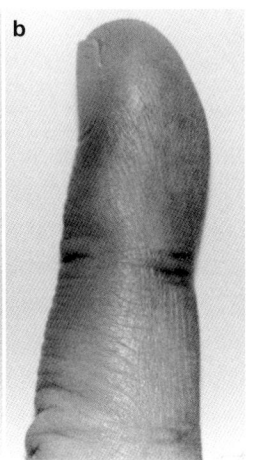

図4　ばち指
a．肺癌（82歳男性），b．健常者

や背部に浮腫を認める．片側の浮腫は下腿の静脈閉塞など局所的な循環障害でみられる．粘液水腫でみられる浮腫は圧痕を残さない（non-pitting edema）．
　たいこばち指（ばち指 clubbed finger）は指の末節より先が膨らみ，爪が丸みを帯びる（図4）．その機序は不明である．心血管系異常では，中心性チアノーゼを示す先天性心疾患でみられる．動脈

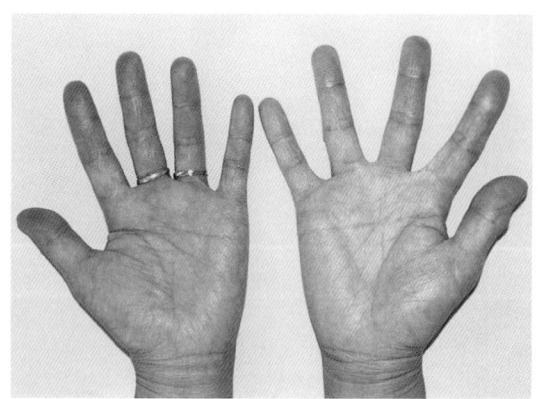

図5 動脈管開存によるEisenmenger症候群でみられたチアノーゼ（右手より左手で強いdifferential cyanosis）（62歳女性）

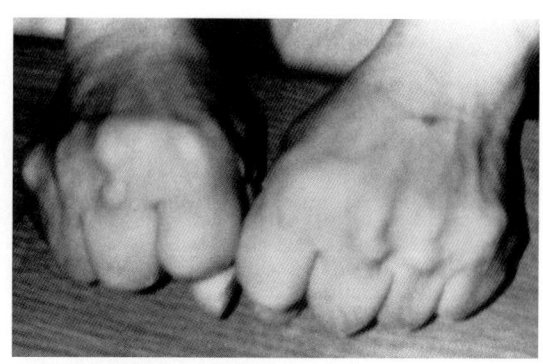

図6 家族性高脂血症患者でみられた腱黄色腫（56歳男性）

幹開存で右左短絡を生ずると，チアノーゼは上肢より下肢で（differential cyanosis），上肢では右手より左手で強くみられる（図5）．その他，表1に示すようにさまざまな病態で認められる．

家族性高脂血症の黄色腫は腱の肥厚を伴う．アキレス腱の肥厚のほか，四肢の関節に無痛性，不整形の硬結がみられる（図6）．

2 血管の診察

A 血圧

血圧には日内変動があり，また環境，情動，運動などによっても大きく変動する．通常5〜15分間の安静後，座位で2回測定した値の平均値をもって基礎血圧とし，任意の時に測定した随時血圧と区別する．初診時は必ず，左右の血圧，立位時の血圧を測定する．医師あるいは看護師が測定する値が，家庭で測定する値より著しく高値である場合がある(白衣高血圧 white-coat hypertension)．

血圧の正常値と高血圧の定義は，**表2**に示す通りである(1996年 WHO 分類)．収縮期圧が140 mmHg 以上または拡張期圧が90 mmHg 以上が高血圧である．収縮期圧が140 mmHg 以上で拡張期圧が90 mmHg 以下の場合を，収縮期高血圧とする．

低血圧は収縮期圧が100 mmHg 以下をいう．低血圧症の診断は，血圧の低下に加えて，めまい，疲労感，頭重感などの臨床症状を伴う場合になされる．起立性低血圧は起立血圧試験(Schellong 試験)で診断する．臥位より急速に立位にして，直後から10分間経時的に血圧を測定する．臥位血圧に比べて，収縮期で30 mmHg，拡張期で15 mmHg 以上の低下をもって陽性とすることが多い．血管迷走神経性失神(vasovagal syncope)の診断には head-up tilting test が行われる．

上肢血圧の左右差は健常者では10 mmHg 以下である．20 mmHg 以上の左右差がみられるのは，動脈の閉塞機転がある場合で，大動脈炎症候群，動脈硬化，大動脈解離，大動脈縮窄症，大動脈瘤などを疑う．脈圧(収縮期圧と拡張期圧の差)は通常40〜50 mmHg である．脈圧の増加は，大動脈弁閉鎖不全症，動脈硬化，甲状腺機能亢進症，僧帽弁閉鎖不全症，動脈管開存症などで，減少は大動脈弁狭窄症，心不全，ショック，心タンポナーデなどでみられる．

表2 血圧レベルによる高血圧の分類

	収縮期血圧 (mmHg)		拡張期血圧
正常血圧	<140	かつ	<90
軽症高血圧	140〜180	かつ/または	90〜105
境界域高血圧	140〜160	かつ/または	90〜95
中等症,重症高血圧	>180	かつ/または	>105
収縮期高血圧	>140	かつ	<90
境界域収縮期高血圧	140〜160	かつ	<90

(WHO, 1996)

下肢血圧は上肢血圧より20〜30 mmHg 高い．下肢血圧の相対的低下の最も多い原因は，閉塞性動脈硬化症であり，大動脈縮窄症でも認められる．

B 動脈の診察

動脈の一般的診察で得られる情報は，脈拍数，リズム，左右差，大きさ，質，血管壁の性状(弾力性)などである．観察する動脈は，側頭動脈，頸動脈，上腕動脈，橈骨動脈，大腿動脈，膝窩動脈，足背動脈などである．通常の診察には触診が容易な橈骨動脈が用いられる．

1 脈拍数

脈拍数は，年齢，性，精神的・肉体的条件により大きく変動する．健常成人の安静時脈拍数は60〜80/分程度である．

100/分以上を頻脈という．生理的な頻脈は運動，精神的緊張，発熱などにより起こる．病的な頻脈は，頻脈性不整脈のほか，心不全，甲状腺機能亢進症，貧血などで起こる．血管拡張薬の内服で反射性頻脈がみられることもある．また，60/分以下を徐脈という．洞不全症候群，房室ブロックなど徐脈性不整脈のほか，甲状腺機能低下症(粘液水腫)，脳圧亢進，薬剤(β遮断薬，Ca 拮抗

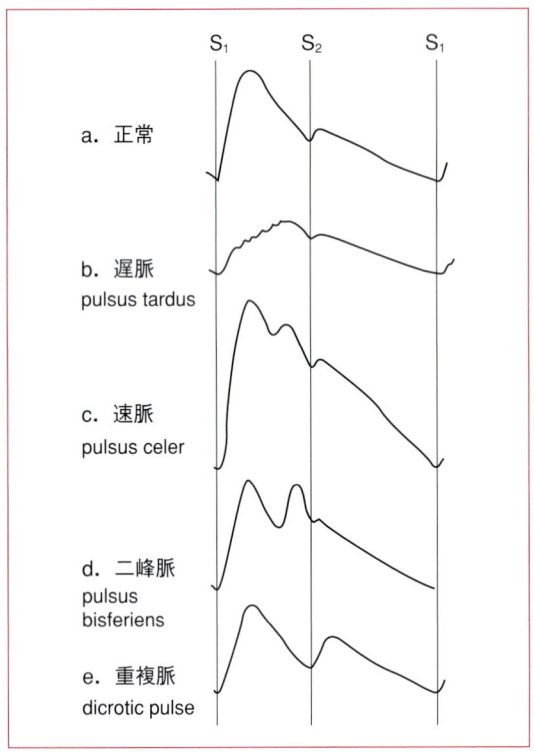

図7 動脈波形の模式図

薬)内服などで徐脈となる．頻脈または徐脈性不整脈による意識消失(失神)発作を，Adams-Stokes 発作という．

2 リズム

　リズムが規則正しければ整脈，不規則であれば不整脈という．生理的に吸気時には頻脈に，呼気時には徐脈傾向になる．その程度が強い場合を呼吸性不整脈という．若年者ではよくみられる現象で病的意義はない．また，間隔に規則性がない不整脈を絶対性不整脈(absolute arrhythmia)といい，心房細動でみられる．この場合，脈の大きさも大小不同である．頻脈性心房細動の場合，心拍数よりも脈拍数が少ないことがあり，その差を脈拍欠損(pulse deficit)という．心房粗動や発作性頻拍症では，リズムは整脈であることもある．期外収縮は脈拍の欠損，または非常に弱い脈として触れる．身体診察では期外収縮の起源の診断はできない．期外収縮が正常の脈拍と交互に生ずると

二段脈(bigeminy)，2回の正常脈に続いて1回生ずる状態を繰り返すと三段脈(trigeminy)となる．

3 大きさ(size)と遅速(celerity)

　脈の大きさとは触診している指を持ち上げる高さであり，脈圧を反映する．大脈(pulsus magnus)は脈圧の増大した病態であり，逆に小脈(pulsus parvus)は脈圧の少ない状態である．脈の遅速とは，脈波の立ち上がりと消失の速度のことである．脈圧が大きい場合は脈波の立ち上がりと消失も速く，速脈(pulsus celer)といい，小さい場合は遅脈(pulsus tardus)となる(図7 b，c)．脈の大きさと遅速は密接に関連しており，速脈の場合は大脈，遅脈の場合は小脈となる．典型的な大脈・速脈は大動脈弁閉鎖不全症でみられ，Corrigan 脈または水槌様脈(water-hammer pulse)，反跳脈(bounding pulse)といわれる．甲状腺機能亢進症，重症貧血，動脈管開存，僧帽弁閉鎖不全症などでも大脈・速脈となる．小脈・遅脈は大動脈弁狭窄症などでみられ，平坦脈ともいわれる．

4 異常な脈拍

　奇脈(paradoxical pulse，Kussmaul 脈)とは通常の呼吸をしている吸気時に収縮期血圧が10 mmHg 以上低下して，脈が小さくなる現象である．20 mmHg 以上の低下があると，橈骨動脈の触診で診断できる．これは心囊液貯留による心タンポナーデで特徴的にみられる所見であり，診断上重要である．吸気時に胸腔内圧が低下すると静脈還流が増加し，右心系の容量増加をもたらす．心タンポナーデでは心膜腔内圧が増加しているため，右心系の容量増加によって，左室容量が減少することが左室駆出量の減少をもたらす．心タンポナーデのほか，収縮性心膜炎，循環血液減少性ショックなどでも認める．肺気腫や気管支喘息の患者が努力呼吸をする場合にもみられる．

　交互脈(alternating pulse)は一拍ごとに大きい脈と小さい脈を繰り返す状態である．高度の心筋障害やうっ血性心不全でみられる．20 mmHg 以上の差があれば触診で検知可能である．この場合，二段脈との鑑別が必要である．交互脈では整

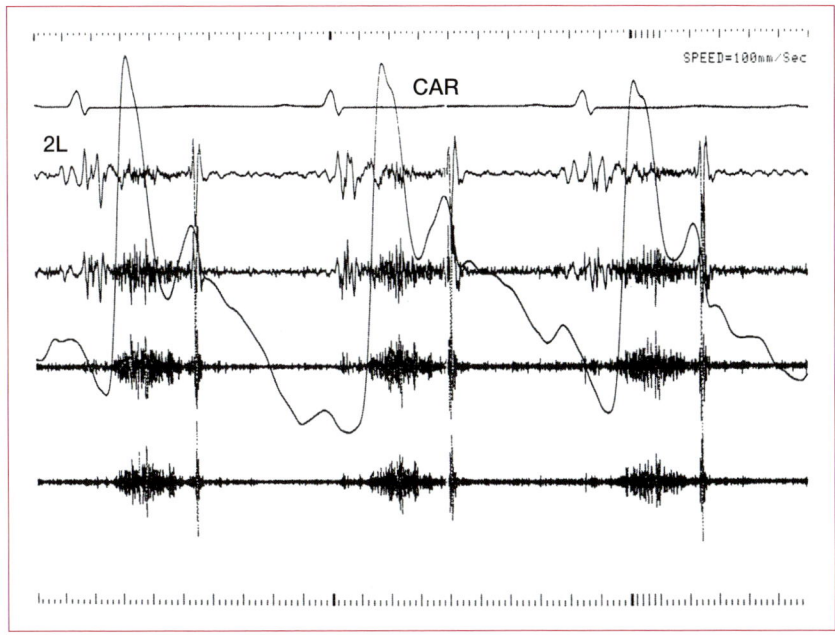

図8 閉塞性肥大型心筋症で認められた二峰性脈(21歳女性)
CAR：頸動脈拍動

脈であるのに対して，二段脈では小さい脈から大きい脈までの間隔は常に次の間隔より短い．二峰性脈(bisferiens pulse)は1回の収縮期に2つの山をもつ脈であり，頸動脈の触診で触知される(図7d，図8)．閉塞性肥大型心筋症や，心機能が良好で心拍出量の多い大動脈弁閉鎖不全症でみられる．重症の大動脈弁狭窄症では頸動脈で振戦(carotid shudder)が触知される．重複脈は拡張早期に2つ目の山がみられる脈で(図7e)，低拍出性心不全や心タンポナーデで認められるが，実際の触診上は二峰脈や二段脈と鑑別するのは困難で，頸動脈波を参考にせざるをえない．

5 動脈の聴診

聴診は動脈の狭窄性病変を診断するうえで重要である．頸動脈に50％以上の動脈狭窄があると，約半数で収縮期に漸増漸減型の血管雑音(vascular bruit)を聴取する．より高度の狭窄では，雑音は拡張期に至る．血管雑音は運動後心拍出量が増加すると増強する．鎖骨下動脈の狭窄では鎖骨下に，大動脈縮窄や肺動脈の狭窄は背面に雑音を聴く．腎動脈狭窄雑音が聴取されやすい部位は臍の左右3～5cm外側のやや上であるが，背面にのみ雑音が聴かれることもある．腹部大動脈瘤では，広く腹部に放散する血管雑音が聴かれる．しばしば振戦を伴う．

C 静脈の診察

頸静脈は弁を介さず右房につながっているため，頸静脈波の観察により右心系の心血行動態に関する重要な情報が得られる．静脈圧の推定には外頸静脈，静脈波形の観察には内頸静脈が用いられる．血管の走行から右頸静脈が右心の血行動態をよく反映して観察しやすい．健常者では半座位ないし座位になると外頸静脈は虚脱し，観察できなくなる．45°以上の半座位で外頸静脈が認められる場合は静脈圧(右房圧)が上昇しており，頸静脈拡張(jugular venous dilatation)あるいは頸静脈怒張と表現される(図9)．半座位で息を止めず，軽い呼吸を続けた状態で右季肋部を10～30秒間圧迫すると，静脈圧の上昇がある患者では，頸静脈の怒張が出現ないし増強する(hepatojugular reflux)．静脈圧の上昇がなければ，頸静脈の

拡張がみられても一過性である．三尖弁閉鎖不全，慢性収縮性心膜炎など右心不全のほか，腎不全などにおける容量負荷，上大静脈症候群でみられる．頸静脈圧は吸気時に低下する．しかし，慢性収縮性心膜炎では，吸気時に頸静脈圧が奇異性に上昇する(Kussmaul徴候).

内頸静脈を直接に観察することはできないが，その拍動は皮下組織を介してみることができる．正常では一心周期の間に2つの高まりがみられる．a波とv波であり，大きいほうがa波である．a波は心室の収縮直前に右房が収縮するために生ずる静脈圧の高まりであり，心房細動では消失する．v波は右房内に末梢からの血液が充満して右房圧が上昇するときに生ずる．v波の後の谷(y谷)は，三尖弁の開放と右房から右室への流入に伴う右房の虚脱である．a波の増高は，右室肥大，肺高血圧，三尖弁狭窄でみられる．房室ブロックの患者で，三尖弁が閉鎖しているときに心房が収縮する，即ち心房と心室が同時に収縮すると巨大なa波が観察される(Cannon波)．v波の増高が観察される原因のほとんどは三尖弁閉鎖不全である．慢性収縮性心膜炎や心タンポナーデを伴うような急性の心囊液貯留，拘束型心筋症ではy下行脚が急峻となる(図10).

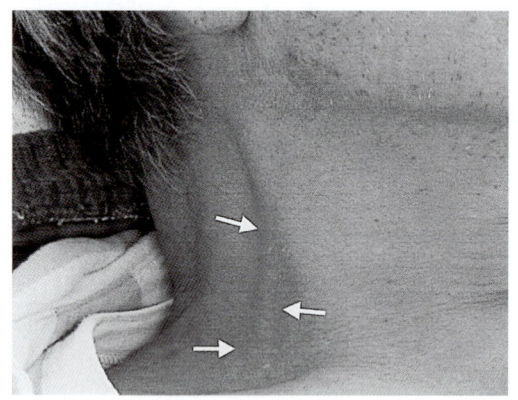

図9　うっ血性心不全でみられる外頸静脈の怒張
(65歳男性)　半座位で外頸静脈が認められる．

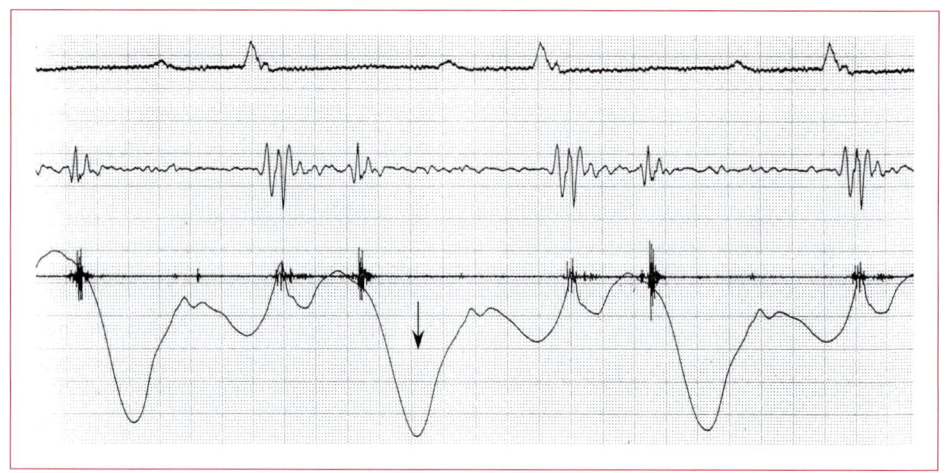

図10　心アミロイドーシス患者の頸静脈波形(50歳男性)
右心の拘束性障害のため，急峻なy下行脚がみられる(矢印).

3 胸部の視診と触診

胸部の診察は暖かい部屋で，胸部を完全に露出させて行う．座位，半座位，または仰臥位で行う．心拍動に伴う所見は，患者の体位，呼吸，胸郭の形，皮下脂肪などにより大きく変わる．心臓の位置を推定するための打診法は，診断の感度と特異性が低く，むしろ誤診を招くといわれ，X線，心エコーなどの補助診断法が進歩したため，今日の心臓の診察には用いられない．心臓の拡大を知るためには視診と触診のほうがはるかに有用である．

表3 Killip 分類

		30日間の死亡率(%)*
I群	心不全徴候なし	5
II群	軽度ないし中等度心不全 肺ラ音聴取域＜両肺野の50%	21
III群	肺水(浮)腫 肺ラ音聴取域＞両肺野の50%	35
IV群	心原性ショック (血圧＜90 mmHg，尿量減少，冷たく湿った皮膚，チアノーゼ，意識障害を伴う)	67

身体所見から分類した急性心筋梗塞に伴う心不全の重症度
(Killip et al, 1967，*Rott et al, 1997)

A 胸郭，呼吸，肺野の聴診

まず胸郭の変形の有無に着目する．漏斗胸(funnel chest)や鳩胸(pigeon chest)などはMarfan症候群でみられることがある．生理的な彎曲を欠く胸椎(straight back syndrome)は呼気時のII音の分裂，収縮期雑音，心電図異常や心雑音を呈する原因となる．樽状胸(barrel chest)は慢性閉塞性肺疾患でみられ，肺性心と関連する．

次に呼吸状態について観察する．頻呼吸，起座呼吸はいずれもうっ血性心不全の徴候である．呼吸時と無呼吸時を周期的に繰り返すCheyne-Stokes呼吸は脳疾患や腎疾患のほか，重篤な心不全でも認められる．

肺水腫で聴取されるのは，湿性ラ音(coarse crackles)である．気道内にある粘液や分泌液の中を空気が通過するときに起こる副雑音である．吸気時に聴取される．重症であるほど広範囲に聴かれ，持続も長い．軽い肺うっ血時には，下方(座位では下肺野，臥位では背面)に深吸気時にのみ聴取されることがあるので注意深く聴診を行う．急性心筋梗塞に合併する心不全を身体所見から分類したKillip分類は，重症度や予後とも相関するので，よく用いられる(表3)．

心臓喘息とは，うっ血性心不全で認められる呼吸困難である．気管支攣縮を伴い喘鳴と高音性連続性ラ音(wheezes)を認めるため，気管支喘息との鑑別が問題となる．心不全では同時に湿性ラ音(coarse crackles)を伴い，他に心拡大，心雑音などの心症状があり，気管支喘息の喀痰は粘稠であるが，心不全では泡沫様であるなどの違いから総合的に診断する．

B 心尖拍動

心尖拍動を視認し触診する．健常者の心尖拍動は，座位で左胸骨第5肋間で鎖骨中線よりやや内側に位置する．触知されるのは健常者の約半数である．肥満，発達した筋肉，肺気腫，心嚢液貯留がある人ではみられないことが多い．心尖拍動が左鎖骨中線より左方にある場合，拍動に伴う皮膚の膨隆が3cmを超えている場合，正中線より10cm以上左方にある場合は左室拡大がある可能性が高い．高血圧心，大動脈弁狭窄症など圧負荷心では心尖拍動の持続が長い．収縮性心膜炎では収縮期に心尖が陥凹する(systolic retraction)．左心室瘤がある症例では，late systolic bulgeとして異常な心尖拍動を触れる．

C その他の異常拍動

心臓の触診は，まず手掌全体を心基部，胸骨下縁，心尖部に当てて大まかな所見をとることから始めるとよい．右室肥大では胸骨下部に手掌を当てると胸壁全体で圧迫されるような拍動を感じることがある(parasternal impulse)．肺高血圧症のような圧負荷では収縮期に強い拍動を触れ，高度な肺高血圧では持続も長い．心房中隔欠損などの容量負荷では parasternal impulse は急峻であるが持続は短い．前胸部の膨隆(bulging)を認めることもある．心室中隔欠損や心房中隔欠損など肺血流量の増加する疾患では，胸骨左縁第2肋間で肺動脈の拍動を触れることがある(pulmonary thrust)．上行大動脈の拡張は第2肋間胸骨右縁で触れる．亢進した心音(肺高血圧時のⅡ音，僧帽弁狭窄症のⅠ音，人工弁の閉鎖音)などを触知できる場合がある．

D 振戦

強勢な心雑音は胸壁に伝わり，振戦(thrill)として触れることができる．振戦は利き手の手掌全体または手掌の尺側や拇指の付け根付近で触知しやすい．低調成分，高調成分を含む心雑音は胸壁に伝播しやすく，振戦が触知されるが，高調成分の強い雑音は必ずしも触知されない．振戦を触知すれば4/6度以上の雑音があると考えられる．心室中隔欠損，大動脈弁狭窄症，僧帽弁閉鎖不全症では収縮期の振戦を，僧帽弁狭窄症，大動脈弁閉鎖不全症では拡張期の振戦を触知する．

4 心臓の聴診

A 聴診器の用い方

1 よい聴診器を選ぶには

　聴診器は，胸に当てる chest piece，耳に差し込む ear piece，両者を連結するゴム管により構成されている．chest piece にはベル型と振動膜をもった膜型がある．ゴム管は短いほど感度がよいとされるが，使いやすさの点を考慮すると 60〜65 cm は必要である．ベル型 chest piece はその有効な内径が大きいほど，また内腔の体積が小さいほど感度が上昇する．膜型 chest piece は心音の比較的低音成分（約 200 Hz 以下）を減衰させて，より高音成分を聴診しやすくするための音響フィルタの役目をするものである．そのためには膜は多少厚めで硬く，指先ではじいたときに澄んで高い音のするものを選ぶとよい．

　よい聴診器は，ベル型を使用したときに正常心音（40〜200 Hz）の感度がよく，膜型ではⅡ音をⅠ音より強勢に感じ，大動脈弁閉鎖不全の拡張期雑音が明らかに聴診しやすいもの，外来雑音の影響を受けにくいものが音響的特性として要求される．機械的には耳孔との適合や，chest piece の切り換えや持ちやすさが使用に便利なように配慮されていることである．chest piece はある程度の重さがあったほうが使いやすい．

2 膜型，ベル型の使い分け

　膜型の chest piece は低音を減衰させるが 200 Hz 以上の高音の感度が特によいわけではなく，心音の全周波数帯域にわたっての感度はベル型のほうが一般的に優れている．したがって，心音の聴診に際してまず使用するのはベル型である．ただし，ベルは縁に隙間ができると集音効果が極端に低下する．逆に強く胸壁に押し当てると，皮膚が膜の働きをして低音成分が減衰するので，隙間ができない程度に軽く圧着するとよい．ベル型で全聴診部位を聴診し，低調のⅢ音，Ⅳ音，あるいは僧帽弁狭窄の拡張期雑音を確認するときにはベル型の胸壁への当て方を軽くして低音域の感度を高めるようにする．ベル型で微弱で高調な雑音を認めたら，膜型 chest piece を使用し確認する．心音の分裂も膜型のほうが検出しやすい．膜型は強く押しつけるとよい．

3 聴診部位

　古典的には心尖（僧帽弁領域），第 5 肋間胸骨左縁（三尖弁領域），第 2 肋間胸骨左縁（肺動脈弁領域），第 2 肋間胸骨右縁（大動脈弁領域）の 4 聴診部位が代表的なものであり，それぞれの部位で対応する弁口の雑音が最もよく聴こえるものとされていた．このほかに第 3 肋間胸骨左縁を Erb の領域と名付け，ここは大動脈弁閉鎖不全の拡張期雑音が特に聴取しやすい．しかし実際にはこのように限局したものではなく，同じ弁口でも狭窄と閉鎖不全によって，あるいは心孔の拡大の程度によって雑音の聴取部位が異なり，また，お互いのオーバーラップもある．したがって，聴診部位は胸骨や肋骨を基準として記載すべきであり，特定の弁名でよぶべきではない．

　胸壁上の部位と心臓組織との聴診上の対応については，図 11 に示す 7 つの領域が参考になる．すなわち，左室領域（心尖内側 2〜3 cm より前腋窩線に及ぶ領域），右心室領域（第 3〜5 肋間胸骨左縁の外側 2〜3 cm より同右縁の外側 1〜2 cm に至る領域），大動脈領域（第 3 肋間胸骨左縁から第 2 肋間胸骨右縁を含み右鎖骨胸骨結合部に至る領域），肺動脈領域（第 2〜3 肋間胸骨左縁の外側 2 cm 位より左鎖骨に及ぶ領域），左房領域（心尖外側），右房領域（胸骨右縁下部），胸部下行大動脈領域（背部第 2〜10 胸椎）である．

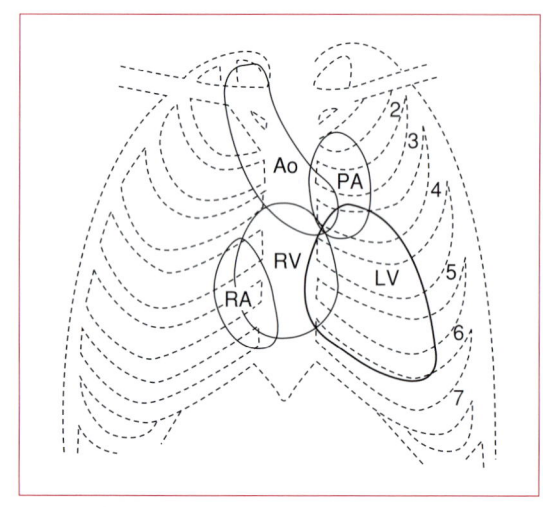

図11 聴診領域

この図は心拡大のない場合で，心腔の拡大があると多少変化する．Ao：大動脈，PA：肺動脈，RA：右房，RV：右室，LV：左室

4 患者の体位

基本的な体位は臥位，座位，左側臥位である．低調な第Ⅲ音，第Ⅳ音は座位より臥位の方がよく聴こえる．僧帽弁狭窄の拡張期ランブルは左側臥位で聴こえやすい．大動脈弁閉鎖不全の拡張期雑音は座位で少し前屈位をとるときに強まる．

B 聴診所見の記載法

1 心音の記載（表4）

心音には弁閉鎖音（Ⅰ音，Ⅱ音），弁開放音（僧帽弁開放音，三尖弁開放音），心室充満音（Ⅲ音，Ⅳ音），駆出音（大動脈駆出音，肺動脈駆出音），心外性音（心膜摩擦音，心膜ノック音），その他（収縮期クリック，腫瘍音）がある（図12）．

2 雑音の記載（表5）

雑音の強さについては，Levineの6段階の分類が通常用いられる．1，2，5，6度についてははっきりした定義があるが，3度と4度についてLevineは定義していない．ここでは多くの心音の専門家に従い，振戦（thrill）を伴うものを4度とした（表6）．右心系，すなわち三尖弁や肺動脈弁の器質的・機能的異常に伴う雑音は，吸気で増強することにより左心系の雑音と鑑別される（Rivero-Carvallo徴候）．

表4 心音の記載

第Ⅰ音	微弱，強盛　分裂の有無
第Ⅱ音	微弱，強盛　分裂の有無（呼吸性，固定性，奇異性）ⅡAとⅡPの比較
過剰心音	第Ⅲ音　有　無，強度 第Ⅳ音　有　無，強度 奔馬調律 駆出音　大動脈，肺動脈 クリック　時相，単一，多発性

表5 雑音の記載

時相	収縮期：早期，中期，末期 拡張期：早期，中期，前収縮期 連続性
最強点	
伝達の方向	
持続時間	長，短
大きさ（強度）	1/6度〜6/6度（Levine）
高さ（周波数）	高音（250 Hz 以上）， 中音（100〜250 Hz）， 低音（100 Hz 以下）
音色（周波数分布）	楽音性：カモメのなき声，鳩のなき声，笛のような，弦を弾くような 騒音性：輪転様，遠雷様，灌水様，粗い，ひき臼様
大きさの時間的経過	漸増，漸減，漸増漸減，平坦，不定
体位	座位，臥位，左側臥位
呼吸	呼気に増強，吸気に増強，不変

表6 心雑音の強度（Levineの分類）

強度1度	非常に微弱で1回聴診を当てただけでは聴きのがすことあり．
2度	弱いが，容易に認めることができる．
3度	やや強盛，thrill（−）
4度	やや強盛，thrill（＋）
5度	強盛でchest pieceの端を胸壁に当てただけで聴こえる．
6度	最強盛，chest pieceを胸壁に近付けただけで聴こえる．

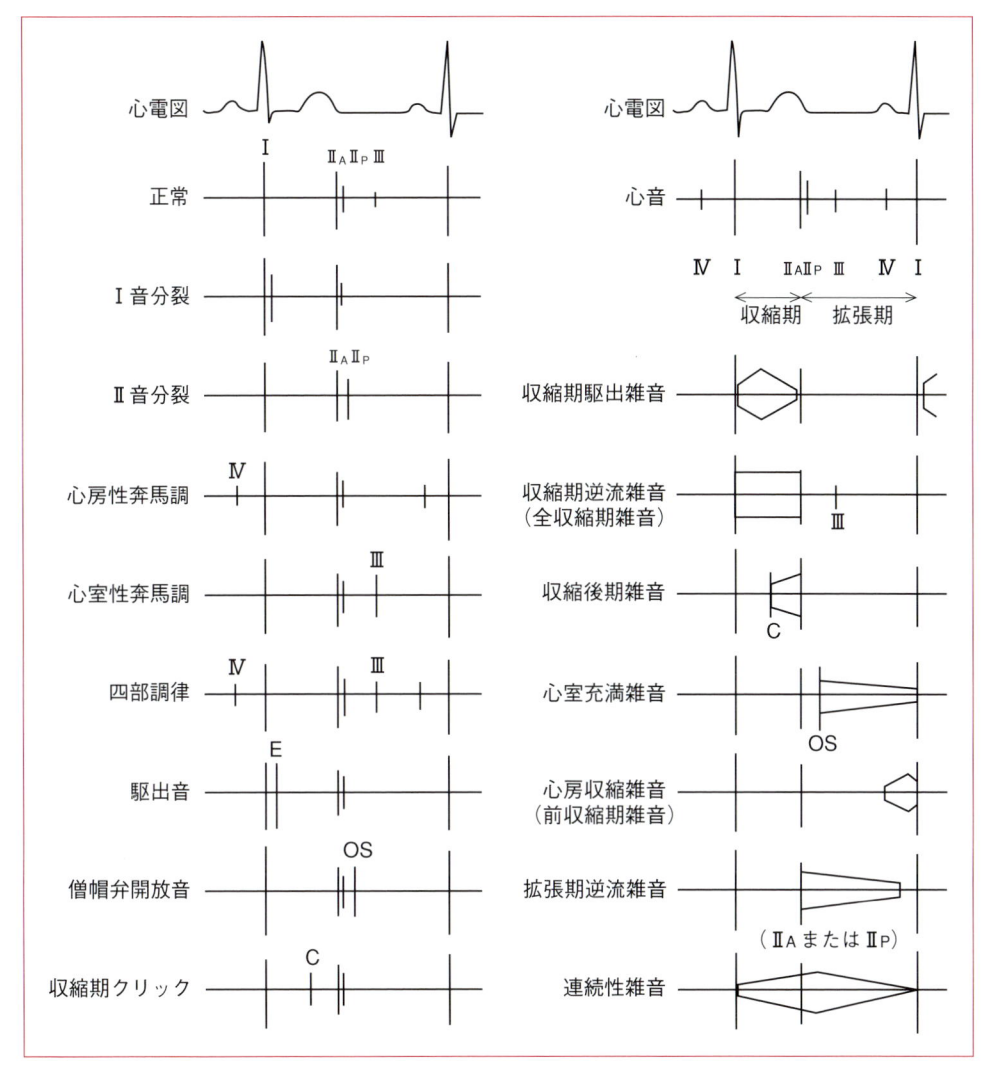

図12　心音，心雑音の諸型
Ⅰ：Ⅰ音，Ⅱ：Ⅱ音，Ⅲ：Ⅲ音，Ⅳ：Ⅳ音，E：駆出音，C：収縮期クリック，OS：房室弁開放音

C 心音

1 Ⅰ音

a. Ⅰ音の発生

　一般にⅠ音(first heart sound)には3つの成分があるとされる．最初の成分は心尖部の心音図で記録される低周波で，前節とよばれ，左室収縮開始による左室心筋の緊張に起因するものと考えられているが，聴診上は認められない．聴診上容易に聴かれる高調成分は主節とよばれ，2つの成分に分けて考えられている．Ⅰ音には，左室系(僧帽弁性)と右室系(三尖弁性)の2成分があるはずであるが，通常の場合には左室収縮のエネルギーが右室のそれよりはるかに大であるため，聴診上は僧帽弁性のものが主体を占める．

b. Ⅰ音の分裂

　Ⅰ音の分裂は健常者でも過半数に聴かれる．分裂して聴取されるのは僧帽弁成分と三尖弁成分の2つの高調成分である．吸気時に三尖弁領域で後成分が増強する．種々の要因により分裂間隔が変動する．僧帽弁狭窄では左房圧の上昇のため僧帽

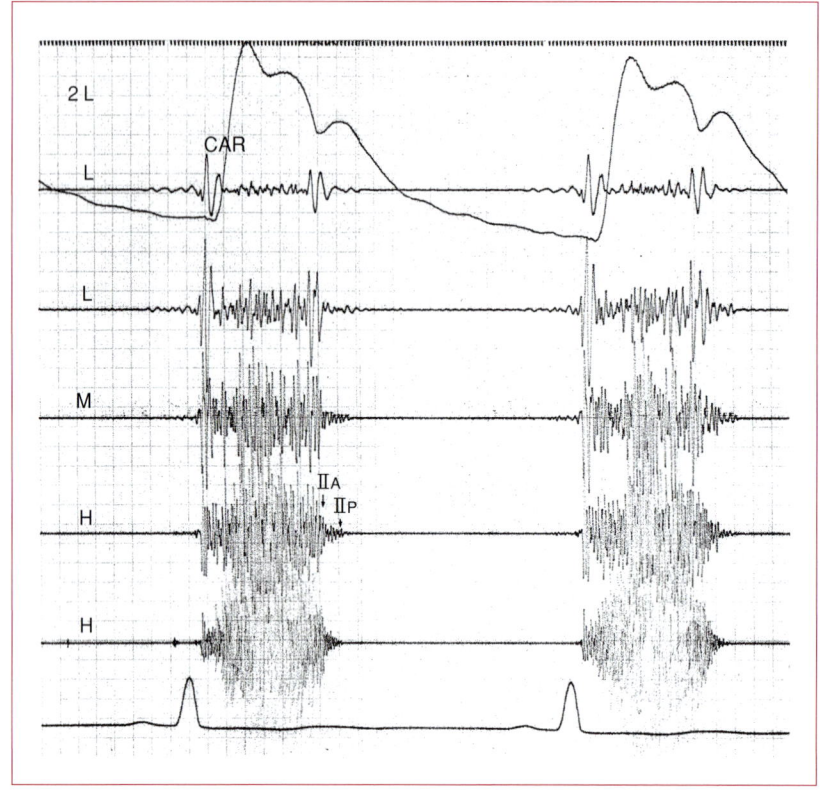

図 13 肺動脈弁狭窄(10 歳男性)
Ⅱ音は約 0.07 秒と広く分裂して，肺動脈弁成分は著明に減弱している．収縮期駆出雑音は漸増・漸減型でⅡpまで持続している．

弁成分が遅れることがある．

c. Ⅰ音の強さ

Ⅰ音の強度は個人差が大きく，心嚢水貯留，肺気腫，肥満などでは減弱することがあり，診断的価値は少ない．他の条件が同一であると，Ⅰ音の強さはそれが発生するときの左室 dp/dt に比例する．したがって，心筋収縮力が増強している頻脈，運動時，甲状腺機能亢進などではⅠ音が増強し，逆にショック，心不全では減弱する．

心室収縮開始から僧帽弁閉鎖までの時間が長いほどⅠ音は大きい．僧帽弁狭窄でⅠ音が亢進するのはこのためである．ただし，僧帽弁が硬くなり可動性が失われると，むしろ減弱する．急性重症僧帽弁閉鎖不全や大動脈弁閉鎖不全では拡張期に僧帽弁が早期閉鎖するので，Ⅰ音は減弱する．Ebstein 奇形では三尖閉鎖が遅れ，第 2 成分がクリック様に亢進することから sail sound ともよばれる．

2 Ⅱ音

a. Ⅱ音の発生

Ⅱ音(second heart sound)は大動脈成分(ⅡA)と肺動脈成分(ⅡP)とからなり，半月弁の閉鎖に関連して発生する．収縮末期に半月弁に向かう大血管内の血流が突然半月弁にせきとめられる際の圧変化がその成因と考えられている．

b. 正常呼吸性分裂

正常では吸気時にⅡA-ⅡP 間隔が延長し，呼気時に短縮し分裂は不明瞭となる(normal respiratory splitting)．分裂間隔は最大 0.02〜0.05 秒である．吸気時に静脈還流が増えるため右室駆出時間が延長することがその主因だが，左室でも吸気時に充満が減少することから，駆出時間が短縮し

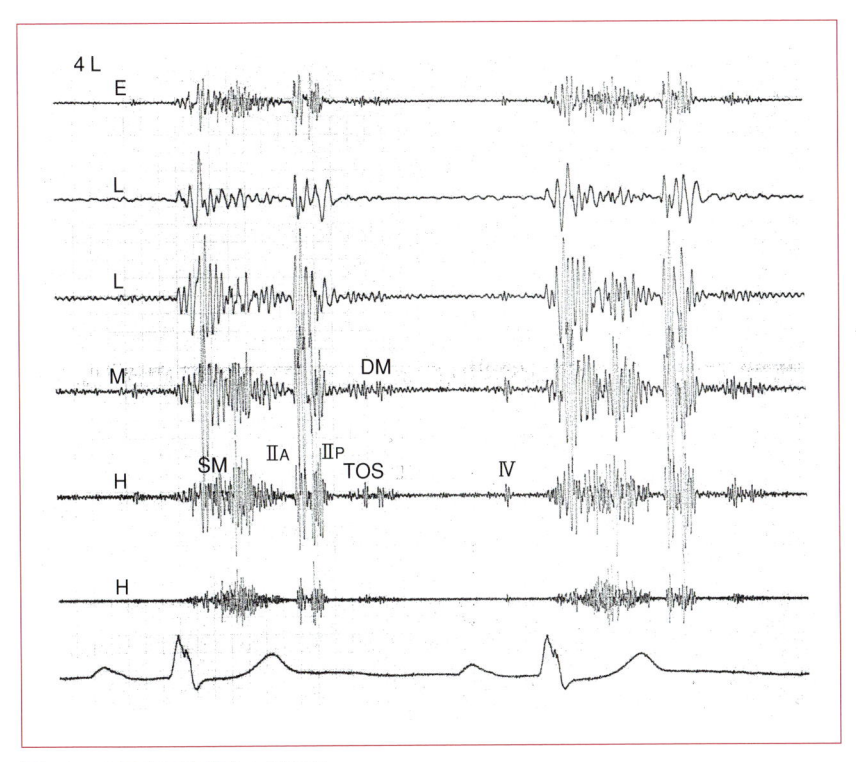

図14　心房中隔欠損(46歳男性)
Ⅱ音は固定性分裂を示し，三尖弁開放音(TOS)，右心由来と考えられるⅣ音を認める．収縮期駆出音(SM)およびTOSから始まる三尖弁流入雑音(DM)を認める．

てⅡAが早く生ずる．

c. 病的呼吸性分裂(図13)

　病的呼吸性分裂(abnormally wide splitting)とは呼気時に分裂間隔が0.04秒以上ある場合をいい，多くはⅡPの遅延のため生ずる．完全右脚ブロック，左室起源の期外収縮，WPW症候群の一部では左室の電気的興奮時間が延長するためにⅡPが遅れる．心房中隔欠損，肺静脈還流異常，肺動脈弁狭窄などでは右室駆出時間の延長のためⅡPが遅れる．弁性肺動脈狭窄では分裂間隔と右室収縮期圧との間によい相関が得られるということが知られている．重症僧帽弁閉鎖不全，心室中隔欠損では大動脈弁の早期閉鎖のため分裂間隔が広くなる．

d. 固定性分裂(図14)

　固定性分裂〔fixed(constant) splitting〕とは，Ⅱ音の分裂間隔の呼吸性変動幅が0.02秒以下のものをいう．心房中隔欠損では呼気時に左右短絡が増加するため左室の駆出量は減少するのに対し，吸気時には左室駆出量がほとんど変化しないことから，ⅡAはⅡPと同じ方向に動き，呼吸性変動がなくなると考えられている．右心不全，心室中隔欠損，肺動脈弁狭窄，特発性肺動脈拡張症などでも固定性分裂となることがある．

e. 奇異性分裂(図15)

　奇異性分裂〔paradoxical(reversed) splitting〕とは，Ⅱ音の成分がⅡP，ⅡAの順になっているため呼気時に分裂幅が増すものをいう．通常ⅡAが遅れるために生ずる．完全左脚ブロック，右室起源の期外収縮，WPW症候群の一部，および高度の大動脈弁狭窄では左室の電気的興奮時間が延長するためⅡAが遅れる．また，左室に高度の容量負荷のかかる大動脈弁閉鎖不全や動脈管開存，左室収縮力の低下を伴う虚血性心疾患，心筋症でも左室駆出時間が延長して奇異性分裂がみられる．

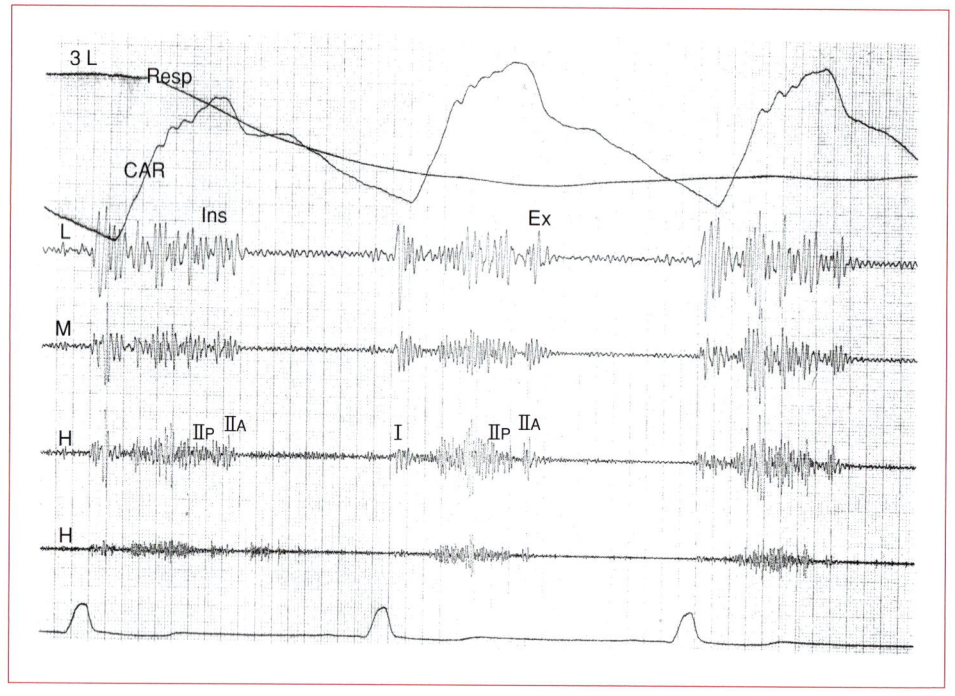

図15 大動脈弁狭窄(57歳男性)
Ⅱ音は奇異性分裂を示し，収縮期駆出性雑音がある．頸動脈波では立ち上がりの遅延と carotid shudder がみられる．弁の硬化が強いため駆出音は認められない．
Resp：呼吸曲線，CAR：頸動脈波，Ins：吸気，Ex：呼気

f. 単一Ⅱ音

　加齢とともにⅡ音が単一に聴かれる頻度は増し，50歳以上では過半数が単一である．病的単一Ⅱ音として重要なのは心室中隔欠損に肺高血圧症を合併した Eisenmenger 症候群である．両室の駆出時間が等しくなってくるためで，呼吸のどの相でも強勢で単一なⅡ音が聴かれる．心房中隔欠損や動脈管開存では Eisenmenger 化してもこの現象はみられない．そのほか，Fallot 四徴症，不完全左脚ブロック，高血圧，大動脈弁閉鎖不全でも単一Ⅱ音となることがある．

g. Ⅱ音の強さ

　ⅡAが増強する原因としては収縮期血圧の増加する高血圧症，大動脈縮窄，大動脈が胸壁近くに位置する大血管転位，Fallot 四徴症などがある．ⅡPの増強は原発性または二次性肺高血圧症でみられる．逆に低血圧ではⅡAは減弱する．弁の硬化，融合による大動脈弁狭窄および肺動脈弁狭窄ではそれぞれⅡA，ⅡPが減弱する．また一回拍出量の増減もⅡA，ⅡPを増強，減弱させる．

3 Ⅲ音(図16，図17)

　Ⅲ音(third heart sound)は，Ⅱ音より0.12〜0.18秒遅れて聴かれる低調性の持続の短い心音である．ベル型の聴診器で聴きやすい．時相は左室急速充満が終了する時相にほぼ一致しており，この時期の左室壁の急激な伸展の停止がⅢ音を発生させる．
　心尖部から胸骨下部左縁で聴かれ，体位，時間により変動が大きい．左側臥位で増強する．健常者では若年者，胸壁の薄い人に聴かれやすいが，40歳以上ではまず聴取されない．心拍出量の増加する状態，すなわち頻脈，貧血，甲状腺機能亢進など，また左室への流入血流が増加する状態，すなわち僧帽弁閉鎖不全，大動脈弁閉鎖不全，心室中隔欠損，動脈管開存などで亢進する．心拡大を伴う種々の原因による左心機能低下時に聴かれるⅢ音は左心不全の重要な徴候である．拡張型心

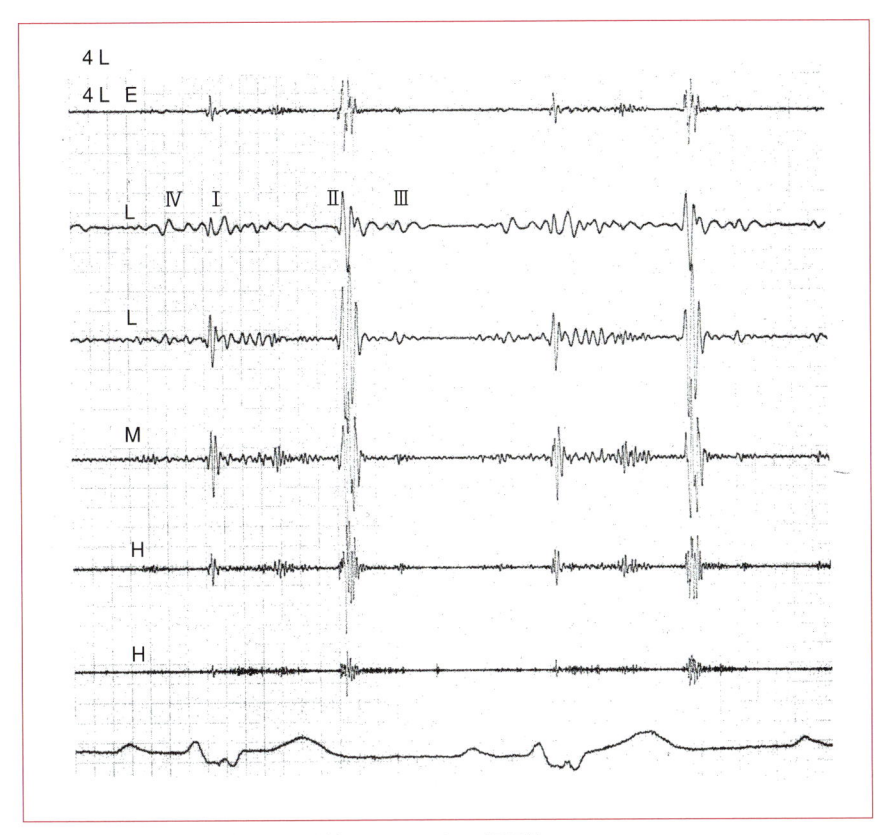

図16 拡張型心筋症(37歳女性)にみられた四部調律

筋症や肥大型心筋症でもしばしば亢進したⅢ音が聴かれる．

　ある程度音量のあるⅢ音が恒常性をもって聴かれる場合，Ⅰ，Ⅱ，Ⅲ音の三部調律を心室性奔馬調律(ventricular gallop rhythm)という(図16)．Ⅲ音は右心に由来することもある．肺高血圧による三尖弁閉鎖不全や，肺塞栓による右室流出路閉塞などである．

4 Ⅳ音 (図16)

　Ⅳ音(forth heart sound)はⅢ音よりさらに低調な振動で，心電図上のP波の開始より0.12～0.17秒遅れて聴かれる．健常者では小児を除いてほとんど聴かれない．心房の最大収縮にほぼ一致して発生すること，心房細動では聴かれないことから，心房収縮時の心室への流入血流に伴う心室壁の緊張，振動により発生すると考えられる．Ⅲ音と同様，左側臥位でベル型聴診器を心尖部または胸骨左縁下部に当てると聴取しやすい．

　成人での聴取可能なⅣ音の存在は病的心房収縮亢進の反映と考えられる．すなわち，心室のコンプライアンスが低下する肥大心で聴かれることが多い．最も多い原因は高血圧性心疾患，肥大型心筋症である．大動脈弁狭窄においては，圧較差が70～75 mmHg以上ある重症例で聴取可能である．腱索断裂，感染症心内膜炎などによる急性重症僧帽弁閉鎖不全では，逆流量に心室の拡張が伴わないため聴取可能のことがある．Ⅳ，Ⅰ，Ⅱ音による三部調律を，心房性奔馬調律(atrial gallop rhythm)という．ⅢⅣ音とⅣ音が同時に聴取される場合は四部調律という．頻脈やⅠ度房室ブロックのために，Ⅲ音とⅣ音が融合して単一強勢に聴かれる場合を重合性奔馬調律(summation gallop rhythm)という．

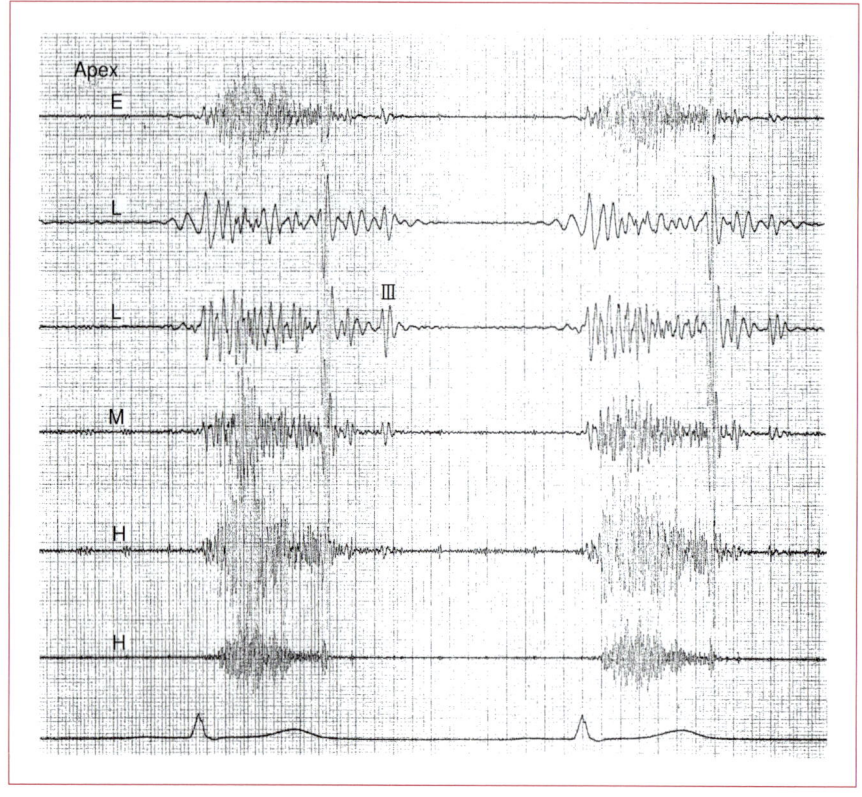

図 17 僧帽弁閉鎖不全(23 歳女性)
紡錘形でⅡ音まで続く収縮期雑音，およびⅢ音の亢進が認められる．

5 駆出音(図 18)

駆出音(ejection sound)はⅠ音僧帽弁成分の0.04～0.09秒後に聴かれる高調な短い音で，大動脈駆出音と肺動脈駆出音とがある．時相としては半月弁の最大開放時期にほぼ一致しており，それに伴う大血管の振動，あるいは病的半月弁の開放音と考えられている．

大動脈駆出音は大動脈弁領域で強く聴かれる．大動脈弁閉鎖不全，高血圧，大動脈瘤，動脈硬化では大動脈の拡大あるいは硬化のために，また大動脈弁狭窄，大動脈二尖弁では大動脈弁の異常な開放のために駆出音が聴かれる．大動脈弁の石灰化が進み，弁の可動性が失われると駆出音は消失する．

肺動脈駆出音は心基部から胸骨左縁第3肋間で聴かれ，吸気で増強する．肺動脈弁性狭窄で聴かれる駆出音は弁帆がドーム状に膨隆する際に生ずる開放音と考えられている．重症例ではⅠ音との間隔が短くなり，漏斗部狭窄や弁の可動性の失われている例では聴かれない．特発性肺高血圧症および，Eisenmenger症候群などの二次性肺高血圧症でも駆出音が認められる．

6 開放音(図 14, 図 19)

僧帽弁の開放音(opening snap ; OS)は心尖部から胸骨左縁に聴かれる短く，周波数の高い歯切れのよい音である(図 19)．僧帽弁狭窄の重要な所見である．開放音は心エコー図上僧帽弁の最大開放点であるE点とよく一致する．断層エコー図で僧帽弁前尖の弁帆のバルーニングの良好な例ほど高調で強勢な開放音が聴かれ，逆に石灰化して可動性の失われた弁では減弱している．僧帽弁閉鎖不全優位例，大動脈弁膜症合併例でも開放音は減弱ないし消失する．Ⅱ-OS時間は種々の要因

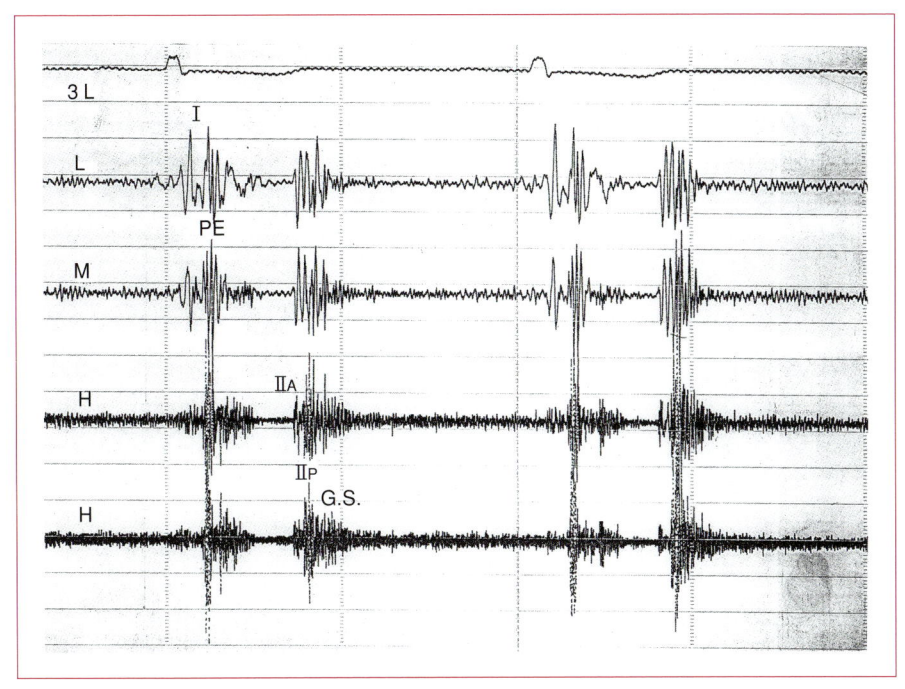

図18 心房中隔欠損＋肺高血圧症（Eisenmenger 症候群）（34 歳女性）
（肺動脈圧：150/35 mmHg）
強勢な肺動脈出音（PE）．Ⅱ音の分裂は固定性である．亢進したⅡPに引き続いて Graham-Steell 雑音（G.S.）を聴取する．

により遅延するが，左房圧の高い重症例では短くなる（図20）．OSとⅡPとの鑑別には呼吸による変化や可聴部位などがポイントとなるが，心エコー図によらなければ鑑別困難なことも少なくない．

　三尖弁の開放音は三尖弁狭窄のほか，心房中隔欠損（図14），部分肺静脈還流異常，三尖弁閉鎖不全などで流入血流が増加している場合に聴かれる．吸気時に増強し，三尖弁領域に最強点がある．

7 その他の過剰心音

a. 収縮期クリック（図21）

　収縮期クリック（systolic click）は，主に収縮中期から後期に聴かれる鋭く高調な心音で通常僧帽弁逸脱症に伴って生ずる．心音心エコー図法によると，逸脱の最大偏位点にほぼ一致してみられることから，弁，弁輪または腱索の急激な伸展のために生ずると考えられている．2つ以上のクリックを認めることもある．クリックのあとに収縮期逆流雑音を伴っていることが多い．吸気，Valsalva 手技，立位，亜硝酸アミル負荷などで左室容量が減少することにより早期に出現するようになり，逆にβ遮断薬，昇圧薬，蹲踞では収縮後期へと移動する．

b. 心膜叩打音

　心膜叩打音（pericardial knock sound）は，収縮性心膜炎で聴かれる拡張期過剰心音である．心室の急速充満が突然に妨げられる際の振動から生ずるものと考えられる．ⅡAより 0.09〜0.12 秒遅れ，Ⅲ音よりもやや早期に生ずる．Ⅲ音よりはやや高調で大きく，前胸壁の広範囲で聴かれる．

c. 腫瘍プロップ音

　腫瘍プロップ音（tumor plop sound）は，通常左房または右房の粘液腫に伴って発生する．腫瘤の運動が急激に停止するときの振動により生ずる．ⅡAから 0.08〜0.13 秒遅れて心尖部に強く聴かれる．僧帽弁狭窄の開放音と鑑別が困難なこともある．開放音より周波数が低く，遅く発生する．

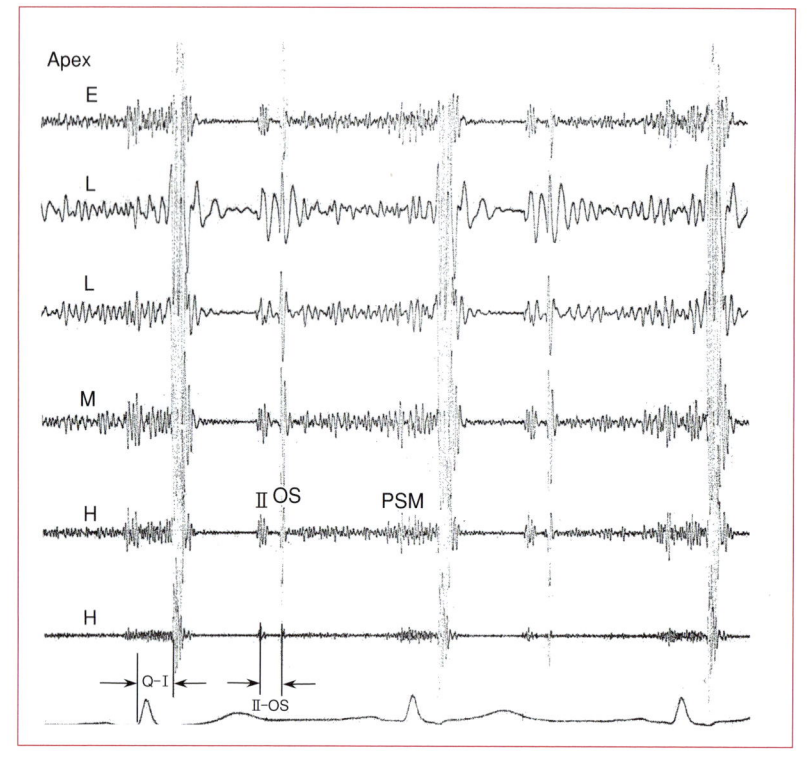

図19 僧帽弁狭窄(49歳女性)
Ⅰ音の亢進，僧帽弁開放音(OS)に引き続く低調な拡張期輪転様雑音と前収縮期雑音(PSM)がみられる．

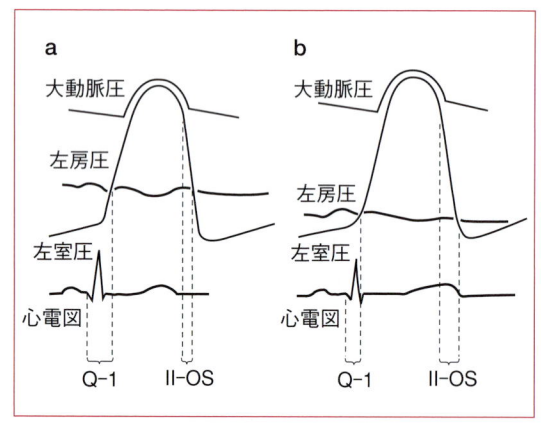

図20 僧帽弁狭窄症におけるQ-I時間とⅡ-OS時間の関係
正常例では拡張期における左房圧は左室圧と等しい．図に示すように僧帽弁狭窄症の重症化とともに左房圧が上昇すると，Q-I時間が延長し，Ⅱ-OS時間が短縮する．
a．重症僧帽弁狭窄症，b．軽症僧帽弁狭窄症
(Tavel ME : Clinical Phonocardiography & External Pulse Recording 3rd ed. Chicago, Year Book Med Publ, 1978, p72 より引用)

D 心雑音

1 心雑音の発生条件

　一般に血管内での血液の流れは層流である．血流内に組織の部分的な突出，折れ曲がりがあって血流が障害された場合には渦流が生じ，弁や血管内腔の狭窄による血流速の増加，逆流などの異常血流，血液粘性の低下などにより乱流を生じる．層流は雑音を発生しないが，乱流，渦流は周囲の組織が共振して聴診上の雑音を発生する．この場合，血流速度が速いほど，血流の粘稠度が低いほど，狭窄部の不整が強いほど大きな雑音が発生する．また，狭窄部での圧較差が大きいほど高周波成分が多くなり，流量が増すほど低中周波成分が多くなる．

　心室中隔欠損や肺動脈狭窄のように高い圧差のもとに，血液が狭い孔を通過するときには血流は

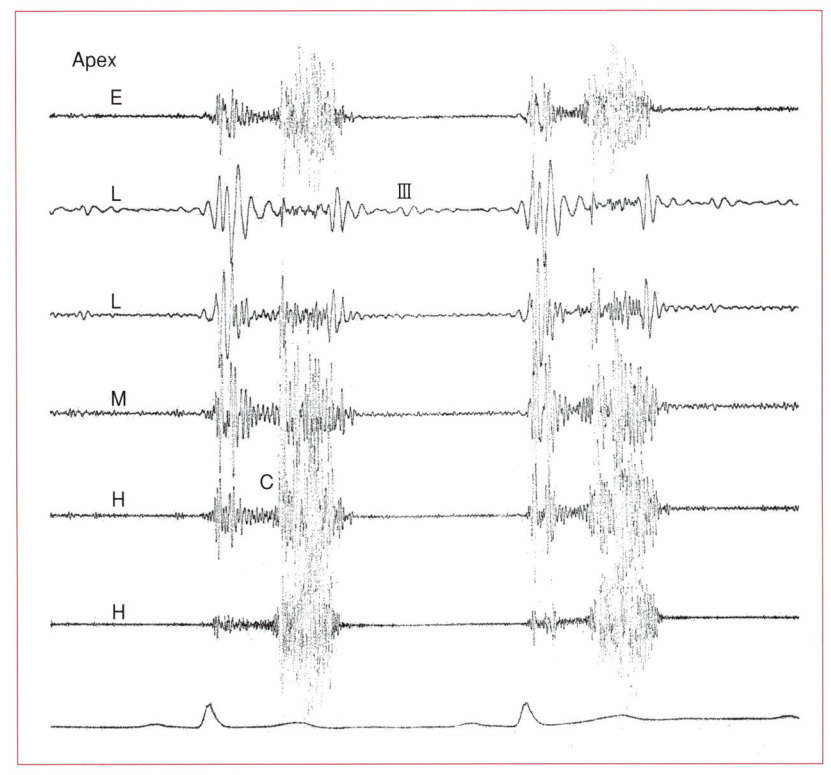

図21 僧帽弁逸脱による僧帽弁閉鎖不全(44歳男性)
収縮中期のクリック(C)に続く収縮後期雑音を認める.

噴流となる．噴流は速度が非常に速いので，心室壁や血管壁に衝突して雑音が発生する．血流内の心血管系の構造物の形が幾何学的な場合，例えば弁の円形の穿孔や異常腱索などで発生する雑音はある基音とその倍音からなっており，楽音性(musical murmur)とよばれ，心音図上規則正しい正弦波様で音量が大きいことが多い．心外性に起こる雑音は摩擦音である．

2 駆出性収縮期雑音

a. 駆出性雑音の性状

駆出性収縮期雑音(ejection systolic murmur)は収縮期に半月弁を通して血液が駆出されるときに生ずる雑音である．Ⅰ音のあとで始まり，漸増，漸減し，Ⅱ音の手前で終了することが特徴である．本雑音の主な成因は半月弁あるいは心室流出路や動脈の狭窄，半月弁直上部の動脈の急激な拡張，駆出速度の増大である．したがって，心室性期外収縮後の長い休止や心房細動の長い拡張期のあと，あるいは末梢抵抗の減少は駆出血流が増加するため本雑音を増加させる要因として働く．駆出性雑音は成因により血流性駆出雑音，狭窄性駆出雑音，末梢動脈雑音に分類される．

b. 血流性駆出雑音

半月弁が正常であっても，その弁縁には収縮期に常にわずかな乱れが存在し，健常者の場合も駆出性収縮期雑音が聴かれることがある．しかし，通常の環境下の聴診では主に若年者に聴取される．駆出速度が速く，胸壁が比較的に薄いためである．この駆出雑音は無害性雑音(innocent murmur, normal ejection murmur, benign murmur)などと，さまざまな名称でよばれる．大動脈よりも肺動脈に由来するものが多いと考えられている．無害性雑音は通常以下の特徴を有している．

①Levine 3/6度以下．
②駆出音を伴うことはなく，器質的なものより

持続が短い．
③体位，呼吸，運動の影響を強く受け，恒常性に乏しい．
④最強点は第2～3肋間胸骨左縁で，Ⅱ音は正常呼吸性分裂を示す．
⑤音色は柔らかく，周波数の主成分は通常150 Hz以下と低い．

　小児でしばしば聴かれる無害性雑音にStill雑音がある．"ブウン"という特有の楽音様雑音である．
　また，甲状腺機能亢進，貧血，妊娠，運動時，大動脈弁閉鎖不全などのように半月弁通過血流量の増加のために聴かれる収縮期雑音も血流性駆出雑音である．通常周波数が高く，非楽音性である．器質的心疾患によらない駆出雑音を機能性雑音(functional murmur)と総称することがある．心房中隔欠損で聴かれる収縮期雑音は肺動脈弁口血流増加による駆出雑音である(図14)．雑音は比較的弱く，柔らかい．

c. 狭窄性駆出雑音(図13，図15)

　大動脈弁狭窄で典型的である(図15)．心基部胸骨左縁または右縁に最強点を有し，頸部および心尖に向かって放散する．粗く，強い雑音で，重症例ほど収縮期の後半にピークが位置する．ⅡAを超えて聴かれることはない．高齢者や高血圧症でも大動脈性駆出雑音が聴かれる．これは弁硬化と大動脈基部拡大に基づくもので，雑音のピークが早期であること，強度が3/6度以内と弱いこと，ⅡA減弱がみられないことで有意狭窄と鑑別できる．
　肺動脈弁狭窄および右室漏斗部狭窄の収縮期雑音は第2～3肋間胸骨左縁を最強点とし，胸骨左縁に沿って上下に伝達する．強く粗い雑音で，スリルを伴い吸気時に増大する．狭窄の程度が強いほど雑音のピークが遅れる(図13)．

d. 末梢動脈雑音

　大動脈狭窄，大動脈炎症候群，肺動脈分枝狭窄，末梢動脈の動脈硬化などによる狭窄部で聴かれる駆出雑音である．

3 逆流性収縮期雑音(図17，図21)

　高圧の心腔から低圧の心腔に向かっての異常な血流により発生するもので，心室中隔欠損(図22)，僧帽弁閉鎖不全(図17)，三尖弁閉鎖不全による雑音がこれに相当する．雑音が収縮期全体にわたるときには全収縮期逆流性(holosystolic regurgitant)または汎収縮期(pansystolic)雑音とよばれる．
　左心においては逆流は左室圧が左房圧を凌駕するときに始まるので，雑音はⅠ音房室弁成分と同時に発生し，半月弁閉鎖時にも圧較差が存在することからⅡ音発生時まで及ぶ．逆流血は流速が速いので周波数の主成分は高調である．雑音の形状は通常平坦紡錘型，漸増性または漸減性とさまざまである．収縮後期に限局されることもある．2つの心腔間の圧較差を高めるような負荷，例えば蹲踞，hand grip，昇圧薬による体血圧の増加などで増強する．

4 拡張期房室弁雑音(図19)

　拡張期房室弁雑音は，心室急速充満期における心室充満雑音と心房収縮期における心房収縮雑音に分けられる．心室充満雑音は等容拡張期が終了して房室弁が開放するのに引き続いて生じる．したがって，Ⅱ音と本雑音との間には間隔(通常0.08秒以上)が存在する．遠雷様あるいは輪転様とよばれ，中・低調音を主成分とする雑音(rumble)である．
　僧帽弁狭窄では僧帽弁開放音(mitral opening snap)に続いて心尖または心尖外側に漸増漸減性の心室充満雑音が聴かれる．器質的三尖弁狭窄症はまれであるが，胸骨左縁下部から心尖よりの範囲で聴かれ，吸気時に増大し，左側臥位で増大しない点で僧帽弁狭窄症と区別される．
　一方，Carey-Coombs型雑音とは，相対的僧帽弁狭窄による心室充満雑音を意味し，僧帽弁閉鎖不全，動脈管開存などによる高度の左右短絡などに由来する流入雑音である．これらで聴かれる流入雑音は僧帽弁狭窄と類似しているが，Ⅲ音から始まり，持続が短い点で区別される．心房中隔欠損(図14)，部分肺静脈還流異常，三尖弁閉鎖不全においても右室への流入量増加のため雑音が発生する．三尖弁狭窄の雑音と比べると，低調成分が多い．

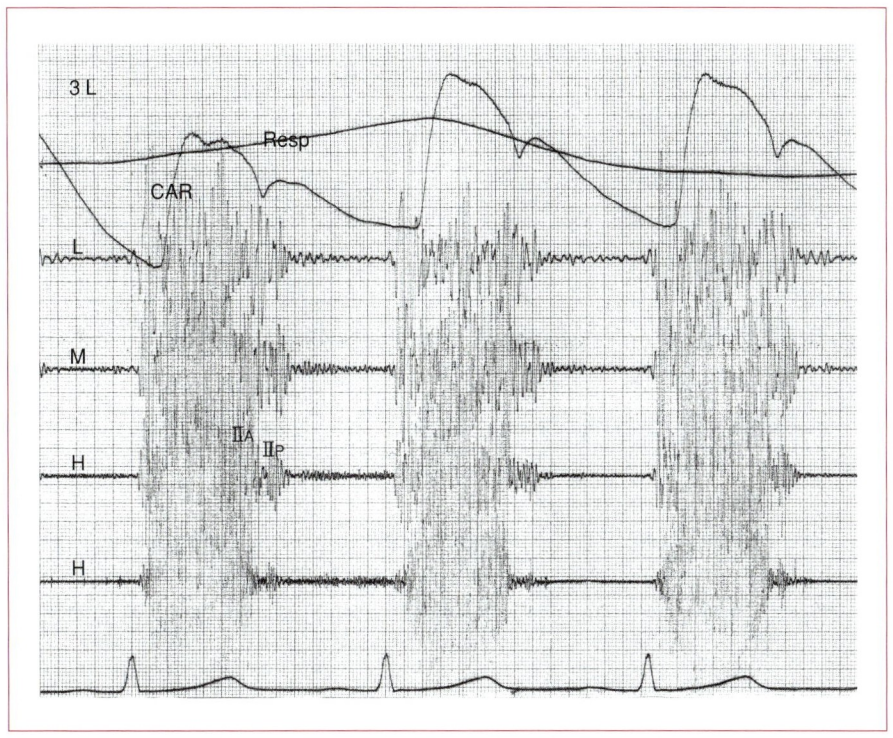

図22 心室中隔欠損(6歳男子)
強勢な収縮期雑音を認める．Ⅱ音は広く分裂するが呼吸性変動を示す．

　Austin Flint 雑音は大動脈弁閉鎖不全のときに心尖部で認められる低調性拡張期雑音である(図23)．僧帽弁狭窄の雑音と類似するが，より低調性のことが多く，Ⅱ音から始まり，僧帽弁開放音は聴かれない．逆流血流による僧帽弁の開口障害のため発生する．閉塞性肥大型心筋症の約10%に聴かれるとされる短い拡張中期雑音も，左室充満雑音と考えられている．

　心房収縮雑音は心房収縮時の駆出血流によって生ずる雑音で，前収縮期雑音(presystolic murmur, presystolic accentuation)ともよばれ，通常漸増性でⅠ音に達する(図19)．左室の収縮開始とともに僧帽弁口の狭小化が始まるため房室血流速度が速まることもこの雑音の成因となっている．

5 逆流性拡張期雑音

　半月弁の閉鎖とともに大血管から心室内に半月弁を通して逆流が起きるときに発生する雑音である．大動脈弁閉鎖不全，肺動脈弁閉鎖不全のときに聴取される．雑音は心室内圧と大血管内圧とが等しくなるまで持続する．周波数は高く灌水様，吹鳴様(blowing)と形容される．大動脈弁閉鎖不全の雑音はⅡAとともに始まり，漸減，または短い漸増のあとに漸減する(図23)．hand grip, 昇圧薬により増強し，亜硝酸アミル負荷では減弱する．

　Graham Steell 雑音(図18)は通常肺動脈圧が80 mmHg以上のときに聴かれる肺動脈弁逆流雑音である．第2肋間胸骨左縁でⅡPに引き続いて始まる．音色，持続，周波数はほとんど大動脈弁閉鎖不全の雑音と同様で，両者の鑑別は難しい．正常肺動脈圧で起こる肺動脈弁逆流では，逆流する血流速が遅いため周波数が低く，持続が短く，吸気時に増強する(Rivero-Carvallo 徴候)．

6 連続性雑音〔表7，図24(p.36参照)〕

　連続性雑音(continuous murmur)は収縮期に始まりⅡ音に向かって大きくなり，Ⅱ音を超えて減弱し，次のⅠ音開始前に終わる連続性の雑音であ

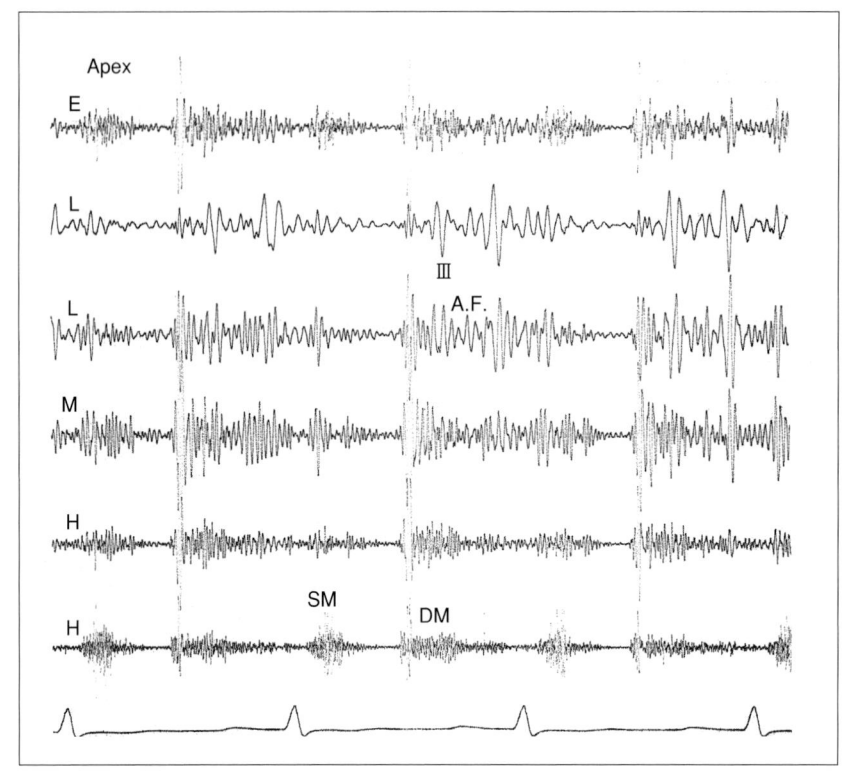

図23 感染性心内膜炎による急性重症大動脈弁閉鎖不全(27歳男性)
心尖部に Austin Flint 雑音(A.F.)と強勢なⅢ音を認める．Ⅰ音は著明に減弱し，拡張期雑音(DM)の持続は短い．収縮期駆出雑音(SM)を認める．

表7 連続性雑音の主な原因

1. 体動脈-肺動脈間の異常交通
   動脈管開存
   Valsalva 洞動脈瘤破裂
   大動脈中隔欠損
   大動脈瘤の肺動脈への破裂
2. 血管の狭窄
   肺動脈狭窄(主肺動脈，分枝)
   大動脈縮窄
   大動脈弓症候群
3. 動静脈瘻
   冠動静脈瘻
   肺動静脈瘻
   内胸動静脈瘻，鎖骨下動静脈瘻など
4. その他
   Lutembacher 症候群
   乳房雑音
   静脈コマ音
   総肺静脈還流異常

る．高圧系から低圧系への異常血流が全心周期を通じて生ずるために発生する．大動脈弁狭窄兼閉鎖不全や心室中隔欠損兼大動脈弁閉鎖不全などで聴かれる to and fro murmur(ブランコ雑音)は連続性雑音と異なり，収縮期成分と拡張期成分の血流方向が違うため雑音の音色が異なり，Ⅱ音のところで切れ目が存在する．

動脈管開存の雑音は machinery murmur と形容されるような長いゴロゴロした音色が特徴で，第2肋間胸骨左縁またはそのやや左側を最強点とする．冠動静脈瘻，Valsalva 洞の右房または右室への破裂による連続性雑音では，短絡の場所によって最強点はさまざまである．動脈管開存ではⅡ音にかけて強度のピークがあるのに対して，これらの疾患では拡張期に短絡血流が多いため拡張期増強(diastolic accentuation)がみられる．

5 各種疾患における聴診所見

A 弁膜疾患

1 大動脈弁狭窄症〔図15(p.24参照)〕

Ⅰ音は正常またはやや減弱する．大動脈駆出音は弁が石灰化し，可動性を失うと消失する．駆出音が大きいほど弁は柔らかいと考えてよい．弁下狭窄，弁上狭窄では駆出音を認めない．Ⅱ音の大動脈弁成分（ⅡA）は一般に減弱し，消失することもある．左室駆出時間が延長するため重症例ほどⅡAは遅れ，肺動脈弁成分（ⅡP）に近づき奇異性分裂を示す．奇異性分裂の存在は50～60 mmHg以上の圧較差があることを意味する．重症例で左室拡張末期圧が上昇するとⅣ音が聴取される．

収縮期駆出性雑音は心基部胸骨右縁または左縁に最強点を有し，頸部または心尖部に向かって伝達する．音色は粗く振戦（thrill）を伴うこともあるが，重症例ではむしろ柔らかい雑音が聴かれる．雑音は収縮期全体にわたりⅡAに至る．狭窄の程度が強いほどピーク時間が遅れる．弁上部大動脈狭窄症の雑音は胸骨上切痕，右第1肋間に最強点があり，左頸動脈よりも右頸動脈に大きく放散することが特徴である．

2 大動脈弁閉鎖不全症（図23）

Ⅰ音は減弱することが多い．Ⅱ音には通常変化はないが，駆出時間の延長のためⅡAが遅延することもある．急性大動脈解離やannuloaortic ectasiaなどで大動脈根部が異常に拡大すると低調で長く大きなⅡ音が聴かれる．重症例ではⅢ音が聴取される．

拡張期雑音の最強点は通常胸骨左縁第3～第4肋間にある．大動脈弓の著明な延長と拡大がある場合には胸骨右縁第2～3肋間で聴かれる．梅毒，急性大動脈解離，Valsalva洞動脈瘤の合併などで逆流の方向が特別な場合には，胸骨右縁第4肋間などで雑音が最強となることもある．雑音はⅡAとともに始まり，漸減性または漸増・漸減性である．高調で，灌水様，吹鳴様（blowing murmur）と形容される．患者を座らせてやや前屈位とし，呼気時に聴診器の膜面を強く押し当てた状態で最もよく聴取される．軽症の大動脈弁閉鎖不全では雑音は弱く高調で，拡張中期で終了する．中等症では全拡張期にわたる大きな雑音が聴かれる．重症例の雑音は拡張中期に急速に減衰することが多い．一方，感染性心内膜炎，Valsalva洞動脈瘤の破裂などによる急性重症大動脈弁閉鎖不全では，Ⅰ音の減弱，Ⅲ音の亢進が著明となり，雑音は拡張中期で消失する．これは，高度の逆流に左室の伸展が伴わないため，左室拡張期圧が急速に上昇して拡張中期に左房圧を凌駕することから，僧帽弁が早期閉鎖し，また拡張末期に大動脈と左室の圧較差がなくなるためである．

左室駆出量の増加に伴って収縮期駆出雑音が聴取される．早期にピークに到達し持続も短い．心尖部に聴かれる低調性拡張期雑音はAustin Flint雑音として知られる．僧帽弁狭窄の雑音に類似し，前収縮期雑音も認められることもあるが，より低調性である．中等量以上の逆流で認められることが多い．

3 僧帽弁狭窄症〔図19(p.28参照)〕

中等症まではⅠ音は亢進し，高調化する．僧帽弁前尖の弁腹の可動性が保たれていることを示唆する所見であり，硬化が進行すると減弱する．肺高血圧症を合併するとⅡPは亢進し，肺動脈駆出音が聴かれる．僧帽弁開放音（OS）は短く，周波数の高い歯切れのよいスナップ音で，ほとんどの例に聴かれる．大動脈弁閉鎖音とOSの間隔（Ⅱ-OS時間）は僧帽弁開放時の左房圧，僧帽弁の固さ，心拍数，心機能，動脈圧に影響される．左房圧の上昇とともにⅡ-OS時間は短縮する．中等症の僧帽弁狭窄症におけるⅡ-OS時間は

0.08秒前後であり，0.06秒以下なら重症と考えられる．しかし，重症例でも僧帽弁が石灰化して可動性が失われた場合，また心機能低下時，大動脈弁閉鎖不全合併時にはOSは減弱し，II-OS時間も延長する．II-OS時間が0.09秒以上で強勢なOSが聴かれる場合は弁腹の可動性と弁口が比較的保たれていると考えられる．また弁狭窄が重症になるほど，左室充満が遅れるため心電図上のQから心音図で記録されるI音までの時間(Q-I時間)が延長する．そのため，(Q-I)-(II-OS)時間は房室間圧較差と相関することが知られている(図20)．現在では心エコーによる諸指標が代わりに用いられる．

拡張期雑音はOSに引き続いて聴取される．低調性雑音と，これよりやや高調で亢進したI音に向かって増強する心房収縮雑音からなる．前者はrumbling，輪転様，遠雷様と形容され，心尖部かそのやや外側に最強点をもつ．中等症で左心機能が良好な例の雑音が最も大きく，軽症例，重症例，心機能低下時，弁の硬化が著明なときには雑音は減弱する．心不全，頻脈，左心機能低下，高齢，大動脈弁狭窄などの合併などによって本雑音は減弱する．

心房収縮雑音は漸増性または漸増・漸減性で心房細動時には通常消失する．軽症例では本雑音のみを聴取することもあり，本雑音の存在は弁の硬化が高度でないことを示す所見である．これらの雑音は患者を左側臥位にして呼気時にベル型の聴診器を心尖部に当てると最も聴取しやすい．運動，hand grip，亜硝酸アミル吸入により増強する．Graham Steell雑音はIIpの亢進とともに肺血管抵抗増大の重要な所見である．

左房内粘液腫の聴診所見は僧帽弁狭窄症の場合と酷似している．体位による症状の変化，tumor plop soundが本症の特徴とされているが，聴診での鑑別はしばしば困難である．

4 僧帽弁閉鎖不全症
〔図17(p.26参照)，図21(p.29参照)〕

I音は減弱することが多い．II音には通常変化をきたさないが，重症例では大動脈弁が早期に閉鎖するため広い分裂を示すことがある．収縮期クリックは僧帽弁逸脱症による本症に特有な所見で，起立，呼気，Valsalva手技により左室容量が減少するとより早期に出現し，音量も増大する．蹲踞，徐脈，昇圧薬などでは逆に収縮後期に移動する．中等症以上ではIII音が亢進する．腱索断裂，乳頭筋不全，感染性心内膜炎などにより比較的急性に逆流を生じた場合はIV音が聴かれる．

逆流性収縮期雑音は心尖部に最強点をもつ．リウマチ性では通常左腋窩，左背部に放散する．僧帽弁逸脱症の場合，後尖の逸脱では前胸部に，前尖の逸脱では左腋窩に放散することが多い．一般に高調性で，時に楽音様となる．雑音の型はさまざまである．雑音は左側臥位，呼気時に増強する．心不全，僧帽弁狭窄の合併，急性重症僧帽弁閉鎖不全では雑音は小さくなる．乳頭筋不全では漸増型のことがあり，雑音は弱く柔らかい．一般に心不全が治癒して左室腔が縮小すると乳頭筋不全では雑音が減弱する．

中等度以上では拡張期に流入雑音を生ずる(相対的僧帽弁狭窄症)．器質性の雑音と似るが，開放音，前収縮期雑音を欠き，III音から開始する点が異なる．II音の分裂時間が大きいほど，また，III音が著明でこれに続く拡張期流入雑音が大きいほど重症である．

5 三尖弁閉鎖不全症

重症例ではIIpの早期発生のためII音が奇異性分裂を示すことがある．右室由来のIII音を聴取することもある．収縮期逆流性雑音の最強点は胸骨左縁下部，およびその周辺である．全収縮期雑音は僧帽弁閉鎖不全と類似しており，平坦か漸減性である．雑音は吸気時に増強(Rivero-Carvallo徴候)することが多い．運動，亜硝酸アミルなどにより静脈還流を増すと雑音は増強する．僧帽弁閉鎖不全とは最強点，吸気による増強により，ある程度鑑別可能であるが，難しい場合も多い．

6 肺動脈弁閉鎖不全症〔図18(p.27参照)〕

肺高血圧に伴うGraham Steell雑音は左第2肋間に最強点をもち，IIpから引き続いて発生する持続の長い高調な雑音である．吸気で増強するこ

とがある．大動脈弁閉鎖不全の雑音と性質がよく似ており鑑別は難しい．特発性肺動脈拡張症，肺動脈狭窄手術後，肺動脈弁欠損，肺動脈弁の心内膜炎による障害など，正常肺動脈圧で起きる肺動脈弁閉鎖不全の雑音はⅡPよりやや遅れて始まり，持続が短い．吸気で増強する．

B 先天性心疾患

1 心房中隔欠損症〔図14(p.23参照)，図18(p.27参照)〕

Ⅰ音は三尖弁成分の亢進によりしばしば分裂して聴かれる．肺動脈駆出音が聴かれることがあり，特に肺高血圧症を合併すると聴取されやすい．Ⅱ音は広く分裂し，呼吸性の変動は0.02秒を超えない，いわゆる固定性分裂を呈する．肺高血圧症になるとⅡPが亢進する．

左第2～3肋間に聴かれる収縮期雑音は肺動脈弁口血流増加による駆出雑音である．しばしば心尖部に放散する．音色は柔らかい．短絡量が多い場合には拡張期雑音が聴かれ，三尖弁開放音を伴うことも多い．肺動脈逆流雑音は肺高血圧に伴って，あるいは正常肺動脈圧であっても肺動脈弁輪の拡大のために発生する．

2 心室中隔欠損症〔図22(p.31参照)〕

Ⅱ音は広く分裂することもあるが，呼吸性に変動する．肺高血圧症の亢進とともに分裂幅は狭くなり，肺動脈成分は亢進する．Eisenmenger化すると肺動脈駆出音は強大になり，Ⅱ音は単一で高調に聴かれ呼吸性変動を失う．Ⅲ音が聴かれる．

胸骨左縁中下部に聴かれる収縮期雑音が本症の特徴である．室上稜型では胸骨左縁第2肋間に，右室の拡大が強いときや心尖部よりの筋性部中隔欠損では心尖部よりに最強点がある．肺高血圧のない中等度以上の場合は通常全収縮期にわたって平坦である．筋性部型では収縮中期に欠損口が閉鎖するため漸減型となり消失することがある．音色は低調から高調成分までを含むため粗く，最強点で振戦を伴うのが普通である．中等度の欠損口の雑音が最も大きく3～6/6度に達する．重症例では雑音はむしろ柔らかくなり，駆出音に続き漸減性で，強勢なⅡ音の手前で終わる．拡張期にはGraham Steell雑音が聴かれる．室上稜型中隔欠損に大動脈弁閉鎖不全が生じるとⅡ音をはさむ漸増漸減性雑音(to and fro murmur)となり，連続性雑音との鑑別が必要となる．

3 動脈管開存症(図24)

短絡量が大きいと左室の容量負荷のためⅡ音大動脈成分が遅れ，奇異性分裂を示すことがある．大動脈駆出音，Ⅲ音がしばしば聴かれる．

Ⅱ音付近をピークとする漸増漸減性の連続性雑音が聴かれる．最強点は胸骨左縁第2肋間または第3肋間である．高調，低調成分を含む長いゴロゴロした音で機械様雑音(machinary murmur)とよばれる．短絡量が大きいと収縮期成分が主体となり早期にピークが出現する．1歳以下の小児ではまだ肺血管抵抗が大きいため拡張期短絡が少なく，約半数は収縮期雑音のみで心室中隔欠損に似る．

肺高血圧症を伴う雑音は非定型化し，短絡量の減少のため拡張期成分が消失したり，短絡雑音全体が消失したりするが，新たにGraham Steell雑音や二尖弁閉鎖不全による収縮期雑音が聴かれるようになる．昇圧薬やhand gripは体肺動脈圧較差を増やすため，非定型雑音を連続性雑音に変化させる．

4 Fallot四徴症

軽症例を除いてⅡ音は肺動脈弁成分を欠き，単一で強勢である．これは，肺動脈血流量の低下，肺動脈狭窄の存在，大動脈に対して肺動脈が後方に位置することなどの理由によるものである．肺動脈弁狭窄による収縮期駆出性雑音が聴かれる．狭窄が軽ければ持続は長いが，重症になるほど肺動脈弁を通過する血流は減り，大動脈弁を通過するようになるため，雑音の持続は短くなり，消失することさえある．重症例では気管支動脈を介する側副血行路が形成され，肋骨部に血管に由来する連続性雑音が聴かれることがある．

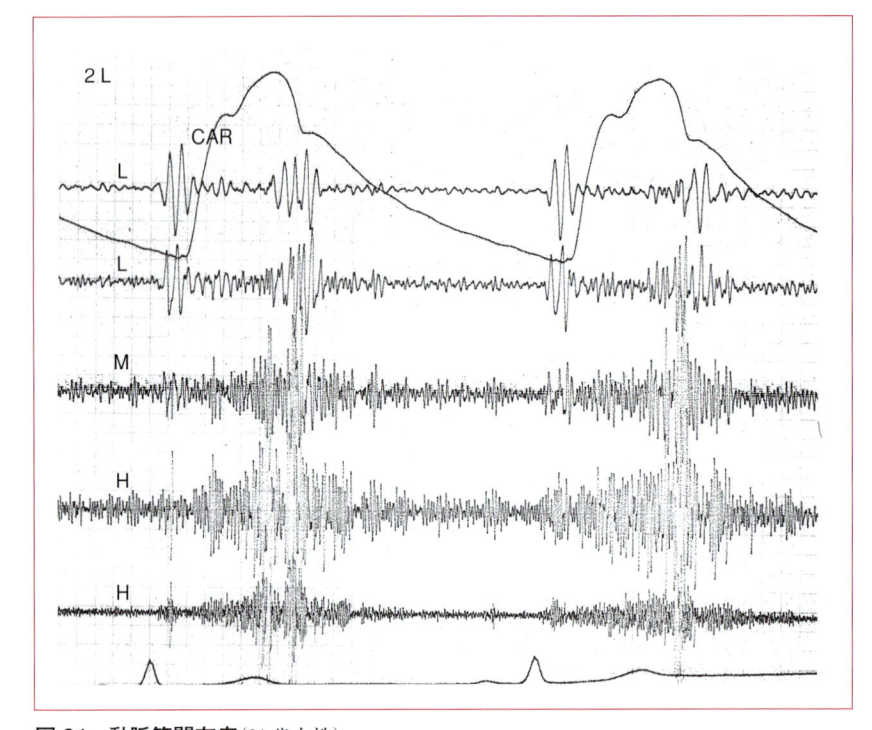

図 24　動脈管開存症(31 歳女性)
第 2 肋間胸骨左縁に最強点をもつ連続性雑音．Ⅱ音付近に雑音のピークがみられる．

5 肺動脈弁狭窄症〔図 13（p.22 参照）〕

　Ⅱ音は右室駆出時間延長のため広く分裂する．右室圧が高いほど分裂時間が長い．Ⅱ音の肺動脈弁成分は小さく柔らかい．重症例では消失することもある．弁性狭窄では弁のドーム状の膨隆のための肺動脈駆出音が聴かれる．漏斗部狭窄，弁の形成不全の場合駆出音は聴かれない．肺動脈の収縮期駆出雑音は第 2〜第 3 肋間胸骨左縁を最強点とする．雑音は大きく，振戦を伴う粗い性状をしている．狭窄の程度と雑音のピークの位置，持続時間はよく相関し，重症例であるほどピークは遅れ，持続も長くなる．

C 心筋疾患

1 閉塞性肥大型心筋症

　圧較差の大きい場合，Ⅱ音は奇異性分裂を示す．Ⅲ音Ⅳ音がしばしば聴かれる．胸骨第 3，第 4 肋間，心尖部に粗い収縮期雑音が聴かれる．弁性狭窄との鑑別には種々の誘発法が有用である．Valsalva 操作を行うと弁性狭窄で雑音が減弱するのに対して，本症では左室腔が狭くなるため増強する．蹲踞，hand grip で末梢抵抗が増加すると本症の雑音は減弱する．僧帽弁閉鎖不全による収縮期雑音を聴取することが多い．

2 拡張型心筋症〔図 16（p.25 参照）〕

　Ⅰ音は減弱する．Ⅲ音Ⅳ音を聴取することが多い．三尖弁および僧帽弁閉鎖不全を合併すると収縮期逆流雑音が聴かれる．肺高血圧症を合併するとⅡPが亢進する．

D 心膜疾患

1 急性心膜炎（図 25）

　胸骨下部肋間に心膜摩擦音（friction rub）が聴

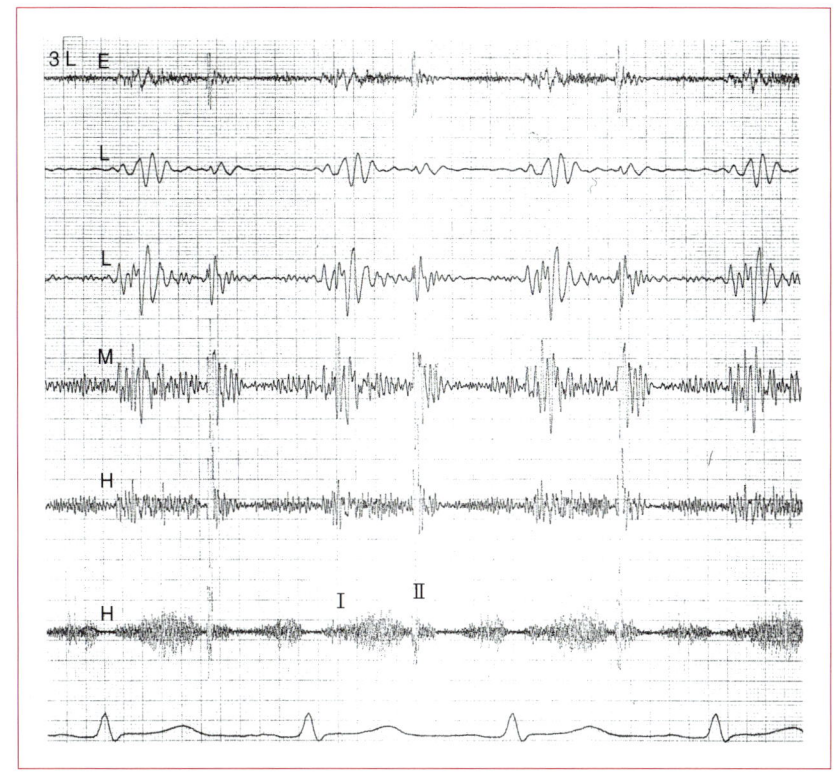

図 25 急性心膜炎(24歳男性)
収縮期，急速流入期，心房収縮期にそれぞれ摩擦音を認める．

かれる．心膜摩擦音は高調性で耳に近く聴こえる"こする"ような雑音で機関車様雑音(locomotive murmur)ともよばれる．収縮期，急速充満期，心房収縮期の3つの成分から成り立っており，1ないし2成分を欠くこともある．呼吸，体位，心周期，時間などにより変動しやすい．心囊水が大量に貯留すると減弱ないし消失する．

2 収縮性心膜炎

Ⅱ音は吸気時に幅広く分裂するが，呼吸性に変動する．心膜叩打音が聴かれることが本症の特徴である．心室の拡張早期充満が急速にとまるために発生する．通常心雑音は聴取しない．

E 心筋梗塞症

Ⅰ音は心筋収縮力の低下とともに低下する．等容収縮時間の延長によりⅠ音が分裂することも多い．Ⅲ音，Ⅳ音はしばしば聴取される．Ⅲ音は心不全の存在を反映している．急性期の心膜炎やDressler症候群の場合は，心膜摩擦音を聴取する．心室中隔穿孔では全収縮期雑音が聴かれるが，最強点は心尖部付近にある．乳頭筋機能不全による僧帽弁閉鎖不全の聴診所見は僧帽弁逸脱症のそれと似て漸増性のことが多い．収縮性クリックを聴くこともある．音量，音色は変化に富み，一過性のこともあるので頻回に聴診することが重要である．

F 人工弁音

tilting disk弁における開放，閉鎖に一致して金属音を聴取する．収縮期駆出雑音が聴かれる．人工弁機能不全，paravalvular leakage，血栓の付着により開放閉鎖音が減弱したり，新しい雑音

が発生したりする．生体弁置換後に特有な心音の変化はない．僧帽弁置換例では，弱い僧帽弁閉鎖不全雑音を聴くことがある．石灰化による流入障害を起こせば僧帽弁狭窄症様の雑音が聴かれる．

（磯部光章）

文献

1) Tavel ME : Clinical phonocardiography and external pulse recording 3rd ed. Year Book Med Publ, Chicago, 1978
2) 上田英雄，海渡五郎，坂本二哉：臨床心音図学．南江堂，1963(復刻版：メディカルエレクトロタイムス社，1978)
3) Constant J : Bedside cardiology 4th ed. Little Brown & Company, Boston, 1993
4) Willms JL, et al : Physical diagnosis ; Bedside evaluation of diagnosis and function. Williams & Wilkins, Baltimore, 1994
5) Perloff JK, et al : Physical examination of the heart and circulation. Braunwald E(ed) : Heart Disease. WB Saunders Co, Philadelphia, 1997, pp15-52

第3章 検査法

1 心電図

1 興奮の開始と伝搬

　心臓は毎分60回の収縮と弛緩を繰り返し，それを24時間，1年そして70〜80年継続することになる．心臓の興奮と収縮は極めて合目的的に制御されている．すなわち「興奮と収縮の連関」である．興奮と収縮の連関が制御不調なら，心臓再同期療法の対象になることになる．心電図は心臓の電気現象を記録するものである．心筋細胞の電気的活動を理解することは心電図の理解に重要であり，以下に簡単に記述する．

　心臓の構造は4つの弁と4つの部屋からなる．その中にいわゆる刺激伝導系がある．心臓の電気的興奮は洞房結節に始まり，右房内を下降して，房室結節に伝わる．次いでHis-Purkinje系を通って，右脚，左脚前枝および後枝を通り，左右の心室筋細胞を脱分極する．一方，Bachmann束を介して右房から左房へと電気的活動は伝播する．この流れを模式的に示したものが図1である．このような刺激伝導系と心臓の構造を知ることは，不整脈アブレーションの理解にも重要である．

　個々の心筋細胞はその存在部位により微妙に性質が異なる．それらの細胞は電気的に活性化すると脱分極し，引き続いて再分極する．この一連の電気的活動を興奮という．心室筋細胞では細胞内電位(膜電位)は静止時−80mV程度に陰性になっている(分極している)．図1に細胞内外のイオン環境を示す．細胞は静止状態で，このような

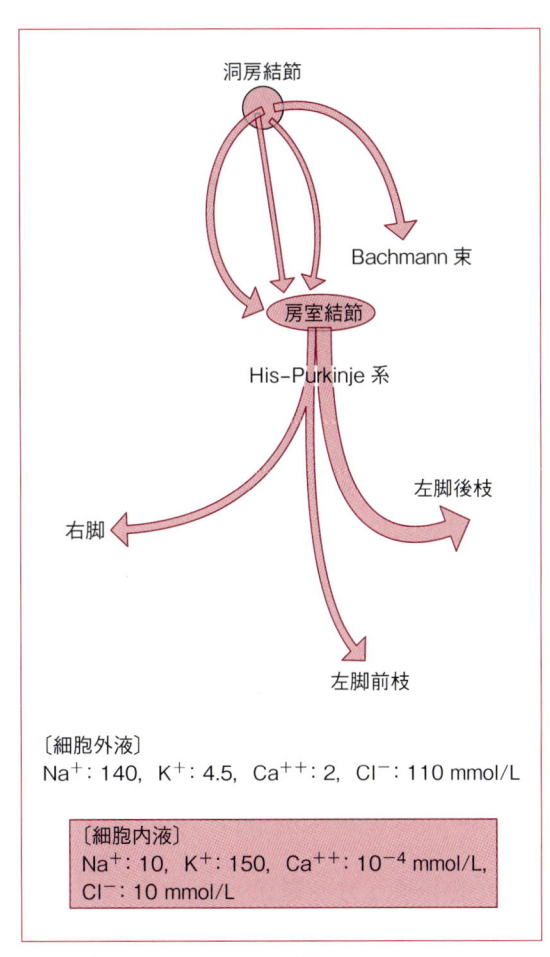

〔細胞外液〕
Na^+: 140, K^+: 4.5, Ca^{++}: 2, Cl^-: 110 mmol/L

〔細胞内液〕
Na^+: 10, K^+: 150, Ca^{++}: 10^{-4} mmol/L, Cl^-: 10 mmol/L

図1　心筋細胞と刺激伝導系

a. 心筋イオン電流

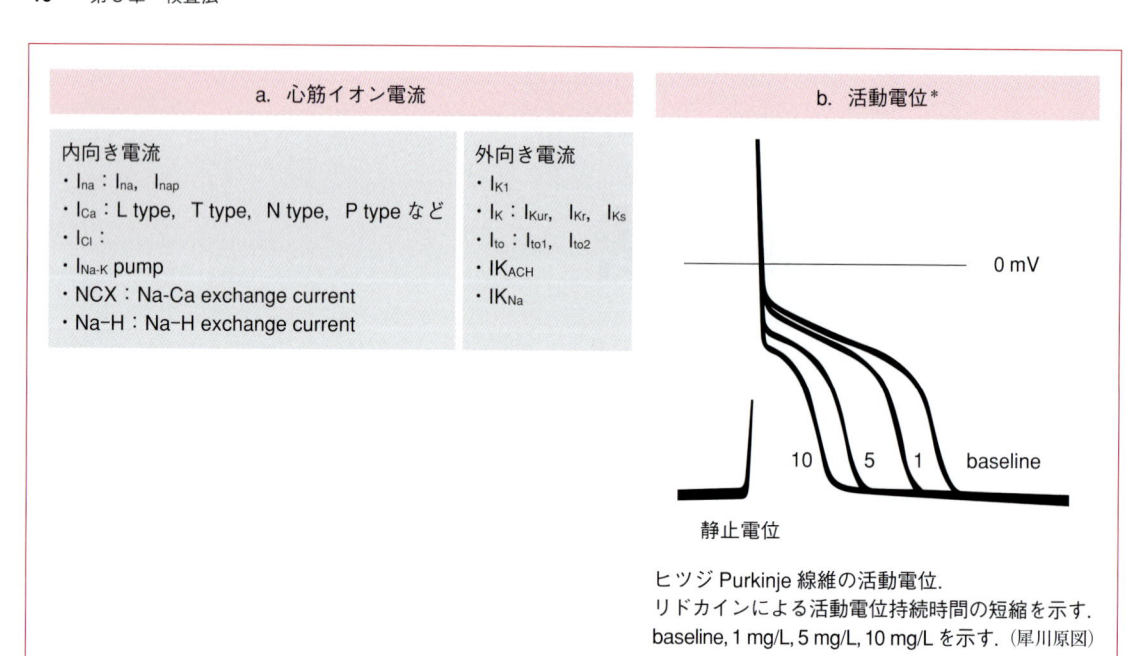

内向き電流
- I_{Na} : I_{na}, I_{nap}
- I_{Ca} : L type, T type, N type, P type など
- I_{Cl} :
- I_{Na-K} pump
- NCX : Na-Ca exchange current
- Na-H : Na-H exchange current

外向き電流
- I_{K1}
- I_K : I_{Kur}, I_{Kr}, I_{Ks}
- I_{to} : I_{to1}, I_{to2}
- IK_{ACH}
- IK_{Na}

b. 活動電位*

ヒツジ Purkinje 線維の活動電位．
リドカインによる活動電位持続時間の短縮を示す．
baseline, 1 mg/L, 5 mg/L, 10 mg/L を示す．（犀川原図）

*動物の種類により活動電位持続時間決定因子は異なるので，必ずしもすべての動物においてリドカインにより活動電位持続時間が短縮するわけではない．

図2 心筋イオン電流(a)と活動電位(b)

環境を維持している．脱分極とはこの電位がプラスのほうへ偏位するものであり，再分極とは膜電位が静止時のほうへ，すなわちマイナス側に偏位することをいう．脱分極に続いて再分極し膜電位が静止電位に戻らなければ，膜電位は静止時より浅い電位にあり，脱分極の機構が働かなくなる．

心筋細胞は洞房結節，心房筋，房室結節，His-Purkinje 系，脚，そして固有心室筋細胞で，電気的性質が異なる．心臓の電気的活動の源はイオンチャネルである．図2aに示すように，細胞膜にはさまざまなイオンの通過するチャネル（経路）が構成され，イオン電流が流れている．それが特徴的な心筋細胞の活動電位を形成することになる（図2b）．

2 心筋細胞イオン電流

心筋細胞のイオンチャネルは独自の構造，開閉特性を有する．特に膜電位依存性に開閉するチャネルは，さまざまな修飾を膜電位により受ける．膜電位の変動はイオンチャネルの kinetics を修飾し，イオン電流にも影響を与える．それぞれのイオンチャネルや交換機構には特異的な阻害薬も知られており，一部は臨床に供されている．

Ca 拮抗薬や抗不整脈薬（Na チャネル遮断薬など）はその代表である．それ以外にもさまざまな薬物がこのイオンチャネル，交換機構などに作動する．それにより，心筋活動電位の活動電位持続時間は短縮あるいは延長などの修飾を受ける．活動電位持続時間の変化は心電図 QT 間隔を延長あるいは短縮する．過度に QT 間隔を延長する薬物のなかには，多形性心室頻拍（torsades des pointes；Tdp）を誘発するゆえに，市場から撤退したものもある（terfenadine，cisapride など）．これは薬物の催不整脈作用として知られており，特に Tdp は心臓突然死のリスクとして注目されている．

心筋細胞のイオンチャネルの特性と特徴を知ることにより，臨床に供される薬物の心臓作用も想定可能となる．これは副作用あるいは有害事象の予防と早期発見に重要であり，身につけておくべきものである（図2）．

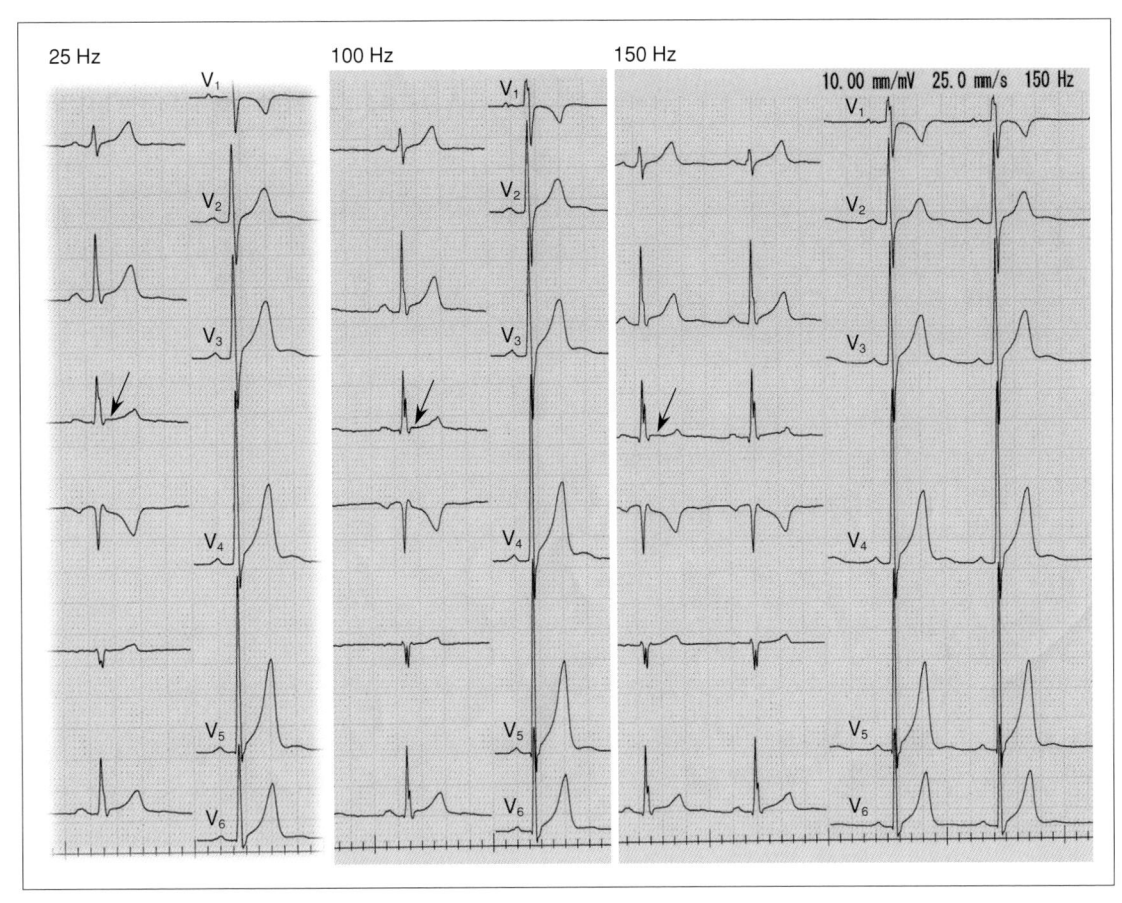

図3　心電図波形に対するフィルタの影響

A 標準12誘導心電図の記録と技術

　現在の心電図は1903年にEinthovenが発明し[1]，以降これまで循環器領域で100年以上にわたり最もよく使用されている非観血的検査であり，いまなお新しい知見が積み重ねられている検査法である．簡便でその割に得られる情報は多く，形は変えても今後もその役割を維持していくものと考えられる．

　最近の心電計はデジタル心電計であり，記録もアナログではなく，デジタル方式である．サンプリングやフィルタもデジタルになり，目的に応じたサンプリングの周波数とフィルタを具備した心電計を使用することが重要になる．例えば心電図の周波数は1～100Hzの間にあると考えられ，そのなかでT波は1～2Hz，QRS波は100Hz程度の周波数帯域である．一方，ペースメーカの刺激のパルス幅は0.5ms以下であり，最近の心電計によくある1～2kHz程度のサンプリング周波数ではペースメーカのパルスを検出するには不足ということになる．

　ごく最近の心電計ではそのような事情も鑑み，10～15kHzのサンプリング周波数を有するものもでてきている．これはオーバーサンプリングになるかもしれないが，また有用性も高い[2]．

　心電図記録用フィルタも重要であり，あまり周波数を低く設定するとQRS波のピークなど急峻な波形の大きさが低く表示される可能性があり，また，低周波すぎると再分極波形がゆがんで表示されるという危険性があり，フィルタも適切である必要がある．望ましいのは(0.05～0.065Hz)～(150～250Hz)の幅が確保できるとよい．図3に

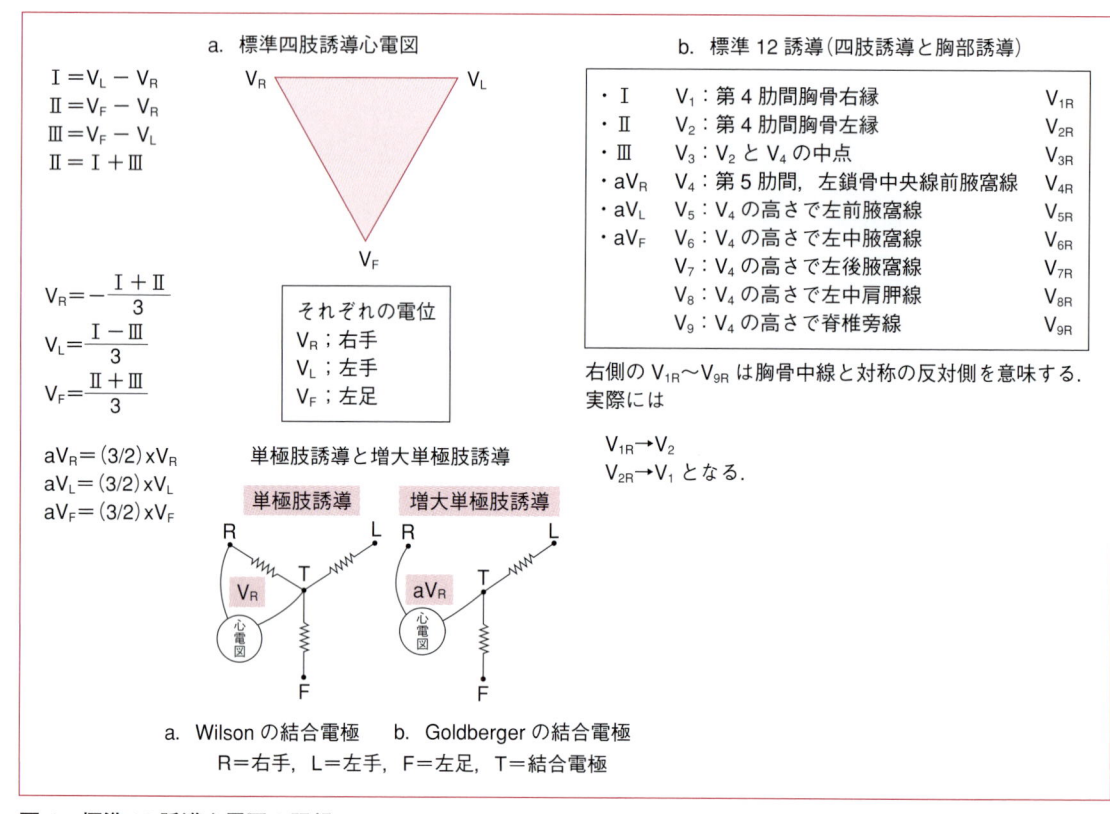

図4 標準12誘導心電図の記録

a. 標準四肢誘導心電図

$I = V_L - V_R$
$II = V_F - V_R$
$III = V_F - V_L$
$II = I + III$

$V_R = -\dfrac{I + II}{3}$
$V_L = \dfrac{I - III}{3}$
$V_F = \dfrac{II + III}{3}$

$aV_R = (3/2) \times V_R$
$aV_L = (3/2) \times V_L$
$aV_F = (3/2) \times V_F$

それぞれの電位
V_R；右手
V_L；左手
V_F；左足

単極肢誘導と増大単極肢誘導

単極肢誘導　　増大単極肢誘導

a. Wilson の結合電極　　b. Goldberger の結合電極
R=右手，L=左手，F=左足，T=結合電極

b. 標準12誘導（四肢誘導と胸部誘導）

- I　　V_1：第4肋間胸骨右縁　　V_{1R}
- II　　V_2：第4肋間胸骨左縁　　V_{2R}
- III　　V_3：V_2とV_4の中点　　V_{3R}
- aV_R　V_4：第5肋間，左鎖骨中央線前腋窩線　V_{4R}
- aV_L　V_5：V_4の高さで左前腋窩線　V_{5R}
- aV_F　V_6：V_4の高さで左中腋窩線　V_{6R}
- 　　　V_7：V_4の高さで左後腋窩線　V_{7R}
- 　　　V_8：V_4の高さで左中肩胛線　V_{8R}
- 　　　V_9：V_4の高さで脊椎旁線　V_{9R}

右側のV_{1R}〜V_{9R}は胸骨中線と対称の反対側を意味する．実際には

$V_{1R} \to V_2$
$V_{2R} \to V_1$ となる．

図4　標準12誘導心電図の記録
(佐野豊美：新臨床心電図学　第4版. 医学書院, 1972)

表1　心電図のいろいろ

- 標準12誘導心電図
- 負荷心電図(運動，薬物負荷を含む)
- ホルター心電図
- 体表面心電図
- 加算平均心電図
- モニター心電図
- イベントモニタ
- 植込み型ループ型心電図
- 血管内心電図(例：冠動脈内心電図他)
- その他(心磁図など)

心電図波形に及ぼすフィルタの影響を示した．QRS波形の変化が見えてくる．

図4に示すように標準12誘導心電図用の電極は，左手，右手，左足，右足，そしてV_1〜V_6，最近は使うことがなくなったが，別にV_7〜V_9と右側誘導としてV_{1R}〜V_{9R}が定められている(図4a, b)．右側胸部誘導は，正中線に対して対称なV_3〜V_6の誘導点をもって決定する．右室梗塞が疑われるときや右胸心のときに実施する．

B 標準12誘導心電図

1 正常波形

現在診療で実施されている心電図検査は，標準12誘導心電図検査に加えて表1に示すものがある．標準12誘導心電図は四肢と胸部に電極をつけて記録する(図5)．現在多くの場合は5〜6秒の自動記録が一般に行われている．

12誘導とはいうが，実際には6つの四肢誘導のなかで2つの誘導のみを実記録し，残りの4つの誘導は後述するように，Einthovenの正三角形モデルから計算して表示している．したがって実際に記録しているのは標準8誘導である．これは回路の機器が高額であった時期に普及し，現在ま

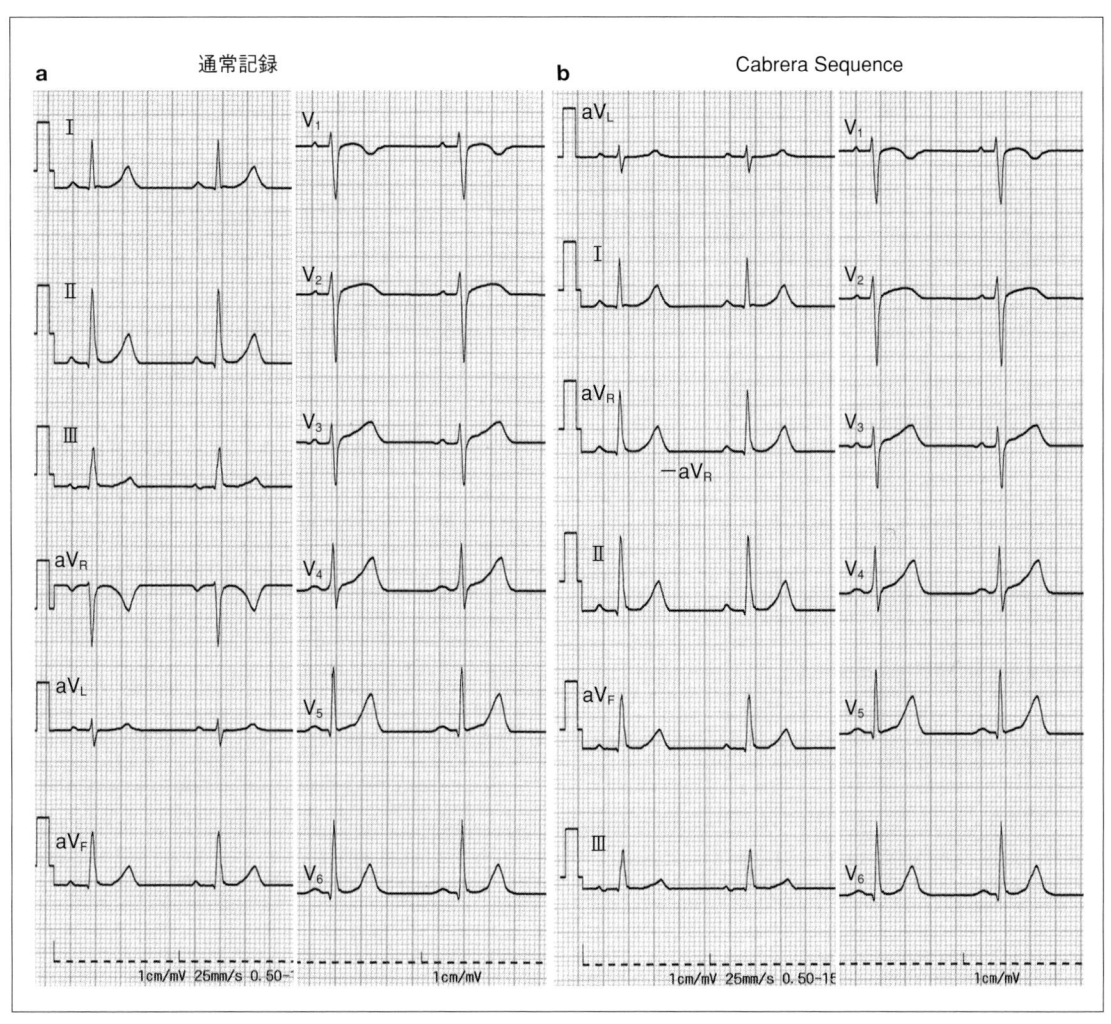

図5 標準12誘導心電図の記録法と心電図

で継続されている(図4a).

実際の標準12誘導心電図は図5aのようになる.

例えばある心電計では,Ⅰ,Ⅱ誘導を実測し,その他の4つの誘導はEinthovenの正三角形モデルから算出して示している(図4).

Ⅲ誘導＝Ⅱ誘導－Ⅰ誘導
aV_R誘導＝－(Ⅰ誘導＋Ⅱ誘導)/2
aV_L誘導＝(Ⅰ誘導－Ⅱ誘導)/2
aV_F誘導＝(Ⅱ誘導－Ⅰ誘導)/2

心電図は従前より単極誘導か双極誘導か,区別されてきたが,以下のように,厳密にはWilsonの中心電極(左手,右手,左足の3点を結んだ電極)が「0」とはならないので,中心電極とそれぞれの部位に置いた電極間の双極誘導というのが正確である.胸部誘導においても同様である(図4b).

本項では従来の慣習に従い,単極肢誘導と双極肢誘導との表現を用いる.標準12誘導心電図では四肢誘導はⅠ,Ⅱ,Ⅲ,aV_R,aV_L,aV_Fを記録する.単極誘導と増大単極誘導では端子の結合が異なる点に注意したい[2,3].Cabrera sequenceとは,aV_Rを逆転して「$-aV_R$」として右からあるいは左から順序よく並べるもので,胸部誘導のV_1～V_6になぞらえて,流れがよく理解できるとして,最近推奨されている表示法である.これは単に表示の問題だけであるので,あまり手間をかけずに表示可能である.AHAのガイドラインでも,この表示が可能な心電計を推奨している[2]

(図5b). また近年, 右室流出路の心電図波形を記録する目的で, 右側胸部誘導(V_1〜V_3)を1あるいは2肋間上げて記録することがある. これは相対的に右室流出路(RVOT)がそれぞれ上にきたり, 下にきたりすることによる. Brugada症候群が疑われる患者で, V_1〜V_3でsaddle back typeになっているときに, 肋間を変えるとcoved typeにならないかを確認するために, よく実施される方法である.

2 各波形の意義付け

①P波：心房の脱分極を示す波である. 心房の再分極はTa波として, PQ間隔の延長時, あるいは房室ブロックでQRS波が出ないときに認められる. 心房細動や心房粗動の場合は消失する.

②QRS波：心室の脱分極を表す波形とされる. しかし, 実は再分極相も内包されている. 心室筋の個々の細胞の活動電位脱極相は数ms以内に終了し, 興奮した心筋は随時再分極していくことになる. 正常QRS間隔は〜100msと考えられるが, その間に最初に脱分極した細胞は再分極を開始していることになる. したがってQRS波だからといって, 純粋に脱分極とするほど簡単ではなく, 時相としては再分極相もQRSのなかで進行していることを理解すべきである.

QRS波のネーミングは最初の陰性の触れを"Q"波, 次の陽性の触れを"R"波, R波に続く陰性の触れを"S"波とする. その後はそれぞれ陽性の振れを"R'","R''"としていく. 他方"S"もそれぞれ"S'","S''"となる.

③デルタ(Δ)波：副伝導路を早く伝播して心室を興奮させると, QRS波の最初にスラーともいえる波形が記録される(p.193参照). それにより, PQ間隔も短縮して記録される.

④J波：最近早期再分極症候群で注目されているが, 一般にS波が基線に戻る点である. よってQT−QRS＝JTと考えてよい.

⑤ST：ST間隔は通常心筋活動電位のプラトー相で, 心筋細胞活動電位の電位変動が少ないセグメントと考えられている.

⑥T波：T波の起源は心室の活動電位急速再分極相である. しかしSTの終了点からT波へ移行する点, および終末点の同定は容易ではない.

⑦U波：Purkinje細胞の再分極との説などいろいろあり, 現在でもこの起源については論争が絶えず, 一定の結論は得られていない. しかし, 最近mechanoelectric phenomenonとして認識されるようになってきた[5].

⑧QT間隔：QT間隔はQ波の始まりからT波の終末点までをいう. QT間隔に関しては大きく2つの課題がある. 1つはT波終末点の同定であり, もう1つは心拍数による補正である. 心拍数による補正は, いまだに決定的な方式はないが, 従来からあるBazett, Fridericiaなどの式に加えて近年はその他の方式が勧められている[5]. また, 終末点の同定はコンピュータの助けを借りて, さまざまなアルゴリズムで計測されている.

現状ではどの方式で計測したか明示し, それぞれの方式の問題点をよく認識することが重要である. 近年催不整脈作用防止のために, FDAが国際的に統一した基準を設け, 5ms以上QT間隔を延長する薬物は認めないということから, 従来以上に正確に計測することが要求されている.

3 最近の心電図指標

この20年間で, 心電学の進歩は目覚ましいものがある. そのなかからいくつか知っておくべきものを挙げておく.

【QT間隔】

QT間隔は以下のように, この20年でさまざまな検討がなされた.

① QT dispersion

QT間隔は標準12誘導においても, 通常計測すると同一ではなく, 12の誘導で異なる. この12個のQT間隔の最大と最小の差をQT dispersionと称し, 心室再分極過程の不均一性の指標として, さまざまな病態で検討されている. しかし, 近年はその意義付けが疑問視されていることもあり, あまり評価されなくなっている[5].

② Ta-Te(Tp-Te)

これは1989年にすでに発表されている指標ではあるが，近年 Antzelevitch らが新しい意義付けを行い，心室壁間(transmural dispersion of repolarization；TDR)の再分極過程の不均一性の指標であり，不整脈の発生と関連すると報告している．

③ J波

J点とは QRS 波の S 波が基線に戻る点をいう．従来は J 点の意義は明確でなく，臨床的にも話題になることは少なかった．

運動負荷心電図などで，ST の下降・上昇の評価の起点として，例えば J 点から 60 ms あるいは 80 ms の点で ST が 0.2 mV 下降しているなどに使用されていた．しかし 2000 年ごろより J 点の上昇や，J 波(あるいは QRS 波終末部のスラーを含めて)が注目されるようになった．特に J 波が下壁あるいは下・側壁にみられる症例で心室細動を発症して死亡するとの報告が続き注目された．この J 波の変化を後に述べる早期再分極症候群と表現したので，混乱を生じることになった．すなわち同時に ST 間隔が上昇しているのか，下降しているのか，あるいはどちらでもよいのか，不明確のままにしたためである．

最近この ST 間隔の変化が予後にも影響するとの報告が続いているが今後さらなる検討が必要である．

④ 早期再分極症候群

Haïssaguerre ら[6]の報告以来，俄然注目されている(詳細は第 7 章 不整脈を参照)．

従来は V_4〜V_6 にみられる ST 上昇に J 波あるいはスラーがみられるものを意味し，若年男性に多くみられ，運動負荷で ST 上昇は正常化するので，無害性のものと考えられていた．これまでこの早期再分極では J 波の有無，あるいは QRS 終末部のスラーの有無については明確にされてこなかったと考えられる．今後用語の定義を明確にしていく必要がある．

4 心電図の性差

心電図にはさまざまな性差(男女差)が存在する．PQ，QRS，特に QT 間隔には明瞭な性差が知られており，女性の場合は性周期によっても微妙な QT 間隔の差異が検出される．さらに T 波形態にも性差が知られており，性ホルモンのイオン電流に対する作用が検討されている[5]．

この機序として，さまざまな心筋細胞のイオンチャネルの分布が男女で異なること，イオンチャネルに対する作用が男性ホルモンと女性ホルモンで異なることなどが挙げられる．血清電解質の性差も指摘されている．心筋イオン電流の I_{kr} に対する薬物の催不整脈作用も女性で発生しやすく，薬物による多形性心室頻拍(Tdp)も女性で多く報告されている．

5 正常心電図計測値

一般に正常心電図は図に示すように以下のような時間設定がある．

・PQ 間隔　≦0.20 秒
・QRS 間隔　≦0.09 秒
・QTc 間隔　0.36 秒＜QT＜0.45 秒
　補正式　Bazett の式＝$QT/RR^{1/2}$(平方根)
　　　　　Fridericia の式＝$QT/RR^{1/3}$(立方根)
　　　　　Framingham の補正式
　　　　　　QTc＝QT＋0.154(1−RR)など[7]
・心拍数　60〜100/分

C ホルター心電図

1 ホルター心電図の実際

24 時間長時間心電図検査法は日常活動をしながら心電図記録を可能とした画期的なシステムである．歴史的には Norman J Holter 博士が開発したものであるが，近年は不整脈，虚血性心疾患，薬効評価などになくてはならない検査法である．開発者にちなんで，ホルター心電図検査法という呼称があまねく普及している．ここでもその呼称を用いる．

当初は磁気テープにアナログ波形として記録されていた．現在は電子媒体にデジタル波形として記録されている．しかしそのための利点と欠点が生じている．

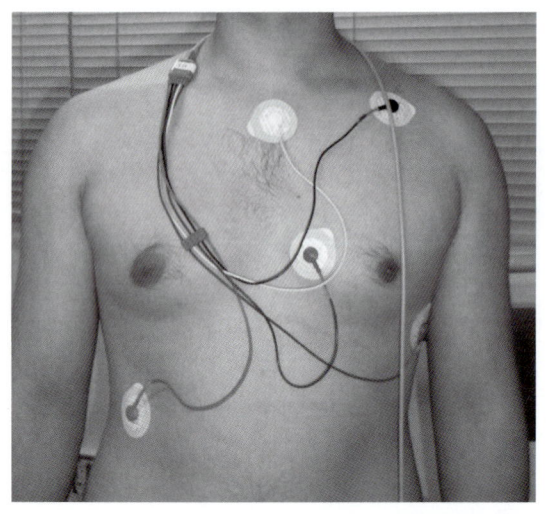

図6 ホルター心電図（CM$_5$，変形 V$_2$ 誘導）電極装着

一方，最近の分析方法の進歩に伴い，心拍変動，睡眠あるいは睡眠時無呼吸症候群の診断と治療法の評価にも使用されるようになってきた．

記録方法の進歩も目覚ましく，最近は一拍ごとに心室遅延電位の記録が可能なもの，電気的交互脈記録が可能な機器，Heart Rate Turbulence などの解析用にソフトが開発され，販売されている．

時代とともに機器の重量も軽減され，小児用あるいは高齢者用に相当に軽い機器も利用できるようになった．

機器システムは，患者に装着するための電極，リード，そして記録する電子媒体で構成される．また，解析用にコンピュータとディスプレーが必要で，これは別の場所に設置可能である．施設によっては患者用端末のみ所有し，解析は外注する場合もある．ホルター心電図電極装着を図6に示す．機種によっては12誘導を記録可能な機器もある．

ホルター心電図の電極はノイズの少ないものが望ましい．目的に応じてさまざまな誘導に対応できるように電極を装着する．多く行われているのは NASA 誘導と CM$_5$ 誘導を組み合わせた2誘導システムである．

ホルター心電図法は24時間の長時間記録なので，さまざまな日内リズムの検討にも用いられる．図7は虚血発作を記録できた症例の ECG 波形を示した．ホルター心電図法は日常の診療のさまざまなシーンに有用であるが，発作がなかった場合は陰性となり，診断的価値は大幅に低下する．

それを補う目的で後述するイベントモニタが開発される．さらに長期に利用でき，自動的に発作を捕捉するべく開発されたものが植込み型のループレコーダーになる（後述）．

2 ホルター心電図の適応疾患

動悸，胸痛，胸部不快感，失神などあらゆるタイプの不整脈や虚血発作の診断に用いられる．さらに治療効果の評価，自律神経機能評価などにも有用である．またペースメーカの作動状況，その他植込み型デバイスの作動状況を確認するのに有用であり，適応となる．

3 ホルター心電図の実記録

ホルター心電図で記録される心電図，不整脈，そして RR の情報，加えて遅延電位をさまざまに解析する．不整脈の頻度，連結期，日内変動などである．

D 運動負荷心電図

1 運動負荷試験の原理

運動負荷心電図は被検者に運動を負荷して，その負荷中の心電図をリアルタイムで見ながら虚血の診断，治療効果，あるいは運動容用能を検査する方法である．運動負荷試験の目的は，虚血，冠攣縮の診断，心機能評価と運動耐容能，治療効果の判定など多岐にわたる．運動負荷試験の，慢性虚血性心疾患における感度と特異度はそれぞれ68％と77％とそれほど高くはない[7]．

負荷方法としては，古くから行われているマスターの2階段試験，自転車エルゴメータ法とトレッドミルを利用した多段階負荷試験がある．マスターの負荷法は安価で，簡便ではあるが，通常使用であれば負荷中の ECG をモニタしないで実施する．テレメトリー法で，心電図のモニタは可能ではある．年齢により負荷量を決定するが，なか

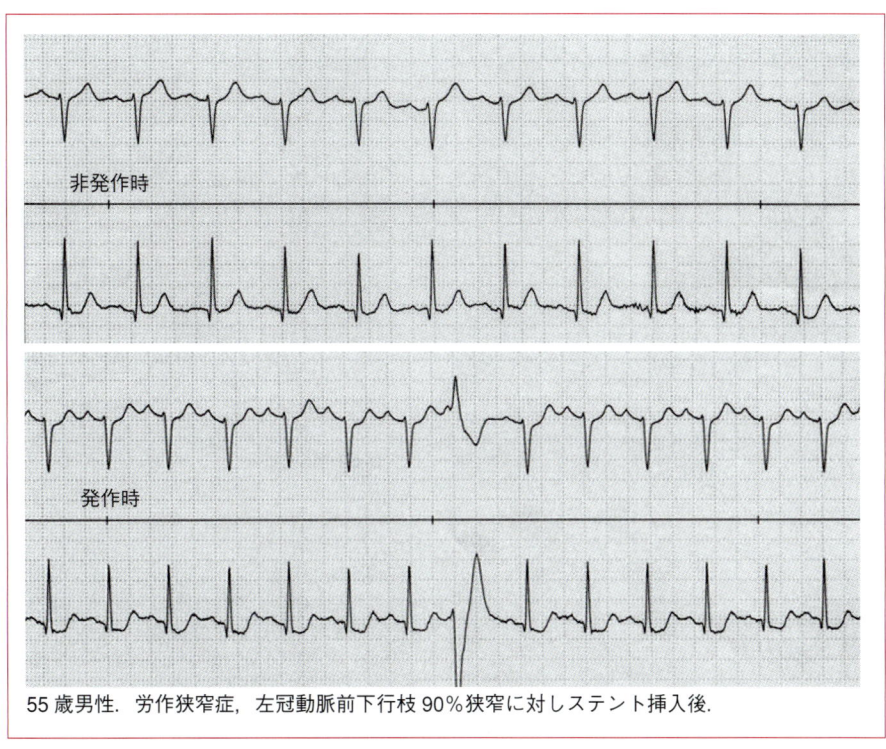

55歳男性．労作狭心症，左冠動脈前下行枝90％狭窄に対しステント挿入後．

図7 ホルター心電図で検出された狭心症発作

表2 運動負荷試験のプロトコル

			Stage 1	Stage 2	Stage 3	Stage 4	Stage 5	Stage 6	Stage 7	Stage 8
Bruce法	ステージ時間	分	3	3	3	3	3	3	3	
	速度	mile/時	1.7	2.5	3.4	4.2	5.0	5.5	6.0	
		km/時	2.7	4.0	5.4	6.7	8.0	8.8	9.6	
	傾斜	％	10	12	14	16	18	20	22	
	酸素消費量	METs	4.6	7.0	10.2	13.5	17.2	20.4	23.8	
Modified Bruce法	ステージ時間	分	3	3	3	3	3	3	3	3
	速度	mile/時	1.7	1.7	1.7	2.5	3.4	4.2	5.0	5.5
		km/時	2.7	2.7	2.7	4.0	5.4	6.7	8.0	8.8
	傾斜	％	0	5	10	12	14	16	18	20
	酸素消費量	METs	2.3	3.5	4.6	7.0	10.2	13.5	17.2	20.4

なか一定の負荷あるいは負荷量の定量化や酸素消費量などの測定が困難であり，専門施設では行われていない．

一方，エルゴメータ法は立位あるいは仰臥位で自転車に乗った状態で負荷をかける．トレッドミル法はトレッドミル上で，速度と勾配を変化させて負荷量を定量化する．そのプロトコルがさまざまであるが，一般にBruce法あるいはModified Bruce法が普及している（**表2**）．

マスター負荷でもトレッドミル負荷でも運動することにより，心拍数と血圧が上昇するので心臓の酸素消費量を増やすことになる．それが虚血の誘発につながる．誘発された病態による心電図変化を観察して，虚血の有無を判定する．そのため誘発すべき病態により実施する時間帯も変わってくる．例えば，冠攣縮性狭心症を誘発したい場合

は早朝に実施するほうが誘発率はより高い．他方通常の虚血発作であれば，午前でも午後でも可である．

実際に発作が誘発されると重篤な発作であれば致命的にもなり，対応が問題になるので，その適応と実施に関しては慎重にしなければいけない．常に医師がついた状況で実施する．

運動負荷ではないが，まれには冠攣縮性狭心症誘発の目的で過呼吸負荷試験が行われる．心電図をモニタしながら過呼吸負荷をして，冠攣縮性狭心症誘発を試みる．

最近，日本循環器学会が循環器病の診断と治療に関するガイドラインを公表している[8,9]．本項の運動負荷試験に関するさまざまな基準はそれに従っているので参照されたい．

2 運動負荷試験の方法

上記のように，マスター負荷，エルゴメータ負荷とトレッドミル負荷があるが，ここではトレッドミルによる多段階運動負荷法について述べる．トレッドミル負荷はミル上を歩くスピードとその勾配を徐々に上げていき，負荷量を調整する．リアルタイムでECGを記録し，コンピュータ解析しながら実施する．同時に血圧もモニタしながら実施する．**表2**に負荷試験のプロトコルを示す．

負荷テストは目的を十分理解し，達成できるように実施しなければならないが，まれにイベントが発生する．負荷試験の安全には十分な注意が必要なことは言うまでもない．

3 運動負荷試験の中止基準 (表3)[7]

運動負荷は上述のように虚血を誘発する検査法であるので，一定のリスクが想定される．そのために，適切な実施と中止の基準を設定することは大変重要である．中止の基準は①症状，②他覚的所見，③心電図変化，④不整脈の発生，⑤血行動態の変化，⑥心拍数の変化，⑦その他，などさまざまな立場から総合的に決定される[7]．

例えば発作の出現，収縮期血圧が250 mmHgを超えた場合，疲労が強くなった場合などである．それ以外にも立ち会い医師が危険だと判断し

表3　運動負荷試験中止基準
①自覚症状
・被検者の中止要請
・ST下降を伴う軽度の胸痛
・ST下降を伴わない中等度の胸痛
・呼吸困難，下肢疲労，全身疲労 {Borg指数17(かなりきつい，相当)}
②他覚的所見
・ふらつき　　・チアノーゼ
・ろうばい　　・嘔気
・運動失調　　・欠伸その他の末梢循環不全症状
・蒼白
③心電図変化
・ST下降(水平型，下降型で0.1 mV以上)
・ST上昇(0.1 mV以上，V_1とaV_Rを除き，Q波のない誘導において)
・QRS波，T波の異常の出現
④不整脈
・心室頻拍
・R on T現象
・連続する心室期外収縮の2段脈，3段脈
・30％以上の心室期外収縮
・持続する上室性頻拍や心房細動の出現
・2度，3度の房室ブロック
・脚ブロック，心室内伝導障害の出現
⑤血行動態
・過度の血圧上昇(収縮期血圧250 mmHg以上，拡張期血圧120 mmHg以上)
・血圧の低下(運動中10 mmHg以上の低下，あるいは上昇しない場合)
・予測最大心拍数の85～90％の達成
・異常な徐脈
⑥その他
・検査機器の異常

た場合は直ちに中止し，適切な対応・処置を行うことが肝要である．

4 運動負荷試験の適応 (表4)

運動負荷試験の目的は，①発作の誘発(これは虚血と不整脈の両者がある)，②運動耐容能の評価，③治療効果の評価，④運動耐容能の評価，⑤その他，と考えればよい．そのうえで，目的に適した負荷試験方法を考える．

5 運動負荷試験の禁忌 (表5)

①不安定狭心症，②コントロール不良の高血圧症患者，③スムーズに歩けない患者，④その他で

表4 運動負荷試験の適応
・虚血の判定
・不整脈の検出
・治療効果の評価
・日内リズムの検討
・その他

表5 運動負荷の禁忌

絶対禁忌
①急性心筋梗塞発症早期，不安定狭心症
②コントロール不良の不整脈
③症候性高度大動脈弁狭窄症
④急性あるいは重症心不全
⑤急性肺塞栓・肺梗塞
⑥急性心筋炎，急性心膜炎
⑦解離性大動脈瘤などの重篤な血管病変

相対禁忌
①左冠動脈主幹部の狭窄
②中等度の狭窄性弁膜疾患
③高度の電解質異常
④重症高血圧
⑤頻脈性不整脈または徐脈性不整脈
⑥閉塞性肥大型心筋症などの流出路狭窄
⑦運動負荷が十分行えない精神的・身体的障害
⑧高度房室ブロック

表6 運動負荷における虚血評価指標
・狭心症症状の出現
・低運動耐容能
・虚血徴候発現の閾値の低下
・血圧上昇反応の不良
・心拍数上昇反応の不良
・心電図変化
　ST：上昇，低下，低下の誘導数
　　　U波逆転
　　　V_5誘導のQ波の減高ないし不変
　V_5誘導のR波増高，
　反時計回りのHR-STループ
　ST/HRスロープの傾き増大
　ST下降の時間経過

表7 運動負荷の虚血判定基準

確定基準
・ST下降
・ST上昇：0.1 mV以上
・安静時下降がある場合：水平型かダウンスローピングで付加的な0.2 mV以上のST下降
・参考所見：アップスローピング型ST下降では，ST部の傾きが小さく(1 mV/秒以下)，0.1 mV以上．陽性U波の陰転化
・疑陽性を示唆する所見：HR-STループが反時計方向回転，運動中のアップスローピング型ST下降が運動後徐々に水平型・ダウンスローピング型に変わり，長く続く場合

表8 負荷心電図の偽陽性，偽陰性の要因

偽陽性の要因
・心電図基線の動揺
・薬物の服用(ジギタリス，quinidine，抗うつ薬)
・電解質異常(低カリウム)
・安静時心電図ST異常
・動揺性の非特異的ST-T変化
・運動中の心房性T波の増大
・女性
・神経循環無力症
・左室肥大
・僧帽弁逸脱症
・完全左脚ブロック
・WPW症候群

偽陰性の要因
・運動負荷量の不足
・抗狭心症薬の服用
・1枝冠動脈疾患
・冠攣縮性狭心症
・R波の低電位

ある．
　一般に疾患の急性期であれば，運動負荷試験は適応がないと考えるほうがよい．運動負荷試験の目的になじまない．

6 運動負荷心電図の評価

　運動負荷試験の評価は目的により，虚血発作の出現，心電図ST間隔の偏位の程度，自覚症状で行う(表6～8)．

【ST間隔の低下(表7)】

　ST間隔は虚血が誘発されると一般に低下する場合が多い．ST低下にはECGパターン上，①水平低下，②右下がりのダウンスローピング型低下，③右上がりのアップスローピング型低下が認められることが多い．この場合③のアップスローピング型低下は診断的意義が乏しいと考えられる．ST間隔の偏位は通常J点から60～80 msで計測する場合が多い．トレッドミル負荷の場合は自動的に設定の点でコンピュータが計測してくれる(図8)．

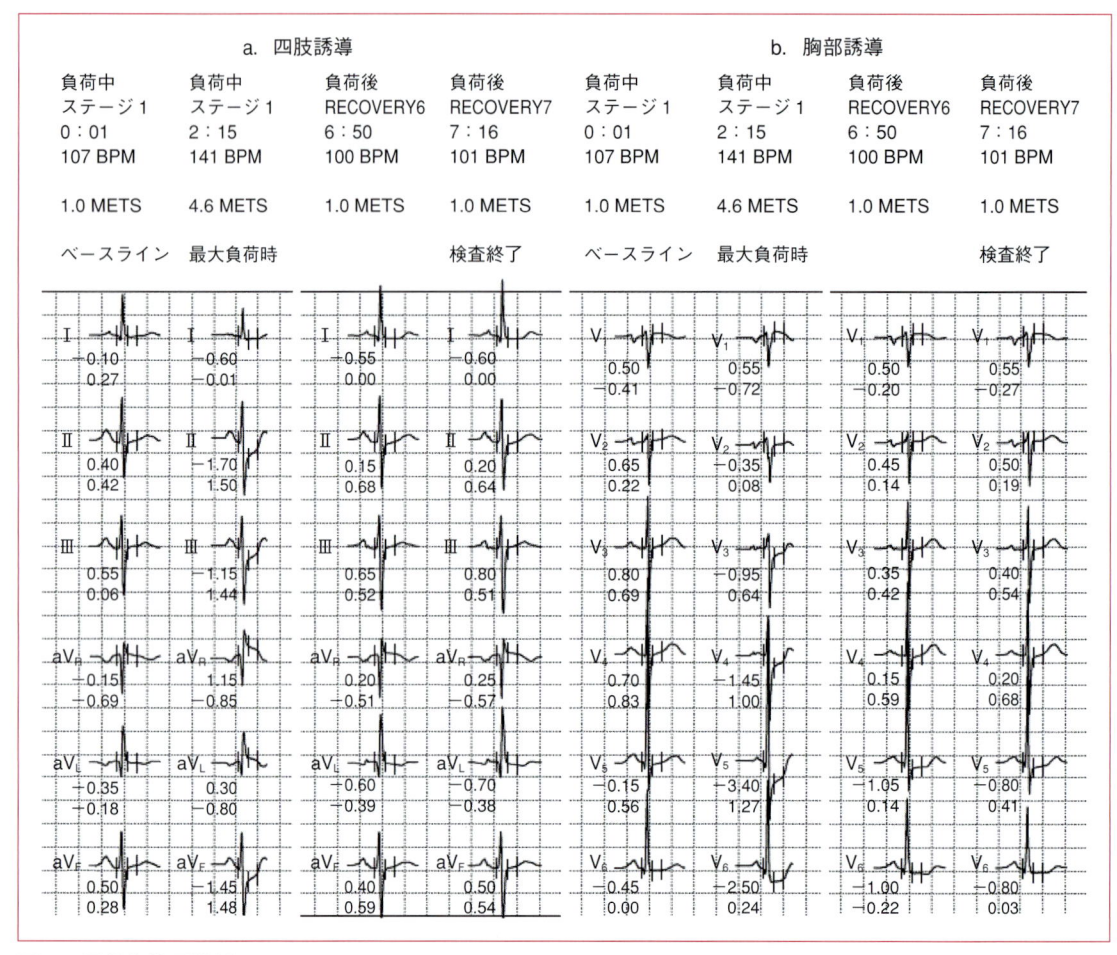

図8 運動負荷陽性例

①②の低下は虚血のサインとして病的意義があると考えられている．不整脈が誘発されれば，それも虚血に随伴する症状として意義がある．運動誘発性の心室頻拍も時に誘発されることがある．さらに上記においてどの程度運動してよいのか，運動耐容能の評価として検査されることもある．

運動負荷にも陰性・陽性的中率，偽陰性，偽陽性もある．単に1つの検査のみで決めつけることなく，臨床医は常に総合的な判断をするように心がける．具体的な陽性の判定基準は**表7**を参照．この判定に影響を及ぼす因子を**表8**にまとめた[7]．

重要なのは実際の状況の再現は運動負荷では容易ではない場合があることを認識することである．例えば試合になると我を忘れて集中する．その際の運動量とストレスは，運動負荷試験の場で必ずしも再現できにくいことを認識することも重要である．**図8**に運動負荷試験陽性例を示す．

E 体表面心電図と加算平均心電図

体表面心電図は体表面の多数の誘導点から心電図を記録し，評価する検査法であり，標準12誘導心電図より誘導点が多い分，より詳細に心電現象が記録，分析できると期待され実施されてきた．しかし，近年心電図以外の検査方法が開発され，普及したことに伴いややその意義が薄れてきた印象がある．

一方，心電図を加算平均することにより，ノイ

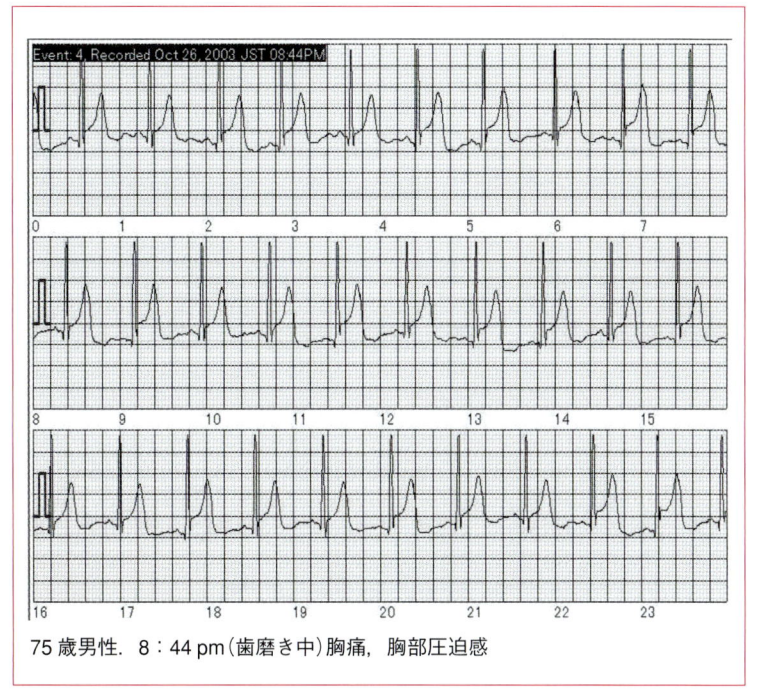

75歳男性．8：44 pm（歯磨き中）胸痛，胸部圧迫感

図9 イベントモニタで記録されたST上昇（歯磨き中の発作）

ズを減らし，心臓からの微細なシグナルを記録し，分析しようと加算平均心電図法が行われる．そのなかで心室遅延電位がよく行われる（詳細は別項参照）．

F イベントモニタと植込み型 Loop recorder

1 イベントモニタ

イベントモニタは通常患者に1週間程度貸与して，発作が起きたときにスイッチを入れて，記録あるいは送信するシステムである．発作が頻回にない場合，ホルター心電図では発作を捕まえるチャンスが少ないので，そのような際に活用するものである．図9に実際に記録されたものを示す．冠攣縮性狭心症をうまく記録できている．

2 植込み型 Loop recorder

近年，植込み型 Loop recorder が導入されてい

る．前記のイベントモニタに類似するが，前胸壁皮下に植込まれ，心電図の記録期間が格段に延長されたものである．頻回に発生するイベントはホルター心電図による24時間のモニタでも，捕まえるチャンスがあるが，時々あるいは数か月に1回など，発作の回数が少ない者は，なかなか通常のホルター心電図やイベントレコーダーで発作を捕まえることができない．そのような際には，この植込み型の心電図記録機器を使用する．

注意すべきは，植込み方法である．心電図がなるべく大きく記録される誘導，位置を考えて植え込まないと，記録状態が不良で判読に困る場合がある．また発作があれば，なるべく早く受診するように指導する．オーバーライト（重ね書き）のシステムになっているので，発作が頻発するとすべての発作が確認できなくなる．しかしまれに発生する発作を捕まえるには便利な機器である．

G 心磁図

心磁図（magnetocardiogram）は古くは徳島大

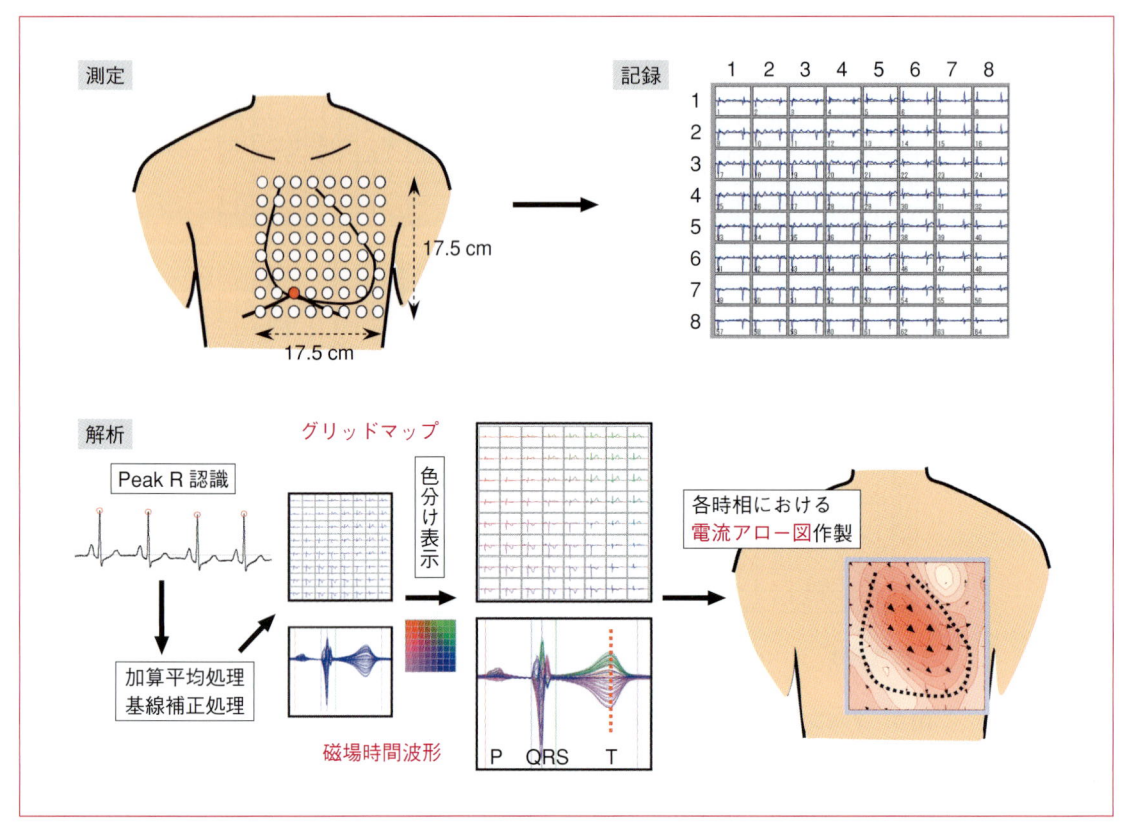

図10 心磁図
(国立循環器病研究センター　鎌倉史郎先生, 髙木 洋先生よりご提供)

学の森らの研究がある．その後多くの研究者が精力的に研究を続け，最近は装置も小型化してきた．最近の報告によれば肥大，脚ブロック，虚血の診断に威力を発揮するという．

心磁図はその理論上，磁界を記録するので周囲の磁界の影響を避けるために，電気的に隔絶された部屋が必要である．設備が簡便にできるようになれば，普及・発展が期待される．図10に実例を示す．

H 標準化(medical wave form formatting rule ; MFER)[10]

心電図にも標準化の波が押し寄せている．これはデジタル時代に必然のものと考える．具体的には，A社のデジタル機器で記録された電子ファイル(心電図，ホルター心電図を含むさまざまな医療用波形が記録された電子ファイル)は他社のそれと互換性がない．言い換えると他社の機器では再現，評価できない．アナログ時代との大きな違いである．

ホルター心電図の記録テープがあれば，かつては他社の解析機器でも解析可能であり，データのやりとりと再解析，新しいソフトによる新しい解析が容易に可能であった．しかし現在のデジタル機器社会では，A社の記録器で記録された電子ファイルはB社の解析機器では解析できず，データのやりとりや再解析を著しく阻害している．その環境を打破しようとして開発されたものにMFERがある．デジタル記録法を標準化し，これに準拠すれば，どの会社の機器でも解析，再解析が可能となり，データのやりとりを含めた共同研究がやりやすくなるとして開発された．日本心電学会の企画委員会が音頭をとり，開発はほぼ終了し，同時にISO登録もなされ，MFER搭載心

電計の発売・普及が待たれるところである．

当初は心電計で始まった MFER であるが，ホルター心電図システムにも応用され，発売が待たれている．ただ普及については企業の得失ともからむのか，展望が開けていない．

（犀川哲典）

文献

1) Luderitz B : History of the disporders of cardiac rhythm. Futura Armonk, New York, 1995
2) Kligfield P, Gettes LS, Bailey JJ, et al : American Heart Association Electrocardiography and Arrhythmias Committee, Council on Clinical Cardiology; American College of Cardiology Foundation ; Heart Rhythm Society, Josephson M, Mason JW, Okin P, et al : Recommendations for the standardization and interpretation of the electrocardiogram : part I : The electrocardiogram and its technology : a scientific statement from the American Heart Association Electrocardiography and Arrhythmias Committee, Council on Clinical Cardiology ; the American College of Cardiology Foundation ; and the Heart Rhythm Society: endorsed by the International Society for Computerized Electrocardiology. Circulation 2007 ; 115 : 1306-1324
3) 佐野豊美：新臨床心電図学　第4版．医学書院，1972
4) 春見建一，有田　眞，杉本恒明，他（編）：最新心電学．丸善，1993
5) Rautaharju PM, Surawicz B, Gettes LS, et al : American Heart Association Electrocardiography and Arrhythmias Committee, Council on Clinical Cardiology ; American College of Cardiology Foundation ; Heart Rhythm Society. AHA/ACCF/HRS recommendations for the standardization and interpretation of the electrocardiogram: part IV : the ST segment, T and U waves, and the QT interval : a scientific statement from the American Heart Association Electrocardiography and Arrhythmias Committee, Council on Clinical Cardiology ; the American College of Cardiology Foundation ; and the Heart Rhythm Society : endorsed by the International Society for Computerized Electrocardiology. Circulation 2009 ; 119 : e241-250
6) Haïssaguerre M, Derval N, Sacher F, et al : Sudden cardiac arrest associated with early repolarization. N Engl J Med 2008 ; 358 : 2016-2023
7) 有田　眞（監修），小野克重，犀川哲典（編）：QT 間隔の診かた・考えかた．医学書院，2007，p104
8) 循環器病の診断と治療に関するガイドライン「慢性虚血性心疾患の診断と病態把握のための検査法の選択基準に関するガイドライン（2010 年度改訂版）」（2009 年度合同研究班報告，班長山岸正和）（日本循環器学会ホームページ公開のみ）
9) 循環器病の診断と治療に関するガイドライン（2007-2008 年度合同研究班報告）冠動脈病変の非侵襲的診断法に関するガイドライン　班長　山科章）．Circulation J 2009 ; 73（Supple Ⅲ）: 1019
10) 田村光司，平井正明，松元恒一郎，他：医用波形記述規約 MFER．心電図 2005 ; 25 : 151-162

2 胸部X線

循環器領域における胸部単純X線写真の主な目的は，①心大血管の全体的な解剖学的情報の把握，②心血行動態のおおまかな評価，③合併する肺病変の評価，④CVラインやIABPなど処置・治療後の確認，などである．

A 胸部X線の撮影法

胸部X線の基本は正面像であり，撮影は原則的にX線管球から検出器までの距離は2mで，X線を後(背)側(P)から前(腹)側(A)方向に照射した立位後前(PA)像で深吸気時に行う．側面像は左側面を検出器に接する左側面像を撮影する．以前は斜位像を撮影していたが，心エコー図そのほかの画像診断が進歩した今日，心腔の大きさや周辺組織との関連を見るために斜位像をとることはない．ベッド上などポータブル装置で撮影する場合は，仰臥位ないし座位で前(腹)側(A)から後(背)側方向に照射する前後(AP)像での撮影となり，X線管球から検出器までの距離が約1mと短い．AP像では前方にある心臓は拡大され，肩甲骨が肺野に重なり評価も難しくなる．ポータブル撮影は，撮影条件も悪く，周囲への被曝も多く，動けない重症患者に限定する．1回の単純撮影による被曝線量は0.04 mSv程度である．

B 胸部単純X線写真の読影

読影にあたっては組織臓器について系統的に行う．骨軟部組織として，肋骨，鎖骨，脊椎，頸部や胸壁の皮下組織を確認する．胸痛や背部痛の原因が肋骨骨折や脊椎圧迫骨折であることもある．rib notching(肋骨切痕)により大動脈縮窄症が診断されることもある．横隔膜では高さ，形状，辺縁の明瞭さを確認し，胃泡が左にあることを確認する．深吸気で撮影されているかどうかは，左横隔膜が左第6肋骨の前縁と同等ないしそれ以下であることより確認できる．縦隔では，気管が真っすぐに走行しているか，偏位や不整，狭窄の有無などを確認する．次いで縦隔の両辺縁を追い，肺野および心血管の陰影を評価する．循環器科専門医であっても，心血管以外の病変を見落とさないよう系統的に判読する習慣をつける必要がある．

1 縦隔陰影

縦隔陰影で最も重要なのは大動脈，肺動脈および心陰影である．胸部陰影を構成する要素を図11に示す．縦隔の右縁を構成するのは上から上大静脈右縁(右第1弓)，右肺門，右房(右第2弓)，左縁を構成するのは上から大動脈弓部左縁(左第1弓)，肺動脈幹(左第2弓)と左肺門，左房(左第3弓)，左室(左第4弓)である(図12)．縦隔陰影では辺縁の連続性を観察することが重要で，心臓や大動脈に接する心膜嚢胞などの腫瘤の発見につながる(図13)．辺縁だけでなく，その中の濃度の異なるラインや石灰化像にも注目する．

2 心血管陰影の評価

a. 大動脈陰影の評価

大動脈の①走行，②拡大およびうねり，③石灰化，④辺縁の不整，⑤辺縁の鮮明度，などを確認する．大動脈は左心室につながり，心臓の前方やや右から上行し，弓部で気管の左側を左後方に向かい，その後，下行大動脈となって椎体の左側を下行する．上行大動脈は上大静脈の内側にあるが，大動脈瘤や大動脈弁輪拡張症あるいは大動脈弁閉鎖不全があると，上大静脈を越えて上行大動脈が右側に突出する．弓部はaortic knobともよばれ，気管の左側に認めるが右側に認める場合は右側大動脈(図14)ないし重複大動脈である．弓部に大動脈瘤ができると第1弓の拡大が著明となるが，高齢者などで大動脈の延長による蛇行でも

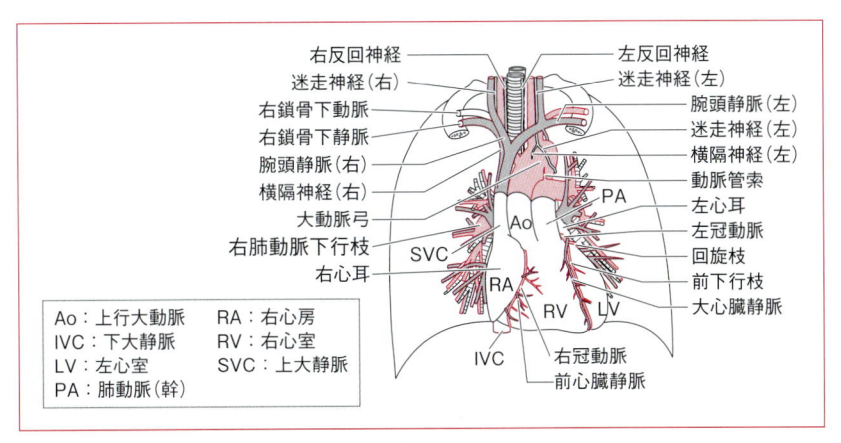

図11 正面からみた縦隔および肺門の解剖図
(畠中睦郎,池田貞夫,船津武志,他(著):めざせ！ 基本的読影力の向上 胸部X線写真.金芳堂,2003より改変引用)

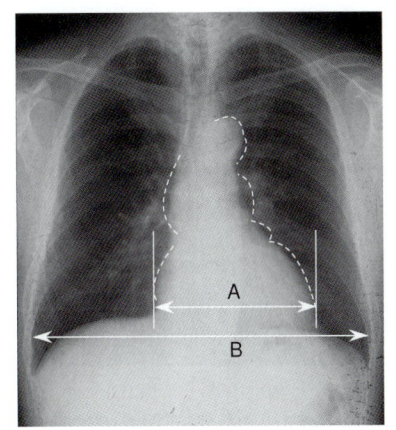

図12 健常者の胸部単純X線写真の縦隔辺縁(右第1,2弓,左第1-4弓)と心胸比の計測法

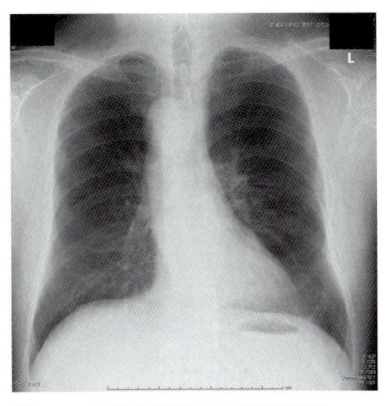

図14 右側大動脈の胸部正面像
大動脈弓が気管の右を走行している.

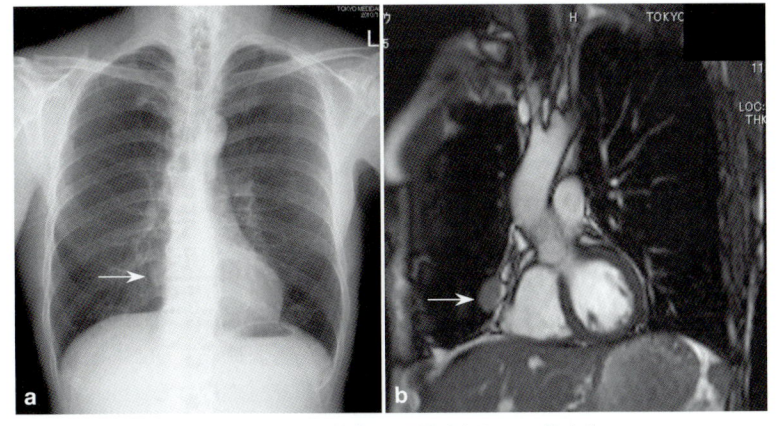

図13 右房に接する心膜嚢胞の胸部正面像(a)とMR像(b)
右第2弓に不連続な突出(矢印)から気づかれ,MRにより心膜嚢胞と診断された.

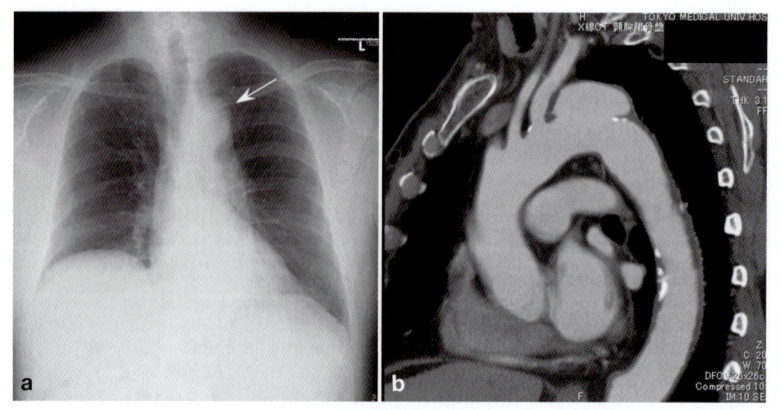

図15　弓部アーチの限局性の大動脈瘤の正面像(a)と胸部造影CT像(b)
弓部の辺縁に不連続性を認める．

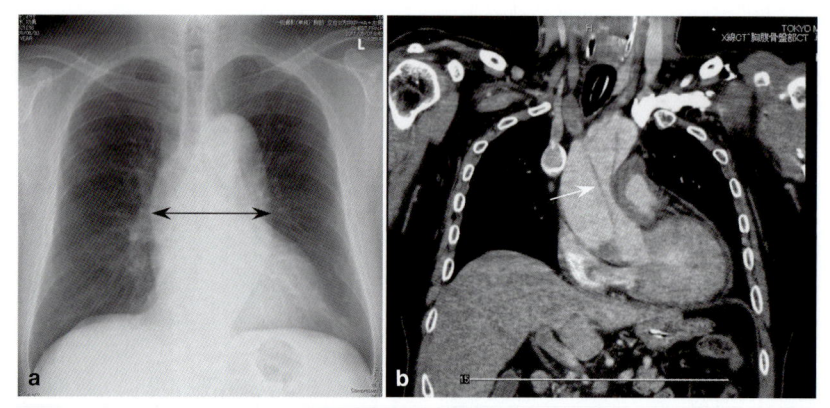

図16　Stanford A 型大動脈解離の症例の正面像(a)と胸部造影CT像(b)
上行大動脈の拡大により上縦隔の幅が広くなっている(⟷)．造影CTで解離(フラップ)が確認できる(矢印)．

突出として認められる．動脈瘤が小さいと突出とは認識できず，わずかな辺縁の不整のみが認められることもある．図15は弓部の大彎側の大動脈瘤であるが，正面像で弓部はわずかながら不整があり，辺縁に連続性がない．症状を伴う上縦隔の拡大は必ずA型大動脈解離を疑う．図16のように軽度の上縦隔拡大のこともある．下行大動脈は左室の後方を走行し，左外側は肺(左下葉)に接するので辺縁は明瞭に認められる．正面像では心陰影に重なるが，下行大動脈の辺縁が左側に丸く飛び出すときは，大動脈瘤ないし下行大動脈の蛇行であり，側面像により鑑別できる(図17)．大動脈の辺縁が不鮮明なときは大動脈壁の炎症あるいは隣接する肺の無気肺や肺炎(シルエットサイン陽性)である．

図18のように大動脈の石灰化が著明な場合は全身の動脈硬化が進行している徴候である．大動脈の伸展性(Windkessel機能)は著しく低下し，急性心不全症候群のクリニカル・シナリオ1(CS1)を発症しやすい．病態はvascular failureであり，本症例も電撃型肺水腫で救急入院した．

b. 左房陰影

左房の右辺縁は，通常右房に隠れて見えないが，左房が拡大すると右房の辺縁と重なる二重輪郭として認められる．左房の左辺縁は左肺動脈と左心室の間のくびれの位置に左第3弓を構成するが，拡大すると心臓左縁のくびれ(心腰 cardiac

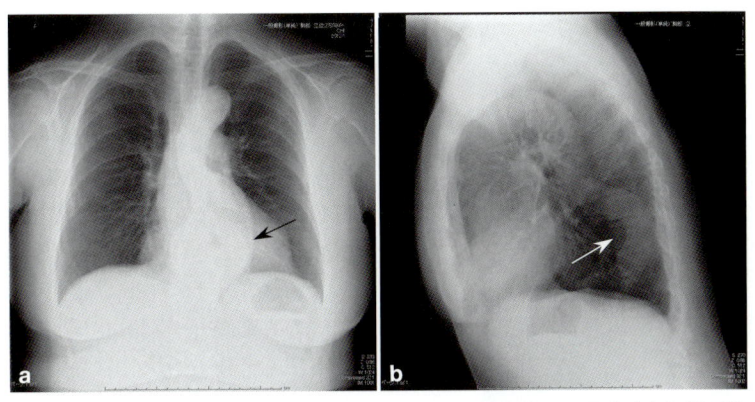

図17 下行大動脈の左側への突出を認める71歳女性の正面像(a)と側面像(b)
正面像では下行大動脈が左側に突出している(矢印)が,側面像をみると動脈瘤ではなく蛇行(矢印)であることがわかる.

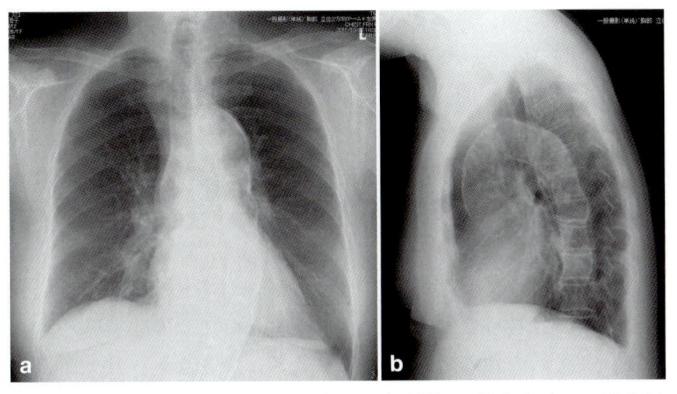

図18 電撃型急性肺水腫で入院した収縮能の保たれた83歳女性の心不全改善後の正面像(a)と側面像(b)
大動脈の著明な石灰化を認める.

waist)がなくなり,左第2,3,4弓が直線化する.図19は僧帽弁狭窄症による左房拡大であり特徴的な所見を認める.さらに左房が拡大すると左気管支を上に押し上げ,左気管分岐角度(正常は75°以下)が広くなる.

c. 左室陰影

さまざまな病態で左室は肥大ないし拡大するが,形から鑑別することは容易でない.大動脈弁狭窄や肥大型心筋症による求心性左室肥大では丸みをおびて心尖が挙上した形となることが多いが,僧帽弁閉鎖不全や拡張型心筋症では心尖が外側下方に移動して横隔膜下に隠れるようになる.

d. 右房陰影

右房の右外縁はなだらかに凸で,右中葉に接しており,上方は上大静脈右縁(右第1号)に移行する.下方の下大静脈は腹腔内にあり,描出できない.右房が拡大すると下部心臓の右縁(右第2号)が右側方に偏位する.

e. 右室陰影

右室は正面像では辺縁をとらえられないが,右室の拡大があると心尖が外側上方に移動(心尖の水平移動)する.側面像で心陰影の前縁を形成するのは右室であり,拡大すると心陰影の前縁が胸骨上方まで胸壁に接するようになる.

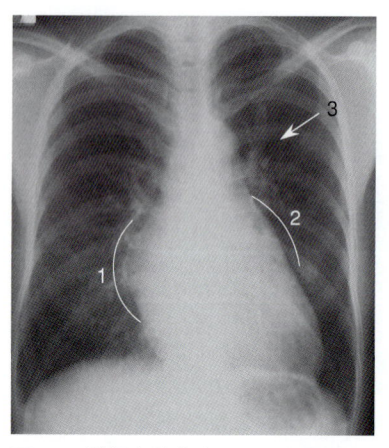

図19 僧帽弁狭窄症による左房拡大
心陰影の右縁に二重輪郭像を認める．左房と右房がシルエットサインをつくらないので左房辺縁を右房辺縁に重なるように認める（点線1）．左縁では左房が拡大したため心腰（cardiac waist）が目立たなくなり直線3号の飛び出しとして認められる（点線2）．左房圧上昇のために上肺野の静脈が目立つ．

f. 心臓弁

弁膜症ではしばしば弁の石灰化を認めるので，心臓弁の位置を把握しておくことは重要である．通常の画像表示では見にくいことも多いが，最近のデジタル画像であれば白黒反転や骨の条件で表示すると評価しやすくなる．図20は大動脈弁および僧帽弁にそれぞれ人工弁を二弁置換した患者の正面像および左側面像を白黒反転して表示したものである．弁の位置が明瞭にわかる．点線のように気管分岐部から前方の心横隔膜角に向かって線を引くと大動脈弁（A）は線の上方にあり，僧帽弁（M）は線の下方にある．すなわち，側面像で石灰化をみたとき，石灰化の主体が線の上方にあれば大動脈弁，下にあれば僧帽弁と考えてよい．若年者の大動脈弁の石灰化は二尖弁によることが多い．僧帽弁輪の石灰化は高齢者や透析患者にしばしばみられる所見であるが臨床的な重要性は少ない．

3 心臓の大きさの評価

心胸郭比（cardio-thoracic ratio；CTR）が心臓拡大を推定する1つの指標となる．心横径を胸郭径で除して求める（図12）．立位PA像で深吸気時の撮影で健常成人では50％を超えないが，種々の影響を受ける．肥満者や浅い吸気では横隔膜の位置が高く心臓が横位となりCTRは大きくなる．胸郭にも影響され，漏斗胸では心臓が外側に圧排されるのでCTRは大きくなる．ポータブル撮影ではCTRは大きくなり，PA像と比較することはできない．絶対値は参考にならず，経過を見ることに意味がある．

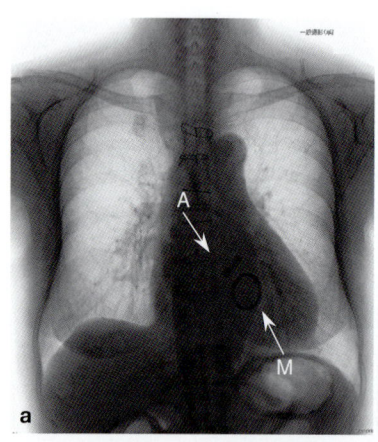

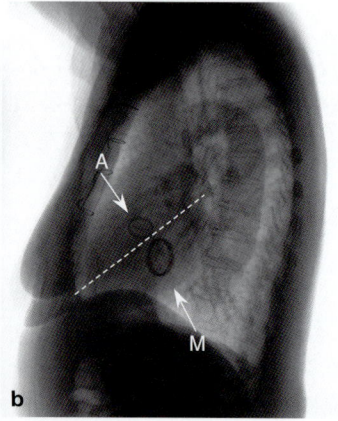

図20 大動脈弁および僧帽弁を二弁置換した患者の正面像（a）および左側面像（b）の白黒反転画像
大動脈弁（A）および僧帽弁（M）の位置が明瞭にわかる．側面の点線は気管分岐部と前方の心横隔膜角を結んだもので，大動脈弁（A）は線の上方，僧帽弁（M）は線の下方にある．

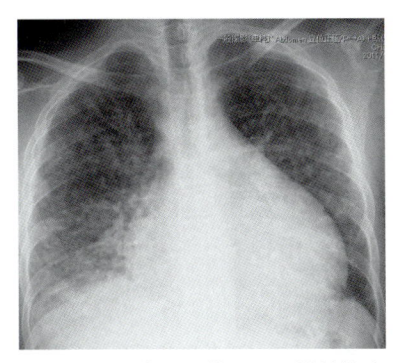

図21 心臓（右心系）原発の横紋筋肉腫により心膜液の著明な貯留を認め，心陰影は氷嚢形を示す症例

心膜液貯留では原則的に肺野にうっ血や浸潤影をきたすことはないが，本症例では肺野に多発転移を伴っており右胸水と網状斑状影，肺うっ血を認める．

心陰影拡大はさまざまな病態で認められるが，各心腔の同定，肺血管陰影の観察により病態が推定できる．心膜液貯留も心拡大をきたすが，左右が比較的対称性に拡大し，大動脈弓を頂点とする氷嚢を置いた形のようになるのが特徴的で，肺うっ血を伴うことは少ない（図21）．同じ撮影方法では，心横径が2 cm以上変動することはなく，過去の撮影と比較して2 cm以上の変化は心臓径の変化と考える．

4 肺血管および肺野陰影の評価

肺野では，肺血管をまず見る．立位では下肺野への血流が多いため，下肺野の血管径が2倍程度太いが，仰臥位ではほぼ同等になる．肺動脈が肺門から始まり気管支と併走するに対して，肺静脈は気管支と併走せず，肺門より低い位置にある左房に流入し，肺動脈と交差するので，肺動脈と肺静脈は区別がつく（図11）．

a. 肺血流量の増加

肺血管床の予備能は大きく，肺血流量の増加により肺血管の径は中枢から末梢までほぼ一様に太くなる．心房中隔欠損，心室中隔欠損，動脈管開存などの左→右短絡疾患があると肺血流量が増加し肺血管は太くなるが，肺血流/体血流比が2倍程度のシャント量にならないと所見としてとらえられない．右肺動脈下行枝基部の径は比較的見やすく，14 mm以上の拡大ないし隣接する肋骨の幅以上の拡大は肺血管径増大の示唆する所見である．図22のように心房中隔欠損症などの左→右シャント疾患では肺血流量が増えるため肺動脈は拡張し末梢（肺野の末梢側1/3）まで追うことができる．

b. 肺血流量の減少

右→左シャントによるチアノーゼを伴う先天性

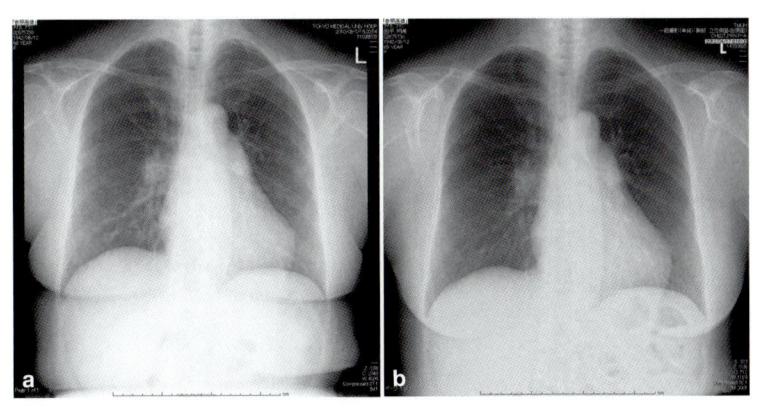

図22 心房中隔欠損症による肺動脈の拡張と肺動脈の血流増加
a. 治療前，b. Amplatzerによる心房中隔閉鎖術施行後6か月の胸部X線写真．治療前(a)には肺動脈は末梢まで追うことができるが，治療後(b)には肺門部の肺動脈は目立つが，末梢の血流が(a)と比べて低下していることがわかる．

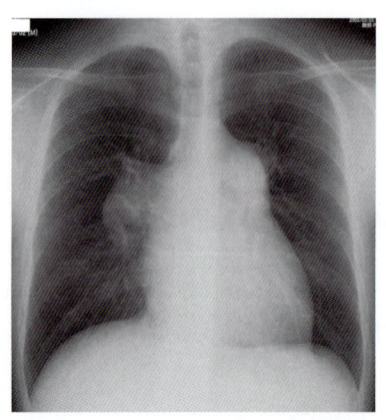

図23 HIV患者にみられた肺高血圧症
肺門部肺動脈は著明に拡大しているが，肺野の末梢肺動脈は細い．

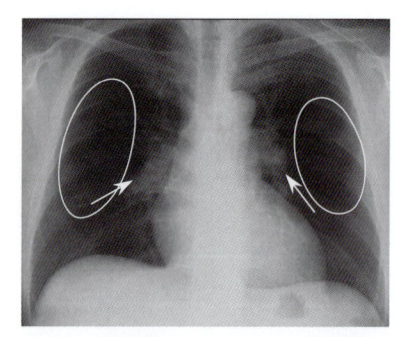

図24 急性肺血栓塞栓症による肺血管陰影の減少と肺門部肺動脈の拡大
右上中肺野および左中肺野の肺血管陰影は減少して肺野は明るくなっている（○で囲んだ領域）．肺門部の肺動脈は太くなり（矢印），こぶしを握ったような形になっている（knuckle sign）．塞栓部位で肺血流は急激に途絶し肺野は明るくなる（Westermark徴候）．

　心疾患などでは，中心部の肺動脈は拡張するが，肺高血圧により末梢側の肺血管陰影の数と太さの減少がみられ，肺血管影を末梢まで追いにくくなり，肺野は明るくなる．肺動脈性肺高血圧症でも，肺血管抵抗の増大により肺血流は両側性に減少するが，著明に拡大した左右肺動脈幹を認める（図23）．一側性ないし区域性の肺血流減少は肺血栓塞栓症や肺血管炎などによる肺動脈の閉塞ないし高度狭窄で認められる（図24）．

5　肺うっ血／心不全の評価（図25）

a. 肺うっ血：肺静脈圧上昇による血流再分布（pulmonary redistribution）

　心不全で左房圧および肺静脈圧が高くなると，まず下肺野がうっ血する．うっ血により局所の低酸素血症を生じると，下肺の肺血流は減少し，上肺野の血流が相対的に増加する．正常では下肺野の血流は上肺野の血流の2倍程度あるが，肺静脈圧が15 mmHg程度になると上肺野と下肺野の血流は同程度（equalization）となり，さらに肺静脈圧が上昇すると上肺野の血管のほうが目立つようになる（cephalization）（図26，27）．

b. 間質性肺水腫

　肺静脈圧がさらに上昇（>25 mmHg）すると，肺毛細管圧が組織膠質浸透圧を超え，肺毛細血管

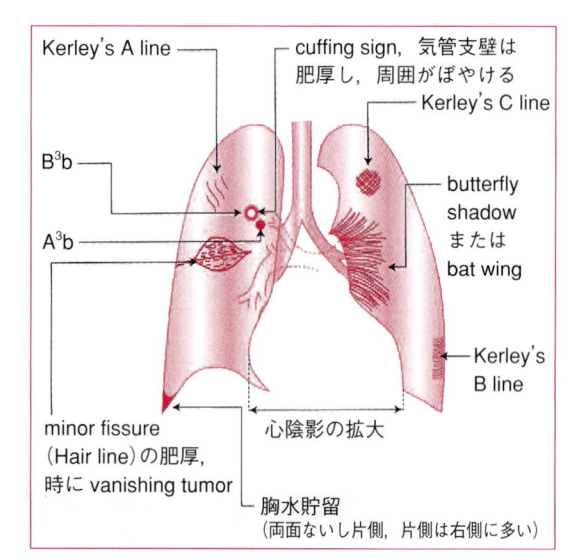

図25 肺うっ血でみられる特徴的な胸部X線写真の所見
上葉前区（3b）では，肺動脈（A³b）と気管支（B³b）が前方に向かうため，正面像で接線方向に認められる．
通常，肺動脈（A³b）と気管支（B³b）は同じ太さであるが，血流が増加すると血管（A³b）が太くなり，気管支周辺の浮腫は気管支（B³b）の壁を厚くし，しかも輪郭をぼけさせる（peribronchial cuffing）．

から肺胞間質に血漿成分が漏出していく．この状態を間質性肺水腫という．肺小葉間隔壁に漏出液が貯留すると線状陰影（Kerley's line）が出現する．Kerley's B lineは，主に下肺野外側で胸壁に

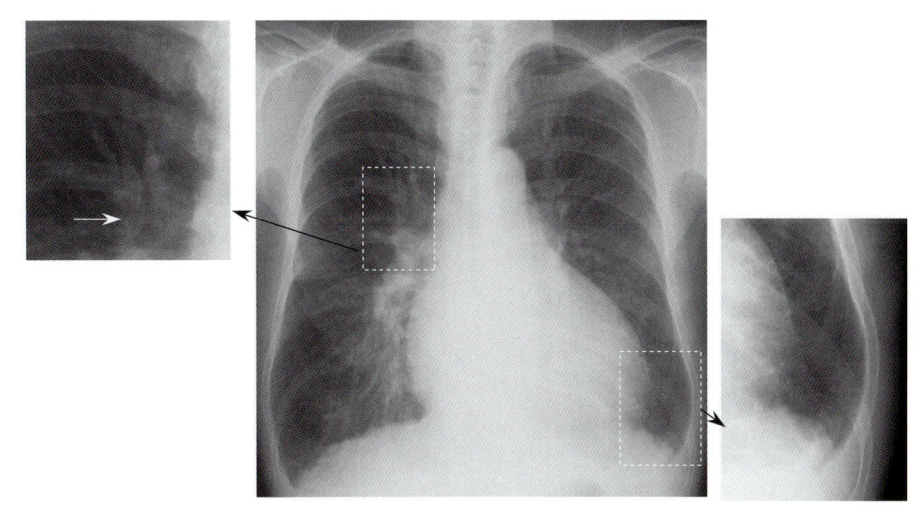

図26 拡張型心筋症による肺うっ血
両側の少量の胸水があり，肺野の間質影(Kerley's B line)を認め(拡大図右)，上肺野の血管拡張と気管支周囲のボケ(拡大図左)を認める．

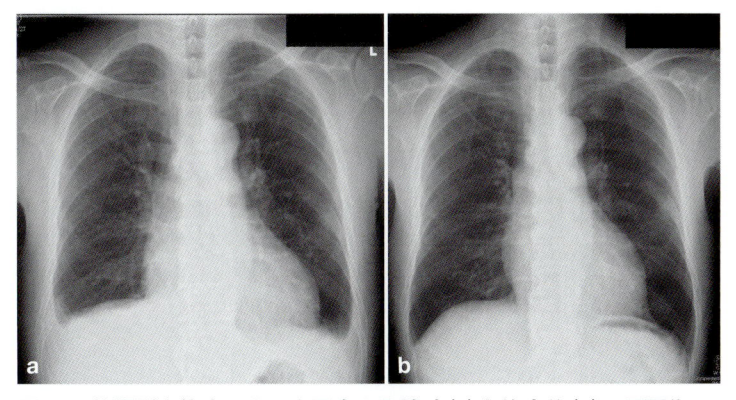

図27 拡張型心筋症による心不全の入院時(a)と治療後(b)の正面像
入院時は両側肋骨横隔膜角は鈍で胸水の貯留を認める．横隔膜の辺縁も治療後と比べて不整である．心拡大も改善し，上肺野の血管の怒張も改善している．

接するように細くて短い刷毛で書いたような横に走る線状陰影である．そのほかに肺門から斜めに4～5 cm 程度の長さで見える Kerley's A line，肺野に網目状に見える Kerley's C line がある．また，血管や気管支周囲の間質への滲み出しは，血管や気管支の辺縁のぼけ(cuffing sign)となる(図26，27)．

c. 肺胞性肺水腫

肺静脈圧がさらに上昇(>35 mmHg)すると，肺胞間質から肺胞腔にも水分が漏出し肺水腫となる．肺水腫はしばしば両側肺門中心性に生じるため，butterfly shadow(蝶の羽根)ないし bat wing sign(こうもりの翼)とよばれるが，時に片肺のみのこともある(図28)．

d. 胸水貯留

胸水が 200 mL を超えると正面像で肋骨横隔膜角(costophrenic angle)の鈍化として認められる(図27)．葉間に貯留すると葉間裂に貯留した胸水として認識できる．特に，右上葉と右中葉の間の小葉間裂(minor fissure)の胸水は接線方向に写るため，腫瘤性病変と似た陰影を呈することがある．この陰影は胸水の消失に伴って消失するた

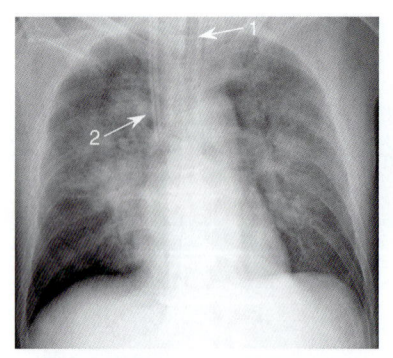

図28 左冠動脈主幹部病変による虚血に伴う急性左心不全の1例
両肺野に肺門中心の典型的な butterfly shadow を認める．気管挿管がなされ挿管チューブ(矢印1)の先端は気管内にある．右内頸静脈から中心静脈ラインと持続血液ろ過(CHDF)のためのクイントンカテーテル(矢印2)が挿入されているが，いずれも先端は上大静脈内の適切な位置にある．

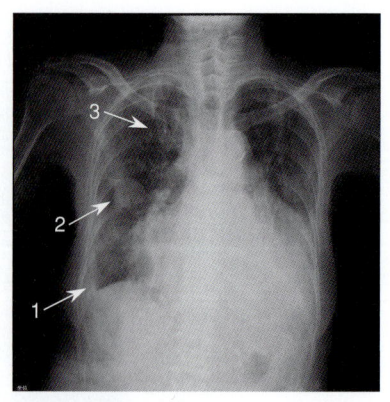

図29 拡張型心筋症による慢性心不全の急性増悪
著明な心拡大(CTR 78%)があり，右胸水が著明で，右肋骨横隔膜角は鈍(矢印1)となり右小葉間裂(上葉と中葉間)に円形の胸水(矢印2)がみられる．心不全治療により胸水が消失すればこの陰影は消失するので Vanishing tumor(消える腫瘍)とよばれる．上肺野の静脈は太くなり(矢印3)cephalization がある．そのほかに両肺野に肺うっ血を認める．

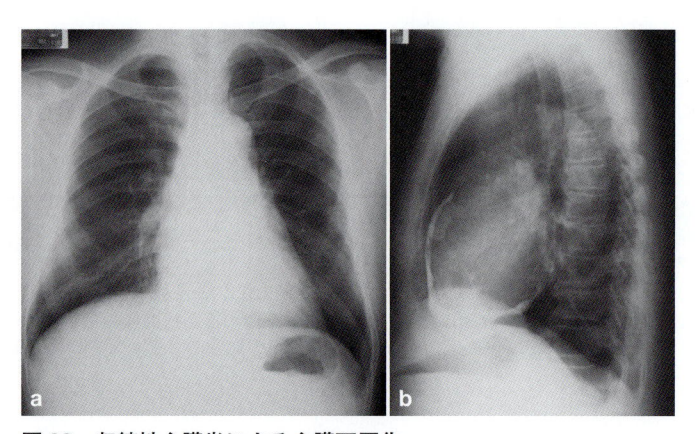

図30 収縮性心膜炎による心膜石灰化
側面像(b)で明瞭に心膜の石灰化を認める．正面像(a)では心尖部の内側にわずかに石灰化を認める程度である．

め，vanishing tumor とよばれる(図29)．

6 心血管の石灰化

いろいろな病態で縦隔内に石灰化が認められるが，心血管陰影内の石灰化は診断の糸口になることがある．CTがその検出に優れるが，単純写真が診断のきっかけになることも多い．大動脈壁(図18)，大動脈弁，僧帽弁輪の石灰化は比較的容易である．収縮性心膜炎は心膜の石灰化に気づくことによって診断の糸口となり，側面像で初めて気づかれる場合が多い(図30)．心室瘤壁や心腔内血栓，冠動脈の石灰化も注意深く観察すれば認められる．

C 各疾患および病態における胸部単純X線写真の評価

1 高血圧

高血圧症では，心血管に変化がないかを見る．ポイントは心拡大と肺うっ血の有無であり，さらに大動脈の蛇行・石灰化，大動脈瘤の合併を確認する．若年者の高血圧の原因として大動脈縮窄症があるが，肋骨切痕で診断がつく場合がある．

2 急性大動脈解離

急性大動脈解離の12％は胸部X線所見正常と報告されている[1]が，多くは縦隔の拡大，大動脈弓の異常，左胸水，心膜液貯留による心拡大のいずれかの所見を認める．主要所見は，縦隔陰影の拡大で，上行部では右上縦隔陰影，弓部では大動脈弓の拡大と気管の圧排偏位，下行部では下行大動脈左縁の拡大である．ポータブル撮影でも上縦隔の8cm以上の拡大は大動脈解離を示唆する（8cmルール）[2]が（図16），軽度の拡大では過去の写真と比較することが重要である．大動脈壁は石灰化を生じやすく，特に大動脈弓部は正面像で接線方向になるので，鮮明に見えやすい．石灰化は内膜側に生じるので大動脈辺縁陰影と石灰化が1cm以上離れている場合は大動脈解離を疑う（calcium sign）．石灰化が弓部以外の下行大動脈だと1cm以上離れることもある．大動脈解離を否定できない場合は胸部CTを撮影する．胸痛患者を診るとき，急性心筋梗塞，大動脈解離，肺動脈血栓塞栓症の3疾患の可能性を考え，病歴，身体診察，心電図，胸部X線写真を合わせて判断することが重要である．

3 急性肺血栓塞栓症

急性肺血栓塞栓症は臨床像，D-ダイマー上昇により疑い，確定診断は胸部造影CT検査によるが，胸部X線写真も有用である．症状をきたす別の疾患，例えば気胸や肺炎などの除外診断に重要である．症状や所見が強いわりに胸部X線写真所見が乏しい場合には，肺血栓塞栓症を疑う．特徴的な所見は，①閉塞動脈領域の肺野の血管影の減少による一側性ないし限局性透過性の減少（Westermark徴候），②肺動脈の拡張があり，左右の肺門部肺動脈の拡張（knuckle徴候）（図19），③肺組織に壊死や出血を生じて肺梗塞を生じると，その領域の透過性が低下し，楔形の陰影（Hampton's hump）をみることがある．ただし，Westermark徴候もHampton's humpも有名であるが，感度/特異度も高くなく参考にとどめる．

画像診断の進んだ今日，胸部単純X線撮影で評価できる範囲は限られているが，低侵襲で簡便な検査であり，経時的に繰り返し行うことも可能である．心不全の経過観察など心血行動態の評価や心大血管の解剖学的情報の把握，合併症の評価など，循環器領域において重要な検査である

〔山科　章〕

文献

1) Chen K, Varon J, Wenker OC, et al : Acute thoracic aortic dissection : The basics. J Emerg Med 1997 ; 15 : 859-879
2) Nienaber CA, Eagle KA : Aortic dissection : new frontiers in diagnosis and management. Part 1 : From etiology to diagnostic strategies. Circulation 2003 ; 108 : 628-635

3 心エコー図

心エコー図検査は超音波を用いて非侵襲的に心臓や血管の形態・病態把握が可能である．

A 観察および記録

被検者を左側臥位にし，通常，検者は被検者の右側に座り検査を行う．右手でプローブを持ち，左手で装置を操作し記録する．心尖部画像は左側臥位からやや仰臥位に傾けた体位で行うとよい．肋骨弓下矢状断面像は仰臥位で描出する．中心周波数が3.5 MHz程度のセクタ型探触子を用いる．

1 断層法，Mモード法 (p.65〜66参照)

断層法は，超音波ビームを扇形に走査することにより得られる画像であり，形態把握・観察に有用である．基本断面は，胸骨左縁左室長軸像(図31)，短軸像〔大動脈弁(図32)，僧帽弁(図33)，乳頭筋(図34)，心尖部レベル〕，心尖部三腔像(図35)，二腔像(図36)，四腔像(図37)，肋骨弓下矢状断面像(図38)である．胸骨左縁左室長軸像は，第3または4肋間にプローブを置き描出する．そこで，時計方向に90°回すと短軸像が描出可能である．心尖部は，まず心尖拍動が触れる位置を触診で確認しそこにプローブを置くと描出は容易である．Mモード法は時間分解能に優れており，心時相の分析に有用である．胸骨左縁左室長軸像からMモード法で大動脈弁-左房Mモード図(図39)，僧帽弁Mモード図(図40)，左室Mモード図(図41)を記録する．

2 ドプラ法 (p.66〜67参照)

カラードプラ法により，弁逆流や高速血流(モザイク血流)，短絡血流の有無を観察する．探触子に向かう血流は赤系で表示され，探触子から遠ざかる血流は青系で表示される．ドプラ法で左室流入血流(図42)，左室流出血流(図43)，肺静脈血流(図44)，三尖弁逆流血流(図45)，肺動脈逆流血流(図46)を記録する．パルスドプラ法(PW法：pulsed-wave)ではサンプルボリュームにおける血流速波形の測定が可能であるが，高速血流ではaliasing現象のため折り返して表示される．連続波ドプラ法(CW法：continuous-wave)では，計測可能な血流速度に上限はないが，ドプラビーム上の最大流速を表示するため，どの部位の血流速度か判別できないという欠点がある．その他，組織ドプラ法で僧帽弁輪運動速波形(図47)を測定する．

B 心機能評価

断層法，Mモード法，ドプラ法を用いて心機能を評価することが可能である．

1 容積算出

左室容積は，Teichholz法により左室内径から算出されるのが最も一般的である．しかし，これは左室形態が回転楕円体に近似できかつ局所壁運動異常のない場合に限られる．左室形態異常や左室局所壁運動異常が存在する場合は，左室内腔を左室長軸に垂直な多数の円柱(ディスク)に分け，その体積の総和として左室容積を算出する方法(ディスク法)(図48→p.68)を用いる必要がある．心尖部二腔像と四腔像を描出し，拡張末期と収縮末期の左室内膜をトレースすることで自動的に算出する機能がほとんどの超音波装置に搭載されている．ディスク法では，心尖部から左室長軸径が最大になるように描出しないと過小評価になってしまうので注意が必要である．ハイエンド装置においては3D法による左室容積の算出も可能である．

最近では左房容積も求めることが一般的となっている．心尖部二腔像と四腔像を描出し収縮末期

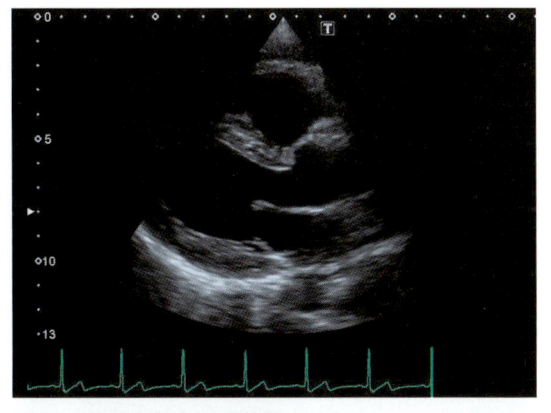

図31 胸骨左縁左室長軸像

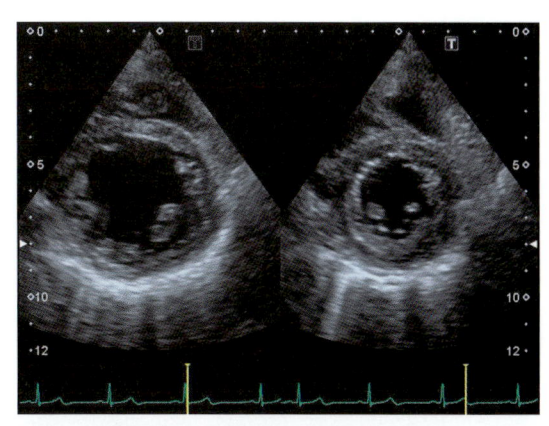

図34 胸骨左縁左室短軸像（乳頭筋レベル）

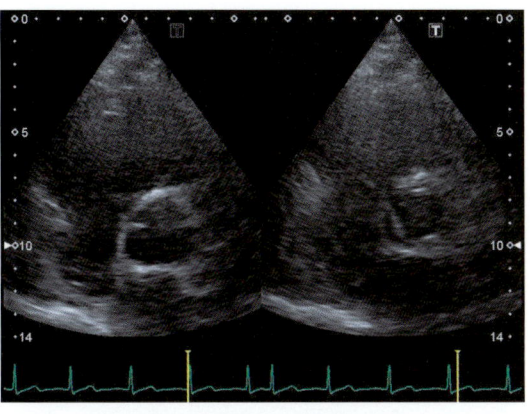

図32 胸骨左縁左室短軸像（大動脈弁レベル）

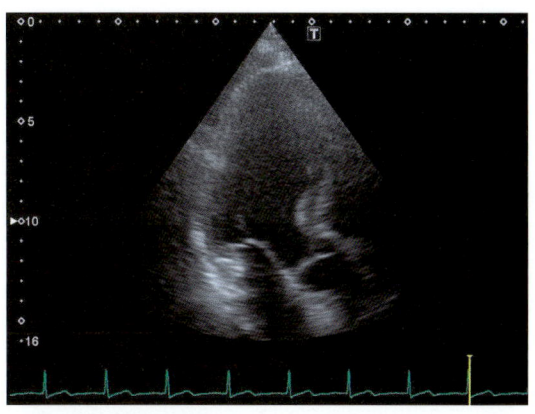

図35 心尖部三腔像

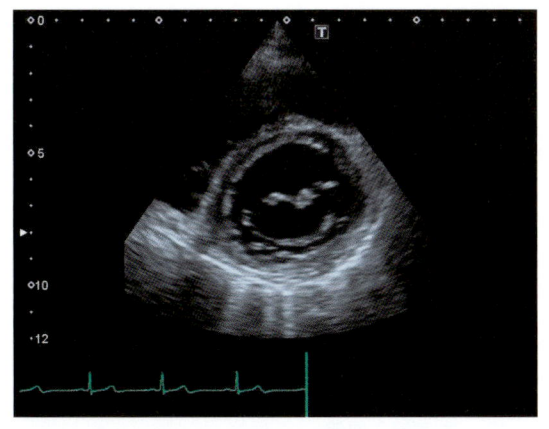

図33 胸骨左縁左室短軸像（僧帽弁レベル）

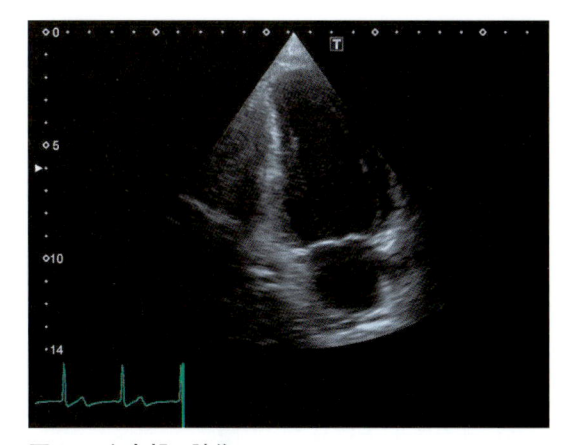

図36 心尖部二腔像

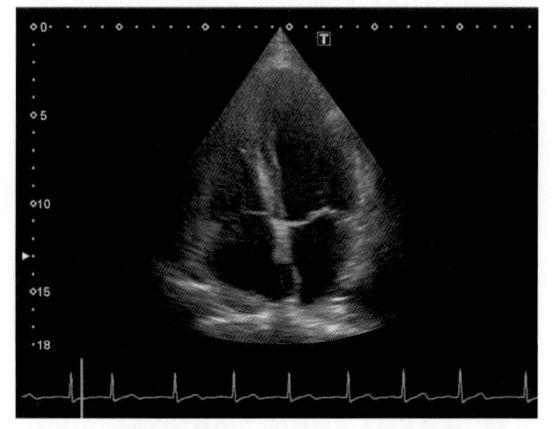

図37　心尖部四腔像

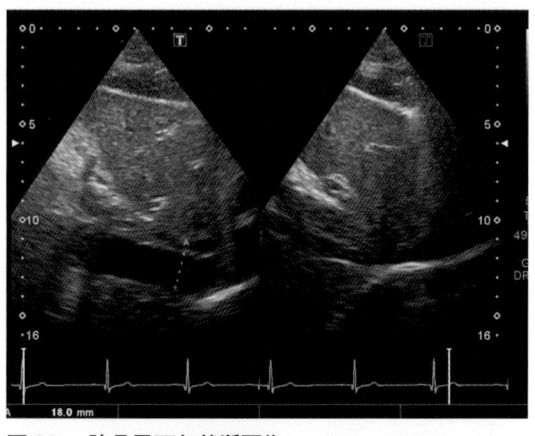

図38　肋骨弓下矢状断面像

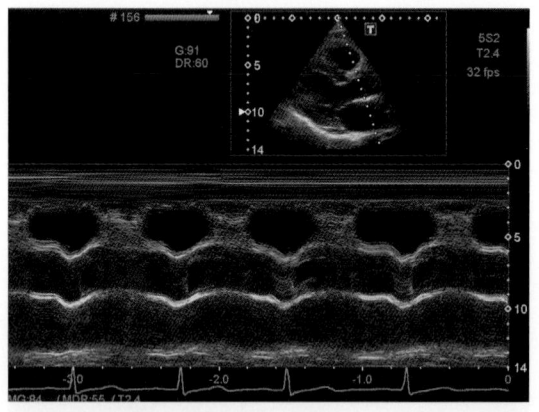

図39　大動脈弁-左房Mモード図

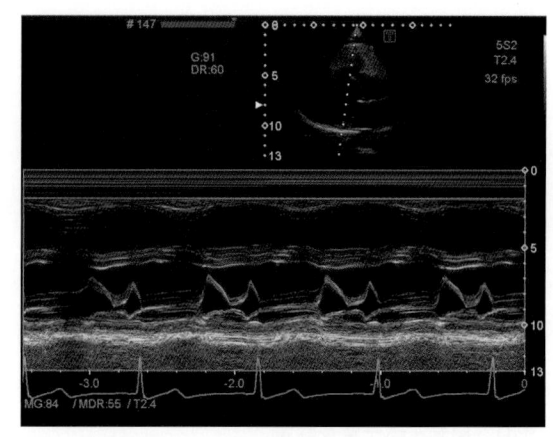

図40　僧帽弁Mモード図

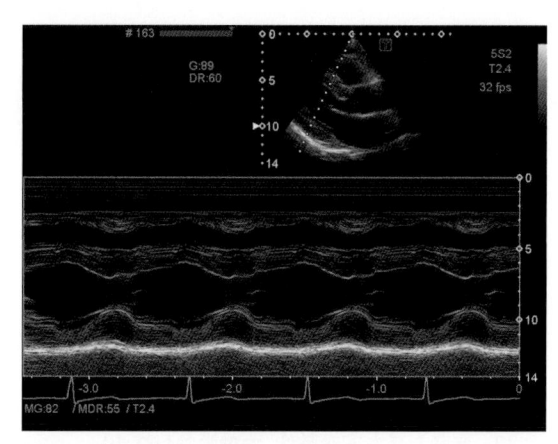

図41　左室Mモード図

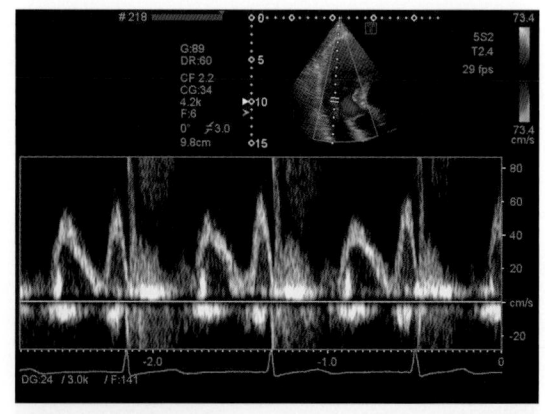

図42　左室流入血流

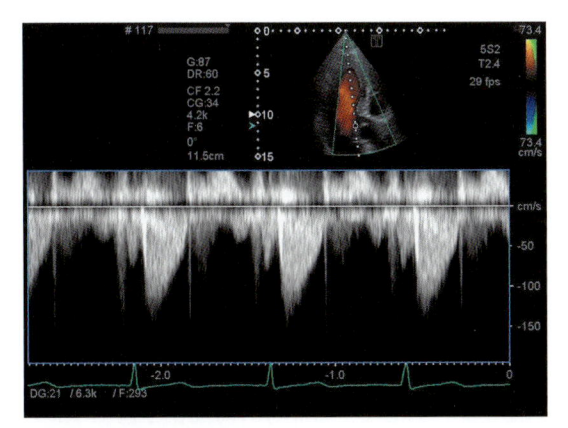

図43 左室流出血流

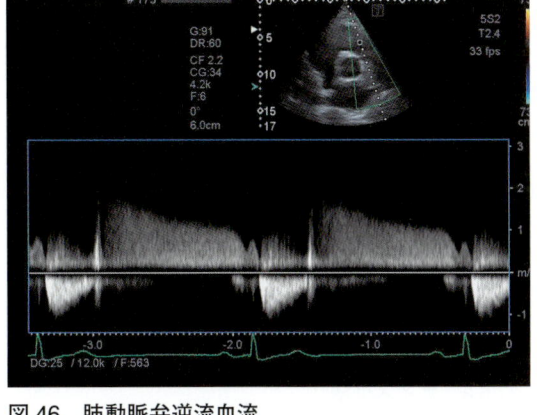

図46 肺動脈弁逆流血流

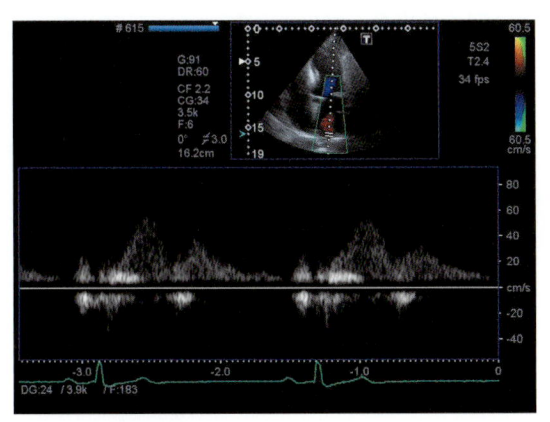

図44 肺静脈血流

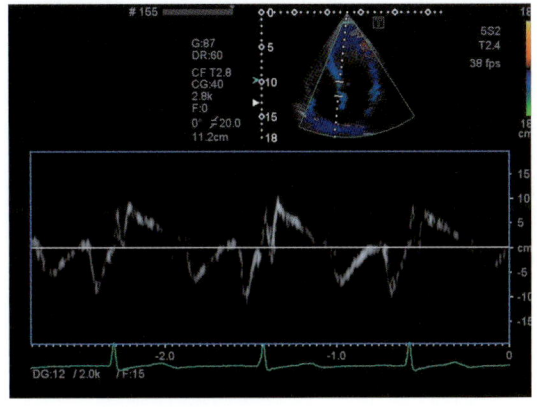

図47 僧帽弁輪運動速波形

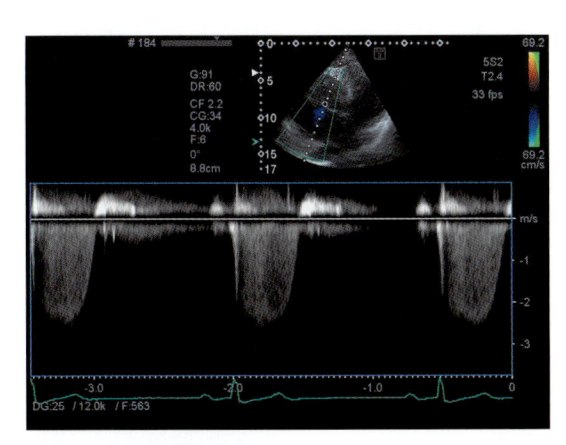

図45 三尖弁逆流血流

で左房面積と左房長径を測定し，area-length法より $8/3\pi \{(A1)(A2)/(L)\}$ でも求められるが，左房容積も左室と同様に左房長軸に垂直な多数の円柱（ディスク）に分け，その体積の総和として左房容積を算出するほうが望ましい（ディスク法）．ディスク法では，心尖部二腔像と四腔像から収縮末期の左房内腔をトレースすることで算出される．

容積ではないが，左室心筋重量も臨床的に重要な情報である．左室心筋重量は，拡張末期の左室径（LVDd），心室中隔壁厚（IVSth），左室後壁壁厚（PWth）を測定し，LVmass＝$0.8\times[1.04\{(LVDd+IVSth+PWth)^3-(LVDd)^3\}]+0.6$ g で算出される．

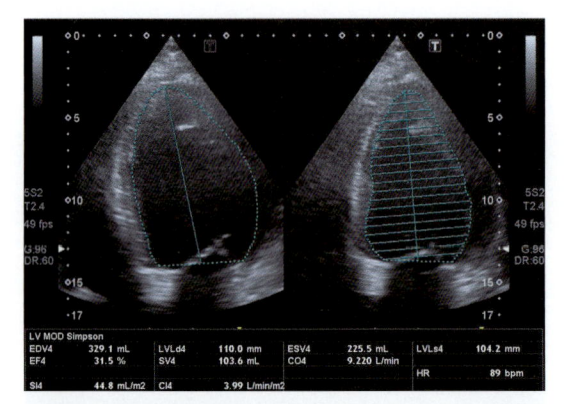

図48a　ディスク法

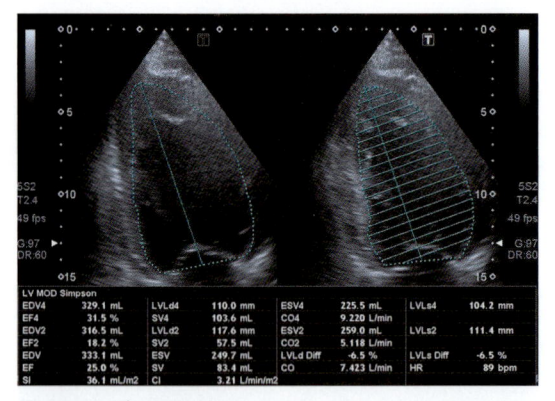

図48b　ディスク法

2 収縮機能と拡張機能

1) 収縮機能

左室駆出率(ejection fraction；EF)が最も一般的な左室収縮能の指標である．前述のTeichholz法やディスク法から求めた左室拡張末期容積と，左室収縮末期容積から

%EF＝｛(LVEDV)－(LVESV)/LVEDV｝×100

で算出される．左室内径短縮率(%FS)も左室収縮能の指標であり，%FS＝｛(LVDd－LVDs)/LVDd｝×100で算出される．ただし，これらの指標は後負荷の影響を大きく受けることは知っておかねばならない．また，僧帽弁逆流があると実際の収縮機能に比べ，左室駆出率は大きくなる．左室駆出率は簡便な左室収縮能の指標ではあるが多くの限界がある．近年，ストレインやストレインレートを用いることにより左室局所の収縮能や拡張能の評価が可能になった．ストレインを用いれば，異なった方向の局所心機能(longitudinal, radial, circumferential, transverse)の評価が可能であり，EFなどの左室全体の心機能指標に比べ心機能の変化を鋭敏に反映することが明らかになっている．糖尿病性心筋症では，EFで異常が認められない段階からストレインの低下を認めたという報告がある[1]．一回心拍出量を推定するには，まず心尖部三腔像から左室流出路大動脈弁輪部レベルにおける血流速波形をPW法で記録し，波形をトレースして一心拍分の時間積分値(TVI)を計測する．次に胸骨左縁左室長軸像で大動脈弁輪部をズーム表示して収縮中期の弁輪径を計測し大動脈弁輪部の断面積を推定する．これらを乗じると一回心拍出量が算出される．

2) 拡張機能

拡張能障害の評価については，左室流入血流速波形，肺静脈血流速波形，組織ドプラ法による僧帽弁輪部速度などの解析によって総合的になされる．拡張期は，急速流入期・緩徐流入期・心房収縮期に分類される．基本的に左室流入血流は，左房圧と左室圧の圧較差によって生じる．左室弛緩により左室圧が急速に低下し左室圧が左房圧を下回ることによって，僧帽弁が開放し，左房から左室へと血液が流入する(E波)のが急速流入期である．そして，左房圧と左室圧がほぼ等圧になる緩徐流入期となる．次に，心房収縮により左房圧が左室圧より高くなり左房から左室に血液が流入する(A波)．これが心房収縮期である．E波の減速時間をdeceleration time(DcT)という．この流入血流速波形は左室弛緩の障害，左室拡張末期圧の上昇に伴い，正常型から弛緩障害型，偽正常化型，拘束型へと変化する．これらの左室流入血流速波形の波形解析によって左室拡張能が評価できる．しかし，中等度以上の左室拡張能低下を有する場合には左室流入血流速波形は一見正常を呈する(偽正常)ため，正常・偽正常の判定のため肺静脈血流や僧帽弁輪部運動速度を測定する必要がある．肺静脈血流速波形は収縮期波(S波)，拡張期波(D波)，心房収縮による逆行波(PVA波)からなり，それぞれの最高流速，PVA波持続時間(PAad)，D波のdeceleration time(PA-DT)などが計測される．D波は，左室拡張期に肺静脈-左

房-左室が導管状となり，左室拡張に伴う左房への血液流入を反映しているため左室流入波形のE波に類似した動態を示す．また，心房収縮期に左室拡張期圧が上昇していると，左室への血液流入が減少するためA波は減高する．一方，肺静脈への逆行血流量は増加するためPVAは増高し，A波よりも持続時間が長くなる．左室流入血流速波形が正常型で，S＜D，またはPVA＞A＋30 msの場合には偽正常化型が考えられる．また，僧帽弁輪部拡張早期波(E')は，左室弛緩能を反映し，値が小さいほど左室弛緩能は低下している．左室弛緩能は，左室流入血流の正常型では正常であるのでE'も正常であるが，偽正常型では障害されているためE'は低値となる．このような指標を用いることによって心エコー図において，左室拡張能の評価が可能である[2]．

3 圧較差の算出

弁狭窄，弁逆流，短絡などの高速流の異常血流を認めた場合，簡易Bernoulli式を用いることによって異常血流前後の心腔間の圧較差を推定できる．

$$圧較差(\Delta P) = 4 \times 高速血流(V)^2$$

計測時には，ドプラビームの血流に対する角度をできるだけ平行になるよう注意する．大動脈弁狭窄・僧帽弁狭窄などの弁狭窄の圧較差は，これにより推定可能である．ただし，狭窄血流(v)と狭窄直前の血流(V')とは$v \gg v'$であるということが大前提であることを忘れてはいけない．左室流出路狭窄を伴う大動脈弁狭窄など狭窄前ですでに流速が増大している場合は過大評価となるため，狭窄前の血流速(V')も計測し，狭窄血流(V)から求めた圧較差から$4 \times V'^2$を減じる必要がある．また，閉塞型肥大型心筋症で僧帽弁逆流(MR)を伴う症例では，CW法で左室流出路狭窄の圧較差を測定する場合に，左室流出路狭窄部血流なのかMR血流なのか大動脈弁口血流なのか判断に悩むことがある．特にMRの波形を左室流出路狭窄の波形と誤ってしまうことがあり，注意が必要である．この場合は血流の様式，ピークと持続時期を注意深く観察する．左室流出路狭窄部血流は立ち上がりが緩徐でピークは収縮後期に，大動脈弁口血流は立ち上がりが急峻でピークは収縮期前半に，MRはⅡ音を超えて観察されることで鑑別できる．

4 肺動脈圧の推定

簡易Bernoulli式を用いて異常血流前後の心腔間圧較差を推定できる．これを用いて，肺動脈圧の推定が可能である．収縮期に観察される三尖弁逆流(TR)で測定する．この圧較差(tricuspid regurgitation pressure gradient；TR-PG)は，収縮期の右室圧と右房圧の圧較差である．よって右室収縮期圧＝TR-PG＋右房圧となる．右室収縮期圧と肺動脈収縮期圧は等しいので，収縮期肺動脈圧＝TR-PG＋右房圧と推定可能である．同様に拡張期に観察される肺動脈弁逆流(PR)をCW法で拡張末期に計測する．この圧較差(pulmonary regurgitation pressure gradient；PR-PG)は，拡張末期の肺動脈圧と右室圧の圧較差である．よって肺動脈拡張末期圧＝PR-PG＋右室拡張末期圧となる．右室拡張末期圧は右房圧と等しいので，肺動脈拡張期圧＝PR-PG＋右房圧と推定可能である．肺動脈拡張期圧＝肺動脈楔入圧＝左室拡張末期圧と考えられるため，左室拡張末期圧の推定にもなる．

5 負荷心エコー法

負荷心エコー法は，虚血性心疾患のみではなく弁膜症や心筋症の評価にも用いられる．負荷の方法は，運動負荷（トレッドミル，エルゴメータ，ハンドグリップ）・薬剤負荷（ドブタミン，ジピリダモール，ATP）がある．運動負荷は，簡便に生理的な負荷をかけることができ，虚血診断の精度が高いという利点があるが，運動が困難な症例では施行できず，また体動や呼吸の影響を受けやすく画像が判定しづらい欠点がある．薬剤負荷は，運動が困難な症例でも施行可能で，体動や呼吸の影響を受けにくく良質な画像が得やすい．また診断精度も運動負荷と同等である．なお，検査から除外するか十分な注意をもって検査すべき疾患として，心筋梗塞急性期（発症後14日以内），不安定狭心症，著明な高血圧や不整脈，脳出血，大動

脈解離，高度大動脈弁狭窄症，その他重篤な疾患をもつ症例，高度肥満など検査不適切と考えられる場合などがある．

虚血性心疾患の場合，運動負荷によって左室局所壁運動異常の出現の有無を評価する．ドブタミン負荷では，それに加えて心筋viability評価も可能である．ドブタミン負荷では，ドブタミンを3分ごとに5，10，20，30，40μg/kg/分と漸増し，40μg/kg/分でも目標心拍数に到達しない場合は硫酸アトロピン0.25mgを1分おきに（1mgまで）静注する．左室局所壁運動異常の評価方法については検者が主観によって判断する方法が最も一般的であるが，ストレインやストレインレートを用いて客観的に評価可能となってきている．虚血発作による左室局所壁運動異常は負荷終了後速やかに回復するため，エコー記録を素早く行う必要があり検査には熟練を要す．一方，心筋虚血が解除された後の回復過程では左室局所拡張機能障害（diastolic stunning）が数時間から数週間にわたって遅延することがわかっており，拡張障害を検出することで虚血を検出可能である．

弁膜症においては，重症度と自覚症状が一致しない症例には負荷心エコー法が推奨されている．特に左室収縮能の低下している大動脈弁狭窄症では一回拍出量低下により左室-大動脈間の圧較差が低くなり重症度が過小評価されている場合がある．この場合は，ドブタミン負荷心エコーを施行して重症度を評価する必要がある．ただし，負荷にあたっては経験のある医師立ち合いのもとで，血圧・心電図のモニタをしながら行うことが必要である．

心筋症における負荷心エコーもある．肥大型心筋症においては潜在的な流出路狭窄を有している症例を負荷心エコーにて検出可能である．拡張型心筋症ではドブタミン負荷心エコーで収縮予備能が評価可能であり，収縮予備能がよい症例では自発的な収縮能改善や予後がよいとされている[3, 4]．

6 経食道心エコー図

経胸壁心エコー図では評価困難な症例や心血管手術時のモニタとして施行される．心臓の後面に位置する食道内に探触子を挿入し，心臓・大血管を観察する．被検者を左側臥位にし，検者は被検者の左側に立ち検査を行う．右手でプローブ先端を持ち，左手でシャフトを持つ．装置の操作は別の検者が行う．検査時間は可能な限り短くする必要があるため，最も優先すべき評価項目から評価する．咽頭を局所麻酔後に（被検者に局所麻酔薬でうがいをさせるとよい），マウスピースをくわえてもらい，プローブを挿入する．プローブの挿入は，プローブを前屈（up）させて咽頭後壁まで挿入し，先端が喉頭に達したら前屈を解除しプローブを伸ばし嚥下に合わせてプローブを挿入する．このとき，抵抗があれば決して無理に進めないように注意する．挿入後はプローブの高さ：走査レベル（上部食道，中部食道，経胃，深部経胃）と操作面の角度（0～180°）を調整し，観察に最適な断面像を描出する．

臨床的によく依頼される評価項目としては，心房細動の左心耳内血栓チェックや僧帽弁逸脱症の術前精査，感染性心内膜炎の精査が挙げられる．

心耳内血栓チェックは，大動脈弁短軸像の中部食道45°からややプローブを引き抜いてくると左心耳が描出される．少しずつ角度を調節しながら0～180°の可能な限りの多断面で左心耳を観察し，血栓の有無をチェックする．左心耳血流をパルスドプラで計測する．正常洞調律では，心房収縮期に駆出と充満を示す二相性の血流波形が得られるが，心房細動では多相性の血流波形を示し，左心耳血流速度が25cm/sec以下の症例では左心耳血栓の検出率・塞栓症の頻度が高いとされている[5]．血栓と櫛状筋（図49）との鑑別が困難な症例もあるが，多断面で詳細に左心耳壁との連続性を観察する，または抗凝固療法を施行し経過を観察することによって診断が可能な場合もある．

僧帽弁は，Carpentierらの分類では前尖，後尖ともに前交連側（anterolateral side）から後交連側（posteromedial side）にA1，A2，A3，P1，P2，P3となっている．僧帽弁評価の基本断面は，中部食道の四腔断面（0°），両交連を通る断面（45～60°；commissural view），二腔断面（90°），長軸断面（135°），経胃短軸断面（0°）である．ただし，同じ断面でもプローブの高さや回転方向によって僧帽弁の観察部位が異なることに注意が必要である．四腔断面では深く挿入するとmedial側

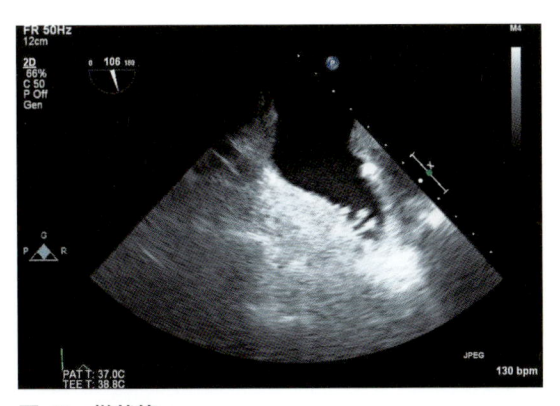

図49 櫛状筋

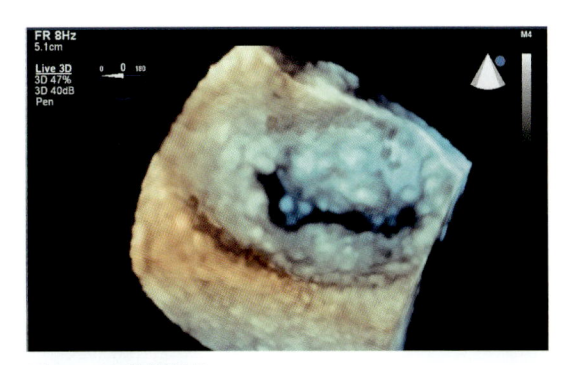

図51 正常僧帽弁

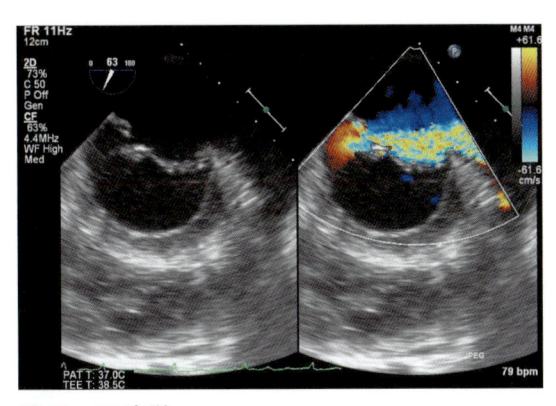

図50 P3逸脱

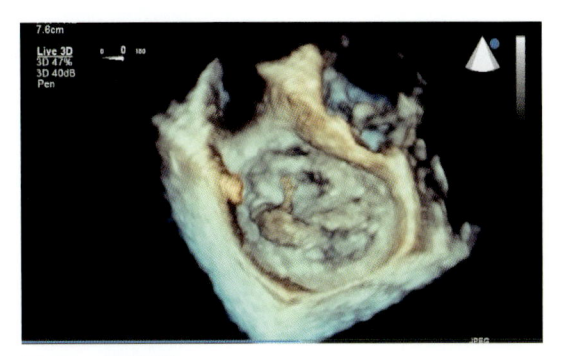

図52 P2逸脱

(A3, P3)が，プローブを引き抜いてくると lateral 側(A1, P1)が観察される．両交連を通る断面では深く挿入する〔もしくは(被検者の口を指標に)反時計方向に回転させる〕と後尖がメインに，プローブを引き抜いてくる(もしくは時計方向に回転させる)と前尖がメインに観察される．長軸断面で観察されるのが middle(A2, P2)である．そこから時計回転にプローブを回転させると medial 側(A3, P3)が，反時計回転にプローブを回転させると lateral 側(A1, P1)が観察できる．

　僧帽弁逸脱症の場合は，2Dで逸脱弁の同定を行うが逆流 jet の吹く方向も参考にして逸脱部位を同定する．基本的に両交連を通る断面を描出し，逸脱弁が medial 側か middle か lateral 側か判断し，カラーで逆流 jet の吸い込み位置が一致するか確認をする．Lateral 側であれば0°でプローブを引き抜いて浅くし A1 か P1 か 2D で逸脱部位を確認し，medial 側であれば90°でプローブを深く挿入し，やや時計回転し，2D で A3 か P3 かを確認する．そして，逆流 jet の吹く方向から A1 か P1 なのか，A3 か P3 なのかも参考とする．A1 であれば左房壁にそって逆流 jet を認めるが，P1 であれば僧帽弁 lateral から medial に向かい左房壁に沿って逆流 jet を認める．A3 であれば左房壁に沿って逆流 jet を認めるが，P3(図50)であれば僧帽弁 medial から lateral に向かい左房壁，左心耳内へ向かう逆流 jet が観察される．A2 か P2 かの判断はプローブの挿入位置を変えて観察する．もしくは経胃短軸断面で逆流 jet の向きを確認するか，長軸断面で逆流 jet の向きを確認する．

　しかし，実際には一部分のみの逸脱症例は少なく，いくつかの部位が逸脱しており判断に悩む症例も多い．そのような場合でも，基本断面を詳細に観察し，2D 上の逸脱部位の同定と吸い込み血流の部位，逆流 jet の吹く方向を詳細に観察することによって診断可能である．また，最近は 3D 経食道プローブも普及しており，3D 画像から逸

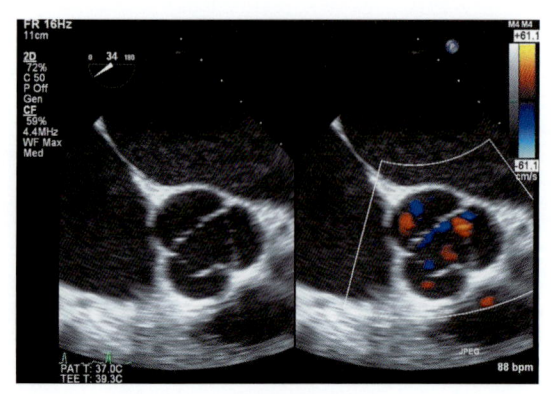

図53　経食道心エコー大動脈弁短軸像

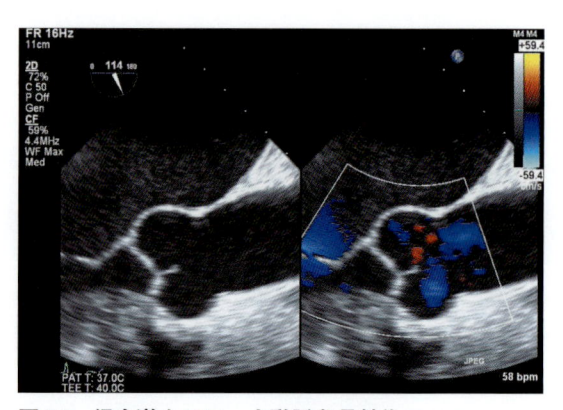

図54　経食道心エコー大動脈弁長軸像

脱部位を同定することも容易となってきている（図51, 52）．

　大動脈弁の基本的な観察断面は，中部食道の大動脈弁短軸像（45°）（図53）と長軸像（135°）（図54）である．基本断面は比較的容易に描出可能である．感染性心内膜炎による疣贅（vegetation）や弁破壊，弁輪部膿瘍の評価に有用である．特に，人工弁置換術後など経胸壁心エコー図では観察不可能な場合で，臨床的に感染性心内膜炎を疑う症例には，積極的に経食道心エコー図検査を施行する必要がある．

C 末梢血管検査

　血管の形態と機能を非侵襲的に評価する方法として末梢血管検査は有用である．末梢血管検査の表示法は各施設によってさまざまであるが，一般的には短軸像は画面の左側に被検者の右側が，画面の右側に被検者の左側が表示されるようにする（被検者の尾側・足側から見上げた像）．長軸像は画面の左側が中枢側（心臓側），右側が末梢側になるように表示する．

1 頸動脈エコー図

　被検者を仰臥位にし，枕は使用しない．検者は被検者の右側に座り検査を行う．右手でプローブを持ち，左手で機械を操作し記録する．中心周波数7.5 MHz程度以上のリニア型探触子を用いる．

　頸動脈は両側の総頸動脈から膨大部，内頸動脈・外頸動脈・椎骨動脈の観察が可能である．まずは，断層法で短軸像（横断像）と長軸像（縦断像）を観察し内中膜複合体厚（IMT）・プラークの有無・解離の有無・血管径などを評価する．次にカラードプラ法で低輝度プラークの有無，高速血流（モザイク血流）の有無を評価する．そして，血流速度をパルスドプラ法で測定する．

　IMTは基本的には長軸像で拡張末期に遠位壁で計測する．1.1 mm以上をIMT異常肥厚と診断する．プラークは，IMTを含み1.1 mmを超える部分と定義される．プラークについては，エコー輝度が低・中・高輝度のいずれであるか，またエコー輝度が2種類以上混在している不均一プラークであるか評価し，また可動性の有無や2 mm以上の陥凹を有する潰瘍を伴うか否かも評価する．プラークスコアは，左右総頸動脈・膨大部・内頸動脈に存在するプラークの高さの総和である．プラークスコアに関しては，大きくなれば脳梗塞の発症頻度が増し[6]，冠動脈病変が多くなるという動脈硬化疾患との関連[7]や脳梗塞の病型との関連[8]が報告されている．また，低輝度プラークや潰瘍は脳梗塞発症の危険性が高いといわれている[6,7,9]．

　狭窄率の測定方法はarea stenosis，ECST法，NASCET法があるが，狭窄率はarea stenosis≧ECST法≧NASCET法となる．一般的に脳神経領域ではNASCET法が多く用いられており，できればNASCET法で計測，最低限ECST法で計測し，いずれも計測困難な場合はarea stenosis

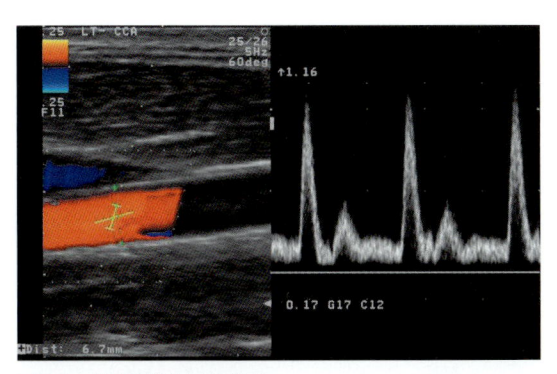

図55 総頸動脈血流波形
総頸動脈を長軸像で描出し(左図),パルスドプラ法を用いて血流波形を測定する(右図).

で表記する.内膜剥離術は内科的治療に比べて,NASCET法・ECST法いずれの方法でも,50%以上の狭窄でやや有効,70%以上の狭窄で有効とされている[10,11].血流速度は,収縮期最高血流速度(PSV),拡張末期血流速度(EDV),平均血流速度(TAMV),pulsatility index(PI)を測定する(図55).内頸動脈起始部狭窄ではPSV≧200 cm/sがNASCET狭窄≧70%を示唆する.また,総頸動脈の拡張末期血流速度の左右比(ED ratio)は内頸動脈系主幹動脈の閉塞ではED ratio≧1.4となる.

2 末梢動静脈エコー図

末梢動静脈は上肢・下肢ともにエコーにて検査可能であるが,上肢よりも下肢のほうが検査対象となることが多いため,下肢について記載する.

大腿動脈〜足背動脈までは,一般的に中心周波数7.5 MHz程度のリニア型探触子を用いるが,血管が深部にある場合や腹部大動脈・外腸骨動脈などは,中心周波数3.5 MHz程度のコンベックス型探触子を用いる.

a. 下肢動脈エコー図

末梢動脈疾患・急性動脈閉塞・仮性動脈瘤の検索に有用である.重要なことは,必ず左右差をチェックすることである.仰臥位で腸骨動脈,総大腿動脈,浅大腿動脈,膝窩動脈,後脛骨動脈,腓骨動脈,前脛骨動脈,足背動脈を断層像で観察し,ドプラ法により血流速を測定する.

血流速波形は,収縮期の立ち上がりが急峻で,下降も急峻であり,拡張期には鋭い陰性波を形成し(dicrotic notch),その後穏やかな陽性波が持続するいわゆる三相性波であれば正常波形であり,測定部位より中枢側には閉塞性病変はないと考えられる.一方,中枢側に有意狭窄や閉塞病変が存在すると,血流波形は収縮期の立ち上がりがなだらかになり,dicrotic notchが不明瞭な単相性波となり,post stenotic patternとなる.収縮期立ち上がり時間(acceleration time;ACT)が,120 ms以上を有意な延長として評価する.狭窄部位では狭窄に伴い血流速が増加し,下肢動脈では最大血流速が2.0 m/sを超える場合は,狭窄率50%以上である.狭窄や閉塞病変が存在すれば,病変の長さも評価する必要がある.また,病変は1か所とは限らないことを忘れてはいけない.

b. 下肢静脈エコー図

深部静脈血栓症の検索依頼が最も多い.静脈でも左右差をチェックすることは重要である.仰臥位で総大腿静脈,浅大腿静脈を観察する.次に座位で膝窩静脈,後脛骨静脈,腓骨静脈,前脛骨静脈,ヒラメ筋静脈,腓腹筋静脈を観察する(座位が不可能な場合は仰臥位で観察する).まずは,断層像(ゲインはやや高めに設定)で静脈内腔のエコー性状を観察し,次にカラードプラ法で血流信号の有無を確認する.血管圧迫法は,静脈の短軸像で血管を圧迫する.血栓がなければ静脈は扁平化するが,血栓があれば扁平化せず圧迫不良となる.

総大腿静脈と膝窩静脈では,ドプラ法で血流速の呼吸性変動を観察し,ミルキング走査による血流の観察を行う.呼気時には腹腔内圧は低下し,下肢静脈では末梢から中枢側への還流が増加するが,吸気時には腹腔内圧は上昇し,末梢から中枢側への還流は減少する.正常であれば呼吸性変動を認めるが,中枢側に血栓が存在すると呼吸性変動が乏しくなる.ミルキングは,ふくらはぎを前後で挟み込むように握り,揉むように筋肉を圧迫し,中枢側への還流を増加させる方法である.正常であれば軽く圧迫するだけで十分な還流の増加が観察できるが,末梢側に血栓が存在すると,ミルキングでの血流増加が不良となる.ただし,場

合によっては圧迫法とミルキングは血栓を遊離させる危険があるため慎重に行う必要がある．総大腿静脈の呼吸性変動が左右差なくあり，下肢浮腫のない症例では必ずしも腸骨静脈の観察を行わなくてもよい．しかし，下肢浮腫を有する例や，呼吸性変動に左右差がある場合は，コンベックス型探触子で腸骨静脈も観察する．

　血栓があれば，血栓の新旧度も評価必要である．新鮮血栓は，血液と同程度の低輝度であり，断層像のみでは見落としてしまうことがあるので，カラードプラ法でカラーの欠損部位がないか，圧迫法にて圧迫不良な部位がないか観察が必要である．時間経過とともに血栓は静脈壁に固定され血栓のエコー輝度も徐々に高くなり，血栓も退縮しサイズも縮小していく．血栓の存在部位も重要であり，血栓の中枢端と末梢端がどこであるか記載が必要である．また，可動性のある浮遊血栓は遊離して肺塞栓を起こす危険性が高いので血栓可動性の有無についても観察し記載する（図56）．

（吉田千佳子，増山　理）

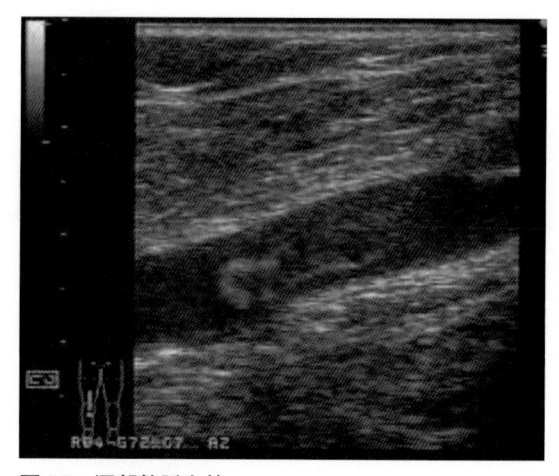

図56　深部静脈血栓
左腓腹筋静脈に可動性のある血栓を認める．

文献

1) Ng AC, Delgado V, Bertini M, et al : Findings from left ventricular strain and strain rate imaging in asymptomatic patients with type 2 diabetes mellitus. Am J Cardiol 2009 ; 104 : 1398-1401
2) Redfield MM, Jacobsen SJ, Bumett JC Jr, et al : Burden of systolic and diastolic ventricular dysfunction in the community : appreciating the scope of the heart failure epidemic. JAMA 2003 ; 289 : 194-202
3) Seghatol FF, Shah DJ, Diluzio S, et al : Relation between contractile reserve and improvement in left ventricular function with beta-blocker therapy in patients with heart failure secondary to ischemic or idiopathic dilated cardiomyopathy. Am J Cardiol 2004 ; 93 : 854-859
4) Paraskevaidis IA, Adamopoulos S, Kremastions DT : Dobutamine echocardiographic study in patients with nonischemic dilated cardiomyopathy and prognostically borderline values of peak exercise oxygen consumption : 18-month follow-up study. J Am Coll Cardiol 2001 ; 37 : 1685-1691
5) Mugge A, Kühn H, Nikutta P, et al : Assessment of left atrial appendage function by biplane transesophageal echocardiography in patients with nonrheumatic atrial fibrillation : identification of a subgroup of patients at increased embolic risk, Am J Cardiol 1994 ; 23 : 599-607
6) Handa N, Matsumoto M, Maeda H, et al : Ischemic stroke events and carotid atherosclerosis : Results of the Osaka Follow-up Study for Ultrasonographic Assessment of Carotid Atherosclerosis（the OSACA Study）. Stroke 1995 ; 26 : 1781-1786
7) Mathiesen EB, Banna KH, Joakimsen O, et al : Echolucent plaques are associated with high risk of ischemic cerebrovascular events in carotid stenosis : The Tromsø Study. Circulation 2001 ; 103 : 2171-2175
8) Nagai Y, Kitagawa K, Sakaguchi M, et al : Significance of Earlier Carotid Atherosclerosis for Stroke Subtypes. Stroke 2001 ; 32 : 1780-1785
9) Gronholdt ML, Nordestgaard BG, Schroeder TV, et al : Ultrasonic Echolucent Carotid Plaques Predict Future Strokes. Circulation 2001 ; 104 : 68-73
10) Rothwell PM, Gutnikov SA, Warlow CP, et al : Re-analysis of the Final Results of the European Carotid Surgery Trial. Stroke 2003 ; 34 : 514-523
11) Benavente O, Eliasziw M, Streifler JY, et al ; Prognosis after Transient Monocular Blindness Associated with Carotid-Artery Stenosis. N Engl J Med 2001 ; 345 : 1084-1090

4 心機図

　心機図は頸動脈，頸静脈，心尖部などの体表面に心音トランスデューサー（マイク）を装着し拍動を脈波として記録するものである．

A 頸動脈波
（carotid artery wave）

1 記録法

　検査者は，被検者を仰臥位にし，心音トランスデューサーを右胸鎖乳突筋の頸部上方（頸動脈拍動を触知する場所）にあて，頸動脈波を記録する．

2 正常波形（図57）

　頸動脈波は，末梢血管抵抗，動脈の弾性力，一回心拍出量，血液駆出速度などにより波形が変化する．正常の頸動脈波は，大動脈駆出開始点（upstroke；US），衝撃波（percussion wave；PW），津波波（tidal wave；TW），切痕（dicrotic notch；DN），重複波（dicrotic wave；DW）の5つからなる．USは，左室収縮期の大動脈駆出が開始される時相である．次に左室から大動脈へ駆出され，急峻に立ち上がった頂点がPWとして記録される．PWは，頸動脈の触診で拍動として触知することができる．PW後の第二峰目の波としてTWがある．TWは，上半身に存在する血管の反射波と考えられている．TWから下降の途中に駆出終了を意味する切痕としてDNが認められる．DNは，Ⅱ音の大動脈弁成分（ⅡA）とほぼ一致する．DWは左室拡張期に小さな隆起を示し緩やかに下降を示す．

　また左室から大動脈へ駆出する立ち上がりの時間（USからPWまで）はupstroke time（UT），左室から大動脈へ駆出し大動脈弁が閉鎖するまでの時間（USからDNまでの時間）は駆出時間（ejection time；ET）と定義される．

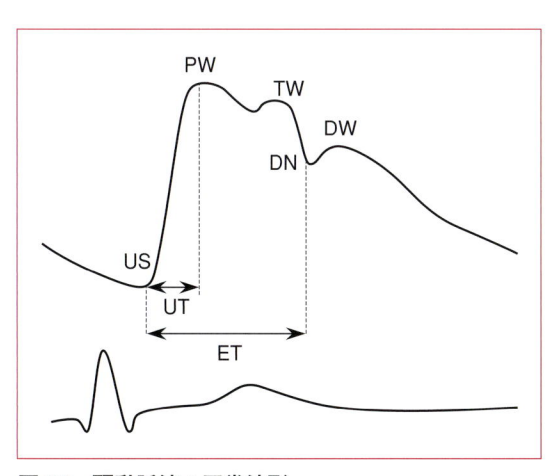

図57　頸動脈波：正常波形
PW：percussion wave，TW：tidal wave，DW：dicrotic wave，DN：dicrotic notch，US：upstroke，UT：upstroke time，ET：ejection time.

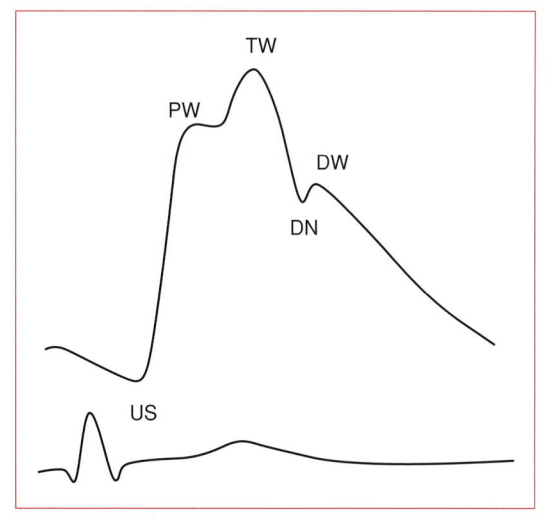

図58　TW増高型
PW：percussion wave，TW：tidal wave，DW：dicrotic wave，DN：dicrotic notch，US：upstroke.

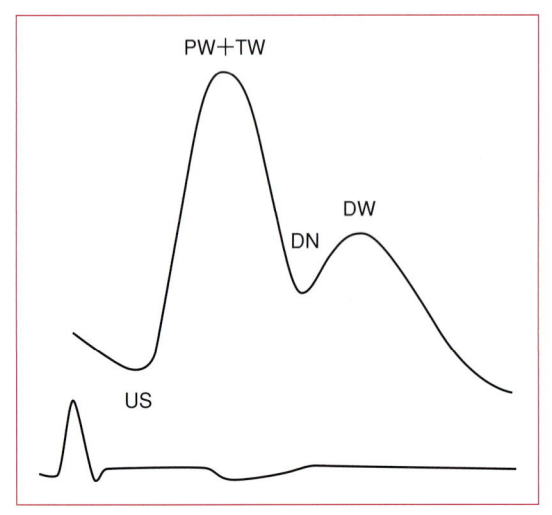

図 59　単峰型，重複波（dicrotic pulse）
PW : percussion wave, TW : tidal wave, DW : dicrotic wave, DN : dicrotic notch, US : upstroke.

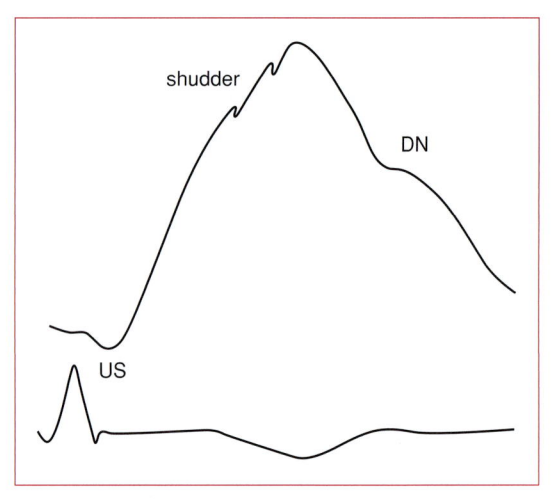

図 61　遅脈型，anacrotic pulse with shudder
DN : dicrotic notch, US : upstroke.

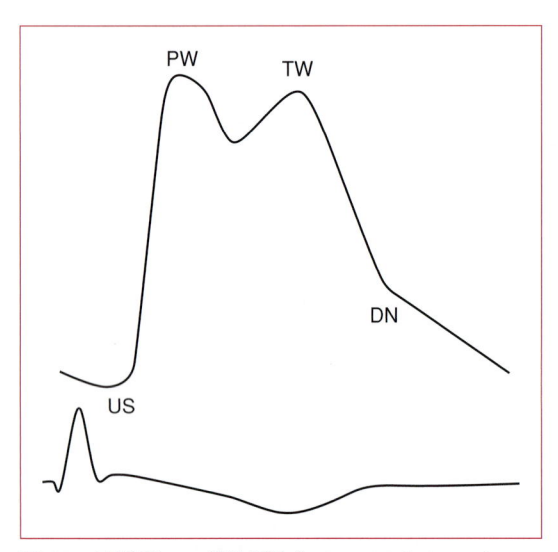

図 60　速脈型，二峰性脈波（pulsus bisferience）
PW : percussion wave, TW : tidal wave, DN : dicrotic notch, US : upstroke.

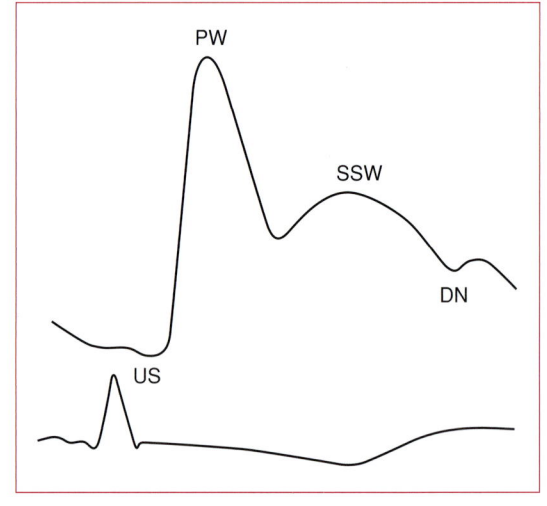

図 62　spike and dome 型
PW : percussion wave, SSW : Slow Secondary Wave, DN : dicrotic notch, US : upstroke.

3　異常波形と疾患

1）TW 増高型（図 58）

PW より TW が大きい波形の場合，TW 増高型という．末梢血管抵抗の増加や大動脈の弾性力が低下している場合にみられる．高血圧症，動脈硬化を伴う老年者でみられる．

2）単峰型，重複波（dicrotic pulse）（図 59）

単峰型は，収縮期の PW と TW が癒合した波形で，拡張型心筋症など心筋疾患に多くみられる．US から DN の間が短縮，つまり ET が短く低心拍出状態を意味する．そして拡張期の DW が増大する．

3）速脈型，二峰性脈波（pulsus bisferiens）（図60）

速脈型は，大動脈弁閉鎖不全症や甲状腺機能亢進症など高心拍出状態で認められる．左室から大動脈へ駆出するときの立ち上がる速度が速く，脈波上昇時間が短くなる（UTが短縮する）．また，DNは強度な大動脈弁障害の存在下で不明瞭となる．

4）遅脈型（anacrotic pulse with shudder）（図61）

遅脈型は，大動脈弁狭窄症などで認められる．左室駆出時の抵抗により大動脈の立ち上がりが緩やかとなる（UTが延長する）．そして高度の大動脈弁狭窄症では上昇脚に振動（shudder）を認める．また速脈型と同様，強い大動脈弁障害の場合，DNが不明瞭となる．

5）spike and dome 型（図62）

spike and dome 型は閉塞性肥大型心筋症に認められる．収縮期前半は速脈型で，収縮中期から後期には，slow secondary wave（SSW）を認める．

4 左室駆出時間

左室駆出時間（ejection time；ET）は，USからDNの時間である．ET（ms）の正常値は，次のように算出できる（男性：352.7 − 1.09 × 心拍数，女性：362.7 − 1.09 × 心拍数）．拡張型心筋症など左室収縮機能が低下する疾患では，ETは短縮する．一方，ETは大動脈弁閉鎖不全症，大動脈弁狭窄症，甲状腺機能亢進症，閉塞性肥大型心筋症などで延長する．

B 頸静脈波

1 記録法

頸静脈波形から右心系の血行動態を推測できる．解剖学的に内頸静脈は，頭頸部領域の大部分の静脈を集める静脈である．また右内頸静脈は，左内頸静脈と異なり上大静脈から直線的に位置することから右心系の血行動態を反映しやすい．そのため頸静脈波は，右内頸静脈で記録する．検査者は，被検者を仰臥位にして心音トランスデューサーを右胸鎖乳突筋の頸部下方にある頸静脈の揺れる場所に軽くあて，頸静脈波を記録する．

2 正常波形（図63）

頸静脈波の正常波形は3つの陽性波（a波，c波，v波）と2つの陰性波（x谷，y谷）から成る．

a波とは，右心室拡張末期の右心房収縮波であり，逆行性に頸静脈へ伝わる．心電図ではP波とQRS波の間の時相に一致する．c波は，右室収縮早期にみられ，三尖弁閉鎖に関連する．x谷は右室収縮後期に形成される．右房および頸静脈

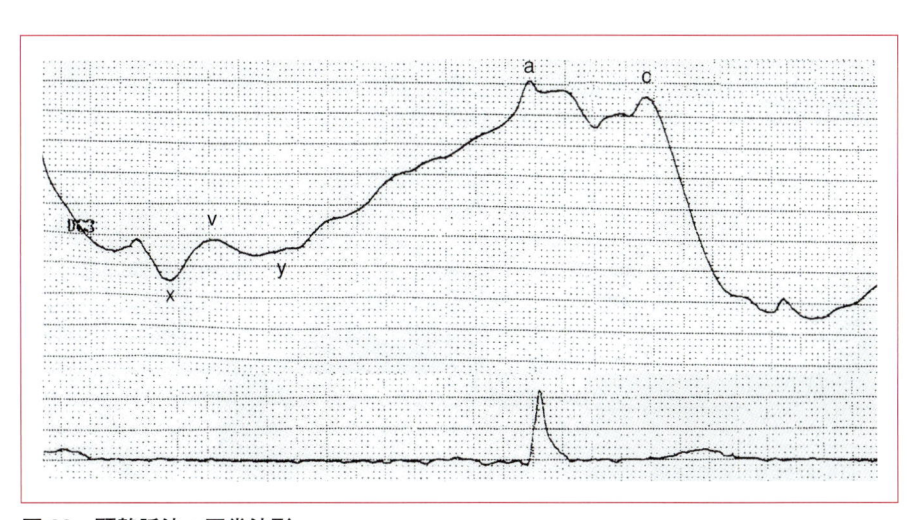

図63　頸静脈波；正常波形

図64 陽性頸静脈波

の弛緩により静脈圧が下降することでx谷を形成する．続いて右室拡張早期にみられるv波は，右房の充満を意味し，v波の頂点は三尖弁開放に関連する．y谷は右室拡張中期に形成される．

3 異常波形と疾患

1) a波の増大
a波は右室の拡張末期圧上昇により，v波より著明に上昇する．a波の増大は，肺高血圧症，肺動脈弁狭窄症，僧帽弁狭窄症，閉塞性肥大型心筋症，収縮性心膜炎でみられる．

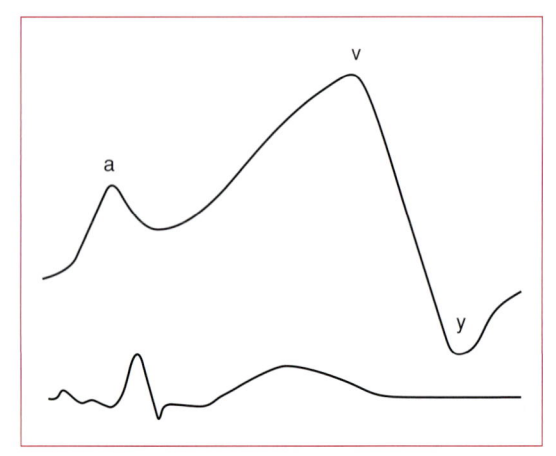

2) 陽性頸静脈波（図64）
陽性頸静脈波は，収縮期にv波の上昇と深いy谷を認める．これは三尖弁閉鎖不全症，心房中隔欠損症，収縮性心膜炎，拘束型心筋症などでみられる．三尖弁逆流が重症化すればv波がさらに増高し右心室圧波形（ventricularization）に類似する．

3) x谷の閉塞（obstruction）
x谷の閉塞はx谷が浅くなる，あるいは消失する波形である．これは，右房の拡張障害と三尖弁輪の可動が制限されるような疾患，心房細動，三尖弁閉鎖不全症，心臓手術後，心膜欠損症などでみられる．

C 心尖拍動図

1 記録法

心尖拍動図は左側臥位で心尖拍動が触知できる場所（健常者では，第五肋間鎖骨中線上にあることが多い）にトランスデューサーを置き記録する．心尖拍動が触知不良の例（健常人の約30％，肥満，慢性閉塞性肺疾患など）では，記録ができないことがある．

2 正常波形（図65）

A波（atrial wave）は，左室拡張末期の左房収縮による左室充満を反映し，心音図のⅣ音と一致

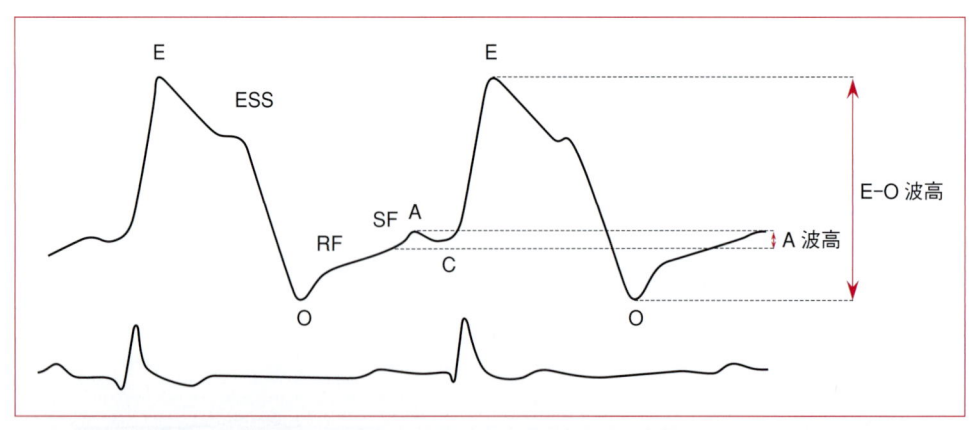

図65 心尖拍動波；正常波形
E : ejection wave, ESS : end systolic shoulder, O : opening point, RF : rapid filling, SF : slow filling, A : atrial wave, C : contraction point

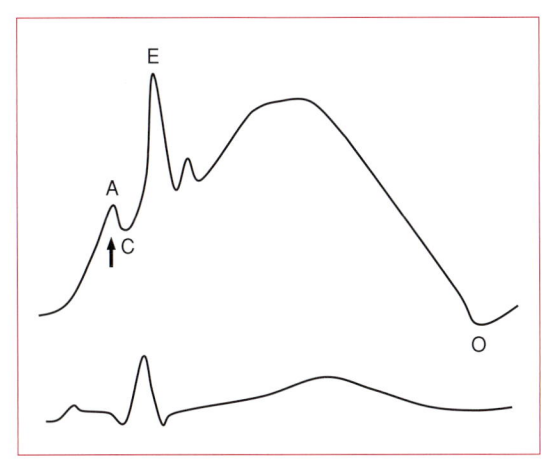

図66 A波の増大(矢印)
A : atrial wave, C : contraction point,
E : ejection wave, O : opening point.

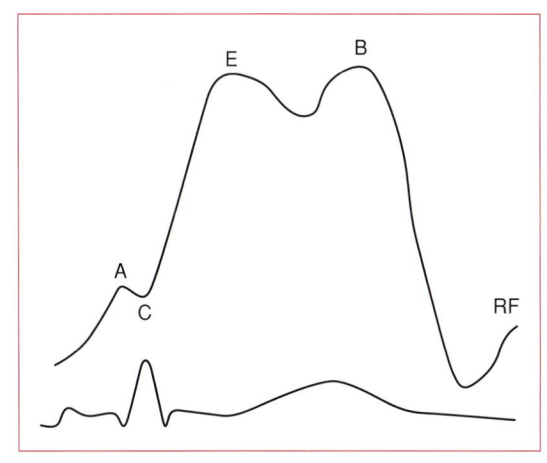

図67 収縮期膨隆波(late systolic bulge)
A : atrial wave, B : bulge, C : contraction point,
E : ejection wave, RF : rapid filling.

する．続くC波(contraction point)は，心電図上，R波に一致する波であり，左室収縮の開始を示す．左室収縮が開始されるとE波(ejection wave)が形成され，E波のピークが大動脈弁が開く時相に一致する．触診で心尖拍動が触知できるのがこの時相である．ESS(endsystolic shoulder)は，収縮後期の上向きの隆起を示し心電図上，T波に一致する．次にO点(opening point)は，左室拡張早期に僧帽弁が開口する点である．僧帽弁開口後，急速流入期に，RF(rapid filling wave)がみられ，心音図では，Ⅲ音と一致する．以後，緩徐流入期としてSF(slow filling wave)を形成し，A波と続く．心尖拍動図は左室容量圧変化を反映する．

3 異常波形と疾患

1) A波の増大(図66)

A波の増大は，左室拡張末期圧の上昇時(高血圧，大動脈弁狭窄症，虚血性心疾患，肥大型心筋症など)にみられる．A波高/E-O波高が10％以上の場合をA波増大とする．

2) 収縮期膨隆波，抬起性拍動(late systolic bulge, sustained bulge, heaved)(図67)

収縮期膨隆波は左室壁運動異常のある疾患(拡張型心筋症，心室瘤，完全右脚ブロックなど)でみられる．心尖拍動の持続がⅡ音を超えて長くなる．その結果，ESSがE波より高くなり，膨隆波(buldge)が認められる．

3) 急速流入期波の増高

急速流入期波(rapid filling；RF)は左房から左室への流入量の増加を意味する．僧帽弁閉鎖不全症，若年者，甲状腺機能亢進症などでみられる．

4) 急速流入期波の減高

左室流入量の減少を意味する．僧帽弁狭窄症でみられる．

5) 収縮期の陥凹

まれにクリック音に一致した時相で左室の内方運動を認める．僧帽弁逸脱症候群でみられ僧帽弁閉鎖不全症が合併することが多い．

(正木 充，増山 理)

文献

1) 沢山俊民：心音─心機図と聴診トレーニング．中外医学社，1983, pp34-43
2) 小川 聡，井上 博，佐藤 徹：標準循環器病学．医学書院，2001, pp66-69
3) 増山 理，井上 博：エキスパートをめざす循環器診療1 心不全・ショック．南江堂，2006, pp52-63

5 CT, MRI

A CT

　近年におけるCTの機器および撮像法の進歩により，冠動脈を中心とする心臓血管の非侵襲的画像診断法としてCTが急速に普及してきている．従来gold standardとされてきたカテーテルを用いた冠動脈造影(coronary angiography；CAG)に比べ，CTでは冠動脈の内腔の情報だけでなく，冠動脈壁やプラークに関する三次元的な情報が得られること，さらにこれらの情報が非侵襲的に得られることから，虚血性心疾患の診断において重要な位置を占めるようになっている．

　この進歩をもたらしたのが，1998年の多検出器列型CT(multidetector-row CT；MDCT)の登場である．特に，2004年における64列CTの導入は，撮影時間の短縮，時間分解能の向上による画質改善，心電図同期下の広範囲な撮影，造影剤の減量，そして冠動脈狭窄の診断精度の向上など，それまでのCTに比べてさまざまな利点をもたらし，急速に普及することとなった．現在では，64列CT以降の新世代のCTとして，2個のX線管球と検出器を備えて時間分解能を改善したdual source CT，検出器の素材としてX線に対する反応特性が優れた新しい素材を採用して空間分解能を向上したCT(high definition CT)，体軸方向に128～320列とさらなる検出器の多列化を有するCTなどが登場してきている(図68)．

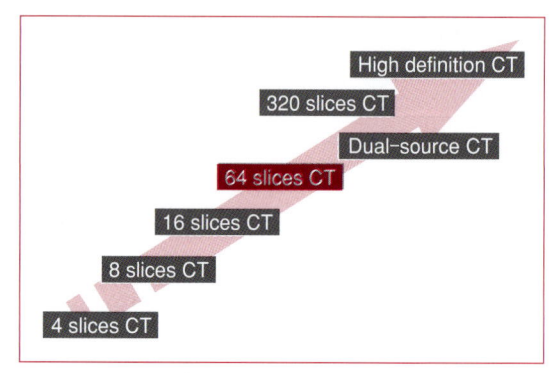

図68　CTの進歩
CTは1998年のMDCTの登場以来，この10年ほどの間に急速な発展を遂げており，現在では64列CTが普及している．新世代CTとしては，2管球を搭載したdual-source CT，さらなる多列検出器を有する320列CT，高分解能を目指したhigh definition CTなどが開発されている．

1 CTによる冠動脈狭窄の評価

1) 冠動脈狭窄の診断精度

　64列CTを用いた単一施設からの成績の集計では，有意狭窄の検出に関する診断精度は，平均で感度89％，特異度96％，陽性反応的中率78％，陰性反応的中率98％と報告されている[1](表9)．多施設研究でも，有病率の差による成績の違いはあるものの，ほぼ同様の高い診断精度が報告されている[2,3]．このようにCT冠動脈造影の診断精度は高く，特に陰性反応的中率がきわめて高いことが特徴である．

2) 完全閉塞病変と側副路

　完全閉塞病変の場合，CAGでは閉塞部より末梢が側副路によって適切に造影されないと閉塞部の全貌が明らかにならないが，CTでは閉塞部より末梢の血管内腔が造影剤により満たされるため病変の全貌が石灰化の有無などの性状とともに明らかとなる．CTで閉塞部の蛇行の有無や血管走行が認識でき，また閉塞長を計測することも可能であり，側副路も描出されるので，PCI(percutaneous coronary intervention)に際して有用な情報を提供する．

2 CTによる冠動脈プラークの評価

1) 冠動脈プラークの検出

　MDCTによる動脈硬化性プラークの検出精度に関しては，血管内超音波(IVUS)をgold standardとすると，16列CTで82％，64列CTで92％の検出率が報告されている[4,5]．64列CTで

表9 冠動脈の有意狭窄(>50%)の検出に関する64列CTおよびdual-source CTの診断精度

セグメント当たり	N	感度(%)	特異度(%)	陽性反応的中率(%)	陰性反応的中率(%)
Leschka, et al	67	94	97	87	99
Leber, et al	55	76	97	75	97
Raff, et al	70	86	95	66	98
Mollet, et al	51	99	95	76	99
Ropers, et al	81	93	97	56	100
Schuijf, et al	60	85	98	82	99
Ong, et al	134	82	96	79	96
Ehara, et al	69	90	94	89	95
Nikolaou, et al	72	82	95	69	97
Weustink, et al	77	95	95	75	99
Leber, et al	88	94	99	81	99
合計	824	89	96	78	98

(Schroeder S, Achenbach S, Bengel F, et al: Cardiac computed tomography: indications, applications, limitations, and training requirements. Report of a Writing Group deployed by the Working Group Nuclear Cardiology and Cardiac CT of the European Society of Cardiology and the European Council of Nuclear Cardiology. Eur Heart J 2008; 29: 531-556 より引用)

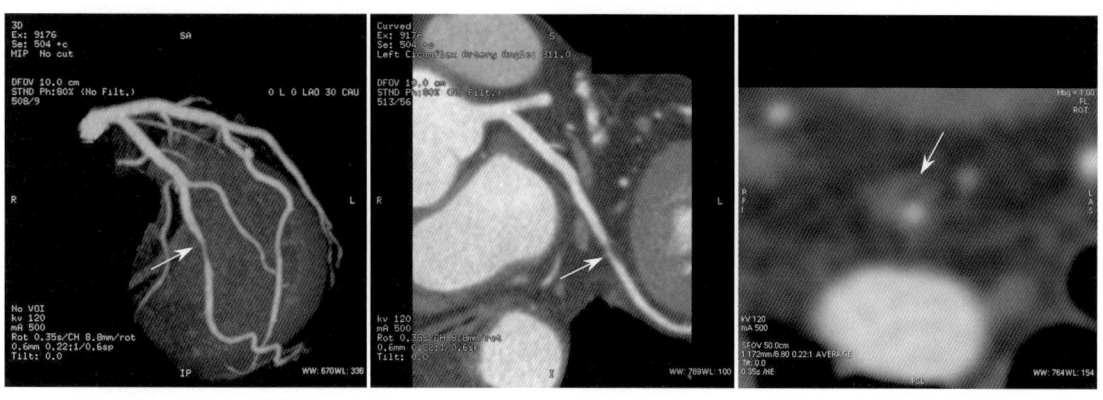

図69 冠動脈プラークの検出　　　　　　　　　　　　　　　　　　　　　　　　　　a|b|c
a. 左冠動脈の angiographic view，b. 回旋枝の CPR 像，c. 病変部の短軸像
左冠動脈回旋枝 #14 に限局性狭窄があり，CPR 像では同部に非石灰化プラークが描出されている(b：矢印)．短軸像ではプラーク内部に脂質コアを示唆する低吸収域(c：矢印)が認識される．

は，特に非石灰化プラークの検出率が向上している．冠動脈の長軸方向でのプラークの分布の把握には血管の中心軸に沿って展開したCPR(curved planar reconstruction)画像が有用であり，また病変部におけるプラークの局在や内腔との関係を把握するのには短軸断面における観察が有用である(図69)．

2) 冠動脈プラークの定量評価

CTによるプラークの定量評価に関する研究では，冠動脈の内腔面積に関してはCTの短軸画像上での計測値とIVUSでの計測値との間に良好な相関が，さらにプラーク面積に関しては中等度の相関が報告されている[6]．定量評価の精度についてはいまだ十分とは言えず，64列CTによる研究では，石灰化プラークに関しては過大評価する傾向が，非石灰化プラークに関しては過小評価する傾向がある[5]．また，冠動脈の狭窄病変の進行に伴って生じるリモデリングに関しては，CTとIVUSの間に良好な相関が報告されている[7]．

3) 冠動脈プラークの性状評価

プラークの診断において，急性冠症候群との関連で注目されているのが，不安定プラークの評価である．不安定プラークの多くは内部に多量の脂質を含み，薄いfibrous capが破綻することで急

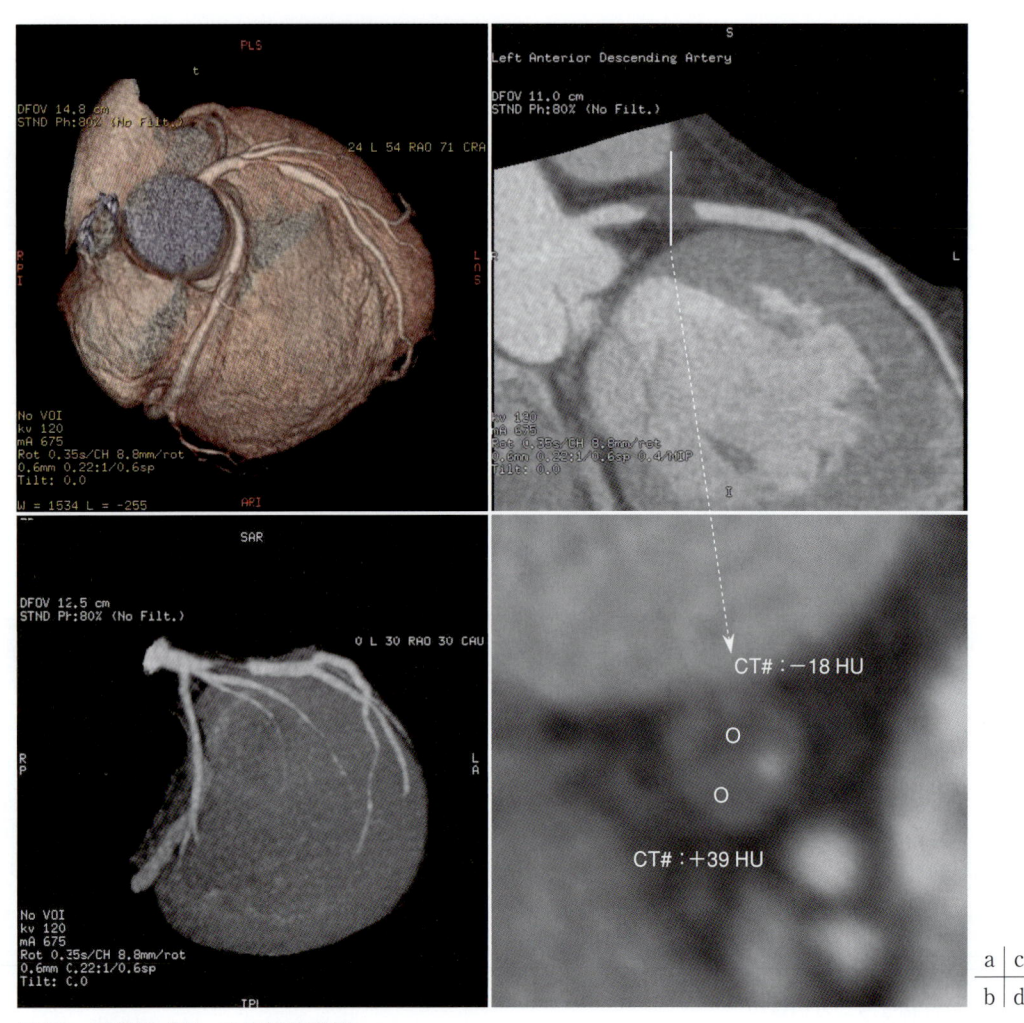

図70 冠動脈プラークの性状評価
a. VR(volume rendering)像，b. angiographic view，c. 左冠動脈前下行枝のCPR像，d. 病変部の短軸像
急性冠症候群を呈した症例である．左冠動脈前下行枝近位部に90%の高度狭窄を認める(a, b)．同部に非石灰化プラークが存在し，positive remodelingを呈している(c)．病変部の短軸像では，高度の偏心性狭窄を認め，プラークの内部には低濃度(CT値：-18 HU)の部分が存在し，脂質コアを有するプラークであることが示唆される(d)．

性に血栓形成をきたし心筋梗塞あるいは不安定狭心症を生じるプロセスが病理学的に解明されてきている．

CTは，非侵襲的にプラークを描画でき，プラークのCT値を計測することでその組成を推定できることから，プラーク性状の評価に期待が寄せられている．IVUSとの比較で，脂質に富むプラークはCT値が50 HU以下，線維性プラークは50～120 HU，石灰化プラークは120 HU以上を示すと報告されており[8]，破綻しやすい不安定プラークの特徴とされる脂質コアの存在を推定できる(図70)．しかしながら，プラークのCT値の計測には，さまざまな誤差を生じる要因があり，また脂質に富むプラークと線維性プラークでは，そのCT値に重なりが多い[9]．急性冠症候群と安定狭心症群においてプラークの性状をCTで比較した臨床研究では，CT値30 HU未満の非石灰化プラーク，positive remodeling，微小石灰化の頻度が急性冠症候群の患者において圧倒的に多くみられること，さらに前2者は予後とも密接に関連し

ていることが報告されている[10,11].

3 CTの臨床的適応

1）冠動脈CTの適応

冠動脈CTはさまざまな適応に広がりを見せており，胸痛を訴える患者における狭窄病変の検出ばかりでなく，プラークの存在診断や性状診断，冠動脈先天奇形の評価，不安定狭心症患者における病変の存在の有無，PCI前の解剖学的情報の把握，さらに冠動脈バイパス手術後あるいはPCI後の経過観察，薬物療法後の冠動脈プラークを含む病変の効果判定などに用いられている．

虚血性心疾患におけるCTの適応に関しては，最近いくつかのガイドラインが報告されている．米国ではACCF（American College of Cardiology Foundation）など多学会による適応に関するガイドラインがappropriate use criteriaという形で示されている[12,13]．わが国でも，日本循環器学会や日本医学放射線学会など関連の多数の学会からなる合同研究班によってエビデンスに基づく「冠動脈の非侵襲的診断法に関するガイドライン」[14]が報告され，このなかでは，胸痛があり安定狭心症が疑われる患者では，診断樹のなかでCT冠動脈造影の重要性が明記された．また，SCCT（Society of Cardiovascular Computed Tomography）からは心臓CTの検査，読影，報告の標準化に向けてガイドラインが報告されている[15,16]．

2）冠動脈以外への適応

CT機器の進歩と心電図同期撮影法の確立そして多彩な3次元表示法の発達は，冠動脈にとどまらず冠動脈以外の領域や疾患にも応用されている．これらは，心機能の評価，心筋梗塞や心筋症における心室壁の形態や性状評価，心筋灌流の評価，大動脈弁を中心とする弁の評価，心腔内の血栓や心臓腫瘍の評価，先天性心疾患における心外奇形の評価，心膜の評価，そしてカテーテル治療の支援画像としての左房・肺静脈や冠静脈の評価などである．

〈栗林幸夫〉

文献

1) Schroeder S, Achenbach S, Bengel F, et al : Cardiac computed tomography : indications, applications, limitations, and training requirements. Report of a Writing Group deployed by the Working Group Nuclear Cardiology and Cardiac CT of the European Society of Cardiology and the European Council of Nuclear Cardiology. Eur Heart J 2008 ; 29 : 531-556
2) Budoff MJ, Dowe D, Jollis JG, et al : Diagnostic performance of 64-multidetector row coronary computed tomographic angiography for evaluation of coronary artery stenosis in individuals without known coronary artery disease. J Am Coll Cardiol 2008 ; 52 : 1724-1732
3) Miller JM, Rochitte CE, Deway M, et al : Diagnostic performance of coronary angiography by 64-row CT. N Engl J Med 2008 ; 359 : 2324-2336
4) Achenbach S, Moselewski F, Ropers D, et al : Detection of calcified and noncalcified coronary atherosclerotic plaque by contrast-enhanced, submillimeter multidetector spiral computed tomography : a segment-based comparison with intravascular ultrasound. Circulation 2004 ; 109 : 14-17
5) Leber AW, Becker A, Knez A, et al : Accuracy of 64-slice computed tomography to classify and quantify plaque volumes in the proximal coronary system : a comparative study using intravascular ultrasound. J Am Coll Cardiol 2006 ; 47 : 672-677
6) Moselewski F, Ropers D, Pohle K, et al : Comparison of measurement of cross-sectional coronary atherosclerotic plaque and vessel areas by 16-slice multidetector computed tomography versus intravascular ultrasound. Am J Cardiol 2004 ; 94 : 1294-1297
7) Achenbach S, Ropers D, Hoffmann U, et al : Assessment of coronary remodeling in stenotic and nonstenotic coronary atherosclerotic lesion by multidetector spiral computed tomography. J Am Coll Cardiol 2004 ; 43 : 842-847
8) Schroeder S, Kopp AF, Baumbach A, et al : Noninvasive detection and evaluation of atherosclerotic coronary plaques with multislice computed tomography. J Am Coll Cardiol 2001 ; 37 : 1430-1435
9) Tanami Y, Ikeda E, Jinzaki M, et al : Computed tomographic attenuation value of coronary atherosclerotic plaques with different tube voltage : An ex vivo study. J Comput Assist Tomogr 2010 ; 34 : 58-63
10) Motoyama S, Kondo T, Sarai M, et al : Multislice computed tomographic characteristics of coronary lesions in acute coronary syndromes. J Am Coll Cardiol 2007 ; 50 : 319-326
11) Motoyama S, Sarai M, Harigaya H, et al : Computed tomographic angiography characteristics of atherosclerotic plaques subsequently resulting in acute coronary syndrome. J Am Coll Cardiol 2009 ; 54 : 49-57
12) Hendel RC, Patel MR, Kramer CM, et al : ACCF/ACR/SCCT/SCMR/ASNC/NASCI/SCAI/SIR 2006 appropriateness criteria for cardiac computed tomography and cardiac magnetic resonance imaging :

a report of the American College of Cardiology Foundation Quality Strategic Directions Committee Appropriateness Criteria Working Group, American College of Radiology, Society of Cardiovascular Computed Tomography, Society for Cardiovascular Magnetic Resonance, American Society of Nuclear Cardiology, North American Society for Cardiac Imaging, Society for Cardiovascular Angiography and Interventions, and Society of Interventional Radiology. J Am Coll Cardiol 2006 ; 48 : 1475-1497

13) Taylor AJ, Cerqueira M, Hodgson JM, et al : ACCF/SCCT/ACR/AHA/ASE/ASNC/NASCI/SCAI/SCMR 2010 appropriate use criteria for cardiac computed tomography : a report of the American College of Cardiology Foundation Appropriate Use Criteria Task Force, the Society of Cardiovascular Computed Tomography, the American College of Radiology, the American Heart Association, the American Society of Echocardiography, the American Society of Nuclear Cardiology, the North American Society for Cardiovascular Imaging, the Society for Cardiovascular Angiography and Interventions, and the Society for Cardiovascular Magnetic Resonance. J Am Coll Cardiol 2010 ; 56 : 1864-1894

14) 山科 章, 上嶋健治, 木村一雄, 他：冠動脈の非侵襲的診断法に関するガイドライン. 循環器病の診断と治療に関するガイドライン（2007-2008年度合同研究班報告）. Circ J 2009 ; 73 (Suppl Ⅲ) : 1019-1114

15) Abbara S, Arbab-Zadeh A, Callister TQ, et al : SCCT guidelines for performance of coronary computed tomographic angiography : a report of the Society of Cardiovascular Computed Tomography Guidelines Committee. J Cardiovasc Comput Tomogr 2009 ; 3 : 190-204

16) Raff GL, Abidov A, Achenbach S, et al : SCCT guidelines for the interpretation and reporting of coronary computed tomographic angiography. J Cardiovasc Comput Tomogr 2009 ; 3 : 122-136

B　MRI

1　MRI検査の注意・禁忌

　magnetic resonance imaging（MRI，磁気共鳴画像）は強力な磁場環境のもとで被検者に電波を与え，被検者から返ってきた電波を分析・計算して，画像を得る方法である．大まかにはT1強調像とT2強調像の2種類があり，それぞれのコントラストをもとに，解剖学的構造の把握や病変の検出，広がり，性状判断を行う．

　ガドリニウム造影剤はT1強調像で信号を高めるので，血管の描出や病変のコントラストを増強することができる．

　MRI検査室内は強力な磁場環境なので，ペースメーカや除細動器などの装着者はMRI検査禁忌である．近年，特定の条件下でMRI検査が可能な製品も導入されているが，検査を行うにあたって，施設基準が定められている．また金属ステント，動脈瘤コイルなどの体内金属については，最近の製品であればチタン製などMRI検査可能なものが多いが，材質によってはMRI検査が禁忌となることがあるので，検査前に十分な確認が必要である．なお人工弁はMRI検査可能である．

　ガドリニウム造影剤は，同剤によるアレルギー既往を有する症例では禁忌であり，腎機能低下や気管支喘息を有する症例も原則禁忌である．

2　循環器疾患を対象としたMRI撮像法

　MRIは撮像時の動きに弱いので，心臓を検査対象とする場合は，一般的には心電図あるいは脈波同期をかけたうえで，呼吸停止下で撮像を行う．血管を撮像対象とするMRアンギオグラフィ（MRA）には，造影剤を用いる方法と非造影法がある．以下，撮像法について概略する．詳細はエクスパートコンセンサスあるいは，SCMRガイドラインを参照されたい[1,2]．

1）シネ撮像

　血液を高信号に描出して，心筋との間に高いコントラストを作る撮像方法であり，造影剤は不要である．1回の呼吸停止下で，1ないし複数断面において，1心拍を20～30時相に分割した連続画像が得られる．この画像をページめくりのように再生して観察すれば，形態のみならず心臓の動きを評価できる．また，画像解析装置のソフトウェアを用いて，心筋の内縁と外縁をトレースした後に，断面積を積算すれば（シンプソン法），心室容積や心筋容積，駆出率の計測ができる．心エコーに対する利点として，死角がなく，心臓の形態変化の影響を受けずに正確な容積計算ができることが挙げられる（図71, 図72 a, b）．

2）ガドリニウム遅延造影

　造影剤を投与してから10分程度経過した後に撮像するT1強調像である．造影域と非造影域のコントラストを高めるため，いったん信号を反転させてから信号回復を待ち，非病変部の心筋信号

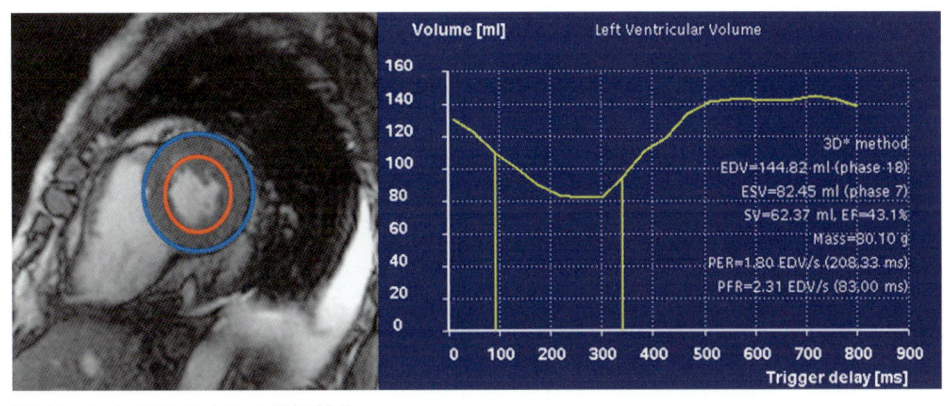

図 71　シネ MRI による左室短軸像
左室全体をカバーするように撮像し(左図)，左室壁内縁(赤線)と外縁(青線)を囲めば，左室の時間容量曲線を得ることができる．左室の拡張末期容積(EDV)，収縮末期容積(ESV)，駆出量(SV)，駆出率(EF)，左室心筋重量(Mass)，最大駆出率(PER)，最大充満率(PFR)を計算することができる(右図)．

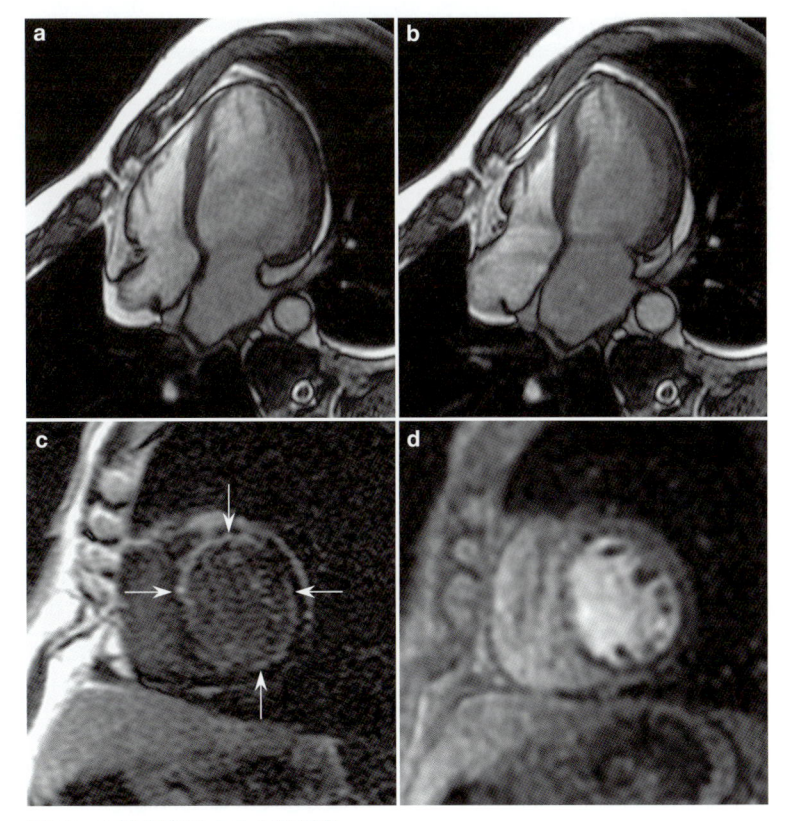

図 72　3 枝病変による心筋梗塞
左室水平長軸シネ撮像(a. 拡張末期，b. 収縮末期)．左室は軽度拡張し，びまん性に壁運動が低下している．少量の心囊液が描出されている．
c. 遅延造影(左室短軸像)では，不連続ながらほぼ全周性に，心内膜下を主体とする濃染が認められ，3 枝領域の心内膜下梗塞に相当する所見である．
d. ATP 負荷心筋パーフュージョンでも全周性，心内膜下の灌流低下が描出されており，虚血が示唆される．

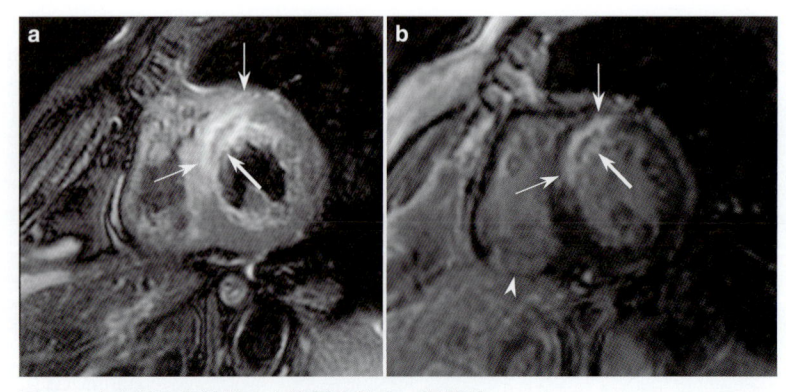

図73 左室前下行枝域の心筋梗塞発症1週間後
a. 脂肪抑制併用T2強調・ブラック・ブラッド法における高信号は心筋浮腫と考えられる(細矢印).
b. 遅延造影における濃染像は，前壁中隔の心内膜下梗塞(細矢印)，および，右室下壁の一部(矢頭)にも認められる．濃染範囲の心内膜下・中央には低信号域を認め，微小循環閉塞に相当すると考えられる(太矢印).

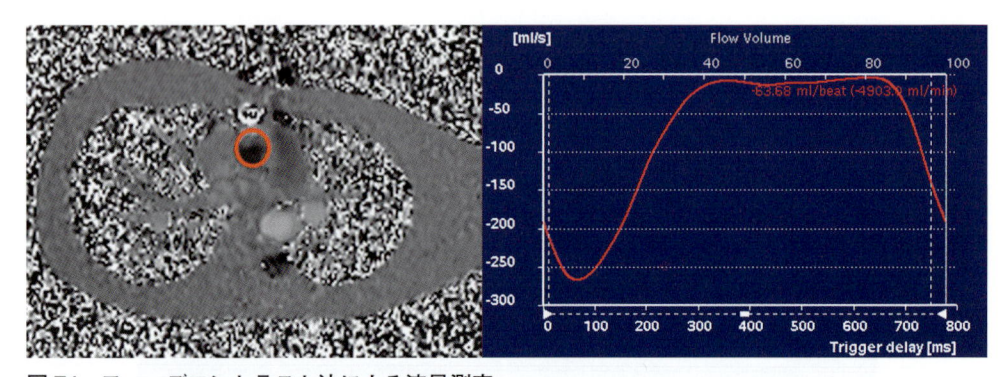

図74 フェーズコントラスト法による流量測定
上行大動脈に関心領域(左図，赤線内)を置いて，流量を右図に示してある．観測スライスから流出する方向の血流であるため，負の値で表示されている．

がゼロになる時点で撮像を行う．心筋梗塞巣や心筋症などにおける異常心筋組織検出の目的に用いられる(図72c，図73a).

3) 心筋負荷パーフュージョン

造影剤を急速に静注しながら高速撮像を行い心筋灌流を評価する方法で，アデノシン3リン酸（ATP），アデノシン，ジピリダモールなどの血管拡張剤と併用し，虚血を検出することができる．装置や被検者の心拍数に依存するが，1～3心拍ごとに，3～6断面の左室短軸像を撮像し，心筋濃染を観察する．一般的には，負荷時と安静時の撮像を行い，両者の所見を対比しながら読影する(図72d).

4) ブラック・ブラッド法

血液の信号を抑制して行う撮像法で，形態の確認に加え，T1強調像であれば脂肪組織の検出，脂肪抑制T2強調像は心筋浮腫の描出を目的として用いられる(図73b)．また，血管ではプラークイメージングへの応用も期待されている．

5) 血流・流速計測

フェーズ・コントラスト・シネ法を用いて行う撮像方法で，血流の流速および流量を計測することができる．対象血管に対して垂直な撮像断面を設定する必要があり，エコーのような簡便性には欠ける(図74).

6) タギング

「タグ」とよばれる格子状，あるいは縞模様の低

信号を心筋につけて，模様の変形の様子から心筋の捻れを可視化する方法である．半定量的に解析を行う場合には後処理が必要となり，その方法が確立されていないため，臨床的用途は限られている．

7）MRアンギオグラフィ（MRA）
①大血管・末梢血管
造影剤を用いて撮像することが多いが，非造影で血管を描出できることがMRI検査の利点の1つであり，造影剤禁忌症例などに対して利用される．非造影MRAとして，脳領域では3D-time of flight（TOF）法が広く用いられている．一方，3D-TOF法は撮像範囲の広い大血管や末梢血管MRAには適さず，従来から2D-TOF法が用いられてきた．これに加え最近では，心電図同期下で拡張期と収縮期のT2強調像の差分から得られる3D非造影MRAが導入されている．MRIでは石灰化は無信号となるので，強い石灰化がある症例ではCTよりもMRAによる脈管描出が期待される．

②冠動脈
冠動脈の描出には，心電図同期と呼吸同期をかけながら，心臓全体のボリュームデータを取得し，そこから冠動脈像を得る方法（whole heart法）が一般的に用いられている．呼吸同期をかける際，横隔膜の動きを監視し，その動きに合わせて信号収集する方法が広く用いられている．造影剤を使わずに描出する撮像法を用いることが多い．

3 MRI検査の適応

心臓MRIの撮像方法は，装置に依存するところが大きく，他領域に比べて特殊であるので，必ずしも一般化しているとはいえない．施設ごとにその適応を十分に検討する必要がある．

心臓MR検査の適応疾患として，まず心筋症，虚血性心疾患が挙げられる．心筋症では，シネで心筋壁運動の評価と容量解析による心機能解析と，造影ができる場合は遅延造影法によって線維化など異常心筋を検出することができる．心筋症における濃染像の出現は予後予測に役立つ[3]．その分布パターンを検討することにより，心サルコイドーシスやアミロイドーシスなどの鑑別に役立つ．

虚血性心疾患の場合，①シネ，②負荷/安静パーフュージョン，③遅延造影，を組み合わせて検査すれば，心機能解析，虚血，梗塞の評価を行うことができる（図72）．急性期梗塞では負荷検査はできないが，脂肪抑制T2強調のブラック・ブラッド法を追加すれば，心筋浮腫の範囲を視覚化することができる（図73）．その他，心筋炎，心膜炎，心臓腫瘍，大動脈弁あるいは肺動脈弁の逆流定量評価などが適応として挙げられる．

脈管評価については，ヨード造影剤が使用可能であれば，空間分解能の高さや撮像範囲の広さの点からCTアンギオグラフィが優先されることが多い．ヨード造影剤禁忌例や，若年の繰り返し検査で放射線被曝を極力避けたい場合は，造影あるいは非造影MRAが利用される．冠動脈MRAの画質は撮像装置に依存するところが大きいが，冠動脈の変異や冠動脈瘤，虚血性心疾患における狭窄/閉塞病変の検出などが可能となる．

〔奥田茂男〕

文献
1) Hundley WG, et al : ACCF/ACR/AHA/NASCI/SCMR 2010 expert consensus document on cardiovascular magnetic resonance : a report of the American College of Cardiology Foundation Task Force on Expert Consensus Documents. Circulation 2010 ; 121 : 2462-2508
2) CMR Image Acquisition Protocols, Society for Cardiovascular Magnetic Resonance, http://www.scmr.org/（日本語版SCMR Japan Chapter, http://scmr.jp/）
3) Assomull RG, Prasad SK, Lyne J, et al : Cardiovascular magnetic resonance, fibrosis, and prognosis in dilated cardiomyopathy. J Am Coll Cardiol 2006 ; 48 : 1977-1985

6 核医学検査

心臓核医学検査は非侵襲的に心筋局所での心筋血流，エネルギー代謝，神経受容体機能などを評価できることが特徴である．そのため，冠動脈疾患の診断，心血管イベントリスク評価，虚血性心疾患による心不全における血行再建術の適応決定および心不全症におけるリスク評価として循環器領域の日常臨床で広く応用されている．さらにこれまでの豊富なエビデンスに基づき予後予測の有用性が画像診断のなかで確固として確立されている．

近年ではポジトロン断層撮影検査(positron emission tomography；PET)も冠動脈疾患の診断に臨床応用が開始されている．

A 核医学検査の原理

1 撮像機器

核医学検査では，通常の胸部X線撮影やコンピュータ断層撮像(CT)のように外部の放射線源により放射線を照射して画像を作成するのではなく，体内に投与された放射性薬剤からの放射能を撮像機器が検出することで画像を作成する[1]．

撮像機器は従来から使用されている single photon emission computed tomography(SPECT)およびPETの撮像装置が使用される．SPECTでは体内からの放射能を単一方向の検出器から検出する．そのため，カメラはベッド周囲を回転することで断層像を撮像する．これに対してPETは検出器が360°方向に配置されており，外観はCT撮像装置に類似している．高エネルギーの陽電子が消滅する際に放出される消滅光子を同時に検出することで単に画像情報を得るのみでなく，定量情報を得られるのが特徴である(図75)．

B 心筋血流イメージング

心臓核医学検査の特徴は冠動脈の形態学的な情報とは異なり生理学的情報である心筋虚血を検出できる点である．さらに心筋血流欠損の重症度に応じて心血管イベントリスクの評価の有用性が確立されていることも重要である[2]．ACC/AHA/ASNCおよび日本循環器学会のガイドラインでは主に下記をクラス1の検査適応としている(表10)．

①冠動脈疾患を疑われる検査前有病確率中等度の患者における診断．
②冠動脈疾患患者において中等度冠動脈狭窄(25〜75%)病変に対する血行再建術の適応および血行再建術後に症状変化が出現した場合の評価．
③非心臓手術前における虚血性心疾患の診断およびリスク評価[3,4]．

1 心筋虚血の定義

心筋虚血は心筋の代謝(酸素)需要が増加した際に心筋への血流供給が不十分になった場合に生じる．心筋血流イメージングでは負荷時に心筋血流低下を認め，安静時に改善する可逆性変化としてとらえられる．薬剤負荷の場合，厳密には血管拡張能低下を検出することになる．

2 放射性医薬品

1) ^{201}thallium

thalliumは半減期72.9時間の心筋血流放射性医薬品である(表11)．thalliumはカリウム類似体で心筋細胞へはナトリウム-カリウムポンプを通じて能動的に取り込まれる(図75)．その後，ナトリウム-カリウムポンプから洗い出されるため，投与15分後の早期像は負荷時の心筋血流を

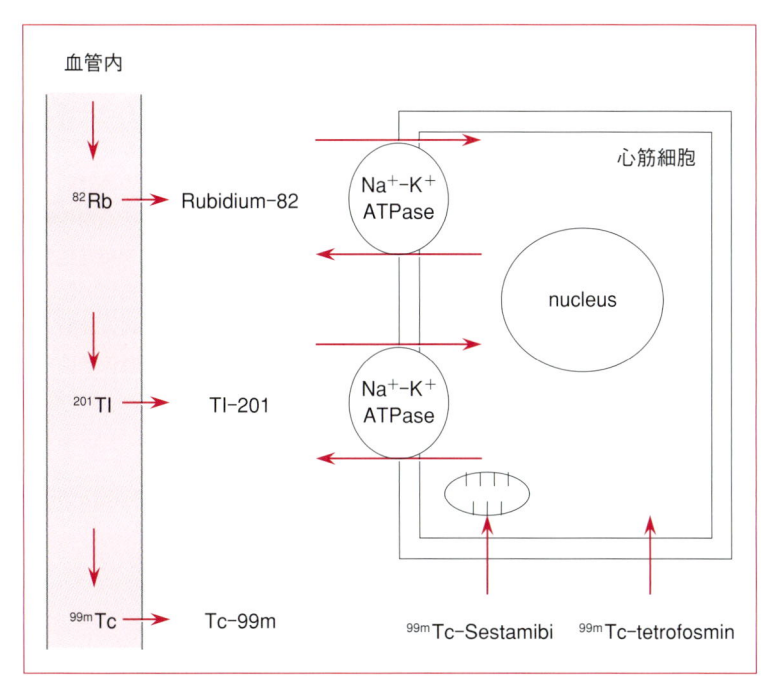

図 75　心筋血流放射性医薬品の集積機序

表 10　心臓核医学検査の検査適応

適応	クラス分類
1. 心筋血流イメージング	
中等度冠動脈疾患リスク患者	
・冠動脈疾患診断・リスク評価	クラス1　レベルB
・Duke トレッドミルスコア：中等度リスク	クラス1　レベルB
冠動脈疾患患者	
・中等度冠動脈狭窄(25〜75％)の場合：血行再建術の適応決定	クラス1　レベルB
・血行再建後の症状変化出現時	クラス1　レベルB
非血管手術前	
・冠動脈疾患の診断	クラス1　レベルB
・手術を含めたリスク評価	クラス1　レベルB
2. 心筋脂肪酸代謝イメージング	
・不安定狭心症の診断	クラス1　レベルB
3. 心臓交感神経イメージング	
・心不全の重症度・予後評価	クラス1　レベルB
4. 心プールシンチ	
・心毒性のある薬剤を使用する際の心機能の経時的評価	クラス1　レベルA
5. 18F FDG PET/CT	
・心筋 viability 評価	クラス1　レベルB

反映し，3時間後の後期像は安静時の心筋血流分布を反映している．長い半減期のため，被曝線量が他の製剤より多い[5]．

2) ^{99m}Tc sestamibi, tetrofosmin

^{99m}Tc 標識心筋血流放射性医薬品は高い光子エネルギーをもち，半減期も6時間と短い(**表11**)．光子エネルギーが高く，かつ投与量も多く投与可能なため画質は良好であり，横隔膜による放射線吸収によるアーチファクトを認めることが少ない．心筋細胞への集積は心筋細胞のミトコンドリ

表11 核医学検査に利用される放射性医薬品

放射性薬剤	PET/SPECT	半減期	被曝線量(mSv)	検査目的
201Thallium	SPECT	72.9時間	25.1(4 mCi投与)	心筋血流評価
99mTc sestamibi	SPECT	6時間	12(40 mCi投与)	心筋血流評価
99mTc tetrofosmin	SPECT	6時間	10.6(40 mCi投与)	心筋血流評価
123I BMIPP	SPECT	13時間	4.7(5 mCi投与)	心筋脂肪酸代謝評価
123I MIBG	SPECT	13時間	2.4(5 mCi投与)	心筋交感神経機能評価
82Rubidium	PET	76秒	16(90 mCi投与)	心筋血流評価
13N ammonia	PET	9.97分	2.4(30 mCi投与)	心筋血流評価
18F FDG	PET	110分	3.5(5 mCi投与)	心筋血流評価

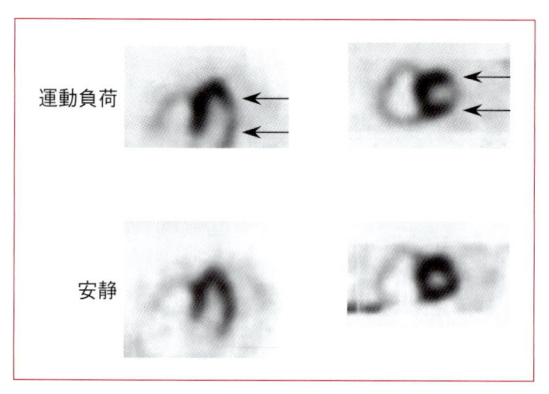

図76 負荷 99mTc tetrofosmin 心筋血流 SPECT(1)
60代女性．労作時胸痛で受診．上段の負荷時に側壁に中等度の範囲で中等度の心筋血流低下(矢印)を認め，安静時に改善している．側壁の心筋虚血の所見であり，回旋枝に責任病変があると考えられる．冠動脈造影検査では回旋枝#13の閉塞の所見．

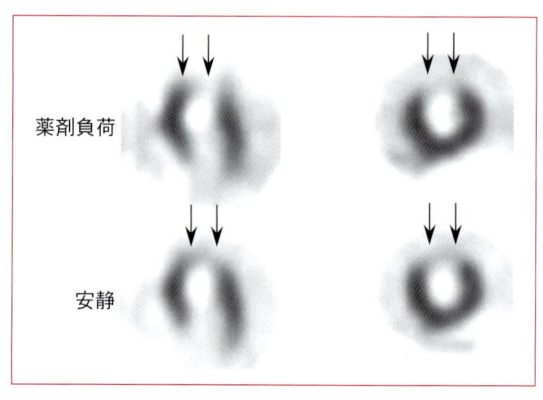

図77 負荷 99mTc tetrofosmin 心筋血流 SPECT(2)
70代男性．労作時胸痛にて受診．上段の負荷時に前壁に中等度の範囲で高度の心筋血流低下を認め(矢印)，安静時に改善を認めていない．側壁の心筋傷害の所見であり，虚血は認めない．前下行枝に責任病変があると考えられる．冠動脈造影検査では前下行枝#9の閉塞病変の所見．

ア機能に依存している(図75).

99mTc 放射性医薬品は通常心筋に取り込まれた後に洗い出されることがなく，投与した画像イメージは凍結された状態となる．そのため負荷時および安静時にそれぞれ放射性医薬品の投与を必要とする[6,7]．

3 負荷方法

1) 運動負荷

トレッドミルあるいはエルゴメータにより負荷を実施する．放射性薬剤は負荷のピーク近くで投与し，投与後可能であれば同じレベルの運動を2分程度継続することが望ましい．

2) 血管拡張薬を使用した薬剤負荷

左脚ブロック，ペーシングリズム，運動が不十分あるいは禁忌である患者においては，血管拡張薬を用いた薬剤負荷の適応となる[6]．アデノシンが負荷検査用薬剤として保険収載されて一般に使用されている．これらの薬剤による検査は安全性が高いが，高度の房室ブロックおよびコントロールされていない気管支喘息患者では禁忌とされている[6]．

4 心筋負荷画像評価法

診断は負荷時および安静時を比較し評価を行う．負荷時に心筋血流分布の低下を認め，安静時に改善する場合，心筋虚血である(図76)．疾患としては狭心症に該当する．これに対し，負荷時・安静時ともに心筋血流低下を認め，安静時に改善を認めないものを心筋傷害と定義する(図

77).虚血性心疾患では梗塞心筋が該当する.

診断レポート作成の際には心筋虚血・心筋傷害の有無に加えて重症度,障害範囲,支配冠動脈についても記載することが望ましい[8]).

^{99m}Tc 標識放射線医薬品による検査では心電図同期収集により心機能を血流とともに同時評価が可能であり,心機能(駆出率)についても記載する.正常＝50〜70％,mild dysfunction＝40〜49％,moderate dysfunction＝30〜39％,severe dysfunction＝30％未満である[9]).

5 心筋血流イメージングの冠動脈疾患診断精度

心筋血流イメージングの冠動脈疾患診断精度は感度・特異度ともに良好である.メタ解析では感度86％,特異度74％と報告されている[10]).

6 予後予測

負荷心筋血流イメージングは,予後予測に関する豊富なエビデンスが確立されている.負荷時の心筋血流分布低下が高度になれば,心事故発生率が上昇していく.一方で負荷時の心筋血流分布が正常であれば,年間の心事故発生率が1％未満と非常にリスクが低いことが重要である[2]).

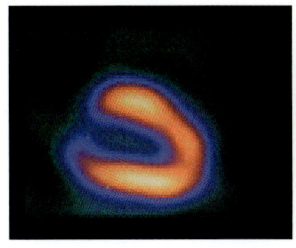

C 心筋脂肪酸代謝イメージングおよび他の新しいイメージング

1 心筋脂肪酸製剤による狭心症診断

心筋に虚血性傷害が生じた際に心筋血流は改善したとしても,心筋脂肪酸代謝障害が残存することが報告されている.

^{123}I BMIPP〔15-(p-[iodine-123]iodophenyl)-3-(R, S)methylpentadecanoic acid〕は心筋の脂肪酸代謝を評価することが可能な放射性医薬品である[11])(表11).BMIPP は側鎖を有する脂肪酸であり,直鎖脂肪酸とは異なり,心筋細胞内でミトコンドリアによる β 酸化を受けないとされている.

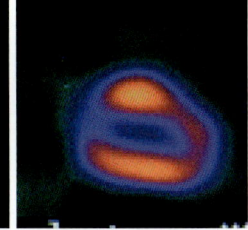

図78 ischemic memory imaging using BMIPP SPECT
80代女性.胸痛で受診.安静時心筋血流 SPECT では明らかな心筋血流異常を認めなかったが,BMIPP 画像では前壁から心尖部にかけて集積低下を認める.

このため心筋細胞内に滞留することから,心筋脂肪酸代謝状態の画像化が可能である.

急性胸痛症における BMIPP 脂肪酸代謝 SPECT の有用性について,わが国において精力的にデータの蓄積が行われてきた[12]).BMIPP SPECT における異常所見は,以前に生じた虚血性心筋傷害を反映しているもの,いわゆる ischemic memory と考えられている(図78).現在までのエビデンスでは不安定狭心症の診断としての有用性が確立されている(表10)[4]).

2 心臓交感神経イメージング

^{123}I-metaiodobenzylguanidine(^{123}MIBG)は,心臓交感神経終末のノルエピネフリン動態を評価することが可能な放射性医薬品である(表2)[11]).MIBG の分布は心臓交感神経分布および機能を反映している.半定量的な指標として心臓/縦隔比(H/M ratio)および心筋からの洗い出し率(washout ratio)は,交感神経活動性を評価する指標として臨床で使用されている.

心不全症では交感神経障害が生じることから,MIBG の後期 H/M 比の高度低下は予後評価として有用性が報告されている(表10)[11, 13]).また近年致死的不整脈の予測としての有用性も報告されている.

D 心機能

心プールイメージングは^{99m}Tc標識赤血球を用いた精度の高い心機能評価法である．

ファーストパス法は，放射性薬剤投与後の数心拍のデータから解析を行う方法で，右心機能の評価も可能である．一方，平衡時マルチゲート法は300～600心拍の加算を行うため精度が高い計測法である．

心機能を経時的に経過観察する際には，再現性および客観性から心プール法は優れている．この点から米国においてはドキソルビシンなど心毒性のある抗癌剤使用時の初期評価および経過観察として頻用されている（表10）[3]．

E 心筋血流PETによる冠動脈疾患診断および心筋viability評価

ポジトロン断層撮影検査（PET）は高い感度と空間解像力，優れた定量性，生理的・生化学的情報の画像化などの特徴をもつ先端の核医学画像検査である[14]．

北米では心筋血流PETも冠動脈疾患診断に広く臨床応用されている（表10）[15]．またわが国においても^{18}F fluorodeoxyglucose（FDG）による心筋viability検出は保険収載されている．

1 PET心筋血流・糖代謝製剤

1) ^{82}Rubidium

^{82}Rbはカリウム類似体で^{82}Strontiumジェネレータから合成されるPET用の心筋血流放射性医薬剤である（表10，図78）[16]．放射性医薬品合成にサイクロトロンを必要としないため北米では臨床応用されており，かつわが国での導入も開始され[17]，近い将来普及する可能性がある．

2) ^{18}F fluorodeoxyglucose（FDG）

FDGは半減期110分のグルコースアナログであり，組織のグルコース利用状態の評価に用いられている（表10）．虚血性心疾患による不全心筋では，組織が生存している間は代謝が脂肪酸からグルコース代謝へ移行しており，FDGにより生存心筋の検出が可能となる[18]．

2 冠動脈疾患診断精度

負荷心筋血流PETによる冠動脈疾患診断精度は感度・特異度ともに非常に良好である．これまで報告された14のデータ，合計1,460例においては，感度89％（range 83～100％），特異度89％（range 73～100％）と報告されている[19]．特異度がSPECTと比較し良好であるのは，SPECTでしばしば問題となる下壁の固定性欠損所見が，PETでは体内組織による放射能の吸収の影響を補正することで消失するためと考えられている[15]．

3 PETによる冠動脈疾患患者の予後予測

心筋血流PET検査は冠動脈疾患の診断精度に優れており，加えて冠動脈疾患患者の予後予測にも重要なデータをもたらすことが期待されている．

負荷時正常群（summed stress score 4未満）では，心臓死・非致死性心筋梗塞のリスクが1年あたり0.4％と非常に低く，さらに肥満者においてもリスク評価が可能である[20]．

4 心筋代謝PETイメージングによる心筋viability判定

慢性の虚血性心疾患あるいは心筋梗塞後では心筋傷害が生じる．傷害心筋が瘢痕となっている場合，冠動脈血行再建術を施行しても，心機能の改善は見込めないが，瘢痕形成がない場合は必要かつ十分な冠動脈血行再建術が施行されれば，心機能は改善する可能性がある．

心筋血流/FDG集積ミスマッチ，相対的局所FDG集積，定量解析（心筋糖代謝利用率）が，心筋viability判定に利用されている．的確な心筋viabilityの判定は心筋血流検査とFDG集積を合わせて評価することで可能となる[18]．FDG PETは心臓核医学検査のなかで最も優れた診断感度（93％）を示すが，特異度についてはやや劣る[21]．

5 心筋PET検査の適応

上記を踏まえACC/AHA/ASNCのガイドラインでは，冠動脈疾患を疑われる患者で他の検査で判定困難である場合あるいはequivocalである場合に心筋血流PET検査を施行することを，クラス1の適応としている[3,4]．

安静時心筋血流検査で血流低下を認めるが心筋虚血所見を認めない場合，心筋viabilityを検討する必要がある．その場合安静時血流/^{18}F FDG PETは，ACC/AHA/ASNCのガイドラインにおいてクラス1，レベルBの適応である（表10）．

F これからの新しい製剤および検査機器の発展

近年半導体検出器を用いた心臓専用SPECT撮像装置が開発されている．この撮像装置は解像度が高いため，撮像時間の短縮および放射線医薬品の投与量を減量することが可能である．またPET用心筋血流製剤では半減期が比較的長く，薬品メーカーによる供給が可能となる^{18}F標識の製剤開発が進んでおり，わが国への導入が期待されている．

（吉永恵一郎，玉木長良）

文献

1) Beller GA, Zaret BL : Contributions of nuclear cardiology to diagnosis and prognosis of patients with coronary artery disease. Circulation 2000 ; 101 : 1465-1478
2) Hachamovitch R, Berman DS, Shaw LJ, et al : Incremental prognostic value of myocardial perfusion single photon emission computed tomography for the prediction of cardiac death : Differential stratification for risk of cardiac death and myocardial infarction. Circulation 1998 ; 97 : 535-543
3) Klocke FJ, Baird MG, Lorell BH, et al : ACC/AHA/ASNC guidelines for the clinical use of cardiac radionuclide imaging--executive summary : A report of the American College of Cardiology/American Heart Association task force on practice guidelines (ACC/AHA/ASNC committee to revise the 1995 guidelines for the clinical use of cardiac radionuclide imaging). J Am Coll Cardiol 2003 ; 42 : 1318-1333
4) 心臓核医学検査ガイドライン（2010年改訂版）：循環器病の診断と治療に関するガイドライン．2010；http://www.j-circ.or.jp/guideline/pdf/JCS2010tamaki.h.pdf
5) Thompson RC, Cullom SJ : Issues regarding radiation dosage of cardiac nuclear and radiography procedures. J Nucl Cardiol 2006 ; 13 : 19-23
6) Updated imaging guidelines for nuclear cardiology procedures, part 1. J Nucl Cardiol 2001 ; 8 : G5-G58
7) Machac J, Bacharach SL, Bateman TM, et al : Positron emission tomography myocardial perfusion and glucose metabolism imaging. J Nucl Cardiol 2006 ; 13 : e121-151
8) Hendel RC, Wackers FJ, Berman DS, et al : American Society of Nuclear Cardiology consensus statement : Reporting of radionuclide myocardial perfusion imaging studies. J Nucl Cardiol 2003 ; 10 : 705-708
9) Hendel RC, Budoff MJ, Cardella JF, et al : ACC/AHA/ACR/ASE/ASNC/HRS/NASCI/RSNA/SAIP/SCAI/SCCT/SCMR/SIR 2008 key data elements and definitions for cardiac imaging : A report of the American College of Cardiology/American Heart Association task force on clinical data standards (writing committee to develop clinical data standards for cardiac imaging). Circulation 2009 ; 119 : 154-186
10) Schuijf JD, Poldermans D, Shaw LJ, et al : Diagnostic and prognostic value of non-invasive imaging in known or suspected coronary artery disease. Eur J Nucl Med Mol Imaging 2006 ; 33 : 93-104
11) Tamaki N, Yoshinaga K : Novel iodinated tracers, MIBG and BMIPP, for nuclear cardiology. J Nucl Cardiol 2011 ; 18 : 135-143
12) Kawai Y, Tsukamoto E, Nozaki Y, et al : Significance of reduced uptake of iodinated fatty acid analogue for the evaluation of patients with acute chest pain. J Am Coll Cardiol 2001 ; 38 : 1888-1894
13) Merlet P, Valette H, Dubois-Rande JL, et al : Prognostic value of cardiac metaiodobenzylguanidine imaging in patients with heart failure. J Nucl Med 1992 ; 33 : 471-477
14) Yoshinaga K, Chow BJ, deKemp RA, et al : Application of cardiac molecular imaging using positron emission tomography in evaluation of drug and therapeutics for cardiovascular disorders. Curr Pharm Des 2005 ; 11 : 903-932
15) Bengel FM, Higuchi T, Javadi MS, et al : Cardiac positron emission tomography. J Am Coll Cardiol 2009 ; 54 : 1-15
16) Yoshinaga K, Klein R, Tamaki N : Generator-produced rubidium-82 positron emission tomography myocardial perfusion imaging-from basic aspects to clinical applications. J Cardiol 2010 ; 55 : 163-173
17) Manabe O, Yoshinaga K, Katoh C, et al : Repeatability of rest and hyperemic myocardial blood flow measurements with 82Rb dynamic pet. J Nucl Med 2009 ; 50 : 68-71
18) Camici PG, Prasad SK, Rimoldi OE : Stunning, hibernation, and assessment of myocardial viability. Circulation 2008 ; 117 : 103-114
19) Beanlands RS, Chow BJ, Dick A, et al : CCS/CAR/CANM/CNCS/CANSCMR joint position statement on advanced noninvasive cardiac imaging using positron emission tomography, magnetic resonance im-

aging and multidetector computed tomographic angiography in the diagnosis and evaluation of ischemic heart disease--executive summary. Can J Cardiol 2007 ; 23 : 107-119
20) Yoshinaga K, Chow BJ, Williams K, et al : What is the prognostic value of myocardial perfusion imaging using rubidium-82 positron emission tomography? J Am Coll Cardiol 2006 ; 48 : 1029-1039
21) Bax JJ, van der Wall EE, Harbinson M : Radionuclide techniques for the assessment of myocardial viability and hibernation. Heart 2004 ; 90（Suppl 5）: v26-33

7 心臓カテーテル検査

A 概説

　心臓カテーテル検査は圧や血流量を測定する血行動態検査と，冠動脈造影や左室造影，大動脈造影，肺動脈造影などの造影検査に大別される．心臓超音波検査やCT，MRIといった検査法の進歩により非侵襲的に血行動態を評価することが容易となったが，心臓の病態の本質を把握し，診断を確定し，治療方針を決定するためには，今なお心臓カテーテル検査がgold standardである．しかしながら侵襲的検査であり，発生率は少ないながら件数に応じ必ず合併症が発生する．このため症例ごとに十分適応を検討し，十分な説明のうえ同意を得て行われるべきである．起こりうる合併症に対し施設ごとに対応をあらかじめ策定し，検査にかかわるスタッフ全員が共有しておく．

　器具や技法の発達により，心臓カテーテル検査の禁忌の条件は以前より緩和されている．絶対的禁忌は，判断力のある者が検査に同意しなかった場合のみである．相対的禁忌を表12に示すが，いずれも比較的容易に是正可能な項目である．

1 血管へのアクセス

a. 静脈穿刺

1）穿刺点の選択

　一時的な検査だけのカテーテル挿入であれば，カテーテルの操作性や検査後の管理の容易さから上腕からのアプローチが勧められる．周術期管理や数日間留置する例では，固定の良さ・感染の少なさから内頸静脈が好まれる．通常の右心カテーテルは下大静脈（inferior vena cava；IVC）側より上大静脈（superior vena cava；SVC）側から挿入したほうが右心の通過が容易であり，特に肺高血圧や三尖弁閉鎖不全，右心系拡大の症例では内頸や上腕からのアプローチが勧められる．心房中隔の欠損孔の通過や心房中隔穿刺は大腿静脈からアプローチする．冠状静脈洞への挿入はSVC方向からの挿入が容易である．経静脈的体外式一時ペーシングはSVC，IVCいずれの方向からも挿入は容易である．

2）穿刺とアプローチ

①上腕の静脈

　局所麻酔による膨隆のためにかえって穿刺困難になることもあるため，末梢静脈確保の要領で無麻酔で穿刺し，シース挿入時に局所麻酔する．上腕の静脈は一般的に図79のように走行している．橈側の静脈を選択すると鎖骨下静脈との合流部の角度が急なためカテーテルの通過が困難な場合があり，基本的には尺側皮静脈を選択する．通過困難な場合はワイヤーを先行させて進めたほうが簡単かつ安全に通過する．静脈の変異や高度の屈曲，閉塞が疑われる場合には造影をして静脈の走行を確認すべきである．まれにみられる変異に左上大静脈遺残（patent left SVC；PLSVC）がある（図80）．これに付随して左腕頭動脈が退縮している場合，左上肢や左内頸静脈から挿入されたカテーテルは右側の上大静脈へ通過しない．

②内頸静脈

　右心系への距離が短く，大腿静脈に比べ血栓形成や感染のリスクが少ないため，肺動脈カテーテルや体外式一時ペーシングリードの留置に適している．内頸動脈との位置関係に変異のある場合が

表12　心臓カテーテル検査の相対的禁忌

管理困難な心室興奮性の亢進
低カリウム血症やジギタリス中毒
管理されていない高血圧
有熱性疾患の合併
非代償性心不全
重篤な血液凝固障害
造影剤に対する重篤なアレルギー
重篤な腎不全（透析療法が計画されていない場合）

〔永井良三（監訳）：グロスマン心臓カテーテル検査・造影・治療法（原書7版）．南江堂，2009, p7, Donald S. Baim：Grossman's Cardiac Catheterization, Angiography, and Intervention 7th ed. Lippincott Williams & Wilkins, 2006より一部改変〕

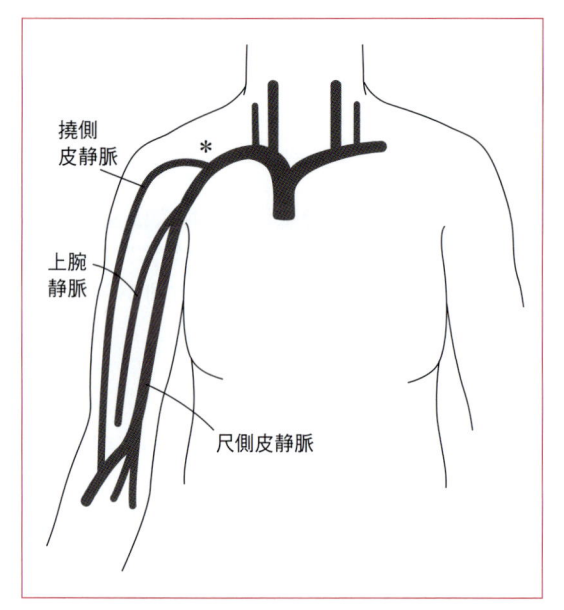

図79　上腕の静脈の走行
橈側皮静脈は急角度で腋窩動脈～鎖骨下動脈に合流する（図中＊）ため，カテーテル通過が困難な場合が多い．通常は尺側皮静脈を選択する．

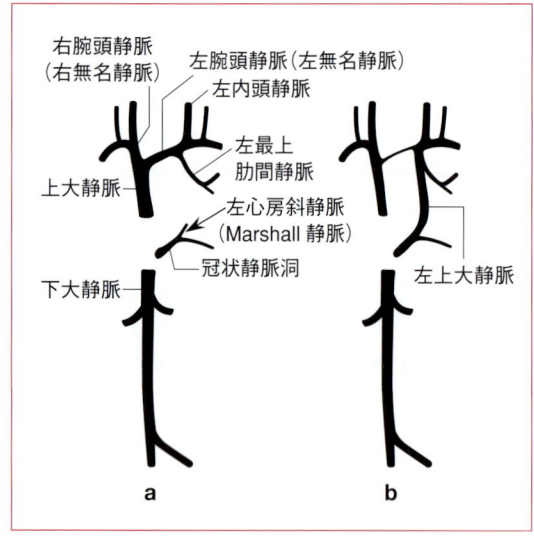

図80　左上大静脈遺残（persistent left SVC；PLSVC）
正常（a）と，PLSVC（b）における静脈還流路を示す．通常は左上大静脈は索状の痕跡を残すのみであり，わずかに左房で左房斜静脈（Marshall静脈）として遺残している．PLSVCでは左上大静脈がMarshall静脈を経て冠状静脈洞に還流する．このため血流量増大に基づく冠状静脈の異常な発達を認める．左腕頭動脈が未発達でカテーテルの通過が不能なこともある．

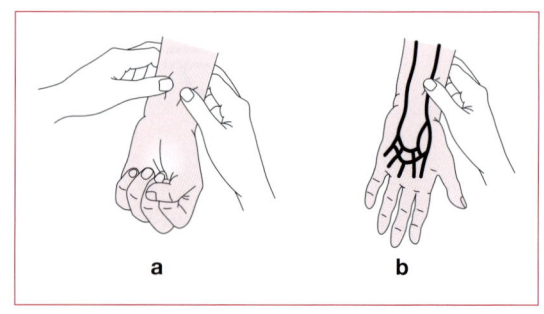

図81　Allen テスト
a. 被検者にこぶしを握らせ，尺骨および橈骨動脈を両手で強く圧迫し阻血する．
b. 手を開かせ，尺骨動脈の圧迫を解除する．尺骨動脈の発達に問題がなければ，浅および深掌動脈弓による吻合により橈側まで速やかに血流が再開され，手掌全体の血色が回復する（Allen テスト陽性）．

Allen テスト陽性は，橈骨動脈が閉塞してしまっても尺骨動脈により十分灌流されうることを示す所見である．15秒以上の血色回復の遅延で Allen テスト陰性と判断する．Allen テスト陰性の場合，橈骨動脈穿刺は禁忌である．

あり，穿刺前に血管超音波で走行を確認しておく．

③大腿静脈

　血管径が太く穿刺は容易である．深大腿動脈が高位で分岐したり，分岐後一時的に内側を走行する例があり，誤穿刺しないよう注意が必要である．

b. 動脈穿刺

1）穿刺点の選択

　橈骨動脈・上腕動脈・総大腿動脈のいずれもが穿刺点となりうる．術後の安静が不要で患者の負担が少なく，ほとんどの手技が橈骨動脈から可能である．複雑病変に対する経皮的冠動脈インターベンション（percutaneous coronary intervention；PCI）では今なお大腿動脈からのアプローチの頻度が高い．下肢閉塞性動脈硬化症を有する症例では，病変側の大腿動脈穿刺を極力避ける．大腿動脈穿刺の欠点は検査後長時間の安静が必要な点である．

2）穿刺とアプローチ

①橈骨動脈

　動脈が表在に近く，出血や神経障害の合併症が他部位からのアプローチに比し非常に少ない．しかし手技後に一定の割合で閉塞が起こるとされている．このため事前に Allen テストを施行しておく（図81）．

②上腕動脈

　橈骨動脈より血管径が大きく，比較的大きな径のカテーテルが使用できる．血管攣縮も少なくカテーテル操作も比較的容易である．肘部近傍では動静脈が交叉しており，穿刺に際しては動静脈の'串刺し'にならないよう注意する(医原性の動静脈瘻の原因となる)．最も良好に動脈拍動を触知する点(肘部の皮膚のヒダより2cm程度頭側)を穿刺点の目安とする．

　皮下組織が脆弱で動脈の固定の悪い症例では確実な穿刺と止血を要する．正中神経麻痺にも注意する．

③大腿動脈

　血管径が太いため大径のカテーテルの使用が可能である．穿刺部位における血管の攣縮もなく，腸骨動脈や大動脈に重度の蛇行や狭窄がないかぎりカテーテル操作も容易である．鼠径部の解剖を図82に示す．総大腿動脈を穿刺点とするが，穿刺にあたりまず留意することは，鼠径靭帯は皮膚のヒダより3～6cm程度頭側に位置しており，浅大腿動脈と深大腿動脈の分岐も76.5%[1]の例で皮膚のヒダより頭側に位置していることである．まず鼠径靭帯の位置(恥骨と上前腸骨棘を結んだ線)を確認しておく．次に総大腿動脈を最も良好に触知する位置(症例にもよるが鼠径ヒダより1.5～2横指ほど頭側)を針先でマークし，透視により大腿骨頭との位置関係を確認したうえで穿刺する．高位の穿刺では後腹膜血腫の恐れが，低位の穿刺では大腿動脈分枝の穿刺の危険がある．頻度は低いが，後腹膜血腫，仮性動脈瘤，巨大血腫，コレステロール塞栓症などの重篤な合併症が起こりうる．

2 右心・左心への到達法

1) 右心系

　先端バルーン付きの肺動脈カテーテルが頻用される．血行動態検査用としてはサーモダイリューションカテーテル〔Swan-Ganzカテーテルとして知られる〕が普及している．先端孔(distal lumen)と二十数センチメートル遠位の側孔(proximal lumen)，さらに先端付近にサーミスタ(温度センサー)を有しており，肺動脈楔入圧をはじめとする

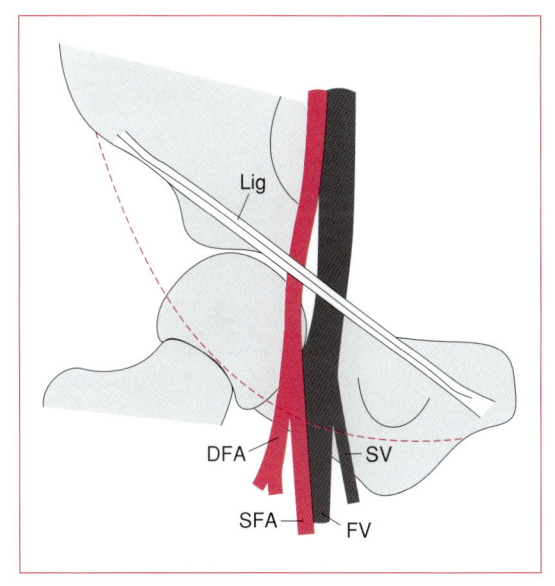

図82　鼠径の解剖模式図
鼠径靭帯・大腿骨頭・動静脈の分岐点の関係に注意．
SFA：浅大腿動脈，DFA：深大腿動脈，SV：大伏在静脈，
FV：大腿静脈，Lig：鼠径靭帯，×：穿刺点
〔Marso SP, Griffin BP, Topol J(eds). Manual of Cardiovascular medicine, Lippincott Williams & Wilkins, Philadelphia, 2000, p705より改変引用〕

圧測定と血液サンプリング，熱希釈法による心拍出量測定が行える．内腔が狭いため血液サンプリングにはやや時間がかかる．造影用としてはBermanカテーテルが普及している．このカテーテルはバルーンの直後に多数の側孔を有しており，造影と血液サンプリングに適している．先端孔のあるものは造影の際にジェットが肺動脈を損傷しないよう注意が必要である．

　いずれのカテーテルも大静脈に入ったらバルーンを拡張し血流に浮遊させ，右心まで到達させる．万一バルーン破裂が生じても空気塞栓にならないよう，バルーンには炭酸ガスを充填させる(ただし炭酸ガスは数分でラテックス製バルーンから拡散し，バルーンは時間とともに収縮することに留意)．通常SVC方向から右房・右室を経て肺動脈までカテーテルを進めるのは容易である．IVC方向からは右房・右室に進め，カテーテルを時計回転させることにより肺動脈へ進入する(図83)が，困難な場合はカテーテルを右房自由壁からαループを描いて右室に進入させると肺動脈までのカテーテル進行が容易となる(図5)．肺

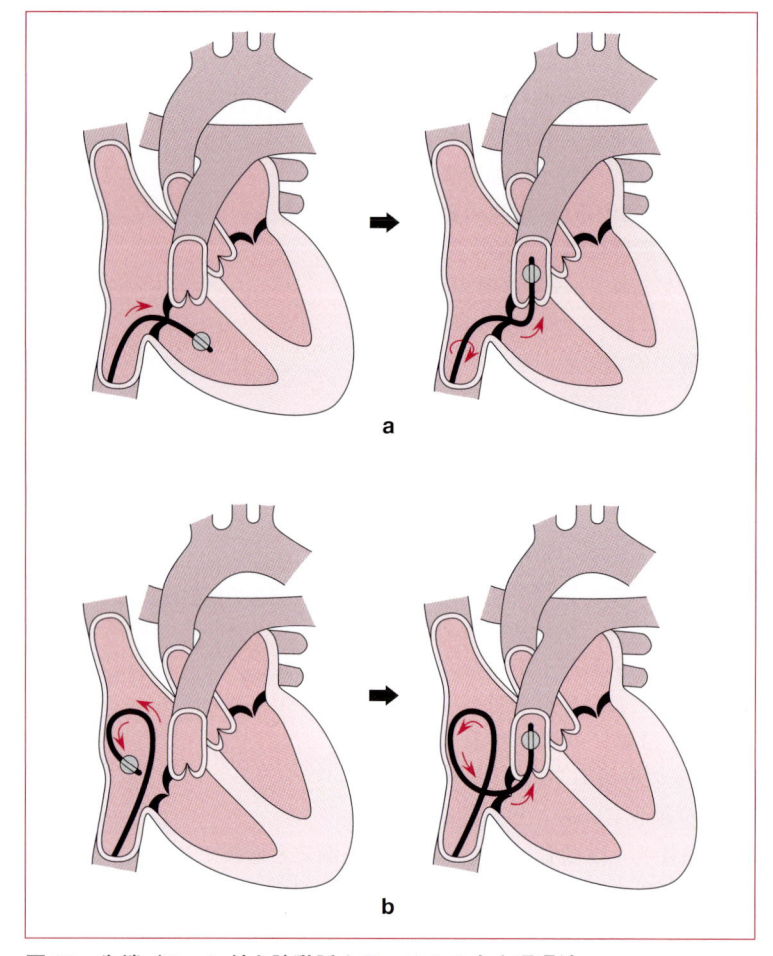

図 83　先端バルーン付き肺動脈カテーテルの右心通過法
a. カーブを付けた先端を右房から三尖弁を経て右室に挿入し，時計回転をかけることにより右室流出路へカテーテル先端が向く．そのまま進めて肺動脈へ．
b. 右房自由壁にゆっくり押し当てαループを描き，そのまま右室流出路から肺動脈へ．

動脈カテーテルを右房から肺動脈まで進めた際に得られる圧波形の変化を(図84)に示す．なお，左脚ブロックの患者では手技により誘発された右脚ブロックにより完全房室ブロックとなる可能性があるため注意を要する．

2) 左心系

種々の形状のカテーテルが用いられるが，基本的にガイドワイヤーを併用する(マルチパーパスカテーテルも動脈損傷の報告が散見されるため，ガイドワイヤー併用が望ましい)．

B 血行動態検査

特に病態が明確でない心臓疾患の症例や心臓手術を予定する症例においては，カテーテルでの実測による血行動態評価が必要である．心不全や弁膜症，シャント疾患，肺高血圧症，原因不明の呼吸困難の症例が主たる適応となる．検査を行う術者・助手は血行動態に深く通じておく．検査にあたっては目的を明確にし，データの取りこぼしのないように留意する．

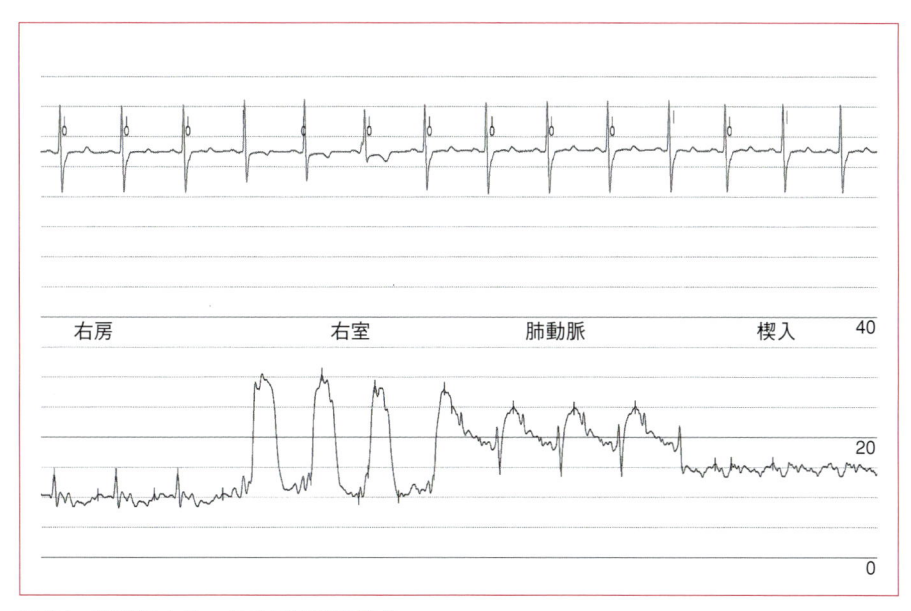

図84 肺動脈カテーテル圧波形の変化
右房→右室→肺動脈→肺動脈楔入 へカテーテルを進めたときの圧の変化．
（原因不明の左室収縮障害がある慢性心不全症例）

1 心血管内圧の測定

　カテーテル内腔を伝搬した圧は圧トランスデューサーに伝えられ，ここで電気信号へ変換される．器具一式をヘパリン加生理食塩水で充填ののち，圧トランスデューサーを心臓の高さで大気圧に開放し，ゼロ点校正を行う．この「心臓の高さ」の決定には，胸骨角(＝Louis角；第2肋骨付着部)レベルの水平断面と中腋窩線の交点，あるいは第4肋間と中腋窩線との交点(phlebostatic axis)を用いる(図85)．

　圧波形を記録する際は，呼吸変動の影響を回避するために，胸腔内圧が0mmHgに近くなる呼気終末で記録する．特に右心系は胸腔内圧の影響を受けやすい．

　心周期(cardiac cycle)を図86に示す．心周期は臨床循環器学的には7つの時相からなり，収縮期は等容性収縮期と急速駆出期(最大駆出期)，緩徐駆出期の3つの時相から，拡張期は等容性弛緩期，急速流入期，緩徐流入期(静止期)，心房収縮期の4つの時相からなる．なお，生理学的には心筋収縮の機構から，等容性収縮期と急速駆出期の2つの時相を収縮期とし，緩徐駆出期，等容性弛緩期，急速流入期，緩徐流入期，心房収縮期の5つの時相を拡張期としており，臨床循環器学的な定義とは異なる．

　各部位における圧の正常値を表13に示す．

1) 心房圧

　心房圧は図87のような波形を示す．拡張期に

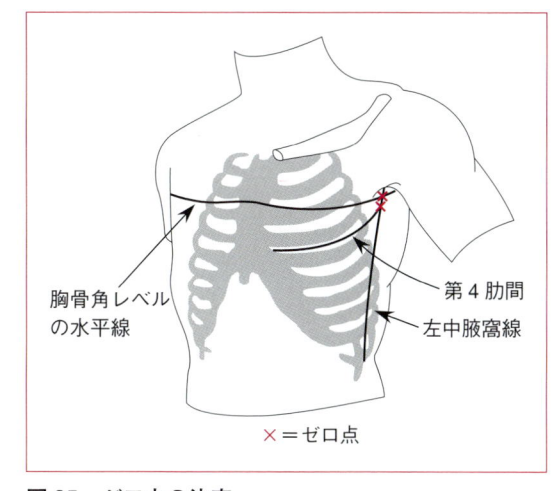

図85 ゼロ点の決定
Luis角レベルでの水平断と中腋窩線の交点か，第4肋間と中腋窩線の交点(phlebostatic angle)でゼロ点校正を行う．

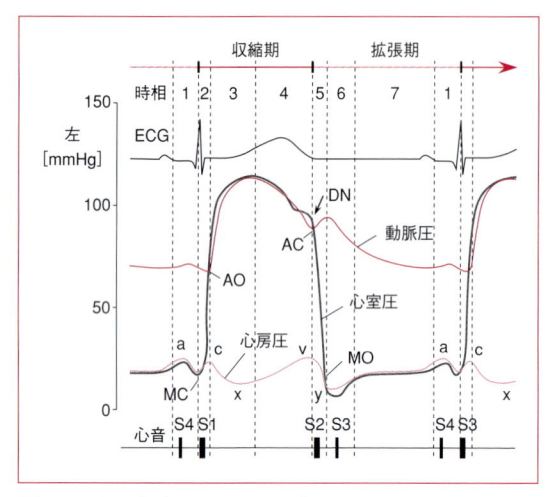

図86　心周期（cardiac cycle）
心房圧・心室圧・動脈圧波形，および心電図・心音を示す．
AO：大動脈弁開放，AC：大動脈弁閉鎖，MC：僧帽弁閉鎖，MO：僧帽弁開放，DN：重複切痕
a：a波，c：c波，x：x谷，v：v波，y：y谷
S1：1音，S2：2音，S3：3音，S4：4音

表13　各部位の圧の正常値[mmHg]

右房圧	a波	2〜7
	v波	2〜7
	平均	1〜5
右室圧	収縮期	15〜30
	拡張期	1〜7
肺動脈圧	収縮期	15〜30
	拡張期	4〜12
	平均	9〜19
肺動脈楔入圧	平均	4〜12
左房圧	a波	4〜16
	v波	6〜21
	平均	2〜12
左室圧	収縮期	90〜140
	拡張期	5〜12
中心大動脈圧	収縮期	90〜140
	拡張期	60〜90
	平均	70〜105

(Libby P, et al : Braunwald's heart disease ; a textbook of cardiovascular medicine 8th ed. Saunders Elsevier, Philadelphia, 2008, p452 より改変)

心室が弛緩して心室内圧が低下すると房室弁が開放し，大量の血液が心房から心室に流出し心房内圧が低下，y谷が形成される．次に心房収縮に伴い心房圧が上昇しa波を形成する．a波は心電図のP波より約80 ms遅れる．a波のあとに続くc

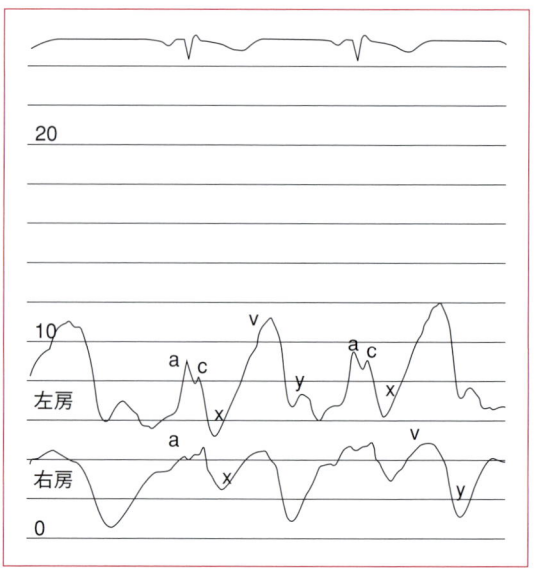

図87　心房圧波形
左右の心房圧の違いと波形の相違に注意（本文参照）
a：a波，c：c波，x：x谷，v：v波，y：y谷
(Mullins CE : Cardiac Catheterization in Congenital Heart Disease : Pediatric and Adult. Blackwell Publishing, Massachusetts, 2006, p281)

波は心室の収縮に伴い房室弁輪が心房方向へ変位することにより生ずる．c波は心電図のP-R間隔分だけa波より遅れて生ずる．続いて心房弛緩と房室接合部の下方運動によりx谷が生じ，その後の受動的心房充盈に伴いv波が形成される．

一般的に右房圧ではa波・v波は小さく，a波のほうがやや大きい．左房圧ではa波・v波とも大きく，v波が顕著である．左房圧を実測するには心房中隔穿刺が必要となる．

2）肺動脈楔入圧（pulmonary capillary wedge pressure；PCWP）

左房圧（left atrial pressure；LAP）を実測するには心房中隔穿刺が必要であるため，PCWPを測定し左房圧の代用とする．ただし，PCWPは肺静脈と肺毛細管床を経てカテーテルに伝搬してくるため，左房圧より遅れ（a波は心電図のP波より約240 ms遅延），圧もやや低い（数mmHg）（図88）．PCWPが実際の左房圧より時相が遅れ，ダンピングした波形であることは非常に重要である．特に他部位との圧較差を測定する場合は，たとえ同時圧測定であっても解析時に時相の一致（移相）が必要になる．

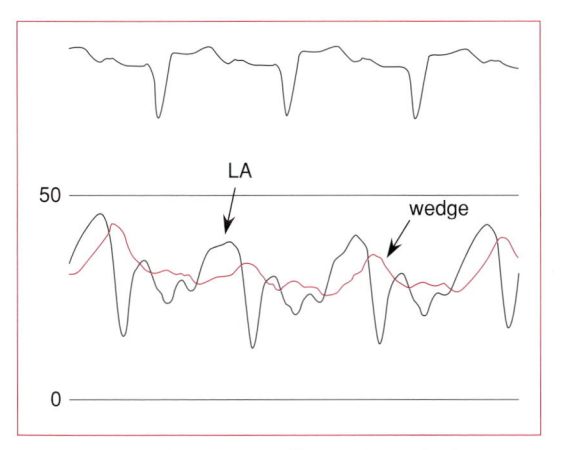

図88 左房圧波形と肺動脈楔入圧波形の相違
左房圧（LA）と肺動脈楔入圧波形（wedge）が同時圧測定された．肺動脈楔入圧は左房圧に比べ時相が遅れ，ダンピングした波形を示す．
〔Michael Ragosta（著），高橋利之（訳）：臨床血行動態学．メディカル・サイエンス・インターナショナル，2011，p22 より改変引用〕

楔入は一般的に圧波形で確認されるが，より厳密には楔入したカテーテル先端からの血液サンプリング（最初の 10 mL は破棄してサンプリングする）が＞95％の酸素飽和度を示すことで確証を得る．肺高血圧や結合組織病の症例では血管が脆弱であるため注意が必要である．

一般的に，肺動脈楔入圧（PCWP）は左房圧や左室拡張末期圧（left ventricular end-diastolic pressure；LVEDP）と良好に相関している．しかし，zone 3 以外の肺動脈に楔入させた場合（**図89**）や肺動静脈に閉塞病変がある場合は PCWP が LAP を反映しない．また，僧帽弁狭窄症や左房粘液腫がある場合（LAP が LVEDP と相関しない），重度の僧帽弁閉鎖不全症がある場合（LAP＞LVEDP），重度の大動脈弁閉鎖不全や左室コンプライアンスの低下がある場合（LAP＜LVEDP）は平均左房圧が左室拡張末期圧を反映しないので注意が必要である．

呼吸器管理の患者においては，10 cmH$_2$O 未満の呼気終末陽圧（positive end-expiratory pressure；PEEP）であればその影響を考慮しなくともよいが，それ以上の PEEP をかけられた患者の PCWP には，PEEP の 5 cmH$_2$O 上昇ごとに 2〜3 cmH$_2$O 加算する[2]．

3）心室圧

心室圧は等容性収縮期〔isovolumic contraction

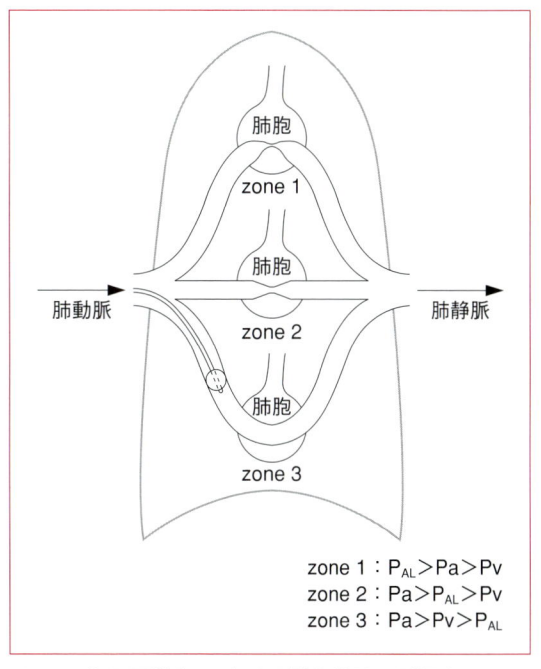

図89 楔入区域（zone）が圧測定結果に影響する
West の zone 分類では，zone 1 では肺胞圧 P$_{AL}$ が肺動脈圧 Pa および肺静脈圧 Pv を凌駕しているため毛細管床が虚脱しており，肺動脈に楔入させたカテーテルは肺静脈圧を測定できない．zone 2 では Pv より高い P$_{AL}$ により毛細管床はやや圧排されている．zone 3 では毛細管床は完全に交通している．zone 3 で肺動脈を wedge することにより，肺静脈から肺動脈が流れのないひと続きの水管となり（液体で満たしたカテーテルの fluid filled system と同様になる），肺静脈の圧が伝播してくる．幸い，仰臥位では楔入する大半の区域が zone 3 となっているが，なるべく下葉背側の肺動脈への楔入が望ましいとされる．

zone 1：P$_{AL}$＞Pa＞Pv
zone 2：Pa＞P$_{AL}$＞Pv
zone 3：Pa＞Pv＞P$_{AL}$

（第2相）〕に急速に上昇し，急速（最大）駆出期〔rapid/maximal ejection（第3相）〕でピークに至り，緩徐駆出期〔reduced ejection（第4相）〕まで収縮期が続く．続く等容性弛緩期〔isovolumic relaxation（第5相）〕で急速に圧は下降し，急速流入期〔rapid filling（第6相）〕，緩徐流入期〔reduced filling（＋静止期 diastasis，第7相）〕，心房収縮期〔atrial contraction（第1相）〕と拡張期が続く．

正常の場合，同時圧測定された左右の心室圧波形は交差しない（**図90**）．呼吸により右室圧と左室圧の収縮期圧は平行に変動する．すなわち右室・左室の収縮期圧は吸気により同程度低下（変動は通常 12 mmHg 未満）し，呼気で同程度上昇する．一方，拡張期圧にはもともと両心室で 5 mmHg 程度の差（右室拡張期圧＜左室拡張期圧）

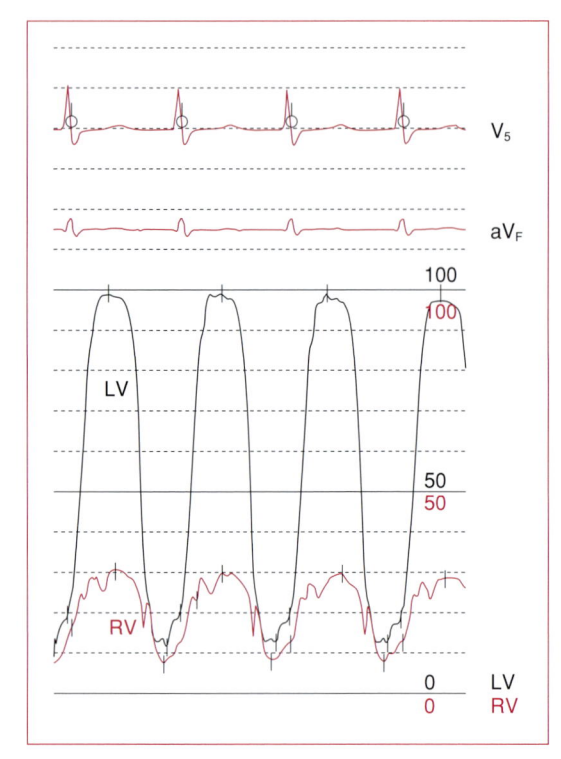

図90 両心室同時圧測定
右室(RV)の圧波形は完全に左室(LV)の圧波形に内包される．右脚ブロックでは右室圧波形が右にシフトして両心室圧の下行脚が近接し，左脚ブロックでは左室圧波形が右にシフトして両心室圧の上行脚が近接する．また，心膜疾患などで心室充盈や心室間相互依存が変化する．

表14 圧測定から得られるおもな心室収縮能・拡張能の指標

収縮機能指標
$dP/dt\ max$：心室収縮期圧最大上昇速度（peak positive dP/dt）
　等容性収縮期の心室圧上行脚の傾き．
　前負荷依存性があり（<10％）．後負荷非依存性．
　基準値：1,350〜2,144 mmHg/sec（左室）
　　　　　233〜296 mmHg/sec（右室）
$(dP/dt)/P$：心室収縮期圧一次微分−心室圧比
　$dP/dt\ max$ の前負荷依存性を補正．
　基準値：$44±8.4\ sec^{-1}$（左室）

拡張機能指標
$-dP/dt\ max$：心室弛緩期圧最大降下速度（peak negative dP/dt）
　等容性弛緩期の心室圧下行脚の傾き．
　前負荷・後負荷の影響を強く受ける．
　基準値：1,581〜2,661 mmHg/sec
$τ$：左室圧下行脚時定数（time constant：tau）
　等容性弛緩期の心室圧曲線を指数関数に近似した際の時定数．$-dP/dt\ max$ の時点の左室圧が $1/e$ まで低下するのに要する時間．前負荷非依存性．
　基準値：33±8 msec（対数法），47±10 msec（微分法）

があるが，吸気で接近し（吸気により胸腔内圧が低下するため静脈還流量が増加し右心系の血流が増加して右室充盈が増強されるが，肺静脈圧や左心腔内圧も一様に低下するため左室充盈は変化しない（左室充盈は呼吸から独立している），呼気で元の差に戻る．この両心室圧の呼吸変動は病的変化によりさまざまに変化する．心室コンプライアンスが低下するとa波が目立つようになり，EDPの上昇もみられる．a波が目立たない場合や拡張期圧が収縮期圧の上行脚に緩徐に移行している場合にはEDPの同定が困難となる．この場合，体表心電図上のR波と同時相の心室圧をEDPとする．現在，コンダクタンスカテーテル（血液の交流伝導特性から心室容積を測定する特殊なカテーテル）により，心室圧と容積を同時かつリアルタイムに測定することが可能となった．このシステムにより簡便に圧容積ループやエラスタンス，コンプライアンスなどが算出可能である．しかし実際は，心エコーやMRIなどで非侵襲的に心機能指標が評価可能であるため，臨床での使用はほとんどない．

心臓カテーテルによる血行動態検査で評価可能な左室の収縮・拡張能の指標を**表14**にまとめた．

4）動脈圧

心室の血液は肺動脈，大動脈へ駆出される．各動脈弁に狭窄がなければ駆出期の心室と動脈に圧較差は存在せず波形は一致する．心室内圧の低下により動脈弁が閉鎖すると動脈圧波形に重複切痕が刻まれ，その後緩徐に圧は低下していく．動脈は駆出期に受動的に拡大させられエネルギーを蓄積しているが，心周期の第5相から第2相で動脈が弾性で元の径に戻る際に圧を発生し，拡張期圧を形成する．

動脈の圧波形（脈波）は前進波（前方波）と反射波を合成した波形である（**図91**）．反射波は動脈の分岐や屈曲部分で生ずるが，大動脈弁閉鎖不全や，加齢や動脈硬化に伴う動脈スティフネスの上昇といった病的要因でも増幅する．大動脈弁近傍では反射波は無視できるが，大動脈弁から末梢へいくほど反射波は強くなり，前方波との合成波形

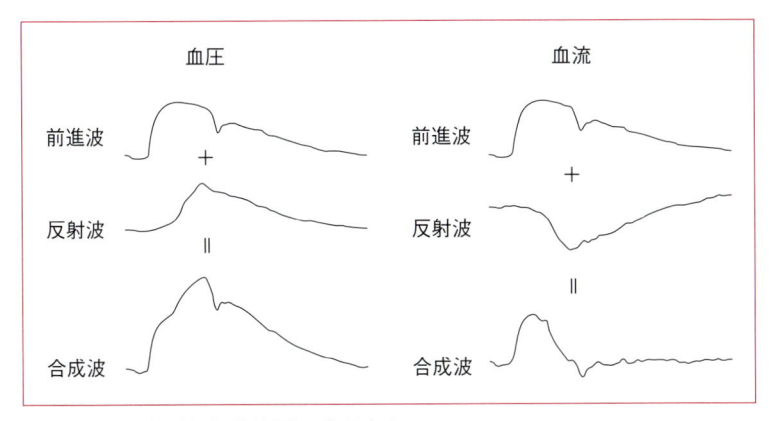

図91 血圧波形と血流波形の成り立ち
実測される血圧・血流は，前進成分と反射成分の合成である．
〔永井良三（監訳）：グロスマン心臓カテーテル検査・造影・治療法，原書7版．南江堂，2009, p124, Donald S. Baim：Grossman's Cardiac Catheterization, Angiography, and Intervention 7th ed. Lippincott Williams & Wilkins, 2006 より改変〕

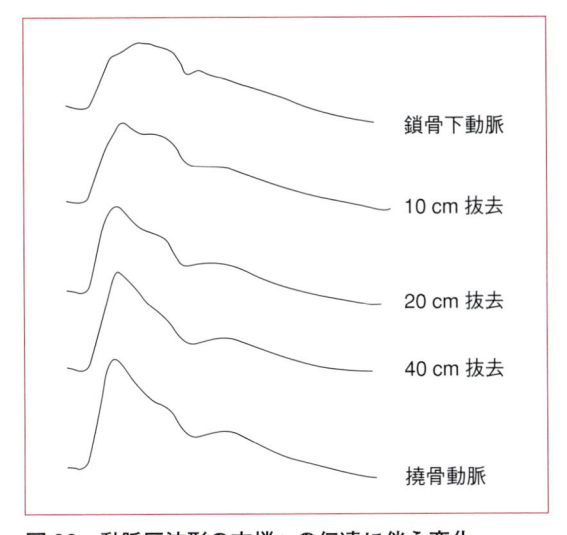

図92 動脈圧波形の末梢への伝達に伴う変化
末梢に至るにつれ動脈圧の立ち上がりは急峻となり，脈圧も増大し，'スパイク状'となる．
〔永井良三（監訳）：グロスマン心臓カテーテル検査・造影・治療法，原書7版．南江堂，2009, p129, Donald S. Baim：Grossman's Cardiac Catheterization, Angiography, and Intervention 7th ed. Lippincott Williams & Wilkins, 2006 より改変〕

である脈波は振幅が大きくかつ急峻なものとなる（ただし平均圧は小動脈までほぼ一定である）（図92）．

肺高血圧の定義と分類を**表15**に示す．

表16に圧波形の異常とそれに対応する代表的な疾患の一覧を示す．

表15 肺高血圧症の定義と分類[14]

肺高血圧症：mPAP≧25 mmHg
　1．前毛細血管性　PCWP≦15 mmHg
　　　肺動脈性[1]，肺疾患性[3]，血栓塞栓性[4]，その他[5]
　2．後毛細血管性　PCWP＞15 mmHg
　　　左心疾患性[2]
　　　a）passive　TPG＜12 mmHg
　　　b）reactive　TPG≦12 mmHg
境界域肺高血圧：21 mmHg≦mPAP≦24 mmHg
正常：mPAP≦20 mmHg

mPAP：平均肺動脈圧，PCWP：肺動脈楔入圧，TPG：総肺血管圧較差（mPAP－PCWP）
＊カッコ［　］内はDana Point分類（2008）における分類番号

2 心拍出量の測定

心拍出量（cardiac output；CO）の算出には主としてFick法と熱希釈法が用いられる．弁膜症における正確な心拍出量の算出に当たっては，Fick法が望ましいとされている．熱希釈法は簡便ながらFick法ともよく相関するため多用される．なお，病的シャントがないと仮定すれば，肺血流量（Q_P）＝体血流量（Q_S）＝心拍出量（CO）である．心拍出量の基準値は3.5〜7.0 L/min，体表面積で除した心係数の基準値は2.5〜4.0 L/min/m²である．

1）Fick法

血流量を「血液の酸素含量較差」と「単位時間あたりの酸素消費量（摂取量）」から算出する方法である（図93）．

表16 圧波形の異常所見

I．右房圧波形
　A．平均圧の低下
　　循環血液量減少
　B．平均圧の上昇
　　1．循環血液量増加
　　2．右室不全
　　　i）弁膜症（三尖弁，肺動脈弁）
　　　ii）心筋疾患（虚血，心筋症）
　　　iii）左心不全（僧帽弁膜症，大動脈弁膜症，虚血，心筋症）
　　　iv）肺血管抵抗増加（肺塞栓症，慢性閉塞性肺疾患，原発性肺高血圧）
　　3．タンポナーデに陥った心嚢液貯留
　　4．閉塞性の心房粘液腫
　C．a波の増高
　　1．三尖弁狭窄，2．右室コンプライアンス低下
　D．巨大a波（cannon a wave）
　　房室非同期（房室ブロック，心室頻拍，心室期外収縮，心室ペーシング）
　E．a波の欠如
　　心房細動，心房静止，心房粗動
　F．v波の増高
　　1．三尖弁閉鎖不全，2．右室不全
　　3．心房コンプライアンス低下（拘束型心筋症）
　G．a波高＝v波高
　　1．心タンポナーデ，2．収縮性心膜炎
　　3．循環血液量増加
　H．顕著な深いx谷
　　1．心タンポナーデ，2．亜急性あるいは慢性収縮性心膜炎
　　3．心房収縮の保たれた右室の虚血
　I．顕著な深いy谷
　　1．収縮性心膜炎，2．拘束型心筋症，3．三尖弁閉鎖不全
　J．x谷の鈍化
　　1．心房細動，2．右房の虚血
　K．y谷の鈍化
　　1．心タンポナーデ，2．右室の虚血，3．三尖弁狭窄
　L．種々の特徴的な異常
　　1．Kussmaul兆候［吸気時の右房圧低下の欠如］…収縮性心膜炎，右室の虚血
　　2．平均右房圧＝右室拡張期圧＝肺動脈拡張期圧＝肺動脈楔入圧＝心嚢圧（圧較差＜5mmHg）…心タンポナーデ
　　3．M型，W型…右室の虚血，収縮性心膜炎，鬱血性心不全
　　4．右房圧の右室化…重症三尖弁閉鎖不全
　　5．鋸歯状図…心房粗動
　　6．圧波形と心内心電図の乖離…Ebstein奇形

II．左房圧波形—肺動脈楔入圧波形
　A．平均圧の低下
　　循環血液量減少
　B．平均圧の上昇
　　1．循環血液量増加
　　2．左室不全
　　　i）弁膜症（僧帽弁，大動脈弁）
　　　ii）心筋疾患（虚血，心筋症），iii）体高血圧症
　　3．タンポナーデに陥った心嚢液貯留，4．閉塞性の心房粘液腫
　C．a波の増高
　　1．僧帽弁狭窄，2．左室コンプライアンス低下
　D．巨大a波（cannon a wave）
　　房室非同期（房室ブロック，心室頻拍，心室性期外収縮後，心室ペーシング）
　E．a波の欠如
　　心房細動，心房静止，心房粗動
　F．v波の増高
　　1．僧帽弁閉鎖不全，2．左室不全，3．心室中隔欠損症
　G．a波高＝v波高
　　1．心タンポナーデ，2．収縮性心膜疾患，3．循環血液量増加
　H．顕著な深いx谷
　　1．心タンポナーデ，2．亜急性あるいは慢性収縮性心膜炎
　I．顕著な深いy谷
　　1．収縮性心膜炎，2．拘束型心筋症，3．僧帽弁閉鎖不全
　J．x谷の鈍化
　　1．心房細動，2．左房の虚血
　K．y谷の鈍化
　　1．心タンポナーデ，2．左室の虚血，3．僧帽弁狭窄
　L．肺動脈楔入圧が左室拡張期圧と等しくならない
　　1．僧帽弁狭窄，2．左房粘液腫，3．Cor triatriatum
　　4．肺静脈閉塞，5．左室コンプライアンス低下
　　6．胸膜腔内圧上昇，7．カテーテル位置がzone 3でない

III．肺動脈圧波形
　A．収縮期圧上昇
　　1．原発性肺高血圧症，2．僧帽弁閉鎖不全・僧帽弁狭窄
　　3．うっ血性心不全，4．拘束型心筋症，5．有意な左→右シャント，6．肺疾患（肺梗塞，低酸素血症，慢性閉塞性肺疾患）
　B．収縮期圧低下
　　1．循環血漿量減少，2．肺動脈狭窄，3．肺動脈弁下・弁上狭窄
　　4．Ebstein奇形，5．三尖弁狭窄，三尖弁閉鎖
　C．脈圧減少
　　1．右心の虚血，右室梗塞，2．肺塞栓症，3．心タンポナーデ
　D．二峰性脈
　　左房の大きなv波が逆行性に伝播
　E．肺動脈拡張期圧＞肺動脈楔入圧
　　1．肺疾患，2．肺塞栓症，3．頻脈

IV．心室圧波形
　A．収縮期圧上昇
　　1．肺高血圧症あるいは体高血圧症，2．半月弁狭窄
　　3．心室流出路狭窄，4．弁上狭窄，5．右室圧上昇
　　　i）有意な心房中隔欠損症や心室中隔欠損症
　　　ii）肺血管抵抗増加（肺塞栓症，慢性閉塞性肺疾患，原発性肺高血圧）
　B．収縮期圧低下
　　1．循環血液量減少，2．心原性ショック，3．心タンポナーデ
　C．拡張末期圧上昇
　　1．循環血液量増加，2．鬱血性心不全
　　3．心室コンプライアンス低下，4．心室肥大
　　5．心タンポナーデ，6．弁閉鎖不全，7．収縮性心膜炎
　D．拡張末期圧低下
　　1．循環血液量減少，2．房室弁狭窄
　E．a波減高ないし消失
　　1．心房細動・心房粗動，2．房室弁狭窄症
　　3．房室弁閉鎖不全（心室コンプライアンス上昇時）
　F．拡張期Dip and Plateau
　　1．収縮性心膜炎，2．拘束型心筋症，3．右室の虚血
　　4．房室弁閉鎖不全に伴う急激な心室拡大
　G．右室拡張末期圧≒左室拡張末期圧（圧較差＜5mmHg）
　　1．収縮性心膜炎，2．心タンポナーデ

V．大動脈圧波形
　A．収縮期圧上昇
　　1．体高血圧症，2．動脈硬化，3．大動脈閉鎖不全
　B．収縮期圧低下
　　1．大動脈狭窄，2．心不全，3．循環血液量減少
　C．脈圧増加
　　1．体高血圧症，2．大動脈弁閉鎖不全
　　3．有意な動脈管開存，4．有意なValsalva洞瘤破裂
　D．脈圧減少
　　1．心タンポナーデ，2．鬱血性心不全
　　3．心原性ショック，4．大動脈弁狭窄
　E．二峰性脈（pulsus bisferiens）
　　1．大動脈弁閉鎖不全，2．閉塞性肥大型心筋症
　F．奇脈（pulsus paradoxus）
　　1．心タンポナーデ，2．慢性閉塞性肺疾患，3．肺塞栓症
　G．交互脈（pulsus alternans）
　　1．鬱血性心不全，2．心筋症
　H．小遅脈（pulsus parvus et tardus）
　　大動脈弁狭窄
　I．spike and dome型
　　閉塞性肥大型心筋症

(Libby P, et al : Braunwald's heart disease ; a textbook of cardiovascular medicine 8th ed. Saunders Elsevier, Philadelphia, 2008, pp453-454 より改変引用)

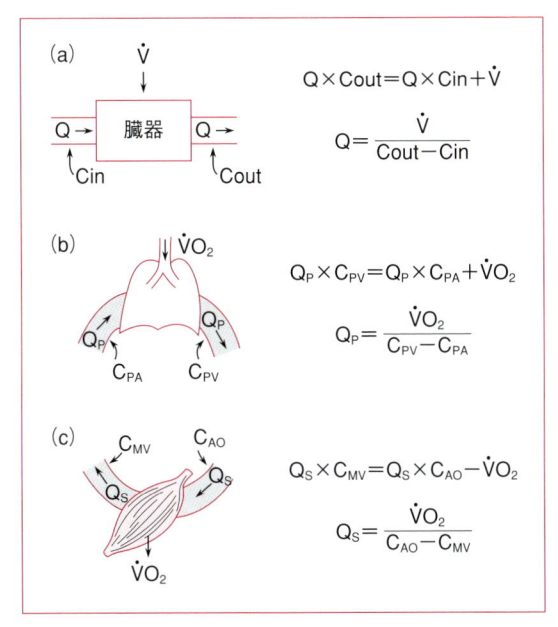

図 93　Fick の原理による血流測定
Fick の原理に基づき肺血流量と体血流量を算出する方法を示す.
a. 指示薬濃度が C_{in} の液体が流速 Q で臓器に流入し, 臓器で指示薬が持続的に単位時間あたり $\dot{V}$ 添加され, 指示薬濃度が C_{out} となり臓器から流速 Q で流出した場合, $Q \cdot C_{out} = Q \cdot C_{in} + \dot{V}$ となる.
b. 肺動脈から酸素含量 C_{PA} の血液が血流 Q_P で肺に流入し, 肺胞から酸素を $\dot{V}O_2$ 摂取し, 肺静脈血の酸素含量が C_{PV} となった場合, $Q_P \cdot C_{PV} = Q_P \cdot C_{PA} + \dot{V}O_2$ となる.
c. 大動脈から酸素含量 C_{Ao} の血液が血流 Q_S で各臓器に送られ, すべての臓器が合計で $\dot{V}O_2$ の酸素を消費, 血液が心臓に戻ってきたときに中心静脈血の酸素含量が C_{MV} となっていた場合, $Q_S \cdot C_{MV} = Q_S \cdot C_{Ao} + \dot{V}O_2$ である. これらから, Q_P, Q_S が算出される.

$$\text{肺血流量}(Q_P) = \frac{\text{酸素摂取量}}{\text{肺静脈血酸素含量} - \text{肺動脈血酸素含量}}$$

酸素含量は酸素飽和度×酸素抱合能である. さらに 1 g のヘモグロビンに運搬される酸素量は 1.36 mL であるから, 酸素抱合能＝ヘモグロビン濃度×1.36 である.

$$Q_P = \frac{\text{酸素摂取量}}{(\text{肺静脈血酸素飽和度} - \text{肺動脈血酸素飽和度}) \times \text{ヘモグロビン濃度} \times 1.36}$$

ヘモグロビン濃度は通常 g/dL 単位のため, 10 を掛けて g/L に換算する. また, 酸素摂取量は酸素消費量にほぼ等しいから,

$$Q_P = \frac{\text{酸素消費量[mL/min]}}{(S_{PV}O_2 - S_{PA}O_2) \times 0.01 \times \text{Hb} \times 10 \times 1.36}$$

$S_{PV}O_2$：肺静脈血酸素飽和度[%]
$S_{PA}O_2$：肺動脈血酸素飽和度[%]
Hb：血中ヘモグロビン濃度[g/dL]

体循環では酸素含量較差を大動脈血と混合静脈血でとることで同様の演算ができる(図 20).

$$Q_S = \frac{\text{酸素消費量[mL/min]}}{(S_{Ao}O_2 - S_{MV}O_2) \times 0.01 \times \text{Hb} \times 10 \times 1.36}$$

$S_{Ao}O_2$：体動脈血酸素飽和度[%]
$S_{MV}O_2$：混合静脈血酸素飽和度[%]

シャントがなければ $Q_P = Q_S = CO$ であり, $S_{PV}O_2 = S_{Ao}O_2$ かつ $S_{PA}O_2 = S_{MV}O_2$ であるから,

$$CO = \frac{\text{酸素消費量[mL/min]}}{(SaO_2 - SvO_2) \times 0.01 \times \text{Hb} \times 10 \times 1.36}$$

SaO_2：動脈血酸素飽和度[%]…動脈血で測定
SvO_2：中心静脈血酸素飽和度[%]…混合静脈血か肺動脈血で測定

酸素消費量は代謝率計を用いて測定されることもあるが, 推定値で演算してしまうことも可能である. 酸素消費量を大雑把に体重×3 mL/min あるいは体表面積×125 mL/min としたり, あるいは下記とする方法がある.

酸素消費量 = BSA × [(138.1 − C × ln A) + 0.378 × HR]

BSA：体表面積($0.007184 \times$ 体重$[\text{kg}]^{0.425} \times$ 身長$[\text{cm}]^{0.725}$：Dubois の式)
C：性別係数(男性 11.49, 女性 17.04)
A：年齢
HR：心拍数

2) 熱希釈法

指示薬希釈法の 1 つである. 指示薬を V だけ投与すると, その下流では時間経過に伴い濃度の変化する「希釈された指示薬」が検出される. 投与開始からすべて流れきるまで(濃度が 0 となるまで)の指示薬の濃度を加算(時間積分)したものと血流量 $\dot{Q}$ の積は投与した指示薬の総量 V に等しくなる(Stewart-Hamilton の法則)(図 94).

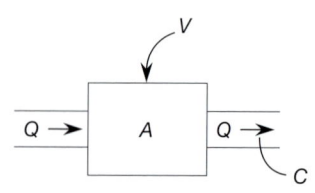

容積 A の臓器に血流が Q 流出入しており, ここで臓器に指示薬を V 投与すると, 臓器から流出した血液の指示薬濃度 C は

$$C = \frac{V}{A} \cdots ①$$

となる. 血中からの指示薬の消失時間 t は

$$t = \frac{A}{Q} \cdots ②$$

で表される. 式①, 式②より

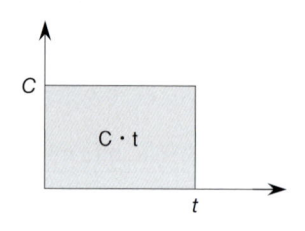

$$V = Q \cdot C \cdot t \cdots ③$$

濃度 C が時間の変数である場合, 濃度時間曲線の曲線下面積 area under curve : AUC は

$$\int_0^\infty C(t)dt$$

であるから, 式③は

$$V = Q \cdot \int_0^\infty C(t)dt$$

となる.

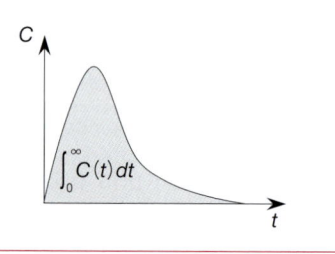

図94　指示薬希釈法の動態解析

$$V = \dot{Q} \cdot \int_0^\infty C(t)dt$$

であるから,

$$\dot{Q} = \frac{V}{\int_0^\infty C(t)dt}$$

V：注入した指示薬の量
$\dot{Q}$：血流量
$C(t)$：時間 t における指示薬濃度

熱希釈法はこの応用である. 溶媒を血液, 指示薬を冷水とし, 上式を適用する. 血液温(T_B[℃])は, カテーテル側孔から注入された定量(V[mL])の冷水(T_I[℃])により希釈(冷却)される. この血液温の低下(ΔT_B[℃])をカテーテル先端付近のサーミスタ(温度センサー)で測定し, 時間積分することにより心拍出量を得る. 熱量のやり取りは比熱や比重の異なる指示薬と血液の間で行われるためこれらを考慮し

$$\dot{Q} = \frac{V(T_B - T_I) \cdot (S_I \cdot C_I)/(S_B \cdot C_B)}{\int_0^\infty \Delta T_B(t)dt} \text{[mL/sec]}$$

S_I, S_B：冷水, 血液の比重
C_I, C_B：冷水, 血液の比熱

$(S_I \cdot C_I)/(S_B \cdot C_B) = 1.08$ であり, 病的シャントがなければ肺血流量(Q_P) = 体血流量(Q_S) = 心拍出量(CO)であるから, 単位を L/min に合わせると上式は,

$$CO = \frac{V(T_B - T_I) \times 1.08}{\int_0^\infty \Delta T_B(t)dt} 60 \times 10^{-3} \text{[L/min]}$$

なお熱希釈法は, 重度の三尖弁閉鎖不全症例では「血流の撹拌」のため不正確な結果となり, 低拍出心においては「長い計測時間中に血管壁から加温されてしまう」ことによりやはり不正確な計測結果となる. また, 呼吸や不整脈の変動も受けるため, 極端な脈拍不整や呼吸変動の患者でも不正確な計測結果となる. これらの症例では Fick 法を用いる.

3 血管抵抗の測定

血圧・血流・血管抵抗の関係は, Ohm の法則により算出が可能である.

すなわち, 血管抵抗 = 圧較差/血流量である.

肺血管抵抗は, まず「肺循環の起点である肺動脈」と「肺循環の終点である肺静脈」の圧較差を算出し, これを「肺血流量(Q_P)」で除すことで算出される.

同様に, 体血管抵抗は, まず「体循環の起点である大動脈」と「体循環の終点である右房」の圧較差を算出し, これを「体血流量(Q_S)」で除すことで算出される.

Q_P, Q_S の算出は前項を参照．なお，血圧は脈拍のため時間により変動する変数であり，平均値で演算する．

血管抵抗の単位は[mmHg]を[L/min]で除したWood単位(R単位やhybrid resistance unit；HRU単位ともいう)という特殊な単位とメートル法での表記が併用されている．（小児科領域ではWood単位が，成人領域では dyn・sec・cm^{-5} が好まれて使用される．）

メートル法への換算は以下の通り．

1 Wood 単位＝1 mmHg・min/L
　　　　　＝133.3 N/m^2・min/L[SI 単位系]
　　　　　＝80 dyn・sec・cm^{-5}[CGS 単位系]

肺血管抵抗 pulmonary vascular resistance；PVR

$$PVR = \frac{\overline{PAP} - \overline{PCWP}}{Q_P} \times 80 [\mathrm{dyn \cdot sec \cdot cm^{-5}}]$$

$$\left(あるいは \frac{\overline{PAP} - \overline{PCWP}}{Q_P} [\mathrm{Wood}]\right)$$

$\overline{PAP}$；平均肺動脈圧，$\overline{PCWP}$；平均肺動脈楔入圧（≒平均肺静脈圧）

基準値 20〜130(dyn・sec・cm^{-5})[3]

体血管抵抗 systemic vascular resistance；SVR

$$SVR = \frac{\overline{AoP} - \overline{RAP}}{Q_S} \times 80 [\mathrm{dyn \cdot sec \cdot cm^{-5}}]$$

$$\left(あるいは \frac{\overline{AoP} - \overline{RAP}}{Q_S} [\mathrm{Wood}]\right)$$

$\overline{AoP}$；平均大動脈圧，$\overline{RAP}$；平均右房圧

基準値 700〜1,600(dyn・sec・cm^{-5})[3]

小児科領域ではしばしばBSAを掛けて標準化した体血管抵抗係数；SVRI(＝SVR×BSA)や肺血管抵抗係数；PVRI(＝PVR×BSA)が用いられる．

4 圧較差の測定

弁膜症や血管の狭窄の圧較差測定は，重症度判定や治療法決定に重要である．

1）大動脈弁狭窄症

大動脈弁の圧較差は，左室内圧と大動脈圧を同時記録することにより得られる（図95）．弁口にカテーテルを通過させた状態で測定を行うとカテーテルのプロファイルで弁口がさらに狭くなってしまうため，正確な測定には大動脈のカテーテルと経心房中隔的に挿入した左室内腔のカテーテルの2本のカテーテルによる同時圧測定が必要である．弁口にカテーテルを通過させて同時圧測定す

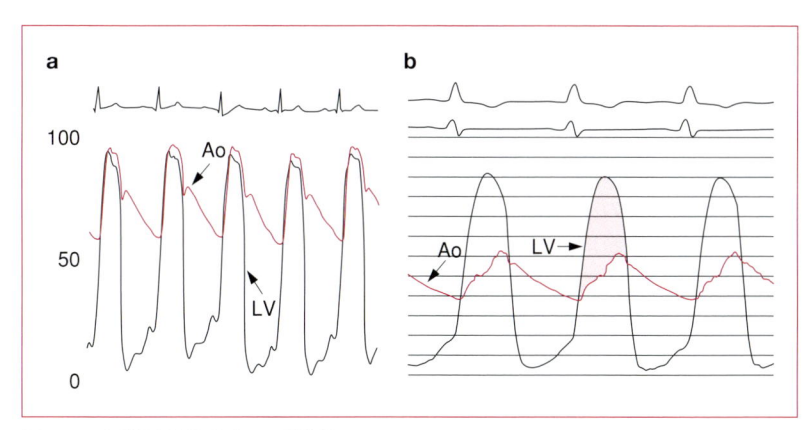

図95 大動脈弁狭窄症の圧較差
a. 正常では駆出期に大動脈弁は開放しており，左室圧と大動脈の間に有意な圧較差は存在しない．
b. 大動脈弁の解放制限により弁抵抗が生じ，圧較差が発生する．
Ao：大動脈圧，LV：左室圧
(a. Ragosta M(著)，高橋利行(訳)：血行動態学．メディカル・サイエンス・インターナショナル，p22. 2011 より改変　b. Mullins CE：Cardiac Catheterization in Congenital Heart Disease：Pediatric and Adult. Blackwell Publishing Inc, Massachusetts, 2006, p310 より改変引用)

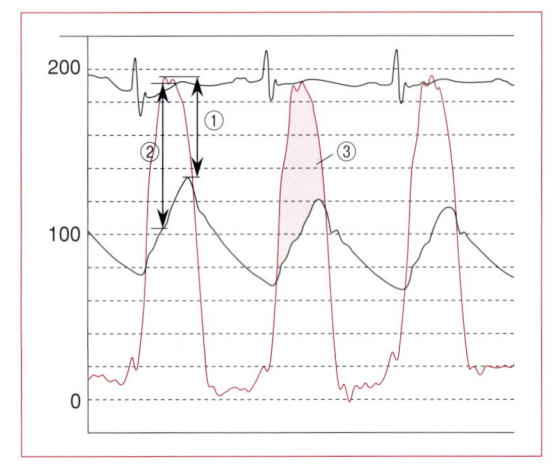

図96 大動脈弁狭窄症における3つの異なる圧較差の指標
①Peak to peak 圧較差：左室圧の最大値と大動脈圧の最大値の差．左室圧と大動脈圧は異なる時相で最大値をとることに注意．
②瞬時最大圧較差：左室圧と大動脈圧の差が同じ時相で最大となる圧．心エコーにおける大動脈弁通過血流のピークと時相がほぼ一致する．③平均圧較差：駆出期における左室と大動脈の圧較差を積分し（図中の網掛け部分の面積を求め），駆出時間で平均することにより算出する（p.109参照）．

る方法としては，①2腔カテーテルで左室内と大動脈内を同時圧測定する方法（内腔が細いためダンピングあり），②使用カテーテルより1フレンチ以上太いシースを挿入し左室内カテーテルとシースの末梢動脈圧を同時圧測定する方法（末梢血圧には時相の遅延や脈圧の増大あり），③左室内圧は冠動脈用プレッシャーワイヤーで測定する方法（機械弁での報告あり[4]）などがある．一般的には左室から大動脈にかけて引き抜きを行い，非同時記録された左室と大動脈双方の圧曲線をポリグラフ上で時相を合わせる方法が頻用される．非同時記録の場合，心房細動例ではR-R不整のため圧曲線の重ね合わせが不可能である．引き抜きによる非同時記録は，本来は圧較差のスクリーニング程度に用いられるべき方法とされる．

peak to peak 圧較差，平均圧較差，瞬時最大圧較差が臨床的に重要な指標である（図96）．peak to peak 圧較差は引き抜き曲線からでも算出可能な簡便な指標である．平均圧較差と瞬時最大圧較差は心エコーからも算出可能である．

なお，重度の収縮障害を有する症例において，予想された大動脈弁圧較差より低い圧較差を示す場合がある．このとき「低心拍出ゆえに低圧較差となっている場合」と，「低心拍出のために比較的軽度の狭窄弁が十分に開放できていない場合」の双方の可能性を勘案しなければならない．前者の場合は弁置換術を講ずることで大きな恩恵を得られるが，後者は偽性の重症弁狭窄であり，弁置換術が有用でない可能性があるばかりでなく予後不良でもある．収縮予備能が残存している場合はドブタミン負荷による鑑別が有効な手法である．すなわち，前者の場合はドブタミン負荷により平均圧較差や心エコーによる弁口通過最大血流速度が増大するも弁口面積は狭小なままであるが，後者では弁口面積が有意（$\geq 0.3\,\mathrm{cm}^2$）に増大し，圧較差や弁口通過速度の変化は軽微に留まる．

2) 僧帽弁狭窄症

僧帽弁の圧較差を正確に求めるには，経心房中隔的に左房圧を測定し，一方で逆行性に大動脈から左室圧を測定し，同時圧測定を行う（図97）．

この方法はより侵襲的であるため，PCWPを左房圧の代用とし，解析されることが多い．ただしPCWPは実際の左房圧より時相が遅れ，ダンピングした波形であるため，解析時に注意が必要である．確実にカテーテルを楔入させてPCWPを測定し，たとえ同時圧測定であっても解析時に時相の一致（移相）を行う．ポリグラフ上でPCWP波形を左にずらし，v波を収縮期に収め，y谷を左室圧下行脚に随伴させる．しかしこの時相一致の操作の不正確さが大きな誤差を生ずる原因となる．また，波形のダンピングも問題となる．PCWPが25 mmHg 未満の場合には誤差が少ないがそれ以上になるとかなり（>10 mmHg）の誤差を生ずる．これらの理由から，PCWPによる僧帽弁の圧較差測定は僧帽弁手術などの重大な決定には用いるべきではない．

3) 末梢血管の狭窄

造影上の狭窄度が曖昧な場合，狭窄部位での圧較差を測定し，狭窄度の指標とする．ストレートのカテーテルを狭窄部位に通過させ，圧較差を測定する．近位部から狭窄部位にカテーテルを挿入すると，カテーテルを通過させていることによる圧の低下が加わり狭窄の過大評価となる．正確な評価には，狭窄の遠位からカテーテルを通過さ

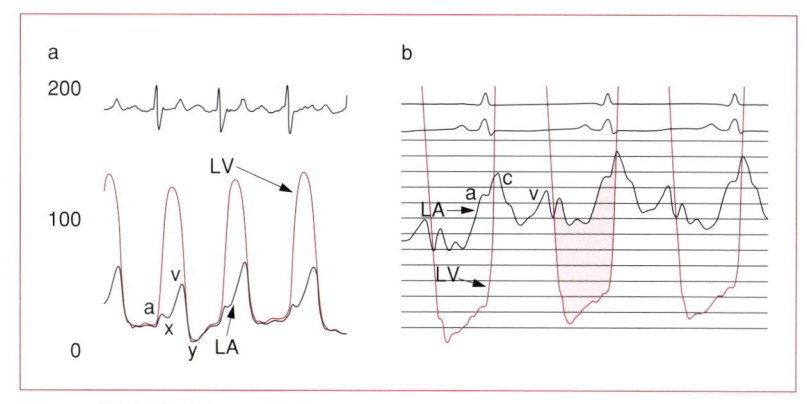

図97　僧帽弁狭窄症の圧較差
a. 正常では拡張期充満時間（心周期における6相，7相，1相）に僧帽弁は開放しており，左房と左室の間に有意な圧較差は生じない．
b. 僧帽弁の開放制限により弁抵抗が生じ，圧較差が発生する．
LA：左房圧，LV：左室圧
〔a）Ragosta M（著），高橋利之（訳）：臨床血行動態学．メディカル・サイエンス・インターナショナル，2011，p28 より改変　b）Mullins CE：Cardiac Catheterization in Congenital Heart Disease：Pediatric and Adult. Blackwell Publishing Inc, Massachusetts, 2006, p310 より改変引用〕

せ，近位から遠位に引き抜いて圧較差を測定する．

4）心室内圧較差

右室二腔症や肥大型心筋症による左室中部閉塞，右室ならびに左室流出路狭窄の場合に心室内圧較差の検討が行われる．マルチパーパスカテーテルにより引き抜き圧を測定し，圧較差を求める．

5 弁口面積の測定

Gorlin の式が一般的に用いられる（図98）．

$$弁口面積[cm^2] = \frac{弁口血流量[mL/sec]}{K \times C \times \sqrt{平均弁圧較差[mmHg]}}$$

K：定数 44.3（Gorlin による）
C：経験定数　僧帽弁 = 0.85，他の弁 = 1
　（→ p.111 Side memo）

ここで，

$$大動脈弁口血流量[mL/sec] = \frac{心拍出量[mL/min]}{収縮期駆出時間[sec] \times 心拍数[min^{-1}]}$$

$$僧帽弁口血流量[mL/sec] = \frac{心拍出量[mL/min]}{拡張期充満時間[sec] \times 心拍数[min^{-1}]}$$

この際用いる心拍出量は，mL/min であることに注意する．

引き抜き測定した場合や，左室圧と末梢動脈圧，肺動脈楔入圧と左室圧など，時相の異なる曲線同士で演算する場合は，手動で時相を補正する必要がある．

Hakki ら[5]によると，大多数の症例において収縮期駆出時間 × 心拍数 × 44.3 ≒ 1,000 あるいは拡張期充満時間 × 心拍数 × 44.3 × 0.85 ≒ 1,000 である．このため弁口面積は次の簡略式で近似される．

$$弁口面積[cm^2] = \frac{CO[L/min]}{\sqrt{\Delta P[mmHg]}}$$

この場合，算出に必要な項目は心拍出量[L/min]と圧較差のみである．この式で用いられる圧較差 ΔP は，大動脈弁に適用する場合は平均圧較差でも peak to peak 圧較差でもよい[5]．僧帽弁に適用する場合は平均圧較差を用いる[5]．ただしこの簡易式は徐脈や頻脈の場合は誤差が大きいため，使用できない．

そもそも Gorlin の式自体が数々の仮定や簡略化を経て定義されており，それなりの誤差がある．また，低血流状態ではより不正確になるといった Gorlin の式の特性もある．ドブタミン負荷や運動負荷による弁口通過血流量の増加は，より

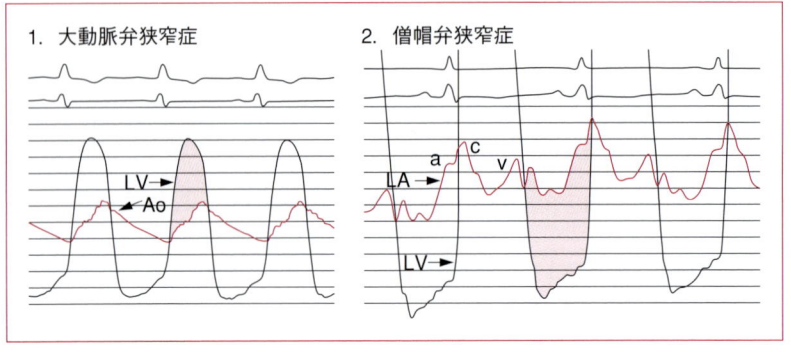

図98　平均弁圧較差の求め方

図中の網掛け部分の面積を求め(ポリグラフで自動に積分するか，手動でプラニメーターで求める)，それを収縮期駆出時間(systolic ejection period；SEP)あるいは 拡張期充満時間(diastolic filling period；DFP)で平均することにより算出される．ポリグラフの自動解析ではSEPを左室圧と大動脈圧の交叉から交叉までの時間で定義し，DFPを左室圧と左房圧の交叉から交叉までと定義していることが多い．（学術的にはSEPは大動脈圧曲線と左室圧曲線の上行脚の交点を起点とし，大動脈切痕を終点と定義される．)
Ao：大動脈圧，LV：左室圧，LA：左房圧
a：a波，c：c波，v：v波
(Mullins CE : Cardiac Catheterization in Congenital Heart Disease : Pediatric and Adult. Blackwell Publishing Inc, Massachusetts, 2006, p310 より改変引用)

表17　短絡検出のための有意なステップアップの基準と混合静脈血の定義

短絡レベル	有意と判断される酸素飽和度の差[%]	計算に用いる混合静脈血
右房	≧7	(3×SVC+1×IVC)/4
右室	≧5	右房内のサンプルの平均値
肺動脈	≧5	右室内のサンプルの平均値

正確な圧較差の評価を可能とする有効な手法である．臨床的判断に際しては，まず症状を，そして心エコーなど他のモダリティーで得られた平均圧較差や最大圧較差，弁口面積，心負荷なども鑑みて総合的に判断することが重要であり，臨床所見との乖離が大きい場合は運動負荷やドブタミン負荷を検討すべきである．

6 シャント(短絡)の測定

健常者にも気管支静脈やテベシウス静脈などの解剖学的シャントは存在するが生理学的シャントであり，病的シャントとは区別される．

シャントの検出には，心腔内各所で血液のサンプリングを行い，酸素飽和度のstep-upあるいはstep-downを検出する．なお，動脈管開存(patent ductus arteriosus；PDA)の際には，動脈管より遠位の大動脈から体動脈血をサンプリングする必要がある．有意なステップアップの判断基準を表17に示す．

step upが確認され，心内短絡が疑われたらQ_P, Q_Sを計算する．

$$Q_P = \frac{酸素消費量[mL/min]}{(S_{PV}O_2 - S_{PA}O_2) \times 0.01 \times Hb \times 10 \times 1.36}$$

$S_{PV}O_2$：肺静脈血酸素飽和度[%]
$S_{PA}O_2$：肺動脈血酸素飽和度[%]
Hb：血中ヘモグロビン濃度[g/dL]

$$Q_S = \frac{酸素消費量[mL/min]}{(S_{Ao}O_2 - S_{MV}O_2) \times 0.01 \times Hb \times 10 \times 1.36}$$

$S_{Ao}O_2$：体動脈血酸素飽和度[%]
$S_{MV}O_2$：混合静脈血酸素飽和度[%]

心内短絡がある場合，混合静脈血とは「短絡部位の1つ手前の心腔」の静脈血を指す(表17)．

病的シャントが存在しない場合，肺血流量と体

◆ Side memo

[弁口面積の算出]

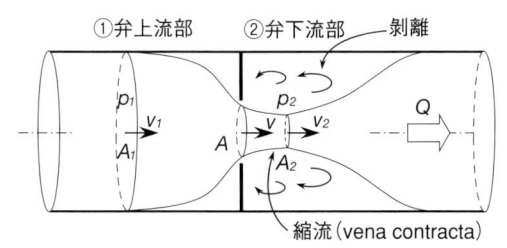

弁を orifice と仮定し，弁上流部①と弁下流部②の血液の流れを考える．

図のように orifice からジェット状に噴出した血流は慣性により弁下流部に縮流(vena contracta)を形成し，弁口面積より狭い面積を通過する．同部位で血流は最大流速となり，静水圧が低下している．弁下流部では血流は壁面より剥離しており，周囲に乱流を生じている．さらに下流部では血流は壁面に再付着し，静水圧が回復する(圧力回復)．

弁上流部と弁下流部に対し，Bernoulli の定理($p+\frac{1}{2}\rho v^2+\rho gh=$一定)を適用すると，

$$p_1+\frac{1}{2}\rho v_1^2+\rho gh_1=p_2+\frac{1}{2}\rho v_2^2+\rho gh_2$$

- p：静水圧
- v：血流速度
- ρ：血液の密度
- g：重力加速度
- h：鉛直方向の高さ

臥位では弁上流部と弁下流部で重力面に対する高さは同じ($h_1=h_2$)であるから，

$$p_1+\frac{1}{2}\rho v_1^2=p_2+\frac{1}{2}\rho v_2^2$$

圧較差$\Delta p(=p_1-p_2)$は，

$$\Delta p=\frac{1}{2}\rho(v_2^2-v_1^2)$$
$$=\frac{1}{2}\rho v_2^2\left[1-\left(\frac{v_1}{v_2}\right)^2\right]$$

$v_2^2 \gg v_1^2$ であるから，

$$\Delta p \fallingdotseq \frac{1}{2}\rho v_2^2 \quad \cdots ①$$

縮流部での流速 v_2 は，流れの損失のため上式よりやや遅くなる．速度係数 C_v を用いて次式のように実際の流速 v に補正する．

$$v=C_v v_2 \quad \cdots ②$$

また血流量 $Q=Av$ である(下図)から，

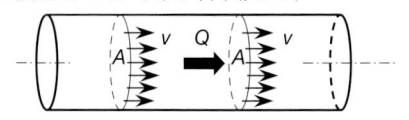

$$v=\frac{Q}{A_2} \quad \cdots ③$$

式②と式③より式①は，

$$\Delta p=\frac{\rho}{2}\left(\frac{Q}{C_v A_2}\right)^2$$

生体では Q, Δp ともに拍動性に変化しており，おのおの弁開放時間における平均値 $\overline{Q}$, $\overline{\Delta p}$ で考える．上式を変形すると，

$$A_2=\frac{\overline{Q}}{C_v}\sqrt{\frac{\rho}{2\overline{\Delta p}}}$$

ここでΔp を水銀柱の位置水頭に変換する．$p=\rho gh$ であるから $\overline{\Delta p}=\rho_m g\overline{\Delta h}$ を代入し，

$$A_2=\frac{\overline{Q}}{C_v}\sqrt{\frac{\rho}{2\rho_m g\overline{\Delta h}}}$$

＊注：分母のρは水銀の密度ρ_mであり，分子の血液の密度ρ_bとは異なる．

また，A_2 は縮流部 vena contracta の面積であり，orifice の面積 A より小さい．両者の面積比を収縮係数とよび，

$$C_c=\frac{A_2}{A}$$

と定義する．弁口面積 A は，

$$A=\frac{\overline{Q}}{C_v C_c}\sqrt{\frac{\rho_b}{2\rho_m g\overline{\Delta h}}}$$

$\rho_b=1.0$[g/cm³], $\rho_m=1.36$[g/cm²·mm], g=980 [cm/s²] を代入すると

$$A=\frac{\overline{Q}}{51.6\,C_v C_c\sqrt{\overline{\Delta h}}}$$

Gorlin らはρ_mの項に血液の密度 1.0 を代入し定数 44.3 を得ているが，この場合，式に代入する圧較差 $\overline{\Delta h}$ の単位を[mmHg]ではなく[cmH2O]に変換しなくてはならないため厳密には正しくない．しかし，係数 C_v, C_c を含めて経験定数 C を定めたため，問題となっていないのである．

$$A=\frac{\overline{Q}}{44.3\,C\sqrt{\overline{\Delta h}}}$$

- $\overline{Q}$：毎分の弁口通過血液量[L/min]
- $\overline{\Delta h}$：平均圧較差[mmHg]
- C：経験定数

表 18 弁逆流と心内短絡の評価に適正な撮影方向と造影剤注入部位

病変の位置	撮影方向	撮影部位
弁逆流		
大動脈弁	LAO/RAO	大動脈根部
僧帽弁	RAO	左心室
三尖弁	RAO/lat.	右心室
肺動脈弁	RAO/LAO/AP	主肺動脈
心内短絡		
ASD	LAOcranial	肺動脈
VSD	LAOcranial	左心室
PDA	APcranial	大動脈

血流量はほぼ一致するが，左→右シャントがある場合は $Q_P > Q_S$，右→左シャントがある場合は $Q_P < Q_S$ となる．

左→右シャントのみの場合は次式で簡易に計算される．

左→右シャント量 $= Q_P - Q_S$

右→左シャントがある場合は両方向シャントにつき演算する．

まずシャントがないと仮定した場合の「有効血流量 (Q_e)」を求める．

有効血流量 (Q_e)

$$= \frac{酸素消費量 [mL/min]}{(S_{PV}O_2 - S_{MV}O_2) \times 0.01 \times Hb \times 10 \times 1.36}$$

ここで 左→右シャント量 $(Q_{L \to R}) = Q_P - Q_e$
　　　　右→左シャント量 $(Q_{R \to L}) = Q_S - Q_e$

＊左→右シャントのみの場合 $Q_S = Q_e$ であり，
　右→左シャントのみの場合 $Q_P = Q_e$ である．

肺体血流比 Q_P/Q_S は上記 Q_P，Q_S の比であるが，酸素消費量や酸素抱合能の項は消去され，酸素飽和度のみから算出が可能である．

肺体血流比 $Q_P/Q_S = \dfrac{S_{Ao}O_2 - S_{MV}O_2}{S_{PV}O_2 - S_{PA}O_2}$

C 心血管造影法

各血管の形態や心室機能を評価するうえで欠かせない検査法である．しかし侵襲的で造影剤を使用する検査でもあるため，特に腎障害やアレルギー症例においては検査の適応をよく検討し，必要に応じ使用造影剤量や検査項目を減じたり透視条件を変更して行うなどの工夫を講じる．検査時における脱水状態が脳梗塞や腎障害，血圧低下の大きな原因となりうる．食事を制限して検査に臨む場合が多いが，事前に十分な輸液を施しておくことが脱水の予防，ひいては合併症予防のカギとなる．

弁膜症や心内短絡の評価に際して適正な撮影方向を**表 18** に示す．

1 左室造影

通常，冠動脈造影検査に追加して行われる．壁運動や心室容積の定量化，僧帽弁逆流の観察が可能である．

カテーテルを心室中央に，乳頭筋や心室中隔，後壁に接触させないように位置させ，パワーインジェクターで定量の造影剤を注入する（**図 99**）．注入中は心筋内注入や心室性不整脈を誘発した場合に速やかにカテーテル操作できるよう，カテーテルを離さずにいる．高拍出心の場合や心室内腔の大きな場合は注入量を増やし，心室内腔の小さな場合は注入量を減じる．

＜心室容積＞

心室容積は，右前斜位で撮影した心室の各部位の測定値から，面積-長さ法 area-length method やディスク法 disc method（スライス加重法 Slice Summation method, Simpson 法ともよばれる）により求められる．

＊Single-Plane Area-Length 法 (→ *Side memo*)

$$V = \frac{8A^2}{3\pi L}$$

＊Disc 法 (→ *Side memo*)

$$V = \frac{\pi L}{80} \sum_{i=1}^{20} (a_i)^2$$

実際にはこれらの計算値をさらに回帰式で補正し，より現実に近い容積を算出する．

＊Single-Plane Area-Length 法の補正[6]
　　$V_{補正} = V_{計算式} \times 0.81 + 1.9 \text{ (mL)}$

＊Disc 法の補正[7]

7. 心臓カテーテル検査　113

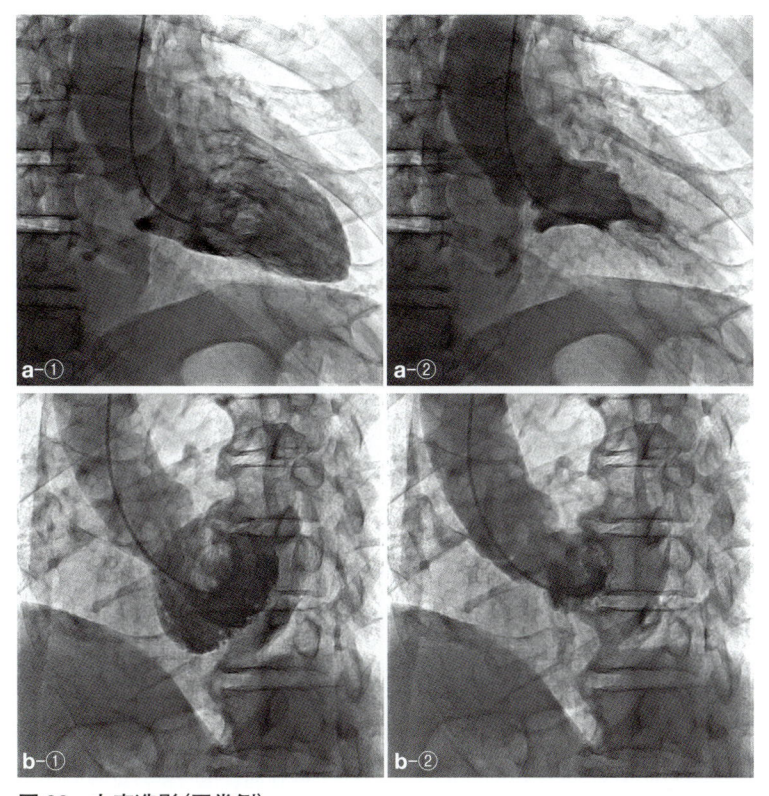

図99　左室造影（正常例）
a. 右前斜位：①拡張期，②収縮期　　b. 左前斜位：①拡張期，②収縮期

◆ *Side memo*

[Single-Plane Area-Length 法]
回転楕円体の体積は

$$V = \frac{4}{3}\pi \times \frac{L}{2} \times \frac{a}{2} \times \frac{b}{2}$$

で求まる．一方向（single-plane）撮影のため，短軸断面を円と仮定（$a=b$）すると，

$$V = \frac{\pi}{6} \times L \times a^2$$

一方，$A = \pi \times \frac{L}{2} \times \frac{a}{2}$ である．a を消去して，

$$V = \frac{8A^2}{3\pi L}$$

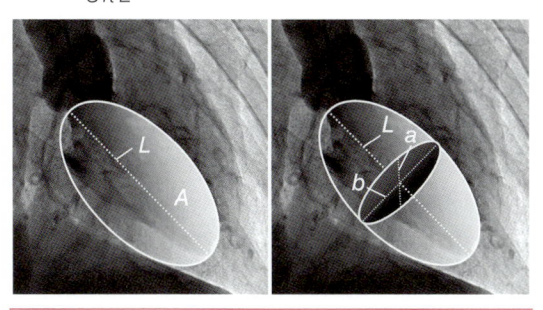

◆ *Side memo*

[Disc 法]
左室容積を左室長軸方向に20等分し，20枚のディスクに分割する．
i 番目のディスクの直径を a_i とすると，i 番目のディスクの体積 V_i は

$$V_i = \pi \left(\frac{a_i}{2}\right)^2 \times \frac{L}{20}$$

これを i=1 から 20 まで合計すると，

$$V = \sum_{i=1}^{20} \pi \left(\frac{a_i}{2}\right)^2 \times \frac{L}{20}$$

$$= \frac{\pi L}{80} \sum_{i=1}^{20} (a_i)^2$$

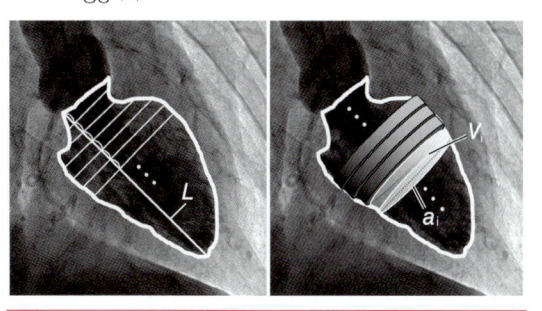

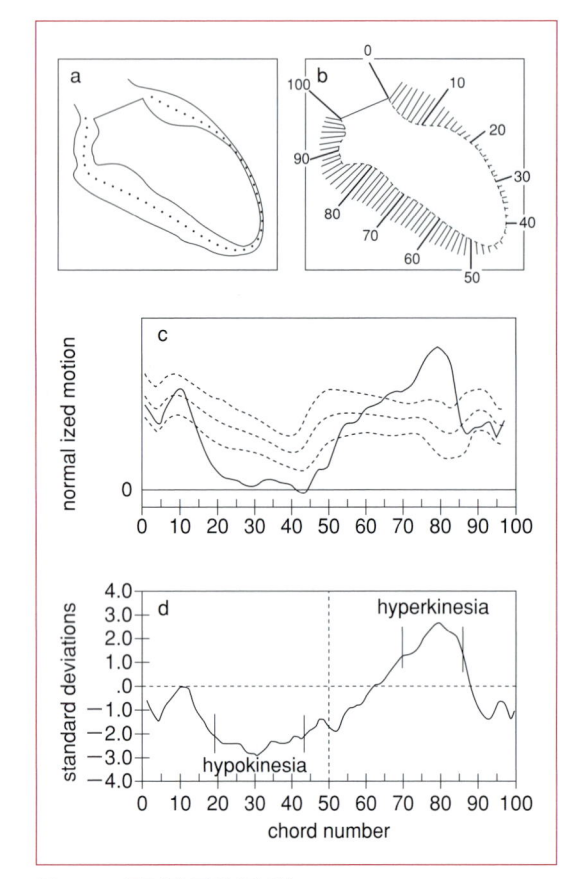

図100　局所壁運動解析法
中心線法(centerline method)[12]
a. 収縮終期と拡張終期の輪郭(実線)の中心線(点線)を描く．
b. 中心線に対し100本の垂線(弦)を描き，各弦の長さを測定する．
c. 各弦の長さを拡張期左室内腔周長で除して正規化する(実線)．点線は健常者の平均および±1SDの曲線．
d. 標準化曲線．正常からの標準偏差を示す．これにより壁運動の程度を判定する．
＊ほかに局所壁運動を解析する方法としてRegional method, Radial method, Slager methodなどがある．

$$V_{補正} = V_{計算式} \times 0.737 - 4.649 \text{(mL)}$$

左室収縮能の指標である駆出分画(駆出率, LVEF)は,

$$LVEF = \frac{LVEDV - LVESV}{LVEDV} \times 100$$

で表される(LVEDV：左房拡張末期容積, LVEST：左室収縮末期容積).

一回心拍出量 Systolic volume；SV, 心拍出量COは下式で計算される．

- $SV = LVEDV - LVESV$
- $CO = SV \times HR$
   $= (LVEDV - LVESV) \times HR$

左室造影により算出された心拍出量(CO_{LVG})と，右心カテーテル(Fick法ないしは熱希釈法)により算出された心拍出量(CO_{PAC})により，大動脈弁や僧帽弁の逆流量，逆流分画が算出できる．

大動脈弁・僧帽弁逆流量 = $CO_{LVG} - CO_{PAC}$

$$大動脈弁・僧帽弁逆流分画 = \frac{CO_{LVG} - CO_{PAC}}{CO_{LVG}}$$

なお，大動脈弁閉鎖不全と僧帽弁閉鎖不全が共存している場合はこの式は使用できない．

＜壁運動異常＞

一般的に壁運動異常は視覚的に評価されるが，通常の検査室のシステムで自動解析も可能である(図100)．左室壁の区分と壁運動異常の分類を図101に示す．

＜僧帽弁逆流＞

右前斜位で観察される僧帽弁の逆流(図102)は，視覚的に表19のように半定量される．

2 大動脈造影

大動脈弁閉鎖不全や大動脈瘤・狭窄，主要分枝の狭窄などが適応となる．現在ではより侵襲の少ない造影CTやMRAにより大動脈や分枝の形態異常が十分に評価可能であるため，以前に比べ大動脈造影の意義は少ない．近位大動脈の造影に際しては大動脈弁の開閉制限や冠動脈解離を避けるため，大動脈弁から1椎体ほど遠位の大動脈内で造影する．注入する造影剤量は10 mL/sec, 計30 mL程度で十分である．大動脈弁逆流の程度は表19のように半定量される(図103)．左前斜位で撮影すると，大動脈弓とその分枝まで確認できる．大動脈造影に際しては，カテーテル先端が発達したプラーク内や偽腔内，主要分枝へ迷入しないよう注意する．

3 肺動脈造影

肺動脈狭窄，動脈管開存，肺塞栓症，肺静脈還流異常が適応となる．また，左房充満まで撮影す

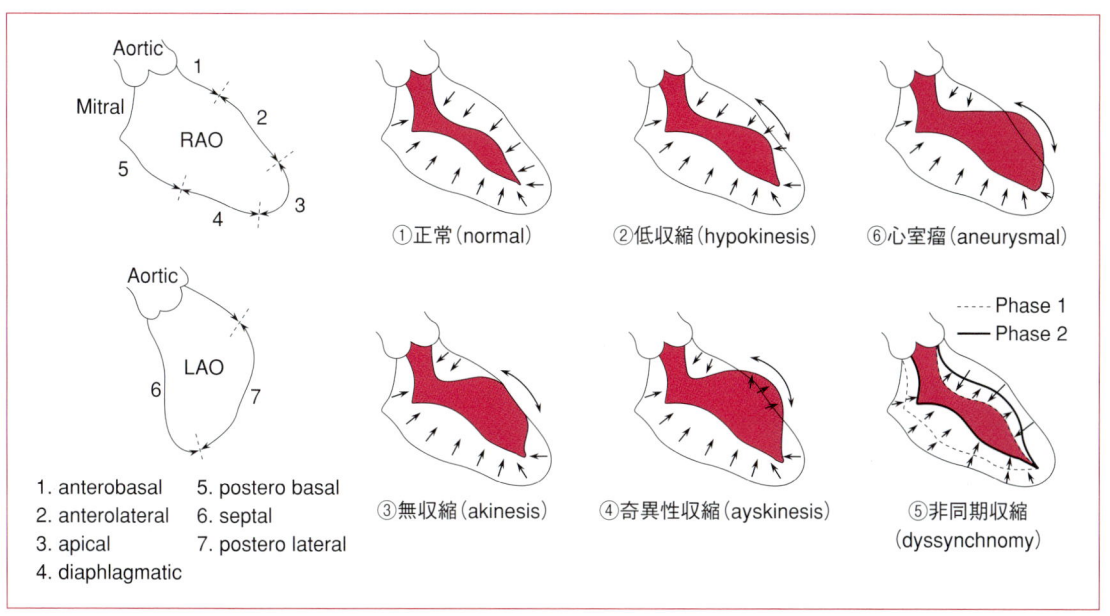

```
Aortic
Mitral
   RAO
```

1. anterobasal
2. anterolateral
3. apical
4. diaphlagmatic
5. postero basal
6. septal
7. postero lateral

① 正常 (normal)
② 低収縮 (hypokinesis)
⑥ 心室瘤 (aneurysmal)
③ 無収縮 (akinesis)
④ 奇異性収縮 (ayskinesis)
⑤ 非同期収縮 (dyssynchnomy)

------ Phase 1
——— Phase 2

図 101　左室壁の区分と壁運動異常の分類[13]

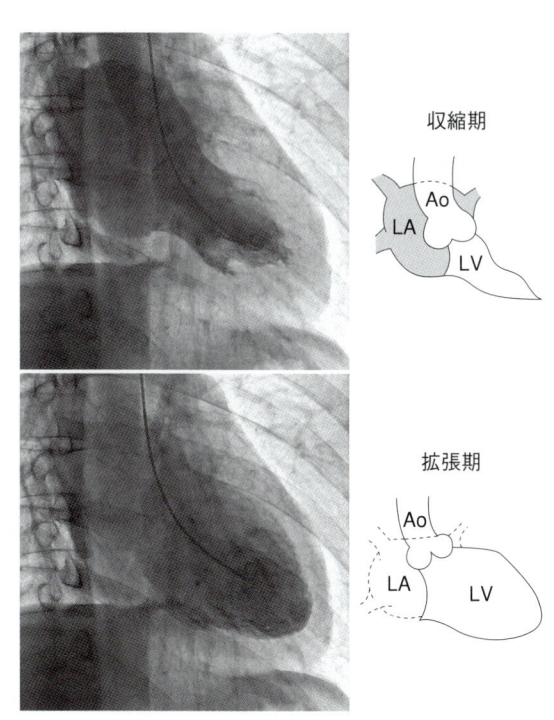

図 102　僧帽弁閉鎖不全症の左室造影（右前斜位）
収縮期に僧帽弁逆流のため，左房が明瞭に造影される．グレード 4 の僧帽弁逆流である．

収縮期
拡張期

表 19　弁逆流の重症度の評価

僧帽弁逆流
1 度　逆流ジェットによる左房内の造影剤は拡張期ごとに消失する
2 度　左房全体が全周期を通して薄く造影される
3 度　左房全体が左室と同程度に濃く造影される
4 度　左房全体が左室より濃く造影され，肺静脈も造影される

大動脈弁逆流
1 度　逆流ジェットによる左室内の造影剤は収縮ごとに消失する
2 度　左室全体が全周期を通して薄く造影される
3 度　左室全体が大動脈と同程度に濃く造影される
4 度　左室全体が大動脈よりも濃く造影される

ることにより左房内血栓や腫瘤の確認も可能である．使用カテーテルは，Berman バルーン付きカテーテルが安全で使い勝手がよい．先端が盲端になっているタイプの Berman カテーテルは SVC 方向（内頸静脈や上腕の静脈）から挿入した方が肺動脈への挿入が容易である．先端孔付きのタイプではガイドワイヤーによる先進が可能であるため，いずれの部位からも挿入は容易である．造影に際してはカテーテルを肺動脈末梢へ楔入させたり血栓へ陥入させてはならない．これらの状態でないことを圧や少量の造影によって確認する．肺

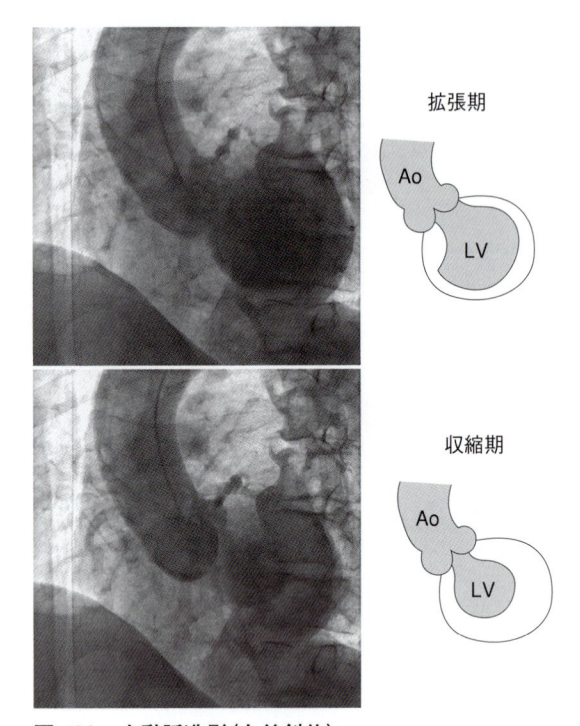

図 103　大動脈造影（左前斜位）
大動脈閉鎖不全の症例．拡張期の大動脈逆流により，左室が濃く造影される．グレード4の大動脈弁逆流である．

動脈主幹部からは 10〜20 mL/sec で計 30〜40 mL 注入する．右心不全や肺高血圧症例では血行動態の悪化を避けるため，なるべく選択的造影とし，10 mL/sec, 計 15〜20 mL 程度で造影する．息止めが可能であれば DSA が利用可能であり，さらに造影剤の減量が可能である．

撮影角度は，正面と，同側 45°後斜位（あるいは対側 45°前斜位）の 2 方向が推奨される．

正常な肺動脈分枝像を図 104 に示す．

4　冠動脈造影

近年，CT や MRI による非侵襲的な冠動脈狭窄度の診断技術が進歩したが，現在においても虚血性心疾患の診断確定とその治療方針決定のためには心臓カテーテル検査は必要不可欠な検査法である．

検査の詳細は別項〔11 章 冠動脈疾患—冠動脈造影法（p.281）〕にくわしいので省略する．

5　心筋生検（endomyocardial biopsy；EMB）（図 105）

炎症性心筋疾患や代謝性心筋疾患，拡張型あるいは拘束型心筋症，心臓腫瘍などの病理診断，化学療法における心毒性モニタ，心移植における拒絶反応のモニタが主たる適応となる．透視下で右室から生検が行われることが多いが，施設によっ

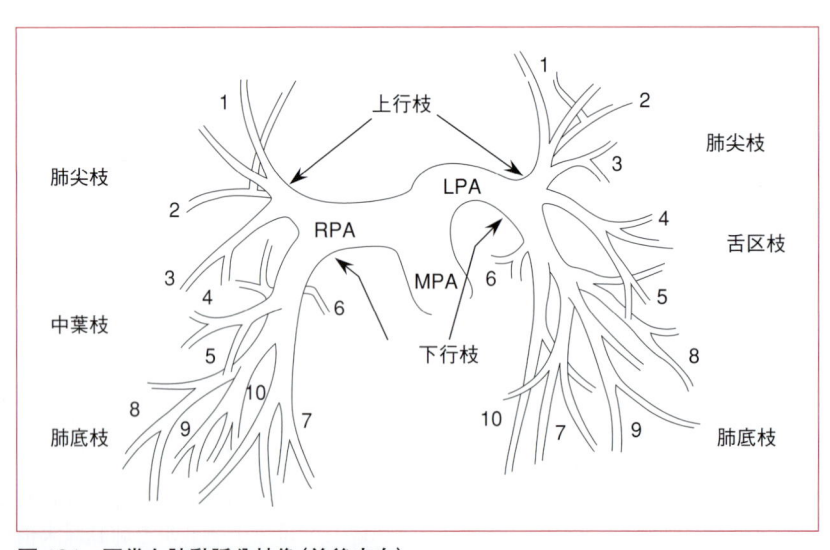

図 104　正常な肺動脈分枝像（前後方向）
〔高橋利之（監訳）：血行動態データ．心臓カテーテルハンドブック 第 3 版．メディカル・サイエンス・インターナショナル，2012, p237 より引用〕

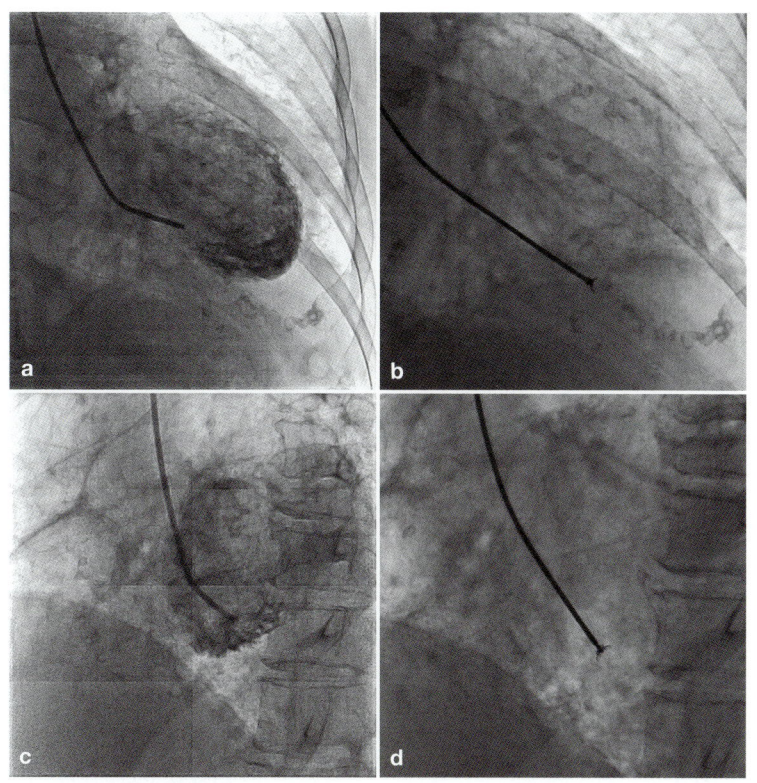

図 105　左室心筋生検
右前斜位（上段），左前斜位（下段）2 方向におけるロングシースからの造影（a, c）と，生検鉗子の位置・方向（b, d）を示す．

てはエコーガイド下によっても安全に行われている．MRI や心エコーで病巣と考えられた部位から生検するのが望ましいが，壁厚や壁の脆弱性，カテーテルの操作性などの制約から，希望した部位からの検体採取はなかなか困難である．

　ロングシースをバルーン付きカテーテル（右心）やピッグテールカテーテル（左心）にかぶせて心室内に誘導したら，LAO/RAO の 2 方向でシース先端の向きを調整する．右室では中隔，左室では後側壁が至適採取部位である．標本を取り終えたら心室造影を行い，大きな合併症（心室穿孔や房室弁閉鎖不全）のないことを確認し終了とする．

　合併症はまれであるが，生じた場合に重篤となる．主な合併症として，心室穿孔や房室弁閉鎖不全，塞栓症，重篤な不整脈などが挙げられる．特に左室生検では塞栓症に，右室生検では心室穿孔に注意する．発生率は両室生検＞右室生検＞左室生検とされる[8]．わが国での報告では穿孔 0.7％，死亡 0.05％である[9]．

6 血管内視鏡

　冠動脈病変の病態把握のためには血管造影のみでは不足であり，血管壁（内膜）や血栓の性状，プラークの色調，ステントの新生内膜被覆などを評価する目的において血管内視鏡は価値が高い．代表的な観察所見の分類を表 20 に示す．

　観察されたプラークが厚い線維性被膜に覆われた安定プラークであれば白色調を呈し，被膜が菲薄化すればするほど黄色調が強くなる．さらに潰瘍や血栓の付着を認めれば不安定プラークであることが一目瞭然である．急性冠症候群においては血栓と，その下に破綻した黄色プラークを認める．血栓は白色調であることが多いが，赤色であったりプラークが混在し黄色であることもある．適切に治療され安定化すると血栓の消褪とプラー

表20 血管内視鏡によるプラーク・血栓の分類

プラークの分類
　色調による分類
　　黄色プラーク：脂質に富み線維性被膜が薄い．不安定プラークであることが多い．
　　白色プラーク：厚い線維性被膜に覆われるため白色の色調を呈する．
　表面形態による分類
　　単純プラーク：表面平滑で破損がない
　　複雑プラーク：出血や潰瘍，内膜剝離，血栓付着を伴う．急性冠症候群で高頻度に認める．

血栓の分類
　色調による分類
　　赤色血栓：赤血球とフィブリンが主体の新鮮な血栓
　　白色血栓：形成初期の血小板血栓あるいは器質化血栓
　　混合血栓：上記2者の混合型
　表面形態による分類
　　塊状（管腔内）血栓：内腔に突出する形で存在する塊状の血栓
　　壁在血栓：血管壁に沿って付着している血栓

〔百村伸一（編）：新 目でみる循環器病シリーズ4 心臓カテーテル．メジカルビュー社，2006, pp85-86 より作表〕

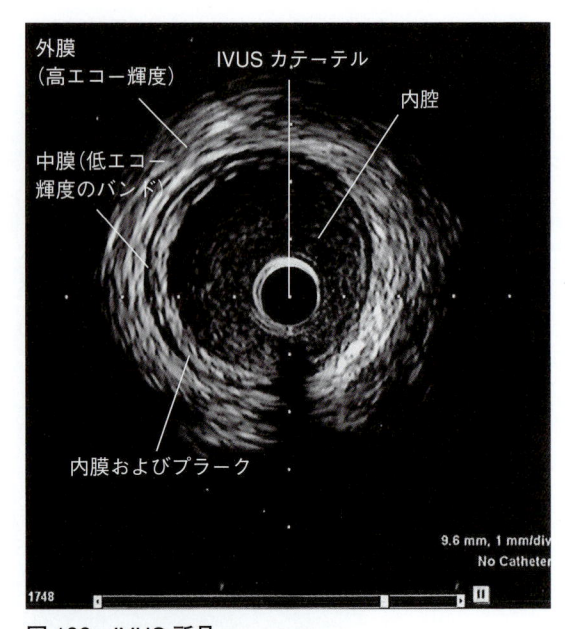

図106　IVUS所見
IVUSで解析の基本となる境界面

クの色調変化（黄色から白色へ）を認める．新生内膜のステント被覆の様子や，新生内膜の下に透けて見えるプラークの色調によって質の良い治癒過程か否か，あるいは積極的脂質低下療法によるプラーク安定化の過程などが視覚的に確認可能である．ただし，プラーク内部の評価には血管内超音波検査（IVUS）や光干渉断層法（OCT）のほうが優れている．PCIでは入口部病変や分岐部病変におけるステント被覆不全（geographic miss）や拡張不全・密着不全（malapposition）の確認などに利用される．血栓の評価には非常に優れたモダリティーであり，静脈性血栓塞栓症（venous thromboembolism；VTE）における血栓の質的評価や治療法選択といった冠動脈外での利用も考えられる．

現在では施行にあたってバルーン閉塞が不要となるなどデバイスは進化し使い勝手が向上しているが，血管内視鏡はあくまでも血管内腔表面の観察を行う検査法であり，他の手技に比べて主観性の強い検査である．

7　血管内エコー（IVUS）

IVUSは，冠動脈造影のような血管内腔の評価に加え血管壁の性状が観察可能である．

プラークの性状や真の血管径に応じたカテーテル治療戦略の決定やステントサイズの選定に非常に有用な検査である．機械走査式と電子走査式がありおのおのの長所・短所があるが，臨床使用上大差なく使用可能である．使用周波数（10 MHz, 20 MHz, 40 MHz, 45 MHz），先端チップからトランスデューサーまでの距離，シャフト径などが製品によって異なり，使用状況によっては選択が必要である．

IVUS画像はCTと異なり，近位から遠位に向かって観察している画像であることに注意する．

冠動脈は外膜，中膜，内膜の3層構造からなっており，IVUSでは図106のように観察される．定量解析にはさまざまなパラメータが用いられており，各名称の定義を図107に提示する．

実臨床でのIVUS画像にはさまざまなアーチファクトが混在する．これには体表エコー同様，多重エコーやサイドローブ，音響陰影（acoustic shadow）などがある．減衰（attenuation）は，密度の高い線維性プラークや微小石灰化を含有するプラークなどで観察されるが，飛散しやすい末梢塞栓を惹起するプラークの徴候であり，PCI施行時に注意が必要である．リングダウンは近距離音場

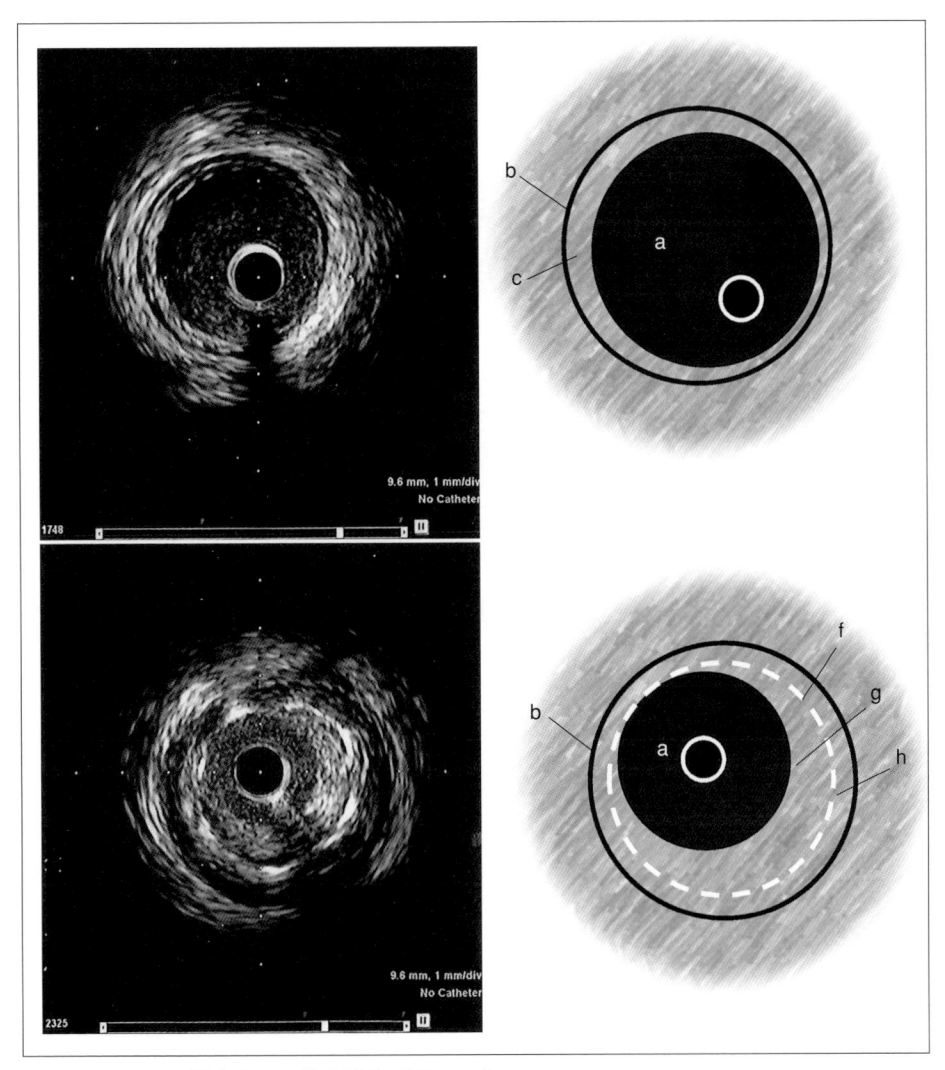

図107 IVUS で測定される代表的なパラメータ
a. 内腔面積 lumen CSA
b. 外弾性板面積 external elastic membrane CSA
c. プラーク面積 plaque CSA（＝b−a）
＜ステント挿入部＞
f. ステント面積 stent CSA
g. 新生内膜面積 intimal hyperplasia（IH）CSA（＝f−a）
h. ステント周囲プラーク面積 peri-stent plaque CSA（＝b−f）
ステント拡張性 stent expansion（＝MSA/ref. lumen CSA）
ステント断面狭窄 stent cross-sectional narrowing（＝g/f）
ステント対称性 stent symmetry〔（ステント長径−ステント短径）/ステント長径〕
＊断面積 cross-sectional area（CSA）
＊最小ステント面積 minimal stent area（MSA）
＊対照内腔断面積 ref. lumen CSA
〔森野禎浩：IVUS マニュアル．中山書店，2006，p54 より改変引用〕

の乱れによりカテーテル周囲に生ずる高エコーの Halo で，電子走査型で影響が大きく，製品ではあえて近距離の画像を円形に消去している．

NURD（non-uniform rotational distortion；ナード）は，機械走査型でみられる回転ムラによる画像の乱れであり，強い屈曲やカテーテルのたわ

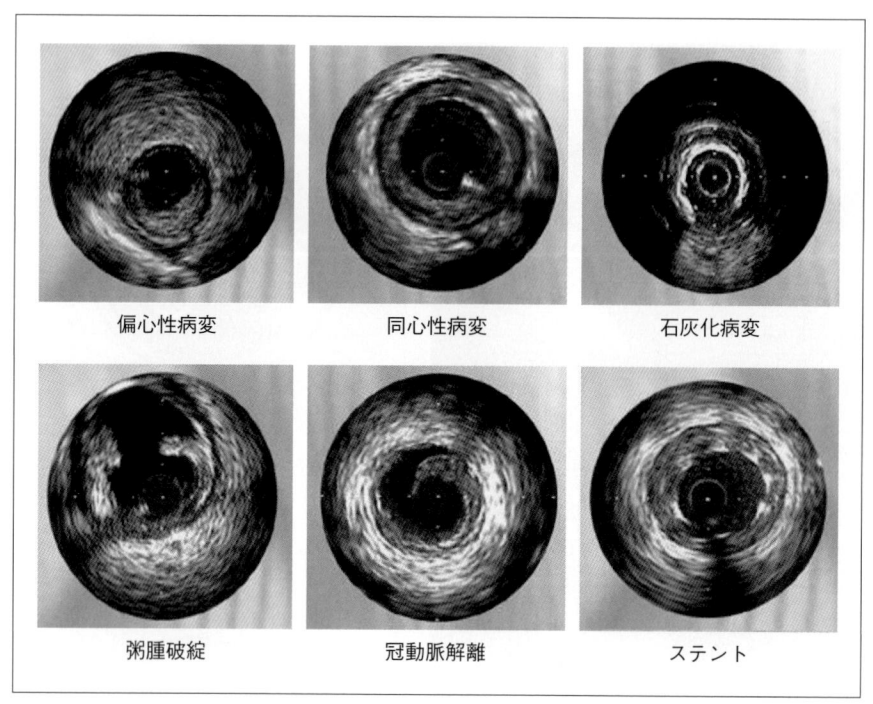

図 108 　IVUSでみられる代表的な病変像
（偏心性病変／同心性病変／石灰化病変／粥腫破綻／冠動脈解離／ステント）

み，Yコネクターの締めすぎで起こりうる．ガイドカテーテルを冠動脈に同軸にし，体内・体外のIVUSカテーテルを可能なかぎり直線的に保ち，Yコネクターは軽く締める程度にして使用することでかなり改善される．

　IVUSでは冠動脈の血管径やプラーク分布，ステント拡張不全，冠動脈解離などのあらゆる情報が観察可能である．特にPCIにおいてステントサイズの決定，エンドポイントの判断，合併症の確認に威力を発揮する（図108）．

　IVUSにより時折冠攣縮が惹起される．また，挿入時に通過困難部位で無理に押し込んだり，抜去時に抵抗があるにもかかわらず強い力で引き抜くと，断線やガイドワイヤーとの絡みや抜去困難の原因となり危険である．さらに，IVUS挿入により対象血管が阻血となることはしばしばあるので心電図変化にもに注意する．

〔宮﨑忠史，代田浩之〕

文献

1) Lechner G, Jantsch H, Waneck R, et al : The relationship between the common femoral artery, the inguinal crease, and the inguinal ligament : a guide to accurate angiographic puncture. Cardiovasc Intervent Radiol 1988 ; 11 : 165-169
2) Summerhill EM, Baram M : Principles of pulmonary artery catheterization in the critically ill. Lung 2005 ; 183 : 209-219
3) Libby P, et al : Braunwald's heart disease ; a text book of cardiovascular medicine 8th ed, Saunders Elsevier, Philadelphia, 2008, p452
4) Parham W, El Shafei A, Rajjoub H, et al : Retrograde left ventricular hemodynamic assessment across bileaflet prosthetic aortic valves : the use of a high-fidelity pressure sensor angioplasty guidewire. Catheter Cardiovasc Interv 2003 ; 59 : 509-513
5) Hakki AH, Iskandrian AS, Bemis CE, et al : A simplified valve formula for the calculation of stenotic cardiac valve areas. Circulation 1981 ; 63 : 1050-1055
6) Kennedy JW, Trenholme SE, Kasser IS : Left ventricular volume and mass from single-plane cineangiocardiograms. A comparison of anteroposterior and right anterior oblique methods. Am Heart J 1970 ; 80 : 343-352
7) Reiber JH, Viddeleer AR, Koning G, et al : Left ventricular regression equations from single plane cine and digital X-ray ventriculograms revisited. Int J Card Imaging 1996 ; 12 : 69-78
8) Yilmaz A, Kindermann I, Kindermann M, et al : Comparative evaluation of left and right ventricular endomyocardial biopsy : differences in complication rate and diagnostic performance. Circulation 2010 ; 122 : 900-909
9) Hiramitsu S, et al : National survey of use of endo-

myocardial biopsy in Japan. Jpn Circ J 1998 ; 62 : 909-912
10) Earley MJ : How to perform a transseptal puncture. Heart 2009 ; 95 : 85-92
11) Mullins CE : Cardiac catheterization in congenital heart disease : pediatric and adult, Blackwell Publishing. Massachusetts, 2006, p231
12) Sheehan FH, Bolson EL, Dodge HT, et al : Advantages and applications of the centerline method for characterizing regional ventricular function. Circulation 1986, 74 : 293-305
13) Austen WG, Edwards JE, Frye RL, et al : A reporting system on patients evaluated for coronary artery disease. Circulation 1975 ; 51 (4 Suppl) : 5-40
14) Galie N, Hoeper MM, Humbert M, et al : Guidelines for the diagnosis and treatment of pulmonary hypertension : the Task Force for the Diagnosis and Treatment of Pulmonary Hypertension of the European Society of Cardiology (ESC) and the European Respiratory Society (ERS), endorsed by the International Society of Heart and Lung Transplantation (ISHLT). Eur Heart J 2009 ; 30 : 2493-2537

8 心筋バイオマーカー

A 急性冠症候群の病態と心筋バイオマーカー

　急性心筋梗塞を診断するために活用されている心筋バイオマーカーは，3種類に分類することができる(図1)[1]．第1は，心筋細胞質に存在するクレアチンキナーゼ(CK)，CKMB，ミオグロビン，心臓型脂肪酸結合蛋白(H-FABP)などの細胞質マーカーである．第2は，心筋収縮を担う筋原線維を構成するトロポニンT，トロポニンI，ミオシン軽鎖などの筋原線維マーカーであり，第3が，心筋ストレスに応じて血中への分泌が亢進する心室由来B型ナトリウム利尿ペプチド(BNP)やN末端BNP(NT-proBNP)，心房由来のA型ナトリウム利尿ペプチド(ANP)などの心筋ストレスマーカーである．

　急性冠症候群で虚血性の心筋細胞傷害が生じると，まず細胞膜が傷害され，細胞質マーカーが血中に遊出する(図109右上段)．虚血が軽度で短時間のうちに解除されれば，細胞質マーカーの上昇は軽微かつ短時間であり，心筋細胞傷害は可逆的である可能性が考えられるが，壊死に陥った場合には上昇は急峻かつ高値を示す．そして，虚血が高度かつ長時間に及んだ場合には，筋原線維が分解され，トロポニン，ミオシン軽鎖などの筋原線維マーカーが血中に遊出する(図1右下段)．この過程では，心筋細胞はすでに壊死に陥ったものと判断される．トロポニンTは細胞質可溶性分画にも存在しており(約6％)，上記の両相の傷害を反映して二峰性の遊出動態を示す．

　最近の研究[2]により，虚血による心筋ストレスに伴い，急性冠症候群発症早期からBNPやNT-proBNPの分泌が亢進していることが観察され(図109左下段)，リスク層別化マーカーとしての重要性が注目されている．

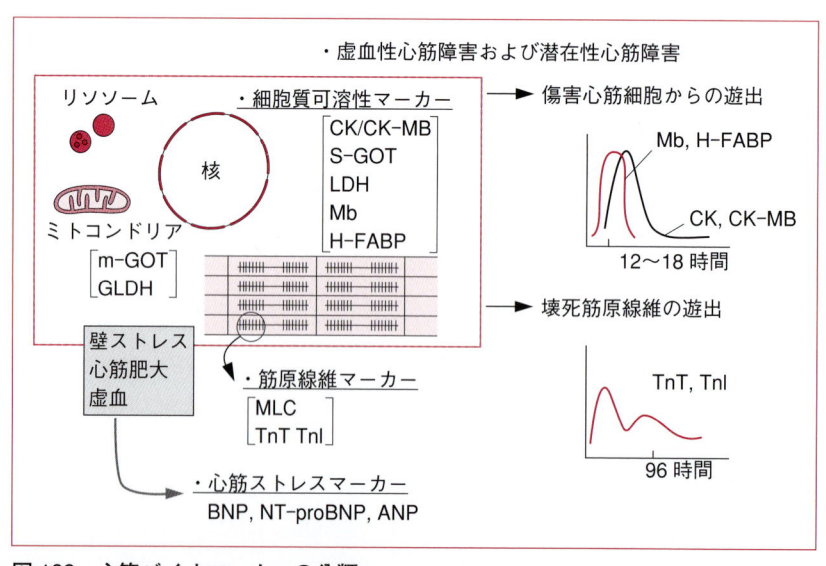

図109 心筋バイオマーカーの分類

B 細胞質マーカー

1 CK（クレアチンキナーゼ）

血中CK活性は心筋梗塞発症後4～6時間で上昇し，2～4日後に正常化する．血中CKの最高値は心筋壊死量にほぼ相関するが，早期再灌流を受けた症例ではピーク到達時間が早まる．peak CK値から梗塞サイズを推定することは非常に重要で，正確な最高値をとらえるには胸痛発症後3～6時間ごとの採血が必要となる．心筋特異性のマーカーではないので，偽陽性を示す病態として骨格筋疾患，外傷，筋肉注射，激しい運動，痙攣，甲状腺機能低下症，除細動後などが挙げられる．

2 CK-MB (myocardial band fraction of CK)

CKは，電気泳動法によりMM(88～96％)，BB(1%未満)，MB(1～4%)の3分画に分かれる．心筋は主としてCK-MBおよびMMで構成される．CK-BBは脳と腎臓に，MMは骨格筋優位に含有される．CK-MBはCK-Mに対する免疫阻害法によってCK-MB活性として測定されることが多いが（基準値：15 U/L未満，全CKの4%以下)，5％を超えるならば心筋傷害を疑うべきである．また，CK-MB massをモノクローナル抗体を用いてイムノアッセイ法により測定する方法も導入されている．2007年および2012年改定の心筋梗塞universal definition[3]では，トロポニンとともにCK-MBが心筋マーカーの第1選択肢とされている．peak CK-MBは心筋壊死量とよく相関し，wash-out現象から再灌流の指標としても活用される．急性心筋梗塞を疑う場合，CK-MBは1ポイントだけの測定ではなく経時的に測定し，上昇と下降を確認するならば診断的意義がより高くなる．

3 CKアイソフォーム

CK-MMとCK-MBは電気泳動法により，陽極側から，それぞれMM1，MM2，MM3，およびMB1，MB2のアイソフォームが同定される．これらのアイソフォームは，血中に流出するとカルボキシペプチダーゼNの作用によりリジン基が切り離され，MM3→MM2→MM1，MB2→MB1に変換する．心筋組織内にはMM3とMB2のみ存在するので，アイソフォームの比率（MM3/MM1，MB2/MB1)から，より早期の心筋細胞傷害を診断することができる．発症2～3時間の早期診断や再開通の診断に有用とされるが，一般的には普及していない．

4 ミオグロビン

ミオグロビン(myoglobin)は筋細胞内で酸素を運搬する低分子蛋白であり，心筋虚血発症後約1～1.5時間以内に上昇し，約10時間で最高値に到達，24～48時間以内に正常化する．このような遊出動態の特徴から，急性心筋梗塞の早期診断，再梗塞の診断，再灌流の指標に有用である．しかし，心筋特異性には限界があり，骨格筋傷害，腎不全，激しい運動などにより高値となり偽陽性を示す．最近，全血をそのまま用い15分以内でミオグロビン濃度が測定可能なCOBASやStratus CSなどの全血迅速診断法が臨床導入され，特異度の高いトロポニンTやトロポニンIと組み合わせることにより，急性心筋梗塞の生化学診断が迅速簡便に行えるようになった（後述)．

5 心臓型脂肪酸結合蛋白(heart-type fatty acid binding protein ; H-FABP)

H-FABPは，心筋細胞質に豊富に存在する分子量15 kDの小分子蛋白であり，ミオグロビンと同様の鋭敏な遊出動態を示す．サンドイッチELISA法により定量測定され，急性心筋梗塞の診断カットオフ値として6.2 ng/mLが提示されている．ミオグロビンに比べ感度・特異度が高く，発症2～4時間以内の超急性期の診断マーカーとして注目されている．トロポニンTと同様の全血迅速診断法が開発され，トロポニンTでは診断できなかった発症2時間以内の超急性期心筋梗塞の診断が可能になることが明らかにされた[4]．

C 筋原線維マーカー

1 心筋ミオシン軽鎖

　ミオシン軽鎖は発症4〜8時間後より血中に遊出するが，ピーク値は発症3〜5日後であり，筋原線維の壊死過程を反映して7〜14日間異常値を持続する．ミオシン軽鎖ピーク値も梗塞サイズを反映し，ピーク値の高い症例ほど左室駆出率低下や心室瘤などの合併症を伴いやすい．基準値は2.5 ng/mL未満である．腎排泄のため，腎機能障害の例では高値を示すので注意が必要である．

2 心筋トロポニンT

　心筋トロポニンTは分子量37 kDの収縮調節蛋白の1つであり，トロポニンI，トロポニンCとともにトロポニン複合体を形成している．心筋細胞内で約94％は筋原線維構造蛋白の一部を構成し，残り約6％は細胞質に可溶性分画として存在する．循環血液中で半減期は約2時間であるが，健常者では検出されない(従来アッセイ：基準値＜0.01 ng/mL)．最近，心筋梗塞universal definition[3]に対応して高感度アッセイが導入された．トロポニンTの測定により急性心筋梗塞のみならず，重症心不全や高血圧性心疾患などでも潜在性心筋傷害が検出され，その病態生理が注目されている(カットオフ値0.014 ng/mL)．

1) ST上昇型心筋梗塞(STEMI)について

　急性冠症候群では，血栓が閉塞性で側副血行路が十分に発達していない場合，心筋壊死に陥りCKを遊出し，心電図ではST上昇と異常Q波が出現する(ST上昇型心筋梗塞：STEMI)．STEMIではトロポニンTの遊出動態は二峰性を示し，虚血早期の細胞質からの遊出(発症12〜18時間後の第1ピーク)と，筋原線維壊死(90〜120時間後の第2ピーク)の両相の病態を反映する．筆者らの検討[5]では，トロポニンTの第1ピーク値は急性期心エコーによる左室壁運動スコアと，第2ピーク値は慢性期の左室駆出率，Tl-SPECT欠損スコアと良好な相関を示した．すなわち，第1ピーク値は虚血によるリスク領域の拡がりを，第2ピーク値は梗塞サイズおよび梗塞後の心機能を推定する指標として有用であることが示唆された．

2) 非ST上昇型心筋梗塞/不安定狭心症 (NSTEMI/UAP)

　血栓が完全閉塞性でないか，一過性の場合には，上記のような病態とは異なり，非ST上昇型の心電図変化(ST上昇，T波逆転など)を示し，CK遊出が2倍以上の場合には非ST上昇型梗塞または非Q波梗塞，CKが境界域内の上昇であれば不安定狭心症と診断されていた．しかし，不安定狭心症の心筋組織学的研究では，責任冠動脈灌流心筋の末梢に巣状の心筋細胞壊死が観察されており，これらは破砕プラーク・血栓からの微小塞栓によるものと考えられ，多くの場合，従来のCK，CKMB測定では検出されなかった．不安定狭心症で，他のマーカーでは心筋壊死の徴候を認めない症例の約30％において，発症早期にトロポニンTの上昇を認め，これを微小心筋傷害(minor myocardial damage ; MMD)と表現している．

　2000年9月には，米国および欧州心臓病学会(ACC/ESC)から心筋梗塞の再定義が提示された[6]．すなわち，生化学マーカーの第一選択はCKからトロポニン(TおよびI)に刷新され，トロポニン上昇により検出される微小梗塞(CK上昇2倍未満)や，微小心筋傷害(MMD)を伴う高リスク不安定狭心症も，急性心筋梗塞として包括するものと再定義された．さらに2007年，心筋梗塞universal definition[3]が提示されている(後述)．

3 トロポニンI

　トロポニンIもトロポニンのサブユニットの1つで，トロポニンTとほぼ同様の遊出動態を示すが，トロポニンTのように二峰性を示さない．急性心筋梗塞の診断マーカーとしてトロポニンTと同様に広く活用されている．またトロポニンTと同様，ベッドサイドで簡便迅速に定量測定できるstratus CSなどが導入され活用されている．

D 全血迅速診断法の有用性

1 心筋トロポニンT全血迅速診断法

採血した末梢血を,そのまま1滴テストパネルに滴下し,15分後に異常(陽性>0.10 ng/mL)が可視的に判定できるトロポニンT全血迅速判定法(TROP-T)が導入され,循環器救急外来で活用されている.トロポニンT迅速診断法では,優れた特異度と陽性予測値が発揮されるが,本法の問題点として血中へのトロポニンT遊出の時間遅延による制限(発症3時間以内は偽陰性となることが多い)が示された.初回判定で陰性であっても発症4~6時間以後に再確認することが重要である.

また,COBASを用いれば,トロポニンTの全血迅速定量測定が可能(ミオグロビン,CK-MB,D-ダイマーも全血定量可能)であり,急性冠症候群におけるリスク層別化〔トロポニンT>0.1 ng/mL:急性心筋梗塞,0.01<トロポニンT<0.1 ng/mL:中等度リスク,トロポニンT検出されず(<0.01 ng/mL):低リスク〕に極めて有用である.

2 H-FABP全血迅速診断法

トロポニンTと同様の全血迅速診断法(ラピチェック®)が開発され,多施設共同臨床開発試験によりトロポニンT迅速判定法では診断できなかった発症2時間以内の超急性期心筋梗塞の診断が可能(診断感度H-FABP 89%対トロポニンT 22%)になることが明らかにされた[7].しかしH-FABPテストはトロポニンTテストに比べ特異度は低く,重症心不全,肺血栓塞栓症,大動脈解離,腎機能障害例などでも微小心筋傷害を反映して陽性を示すことに注意を要する.H-FABPは急性心筋梗塞の除外診断(陰性ならば急性心筋梗塞を含め高リスク心血管疾患ではない)に有用である.本法では時間経過とともに反応が進行して偽陽性化するので,血液滴下後正確に15分の時点で判定することが必要である.

E 2007年心筋梗塞universal definitionの提示

ACC/AHAの急性心筋梗塞診療ガイドライン,および不安定狭心症・非ST上昇型心筋梗塞診療ガイドラインでは,初期診断と初期治療の重要性が強調された.生化学的診断法として上記のように心筋トロポニン(TおよびI)は,CK,CKMBに比べ感度・特異度が高いこと,簡便な全血迅速診断法が開発されていること,リスク層別化・治療方針の決定に有用であることなどから,救急外来トリアージへの活用が推奨された.さらに2007年,ACC/AHA,ESC,WHFの共同タスクフォースから"universal definition"が発表された[3].この定義では,従来のCK CKMBに代わりトロポニン上昇の重要性が強調され,トロポニンTの場合には,高感度トロポニンT測定系により0.014 ng/mLがカットオフ値とされる.今後わが国でも,この診断基準改訂に対応して検討する必要があろう.

(清野精彦)

文献

1) 清野精彦,高野照夫:急性冠症候群―心筋生化学マーカーによる評価:multimarker strategy. 日本内科学会誌 2004;93:241-248
2) Ogawa A, Seino Y, Yamashita T, et al : Difference in elevation of N-terminal pro-BNP and conventional cardiac markers between patients with ST elevation versus non-ST elevation acute coronary syndrome. Circ J 2006;70:1372-1378
3) Thygesen K, Alpert JS, White HD, et al : Universal definition of myocardial infarction. Eur Heart J 2007;28:2525-2538
4) 清野精彦, 他:循環器診療における心筋トロポニンT迅速判定法の有用性に関する検討:東京地区循環器実地診療における評価—Tokyo Troponin T Trial (4T). J Cardiol 1998;31;281-287
5) Seino Y, Tomita Y, Hoshino K. et al: Pathophysiological analysis of troponin T release kinetics in evolving ischemic myocardial injury. Jpn Circ J 1996;60:265-276
6) The Joint ESC/ACC Committee : Myocardial infarction redefined—A consensus document of the joint ESC/ACC committee for the redefinition of myocardial infarction. J Am Coll Cardiol 2000;36:959-969
7) Seino Y, Ogata K, Takano T, et al : Use of whole blood rapid panel test for heart-type fatty acid-binding protein in patients with acute chest pain : comparison with rapid troponin T and myoglobin tests. Am J Med 2003;115:185-190

第4章 BLS/ACLS

　国際蘇生連絡委員会(International Liaison Committee on Resuscitation；ILCPR)は，全世界の蘇生にかかわるすべての研究報告を収集・検証のうえ，『CPRとECCにおける科学と治療勧告についての国際コンセンサス(International Consensus on CPR and ECC Science With Treatment Recommendations)』を5年ごとに発表し，各地域ごとの医療事情に合った独自のガイドラインを策定することを推奨している．本項では，日本循環器学会が専門医受験資格の1つとし，2010年10月改訂・発表の『アメリカ心臓協会 心肺蘇生と救急心血管治療のためのガイドライン2010〔2010 American Heart Association(AHA) Guidelines for Cardiopulmonary Resuscitation (CPR)and Emergency Cardiovascular Care (ECC)〕(以下：2010 AHAガイドライン)』に準拠した一次救命処置(basic life support；BLS)および二次救命処置(advanced cardiovascular life support；ACLS)について概説する．

1 成人傷病者の『救命の連鎖』

　突然の心停止(sudden cardiac arrest；SCA)を呈した成人傷病者の生存の可能性を最大化するには，重要な処置を可能な限り迅速かつ適切に行わなければならない．重要な処置を1つでも怠ったり遅れたりすると生存の可能性は低下するため，これらの互いにつながり合った一連の行動は「救命の連鎖」(図1)として提唱されている．
　○心停止の即時の認識と救急対応システムへの迅速な通報
　○胸骨圧迫に重点を置いた迅速な心肺蘇生(cardiopulmonary resuscitation；CPR)

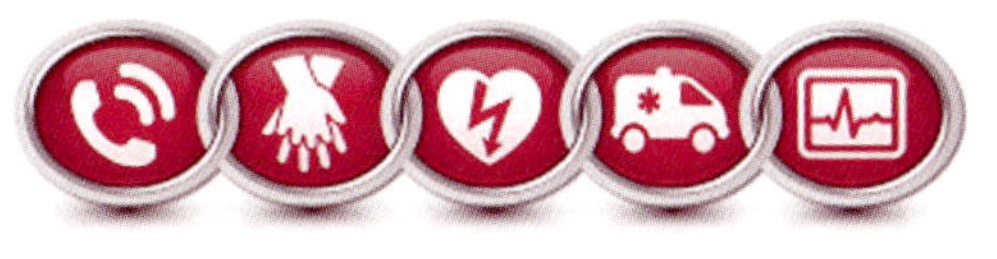

図1　成人傷病者の「救命の連鎖」
〔出典：AHA ECC 公式日本語サイト：Chain of Survival (救命の連鎖)〕

　○迅速な除細動
　○効果的な二次救命処置
　○心停止後ケアの統合

a. 2010 AHAガイドライン改訂の主なポイント

1)「心停止後ケアの統合」の追加

　近年の研究によって院内心停止後および無脈性電気活動(pulseless electrical activity；PEA)/心静止を呈する院外心停止後に対する低体温療法の効果が示されている．自己心拍再開(return of spontaneous circulation；ROSC)後の心停止患者のさらなる生存率向上のためには，低体温療法や経皮的冠動脈インターベンション(percutaneous coronary interventions；PCIs)など複数の専門分野にわたる包括的，体系的かつ統合された心停止後ケアが不可欠であるとし，救命の連鎖の5つ目として追加された．

2 一次救命処置
(basic life support；BLS)

　一次救命処置には，突然の心停止，心臓発作，脳卒中および異物による気道閉塞など緊急事態の

128　第4章　BLS/ACLS

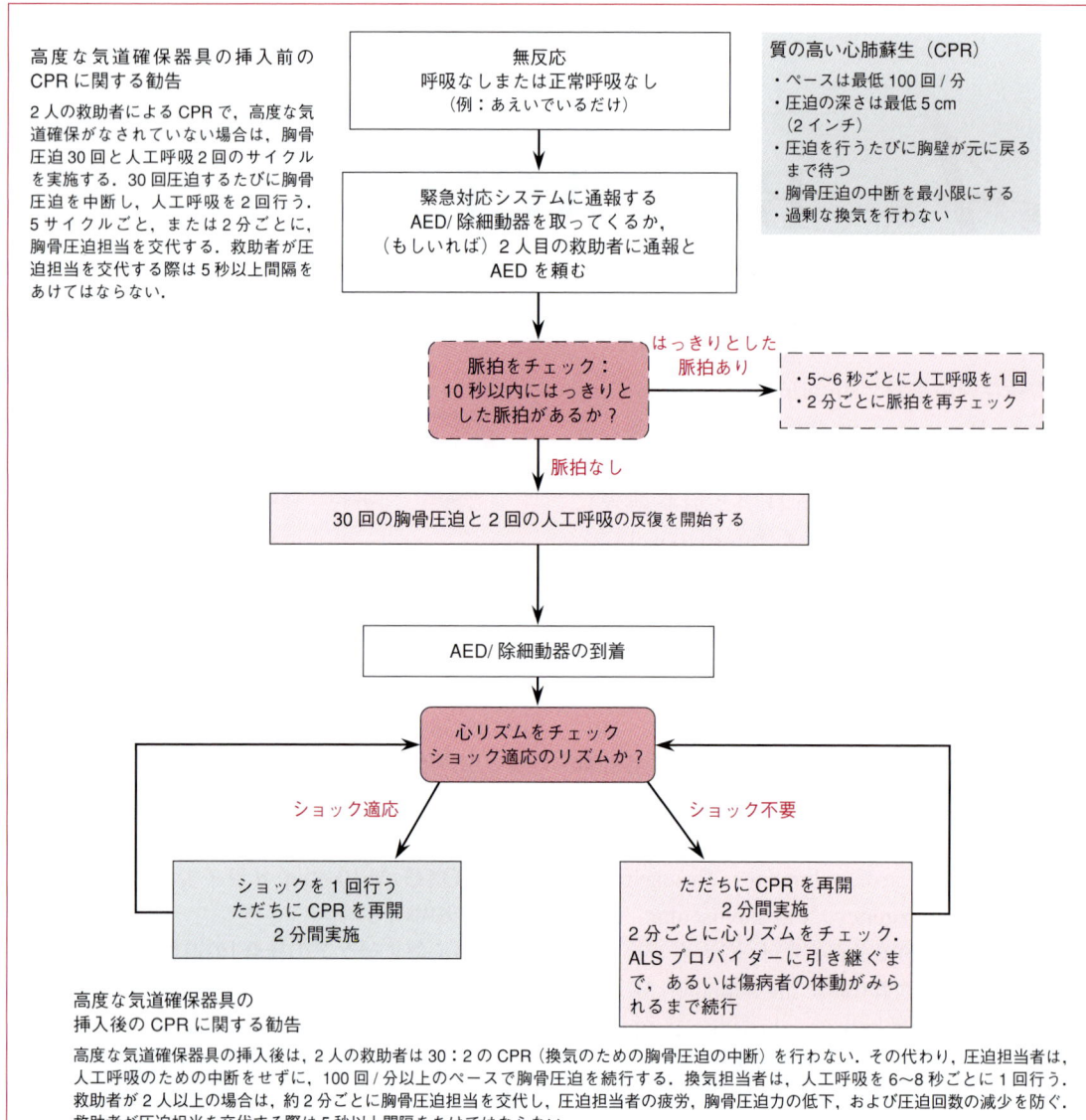

```
高度な気道確保器具の挿入前の
CPRに関する勧告
2人の救助者によるCPRで、高度な気
道確保がなされていない場合は、胸骨
圧迫30回と人工呼吸2回のサイクル
を実施する。30回圧迫するたびに胸骨
圧迫を中断し、人工呼吸を2回行う。
5サイクルごと、または2分ごとに、
胸骨圧迫担当を交代する。救助者が圧
迫担当を交代する際は5秒以上間隔を
あけてはならない。
```

```
[無反応
呼吸なしまたは正常呼吸なし
（例：あえいでいるだけ）]
          ↓
[緊急対応システムに通報する
AED/除細動器を取ってくるか、
（もしいれば）2人目の救助者に通報と
AEDを頼む]
          ↓
[脈拍をチェック：       はっきりとした
10秒以内にはっきりと  脈拍あり    → ・5〜6秒ごとに人工呼吸を1回
した脈拍があるか？]               ・2分ごとに脈拍を再チェック
          ↓ 脈拍なし
[30回の胸骨圧迫と2回の人工呼吸の反復を開始する]
          ↓
[AED/除細動器の到着]
          ↓
[心リズムをチェック
ショック適応のリズムか？]
   ↙ショック適応       ショック不要↘
[ショックを1回行う       [ただちにCPRを再開
ただちにCPRを再開        2分間実施
2分間実施]              2分ごとに心リズムをチェック．
                       ALSプロバイダーに引き継ぐま
                       で、あるいは傷病者の体動がみら
                       れるまで続行]
```

```
質の高い心肺蘇生（CPR）
・ペースは最低100回/分
・圧迫の深さは最低5cm
  （2インチ）
・圧迫を行うたびに胸壁が元に戻る
  まで待つ
・胸骨圧迫の中断を最小限にする
・過剰な換気を行わない
```

高度な気道確保器具の
挿入後のCPRに関する勧告
高度な気道確保器具の挿入後は、2人の救助者は30:2のCPR（換気のための胸骨圧迫の中断）を行わない。その代わり、圧迫担当者は、
人工呼吸のための中断をせずに、100回/分以上のペースで胸骨圧迫を続行する。換気担当者は、人工呼吸を6〜8秒ごとに1回行う。
救助者が2人以上の場合は、約2分ごとに胸骨圧迫担当を交代し、圧迫担当者の疲労、胸骨圧迫力の低下、および圧迫回数の減少を防ぐ。
救助者が圧迫担当を交代する際は5秒以上間隔をあけてはならない。

＊破線のボックス内に示された手順は、必ずヘルスケアプロバイダーが行うこと．市民救助者が行ってはならない．

図2　成人傷病者に対するBLSアルゴリズム

徴候の認識，CPR，自動体外式除細動（automated external defibrillator；AED）による除細動，異物による気道閉塞の解除が含まれる．本項では，成人傷病者に対するCPRおよびAED操作手順について概説する．

a. 成人傷病者に対するBLSアルゴリズム
（図2）

　SCAを発症する多くは成人であり，最も高い生存率を示す心停止例は，心停止を目撃され，初期リズムが心室細動（ventricular fibrillation；VF）または無脈性心室頻拍（pulseless ventricular tachycardia；無脈性VT）である．これらの傷病者において，BLSの重要な要素は胸骨圧迫と迅

速な除細動である．

b．CPR の手順
1）反応と呼吸の確認と救急対応システムへの通報
周囲の安全を確認した後，傷病者の肩を叩きながら声を掛けて反応と正常な呼吸の有無を5～10秒で確認する．反応や正常な呼吸がみられない場合は，ただちに緊急対応システムへの通報とAED（院内発症の場合は，さらに救急カート）を要請する．その際，「死戦期呼吸」は呼吸がないものとして判断する．

2）脈拍の確認
傷病者の気管と胸鎖乳突筋の間に第2指と第3指を置き，頸動脈で脈拍の有無を5～10秒で確認する．

3）胸骨圧迫と人工呼吸
反応，正常な呼吸ならびに脈拍がなければ心停止と判断し，ただちに胸骨圧迫よりCPRを開始する．その際，傷病者の胸中央の胸骨上を，100回/分以上のテンポで，深さ5cm以上で圧迫し，圧迫を行うたびに胸壁が完全にもとに戻るまで待ち，圧迫の中断時間は最小限（10秒以内）にすることが推奨されている．こうした効果的な胸骨圧迫に，フェイスマスクやバッグバルブマスクによる2回の人工呼吸を加えて，これを継続する．ただし，過剰な換気は胸腔内圧上昇と静脈還流減少による心拍出量減少をきたすため，換気は胸部上昇が目視できるまでとする．2人でCPRを行う場合は，胸骨圧迫30回と人工呼吸2回を1サイクルとし，5サイクルあるいは2分を目安に役割を交代すべきである．

c．AED の操作手順
1）電源を入れる
CPR実施中にAEDが到着した際は，ただちに電源を入れてAEDからのアナウンス指示に従う．

2）電極パッドを装着する
8歳以上の傷病者には成人用のAEDパッドを選択し，右鎖骨下と左側胸部に装着する．

3）傷病者から離れて解析を行う
AEDが心電図解析を行う際は，AEDからの指示に従って傷病者から離れる．

4）指示があれば傷病者から離れてショックを実施する
AEDからの指示に従い，傷病者の誰も触れていないことを確認した後にショック実施ボタンを押す．ショック実施後は胸骨圧迫よりCPRを再開し，傷病者の体動がみられるか蘇生チームに引き継ぐまでこれを継続する．

d．2010 AHA ガイドライン改訂の主なポイント
1）CPR 手順における変更：A-B-C ではなく C-A-B
従来のガイドライン手順では心停止確認後，（A：airway）気道確保し，（B：breathing）人工呼吸2回を実施した後に，（C：circulation）胸骨圧迫を実施することが推奨されていたが，バイスタンダー（現場に居合わせた人）による胸骨圧迫実施例のほうが生存率が高いこと，ならびに胸骨圧迫の遅れや中断が蘇生率を低下させることが示されたことから，心停止確認後はただちに胸骨圧迫からCPRを開始することが推奨されている．

2）「息をしているか見て，聞いて，感じる」の削除
これまで呼吸の有無を確認する際，気道を確保し「息をしているか見て，聞いて，感じる」が用いられていたが，反応の有無を確認する際には手短に，呼吸をしていないか正常な呼吸をしていない（死戦期呼吸）ことを確認することが推奨されている．

3）胸骨圧迫のテンポ：1 分あたり 100 回以上
CPR実施中の胸骨圧迫の回数は，ROSCおよび神経機能が良好な生存を決定する重要な因子である．多くの研究では，より多くの圧迫を行うと生存率が上昇し，回数が少ないと生存率が低下することを示している[1]．

4）圧迫の深さ：5 cm 以上
胸骨圧迫は，胸腔内圧の上昇と心臓への直接圧迫により血流を生じ，心臓と脳に酸素とエネルギーを供給する手技である．これまでの研究により多くの救助者は適切な胸骨圧迫を実施できておらず，2インチ（5cm）以上の圧迫は1.5インチ（4cm）の圧迫に比べより効果的であることが示唆されている[2]．

5）胸骨圧迫の重要性の強調

胸骨圧迫の重要性は，訓練を受けた救助者と訓練を受けていない救助者双方に対して強調されている．バイスタンダーが訓練を受けていない場合，突然倒れた成人傷病者に対して胸部中央を「強く，速く押す」ことに重点を置いたハンズオンリー（胸骨圧迫のみ）CPRを実施すべきである．

6）チーム蘇生

従来BLSアルゴリズム手順は1人の救助者が行動の優先順位を決める手助けになる手順として示されてきたが，近年1つのチームとしてCPRを実施することの重要性が強調されている．これは，より多くの救助者の到着により蘇生における手順を同時に行うことができるためである．

7）乳児を含む小児へのAED使用

1～8歳の小児に対するAEDを用いた除細動では，小児用エネルギー減衰システムを使用すべきである．ただしこれを有しない場合は標準のAEDを使用する．乳児（1歳未満）の場合はマニュアル式除細動器を使用することが望ましいが，これを使用できない場合は小児用エネルギー減衰システムを搭載したAEDが望ましい．どちらも使用できない場合は，標準のAEDを使用してもよい．

8）質の高いCPRの重要性
　　　（ガイドライン2005より引き続き強調）

2010 AHAガイドラインでは，一次救命処置だけでなく二次救命処置においても以下の事項を含む「質の高いCPRの重要性」を2005 AHAガイドラインより引き続いて強調している．

- 圧迫のテンポを100回/分以上とする
- 成人に対する圧迫の深さは5cm以上とする
- 圧迫を行うたびに胸壁がもとに戻るまで待つ
- 胸骨圧迫の中断を最小限にする
- 過剰な換気を避ける

3　二次救命処置（advanced cardiovascular life support；ACLS）

医療現場において心停止傷病者に行う処置の手順をまとめたものが二次救命処置アルゴリズムである．蘇生は使いうる人的資源を最大限に活用して行われるべきであり，蘇生に携わる救助者が蘇生の流れを共有する意味でもこのアルゴリズムは有用である．

a. ACLSアルゴリズム（図3）

従来のガイドラインでは，優れたCPRが実施された仮定のうえ，マニュアル式除細動の実施，薬物療法および高度な気道確保という追加的な処置や特殊な蘇生状況に対する代替的および追加的な管理方法に重点が置かれていたが，今回の改訂では蘇生効果の明らかとなっている質の高いCPR（前述）の継続を重視しつつACLSの処置を構成すべきである点が強調されている．

b. VF/無脈性VTマネジメント

① はじめに（図3．ボックス1～4）：救急対応システムへの通報，心停止の確認，CPRの実施，マニュアル式除細動器の装着，および初回の電気ショック実施とその後のCPR実施を行う．

② 心リズムをチェックする（図3．ボックス5）：ショック実施後2分間（5サイクル）のCPRを行い，心リズムをチェックする．その際，胸骨圧迫の中断を最小限（10秒以内）にする．

③ ショックと血管収縮薬投与（図3．ボックス6）：持続性，すなわち初回のショックが無効であったVF/無脈性VTに対して，ショックを行い，その後ただちにCPRを再開する．静脈路/骨髄路が確保されている場合は血管収縮薬を投与する．

- アドレナリン1mg 静脈内/骨髄内投与　3～5分ごとに反復投与

または

- バソプレッシン40U 静脈内/骨髄内投与
初回または2回目のアドレナリン投与の代用．

④ 心リズムをチェックする（図3．ボックス7）：ショック実施後2分間（5サイクル）のCPRを行い，心リズムをチェックする．その際，胸骨圧迫の中断を最小限（10秒以内）にする．

⑤ ショックと抗不整脈薬投与（図3．ボックス8）：ショック1回を行い，その後ただちにCPRを再開する．ショック前または後に抗不整脈薬投与を考慮する．

- アミオダロン300mg 静脈内/骨髄内投与 1

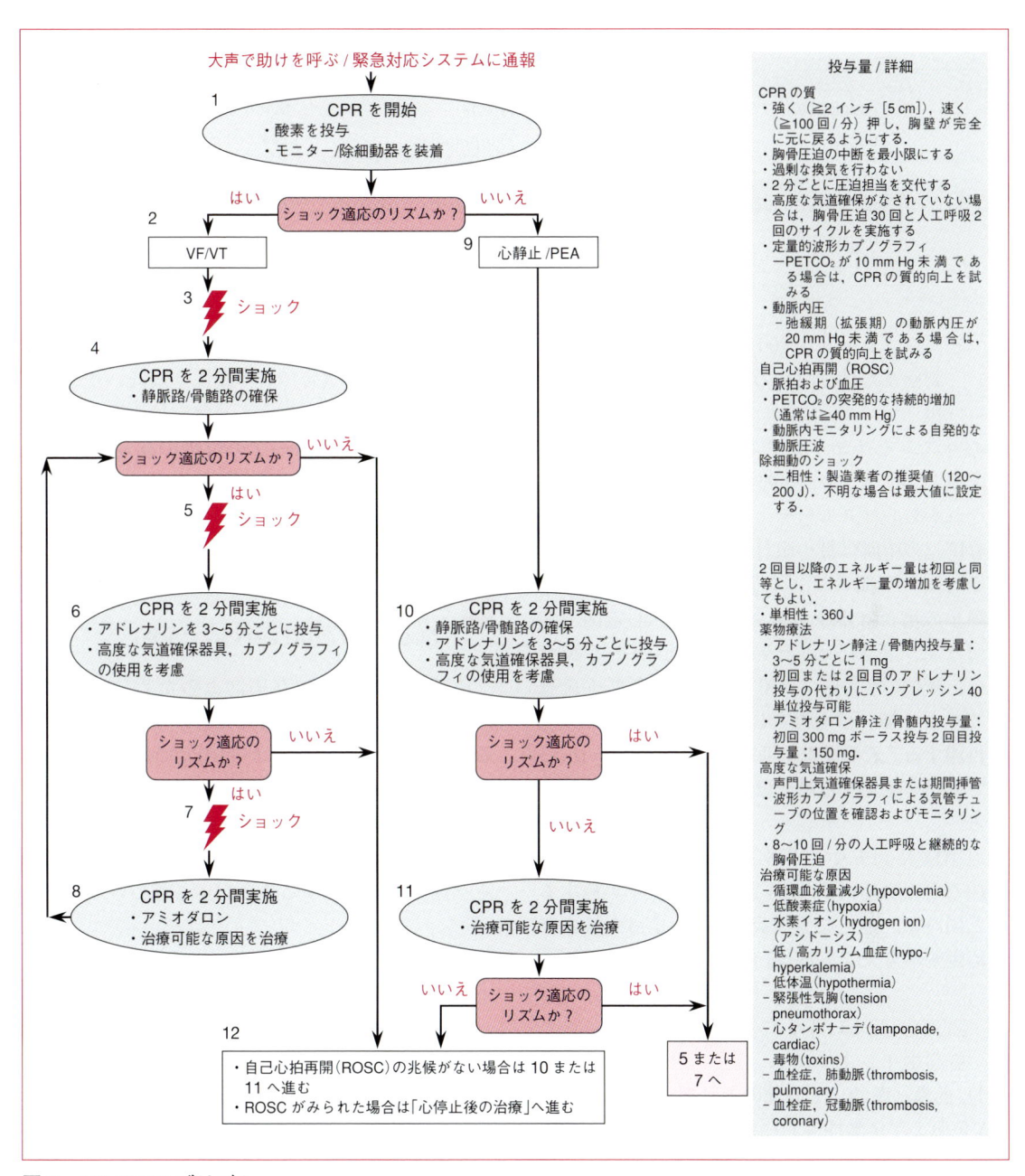

図3 ACLSアルゴリズム

回，追加で150 mg 静脈内/骨髄内投与1回を考慮[3])

アミオダロンがない場合：
- リドカイン初回1〜1.5 mg/kg 静脈内/骨髄内投与，その後5〜10分間隔で0.5〜0.75 mg/kg 静脈内/骨髄内投与，最大3 mg/kg

c. PEA/心静止マネジメント

①血管収縮薬投与(図3，ボックス10)：質の高いCPRを継続し，静脈路/骨髄路が確保されている場合は血管収縮薬を投与する．

- アドレナリン1 mg 静脈内/骨髄内投与　3〜5分ごとに反復投与

または

表1　H's・T's

H's		T's	
Hypovolemia	循環血液量減少	Toxins	薬物中毒
Hypoxia	低酸素血症	Tamponade	心タンポナーデ
Hydrogen ion	アシドーシス	Tension Pneumothorax	緊張性気胸
Hyper-hypokalemia	高/低カリウム血症	Thrombosis	血栓症(冠/肺動脈)
Hypoglycemia	低血糖	Trauma	外傷
Hypothermia	低体温		

・バソプレッシン40U静脈内/骨髄内投与　初回または2回目のアドレナリン投与の代用

② 心リズムをチェックする(図3. ボックス11)：薬物投与とCPR 2分間(5サイクル)実施し，それから心リズムをチェックする．その際，胸骨圧迫の中断は最小限(10秒以内)にする．

③ ショック不要のリズム(図3. ボックス12)：心静止の場合はボックス10に戻る．心電図上適切な電気活動(organized rhythm)がある場合は，脈拍の触診を5〜10秒で行い，脈拍が確認できない場合はただちに胸骨圧迫からCPRを再開する．適切な電気活動(organized rhythm)で脈拍を触知する場合は，蘇生後ケアを開始する．

④ 原因検索：PEA/心静止患者の蘇生には，上記のごとくアルゴリズムに従って蘇生を実施すると同時に，迅速な原因疾患(H's・T's)の検索と治療が不可欠である(表1)．

d. 2010 AHAガイドライン改訂の主なポイント

1) 器具，薬物，その他の混乱要因の停止

VFおよび無脈性VTに対して，質の高いCPRの継続と早期除細動の実施が強調されている．血管確保，薬物投与および高度な気道確保は依然として必要とされるが，それらによって胸骨圧迫の中断を招いたりショックの実施が遅れてはならない．

2) 新しい薬物療法プロトコール

PEAおよび心静止の管理において，アトロピンのルーチン使用は，治療の有益性が見込まれない可能性が示されたため推奨されない[4]．

3) カプノグラフィの推奨

蘇生における気管挿管の優先度は低いままではあるが，挿管患者に対する連続定量波形カプノグラフィが，気管チューブの位置の確認，CPRの質のモニタリングおよびROSC検出に有効である．

4 蘇生後ケア (post-cardiac arrest care)

ROSC後患者の生存率向上のためには，包括的，体系的かつ統合された複数の専門分野における心停止後ケアの実施が不可欠である．血行動態，神経学的機能，代謝機能の最適化に焦点を当てた専門プログラム(低体温療法や経皮的冠動脈インターベンションを含む)を実施することで，生存退院率が向上することが示されている[5]．

a. 蘇生後ケアアルゴリズム(図4)

① はじめに(図4. ボックス1)：BLSおよびACLSを施行された心停止患者のROSCを確認する．

② 換気および酸素化の最適化(図4. ボックス2)：ROSC後は，適切な気道確保と換気の実施が不可欠であり，高度気道確保の実施と連続定量波形カプノグラフィによる評価や過剰な換気の回避により，酸素飽和度を94%以上に維持する．

③ 低血圧の治療(図4. ボックス3)：ROSC後の低血圧(収縮期血圧<90mmHg)患者に対して，静脈路/骨髄路確保後に補液および昇圧薬投与を開始するとともに，治療可能な原因疾患の検索を行う．

④ 反応の評価と低体温療法の考慮(図4. ボックス4・5)：救助者の指示に従えるか否かを評価し，従えない場合は，脳をはじめとする主要臓

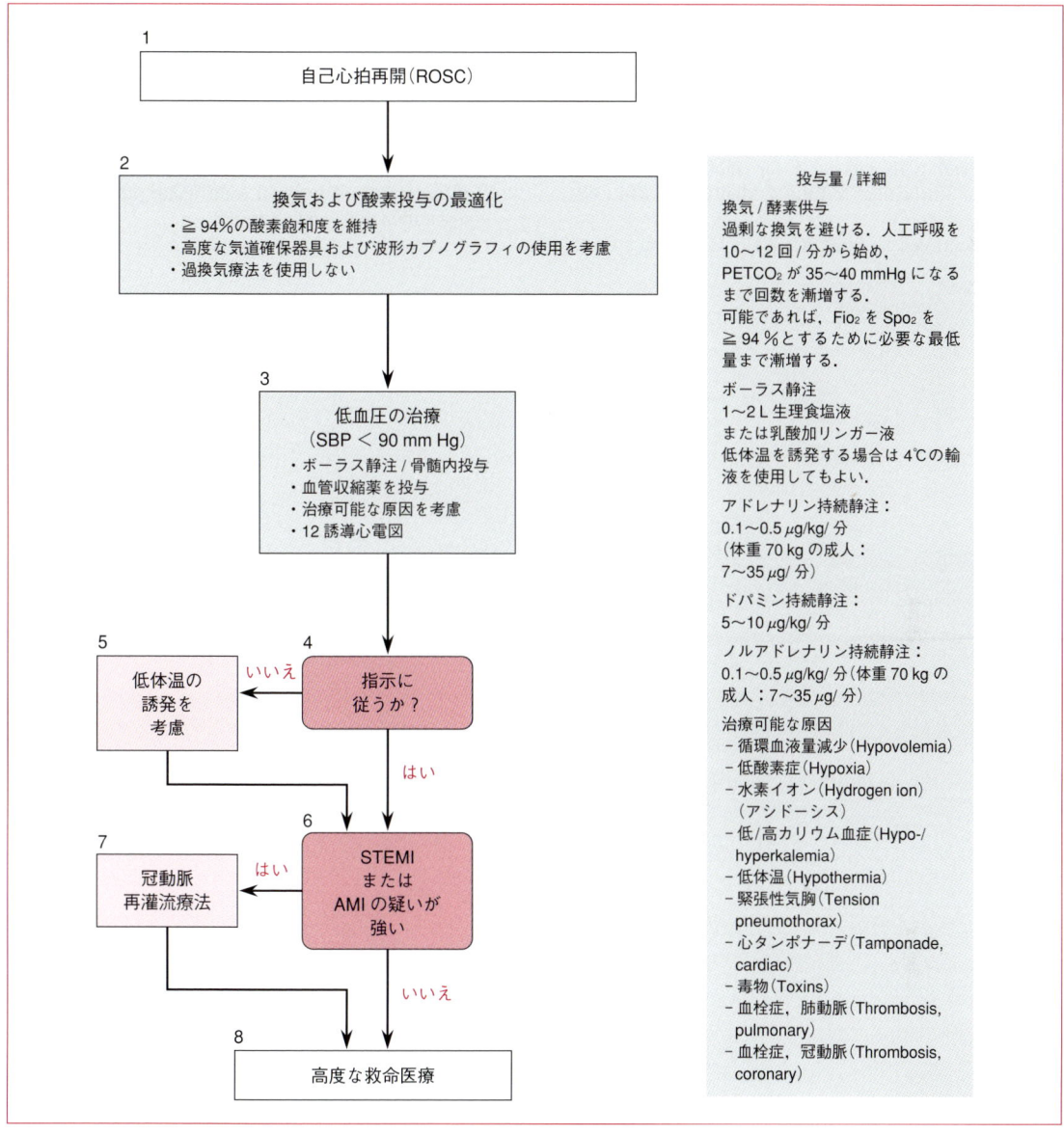

図4 蘇生後ケアアルゴリズム

```
1  自己心拍再開(ROSC)
    ↓
2  換気および酸素投与の最適化
   ・≧94％の酸素飽和度を維持
   ・高度な気道確保器具および波形カプノグラフィの使用を考慮
   ・過換気療法を使用しない
    ↓
3  低血圧の治療
   (SBP < 90 mm Hg)
   ・ボーラス静注／骨髄内投与
   ・血管収縮薬を投与
   ・治療可能な原因を考慮
   ・12誘導心電図
    ↓
4  指示に従うか？
   いいえ → 5 低体温の誘発を考慮
   はい ↓
6  STEMIまたはAMIの疑いが強い
   はい → 7 冠動脈再灌流療法
   いいえ ↓
8  高度な救命医療
```

投与量／詳細

換気／酸素供給
過剰な換気を避ける．人工呼吸を10〜12回／分から始め，$PETCO_2$が35〜40 mmHgになるまで回数を漸増する．可能であれば，Fio_2をSpo_2を≧94％とするために必要な最低量まで漸増する．

ボーラス静注
1〜2 L生理食塩液
または乳酸加リンガー液
低体温を誘発する場合は4℃の輸液を使用してもよい．

アドレナリン持続静注：
0.1〜0.5 μg/kg/分
(体重70 kgの成人：
7〜35 μg/分)

ドパミン持続静注：
5〜10 μg/kg/分

ノルアドレナリン持続静注：
0.1〜0.5 μg/kg/分(体重70 kgの成人：7〜35 μg/分)

治療可能な原因
- 循環血液量減少(Hypovolemia)
- 低酸素症(Hypoxia)
- 水素イオン(Hydrogen ion)(アシドーシス)
- 低／高カリウム血症(Hypo-/hyperkalemia)
- 低体温(Hypothermia)
- 緊張性気胸(Tension pneumothorax)
- 心タンポナーデ(Tamponade, cardiac)
- 毒物(Toxins)
- 血栓症，肺動脈(Thrombosis, pulmonary)
- 血栓症，冠動脈(Thrombosis, coronary)

器の保護のため，低体温療法導入を考慮する．

⑤ST上昇型急性心筋梗塞(ST elevated myocardial infarction；STEMI)の診断と冠動脈再灌流療法(図4．ボックス6・7)：ROSC後患者に対して迅速に12誘導心電図検査を実施し，STEMIの早期診断に努める．STEMIあるいはその疑いのある患者には，迅速に心臓カテーテル検査およびPCIsを実施する．

⑥クリティカルケア(図4．ボックス8)：冠動脈インターベンション後をはじめ，STEMIでない傷病者であっても各種モニタ監視のもと集中治療室で管理する．

(山田京志，代田浩之)

文献

1) Christenson J, Andrusiek K, Everson-Stewart S, et al : Chest compression fraction determines survival in patients with out-of-hospital ventricular fibrillation. Circulation 2009；120：1241-1247

2) Kramer-Johansen J, Myklebust H, Wik L, et al : Quality of out-of-hospital cardiopulmonary resuscitation with real time automated feedback : a prospective interventional study. Resuscitation 2006 ; 71 : 283-292
3) Dorian P, Cass D, Schwartz B, et al : Amiodarone as compared with Lidocaine for shock-resistant ventricular fibrillation. N Engl J Med 2002 ; 346 : 884-890
4) van Walraven C, Stiell IG, Wells GA, et al : Do advanced cardiac life support drugs increase resuscitation rates from in-hospital cardiac arrest? The OTAC Study Group. ann Emerg Med 1998 ; 32 : 544-553
5) Skrifvars MB, Pettilä V, Rosenberg, et al : A multiple logistic regression analysis of in-hospital factors related to survival at six months in patients resuscitated from out-of-hospital ventricular fibrillation. Resuscitation 2003 ; 59 : 319-328

第5章 心不全

1 心臓のポンプ作用

A 心筋の構造と機能

　心臓の主要な機能は，心筋を構成する心筋細胞の収縮により，全身臓器の需要に応じて血液を全身に送り出すポンプとしての働きである．正常な心筋細胞は長さが約100 μm，直径が約15〜20 μmで，円筒形をしており，枝分かれをしながら隣の心筋細胞と接している．心筋細胞内には直径約1 μmの筋原線維（myofibril）が長軸方向に束になって配列している．筋原線維は連続的に連なるZ帯で区切られたサルコメア（sarcomere）で構成され，心筋細胞容積の50％を占めている（図1）．サルコメアにはミオシンフィラメント（myosin filament）とアクチンフィラメント（actin filament）が平行に規則正しく配列している．筋肉の収縮は，

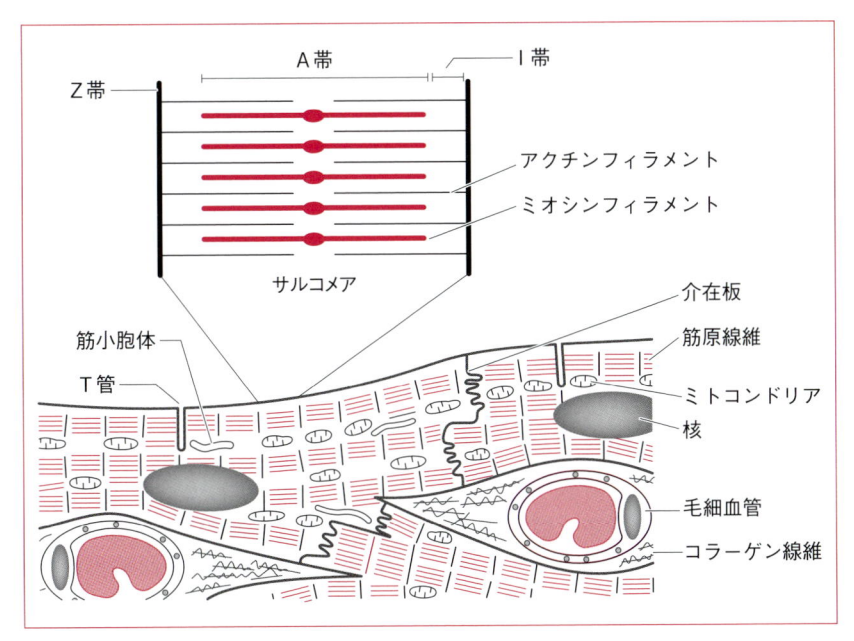

図1　心筋細胞の微細構造
（Levick JR：An Introduction to Cardiovascular Physiology 5th ed, 2010 より改変引用）

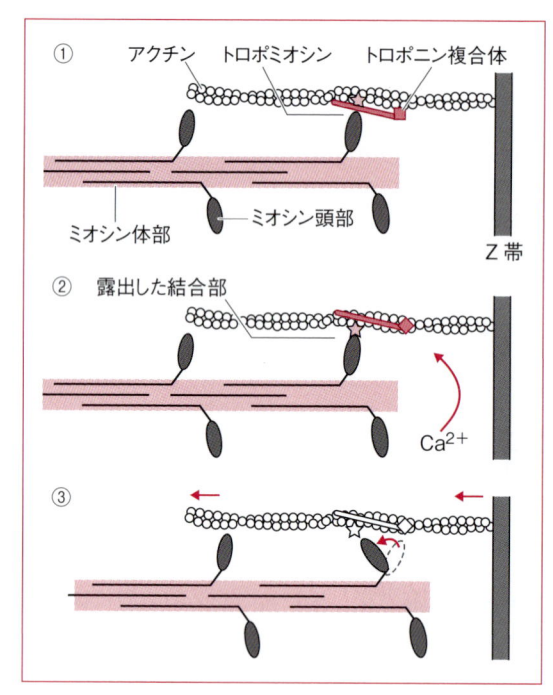

図2 アクチンとミオシンのクロスブリッジ運動
①静止状態，②Caとトロポニン-トロポミオシン複合体との反応によって引き起こされるミオシンとアクチンとの結合，③ミオシン頭部の屈曲によるアクチンフィラメントの移動（クロスブリッジ運動）．
(Levick JR : An Introduction to Cardiovascular Physiology 5th ed, 2010 より改変引用)

reticulum ; SR)が存在する(図1)．

心筋細胞の周囲は間質によって取り囲まれており，膠原線維(collagen)をはじめとする細胞外マトリックス(extracellular matrix ; ECM)が存在する．膠原線維は心筋細胞を一定の向きに束ね，心筋細胞間の張力伝達と心筋コンプライアンスを担っている．

B 心筋細胞の興奮収縮連関

電気的興奮と筋原線維の収縮・弛緩の連関を興奮収縮連関(excitation-contraction coupling ; E-C coupling)とよび，Ca^{2+}が中心的な役割を果たしている．心筋細胞膜の電気的興奮が生じるとNa^+チャネルを介して細胞内へNa^+流入が起こり，心筋細胞が脱分極する．この電気的興奮は刺激伝導系を介して伝達され，L型Ca^{2+}チャネルを通してCa^{2+}が心筋細胞内に流入する(図3)．このCa^{2+}がトリガーとなり，リアノジン受容体(ryanodine receptor)を介して筋小胞体(SR)から細胞質にCa^{2+}誘発性Ca^{2+}放出(Ca^{2+}-induced Ca^{2+} release)が生じ，細胞内Ca^{2+}濃度が上昇する．放出されたCa^{2+}がアクチンフィラメントの周囲に規則的に配列するトロポニンCと結合するとトロポニンIの活性が抑制され，トロポミオシンの構造変化が生ずる．これによりアクチンとミオシンの間の活性化部位が脱抑制され，収縮反応が開始される(図2)．筋小胞体から放出されたCa^{2+}は，再び筋小胞体Ca^{2+}-ATPase(SR Ca^{2+}-ATPase)によって汲み上げられる．また，Ca^{2+}はNa^+/Ca^{2+}交換系や細胞膜のCa^{2+}ポンプを通して細胞外に放出され，脱分極前と同じ静止状態へと戻る(図3)．

ミオシンフィラメントのあいだにアクチンフィラメントが滑り込んでサルコメア長が短縮することにより行われる．ミオシンフィラメントは数百のミオシン分子から構成され，このミオシンは約50万の分子量をもつ非対称性の線維性蛋白であり，2つの重鎖と4つの軽鎖で構成される全長約150 nmの棒状の形態をしており，末端には球形の構造をもつ．この球形の部分はATPase活性をもちミオシンとアクチンを結んで連結橋(crossbridge)を形成している(図2)．一方，アクチンフィラメントは球状のアクチンが連なった二重らせん構造をしており，この二重らせんに沿ってトロポミオシンが埋まるように存在する．また，トロポニンC, I, Tのトロポニン複合体がこのフィラメント中に規則正しく存在する．

筋原線維の間隙にはミトコンドリアが存在し，心筋細胞容積の30%を占める．また，筋原線維を取り囲むように網状に筋小胞体(sarcoplasmic

C 心機能

心ポンプ機能の1つの指標である心拍出量(cardiac output)は，1回拍出量(stroke volume)と心拍数(heart rate)の積で表される．1回拍出量はさらに前負荷(preload)，後負荷(afterload)および収縮性(contractility)の3つにより規定さ

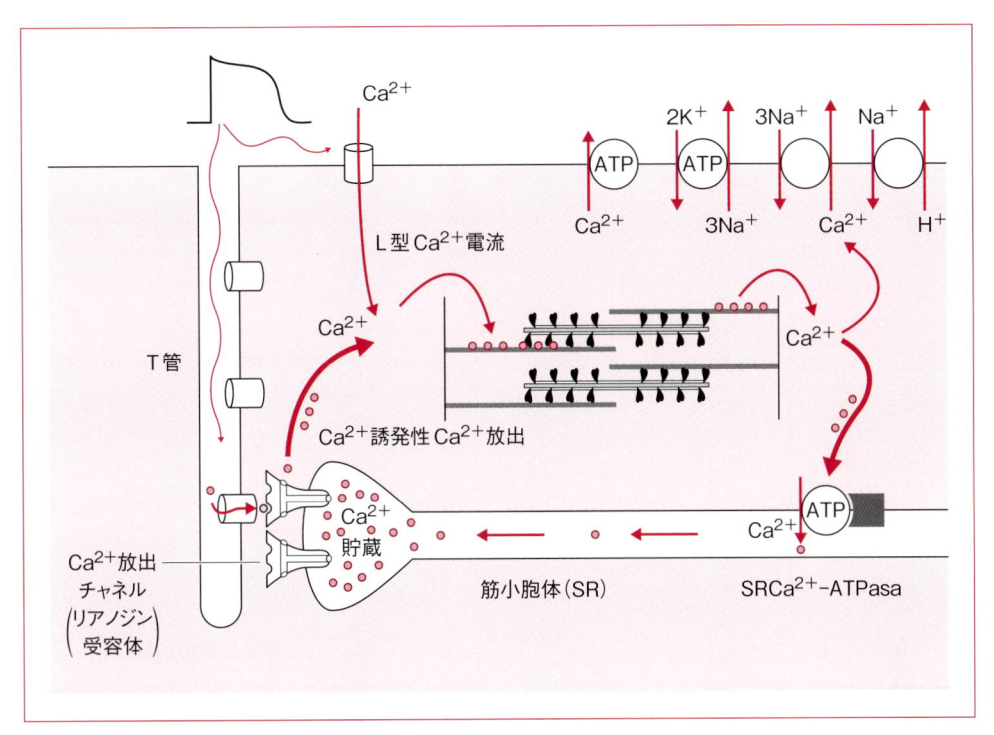

図3 興奮収縮連関における細胞内 Ca^{2+} 動態
(Levick JR : An Introduction to Cardiovascular Physiology 5th ed, 2010 より改変引用)

れる．

1 前負荷

　前負荷は，拡張末期に心筋にかかる負荷であり，臨床的には左室拡張末期容積または左室拡張末期圧で代用される．前負荷の主たる規定因子には，循環血液量，体内の血液分布，心房収縮がある．すなわち，出血や脱水により循環血液量が減少すると左室拡張末期容積が減少し，それに伴い心拍出量が低下する．体内の血液分布としては，立位では下肢に血液が貯留するために，呼気時に胸腔内血液が減少し，心拍出量が低下する．また，心タンポナーデにより心膜腔内圧が上昇すると心室容積が減少し，心拍出量が低下する．さらに，静脈トーヌスや骨格筋のポンプ作用によっても循環血液量はコントロールされる．心房収縮期には，心房が収縮して左室に血液を送りこむことにより左室拡張末期容積が増加するが，心房細動では心房の規則的収縮が消失するため，左室拡張末期容積が減少し，心拍出量が低下する．

2 後負荷

　後負荷は収縮末期に心筋にかかる負荷のことであり，収縮期壁応力（wall stress：σ）は，Laplaceの法則により $\sigma =$ 血圧 × 半径/（2 × 壁厚）で算出される．したがって，後負荷は末梢血管抵抗と左室容積で規定される．後負荷が増加すると1回拍出量は低下し，逆に低下すれば1回拍出量は増加する．

3 収縮性

　心筋の収縮性は前負荷や後負荷に依存しない心筋自体の固有の収縮機能である．心筋細胞レベルにおいて収縮性を決定する因子は，細胞内 Ca^{2+} 濃度と収縮蛋白の Ca^{2+} 感受性がある．

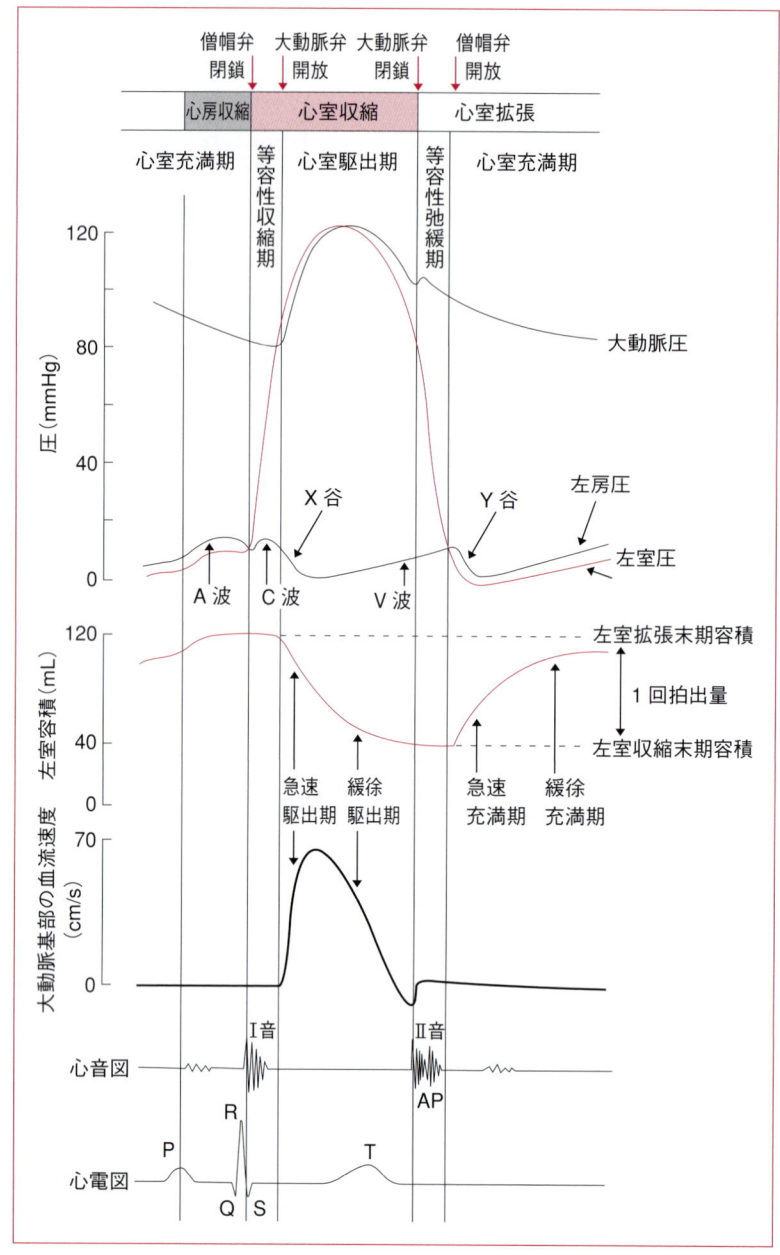

図4 心周期における大動脈・左室・左房圧，左室容積，血流速度の変化
(Levick JR：An Introduction to Cardiovascular Physiology 5th ed, 2010 より改変引用)

D 心周期(図4)

1 心室

　心室の収縮期は，等容性収縮期(isovolumic contraction phase)と駆出期(ejection phase)の2つに分けられる．等容性収縮期は左心室が収縮を開始し，僧帽弁の閉鎖から大動脈弁が開放するまでの時相である．弁が閉じているために心室の容積は不変で心拍出は生じない．等容性収縮期の長さは0.04〜0.06秒である．また，駆出期は左室圧

が大動脈圧を凌駕し，大動脈弁が開放して心拍出が始まってから大動脈弁が閉鎖するまでの時相である．駆出期は急速駆出期，緩徐駆出期の2つの時相に分けられる．急速駆出期では心拍出が始まってからの0.1～0.5秒にみられ，心拍出速度が速く，心室の容積は急激に減少する．緩徐駆出期は急速駆出期に続いて心拍出が停止するまでの時相であり，心室容積は減少し続けるが，減少速度は遅く心拍出速度も遅い．

心室の拡張期は，等容性弛緩期(isovolumic relaxation phase)と充満期(filling phase)の2つに分けられる．等容性弛緩期は大動脈弁閉鎖から僧帽弁開放までの左房から左室への血流流入が行われる時相である．充満期はさらに，①急速充満期，②緩徐充満期，③心房収縮期の3つの時相に分けられる．

2 心房

心房の収縮期は心電図にP波が現れ始めてから始まる．心房の収縮により心房圧は7～8 mmHg上昇し，a波を形成する．心房の収縮により充満している心室へさらに30％程度の血液を心室へ送る働きがある(ブースター効果)

心房拡張期は約0.1秒の心房収縮期に引き続いて始まる．心室もほぼ同時に収縮を開始するために房室弁が閉じて心房のほうへ一時突出し，心房圧曲線にc波を形成する．そして肺静脈から血流が流入するに従って緩やかに上昇した後に，v波を形成する．心室が拡張期に入ると血液が左房から心室へ移動して，次の心房収縮期まで左房圧は低下していく．

2 心不全

A 概念・定義

心不全は，高血圧，糖尿病，脂質異常症などのリスクファクターから心血管障害を発症し，最終的には死に至る心血管病の連鎖ととらえられる．心不全の原因となる基礎疾患には，虚血性心疾患，高血圧性心疾患，心筋症，弁膜症，先天性心臓病などがあるが，虚血，高血圧，弁膜症，心筋症の占める割合が高い(表1)．心不全に陥ると，自覚症状や運動耐容能の低下のため患者の生活の質(QOL)は低下し，致死的不整脈による突然死の頻度も高く，生命予後は極めて悪い(図5)．

B 疫学

心不全患者の平均年齢は70歳と高齢である．人口の高齢化，生活習慣の欧米化に伴う虚血性心疾患の増加，急性冠症候群に対する急性期治療の普及・成績の向上などにより慢性心不全患者は増加の一途をたどっているが，今後もさらに増加していくと予想される．米国では約500万人の患者が心不全に罹患し，毎年50万人が新たに心不全と診断されている．また，30万人が心不全を原因として死亡し，死亡者数は年々増加している．一般地域住民を対象としたフラミンガム研究によると，年齢ごとの慢性心不全の有病率は，50〜59歳で800，60〜69歳で2,300，70〜79歳で4,900，80歳以上で9,100(人口10万対)と報告されている．わが国における心不全の有病率は報告されていないが，100万人前後の慢性心不全患者がいると推測されている．わが国でも，欧米同様に心不全患者が増加しており，今後この傾向はさらに強まると予想される．

表1 心不全の原因疾患

1) 心筋そのものの障害によるもの
    虚血性
    心筋炎
    心筋症(拡張型，肥大型，拘束型，サルコイドーシスなど)
    糖尿病などの代謝障害
    神経・筋障害
    薬剤による心筋抑制
    膠原病
    アルコール依存症
    腫瘍などの浸潤
    加齢
2) 機械的要因(圧負荷，容量負荷)によるもの
    高血圧
    弁膜症
    先天性
    心タンポナーデ
    収縮性心膜炎
3) 心調律異常または伝導障害

C 分類

1 急性心不全と慢性心不全

急性心不全(acute heart failure)とは，「心臓に器質的および/あるいは機能的異常が生じたために急速に心ポンプ機能の代償機転が破綻し，心室充満圧の上昇や主要臓器への灌流不全に基づく症状や徴候が急性に出現した状態」と定義される[1]．

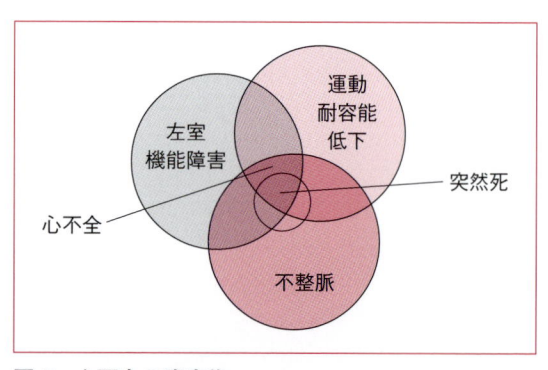

図5 心不全の臨床像
(Cohn JN : Current therapy of the failing heart. Circulation 1988 ; 78 : 1099–1107 より改変引用)

そのなかには，急性肺水腫，ショック，慢性心不全の急性増悪などが含まれ，突然発症するのが特徴である．原因としては，急性冠症候群，重症心筋炎，高血圧，不整脈，弁膜症，などがある．急性心不全は，①急性非代償性心不全（新規発症心不全と慢性心不全の急性増悪），②高血圧性急性心不全，③急性肺水腫，④心原性ショック，⑤高拍出性心不全，⑥急性右心不全の6つの病態に分類される．

慢性心不全（chronic heart failure）とは，「慢性の心筋障害により心臓のポンプ機能が低下し，末梢主要臓器の酸素需要に見合うだけの血液量を絶対的また相対的に拍出できない状態であり，肺・体静脈系または両系にうっ血をきたし日常生活に障害を生じた病態」と定義される[2]．

表2 収縮不全と拡張不全

	拡張不全	収縮不全
年齢	高齢者	すべての年齢
性	女性に多い	男性に多い
左室駆出率	正常	低下
左室径	正常	拡張
左室肥大	しばしば	時々
合併疾患		
高血圧	+++	++
糖尿病	+++	++
陳旧性心筋梗塞	+	+++
長期透析	++	0
心房細動	+（一過性）	+（慢性）

（Jessup M, Brozena S : Heart failure. N Engl J Med 2003 ; 348 : 2007-2018 より改変引用）

2 左心不全と右心不全

左心不全（left-sided heart failure）では左心系に障害を認め，主として肺循環系に臓器うっ血をみる．一方，右心不全（right-sided heart failure）では右心系に障害を認め，主として体循環系にうっ血が現れる．両者が同時に出現する場合を両心不全（both-sided heart failure）という．

3 収縮不全と拡張不全

心不全の多くは，心臓のポンプ機能の低下の原因が心筋の収縮機能低下による「収縮不全（systolic heart failure）」である．したがって，心不全における心機能評価は，従来より左室収縮機能に重点が置かれ，収縮機能の指標として左室駆出率（left ventricular ejection fraction；LVEF）が最も広く用いられている．しかしながら，心不全患者の30〜40％では左室駆出率で評価される収縮機能は保持されていることが報告され，心不全症状の出現には収縮機能と拡張機能の両者の障害が寄与していることが明らかとなってきた．一般には収縮機能が低下した心不全を「収縮不全」，収縮機能が低下していない心不全を「拡張不全（diastolic heart failure）」と分類するが，臨床的な心不全では，収縮機能も拡張機能もともに低下していることが多く，「収縮不全」と「拡張不全」を明確に区別することは容易でない．そこで，最近では「収縮不全」を「左室駆出率が低下した心不全（heart failure with reduced ejection fraction : HFrEF）」，「拡張不全」を「左室駆出率が保持された心不全（heart failure with preserved ejection fraction；HFpEFやHFPEF）」とよぶようになっている．また「正常な左室駆出率」の診断は，一般的には40〜50％をカットオフ値とすることが多い．

「左室駆出率が保持された心不全（HFPEF）」の基本病態は，心筋stiffness（硬さ）の増大と不完全弛緩を含む拡張不全である．このような患者は，高齢者の女性に多く，高血圧，糖尿病や心房細動を認めることが多い（表2）．臨床的に拡張不全が重要視される理由は，まれでないことばかりでなく，収縮不全に比し増加傾向にあること，決して予後が良好ではないこと，さらに治療の進歩にもかかわらず予後の改善が十分でないことなどによる．

4 高心拍出量性心不全と低心拍出量性心不全

通常心不全では，心拍出量は低下している低心拍出量性心不全（low output heart failure）が多いが，高心拍出量性心不全（high output heart failure）では心拍出量は正常よりも増大している．末

```
┌─────────────────┐
│     心筋障害     │ ←┄┄┄┄┐
└────────┬────────┘       ┊
         ↓                ┊
┌─────────────────┐       ┊
│   心ポンプ機能不全  │ ←┄┄┄┄┤
└────────┬────────┘       ┊
         ↓          ┌─────────┐
┌─────────────────┐ │ リモデリング │
│ 神経体液性因子の活性化 │ │   肥大   │
│ ・交感神経系       │ │  線維化   │
│ ・レニン-アンジオテンシン-│ │ アポトーシス │
│   アルドステロン(RAA)系│ └─────────┘
│ ・エンドセリン      │      ↑
│ ・サイトカイン      │┄┄┄┄┄┄┘
│ ・酸化ストレス      │
└─────────────────┘
```

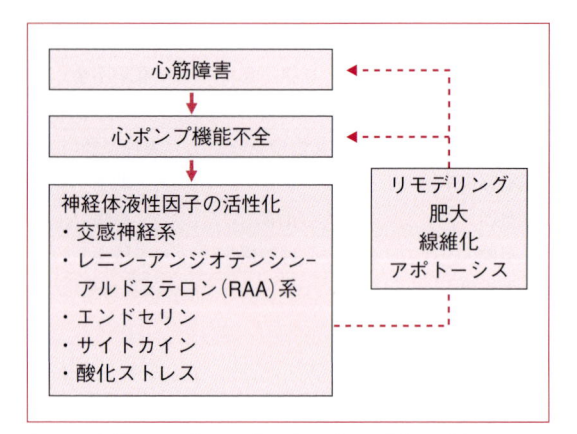

図6　心筋リモデリング・心不全の形成・進展
(Braunwald E, Bristow MR : Congestive heart failure : fifty years of progress. Circulation 2000 ; 102 : IV14-23 より改変引用)

梢組織での酸素需要が増すために需要と供給のバランスが維持できず心不全をきたすもので，甲状腺機能亢進症や貧血・動静脈瘻で認められる．

D　病態生理[3]

心不全の病態形成には，心筋収縮不全，神経体液性因子の活性化および心筋リモデリングが重要な役割を果たしている．心筋に障害が加わると，心筋収縮機能低下に対する代償機転として交感神経系やレニン-アンジオテンシン-アルドステロン（renin-angiotensin-aldosterone ; RAA）系などの神経体液性因子の活性化が引き起こされる．また，TNFαなどのサイトカインや活性酸素の過剰状態である酸化ストレスなども活性化される．神経体液性因子の過剰な活性化は，心筋リモデリングを引き起こし，さらに心筋障害や心ポンプ機能低下を助長させ，悪循環サイクルを形成する．このような悪循環サイクルが，心不全の病態の形成・進展において中心的な役割を担っている（図6）．

1　心筋収縮不全

心不全の主たる病態は心筋の収縮不全であるが，心臓をポンプとしてとらえると，その収縮能は心室圧-容積関係で理解される．1心周期の左室圧-容積ループは反時計方向に回転し，その左上の点が収縮末期にあたる．負荷条件を変えて得られる収縮末期圧-容積関係の傾きは左室ポンプの収縮性の指標である．この傾きの増大は収縮性の亢進を意味し，減少は収縮性の低下を意味する．さらに，拡張末期圧-容積関係は心室の拡張能を反映するので，収縮不全と拡張不全の理解に有用である．すなわち収縮不全では，左室収縮が低下するため，前負荷(拡張末期容積)および後負荷(収縮末期圧)が一定とすると収縮末期容積が増加し，その結果一回拍出量が減少する（図7左①→②）．一回拍出量の減少をFrank-Starling機序

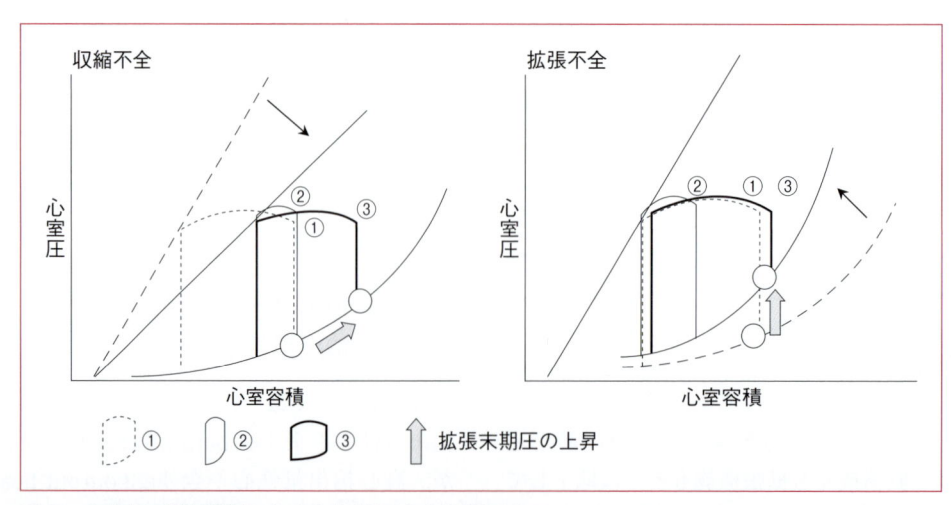

図7　心室圧-容積関係からみた収縮不全と拡張不全

で代償し，拡張末期容積が増加すると，拡張末期圧が上昇し肺うっ血をきたす（図7左③）．一方，拡張不全では，左室スティフネスが増大し拡張末期圧-容積関係が左上方で移動するため，収縮能および後負荷が一定とすると拡張末期容積が減少し，その結果一回拍出量が減少する（図7右①→②）．これを代償するために拡張末期容積が増加すると，やはり拡張末期圧が上昇し肺うっ血をきたす（図7右③）．

心筋の収縮不全は，心筋細胞レベルでの収縮機能の低下による．心筋細胞の収縮能は，収縮蛋白へのCa^{2+}供給量と収縮蛋白のCa^{2+}感受性とで規定される（図3）．したがって，収縮不全の成因としては，収縮蛋白へのCa^{2+}供給量の低下または収縮蛋白のCa^{2+}感受性の低下，もしくはその両者が重要な役割を果たしている．心筋細胞の細胞内Ca^{2+}濃度は，筋小胞体のCa遊離チャネル（リアノジン受容体），Ca^{2+}-ATPase，ホスホランバンなどのCa^{2+}制御蛋白によって調節されている（図3）．不全心筋では筋小胞体Ca^{2+}-ATPaseの活性の低下が認められる．筋小胞体のCa^{2+}保持量が減少すれば，細胞内Ca^{2+}トランジエントのピークが低下することから，収縮不全の発生機序として筋小胞体Ca^{2+}-ATPaseの重要性は理解しやすい．最近，Ca^{2+}放出チャネルであるリアノジン受容体の調節蛋白であるFKBP12.6の解離によるCa^{2+}リークが心不全の発症に関与することが明らかにされ，その意義が注目されている．

2 神経体液性因子の活性化

心筋障害によって活性化され，心筋リモデリング・心不全の形成・進展に関与する神経体液性因子の代表はRAA系である（図6）．心不全では，従来から知られている血中のRAA系のみならず，心筋や血管局所における組織RAA系が活性化される．心不全の初期におけるRAA系の活性化は循環動態を維持するための代償機転と考えられる．しかしながら，その持続的な亢進は心不全の病態の悪化をもたらす．すなわち，組織RAA系の活性化は心筋細胞を肥大させ，同時に心筋酸素需要の増大をもたらす．一方，血管壁内膜・中膜平滑筋の増殖や線維芽細胞の増殖・コラーゲン合成促進による心筋内血管周囲の間質線維化は冠予備能の低下をもたらし，ともに心筋虚血を助長する．

心房性ナトリウム利尿ペプチド（atrial natriuretic peptide；ANP），脳性ナトリウム利尿ペプチド（brain natriuretic peptide；BNP）は心臓から産生されるホルモンである．心臓局所でRAA系が活性化されると心筋組織でアンジオテンシンⅡが産生され，それが直接あるいは間接に心筋細胞におけるBNP遺伝子の発現を亢進させ，その結果として血中BNP濃度が上昇する．ANP，BNPは膜型グアニル酸シクラーゼであるGC-A受容体に結合して，cGMP濃度を上昇させ，cGMP依存性プロテインキナーゼを介して作用する．BNPはANPとともに心保護的に作用することから，RAA系の亢進に拮抗するものと考えられる．さらに，BNPは産生臓器がほぼ100%心臓であり，そのなかでも80%以上が心室であることから，心不全の最も高感度，高特異的なバイオマーカーとして診断のみならず，予後の予知因子として臨床の現場で広く用いられている．

3 心筋リモデリング

心筋細胞肥大には，圧負荷という物理的・機械的因子が最も重要である．血行力学的負荷といった機械的刺激は，細胞膜の圧受容体で感知され，細胞内に伝えられる．細胞は，接着斑でアクチン・インテグリンを介して細胞外マトリックスに接着している．したがって，インテグリンの活性化が，機械的刺激のシグナルの伝達に重要な役割を果たしている可能性があるが，その詳細な機序は不明である．肥大心では，コラーゲンなど細胞外マトリックスの増生により間質の線維化が生じる．コラーゲンは間質の線維芽細胞において産生される．コラーゲン産生を促進するシグナルとしても，アンジオテンシンⅡが重要な役割を果たしている．アンジオテンシンⅡは線維芽細胞の増殖を引き起こし，さらにⅠ型やⅢ型コラーゲンの生成を増加させる．また，アンジオテンシンⅡは線維芽細胞からエンドセリンやTGF-βなどの分泌を誘導する．これらの因子は，線維芽細胞自体にオートクライン・パラクライン的に作用し，心筋

表3　心不全の症状

1) 臓器うっ血症状
   左心系：呼吸困難（労作時呼吸困難，起座呼吸，夜間発作性呼吸困難），喘鳴（心臓喘息），咳
   右心系：腹部膨満感，浮腫
2) 低心拍出量症状
   手足の冷え
   倦怠感，疲労感，虚弱感
   尿量減少（夜間多尿，乏尿）

表4　NYHA心機能分類

Ⅰ度	心疾患を有するが，そのために身体活動が制限されることのない患者 通常の活動では疲労・動悸・呼吸困難・狭心症状はきたさない．
Ⅱ度	心疾患を有し，そのために身体活動が軽度から中等度制限される患者 安静時無症状だが，通常の活動で疲労・動悸・呼吸困難・狭心症状をきたす．
Ⅲ度	心疾患を有し，そのために身体活動が高度に制限される患者 安静時無症状であるが，通常以下の身体活動で疲労・動悸・呼吸困難・狭心症状をきたす．
Ⅳ度	心疾患を有し，そのために非常に軽度の身体活動でも愁訴をきたす患者 安静時においても心不全あるいは狭心症状を示すことがあり，少しの身体活動でも愁訴が増加する．

線維化を助長する．また，アルドステロンも，線維芽細胞のコラーゲン産生を増加させ心筋線維化をきたす．心筋間質の線維化は，心筋のコンプライアンスを低下させ，拡張機能障害を助長すると考えられる．

E 臨床所見

1 症状

心不全における症状は，呼吸困難や浮腫など臓器うっ血による症状と全身倦怠感，易疲労感など心拍出量低下に基づく症状とに大別される（表3）．

a. 呼吸困難（dyspnea）

心不全における呼吸困難は，労作時の息切れ（dyspnea on exertion）や呼吸困難から始まるが，重症になるとごく軽度の労作や安静時にも呼吸困難を生じるようになる．COPDなどの呼吸器疾患による呼吸困難との鑑別は病歴や他の症状や身体所見から可能であるが，困難なことも少なくない．肺うっ血が高度になると，呼吸困難が臥位1～2分で出現するため，患者は水平に寝ることができなくなり，起座呼吸（orthopnea）を呈する．これには，臥位による静脈還流の増加や横隔膜の挙上が関与する．さらに，発作性夜間呼吸困難（paroxysmal nocturnal dyspnea；PND）は，夜間就寝数時間後に発症する高度の呼吸困難であり，ピンク色泡沫状痰や喘鳴を伴うこともある（心臓喘息 cardiac asthma）．これには，起座呼吸と同様の機序に加えて下肢・腹部の間質水分の静脈内への移行，就寝中の交感神経緊張の低下や呼吸中枢の感度の低下が関与する．

呼吸困難を含む自覚症状の重症度評価にはNYHA心機能分類が用いられる（表4）．NYHA心機能分類は，簡便であり，実際の臨床ばかりでなく大規模臨床試験の患者の選択基準なども含め最も広く用いられているが，あくまで患者の自覚症状の指標であり，客観性，定量性に欠けるという限界がある．

b. 末梢浮腫（edema）

浮腫は足背や下腿に認めることが多く，体重増加を伴う．長期臥床例では仙骨部や背部に出現する．浮腫が長期間持続すると皮膚は光沢を帯びて硬化し，赤色の腫脹や色素沈着を伴ってくる．

c. 消化器症状

腸管，肝，膵などの臓器うっ血による症状として，食欲不振，悪心などがみられ，腸管の浮腫が著しいと下痢や嘔吐をみる．右心不全では，肝うっ血による右季肋部ないし心窩部痛が出現することがある．

d. 全身倦怠感，易疲労感

心拍出量の低下に基づき骨格筋への血流が低下することによる．

e. 尿量減少, 夜間多尿

腎血流の低下は, 尿量減少を引き起こす. 昼間立位で活動しているときは, 腎血流が低下するが, 夜間臥位をとり安静にすると腎血流が増加するため, 夜間多尿が生ずる.

2 身体所見

a. 心拡大

心拡大は, 視診・触診・打診によっておおよその見当がつくが, 定量的に評価するには胸部X線や心エコー図が必要である.

b. Ⅲ音

Ⅲ音は, 心尖部で聴取される. 奔馬調律(Ⅲ音ギャロップ gallop)ともよばれ, 心不全の重要徴候の1つである. これは, 心不全で左室容積が増加することによって, 心室拡張早期に心房から心室へ急速に血液流入が生ずるために聞かれる.

c. 異常呼吸音(副雑音, 肺雑音, ラ音)

肺うっ血の自覚症状としての呼吸困難および胸部X線での肺うっ血所見に伴って出現する. 吸気時に捻髪音(fine crackle)として, 当初は肺底部に聴取するが, 心不全の進行につれて全肺野で水泡音(coarse crackle)として吸気・呼気時ともに聴取される. 間質性浮腫によって細気管支浮腫が生じ気道が狭くなると, 喘鳴(wheeze)を聴取する.

d. 頸静脈怒張

頸静脈が怒張し, 時に拍動も観察される. 患者の体位を水平より45°の半座位とし, 右心房の高さと頸静脈怒張の最上部との垂直高差から中心静脈圧を推測する. 頸静脈圧上昇が明らかでない場合には, 肝・頸静脈逆流(hepatojugular reflux)が有用である. 患者に静かに呼吸を行わせ, 45°起座位で右季肋下の肝を手掌で約1分間静かに圧迫し, 頸静脈の拍動性怒張が明瞭化となるのを観察する. 頸静脈怒張は, 右室拡張期圧の上昇が右房圧, 末梢静脈圧上昇として観察されるもので, 右心不全の代表的な徴候であるが, 左心不全でも認められる. これには, Na・水貯留による循環血液量の増加, 心不全の代償機序としての交感神経活動性亢進による肺静脈緊張増加などが関与すると考えられる.

e. 肝腫大, 黄疸

肝腫大は右心不全以外の種々の疾患で起こるが, 肝うっ血による肝腫大は右心不全の特徴的徴候の1つであり, しばしば圧痛や体動時の右季肋部痛を伴う. 黄疸はうっ血肝による肝機能の障害のほか, 肺, 脾, 腎などでの反復塞栓に伴う赤血球の破壊によるビリルビン生成の亢進が関与する. いずれにせよ, 心不全でみられる黄疸は予後不良の徴候である.

f. 胸水, 腹水

右心不全では, 濾出液として漿膜腔内に貯留し, 胸水, 腹水, 心膜液などとして認められる. 胸水は, 葉間胸膜や肋骨横隔膜角に少量の胸水貯留像として胸部X線上で認められる. 三尖弁閉鎖不全や収縮性心膜炎など高度の肝腫大をきたす疾患では, 末梢浮腫があまり顕著でなくても高度の腹水貯留をみることがある.

F 検査所見

1 検尿・血液検査

検尿・血液検査は, 症状・身体所見から慢性心不全が疑われた場合に, その診断の妥当性の検討および他疾患の除外診断に有用である. 血漿ANPやBNP濃度は血行動態とよく相関するが, BNPのほうが左室拡張末期圧をよく反映し, 感度, 特異度とも優れている. BNPが心不全の補助診断法として特に優れているのは, 心不全の存在, 重症度, 予後の診断である. 慢性心不全, 特に代償期心不全や, プライマリケアにおける心不全の診断は必ずしも容易ではなく, 収縮不全ではBNPのカットオフ値100 pg/mLを診断の目安とすると, 呼吸器疾患などとの鑑別に有用である(図8). また, 血漿BNP濃度はNYHA分類に並行して上昇する. さらに, 予後とも相関し, 退院時のBNP値が低いほど心事故の発生が低率であ

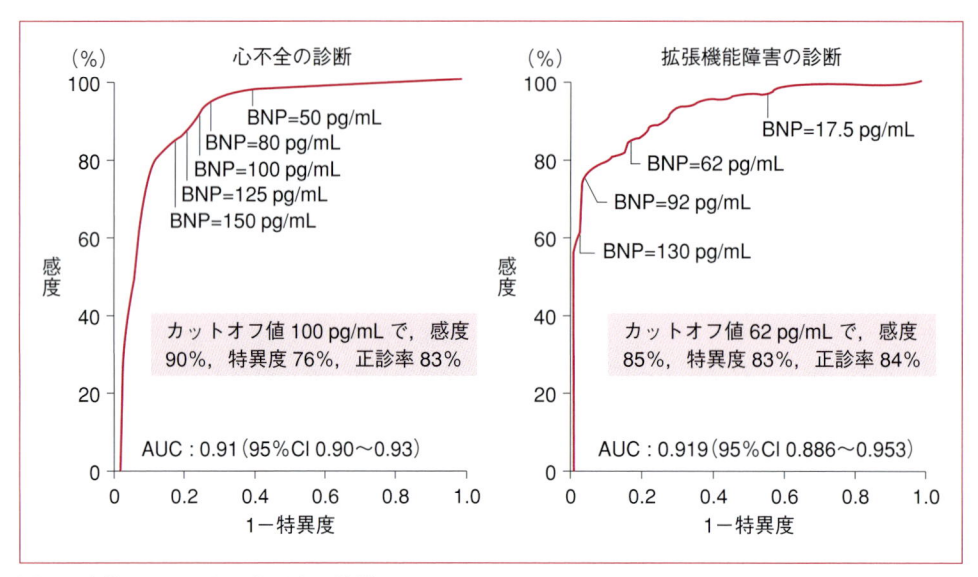

図8 血漿BNPによる心不全の診断（AUC：area under the curve）
(Maisel AS, et al : Rapid measurement of B-type natriuretic peptide in the emergency diagnosis of heart failure. N Engl J Med 2002 ; 347 : 161-167 より改変引用, Lubien E, et al : Utility of B-natriuretic peptide in detecting diastolic disfunction : comparison with Doppler velocity recording. Circulation 2002 ; 105 : 595-601 より改変引用)

り，200〜250 pg/mL が予測指標になる．ただし，BNP を利用した心不全診断と重症度評価では，年齢，性別，腎機能などの影響を考慮しておく必要がある．わが国では主に BNP が用いられているが，欧米では BNP 前駆体の NT-proBNP もよく利用されており，NT-proBNP には生理活性がないこと，半減期が長いこと，腎機能の影響を受けやすいなどの違いがあるが，心不全の診断・予後予測において BNP とほぼ同様の結果が報告されている．

2 心電図

心電図は，心不全の基礎疾患の診断や心房細動，心室性不整脈など不整脈の診断，さらには QRS 幅，QT 間隔の測定に必須である．

3 胸部 X 線写真

胸部 X 線写真では，肺うっ血，胸水，心陰影などを評価する．心不全が重症になると，肺静脈陰影の増強，間質性浮腫，肺胞内水腫と進行する（図9）．当初，肺静脈圧上昇によって拡張した肺静脈が，鹿の角状の陰影増強として認められ，同

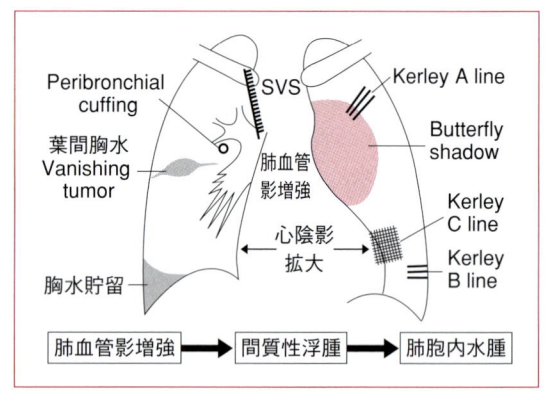

図9 胸部 X 線写真における心不全の所見

時に肺血管周囲の組織間浮腫によって肺血管の走行が不明瞭となり，かつ増強する．また小葉間リンパ管ないし小葉隔壁のうっ血像が，下肺野と横隔膜上方に，胸膜に直角方向に走行する長さ 1〜2 cm の線状陰影として認められる（Kerley B line）．肺胞内水腫では，小斑状陰影の集積像として認められる．

4 心エコー

心不全における心機能評価には心エコーが最も

広く用いられるが，心エコーでは同時に原因疾患の診断，弁や左室形態の観察なども合わせて行うことができる．

1）収縮機能

収縮機能の指標として，最も広く用いられるのは左室駆出率である．しかしながら，左室駆出率は，左室収縮機能ばかりでなく心拍数，血圧，左室容積などの影響も受けるため，その解釈には注意が必要である．特に僧帽弁閉鎖不全や高血圧性心疾患，肥大型心筋症など左室壁肥厚を有する場合に過大評価されやすい．虚血性心疾患では，局所壁運動の評価も必要である．また，心臓再同期療法の適応を検討するためには非同期収縮（dys-synchrony）の有無と程度を評価する．収縮予備能や心筋 viability の評価には安静時のみでは不十分であり，ドブタミン負荷あるいは運動負荷心エコーが有用である．心不全例の半数以上において，機能性僧帽弁逆流を認める．この逆流は，左室が拡大し乳頭筋が外側へ変位し僧帽弁尖を異常に強く牽引（テザリング）するために弁尖の閉鎖位置が左室心尖方向へ変位することによって弁尖の閉鎖が不十分となり生ずる．

2）拡張機能

心筋の拡張機能自体の障害ばかりでなく，右室拡大，収縮性心膜炎，心タンポナーデなどに基づく圧迫によっても左室拡張・流入が制限される．

現在，拡張機能として広く用いられる非侵襲的指標は，直接的な左室拡張機能指標ではなく拡張機能障害のために二次的に生じた左房圧や形態変化などである．

a．左室収縮性が低下している場合

パルスドプラ法を用いて左房から左室への血液の流入動態，すなわち拡張早期流入血流速波形 E 波，心房収縮期流入血流速波形 A 波を測定する．この両波のピーク血流速の比 E/A が低下し，E 波の減速時間（deceleration time；DT）が延長した「弛緩障害型」がまず拡張機能障害初期に現れる．拡張機能障害が進行し左房圧が上昇すると E/A が増加し DT が短縮し，正常波形と類似した「偽正常型」となり，さらに拡張機能障害が進行し左房圧がより上昇すると，E/A のさらなる増高と DT のさらなる短縮により「拘束型」となる（図 10）．左室駆出率が低下している症例では，E/A が高値であり DT が短縮しているほど左房圧が上昇している．ただし，加齢とともに E/A は低下し DT は延長するため注意が必要である．

収縮不全における拡張機能評価は，病態把握ばかりでなく予後予測にも有用である．すなわち，十分な治療を行った後における E/A 高値あるいは DT 低値は，左室駆出率の低値，進行した左室拡大と左室肥大，血中 BNP ないし NT-proBNP 高値，肺高血圧などとともに予後不良の指標である．

b．左室収縮性が保持されている場合

左室駆出率が保持されている場合，E/A や DT は左房圧や左室拡張末期圧と相関せず，左室流入血流速波形のみによる拡張機能評価は困難である．組織ドプラ法を用いて測定した僧帽弁弁輪部運動を観察した拡張早期の e′ 波と左室流入血流速波形 E 波の比 E/e′ は，左室駆出率の影響を受けず左房圧と相関することから心不全の診断に有用である（図 10）．

5 CT，MRI，核医学

近年 CT，MRI，核医学などの循環器画像診断の進歩は著しく，原因疾患の診断や左室形態の観察に用いられるようになっている．左室駆出率は左室造影でも測定可能であるが，心臓カテーテル検査が必要であり，最近は一般的ではない．左室駆出率の測定や左室形態の観察は CT，MRI，核医学でも可能である．

6 心臓カテーテル検査

血行動態や冠動脈病変の評価，さらに心筋生検のために心臓カテーテル検査が心不全の診断において今なお必要な検査であることは間違いないが，心エコー，CT，MRI，核医学など非侵襲的検査の進歩により，これらに取って代わられることが多くなりつつある．

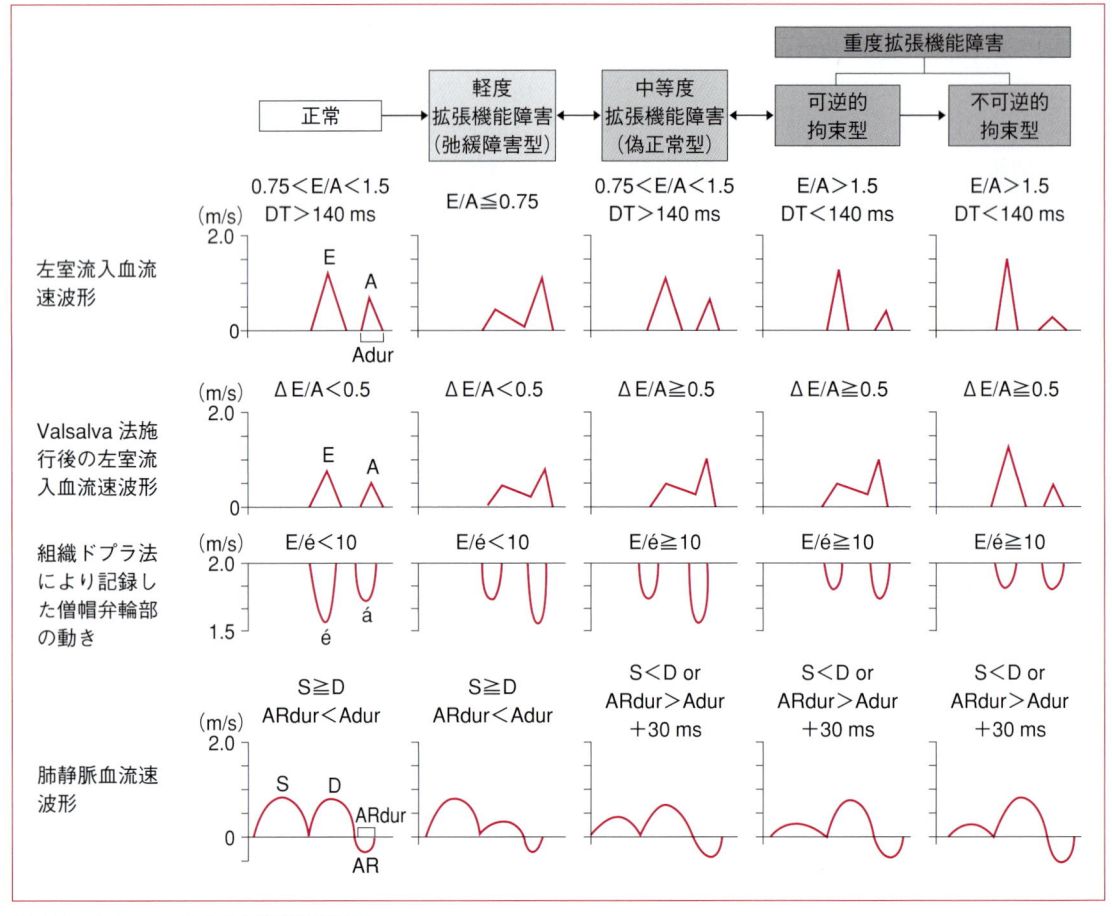

図10 心エコーによる拡張機能評価
E(E波)：拡張早期流入血流速波形，A(A波)：心房収縮期流入血流速波形，DT(deceleration time)：E波の減速時間，e′：拡張早期僧帽弁輪部後退速度，ARdur：肺静脈血流心房収縮期陰性波形(AR波)の持続時間，Adur：心房収縮期流入血流速波形(A波)の持続時間

7 運動耐容能(exercise tolerance)

　運動耐容能の評価法には，6分間歩行試験と運動負荷試験による最大酸素摂取量の測定がある．6分間歩行試験は，6分間の最大努力による歩行距離を測定するものであり，特殊な設備が不要で簡便な方法であり，およその運動能力を推定しうる．6分間歩行距離は身長と体重および年齢に関連しており，日本人の正常域(m)は［454－0.87×年齢(歳)－0.66×体重(kg)］±82(2標準偏差)に身長(m)を乗じたものとされる．

　運動耐容能を定量的に評価する標準的方法は，トレッドミルや自転車エルゴメータを用いた症候限界性漸増負荷法による動的運動負荷試験である．標準化したプロトコールによる運動時間，最大運動時の仕事率と最大酸素摂取量により評価されるが，必然的に運動可能な患者に対象が限定される．最大酸素摂取量は最大心拍出量の第一次近似であり，心血管系の最大酸素輸送能および末梢の最大酸素利用能を反映する．さらに，嫌気性代謝閾値(anaerobic threshold；AT)は，運動時の酸素需給バランスの破綻を示すポイントであるが，客観性，再現性に優れた定量的指標である．しかしながら，心不全患者では低い負荷量でATに到達したり，oscillatory ventilationのためATの検出が容易でないことがある．呼吸困難(息切れ)や易疲労性が運動制限因子となっている患者では，その運動制限が心不全によるものか，それ以外によるものかを鑑別するのに有用である．

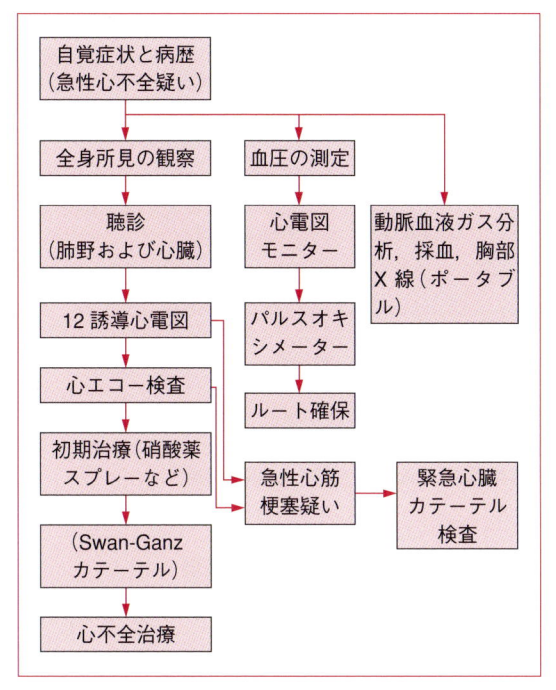

図11 急性心不全の診断手順
〔循環器病の診断と治療に関するガイドライン（2010年度合同研究班報告），急性心不全治療ガイドライン（2011年改訂版）http://www.j-circ.or.jp/guideline/pdf/JCS2011_izumi_h.pdf（2014年3月閲覧）より引用〕

表5 Killip分類による急性心不全の重症度評価

クラスI：	心不全の徴候なし
クラスII：	軽度～中等度心不全 ラ音聴取領域が全肺野の50％未満
クラスIII：	重症心不全 肺水腫，ラ音聴取領域が全肺野の50％以上
クラスIV：	心原性ショック 血圧90 mmHg未満，尿量減少，チアノーゼ，冷たく湿った皮膚，意識障害を伴う

観察とともに，バイタルサインのチェック・静脈ラインの確保，動脈血ガス分析・採血検査（心筋障害マーカー，肝・腎機能，電解質，CRPなど）・12誘導心電図・ポータブル胸部X線撮影を短時間に並行して行う．

重症度評価には，Killip分類が用いられる（表5）．さらに，Swan-GanzカテーテルによるForrester分類があるが，ルーチンには推奨されず，非侵襲的評価方法であるNohriaプロフィールが有用である（図12）．

慢性心不全の診断も症状・身体所見に始まる（図13）．慢性心不全の主たる症状は，呼吸困難，浮腫や易疲労感である．ただし，これらは呼吸器疾患，腎不全，貧血など他臓器疾患でも認められることがあり鑑別を要する．身体所見では，心雑音やIII音奔馬調律，ラ音や頸静脈怒張がないか確認する．心電図と胸部X線は必須の検査であるが，血漿BNPの測定も有用である．BNP 100 pg/mLあるいはNT-proBNP 400 pg/mL以上であれば心不全を想定して検査を進める．

心エコーを用いて左室駆出率が低下した心不全か，左室駆出率が保持された心不全かを診断することは，病態の理解ばかりでなく，治療法の選択においても有用である．心不全と診断されれば，基礎疾患の診断，治療法の決定に必要な検査，さらに治療効果判定・重症度評価を進める．HFPEFが疑われる場合，心エコーで弁膜症などを除外し，拡張機能障害の所見を認める場合，心不全と診断する．

G 診断

心不全の原因疾患は幅広く，心筋梗塞や心筋症のように心筋組織が直接的に障害を受ける場合，弁膜症や高血圧などにより長期的な機械的負荷が心筋組織に加わり機能障害から心不全を発症する場合，頻脈や徐脈などのリズム異常により血行動態の悪化を招く場合がある（表1）．また，全身性の内分泌・代謝疾患，炎症性疾患，蓄積疾患などの一表現型，栄養障害や薬剤・化学物質などの外的因子による心筋障害から発症する場合など心臓以外の原因もある．ただし，実際の診療では虚血性心疾患と高血圧が最も多く，それに拡張型心筋症，弁膜症が続く．

急性心不全では極めて短時間のうちに患者の容態が悪化するおそれがあり，初期の迅速な診断（重症度と原因診断）と初期治療のためのトリアージ（優先順位）を念頭に置く（図11）．全身状態の

H 一般管理

心不全の治療目標は，血行動態の改善により自

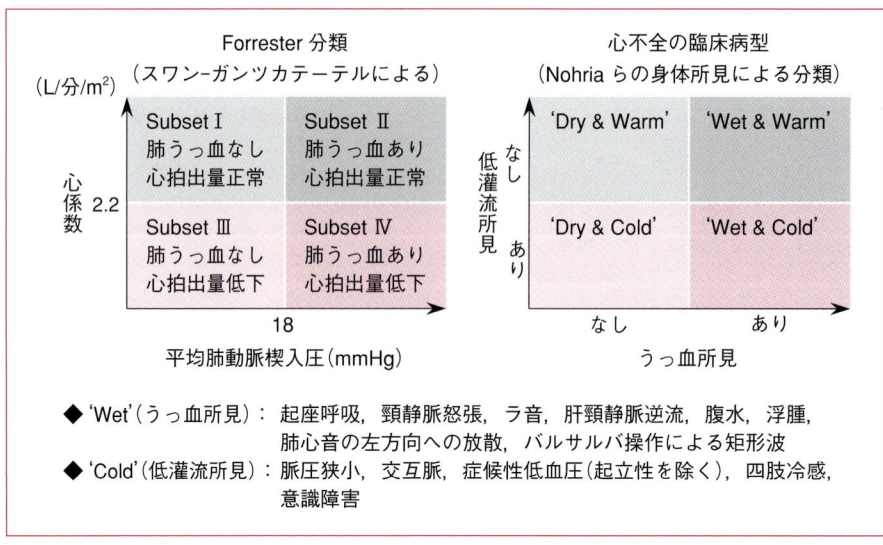

図12 Forrester の分類と Nohria-Stevenson の分類による急性心不全の重症度評価

Forrester 分類（スワン-ガンツカテーテルによる）

- 縦軸：心係数（L/分/m²），2.2 で区切り
- 横軸：平均肺動脈楔入圧（mmHg），18 で区切り

	肺うっ血なし	肺うっ血あり
心拍出量正常	Subset I	Subset II
心拍出量低下	Subset III	Subset IV

心不全の臨床病型（Nohria らの身体所見による分類）

- 縦軸：低灌流所見（なし／あり）
- 横軸：うっ血所見（なし／あり）

	うっ血所見なし	うっ血所見あり
低灌流所見なし	'Dry & Warm'	'Wet & Warm'
低灌流所見あり	'Dry & Cold'	'Wet & Cold'

◆ 'Wet'（うっ血所見）：起座呼吸，頸静脈怒張，ラ音，肝頸静脈逆流，腹水，浮腫，肺心音の左方向への放散，バルサルバ操作による矩形波
◆ 'Cold'（低灌流所見）：脈圧狭小，交互脈，症候性低血圧（起立性を除く），四肢冷感，意識障害

（Nohria A, et al：J Am Coll Cardiol 2003；41：1797-1804 より改変引用）

覚症状および QOL を改善するばかりでなく，心不全の進行を抑制し生命予後を改善することであるが，心不全の基礎疾患となる高血圧・糖尿病・脂質異常症などの管理を徹底することにより心不全の発症を予防することが重要である[3]．

慢性心不全患者は高齢者が多く，その生命予後が不良であるばかりでなく，心不全増悪による再入院を反復する．心不全増悪には誘因（増悪因子）が存在する場合が多く，感染症，不整脈，高血圧，虚血，貧血などの医学的要因があるが，塩分制限の不徹底，活動制限の不徹底，内服薬の中断など予防可能な因子も多い．したがって，心不全増悪の防止には，予防可能な誘因の除去も必要である．慢性心不全に対する薬物治療の効果を最大限引き出し，再入院を減少させ，症状・QOL を改善するには，疾患管理（disease management）が必要である．心不全の病態や治療内容に関する知識に加えて，治療薬を規則的に服用し，自己判断で中止しないように指導する．塩分，水分制限とともに，体重を定期的に測定し心不全の早期発見に努める．症状のモニタリングについては，呼吸困難や浮腫などの主要症状とともに，増悪時の症状とその対処方法を十分に説明しておく必要がある．特に，心不全増悪の症状を認めた場合，利尿薬の増量，さらに必要に応じて速やかに受診することにより入院を回避することができる[4]．

I 治療[5]

1 急性心不全に対する治療

急性心不全の治療の初期目標は，速やかな症状の改善と血行動態の安定化であるが，最終的な目標は生命予後の改善である．内科的治療が主体となるが，短期予後と長期予後の成績が必ずしも一致せず，また生命予後の改善効果が証明されていない治療が多い．

病院到着時心肺停止の状態であれば，ACLS（advanced cardiovascular life support）に沿った心肺蘇生を行う．急性冠症候群が疑われる患者では，原因と治療を兼ねて緊急冠動脈造影を行う．血圧が保たれている肺うっ血・肺水腫では，硝酸薬スプレーまたは舌下錠の迅速な使用が鍵となる場合がある．薬物治療のみで血行動態の安定化が得られない場合，大動脈バルーンポンプ（intra-aortic balloon pumping；IABP）や経皮的心肺補助装置（percutaneous cardiopulmonary support；PCPS）などの機械的補助循環を行う．

2. 心不全

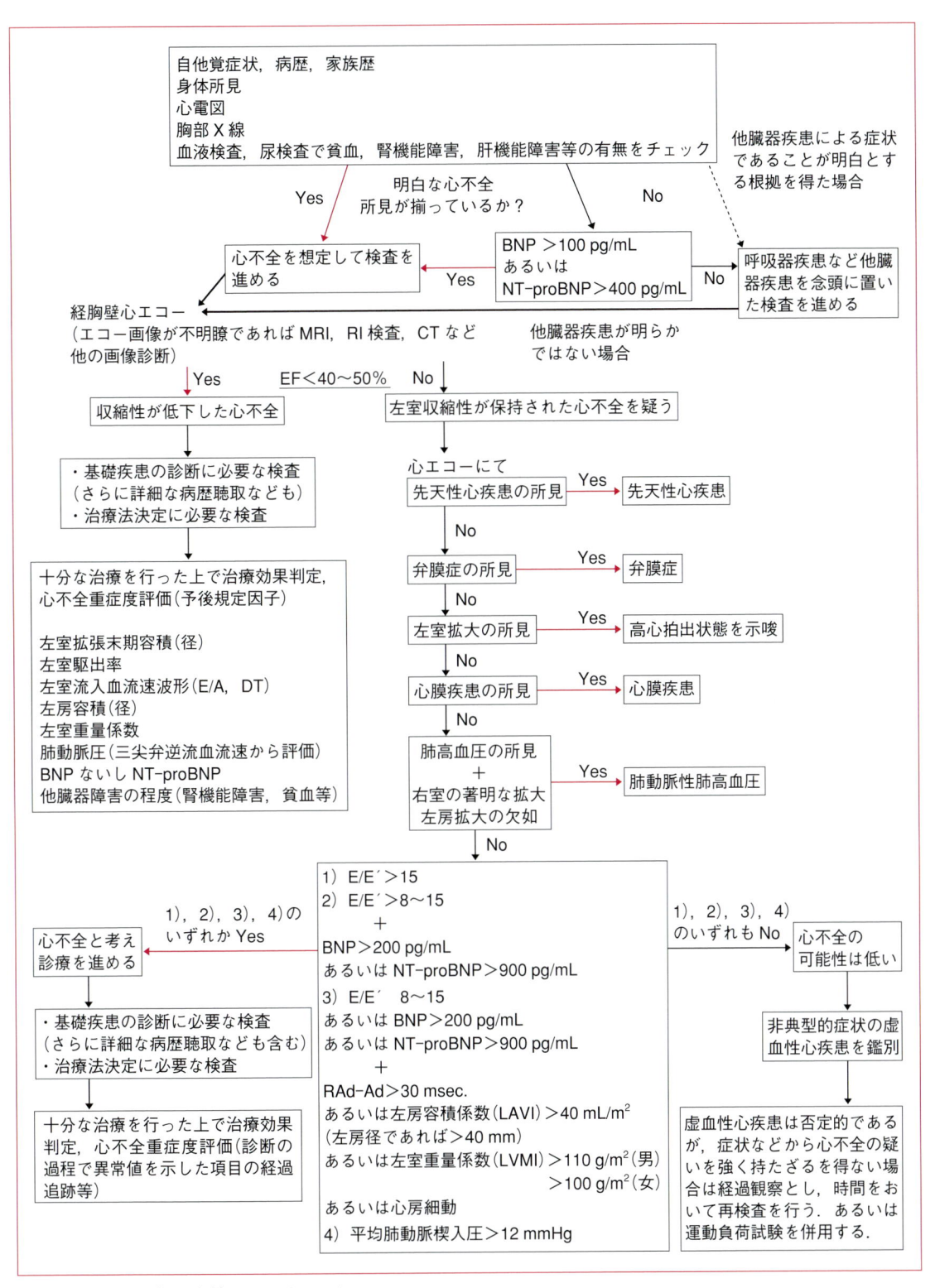

図13 慢性心不全の診断フローチャート

〔循環器病の診断と治療に関するガイドライン(2009年度合同研究班報告). 慢性心不全治療ガイドライン(2010年改訂版)http://www.j-circ.or.jp/guideline/pdf/JCS2010_matsuzaki_h.pdf(2014年3月閲覧)より引用〕
略語は図10を参照.

a. 急性心原性肺水腫

急性肺水腫では呼吸管理が重要である．酸素投与で不十分（SaO_2 95%，PaO_2 80 mmHg 以上を維持できないあるいは $PaCO_2$ 50 mmHg 以上，頻呼吸や努力性呼吸が改善しない）な場合は，意識障害や喀痰喀出困難といった不適応がなければ，持続的陽圧呼吸（continuous positive airway pressure；CPAP）や bilevel CPAP（BiPAP）などの非侵襲的陽圧呼吸（noninvasive positive pressure ventilation；NPPV）を開始する．NPPV の不適応または NPPV でも呼吸管理が十分でないときは，気管内挿管のうえ人工呼吸を行う．呼吸管理と並行して薬物治療を行う．薬物療法では，モルヒネ静注，硝酸薬スプレーまたはループ利尿薬の静注，心房性利尿ペプチド（human atrial natriuretic peptide；hANP）の持続静注などを行う．著明な高血圧を伴う場合にはニトログリセリン，ニトロプルシド，Ca 拮抗薬点滴により血圧コントロールが不可欠である．

b. 心原性ショック

心原性ショックは最重症であるが，高度に悪化した血行動態を可及的迅速に安定化させると同時に，治療可能な病態を特定し，可能であれば治療を行う．原因治療と並行してドパミン，ドブタミン，ノルエピネフリンなどの強心薬を投与する．血行動態が改善しない場合，機械的補助循環（IABP や PCPS）を行う．

c. 慢性心不全の急性増悪

うっ血に対しては利尿薬を投与するが，硝酸薬やカルペリチドを併用する．改善しない場合には血液浄化も選択される．心拍出量低下に対してはドパミン，ドブタミンの強心薬を投与する．収縮期血圧が 90 mmHg 以上の患者ではホスホジエステラーゼⅢ（PDEⅢ）阻害薬も選択される．血行動態が改善しない場合，機械的補助循環（IABPや PCPS）を行う．離脱困難例では左心補助や心移植の適応を検討する．

2 慢性心不全に対する治療

慢性心不全の治療目標は，血行動態の改善により自覚症状および QOL を改善するばかりでなく，増悪による入院を抑制し，生命予後を改善することである．基礎疾患に対する治療が可能な場合は，まず基礎疾患の是正が根本的治療となる．心不全を伴う虚血性心疾患では冠血行再建により左室機能が改善することが期待できる．弁膜症や先天性心疾患では外科的修復により心機能の回復が得られるが，心筋不全が不可逆的障害に陥る前に手術時期を逸しないことが必要である．

a. 収縮不全に対する薬物治療（図 14）

無症状（NYHA Ⅰ度）から重症（NYHA Ⅳ度）までの幅広い患者に対してアンジオテンシン変換酵素（angiotensin converting enzyme；ACE）阻害薬を投与する．ACE 阻害薬が使用できない場合，アンジオテンシンⅡ受容体拮抗薬（angiotensin Ⅱ receptor blocker；ARB）を用いる．NYHA Ⅱ度以上の患者では，ACE 阻害薬または ARB に加えて β 遮断薬を投与する．体液貯留に対してループ利尿薬，サイアザイド系利尿薬を用いる．さらに，抗アルドステロン薬やジギタリスを併用する．NYHA Ⅳ度では，通常入院治療が必要である．利尿薬，硝酸薬，PDE Ⅲ阻害薬，カテコラミン，hANP などの非経口投与を行い状態の安定化を図る．

1）ACE 阻害薬

RAA 系の亢進は，心筋障害から心不全発症・進展に至る過程で重要な役割を果たしている．アンジオテンシンⅡは，後負荷を増大するのみならず，アルドステロンの産生を促進して水と塩分の貯留を促進させ前負荷を増大させる．これは，心不全初期には循環動態を維持するための代償機転であるが，慢性的・持続的に亢進すると心不全に至る．また，組織 RAA 系は心筋肥大を生じさせ，間質細胞の増殖やコラーゲンの増生を惹起して心筋の拡張機能を低下させ，心不全の発症・進展に寄与する．

ACE 阻害薬は，数多くの大規模臨床試験により生命予後に対する改善効果が証明されており，心不全治療の第 1 選択薬に位置づけられている．したがって，ACE 阻害薬は，心不全の重症度にかかわらずすべての収縮不全の患者に投与すべきである．ACE 阻害薬は高用量のほうがより効果

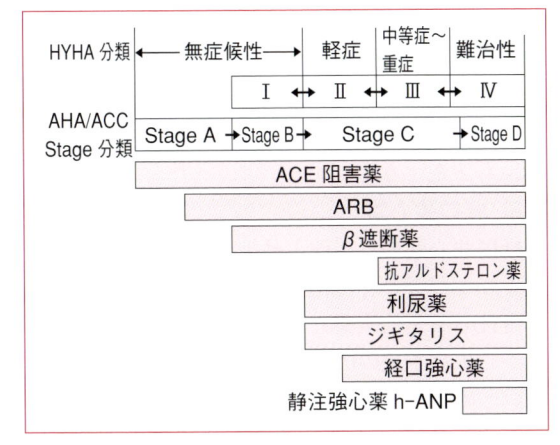

図14 心不全の重症度からみた治療指針
〔循環器病の診断と治療に関するガイドライン(2009年度合同研究班報告).慢性心不全治療ガイドライン(2010年改訂版) http://www.j-circ.or.jp/guideline/pdf/JCS2010_matsuzaki_h.pdf(2014年3月閲覧)より引用〕

が大きいことが報告されており,患者が耐えうるかぎり増量する.投与後2〜3週間以内に空咳が生じることがあり,最も頻度の高い副作用であるが,薬剤を中止することで消失する.

2) ARB

ARBは,ACE阻害薬と比較していくつかの薬理学的利点を有している.第1に,ARBはブラジキン産生に影響を与えずアンジオテンシンIIの作用を抑制することができる.したがって,空咳などの副作用を認めない.第2に,ARBは,心血管保護的に働くと考えられるアンジオテンシンII2型受容体へのアンジオテンシンIIの作用を抑制しない.第3に,ARBは,ACEを介しない,特にキマーゼを介して産生されるアンジオテンシンIIの作用も抑制することが可能である.

ARBはACE阻害薬と同等の臨床的有用性を有すると考えられており,空咳などのためにACE阻害薬が投与できない場合はARBを用いる.ARBも高用量のほうがより効果が大きい.さらに,ACE阻害薬とARBの併用の有効性も証明されているが,実際に併用療法の対象となるのは重症例である.

心不全に対してRA系抑制薬を投与する際には,特に低血圧,腎機能低下,高K血症に注意が必要である.心不全では,このような副作用が高血圧治療に用いるときよりも起こりやすい.血圧低下は,投与後2〜3日で起こりやすく,利尿薬併用によって助長される.RA系抑制薬は,予後の改善を期待して投与しているため,収縮期血圧が80 mmHg台であっても,ふらつきなどの症状がなければ,そのまま継続する.また,開始後は,血清クレアチニンや血清Kを2週間〜1か月以内に測定し,その後もモニターを継続する.血清クレアチニンの上昇が,前値の30%までか1 mg/dLまでなら,そのまま投与を継続する.ただし,血清Kが5.5 mEq/L以上に上昇すると不整脈を誘発することがあり,Kの補正とともに投与を見合わせる.

3) β遮断薬

β遮断薬はその陰性変力作用により心不全患者への投与は禁忌であると考えられていた.しかし,1975年にWaagsteinらがβ遮断薬を拡張型心筋症患者に投与することにより心不全症状や心機能が改善したことを報告して以来,数多くの大規模臨床試験によって,β遮断薬も幅広い重症度の患者に対して生命予後の改善効果を有することが明らかにされており必須の薬剤である.

β遮断薬投与の対象となる患者は,収縮機能障害による慢性心不全患者である.慢性心不全患者の30〜50%は拡張機能障害による心不全であることが知られているが,このような患者に対するβ遮断薬の有効性は確立していない.重症度は主にNYHA II〜III度を対象とするが,I度,IV度の患者も対象となりうる.ACE阻害薬を含む標準的治療を受けていること,また著明な臓器うっ血所見がなく比較的安定していることが必要である.

少量から導入し,患者の状態を見ながら徐々に増量していくが,導入時期は特に心不全の増悪,低血圧,徐脈の出現に注意する.心不全増悪の際には,できるだけβ遮断薬を中止せず利尿薬を中心とした心不全治療を強化する.心不全が改善しない場合や血圧低下を伴う場合は強心薬としてPDE III阻害薬を投与する.β遮断薬の中断は,心不全改善後に再導入が必要となり,再導入を行わないと心不全増悪さらには死亡リスクを高めることになり,できるだけ行わないようにする.

4) 利尿薬

利尿薬は,臓器うっ血を軽減するために最も有効な薬剤であり,主にループ利尿薬を使用する.

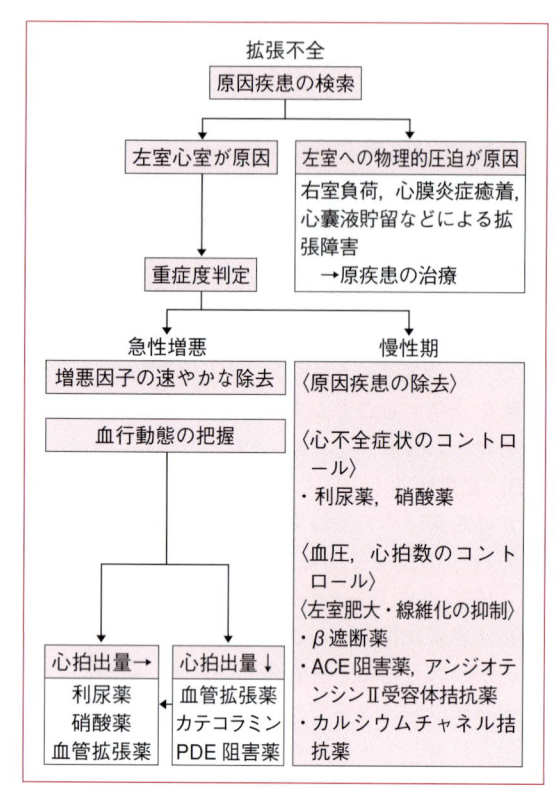

図15　左室機能不全の治療アルゴリズム
〔循環器病の診断と治療に関するガイドライン(2009年度合同研究班報告), 慢性心不全治療ガイドライン(2010年改訂版) http://www.j-circ.or.jp/guideline/pdf/JCS2010_matsuzaki_h.pdf(2014年3月閲覧)より引用〕

ただし，低K血症や低Mg血症などの電解質異常は，ジギタリス中毒ばかりでなく致死性不整脈を誘発することがあり注意を要する．うっ血が消失したら，減量・中止やサイアザイド系利尿薬への切り替えを行う．

抗アルドステロン薬は，NYHA IIも含む幅広い重症度の慢性心不全患者の生命予後を改善することが示されており，K保持を兼ねて併用される．

5）ジギタリス

ジギタリスは，心筋細胞膜におけるNa/K-ATPaseを阻害し陽性変力作用を示す．また迷走神経活性を亢進させ，房室結節の不応期を延長させて，心室レートを低下させる．したがって，心房細動を伴う慢性心不全患者において，ジギタリスは心室レートをコントロールし十分な左室充満時間を得ることが期待され運動耐容能を改善する．しかしながら，生命予後を改善するとのエビデンスはなく，さらに高齢，腎障害，電解質異常（低K血症，低Mg血症）などはジギタリス中毒の誘因となるので注意を要する．また，血中濃度に影響を与えるような相互作用を有する薬剤の併用にも注意する．

6）経口強心薬

経口強心薬の予後改善効果は大規模臨床試験によってことごとく否定され，米国では経口強心薬は慢性心不全治療薬としては推奨されていない．しかし生命予後の改善のみが治療の最終目的ではないとの見解に立てば，その臨床的有用性についても再考慮すべきであるという立場もある．特に，QOLの改善，非経口強心薬からの離脱，β遮断薬導入などの際に経口強心薬が有効な患者が存在する．ただし，催不整脈作用があるため細心の注意が必要である．

b．拡張不全に対する薬物治療（図15）

数多くの大規模臨床試験によって収縮不全に対する薬物治療が確立されてきたのに対し，拡張不全に対する薬物治療は確立していない．うっ血の軽減には利尿薬が最も有効である．ただし，利尿薬による左室充満圧の過度の低下は，心拍出量を減少させ低血圧を引き起こす危険性があるため，投与量を調節することが重要である．高血圧の頻度が高いことから血圧の管理，心房細動のレートコントロール，さらに虚血の改善も重要である．ACE阻害薬やARBは，収縮不全における生命予後の改善効果は確立している一方で，拡張不全の予後に対する有効性については心不全による入院が減少したにとどまっており，明らかな生命予後の改善効果は証明されていない．β遮断薬やCa拮抗薬は拡張機能を改善すると期待されるが，その臨床的有用性は確実には証明されていない．

c．非薬物療法

薬物治療で十分なコントロールができない場合，非薬物療法の適用が考慮される．新規の薬物療法の開発が難渋しているなかで，非薬物療法の進歩には目覚ましいものがある．

1）植込み型除細動器（implantable cardioverter defibrillator；ICD）

心不全患者の死因の約40％は突然死であり，

特にNYHA Ⅱ～Ⅲ度では50～60％に上る．突然死の80～90％は致死性不整脈すなわち持続性心室頻拍や心室細動による．このような致死性不整脈に対してはICDの植え込みが有用であり，大規模臨床試験で予後改善効果が証明されている．

2）心臓再同期療法(cardiac resynchronization therapy；CRT)

NYHA ⅢまたはⅣで左脚ブロック主体の左室内伝導遅延を伴う心不全では，CRTの両心室ペーシングによる左室収縮の非同期収縮(dyssynchrony)の是正，さらにICD機能付きCRT(CRT-D)が有効であり，自覚症状・運動耐容能や心機能ばかりでなく予後を改善する．さらに，最近ではNYHA Ⅱの軽症例でも有効であることが証明され適応が拡大している．

3）運動療法

運動療法は安定した慢性心不全患者の運動耐容能や生活の質(QOL)ばかりでなく，心血管死や再入院を含む心事故を減少させる．

J 経過・予後

わが国の慢性心不全の増悪による入院患者の退院後1年死亡率が11％であるのに対し，心不全増悪による再入院率は26％と死亡以上に高率である．拡張不全の生命予後も不良であり収縮不全と差を認めない．さらに，収縮不全と拡張不全の生存率の経年的変化を1987年から2001年にわたって観察したMayo Clinicの研究によると，収縮不全では生存率の改善がみられたが，拡張不全では認めなかった．このように慢性心不全の長期予後は，収縮不全と拡張不全とにかかわらず極めて不良である．

〔筒井裕之〕

文献
1) 日本循環器学会：急性心不全治療ガイドライン　2011年改訂版
2) 日本循環器学会：慢性心不全治療ガイドライン　2010年改訂版
3) 筒井裕之，他(編)：心不全に挑む・患者を救う．文光堂，2005
4) 和泉徹，筒井裕之(監修)：心不全を予防する—発症させない再発させないための診療ストラテジー．中山書店，2006
5) 山口徹(監修)，苅尾七臣，筒井裕之(編)：心血管病薬物治療マニュアル．中山書店，2008

第6章 ショック

A 概念

　ショックとは，各臓器の組織レベルにおける微小循環系の有効血液量が急激に減少し，低酸素症に基づく重篤な変化をもたらす全身の循環障害である．単に臓器に流れる血液量が減少した状態ではなく，細胞との物質交換を可能とする微小循環レベルでの障害が起きた状態を指す．臓器への血流が保持されていても，微小循環障害などにより臓器内における動静脈シャントが形成され，細胞レベルでは虚血に陥っている病態も含まれる．
　病因からは，心原性あるいは出血性ショックのような心拍出量の低下に基づくものと，敗血症性，神経原性あるいはアナフィラキシーショックのような血管抵抗の急激な減少に基づくものに大別される(表6-1)．また，近年は病態によるショックの分類も用いられ，この分類上では，心原性ショックと心外閉塞性〔肺血栓塞栓症(pulmonary thromboembolism；PTE)〕・拘束性ショック(心タンポナーデ)が循環器領域に含まれる(表1)．
　本項では，病因による分類の心原性ショック(病態による分類の心原性ショックおよび心外閉塞性・拘束性ショック)を中心として述べる．

B 病態生理

　心原性ショックは，心筋梗塞，心筋炎，不整脈などにより心拍出量が急激に低下する病態である．心拍出量の低下により血圧が低下すると，圧受容体，中枢神経系を介して交感神経系が活性化される．また，副腎髄質からのエピネフリン(epinephrine)，ノルエピネフリン(norepinephrine)の放出も亢進する．その結果，血管平滑筋に存在するα_1受容体刺激による血管収縮を介した血圧の維持が図られる．ただし，このような代償機転は各臓器において均一に起こるのではない．すなわち，脳循環あるいは冠循環といった生命維持のために重要な臓器では，あまり血管収縮反応を起こさないようにして，血液量をできるだけ多く確保する．その代償として皮膚，骨格筋，腸管などでは血管収縮反応が強く起こり，血液灌流量を減少させることで，少ない心拍出量の有効利用がなされる．脳や心臓は，灌流圧が60〜140 mmHgの範囲では，血液量をほぼ一定に保つ自己調節(autoregulation)機能を備えている．
　心筋にはβ_1受容体が存在し，カテコラミンによる刺激は，心収縮力増加を介して一回心拍出量を増大させ，また心拍数を増加させる．これらの

表1　ショックの分類

病因による分類	病態による分類
①出血性ショック ②心原性ショック ③敗血症性ショック ④神経原性ショック ⑤アナフィラキシーショック	①循環血液量減少性ショック(出血性，脱水，腹膜炎，熱傷など) ②心原性ショック ③心外閉塞性・拘束性ショック(肺血栓塞栓症，心タンポナーデ，緊張性気胸など) ④血液分布異常性ショック(アナフィラキシー，脊髄損傷，敗血症など)

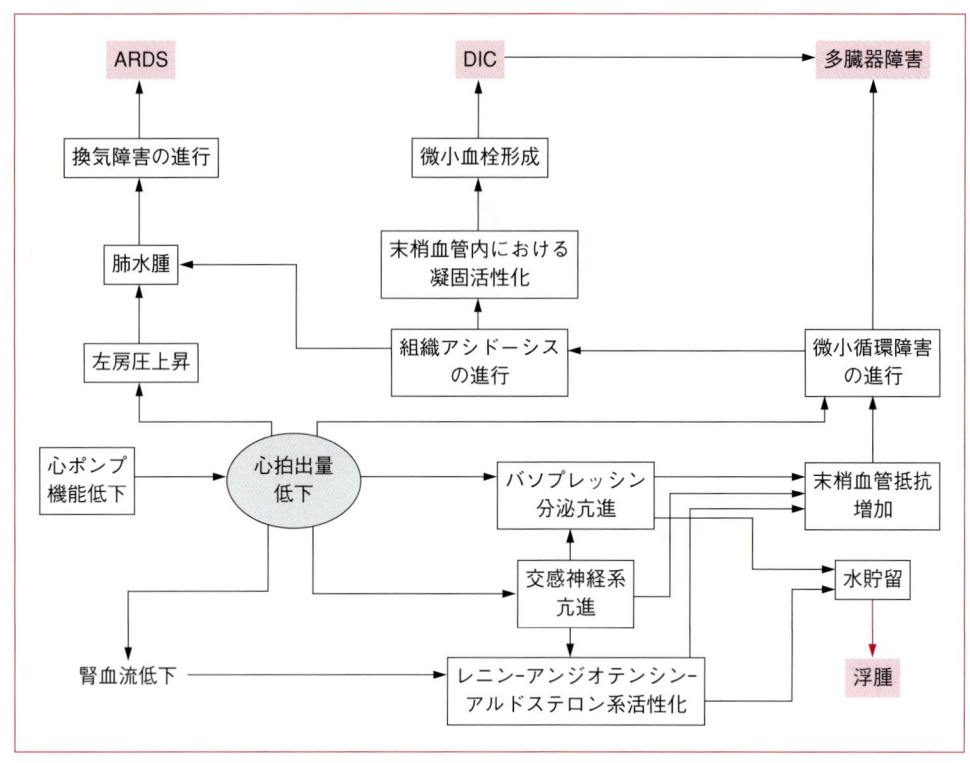

図1 心原性ショック時に，病状が悪循環へと陥るメカニズムを簡便化して示したシェーマ

反応は，心拍出量（＝一回心拍出量×心拍数）の増大に寄与する．

腎臓では，心拍出量の低下による腎血流量の低下と交感神経系の活性化に伴い，レニン-アンジオテンシン-アルドステロン（renin-angiotensin-aldosterone；RAA）系が賦活化される．RAA系の活性化は，末梢血管抵抗の増大と水・ナトリウムの貯留を介して，血圧維持，心拍出量維持に寄与する．下垂体からのバソプレッシンの分泌も亢進し，血管収縮，水貯留を促進する．このように，ショックに陥ると，種々の神経体液性因子が活性化され，血圧低下阻止，心拍出量低下阻止のための代償機転として重要な役割を果たしている．

病状が進行すると，このような機序による代償では循環動態の維持には不十分となるばかりか，本来は代償のために必要であった機序が病態の悪化に寄与する．血圧が極度に低下すると，脳循環，冠循環の自己調節機能による血流維持能力は破綻し，脳循環血液量，冠循環血液量は体血圧のみに依存する．すると，血圧低下に伴う冠血流量低下によって心筋虚血が生じ，心収縮力低下，一回拍出量低下，心拍出量低下，さらなる血圧低下という悪循環に陥る．このような悪循環下では，交感神経系の活性化がより促進される．先述したように，カテコラミンは本来，心収縮力増加作用を有しているが，過度のカテコラミン刺激は，カテコラミン傷害（catecholamine injury）による心機能障害をきたし，さらには心房細動のように心拍出量をより低下させるような不整脈や，心室頻拍，心室細動といった致死性不整脈を誘発するため，病態をさらに悪化させる．

病状の進行に伴い過度の血圧低下をきたすと，本来は血圧維持のために必要であった，交感神経系，RAA系，バソプレッシンなどの活性化による末梢血管抵抗増大と相乗的に作用し，各臓器における虚血を進行させ，代謝産物の蓄積やアシドーシスの進行を招く（図1）．アシドーシスの進行はカテコラミンに対する血管収縮反応を低下させ，微小循環障害，炎症性メディエーター（サイトカインなど）産生亢進などによる凝固活性亢

進，微小血栓形成促進により播種性血管内凝固症候群（disseminated intravascular coagulation syndrome；DIC）に至る．この悪循環によって，臓器虚血がさらに増悪することに基づく細胞傷害に加え，毛細血管壁の崩壊による血液の組織内への漏出も起こる．すると血管内の循環血液量がさらに低下し，ショックの病態は増悪の一途をたどる．またショックが持続した場合，非可逆的な細胞障害，細胞死が生じる．

ショックが遷延すると，肺においては，左房圧上昇や炎症性メディエーターなどによる血管透過性亢進により，毛細血管からの体液漏出が起き，ガス交換が障害され，低酸素症が進行する．この状態は酸素補給療法に対してますます抵抗性となり，さらに低酸素を引き起こすという悪循環を形成する．重症の場合，急性呼吸窮迫症候群（acute respiratory distress syndrome；ARDS）とよばれる．

また，ショックが遷延した場合，腎臓においては，急性尿細管壊死・腎不全を引き起こす．消化管においては，消化管出血による有効循環血液量の減少が生じ，ショックをさらに助長する場合がある．

C 臨床所見 [1,2]

血圧の低下と末梢の循環不全に伴う所見を認める．

1 意識状態

会話が少しでも可能であれば，原疾患に基づく症状（たとえば，心筋梗塞による心原性ショックであれば胸痛など）を訴えることもあるが，多くの場合，意識レベルが低下している．脳循環障害の初期には，興奮状態あるいは不穏状態を呈する．しかし，血圧低下時間がある一定以上持続すると，意識混濁，昏睡となる．

2 他覚所見

①脈拍：頻拍もしくは徐脈を呈することが多く，微弱となる．血圧低下が高度であれば，脈拍を触知できない．
②呼吸：頻呼吸，浅薄となる．
③皮膚：蒼白かつ冷汗が強い．チアノーゼを認めることもある．また冷汗により湿潤していることもある．
④血圧：収縮期血圧は90 mmHg以下となる．ただし，平均動脈圧が発症前に比し30 mmHg以上低下していれば，有意な血圧低下と判断することもある．
⑤尿量：無尿ないし乏尿（尿量が0.5 mL/kg/時以下）となる．

D 検査所見

ショックという"状態"（"疾患"ではない）の重症度と，その原疾患を診断するための検査を行う．原疾患により治療方針が異なることから，原疾患をいかに早く診断できるか否かで，患者の予後が決定される．循環器領域では，肺血栓塞栓症や心タンポナーデなども念頭に置いて検査を進める必要がある．

a. 血液検査

末梢血液像，一般生化学検査，動脈血ガス分析などを確認する．

b. 胸腹部X線

心胸郭比，肺野のうっ血・透過性，縦隔の拡大，腹腔内free airなどをチェックする．

c. 心電図

リズム（不整脈の診断），ST-T変化・異常Q波の有無（虚血性心疾患，心筋炎などの診断），全誘導におけるR波の電位低下（心囊液貯留の有無），右軸偏位（急性肺血栓塞栓症による右心系負荷）などに注意して心電図を判読する．

d. 心エコー・ドプラ

右心系，左心系の拡大の有無（虚血性心疾患や心筋炎なら左心系の拡大，急性肺血栓塞栓症なら右心系拡大がみられる），左室壁運動異常の有無

(虚血性心疾患，心筋炎など），心嚢液貯留の有無（心膜心筋炎，解離性大動脈瘤，心筋梗塞後心破裂など），弁逆流やシャントの有無（解離性大動脈瘤に伴う大動脈弁閉鎖不全，心筋梗塞に伴う僧帽弁閉鎖不全や心室中隔穿孔など）をチェックする．

E 診断

1 ショックの診断

ショックという"状態"にあるという診断は上述のように，
①血圧低下（収縮期血圧が 90 mmHg 以下あるいは平均動脈圧が 30 mmHg 以上低下）
②末梢循環不全の所見
　ⓐ乏尿ないし無尿（0.5 mL/kg/時以下）
　ⓑ意識障害
　ⓒ皮膚の冷感，蒼白感，チアノーゼ，冷汗などの末梢血管収縮所見

という所見を認めれば，臨床的には容易に診断できる．

問題はその原疾患の診断であり，気道確保，心臓マッサージ（胸骨圧迫 chest compression），静脈路確保など状況に応じて必要な処置を行うのに並行して，原疾患の診断を進めていくことが必要である．出血やアナフィラキシーなど循環器疾患以外による原因でもショック状態となりうることに留意する．

2 循環器疾患によるショック

各疾患についての診断へのアプローチに関しては各論で詳細に記載されているので，ここでは割愛する．
①急性心筋梗塞（acute myocardial infarction；AMI）：ⓐ心筋梗塞による心ポンプ機能低下によるもののほかに，心筋梗塞後合併症としてのⓑ致死性不整脈，ⓒ僧帽弁閉鎖不全，ⓓ心室中隔穿孔，ⓔ心破裂など，原因は多彩である．
②急性心筋炎
③拡張型心筋症や肥大型心筋症の治療過程におけ
る，過剰な前負荷軽減．
④心室頻拍，心室細動などの致死性不整脈：器質的心疾患を伴わないものか，心筋梗塞，心筋症，心筋炎などの器質的心疾患に伴うものかの鑑別が必要である．
⑤発作性上室性頻拍や心房粗動による頻拍：QRS 幅が広い場合，心電図上は心室頻拍との鑑別が困難な場合がある．
⑥洞停止，完全房室ブロックによる徐脈：この場合も④と同様に器質的心疾患に伴うものであるか否かの鑑別が必要である．
⑦解離性大動脈瘤：ⓐ急性血管閉塞による循環不全，ⓑ解離により菲薄化した血管壁の穿孔による出血性ショック，ⓒ急性大動脈弁閉鎖不全，心タンポナーデ，冠動脈解離による急性心筋梗塞などによる心拍出量低下に基づくショック，など多彩なショックの病態を作り出す．
⑧肺血栓塞栓症
⑨心房粘液腫や心房内血栓による心室への血液流入障害

3 循環器疾患以外の原因によるショックの鑑別

以下に，循環器疾患以外が原因となるショックに関する鑑別のポイントを述べる．いずれのショックの鑑別においても，ショックの発生状況，基礎疾患，既往歴の確認が重要となる．

a. 出血性ショック

原因としては，消化管出血，交通外傷による臓器損傷，産婦人科領域の出血（出産時）などがある．吐・下血の有無，血液検査上で貧血の有無，肝硬変などの既往歴の有無の確認を行う．

b. 敗血症性ショック

感染症合併の有無，発熱の有無，血液検査上の白血球増加あるいは極端な低下，血中エンドトキシン上昇の有無の確認などを行う．心原性ショックであっても，遷延した場合，感染症の合併により最終的に敗血症性ショックをきたすこともある．

c. 神経原性ショック

精神的ストレスの有無の確認，脊髄損傷や頭蓋内疾患の有無などの画像診断を行う．血圧低下に徐脈を伴うことが多く，四肢の皮膚は温かく，乾燥している．

d. アナフィラキシーショック

薬物，食物，蜂毒・蛇毒，ラテックス（天然ゴム）などが原因となりうる．薬剤投与歴，摂食歴，虫や動物の刺傷の有無，アレルギー歴などの確認を行う．蕁麻疹などの皮疹の有無も確認する．進行性の喘鳴，発声障害，喉頭浮腫，広範な舌腫脹，顔面・頸部の腫脹の有無，さらには気道閉塞の出現に注意する．

F 管理・治療

ショックの原因疾患ごとに治療方針が共通する部分と，異なる部分がある．ショックは重篤な状態であるため，一般的には集中治療室（intensive care unit；ICU）あるいは冠動脈疾患集中治療室（coronary care unit；CCU）に入室のうえ，集中治療管理が必要となることが多い．

1 一般的治療

a. 呼吸管理

一般には意識レベルが低下しており，浅い頻呼吸状態であることが多く，低酸素症を合併していることが多い．低酸素症は，末梢循環不全とあいまって，臓器障害をさらに進行させることから，その是正は必須である．通常は単なる酸素吸入では不十分であり，気管内挿管下での人工呼吸管理を必要とする場合が多い．

b. 心拍リズムの維持

心室頻拍，心室細動，上室性頻拍，心房細動などの頻脈性不整脈を認めた場合，血行動態などに余裕があれば薬物などにより，余裕がなければ電気的に洞調律への復帰を試みる．洞調律に復帰するまでの間，血圧低下が著明な場合は，心臓マッサージ（胸骨圧迫）を行いながら治療を進める．

洞停止，完全房室ブロックなどの徐脈性不整脈による血行動態悪化の場合は，体表面ペーシングや，一時的体外式ペーシングカテーテルの挿入を行う．

これら，頻脈性・徐脈性不整脈をきたす引き金として，電解質異常（特に，血清カリウム値，血清マグネシウム値の異常）が関与している場合，その是正を図る．

c. 強心薬

心原性ショック，特に急性心筋梗塞に続発するショックの際には，ドパミン（dopamine hydrochloride）を初期投与量 5 μg/kg/分程度から血圧の反応をみながら 15～20 μg/kg/分まで漸増し，ショックからの離脱困難である場合には，ドブタミン（dobutamine hydrochloride）あるいはノルエピネフリン（norepinephrine，0.03～0.15 μg/kg/分程度）を併用すると，現行のガイドラインには記載されている[2,3]．しかし最近，心原性ショックの際には，第一選択薬としてノルエピネフリンを使用するほうが，ドパミンを使用するよりも死亡率が低いとの報告もある[4]．強心薬投与が必要な状態では，中枢ルート（余裕があればSwan-Ganzカテーテル）を早急に挿入し，強心薬投与ルートとする．

d. 前負荷軽減療法

急性心筋梗塞，心筋炎などに基づく急左心不全によるショックの場合，利尿薬〔ラシックス®（furosemide）を 20～40 mg 程度〕の投与を行うことが多いが，血圧が極度に低下している状況下では，利尿薬は無効であることが多く，また，心機能が極度に低下している場合，急激な前負荷軽減は血圧のさらなる低下を招く可能性があり，注意を要する．強心薬投与や，各疾患に対する選択的治療（たとえば，急性心筋梗塞に対する再灌流療法など）によって血圧が上昇すれば，硝酸薬，カルシウム拮抗薬，ハンプ®〔carperitide（genetical recombination）〕などの持続静注を併用する．

e. 輸液，輸血

出血や過剰な前負荷軽減療法などによるショック，肺血栓栓塞症や右室梗塞に基づく右室から左

心系への拍出低下に基づくショックの場合，補液を積極的に行う．

f. 補助循環療法

薬物療法ではショックに基づく悪循環を断つことが困難である場合，機械的補助循環の導入を早期に検討する．

1) 大動脈内バルーンパンピング法 (intraaortic balloon pumping；IABP)

大腿動脈からバルーン付カテーテルを挿入し，バルーン先端が左鎖骨下動脈分岐部より2cm程度末梢に位置するように胸部下行大動脈に留置する．左室収縮期にはバルーンを収縮させて左室拍出の抵抗を下げる(systolic unloading)ことにより心拍出量が10〜20%増加する．左室拡張期にはバルーンを拡張させて大動脈拡張期圧，ひいては冠灌流圧を上昇させ，冠血流量を増加させる(diastolic augmentation)ことによる心機能改善効果も期待できる（図6-2）．

当初は心拍に対して1：1の割合でバルーンアシストを行うが，IABPにより安定した血行動態が得られれば，2：1，3：1と徐々にバルーンアシストの割合を減らしていき，IABPからの離脱を試みる．ただし，バルーンアシストの割合を減らしていく過程において，収縮期血圧低下，心拍数増加，肺動脈楔入圧増加など血行動態の再増悪を認めることもあり，注意が必要である．また，合併症発生のリスクなどを考えると，長期間の留置は好ましくない．

IABPの合併症としては，以下が挙げられる．
① 大動脈解離，大動脈穿孔などの大動脈損傷．
② 下肢の血行障害．
③ 出血：IABP挿入中はヘパリン(heparin)などによる抗凝固療法が必要であるため，特に挿入部大腿動脈からの出血に注意が必要である．
④ 血小板減少．
⑤ バルーンの破裂：ピンホール破裂も含む．特に動脈硬化の強い症例ではバルーン破裂のリスクが高く，注意が必要である．漏れたヘリウムガスによるガス塞栓症(gas embolism)や，バルーン内で凝固した血液によるIABP抜去不能などが続発する．IABP装置のガスリーク警報や，バルーンカテーテル内への血液の逆流の有無に注意を払う必要があり，バルーン損傷が確認された場合は，速やかにバルーン交換を行う必要がある．
⑥ 感染症．

IABPの禁忌としては，以下が挙げられる．
① 中等度以上の大動脈閉鎖不全：拡張期のバルーン拡張が大動脈弁逆流を増悪させるため．
② 解離性大動脈瘤，大きな真性動脈瘤：解離の進行，瘤の破裂，瘤内血栓遊離による塞栓症のリスクがあるため．
③ 高度な閉塞性動脈硬化症(arteriosclerosis obliterans；ASO)：腸骨動脈や大腿動脈に高度狭窄病変がある場合，下肢血行障害をきたすリスクがあるため．

2) 経皮的心肺補助法 (percutaneous cardiopulmonary support；PCPS)[5]

遠心ポンプを用いて大腿静脈より脱血した静脈血を，人工肺を用いて酸素化し，大腿動脈に送血することで全身の循環維持と呼吸の補助を行う治療である．重症のショック状態で通常の薬物治療などでは循環動態維持が困難である場合，体循環と血液の酸素化をすべて機械によりサポートする．血液回路が単純であるため，数分で準備・装着が可能であり，心原性ショックからの蘇生法として有効な選択肢の1つとなる．大腿静脈から挿入した脱血管先端は右心房に留置し，大腿動脈から挿入した送血管先端は腹部大動脈に留置する（図2）．

ただし，PCPSには前負荷軽減効果はあるが後負荷軽減効果はなく，大動脈への送血によってむしろ後負荷を増大させる．そのため，後負荷軽減効果をもつIABPとしばしば併用される．

PCPS離脱への明確な基準はないが，心機能の回復に伴い徐々に補助流量を減少させていき，補助流量が1.5 L/分以下まで減少できれば，5分間程度のON/OFFテストを行い，離脱の可否を判断する．その際，血圧・中心静脈圧・肺動脈楔入圧・心拍出量・血液ガス分析結果・心エコー所見などを総合的に判断して，PCPSからの離脱を決定する．近年の進歩により，2〜3週間の使用も可能となってはいるが，下記に述べるさまざまな合併症の危険性が長期留置に伴い増大するため，

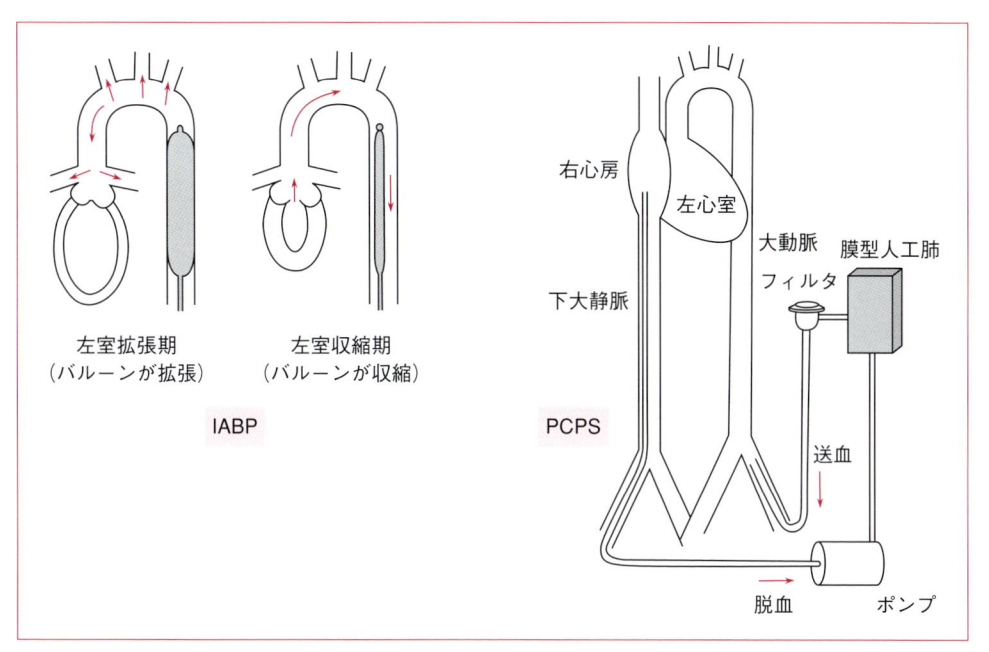

図2 補助循環法(IABPおよびPCPS)の原理図
IABP:intraaortic balloon pumping, PCPS:percutaneous cardiopulmonary support.

挿入後1週以内での離脱を試みることが望ましい．

PCPSの合併症としては，以下のものが挙げられる．

①動静脈の損傷．
②下肢の血行障害．
③出血(IABPと同様)．
④血栓塞栓症：PCPS回路内にできた血栓などによる．
⑤感染症．

PCPSの禁忌としては，以下のものが挙げられる．

①高度なASOを有する症例(IABPと同様)．
②小体格で大動脈が細く，カニュレーション困難な症例．

g. DICに対する治療

DICを合併した際には，血小板輸血や新鮮凍結血漿の輸注，ヘパリンなどの抗凝固薬の静脈点滴，および合成プロテアーゼ阻害薬であるフサン®(nafamostat mesilate)やエフオーワイ®(gabexate mesilate)の中心静脈投与などを行う．また近年，遺伝子組換えトロンボモジュリン製剤であるリコモジュリン®〔thrombomodulin alpha(genetical recombination)〕が使用可能となっている．リコモジュリンはヘパリンに比して血中半減期が長いため(約20時間)，ヘパリンのような24時間持続静注ではなく，1日1回投与で抗凝固活性を期待できる．

2 原因疾患ごとの急性期治療
(急性期治療の詳細，慢性期治療については各疾患に関する章に示す)

a. 急性心筋梗塞

経皮的冠動脈形成術，血栓溶解療法などにより，冠動脈閉塞を解除する．これらによる再疎通が得られず薬物療法では血行動態の維持が困難な場合，あるいは心室自由壁破裂や心室中隔穿孔，乳頭筋不全による重症僧帽弁閉鎖不全を合併している場合などには，外科的緊急手術を行う．

b. 解離性大動脈瘤

上行大動脈に病変が及んでいる場合や，出血が著しい場合，外科的手術を行う．

c. 急性肺血栓塞栓症

血栓溶療法による再疎通を試みる．肺動脈近位部閉塞の場合，ワイヤなどによる機械的な血栓の破砕や，カテーテルによる血栓吸引を行うこともある．これらにより再疎通が得られず，血行動態の維持が困難な場合には，外科的血栓除去手術を行う．

また，深部静脈血栓症など塞栓源が明らかな場合，再発予防目的で下大静脈にフィルタを挿入することも検討する．

d. 心タンポナーデ

エコーガイド下での心膜穿刺，心嚢貯留液の排出による，心タンポナーデの解除を検討する．

G 経過・予後

ショックの予後は原因，基礎疾患，発症から診断までの時間，治療の迅速性・的確性，および合併症の有無に左右される．一般に，原疾患にかかわらず，ショックは治療されなければ致死的であり，治療されてもショック状態に陥る症例の予後（特に心原性ショックの予後）は不良である．これは，原疾患の重症度が高いことによるもののみならず，ショックに陥ることによる多臓器不全の合併，病態のさらなる悪化を招くためである．

院外で発生する心原性ショックに対しては，ショック発生現場に居合わせた一般市民など，つまり bystander による心肺蘇生(cardiopulmonary resuscitation；CPR)の実施が有用であり，bystander による心肺蘇生の有無が院外発生ショックの予後を左右する．したがって，一次救命処置(basic life support；BLS)に関する一般市民への啓発・訓練の重要性が高まっている．

〈大森洋介，山本一博〉

文献

1) Dickstein K, Cohen-Solal A, Filippatos G, et al：ESC guidelines for the diagnosis and treatment of acute and chronic heart failure 2008：the Task Force for the diagnosis and treatment of acute and chronic heart failure 2008 of the European Society of Cardiology. Developed in collaboration with the Heart Failure Association of the ESC(HFA) and endorsed by the European Society of Intensive Care Medicine (ESICM). Eur J Heart Fail 2008；10：933-989
2) 日本循環器学会：急性心不全治療ガイドライン 2006年改訂版，2006
3) Antman EM, Anbe DT, Armstrong PW, et al：ACC/AHA guidelines for the management of patients with ST-elevation myocardial infarction：a report of the American College of Cardiology/American Heart Association Task Force on Practice Guidelines(Committee to Revise the 1999 Guidelines for the Management of Patients with Acute Myocardial Infarction). Circulation 2004；110：e82-292
4) De Backer D, Biston P, Devriendt J, et al：Comparison of dopamine and norepinephrine in the treatment of shock. N Engl J Med 2010；362：779-789
5) 松田暉(編)：新版経皮的心肺補助法．秀潤社，2004

第7章 不整脈

1 不整脈の基礎

1 電気興奮の生成：自動能

　心臓は1分間におよそ70回の収縮と拡張を繰り返す．これは心臓に繰り返し電気を生成できる細胞があり，そこで生成された電気が心房，心室へと適切なタイミングで伝わることによって，収縮を促すことによる．電気を生成する，興奮を発生する機能を自動能とよぶが，心臓にはこの自動能をもった特殊心筋細胞が所々にみられる．洞結節，房室結節，Purkinje線維の細胞は自動能を有し，独自の能力で電気興奮を生み出すことができることから，ペースメーカ(歩調とり)細胞ともよばれる．しかしその能力は一様ではなく，洞結節では1分間に60〜80回，房室結節では40〜60回，Purkinje線維では20〜40回の興奮を生成できる．また，通常は自動能をもたない固有心筋でも，病的な状態では自動能を示すことがある．洞結節や房室結節は自律神経支配を密に受けており，その緊張度によって自動能も影響を受ける．そのため運動時には180回/分近くまで心拍数の増加を見ることもある．

　もしある細胞が自動能によって興奮する前に，他の部位から興奮が伝わって受動的に興奮されると，この細胞はその時点から新たな周期をもって興奮の生成を開始する．したがって，より高頻度の自動能をもった細胞からの興奮が伝わると，低頻度の自動能をもった細胞は受動的に興奮されるのみで，能動的興奮を発揮することはできなくなる．その結果，心臓では最も高頻度の興奮を生成する洞結節が，すべてのリズムを司り，60〜80回/分の心拍数を規定する．

　自動能をもった細胞が他からより高頻度に興奮させられると，その刺激が止まった直後に一過性に自動能が低下する現象が知られ，これをover-drive suppressionとよぶ．一過性に低下した自動能は徐々に回復するが，その様子をwarming up現象と表現することがあり，いずれも自動能のある細胞に特徴的とされる．

2 興奮の伝導

　すべての心筋細胞は低い抵抗で互いに電気的に結合しており(ギャップ結合)，隣の細胞へ一瞬のうちに興奮を伝えることができる．その結果，心臓はまるで単一の細胞のように興奮する(機能的合胞体)．この細胞間ギャップ結合は心臓の部位によって豊富なところと，少ないところがあり，伝導速度を不均一にしている．また，ギャップ結合は細長い心筋線維に沿った方向に，より高密度に分布しており，伝導に方向性をもたせている(異方性伝導)．

　洞結節で生成された興奮は房室結節に向かって伝達する一方，Bachmann束とよばれる線維を通って左房へと向かう(図1)．その伝導速度はおよそ1m/秒といわれる．心房興奮は心電図上のP波を形成するが，P波の開始点は洞結節近傍の興

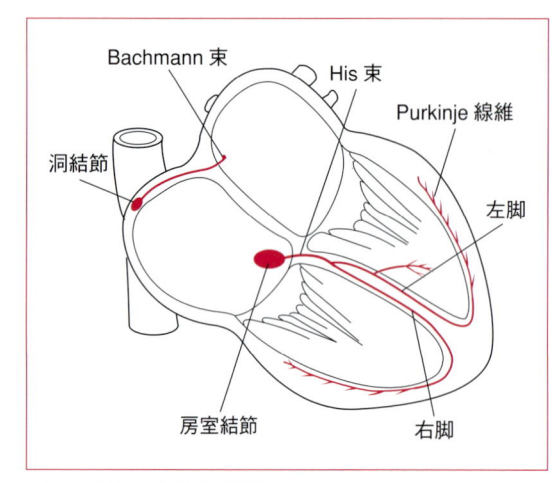

図1　心臓の刺激伝導系

奮を反映し，P波の終末部は左房外側の興奮を反映している．

　心房と心室とをつなぐ房室結節は心臓の中心に存在し，そこにおける伝導速度はおよそ0.05 m/秒と非常に遅く，体表面心電図上で波形としてとらえることはできない．

　房室結節を通過した興奮は，His束，左右の脚，Purkinje線維とよばれるギャップ結合が濃厚で，伝導のためだけに存在する細胞群（特殊刺激伝導系）を，4 m/秒の高速で伝わり，最終的に収縮能をもつ固有心筋（作業心筋）へと向かう．特殊刺激伝導系の興奮伝達は心筋全体からみるとごく一部の電気現象で，やはり体表面心電図で見ることはできないが，PQ時間の最後の40 msec程度がこの部分の興奮に相当する．心電図のQRS波を形成し，心室収縮を開始するのは固有心筋が興奮されてからであり，ここにおける伝導速度は心房筋と同じ1 m/秒である．心室内の興奮が中隔から左右に拡がれば比較的短時間で心室の末端まで伝わるのでQRS波は幅狭くなるが，脚に伝導障害があったり，心室内の自由壁から興奮が発生すると，心室内の興奮に偏りが生じ，反対側の興奮に時間がかかるとQRS波は幅広くなる．

3 自動能と不整脈

　洞結節，房室結節，Purkinje線維など，生理的に自動能を有する特殊心筋細胞において，何らかの理由でその発火頻度が亢進した場合には，生理的自動能亢進と診断する．それに対して本来自動能を有しない固有心筋が，病的な条件下にペースメーカ細胞と同様の性質を獲得した場合を異所性自動能亢進とよぶ．さらに後述するように，特殊な病的状態に基づいて出現する早期後脱分極あるいは遅延後脱分極などを撃発活動とよぶ．異所性自動能亢進と撃発活動を合わせて異常自動能ともいう．

　一方，高頻度の自動能を有する上位細胞の自動能が病的に低下したり，あるいはその興奮が何らかの伝導異常のために下位自動能の細胞に届かなければ，あるいは下位細胞の自動能が病的に促進すれば，心拍数はその下位細胞の自動能によって規定されることになる．したがって，洞結節の自動能が低下した場合はもちろん，洞結節から心房への伝導，房室結節の伝導，His束の伝導，左右の脚両方の伝導，いずれの途絶によっても徐脈が生じる．同じ伝導途絶による徐脈でも房室結節の伝導途絶とHis束の伝導途絶とでは，それぞれの遠位側の自動能に違いがあるため，得られる心拍数が異なり，症状や予後に差を生じる．

4 不応期と不整脈

　心筋細胞が興奮した後に，すぐに再興奮できない時間帯のことを不応期という．不応期の長さは心臓の部位によって異なる．房室結節に不応期があるおかげで，心房が高頻度興奮を起こしても，そのすべてが心室に伝わるわけではなく，血行動態への影響が最小限に抑えられる．また，右脚の不応期が長いため，心房からの興奮が短い間隔（連結期）で伝わると，機能的な右脚ブロックを形成しやすい．

　興奮が，房室弁や心筋梗塞の壊死組織，あるいは人工縫合パッチなどの解剖学的障壁を迂回したり，伝導遅延を示す組織を通ることによって十分な時間が費やされると，興奮が戻ってきたときに，前回に興奮した細胞群がその不応期をすでに脱していれば，その細胞群を再度興奮させることが可能となる．このようにして興奮が旋回する現象をリエントリーという（図2）．旋回路の最長不応期をERP（effective refractory period），旋回

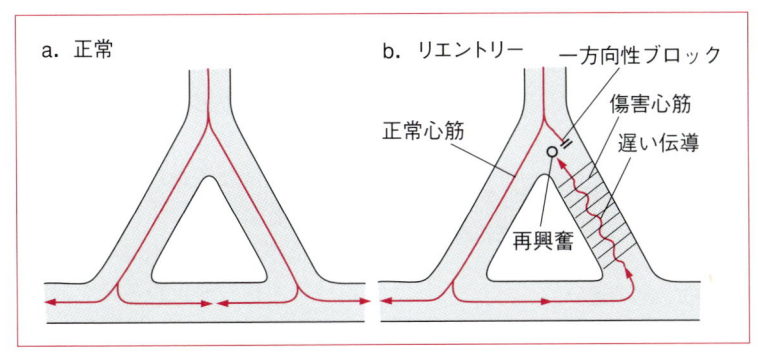

図2　リエントリーの起こり方

時間をT(time)とすると，T＞ERPであればリエントリーが持続できることになる．旋回路の長さL(length)，平均旋回速度をCV(conduction velocity)とすると，T＝L/CVであるので，L＞ERP×CVを満たせばリエントリーが成立する．このERP×CVはERPの時間に興奮が進む距離であり，興奮波長WL(wavelength)とよばれる．解剖学的障害がない場合でも特殊な条件がそろえば機能的リエントリーという小さなリエントリーが形成されることがある．小さな曲率半径を描くには，構成する細胞群の不応期が十分に短いことと，細胞間のイオン移動が良好であることが要求される．このような小さなリエントリーが心房あるいは心室内に無秩序に多数，同時に存在する不整脈を細動とよぶ．

5 活動電位の成り立ち

心筋細胞は脱分極と再分極を示すことにより，隣の細胞を興奮させ，また，固有心筋では収縮，弛緩を起こさせる．固有心筋では，静止期の活動電位はKの濃度勾配を反映して−80〜−90 mVであるが，隣の細胞からギャップ結合を介して流入する陽イオンによりそれが−65 mVに上昇すると(閾値電位)，電位感受性(voltage-gated)のNaチャネルが開いて(活性化して)，細胞外のNaが急速に細胞内に流入する(図3)．これによって細胞が脱分極し，膜電位は一気に＋40 mVまで上昇する．この時相を活動電位の第0相とよび，それにかかわるこの速い内向き電流をI_{Na}(Iとは電流の意味)と表現する．このNaの細胞内流入

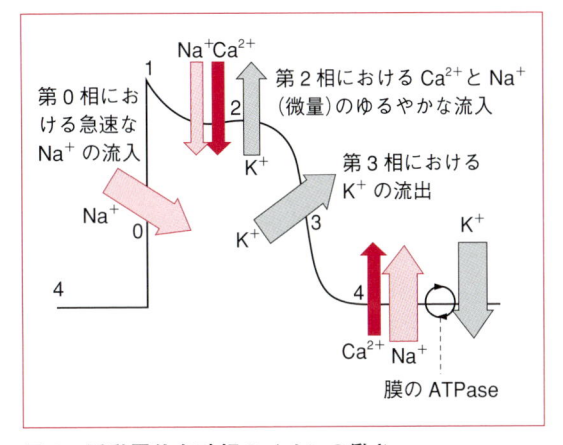

図3　活動電位各時相のイオンの働き

は，静止膜電位が深ければ深いほど急速に流入する．そしてこの流入速度の速さが，ギャップ結合を介して次の細胞を脱分極させる原動力となる．したがって，静止膜電位が深いほど活動電位の立ち上がりは鋭く，興奮伝導は速く，浅いほど遅くなる．虚血などによって細胞外Kが増加すると静止膜電位は浅くなり，伝導が遅延する．

I_{Na}は0.5 msecでピークに達するが，このNaチャネルは時間依存性(time dependent)にすぐに閉じてしまう(不活性化される)．しかしwindow電流(residual電流)とよばれる小さい電流は不活性化せずに流れ続ける．一方，新たに−30 mVより浅い電位で，電位依存性に活性化される一過性外向き電流I_{to}によって膜電位は一瞬再び深くなり，活動電位の第1相を形成する．I_{to}は心室筋の心外膜側やPurkinje線維で発達しており，活動電位で急峻な下向きのフレを形成し，そ

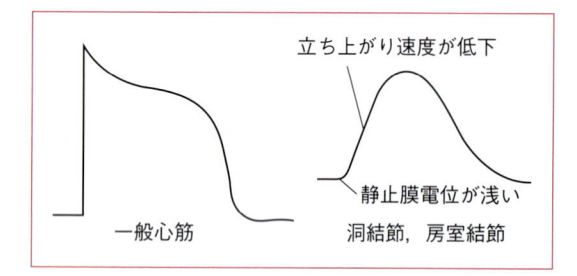

図4 部位による活動電位波形の違い
(一般心筋／洞結節,房室結節：立ち上がり速度が低下,静止膜電位が浅い)

れが病的に顕著となった場合には，体表面心電図でJ波として認識できることもある．

−40 mV より浅い電位では電位感受性 Ca チャネルも活性化され，Ca が流入する．この Ca 電流は 2 msec でピークに達するが，I_{Na} の 0.5 msec よりもはるかに遅いことから，緩徐内向き電流とよばれる．このチャネルから流入した Ca がきっかけとなって，細胞内小胞体から大量の Ca が細胞内に流出する (Ca induced Ca release)．これによって細胞内 Ca 濃度が 100 nM を超えると心筋の収縮が始まる．電気的なきっかけから収縮が引き起こされるこの一連の仕組みを興奮収縮連関 (excitation-contraction coupling) とよぶ．

I_{Ca} の不活性化は遅く，比較的長い時間，内向き電流が流れ続ける．この I_{Ca} と，特に Purkinje 線維では Na の window (residual) 電流，そして後述する Na-Ca 交換系の 3 つの内向き電流に対して，やはり電位依存性に活性化し，時間依存性に減少する I_K とよばれる外向きの K 電流が拮抗して，膜電位は脱分極側にも再分極側にも向かわずに，微妙なバランスを保ちながら第 2 相のプラトー部分，心電図上の QT 部分を形成し，そして Na 電流も Ca 電流も不活性化されて脱分極できない不応期を生み出している．

Ca チャネルが不活性化され，I_K が増加すると膜電位は急速に深くなる．−40 mV より深くなるとさらに別の I_{K1} とよばれる K 電流が活性化されて再分極を終了に導く．この部分を第 3 相とよぶ．膜電位が −65 mV よりも深くなれば，再び Na チャネルを活性化することが可能となる（不活性化からの回復）．−65 mV よりも浅いレベルでは Na の流入は不可能であり，どのような刺激がやってきても細胞は興奮できないため，膜電位が脱分極時に −65 mV より浅くなった瞬間から再分極して再び −65 mV よりも深くなるまでの時間を絶対不応期とよぶ．それに対して −65 mV から −80 mV までの間では興奮しても形や大きさの不完全な活動電位が作られ，この時期を相対不応期とよぶ．

I_K は不活性化されるが I_{K1} はその後も活性化を続け第 4 相の静止膜電位を形成する．細胞内に流入した Na は ATP 依存性の Na-K ポンプによって細胞外に流出した K と入れ替えられ，また，細胞外から細胞内に流入した Ca は Na-Ca 交換系によって排除されるとともに，小胞体から細胞内に流出した Ca は ATP 依存性 Ca ポンプによって汲み上げられる．Na-K ポンプでは 3 つの Na イオンの排出に対して 2 つの K イオンが流入するが，Na-Ca 交換系では 3 つの Na イオンと 1 つの Ca イオンが交換される．

一方，洞結節や房室結節の細胞膜には元々 I_{K1} チャネルがほとんど存在しないために，膜電位が −60 mV，閾値電位が −40 mV と浅く，またその結果，Na チャネルの活性化は起こりえない．したがって，これらの細胞は Ca チャネルを介する緩徐内向き電流に依存した脱分極を起こす（図4）．浅い静止膜電位からの脱分極のため，立ち上がり速度が遅く，したがって興奮伝導も遅い特徴を示す．また，これらの組織にはギャップ結合も少なく，活動電位 0 相の遅い立ち上がりと合わさって，非常に遅い伝導を可能にしている．

これら心筋の膜に存在するイオンチャネルの多くは，同じ膜に存在する受容体を介して，神経性あるいは，液性情報伝達物質による調節を受けている (ligand-gated, receptor-gated)．例えば，β受容体を刺激すると細胞内 cAMP が増加し，それが蛋白キナーゼ A による Ca チャネルのリン酸化を促進して，間接的に I_{Ca} を増加させるが，ムスカリン (M_2) 受容体やアデノシン (A_1) 受容体の刺激はそれに拮抗する．これらの刺激は同時に G 蛋白を介して K チャネルをも修飾し，I_K やアセチルコリン感受性の I_{K-Ach}，アデノシン感受性の I_{K-Ado} などを増加させる．I_{K-Ach} のチャネルは主に心房筋や洞結節，房室結節などに分布するが，これは迷走神経刺激によって活性化し，心房筋の活動電位を短縮して心房性不整脈を促したり，洞結

節の膜電位をより深くして，閾値電位に達するまでの時間を延長することによって洞性徐脈を誘導する．また，虚血に伴うATP減少によって活性化するATP感受性Kチャネルは，心室筋の活動電位を短縮させ，心室性リエントリー性不整脈の発生を促す．ほかにも遺伝子異常のために活動電位の第3相が消失する細胞が不均一に生じると，phase-2リエントリーとよばれる病態を促すことがあり，特発性心室細動の発生機序の一因と考えられる．

6 撃発活動

撃発活動（triggered activity）は細胞内陽イオンの増加によって，活動電位波形を変形させるものである．これは活動電位の第3相の後半か第4相の初期にみられ，それぞれ早期後脱分極（EAD），遅延後脱分極（DAD）とよばれる（図5）．

早期後脱分極は第2相における外向き電流の減少，あるいは内向き電流の増加による活動電位持続時間の延長が，Caチャネルを不活性化から再度活性化可能な状態に導いたり，あるいは細胞内Ca濃度の上昇がNa-Ca交換を促進することによって脱分極を起こすものである．その結果，QTの延長に伴って心室性不整脈が出現し，その連発はさまざまな形状のQRSを示し，しばしばtorsade de pointesとよばれる．例えば，Kチャネルを抑制する薬剤や，細胞外Kの減少に伴ってIK1が減少したときに起こりやすいが，遺伝的なチャネル異常のためにQTが延長し，torsade de pointesによる失神や突然死を起こす病態も存在する．

一方，遅延後脱分極は細胞が再分極を終了したあとのより遅い時期に，何らかの理由で細胞内Ca過負荷が存在し，Caの細胞外への汲み出し，あるいは小胞体への汲み上げが不完全なときに，わずかな細胞内Ca濃度の上昇が，小胞体からリアノジン受容体を介した振動性のCa遊離を促すことがきっかけとなる．それがCa排出の方向にNa-Ca交換を促して，Caイオン1つを排出するのにNaイオン3つが流入するため，内向き電流を招くことになり，結果として脱分極をもたらすと考えられている．このような細胞内Ca過負荷

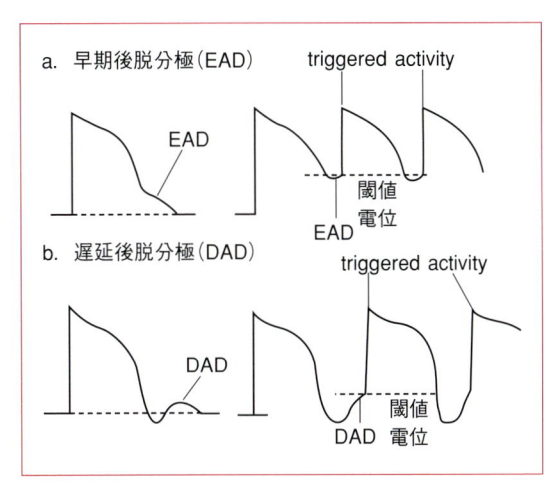

図5 後脱分極による撃発活動

はジギタリスによるNa-Kポンプの阻害や虚血による小胞体のCaポンプの障害などによって経験される．また最近では慢性心不全や心房細動，あるいは遺伝子異常などでリアノジン受容体の機能低下が生じ，不整脈の発生の原因あるいは誘因となっている可能性も推測されている．

7 抗不整脈薬のチャネルターゲット

多くの抗不整脈薬は心筋細胞膜のチャネル，あるいは受容体に作用して，イオン電流の流れを修飾し，活動電位の形を変えることによって興奮性，伝導性，あるいは不応期の長さを変化させる．したがって，抗不整脈薬はあくまで心筋の電気的性質を変える薬剤であり，その結果不整脈が止まれば抗不整脈作用を発揮したことになるが，反対に不整脈の発生を助長することもありうる．このような作用を催不整脈作用という．

Naチャネルを遮断すると，活動電位0相の急速な内向き電流が抑制されるため，脱分極の仕方が遅くなり，その結果，ギャップ結合を介して末梢に伝わる伝導速度も遅くなる．リエントリー性不整脈の伝導速度を十分に遅くして，伝導途絶に導くことができれば，頻脈性不整脈も停止する．しかし中途半端な伝導遅延の増強は，リエントリーをますます安定したものにしたり，また，新たなリエントリー回路の形成を助長することにもなりかねない．

Naチャネルを遮断する薬剤は，第4相のチャネルが閉じた静止状態(closed state)では結合せず，第0相のチャネルが開いた状態(open state)か，あるいは第2,3相の−60mVよりも浅くてチャネルが不活性化した状態(inactivated state)のいずれか，あるいは両方の時相に結合する．特に不活性化状態のNaチャネルに親和性をもつ薬剤は，虚血などで膜電位が浅くなった細胞で効果を発揮する反面，第2相が短い心房筋の細胞では作用が減弱する．

Naチャネル遮断薬は細胞が再分極するとともにチャネルから離れるが，その解離動態は薬剤によって異なる．解離の遅い薬剤は，特に細胞の興奮頻度が高いとチャネルへの結合が蓄積して，より強力な遮断作用を示すが，この性質を頻度依存性ブロック(use-dependent block)とよぶ．

Kチャネル遮断薬の多くは，活動電位第3相の再分極過程を遅延させて不応期を延長する．この作用によりリエントリー性不整脈において回路を1周して戻ってきた興奮前面が，再び同じ部位を興奮できないようにして，この不整脈を停止，あるいは予防する．I_K遮断により活動電位が極端に延長すると(QTが極端に延長すると)，早期後脱分極による撃発活動性の致死性不整脈を招く危険がある．その危険は低K血症でI_{K1}が減少したときや，徐脈時により顕著となる．

Caチャネル遮断薬は緩徐な内向き電流を抑制するが，特に静止膜電位が浅く，脱分極をNaでなくCaに頼っている洞結節や房室結節では，その0相の脱分極を修飾してますます，これらの組織の伝導を抑制する．この特徴を利用して上室性頻脈性不整脈の心室応答を制限したり，房室結節を介するリエントリー性不整脈を停止に導くことができる．

β遮断薬はβ受容体をブロックすることによって，それに続くGs蛋白，アデニルシクラーゼ，cAMP，蛋白キナーゼAへのシグナル伝達を抑制する．その結果，Caチャネルのリン酸化を抑制してI_{Ca}を間接的に弱める作用を示す．同時に脱分極によって活性化される速度の遅いI_{Ks}を弱める作用もある．

M_2/A_1受容体はβ受容体と反対の作用があるため，これを刺激するとCaチャネル遮断薬と同様の作用を示す．反対にこれらの受容体を遮断するとI_{Ca}を増加させて，房室結節の伝導を改善，あるいは促進する作用を示す．

このほか$I_{K\text{-}Ach}$を抑制すると心房筋の不応期を延長して，心房細動などの心房性リエントリー性不整脈の抑止に効果を示す．

2 不整脈の診断

1 体表面心電図

a. 洞調律時の心電図波形

　不整脈はしばしば一時的に出現するため，受診時には不整脈が消失して洞調律を示すことも珍しくない．しかし洞調律時の心電図の情報から，不整脈やその背景を推測できることがある．心筋梗塞や心筋症などの存在が心電図波形から診断されれば，ある程度，不整脈の起こりやすさを診断できる．特にP波幅の広い心房や，QRS幅の広い心室では，伝導速度が低下しており，容易にリエントリー性不整脈をきたしうることが予測できる．V_1誘導のQRS終末部にイプシロン波とよばれるノッチを認めることがまれにあるが，これは不整脈源性右室異形成症に特異的である．デルタ波を認める例では，房室回帰性頻拍の出現が予測できる．I度房室ブロックに加え，右脚ブロックと左軸偏位を認める例では，完全房室ブロックへの進展の可能性を疑う必要がある．

　ST部分も重要で，この部分の上昇，下降から致死的不整脈を起こしうる虚血の有無を検索しなければならない．STの盆状低下はジギタリス服用中であることを疑わせる．V_1, V_2で不完全右脚ブロック型QRS波形とST上昇を認めたときにはBrugada症候群とよばれる特発性心室細動を疑うが，下壁誘導や側壁誘導で同様の所見を認める例もあり，J波症候群と総称することもある．

　QRS幅が延長しているのにQT時間は延長していないときには高K血症を疑い，T波の平低化とQT時間の延長をみたときには低K血症を疑う．いずれも危険な不整脈を引き起こす誘因となりうる．QTが著明に延長した例ではtorsade de pointesを起こす危険を予測する．

　QT部分は活動電位の再分極過程を反映したものであるが，その長さのみならず，そのばらつき（不均一性）もまた，リエントリー性不整脈を起こしやすくする指標として重要である．このQT dispersionは，12誘導で記録された心電図のなかで，QT時間の最も長いところと最も短いところの差を求めることによって得られる．その増大はばらつきの増大を反映し，突然死のリスクが高いとする報告もあるが，12誘導心電図で見ているものは必ずしも個々の細胞の再分極だけではなく，脱分極のばらつきをも反映しており，その解釈には議論も多い．また，たとえQT dispersionが増大していても，特異性に欠けるため，突然死の予測や治療のための指標として活用するには問題がある．

b. 不整脈心電図の読み方

①P波をまず同定する．P波はII，III，aV_F，V_1などの誘導で見やすい．特にQRS波やT波に重なっていないかを注意深く探す．

②P波の波形が一定で，規則性があるかを調べる．P波の形からその起源が洞性か，異所性か，あるいは心室からの逆行性心房興奮によるものかを吟味する．P波が見えない場合には心房細動を，P波の形が変化する場合にはwondering pacemakerを，P波の出現の仕方が不規則であれば洞結節機能不全や心房性期外収縮を疑う．

③QRS波の波形が一定で，規則性があるかを検索する．QRS波の間隔が不規則なときには心房細動を疑う．またQRS波が上室から伝導した心拍なのか，それとも心室起源の心拍か，あるいはペースメーカ調律なのかを判断する．大部分のQRS波形の幅が狭いのに，ある心拍だけ幅広くなったときには，それが上室起源で，脚ブロックや副伝導路のために心室を非対称性に伝導したものか（変行伝導），それとも心室起源のものかを鑑別する．

④P波とQRS波とが1：1に連結しているかを調べる．それには上室から心室に1：1に伝導している場合と，心室から心房に1：1に伝導している場合とがある．2：1に房室伝導している場合には，房室ブロックや，心房頻拍，心房

粗動などがあり，不規則に房室伝導する場合にはⅡ度房室ブロックを，全く房室間の連結がなければ房室解離と診断される．房室解離は房室ブロックのほかに，極端な洞性徐脈で下位自動能から生理的な補充調律が出ている場合，あるいは下位自動能が洞調律よりも亢進して出現する場合などに観察される．

⑤PQ時間の延長を見たときには，第Ⅰ，Ⅱ度房室ブロックのほか，房室結節二重伝導路や，心室期外収縮の房室結節への不顕性伝導の存在を疑う．

2 ホルター心電図

【概念】

ホルター心電図は1961年，ホルター博士によって開発され，主に不整脈，時に心筋虚血の検出を目的とした携帯型心電図である．記録装置を携帯できるため，歩行，運動，車の運転，会話，食事，飲酒，喫煙などの日常行動に関連する心電図所見を観察できるほか，緊張や激怒など予期せぬ心理的動揺の心電図への反映をみることができる．通常24時間記録することによって，虚血や不整脈が生体のリズムに関連して出没する様子をみることができる．動悸やめまいなどを認める患者では，それらの症状出現時の心電図所見を調べることにより，不整脈の関与を確認することができる．

【使用法の実際】

多くは2～3チャネルの24時間記録が可能であるが，最近では1週間程度の記録を可能にする装置も開発されている(external loop recorder)．解析の多くは自動化されているが，自動解析にはP波認識などに限界がある．また，誘導によって虚血の検出やデルタ波の記録にも限界があるため，熟練した技師あるいは医師による修正編集が要求されることも少なくない．心電図記録と同時に症状日誌をつけることによって，動悸などの症状が本当に不整脈によるものかを診断できる．

【活用方法】

1) 症状の分析

動悸という訴えには通常，脈には異常のない鼓動の増強，頻脈，期外収縮などが含まれるが，それらを鑑別するにはホルター心電図が有用である．患者によってはさまざまな種類の不整脈が出現しても，同じ動悸として訴える場合もある．しかし動悸がまれな例では24時間持続記録でも異常を検出できないこともある．また，反対に不整脈が出ていても，動悸などの症状を訴えない例もある．時に不整脈と動悸の両方を認めるが，その時期が一致しない例もあり，そのような場合には不整脈の治療が動悸の改善につながらない可能性もある．

失神患者の鑑別に際しては12誘導心電図とホルター心電図がまず施行されるべきである．ホルター心電図施行中に必ずしも失神が起こるとは限らないが，レートの速い非持続性心室頻拍，torsade de pointes，WPW症候群に伴う心房細動，洞結節機能不全，高度房室ブロックなどが発見されることがある．徐脈頻脈症候群やQT延長を伴う徐脈性不整脈では，失神の原因が徐脈にある可能性と頻脈にある可能性とがあり，注意を要する．

異型狭心症では胸痛発作時のST上昇のほか，しばしば合併する虚血性，あるいは再灌流性不整脈をとらえることができ，突然死の予知に役立つ．

2) 不整脈の検出と評価

無症候性不整脈は見つかっても良性な場合が多いが，なかには速やかに治療を必要とするものであったり，突然死を予測できる場合もある．期外収縮でもそれが単発か，連発もあるのか，1日の合計はどのくらいか，それは昼だけか，それとも昼夜を問わず出現するものか，食事や運動との関連，睡眠時無呼吸との関連など有用な情報が得られる．陳旧性心筋梗塞，慢性心不全，肥大型心筋症，不整脈源性右室異形成症などでは心室頻拍や細動の前兆としての心室期外収縮がみられることもあれば，心筋障害の程度を反映する指標としての悪性の心室性不整脈が観察されることもある．特に心筋梗塞例の心室期外収縮については頻度，出現の仕方，単形性か多形性か，連発の有無，R on Tの有無などの分析から予後を予測しようとする試みがある．一方，脳梗塞の例では入院時洞調律でも，ホルター心電図検査を行うと発作性心房細動が検出され，塞栓が左房内血栓によるものと診断できることがある．

3）抗不整脈治療の評価

抗不整脈薬投与前と投与後の不整脈出現頻度の比較から，薬剤の効果を判定し，それを基に治療を続けることが可能である．時間あたり10個を超える心室期外収縮を認める例では，2回の24時間ホルター心電図で，単発期外収縮では70％，連発では80％，3連発以上15連発では90％，16連発以上の場合には100％抑制された場合に効不整脈効果ありとする判定方法がある．

薬効評価のみならず，ペースメーカが植込まれた症例では，センシング不全やペーシング不全の検出に利用されるのみならず，電池の消耗度に関係するペーシングレートが適正かどうかを検討したり，合併する他の不整脈の検出にホルター心電図が役立つ．

4）自律神経活動度の評価

刺激伝導系が正常に機能していれば，RR間隔の変動をみることによって洞結節の自動能の日内変動を調べることが可能で，間接的に自律神経活動度の推測に役立てることができる．心拍変動の解析法には非スペクトル解析とスペクトル解析とがある．前者はRR間隔の変動を定量評価するもので，副交感神経活動を反映するとされるRR50（隣り合うRR間隔の差が50 msec以上になるものの時間当たり出現数）やSDANN（5分ごとのRR間隔平均値の24時間における標準偏差）などの指標が用いられる．一般に突然死を起こす例では，夜間を問わず，自律神経活動が低下していることが多い．一方，スペクトル解析は心拍変動の周期性を解析するものであるが，得られるスペクトルには，高周波成分（HF）と低周波成分（LF）の2つのピークを認める．HFは心拍数の呼吸性変動に由来し，副交感神経活動を反映し，LFは主に圧受容体反射に由来し，交感神経と副交感神経の両者の活動を反映する．また，LFとHFの比（L/H）は交感神経活動を反映するといわれる．一般に糖尿病症例や心不全例では非スペクトル指標やHFが低下するほか，心拍変動の低下は突然死や心臓死の予知因子の1つとして関心をもたれている．

不整脈出現直前の自律神経変化を解析することにより，不整脈の特徴を明らかにしたり，有効な抗不整脈薬選択の一助にすることもある．

【植込み型連続モニター装置】

1）植込み型 Loop recorder（implantable loop recorder；ILR）

限られた時間しか記録できないホルター心電図検査では，まれにしか起きない不整脈発作や失神時の心電図記録をとらえることができない．特に失神が心原性か非心原性かの鑑別は生死にもかかわることから，たとえ侵襲的であっても本検査法を行う意義がある．局所麻酔下に小型の心電計を前胸部の皮下に埋め込み，発作を自動的に記録し，必要に応じてその記録を抽出できる装置が開発され，実用化されている．

2）遠隔モニタリング

ペースメーカやICD，CRT-Dなどのデバイス植込み患者の心内電気現象はそのデバイスのメモリに記録されるが，最近ではその情報を自宅に設置した端末を介してセントラルサーバーに，さらにはインターネットを介して主治医に伝えることができる．これにより植込まれたデバイスの故障やリードの断線，重症不整脈や無症候性心房細動の出現，心不全悪化や除細動治療発生などのイベント発生が即座に転送される．

3 加算平均心電図とT波交互脈の検出

心電図は心臓の電気現象をmV単位で記録するものであるが，μV単位の電気現象をとらえられれば，それによって得られる情報も増加する．しかし単に増幅するだけでは，ノイズのために用をなさなくなるため，多数の心拍のP波やQRS波を，40〜250 Hzのフィルタを通して収集し，それらを加算平均することによって，ノイズの少ない記録を得る方法がある．心筋梗塞，拡張型心筋症，不整脈源性右室異形成などに合併するリエントリー性不整脈は，病的心筋周辺の伝導遅延部位を利用して成立することが多い．そのような部位では不整脈の起きていない洞調律中に，洞結節から伝わる興奮がQRS波形に遅れて，小さい電位を示すことがあり，そのような微小電位をこの方法によって記録することができ，これを遅延電位（late potential）という．遅延電位は心筋梗塞後に持続性心室頻拍の出現をみる例の7〜9割で陽性を示すが，心室頻拍のない例では1割前後で陽

性を示すに過ぎない．特にそれが陰性の場合には持続性心室頻拍を合併する確率が極めて低いと判断される．

late potential は心室筋の脱分極過程の異常を検出しようとするものであるが，一方，再分極過程の異常が心電図上に反映される所見として，T波交互脈(T wave alternans；TWA)があり，その検出も予後予測に利用される．これは T 波の形状が一拍ごとに交互に変化する様子を定量化したもので，その異常は頻脈時に出現しやすいことから，運動時やペーシング時のデータ集積をもとに，マイクロボルトレベルの微小な T 波高の差を求め，それが高いことが予後不良を予測するとされる．加算平均心電図における遅延電位や，交互脈出現の有無のみから予後を予測することは困難であるが，これに左室駆出率や，ホルター心電図における心室期外収縮の頻度，などを組み合わせて，リスクの評価を行ったり，あるいはさらに心臓電気生理検査を勧める判断材料にする．

4 電気生理検査

a．心腔内電位図記録

心臓の興奮は三次元的に起こっており，その様子は記録用電極を心臓に近付けることにより，さらに詳細に分析される．生体においてはカテーテルを心臓内に留置し，その先端あるいは近位部に設置された電極から心腔内電位を記録することが可能である．心腔内に置かれた電極から1つの波形が得られたときには，興奮がその電極をある一定の時刻に通過したことを意味するが，興奮が1心拍の間に2回，あるいは3回ある特定の電極に接近すれば，同じ電極で2つ，あるいは3つの電位波形が得られることもある．

b．装置と記録法

心腔内電位はほとんどの場合カテーテル電極によって記録される．2 mm，5 mm，あるいは 10 mm の間隔で置かれた双極電極から記録された電位は 30 Hz 以下と 500〜1,000 Hz 以上をフィルタ処理した後，増幅され表示される．記録はリアルタイムでオシロスコープに表示するほか，コンピュータに保存，解析に供される．少なくとも 200 mm/sec 以上の記録表示ができることが電気生理学的検査では要求される．

カテーテルは透視下に心臓各所に進め，留置するが，ほとんどは右大腿動静脈から経皮的に挿入し，冠静脈洞に進めるときには右内頸静脈，あるいは左鎖骨下静脈からアプローチする．カテーテル電極の代表的な留置部位は右房(高位外側あるいは右心耳)，His 束近傍，右室(心尖あるいは流出路)の3か所であり，時に冠静脈洞，左室などが追加される．

c．His 束電位図の基本的計測と正常値

ヒス束電位図においては A，H，V の3つの波形が得られるため，1本のカテーテルで AH 時間，HV 時間を求めることができる．AH 時間は A 波の開始より H 波の開始までの時間でおおよそ房室結節内伝導時間を反映し，60〜125 msec が正常範囲である(表1)．HV 時間は H 波の開始から，V 波の開始あるいは QRS 波の開始のいずれか早いほうまでの間隔で正常は 35〜55 msec である．His 束電位の幅の正常は 10〜25 msec でこれを超えると His 束内伝導障害が示唆される．

d．心腔内電位図からの情報

1) 房室ブロックの分析

PR 間隔が延長したときにそれが心房内伝導遅延によるものか，房室結節内での遅延によるものか，それともヒス束や脚に原因があるのかを体表面心電図のみで診断することは困難で，ヒス束電位を参考にして病変の局在を決める必要が生じる．これは特に右脚ブロックと左脚前枝ブロックの共存する例に失神がみられたり，I 度房室ブロックが加わったときに重要な問題となる．また2対1のⅡ度房室ブロックが生じている例ではそれが後述する Wenckebach 型か Mobitz 2 型かを判定することは不可能である．ヒス束電位図によりブロックがヒス束以下にあることが証明されればペースメーカの埋め込みを検討する．

2) 心腔内マッピング(最早期興奮部位の局在診断)

拡がりをもった空間における興奮の順序を調べることをマッピングという．WPW 症候群ではカテーテル電極を房室弁輪部(冠静脈洞内あるいは

表1 電気生理検査の基準値

項目	基準値（正常所見）	参照疾患，病態
1. 洞調律時基本計測		
His束電位		
PA時間	20〜50 msec	延長：心房内伝導遅延，心房内伝播異常，心房拡大
AH時間	60〜125 msec	延長：房室結節内伝導時間の延長
HV時間	35〜55 msec	延長：His束・脚・Purkinje系伝導遅延，短縮：副伝導路
H幅	10〜25 msec	延長：His束内伝導遅延
左室電位		
高さ	1.5〜21 mV	減高：心筋変性，心筋炎，アミロイド沈着など
幅	18〜82 msec	延長：左室内局所伝導遅延
2. 連続ペーシング時計測		
洞結節機能		
洞房伝導時間（SACT）	45〜125 msec	延長：洞房内伝導遅延
洞結節回復時間（SRT）	1,400 msec 以下	延長：洞結節自動能低下
修正洞結節回復時間（CSRT）	550 msec 以下	延長：洞結節自動能低下
SRT/洞周期（SCL）（%）	150% 以下	延長：洞結節自動能低下
全回復時間（TRT）	5 sec 以下，4〜6拍	延長：洞結節自動能低下
房室伝導能（下記出現周期）		
1:1房室伝導消失（WCL）	350〜500 msec	延長：房室結節不応期延長
His束以下の房室ブロック	（−）あるいは 150 bpm 以上	延長：His束あるいは両脚の不応期延長
3. プログラム期外刺激		
不応期		
心房有効不応期	170〜300 msec	延長：心房活動電位持続時間の延長，心房不応期延長
		短縮：心房細動を起こしやすい
心室有効不応期	170〜290 msec	延長：心室活動電位持続時間の延長，心室不応期延長
脚・Purkinje系有効不応期	330〜450 msec	延長：Mobitz型房室ブロックを起こしやすい
房室結節有効不応期	230〜425 msec	延長：Wenckebach型房室ブロックを起こしやすい
房室結節機能的不応期	330〜525 msec	短縮：心房性頻脈時に房室伝導促進による頻拍を招く

（Josephson ME：Clinical Cardiac Electrophysiology 2nd ed. Lea & Febiger, 1993 より一部引用）

左室）で移動させながら（マッピング），QRS波に先行し，心房波に近接した最早期心室波が記録される部位を探し，同部をアブレーションの標的とすることができる．

3）不整脈の診断

不整脈の診断においては，心房の興奮と心室の興奮をそれぞれ明確に認識することが重要である．Wide QRS頻拍では，もしP波がQRS波と独立（解離）していれば，それが上室性の頻拍ではなく，心室頻拍であると診断することができる．

e. プログラム電気刺激

カテーテルから加えるペーシングはその先端にある双極電極を用い，遠位端を刺激装置のマイナスに，近位端をプラスに接続し，1〜2 msecのパルス幅を用いてペーシング域値を調べ，通常その2倍の電流で刺激を行う．刺激の加え方には，連続刺激法と期外刺激法とがある．

1）洞結節機能の評価

徐脈や原因不明の失神例などで右房高位外側のカテーテル電極より連続刺激を行うことにより洞結節の機能を評価する．洞房伝導時間（SACT）は洞調律をわずかに上回るレートで8拍の連続刺激を行い，同じカテーテルの近位部で記録されるA波について，ペーシング最後の心拍のA波から中止後に洞調律から伝わって出現するA波までの時間を求め，それより基本洞周期の時間を差し引いた値を二分することによって得られる（Narula法）．正常では 45〜125 msec となる．

より臨床的に有用とされる方法は同部位から30〜60秒の連続ペーシングを行い，中止後の洞結節由来のA波の回復時間を計測するもので，洞結節の自動能を反映する．洞周期より短い種々の周期を最高200/分まで行い，最も回復時間の

長いものを洞結節回復時間(SRT)とし，その値から基本洞周期を差し引いたものを修正洞結節回復時間(CSRT)とよぶ．正常のCSRTは550 msec以下である．

2) 房室伝導の評価

心房からの連続ペーシングの周期を徐々に短縮すると，ある周期でII度の房室ブロック(通常Wenckebach型)が出現する．この現象が500 msec以上の周期で出現すれば房室結節の伝導性が異常に低下しており，350 msec未満で出現するのであれば促進していると判断する．

8拍の基本ペーシングの後に1拍の期外刺激をさまざまな連結期で加えることによっても房室伝導機能を評価することができる．心房からのプログラム電気刺激を連結期を短縮させながら行ったとき，連結期の短縮に伴い最初にAH時間が延長したときのAA間隔を房室結節の相対不応期，AHブロックを生じたときのAA間隔を房室結節の有効不応期とよぶ．正常の有効不応期は230～425 msecである．

また，得られた最小のHH間隔を機能的不応期とよぶ．症例によっては期外刺激の連結期を10～20 msec短縮させただけで50 msec以上AH間隔の延長をみることがあり，これは房室結節に不応期と伝導速度の異なる二重の伝導路が存在することを示唆する．副伝導路を有する例では心房期外刺激法により房室結節内伝導遅延を起こさせると，副伝導路を介する興奮が観察しやすくなることがある．

反対に心室からペーシングを行えば，逆行性の室房伝導機能をみることができる．逆行性伝導の存在する例では通常，逆行性心房最早期興奮部位はHis束電位記録部位にあるが，それ以外の部位にあるときには副伝導路，もし冠静脈洞入口部にある場合には房室結節緩徐伝導路の存在が疑われる．

3) 心房，心室，副伝導路の有効不応期の測定

心房あるいは心室においてプログラム刺激を行うことによってそれぞれの有効不応期を測定することができる．心房の有効不応期は170～300 msec，心室の有効不応期は170～290 msecが正常である．これらの有効不応期は，基本ペーシング周期が短いほど，ペーシング電流が高いほど短くなる性質がある．WPW症候群においては副伝導路の不応期を測定することは予後の判定に重要な意味をもち，これが220 msec以下であればハイリスクといえる．

4) 頻脈性不整脈の誘発

2つの組織の不応期と伝導速度の違いを利用してリエントリー性不整脈を誘発することができ，房室結節リエントリー性頻拍，副伝導路を利用する房室回帰性頻拍，病的心室筋内における心室頻拍などの再現が可能である．人為的に電気刺激を加えて，誘発された心室頻拍の心電図上の形状やレートが臨床的にとらえられたものと同じであれば，同一の不整脈源性substrateを見ていることになる．しかしながら心室細動が誘発される場合には臨床と同一のものであるかを判定することは不可能で，単に電気的不安定性が高いと理解される．この方法により不整脈のsubstrateの存在が確認できるほか，それに対する治療効果をみたり，カテーテルアブレーション治療の標的を定めるのに利用できる．特に後者の際には，コンピュータ技術を駆使したさまざまな3Dマッピングを画面上に再現して，興奮の発生源や伝播のイメージングを向上させる努力が続けられている．

5 遺伝子異常の検索

不整脈のなかでも遺伝子レベルの異常に基づくイオンチャネル病に，QT延長症候群，Brugada症候群，カテコラミン誘発性心室頻拍，不整脈源性右室心筋症，QT短縮症候群，心臓伝導欠損，家族性の洞不全症候群や心房細動などがある．これらにおける原因遺伝子の特定により，その不整脈発生機序の解明や治療ターゲットの同定，予後予測に役立たせることができる．また同一家系内における未発症の遺伝子異常保有者(キャリア)を割り出すことも可能である．このほか最近ではiPS細胞を用いて，薬剤によるQT延長の可能性を調べ，開発中の新薬の危険性を分析したり，患者へのテーラーメイド治療に役立てるといった新しいアプローチが展開されつつある．

3 不整脈の治療

A 不整脈の薬物療法

抗不整脈薬の選択においては，有効性を問題にするだけでなく，その作用機序を理解し，安全性にも配慮する必要がある．それには不整脈の機序，薬剤のチャネル，受容体，ポンプなどへの作用，そして個々の患者の特徴を十分に把握することが必須である．

1 不整脈の機序に基づく薬剤の選択

a. リエントリー性不整脈

脱分極がI_{Ca}に依存する房室結節がリエントリー回路に含まれればCaチャネル遮断薬，β遮断薬，A_1あるいはM_2受容体刺激薬がその伝導を抑制して停止に導く．一方，脱分極がI_{Na}に依存する心房あるいは心室におけるリエントリーを伝導途絶により停止させるためには，Naチャネル遮断薬が，不応期の延長により停止あるいは予防するためにはKチャネル遮断薬が選択される．例外として左脚後枝起源の特発性心室頻拍に対してはCa拮抗薬が奏効する．

b. 異常自動能による不整脈

QT延長に伴う早期後脱分極から出現する撃発活動によって誘発される torsade de pointes には，Ca電流を抑える Caチャネル遮断薬や Mg，あるいはK電流を減らさずに Na電流を抑制する lidocaine や mexiletine などが使用される．さらに，先天性の場合にはβ（受容体）遮断薬が，後天性で徐脈が誘因になっている場合には M_2 受容体遮断薬の atropine やβ受容体刺激薬の isoproterenol などによって心拍数の増加を図る．

遅延後脱分極によると考えられている右室流出路起源の特発性心室頻拍に対してはATPが奏効する．

2 各種作用を有する薬剤の特性と分類

それぞれの薬剤には複数の作用が含まれていることが多く，必要な作用のみあり，余計な作用のない薬剤を選択すべきである（表2）．

a. Naチャネル遮断作用を有する薬剤

心房筋，心室筋，あるいは副伝導路などの伝導を遅くし，さらにはリエントリーを断ち切るのに使われる．心房細動などの機能的リエントリーでは，リエントリー回路の曲率半径を増大して停止に導く作用もある．また期外収縮など異常自動能に対する抑制効果もある．Naチャネル遮断薬はチャネルからの解離動態をもとにさらに細分化され，解離の遅い薬剤ほど伝導抑制作用が強く，虚血心，不全心，肥大心などで正弦波様心室頻拍のような危険な不整脈を誘発したり（催不整脈作用），心筋の収縮力を低下させたりする（陰性変力作用）．伝導遅延による心室収縮の非同期性の増大と陰性変力作用とによって駆出率が低下し，心不全を悪化させることがある．

一方，チャネルの状態により薬剤のチャネルへの親和性が異なり，不活性化状態のチャネルへ親和性を示す lidocaine, mexiletine などの薬剤は心房筋に対する効果が弱い．このほか活動電位第2相を形成する内向き電流の1つである late Na電流を抑制することによってLQT3を改善する作用もある．また，flecainide, propafenone はリアノジン受容体を抑制して筋小胞体からのCa漏出を防ぐ作用が知られており，カテコラミン感受性心室頻拍の治療に使われることがある．

b. Caチャネル遮断作用を有する薬剤

verapamil が代表的で，洞結節や房室結節などCa依存性組織の興奮伝導を抑える．発作性上室頻拍の停止やその他の上室頻脈性不整脈の徐拍化を目的に投与される．ただしWPW症候群に伴う心房細動ではむしろ頻脈を促進して，まれに心

表2 各種抗不整脈薬の作用標的

	チャネル			Ca	K	受容体			A₁	ポンプ
	Na					α	β	M₂		Na-K
	速	中間	遅							
lidocaine	◎I									
mexiletine	◎I									
procainamide		●A			◎					
quinidine		●A			◎	○		○		
propafenone		●A			○		◎			
aprindine		●I		○	○					
disopyramide			●A		◎			○		
pirmenol			●A		◎			○		
cibenzoline			●A	○	◎			○		
flecainide			●A		○					
pilsicainide			●A							
bepridil	◎I			●	◎					
verapamil				●		◎				
diltiazem				◎						
sotalol					●		●			
amiodarone	○I			○	●	◎	◎			
選択的β遮断薬							●			
propranolol	○						●			
atropine								●		
ATP									□	
digoxin								□		●

ブロックの強さ　○：弱　◎：中　●：強
親和性を示すNaチャネルの状態　A：活性化状態　I：不活性化状態　刺激作用：□

室細動を誘発する危険がある．右脚ブロック左軸偏位型のリエントリー性特発性心室頻拍や撃発活動を抑制する．急性投与では血圧低下に，慢性投与では心機能抑制や洞結節機能不全などに注意する．

c. Kチャネル遮断作用を有する薬剤

再分極を遅延させ，不応期を延長してリエントリーを停止あるいは予防する．Kチャネル遮断薬の多くは頻脈時に効果が減弱するため，発作の停止に対する効果は比較的弱い．反対に徐脈時には作用が増強するため，洞調律時におけるリエントリー性不整脈の再発予防に有用となるが，QT延長からtorsade de pointesを引き起こす危険性が問題となる．低K血症でも作用が増強するため，注意を要する．

d. β受容体遮断作用を有する薬剤

運動や興奮時など交感神経依存性の不整脈に有効で，各種自動能亢進による頻脈性不整脈の治療のほか，房室結節を介する上室性頻脈性不整脈の停止あるいは徐拍化，あるいは先天性QT延長症候群，特にLQT1の発作予防に利用される．心不全や喘息を悪化させる危険がある．

e. M_2 受容体遮断作用を有する薬剤

迷走神経誘発性の心房細動治療に用いられることがあるが，洞結節や房室結節の興奮，伝導性を高める作用もあり，その結果，心房粗動の房室伝導比率を高め，ときに1：1伝導をもたらすことがある．洞結節機能不全や房室結節性のブロックの救急処置として atropine がしばしば静注されるが，His 束以下のブロックにおいては，上位自動能を亢進させる結果，房室伝導比率は反対に低下し，徐脈が増強することがある．

f. A_1/M_2 受容体刺激作用を有する薬剤

ATP や digoxin がある．これは房室結節など Ca 依存性組織の興奮伝導を抑制するため，発作性上室頻拍の停止に有効である．心房筋や副伝導路の活動電位を短縮する作用があるため，まれに心房細動を誘発することがある．WPW 症候群の心房細動に対しては禁忌である．ATP は右室流出路由来の特発性心室頻拍の停止にも有効である．また，digoxin は Na-K ポンプを抑制して Ca の流入を助けるが，過量では撃発活動を誘発することがある．

3 患者に基づく薬剤の選択

抗不整脈薬を安全に使用するためには薬剤に関する知識のほかに，患者1人ひとりの特徴，特に年齢，基礎疾患，心機能，腎機能，肝機能，併用薬剤などを十分に把握して，個別的に薬剤の種類，量の選択，調整が必要である（表3，4）．心機能の悪い例や虚血性心臓病の例，元々の QRS 幅が広い例などに対して解離の遅い Na チャネル遮断薬である disopyramide, pirmenol, cibenzoline, flecainide, pilsicainide などを投与すると，心機能を悪化させたり，致死的催不整脈作用を示すことがある．未投薬時の QT がすでに延長している例では K チャネル遮断作用を有する薬剤は禁忌である．腎機能の悪い例に対しては，so-

表3 経口抗不整脈薬使用方法

一般名	商品名	1日量(mg)	分割
mexiletine	メキシチール	150〜450	分3
propafenone	プロノン	300〜450	分3
aprindine	アスペノン	40〜80	分2
disopyramide	リスモダン	300	分2〜3
pirmenol	ピメノール	200	分2
cibenzoline	シベノール	300	分3
flecainide	タンボコール	100〜200	分2
pilsicainide	サンリズム	75〜150	分3
amiodarone	アンカロン	100〜200	分1〜2
bepridil	ベプリコール	100〜200	分2
sotalol	ソタコール	80〜320	分2
verapamil	ワソラン	120〜240	分3
diltiazem	ヘルベッサー	90〜180	分3
propranolol	インデラル	60〜120	分3
digoxin	ジゴシン	0.125〜0.25	分1

表4 静注抗不整脈薬使用方法

一般名	初回投与量	不整脈以外の副作用
lidocaine	1〜1.5 mg/kg/1〜2分	眩暈，痙攣，昏睡
mexiletine	125 mg/5〜10分	眩暈，振戦
procainamide	200〜1,000 mg at 50 mg/分	血圧低下
aprindine	1.5〜2 mg/kg at 5〜10 mg/分	眩暈，振戦
disopyramide	50〜100 mg/5分	心不全，口渇，尿閉
cibenzoline	70 mg/2〜5分	心不全，低血糖
flecainide	1〜2 mg/kg/10分	心不全
pilsicainide	0.75〜1.0 mg/kg/10分	心不全
amiodarone	125 mg/10分	血圧低下，肝機能障害
nifekalant	0.3 mg/kg/5分	
verapamil	5〜10 mg/1〜3分	心不全，血圧低下
diltiazem	10 mg/3分	心不全，血圧低下
propranolol	1〜2 mg/2〜4分	心不全，喘息
landiolol	1〜10 μg/kg/分	心不全，喘息
isoproterenol	1〜5 mcg/分	虚血
atropine	0.5〜1.0 mg	口渇，尿閉，緑内障
ATP	10〜20 mg	喘息，狭心症
digoxin	0.125〜0.5 mg	（嘔気）

talol, pilsicainide, pirmenol, cibenzoline, disopyramideなどの使用は注意が必要である．amiodaroneの長期投与は甲状腺機能異常や肺線維症をもたらすことがあり，定期的なチェックが欠かせない．抗コリン作用のある薬剤では前立腺肥大や緑内障の悪化を招くことがある．

B 不整脈の非薬物療法

1 ペースメーカ治療

【対象】
　めまい，失神をきたす徐脈性不整脈．

【種類】
　1） 一時式ペースメーカ
　救急で利用されるペースメーカとしてはカテーテル電極を使う一時式のものと，皮膚に電極を張り付けて行う経皮ペーシングとがある．

　2） 永久式ペースメーカ
　より長期的な管理には永久式ペースメーカが必要となる．この器械は先端に電極の付いた長いカテーテル電極を経静脈的に右室に挿入し，そこに留置しながら皮下に植込まれた電池から電流のパルスを加えて心筋を希望のレートで興奮させるものである．電極はセンサーの機能も有し，自己リズムが問題なく出ているときにはペーシングを行わない工夫がされている．

【選択モード】
　最近では心房細動のない限り，心房のブースターポンプとしての機能を温存するために，心房内にもペースメーカリードを入れ，心房と心室が順序よく興奮，収縮することを助けるDDDとよばれるシステムが普及している．さらに運動に伴ってペーシングレートも増やす機能も利用できる．

　1） 心臓再同期療法（CRT）
　心室間や心室内の伝導時間が不均一だと，有効な血液駆出につながらず，心不全が悪化する．それを防ぐために，伝導の遅い領域の興奮のタイミングをペーシングによって早め，心臓全体を同期的に収縮させることを狙った治療が心臓再同期療法である．右室は右室心尖に留置した心内膜下リードによって，左室は冠静脈洞から左室後側壁に向けて留置した心外膜下リードによって，それらの興奮のタイミングを調節して最適な心機能を引き出そうとするもので，両室ペーシングともよばれる．薬剤抵抗性で心室収縮が非同期に行われてQRS波幅が増大した（通常左脚ブロック型の）慢性心不全例が対象となる．最近ではこれに後述する電気ショックの機能も付加したCRT-Dとよばれる装置を致死性不整脈に対応するために植込むことが多い．

2 電気ショック

【対象】
　心室細動，心室頻拍，および一部の心房性頻脈性不整脈．

【種類】
　1） 体外式除細動装置
　心室細動による心停止に対しては直流除細動器が唯一の救命道具となり，これによる電気ショックが心室細動を停止させる．従来は医師や救急救命士にしか使用が認められなかったが，最近では小型の除細動器で，一般市民でも使用できるようにショックの必要な不整脈を器械が自動診断し，音声で使い方の手順を説明してくれる自動体外式除細動装置（AED）が普及しつつある．飛行機，空港，駅，学校，スポーツ施設などに設置され，現場の目撃者らが数分以内に使用することによって救命率向上に役立っている．

　2） 植込み型除細動装置（ICD）
　通行人や救急救命士などに頼らない突然死防止には，心室頻拍や心室細動による心停止の既往のある，あるいはそれを起こしそうな患者の体内にあらかじめ除細動器を埋め込んでおくことが望まれる．この方法によって万一，心停止が起こっても自動的にこれらの器械が作動して心臓の働きを正常に復帰させることができる（図6）．

【ICDの有用性】
　主に心室レートを基に頻拍を感知し，次に頻拍停止機能を自動的に発動させるが，種々のエネルギーを用いた電気ショックのみならず，意識下では抗頻拍ペーシングによるpain free therapyを行う工夫もある．また抗徐拍ペーシングも可能であり，心室細動のみならず心室頻拍や徐脈性不整

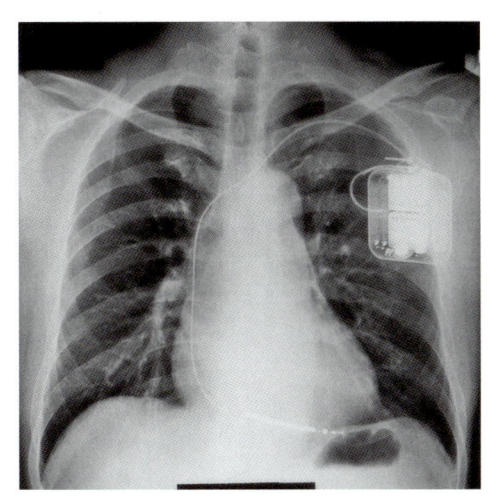

図6 植込み型除細動装置（ICD）

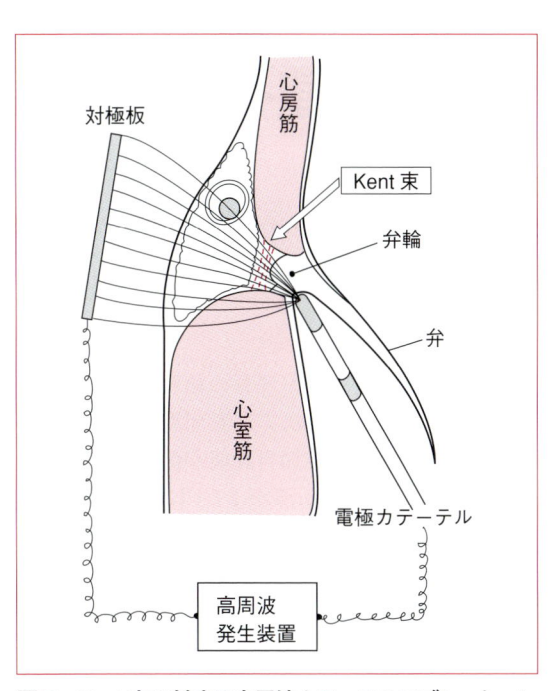

図7 Kent束に対する高周波カテーテルアブレーション

脈に対しても低いエネルギーでペーシング治療を行うことができる．この装置を突然死蘇生例や薬剤抵抗性の心室頻拍例に再発予防目的で植込むのみならず（二次予防），まだ発作を起こしたことのない心機能低下例などのハイリスク例に一次予防目的で植込むことによって，薬剤では得られない予後改善効果が報告されている．しかしながら時に上室頻脈性不整脈を誤認して覚醒中に誤作動を起こしたり，頻回の電気ショックによってエネルギーが早期に枯渇することがある．最大の問題は不整脈を予防できないことで，この装置はあくまで不整脈が起こってから対処するバックアップに過ぎない．QRS幅130 msec以上の慢性心不全例では，心臓再同期療法（CRT）も組み入れたCRT-Dとよばれるデバイスが使用されることもある．

3 高周波カテーテルアブレーション

【対象】

　高周波カテーテルアブレーションは不整脈起源の明らかな頻脈性不整脈を根治する治療法である．カテーテルアブレーションの適応はWPW症候群に始まり，種々の発作性上室頻拍，心房粗動，心房頻拍，特発性心室頻拍など多岐にわたり，概ね9割を超える成功率が期待できる．一部の器質的心疾患例に伴う心室頻拍でも試みられることがあるほか，最近では心房細動に対するアブレーションが進化し，特に再発性で薬剤抵抗性の発作性心房細動に適用されることが多い．

【概念】

　電極カテーテルの先端から高周波によって発生する50～60℃程度の熱を利用して，5 mm程度の大きさの組織を焼灼するもので，これによって局所の伝導や自動能の発生を途絶させる（図7）．アブレーションには，ターゲットを特定するために電気生理学の十分な知識と，その部位にカテーテルを到達させるためにそれなりの技術を要するが，熟練した施設ではこれら合併症の発生は少なく，薬物療法よりもむしろ安全と考えられている．この方法は不整脈を完治させることから，再発の不安を背負って抗不整脈薬の服用や通院を一生続けることからの開放を患者にもたらす画期的な方法といえる．

【合併症】

　血栓形成による塞栓症，心筋穿孔による心タンポナーデ，房室ブロック，大動脈弁閉鎖不全や冠動脈狭窄などが報告されているが，致死的合併症は極めてまれと考えられている．

【限界】

　不整脈の起源やリエントリー回路が広範囲に拡がっていたり，あるいは心外膜側に及んでいる場合には十分な焼灼ができない．

4 各種不整脈の管理

A 徐脈性不整脈の管理

【概念】

徐脈とは一般的に心室興奮の頻度が遅いことを意味し，そのときの心房の興奮頻度が速いか遅いかは問題でない．洞結節自動能が低下しているか洞結節から心房への伝導が1:1に行われないために徐脈になる場合と，心房から心室への伝導が不良なために心拍数が減る場合，とがある．前者を洞結節不全症候群，後者を房室ブロックとよぶ．

【臨床的意義】

健常者でも迷走神経緊張度の高い人では，安静時に40/分以下の心拍数を示しながら無症状であることも珍しくない．しかし運動時にも心拍数の増加がみられないと，必要な心拍出量が得られないため，疲労や息切れを自覚する．また，安静起立時に心室の興奮間隔が3秒以上になると，めまいや失神を起こすことがある．ただし睡眠中では10秒以上心停止があっても気づかないことがある．起立時では外傷が最も重要な転帰となるが，まれに突然死に至ることもある．

頻脈の停止直後に洞結節自動能が抑制されて洞停止をもたらすことがある．反対に著しい徐脈が新たな頻脈性不整脈の引き金になることもある．頻脈性不整脈と徐脈性不整脈を併せ持つ例で，前者の停止あるいは予防のためにKチャネル遮断薬を投与すると，徐脈時にKチャネル遮断作用が増強されてQTが延長し，torsade de pointesを引き起こすことがある．

【心電図診断】

ホルター心電図や植込み型Loop recorderのような持続的心電図モニタが，一過性や夜間の徐脈性不整脈をとらえるのに威力を発揮する（図8）．

洞結節不全症候群では40/分以下の著しい洞性徐脈，洞性P波が突然抜けて，その部分のPP間隔が通常の整数倍となる洞房ブロック（整数倍にならない場合は洞停止とよぶ），そして頻脈停止時に著しい徐脈が一過性にみられる徐脈頻脈症候群，の3つのタイプがある．

一方，房室ブロックにはその重症度に応じて3つのタイプがある．いずれもP波の出現の仕方には異常ない．I度房室ブロックではPQ間隔が延長するだけで相互の連結は保たれている（図9）．II度房室ブロックには2種類存在するが，Wenckebach型II度房室ブロックではPQ間隔が徐々に延長してついにはP波の後にQRS波を伴わずに長いRR間隔が生じるが，次の心拍では再び短いPQ間隔が観察される（図10）．この長いRR間隔を生じるまでは，RR間隔は1拍ごとに徐々に短縮することが多い．それに対してMobitz 2型II度房室ブロックではPQ間隔もRR間隔

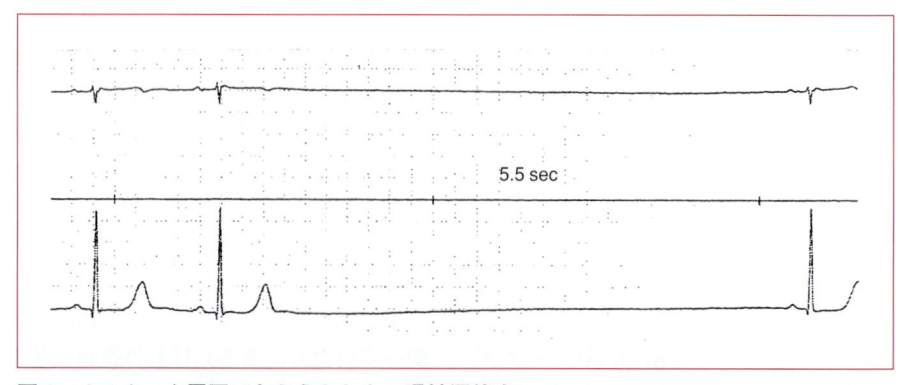

図8 ホルター心電図でとらえられた一過性洞停止

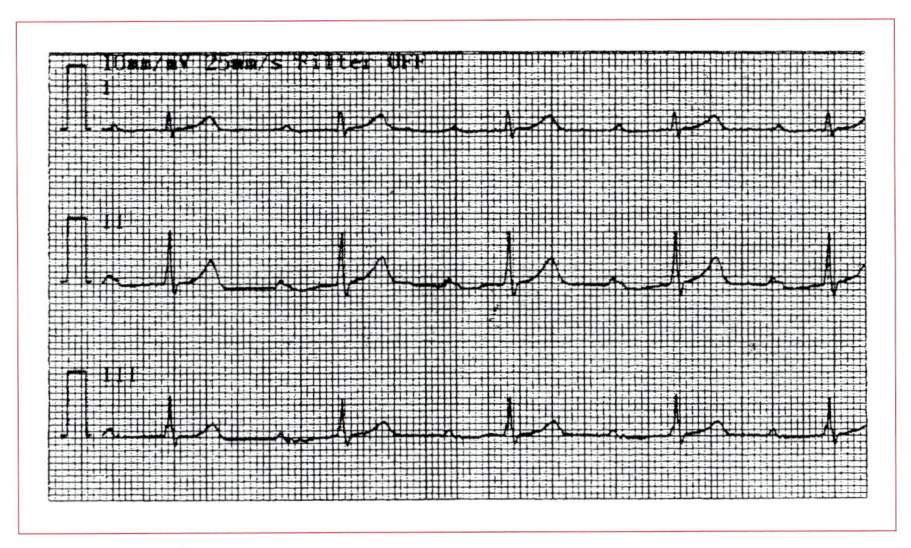

図9　Ⅰ度房室ブロック

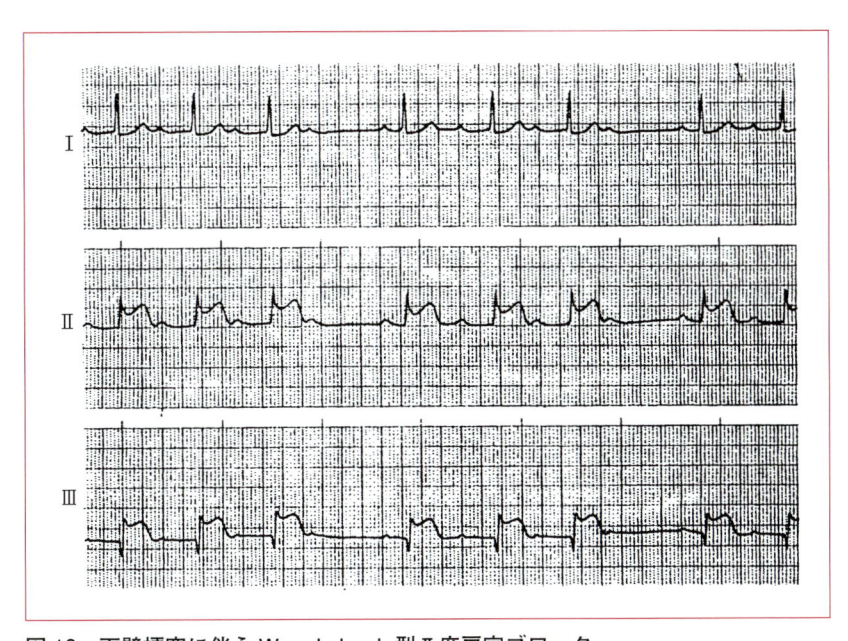

図10　下壁梗塞に伴う Wenckebach 型Ⅱ度房室ブロック

の変化もなしに，いきなりQRS波の欠落を認め，ブロックを挟むRR間隔が他のRR間隔の整数倍になる(図11)．Ⅲ度房室ブロックはP波とQRS波とが，お互いに全く連携をとらずに出現するもので〔房室解離〕(図12)，心拍数は洞結節よりも下位から出現する自動能によって規定される(補充調律)．房室ブロックの責任部位が房室結節にあれば，補充調律は房室接合部より出現するためQRS幅は狭く，またそのレートも40～60/分程度で，重篤な症状をきたすことはまれである．それに対してブロックの部位がHis束以下にあると，より下位の自動能から補充調律が出現するため，QRS幅は広く，レートも20～40/分と遅くなり，症状を伴いやすい．

【管理】
　徐脈性不整脈がある特定の原因によって起こっ

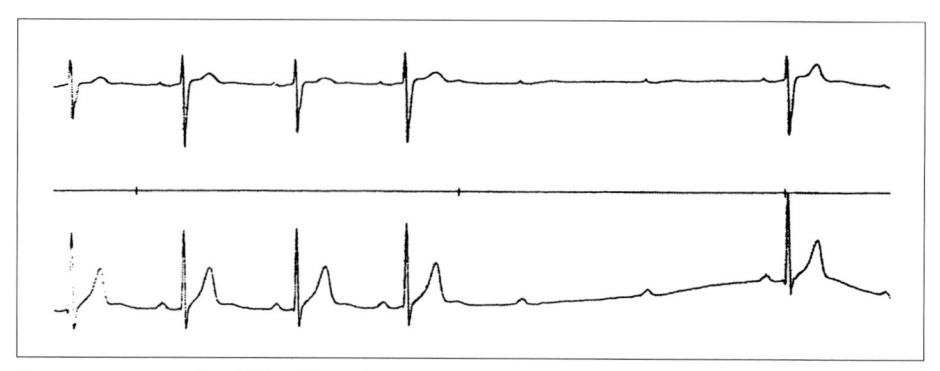

図11 Mobitz 2 型 II 度房室ブロック

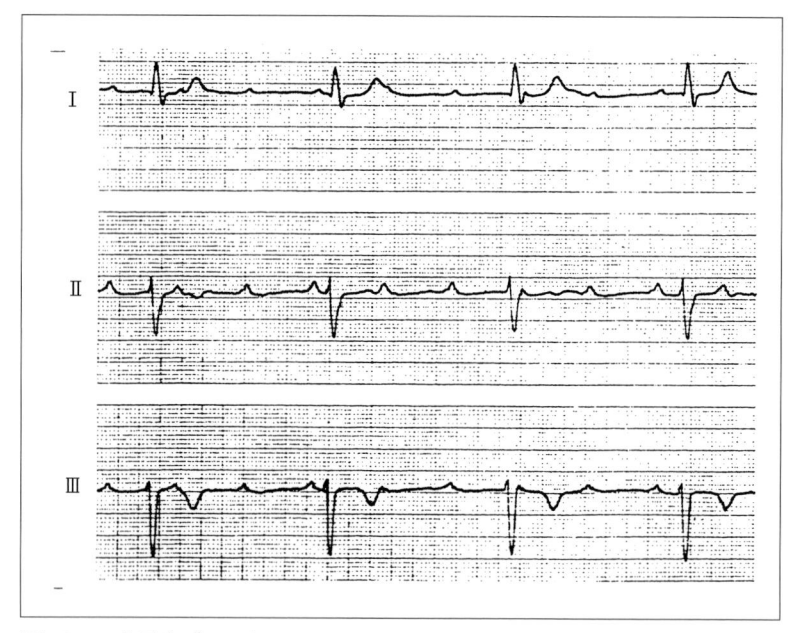

図12 III 度房室ブロック

ている場合には，すぐにペースメーカを考えずに，まずその原病の治療を検討する．例えば腎不全患者の徐脈性不整脈では，まず高 K 血症を疑い，それが確かめられればカリウムの補正だけで不整脈は消失する．ジギタリス，β遮断薬，Ca 拮抗薬(特に diltiazem)などの投与中では薬剤の影響で徐脈が増強されることがあり，その場合には中止するだけで改善が得られることも少なくない．右冠動脈の攣縮では房室結節の虚血により房室ブロックが生じることがあり，その場合には冠状動脈の攣縮をとることが不整脈の治療となる．一方，急性前壁梗塞に Mobitz 2 型 II 度房室ブロックが生じたときには緊急ペーシングを行うと同時に積極的に PCI や IABP などを利用し，虚血の改善に努める．その他，洞性徐脈では甲状腺機能低下症，脳圧亢進，低体温などの影響も考慮する．

徐脈性不整脈には臨床的に役立つ経口薬がほとんどない．まれに cilostazol 200 mg/日が洞結節や房室結節由来の徐脈性不整脈に有効な場合もあるが，限定的である．静注薬は緊急時に短期的には使用可能であるが，より長期にわたる治療が必要な場合や，注射薬が無効な場合には人工ペースメーカが必要となる．ペースメーカには緊急時に

役立つ経皮ペーシング，挿入さえできれば数日間は心拍数確保が保証される一時式ペースメーカ，皮下に埋め込み半永久的に使用される永久式ペースメーカなどがある．

【緊急時の薬物療法】

洞結節機能不全が持続する場合や，房室ブロックでも房室結節に原因があると推測されるWenckebach型Ⅱ度房室ブロック，QRS幅が狭くレートも40/分以上の補充調律がみられるⅢ度房室ブロックでは，まずatropine 2～4 mgの静注を行う．それが無効であったり，あるいはブロックがMobitz 2型Ⅱ度房室ブロックや，QRS幅が広くレートの40/分以下の補充調律がみられるⅢ度房室ブロックであれば，dopamine 2～10 μg/分あるいはisoproterenol 0.01～0.03 μg/kg/分の持続注入を試みる．

【ペースメーカ治療】

徐脈性不整脈が刺激伝導系のどの部位の障害によって生じているかにより，その予後が左右され，ペースメーカの適応にも関連する．一般に房室結節より上部の病変すなわち，洞結節機能不全や房室結節ブロックなどの場合には房室接合部からの補充収縮が期待されるため，徐脈が高度となることはまれで，失神，ショック，心不全などの症状を伴わない限り治療が必要となることは少ない．

ブロックの部位がHis束以下の場合には，心室からの補充収縮が通常40/分以下と遅くなるため，血行動態に重大な影響を与えやすい．補充調律のQRS幅が広い場合や，新たな脚ブロックが2枝以上に及んだ場合にはHis束以下のブロックを疑い，たとえ症状が出なくても予防的なペーシングが勧められる．

一般にめまい，失神例でホルター心電図上3秒以上のRR間隔を認めた場合や，症状がなくても5秒以上のRR間隔を認める例では，明らかな可逆的理由がない限り永久式ペースメーカを植え込む．

ペースメーカにはいろいろな機能が盛り込まれており，慢性心房細動があれば心室興奮の頻度に応じて心室ペーシングを補うVVIモードを，洞結節機能の保たれたⅢ度房室ブロック例では心房興奮を感知して心室ペーシングを行うVDDモードも可能であるが，それ以外の洞結節不全症候群の例では通常DDDモードを選択する．ペースメーカは定期的な管理を必要とする．

B 上室頻脈性不整脈の管理

1 上室期外収縮

【概念と病態生理】

上室期外収縮は健常者にも比較的高率に認められる不整脈で，その頻度は加齢とともに増加する．多くは原因不明であるが，僧帽弁膜症，心房中隔欠損症，肺性心，術後心膜炎，心房梗塞などの器質的異常，低酸素血症，低K血症，迷走神経刺激などが上室期外収縮の発生を促す．最近では肺静脈起源の上室期外収縮の存在が明らかとなっている．これは交感神経の活性時に増加し，しばしば心房細動を誘発することが知られている．しかし上室期外収縮を呈する症例のうち，どの群が将来，心房細動に移行するのかを予測する方法は現在のところない．

【臨床的意義】

上室期外収縮はそれ自体が生命に影響を与えることはなく，良性の不整脈と認識される．しかし上室期外収縮の頻発が心房細動を引き起こすことがあり，これが二次的に脳塞栓を合併すると著しいQOLの低下につながる．一般に上室期外収縮の頻発は動悸として訴えられるが，そのタイミングが十分に早いと房室結節で伝導がブロックされてしまうこともあり，その場合には洞調律が次に回復するまで心室興奮の間隔が拡がる結果となる．すなわち上室期外収縮は脈を速くさせるのみならず，遅くさせることもあるわけで，非伝導性上室期外収縮の連発がめまいをもたらすこともある．上室期外収縮多発例では同時に心房内の興奮性や伝導性が低下していることがあり，洞房ブロックなどのいわゆる洞結節不全症候群を合併する例も珍しくない．

【心電図診断】

心電図上は洞調律よりも早期に出現したP波を認めれば，それに続くQRS波があろうとなかろうと，またそのQRS幅が広くても狭くても診

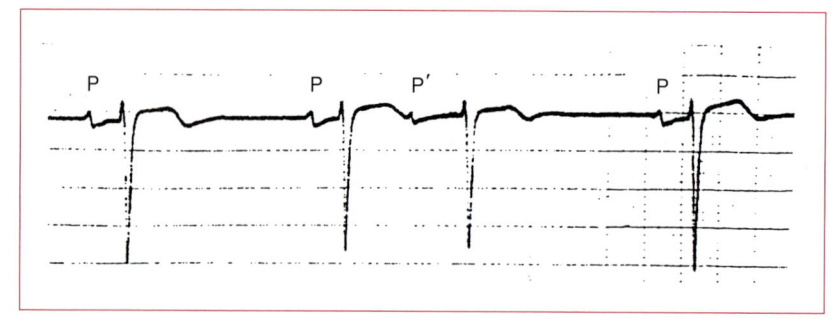

図13　上室期外収縮

断が確定する(図13).ポイントとなる早期P波はⅡ,Ⅲ,aV_F,V_1誘導で見やすいが,しばしば一拍前の心拍のT波の上に重なることが多く,その部分に隠れていないかを注意する.早期P波の形は上室期外収縮の起源によって異なり,例えば冠静脈洞近辺からのものであればⅡ,Ⅲ,aV_Fで下向きの波形を呈する.早期P波に続くQRS波との間隔は房室結節の伝導能のみならず,上室期外収縮発生源の局在と,早期性に関係する.発生源がより房室結節に近いほどPQ時間は短く,より早期に上室期外収縮が出現すると,房室結節の相対不応期にぶつかるためPQ時間が延長する.連結期のより短い上室期外収縮ではPQ時間が延長し,時に房室結節の有効不応期にぶつかって房室伝導が途絶する.このように,QRS波を伴わない上室期外収縮を非伝導性上室期外収縮とよぶ.心室に伝導してもそのタイミングが早く,脚の不応期に遭遇する場合には,心室内変行伝導をきたす結果,幅広いQRS波を伴った上室期外収縮となる(図14).変行伝導は,先行するRR間隔が長いほど,また,上室期外収縮による心室興奮の連結期に相当するRR間隔が短いほど起こりやすい.多くの症例は右脚の方が左脚よりも不応期が長いために,右脚ブロック型変行伝導を示すが,まれに左脚ブロック型を呈する例も存在する.

上室期外収縮は通常洞結節にも興奮を伝え,脱分極させるので,洞調律はリセットされる.そのため脈をみていて,結滞した後に洞調律がリセットされていれば上室期外収縮の可能性が高いと診断できる.

【治療の適応】

上室期外収縮はそもそも良性の不整脈であるか

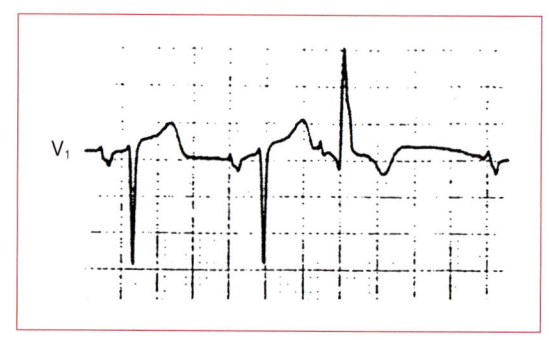

図14　右脚ブロック型変行伝導を伴った上室期外収縮

ら治療せずに様子をみることが多い.治療は上室期外収縮に伴う症状が顕著な場合か,それが心房細動をときに誘発する場合に適応となる.

【治療の実際】

単に動悸という症状をとるのが目的であれば,房室結節伝導を抑制して,非伝導性上室期外収縮を増やすのも一法である.この目的を達成するには房室結節がCa依存性の緩徐伝導特性を示すことから,Ca電流を減らす薬剤を投与すればよい.直接的にはCaチャネルを抑制するverapamil,diltiazemなどがある.間接的にCa電流を抑制する方法として,β受容体をブロックしてGk蛋白を介するアデニルシクラーゼ抑制をもたらすβ遮断薬や,M_2受容体を刺激してGi蛋白を介するアデニルシクラーゼ抑制をもたらすジギタリスなどがある.

心房細動を予防するには上室期外収縮の出現そのものを抑制する必要がある.それにはまず誘因を除去することが重要で,心不全があれば,その治療により心房圧を低下させるだけで上室期外収

縮の減少が得られることが多い．低 K 血症の補正や β 刺激薬などの減量も忘れてはならない．慢性呼吸不全で CO_2 の蓄積した症例に人工呼吸を始めると，急速に CO_2 が除去されてアルカローシスが進み，低 K 血症をきたし，上室期外収縮の頻発をみることがあるが，これは換気量を制限するだけで改善が得られることが多い．

環境因子を改善してもなお上室期外収縮が頻発し，どうしても治療が必要な場合に，初めて抗不整脈薬の使用を考慮する．上室期外収縮が運動時に増えるようなカテコラミン感受性であれば β 遮断薬や Ca 拮抗薬が選択されるが，それ以外の場合には活性化状態の Na チャネルに親和性を有する Na チャネル遮断薬(虚血がなく，心機能にも問題なければ flecainide, pilsicainide, cibenzoline, propafenone, disopyramide など)を試みる．lidocaine, mexiletine など不活性化状態の Na チャネルに親和性をもち，解離も速い抗不整脈薬は心房筋の Na チャネルにあまり結合せず，その効果も弱い．一方，disopyramide, cibenzoline などは Na チャネル遮断のほかに K チャネルや M_2 受容体を遮断し，心房筋の不応期を延長して心房細動への移行を予防する．

2 発作性上室頻拍

【概念】

救急外来に動悸，頻脈を訴えて来院する不整脈の代表である．比較的若年者に繰り返し出現し，静注薬でほとんどが停止可能な良性不整脈で，患者自身で止められることもある．

定義は突然出現する頻拍で，心房あるいは房室結節に起源があるか，それをリエントリー回路に含むもの．上記に加えて心室がリエントリー回路の一部を構成することもある．その場合には心房と心室の興奮比率は 1：1 になるが，心室がリエントリー回路に含まれなければ心室拍数が心房興奮頻度より下回ることもありうる．心房細動や心房粗動もこの条件を満たしているが，発作性上室頻拍とはよばず，別扱いとする．非発作性上室頻拍はまれにしか認められないが，異常自動能によることがほとんどである．

【病態生理】

WPW 症候群(顕性，不顕性を問わず)の Kent 束を利用する房室回帰性頻拍(AVRT)と，房室結節近傍を旋回する房室結節リエントリー性頻拍(AVNRT)の 2 つが発作性上室頻拍(PSVT)の大多数を占める．このほかに心房内を旋回する心房頻拍，洞結節近傍を旋回する洞結節リエントリー性頻拍などがある．ここでは AVNRT について解説する．AVRT については WPW 症候群の項(p.193)を参照されたい．

心房から房室結節へ向かう経路には心房中隔の前方から比較的短時間で向かう速伝導路(fast pathway；FP)と，冠静脈洞あたりの後方からゆっくりと向かう遅伝導路(slow pathway；SP)とがあり，二重伝導路(dual pathway)を形成している．多くの人ではこのうち FP のみを伝わって興奮が心室に向かうが，FP の不応期が長い例において短い連結期で心房が興奮すると，その興奮は FP を順行できずに不応期のより短い SP へ向かい，SP を時間をかけて房室結節内部に伝わり，さらに心室へと向かう．この SP を順行した興奮は FP を逆行できるため再び心房側へ向かうが，当初順行性ブロックを示した部位がすでに不応期から回復していれば，そこを逆行性に心房に抜けることができる．もしこの 1 周して心房に戻った興奮が再度 SP を順行できれば，リエントリーが続くことになり，slow-fast 型の AVNRT を形成する．まれに逆回りの fast-slow 型も存在する．

【心電図所見】

基本的には P 波が突然速いレートで規則的に出現することから診断できるが，P 波の同定が困難な例もある(図 15)．QRS 波は幅が狭く，規則正しいことが特徴的であるが，これは必要条件ではない．既存の脚ブロック，変行伝導による脚ブロック，Kent 束を順行する頻拍などでは幅広い QRS 波が観察される．P 波と QRS 波とが 1：1 に対応していなければ AVRT の可能性は否定される．1：1 に対応している場合でも，Valsalva 負荷，頸動脈洞マッサージ，ATP 静注などによって房室結節の伝導を抑制したときに P 波と QRS 波の比率が 2：1 や 4：1 などになれば，AVRT，AVNRT いずれも否定的で，心房頻拍あるいは洞結節リエントリー性頻拍を疑う．心房頻

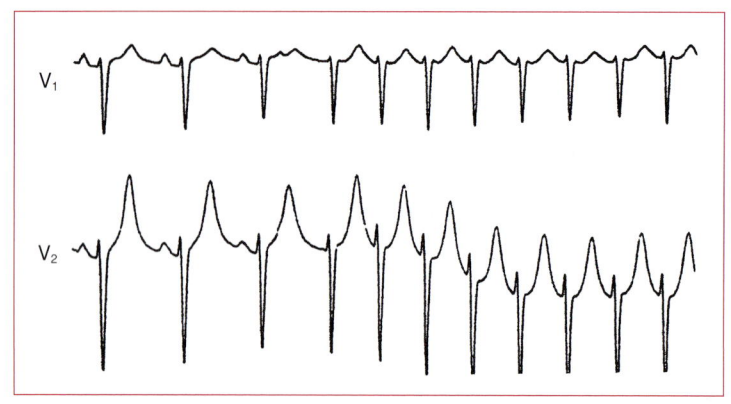

図15　発作性上室性頻拍

拍や洞結節リエントリー性頻拍では，1：1の頻拍中にQRS波の直前にP波を認めることが特徴的で，特に後者の場合はその形が洞性P波に類似する．それに対してAVRTやslow-fast型のAVNRTにおいては頻拍中に逆行性P波が観察される．AVRTではQRS波の直後に，AVNRTではQRS波に重なるようにして存在する．fast-slow型のAVNRTではQRS波の前にⅡ，Ⅲ，aV_Fで陰性を示すP波が観察される．

【診断】

発作時の心電図が記録できれば診断は比較的容易であるが，自然停止する例では病歴が頼りとなる．動悸，胸内苦悶，めまいなどが主な症状である．比較的若年者で，何年にもわたって繰り返す発作で，その開始と停止が突然であることがまず挙げられる．次に発作時の心拍数が150〜230/分で規則正しいことが洞性頻脈や心房細動との鑑別点となる．さらに息ごらえなどにより停止可能であれば，心房粗動や心室頻拍とも異なることがわかる．このほか心房への逆行性伝導が房室弁閉鎖時に心房収縮を起こさせるため，頸静脈が毎回怒張してfrog signとよばれる所見を呈したり，あるいは心房圧上昇が心房Na利尿ペプチドの生成を促して利尿を催すことがある．

【発作の停止法】

最も簡単な方法は，迷走神経刺激によって房室結節の伝導を途絶させる方法である．これには息こらえをするValsalva手技のほか，深呼吸，横臥する，冷水を飲む，冷水に顔をつける，喉に指を入れる，逆立ちをする，などの方法が知られているが，効果はさまざまである．一般に，これらの手技は発作開始直後に行うほど効果的とされる．医師がいれば頸動脈洞マッサージを試み，それが無効ならばATP 10〜20 mg，あるいはverapamil 10 mgやpropranolol 0.15 mg/kgなどの静注により，大多数の発作は停止する．患者自身によるverapamilやβ遮断薬の内服が奏効することもあるが，即効性はない．

【長期管理】

基本的に良性の不整脈であり，発作がまれで患者自身による停止がいつでも可能であれば必ずしも治療を必要としない．しかしながら発作頻度の多い例，発作による症状が重篤な例，自然停止が困難な例などでは再発予防のための対策が必要となる．予防に薬剤を用いる場合には，房室結節の伝導を抑えるCa拮抗薬やβ遮断薬，あるいはジギタリスなどが用いられる．しかしながら薬物療法は，薬剤自体の効果が絶対でないこと，発作頻度の割に服用頻度が著しく高く効率が悪いこと，しかもそれを何年も続けることの心理的負担，経済的負担，通院に伴う時間的負担および副作用出現の可能性，など多くの問題に直面することになる．ほとんどの発作性上室頻拍は高周波カテーテルアブレーションにより根治可能なことから，現在では薬物療法が必要と思われる例に対しては，むしろこの非薬物療法を第一選択とすることが勧められる．

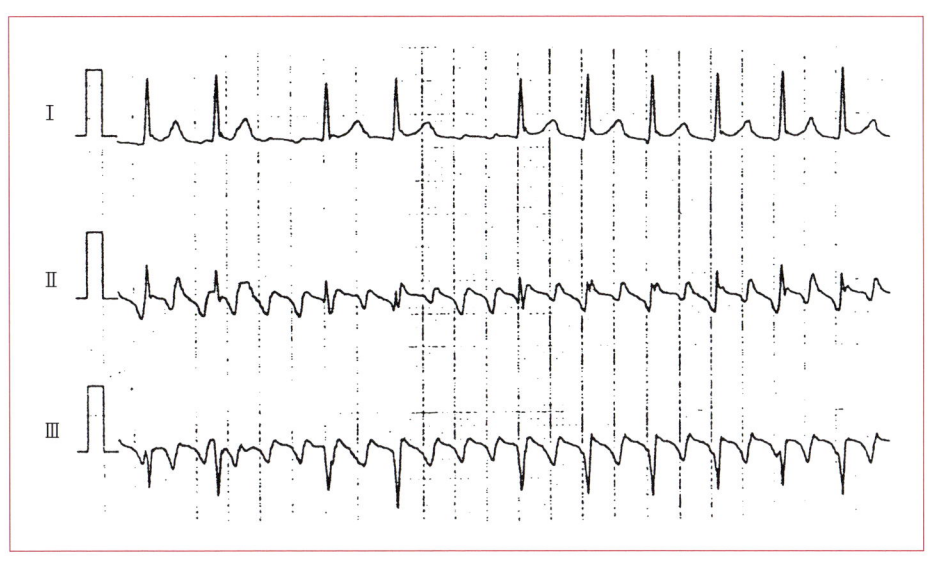

図16 心房粗動

3 心房粗動

【概念】

　心房内リエントリーによる不整脈のうち，三尖弁のまわりを旋回するものを特に心房粗動とよぶ．心電図上，心房細動ほど細かい波ではなく，より粗い波が観察されることから名付けられた．心房が拡大した例や高齢者に出現しやすい．広い意味では心房頻拍に属するが，心房興奮頻度が非常に高いことを特徴とし，通常は2：1や4：1の比率で心室に伝わる．しかしまれに1：1で心室に伝わるとショックに陥ることがある．薬理学的な停止や予防が一般に困難であるが，典型例ではカテーテルアブレーションにより根治可能である．心房細動から心房粗動へ，あるいは反対に心房粗動から心房細動へ移行する例も少なくない．

【病態生理】

　心房粗動において興奮は三尖弁輪を旋回するが，典型的には右室から見て反時計回りに旋回する（common, clockwise）．左房はあくまで受動的に興奮するのみである．旋回路のうち，三尖弁とEustachian ridgeの間の峡部（isthmus）で伝導が遅延することが知られ，そこを通過した興奮は中隔側の比較的平坦な組織を上行し，右側自由壁の櫛状筋を下行し，再び峡部に向かう．この旋回路は前方は三尖弁によって境界され，後方は分界稜によって境界される幅をもった回路である．右房拡大，心房内全般の伝導遅延，峡部伝導遅延の増強，分界稜の横断方向の不応期延長などのいずれによってもリエントリーが形成されやすくなり，いったんできあがると，安定した回路となる．そのため，三尖弁閉鎖不全，心房中隔欠損，心房手術後などの症例に形成されやすい．旋回路は通常1周に200 msecを要するため，心房興奮頻度は300/分になるが，房室結節に不応期が存在するために，2：1の割合で心室に伝わって150/分の心拍数になるか，あるいは4：1で伝わって75/分になることが多い．4：1伝導の場合には無症状のことが多いが，運動時に突然頻脈になりうる．一方，運動時，抗コリン薬やβ刺激薬服用時などに，2：1から突然1：1伝導になることもまれにあり，その場合には重篤な症状を呈する．

【心電図診断】

　右房を反時計回りに回転する典型的な心房粗動は特徴的な粗動波（F波）を形成する（図16）．粗動波は一般にⅡ，Ⅲ，aV_Fで下向きの鋸歯状波として観察される．さらにV_1では上向き，V_6では下向きの波形となる．粗動波をより詳細に分析すると，右下がりのなだらかな平低部分と，それに続く顕著な下向き部分，そしてわずかに上向き部分を示して，再び平低部分へと続く．この平低部分と下向き部分はそれぞれ80 msec程度の長さを有

し，上向き部分は 40 msec 程度からなる．電気生理検査の知見を参考にすると，この平低部分が緩徐伝導部分に相当し，下向き部分が中隔および左房を上行するところ，そして上向き部分が右房自由壁を下行するところに相当することがわかる．

2：1房室伝導のときはF波とQRS波が重なり，またT波とも重なるため，その特徴的な形態を認識することが困難なこともある．その場合には，頸動脈洞マッサージやATP静注を行いつつ房室伝導比率を低下させることによって粗動波を明瞭に観察することができる．

【管理と治療】

1）レートコントロール

心房粗動そのものが致死的になることはほとんどない．最も注意すべきことは1：1房室伝導にならないようにすることである．房室伝導が1：1になるためには，房室結節の伝導が促進されているか，あるいは心房の興奮頻度が少なくなっていることが必要である．房室結節の伝導促進はβ受容体刺激や，ムスカリン（M_2）受容体あるいはアデノシン（A_1）受容体の遮断によって得られるが，前者は運動やisoproterenol投与などによって，後者は抗コリン作用をもつatropine, disopyramide, cibenzoline, pirmenolなどの薬剤，あるいはaminophyllineなどによってもたらされる．一方，心房の興奮頻度の減少は心房内リエントリーの旋回時間が延長することによってもたらされ，固定した回路においては伝導速度の低下によって起こる．特に解離速度の遅いNaチャネル遮断薬は心房内伝導速度を著しく低下させるため，心房興奮頻度が200/分以下になって1：1房室伝導を招くことがあり，その使用に際しては注意が必要である．

房室結節の伝導を抑制するには，β遮断薬，Ca拮抗薬，ジギタリスなどがある．特にジギタリスは心機能低下例でも使用できるほか，心房粗動を細動に移行させることがあり，それによって停止させたり，あるいはレートコントロールを容易にすることができる．4：1の房室伝導が維持できれば，ほぼ正常のQOLが得られる．しかしそれが困難な例や，心房粗動が初回の例では粗動を洞調律に戻す工夫が試みられる．

2）除粗動

心房粗動を洞調律にするには薬理学的方法と，電気ショック，高頻度心房ペーシング，そして高周波カテーテルアブレーションなどの非薬物療法とがある．血行動態などへの影響が顕著であれば電気ショックが確実で，しかも速い．その場合には麻酔，QRS同期下に25Jくらいの低いエネルギーからショックを試みる．心臓カテーテル中や，洞結節不全症候群あるいはジギタリス中毒などが疑われるときには高頻度心房ペーシングが安全であるが，これによって心房細動に移行することもある．高周波カテーテルアブレーションは長期的な再発予防の目的を兼ねて行うもので，典型例では右房峡部へのアブレーションにより根治可能と考えてよい．その意味では長期的に薬物治療が再発予防やレートコントロールのために必要な心房粗動例はすべてアブレーションの適応になるといっても過言でない．

薬理学的な除粗動にはNaチャネル遮断薬よりもKチャネル遮断薬のほうが適している．Naチャネル遮断薬は除粗動作用そのものが弱いうえ，前述したように心房内伝導速度を低下させたり，しばしば併存するM_2遮断作用によって1：1房室伝導を招く危険があるため，もし使用する場合には必ず房室伝導を抑制する薬剤を併用すべきである．一方，Kチャネル遮断薬は除粗動の成功率がやや高いが，停止に伴って心拍数が急に減少したときにQT延長からtorsade de pointesを促す危険のあることも忘れてはならない．なお一般に心房粗動では心房内に血栓が形成されることは心房細動の場合よりもはるかに少ないが，心房細動合併例や心機能低下例においては後述する心房細動と同様の抗凝固療法を行うことが勧められる．

4 心房細動

【概念】

心房細動は50歳代では人口の0.5%にみられる比較的まれな不整脈であるが，65歳以上で5%，80歳代では8.8%に増加する．一般に55歳を過ぎると10年ごとに倍加するといわれ，しかもそのほとんどが治療の対象となる．したがって高齢社会において最も頻繁に遭遇する不整脈の1つで

あるといえる．不整脈そのものは（WPW症候群やBrugada症候群の場合を除いて）致死的でないが，この不整脈が原因で形成される心房内血栓の遊離による脳梗塞が致死的となったり，重篤な神経障害を残すことが問題となる．脳梗塞の合併は年間4〜5％とされ，心房細動のない例に比べ5倍高い頻度である．脳梗塞に占める心房細動の割合も年齢によって増加し，50歳代では1.5％であるのに対し，80歳代では30％に達する．

心房細動のうち自然に（7日以内，通常24時間以内に）停止するものを発作性心房細動（paroxysmal AF），自然には停止しないが薬剤や電気ショックなどによって停止可能なものを持続性心房細動（persistent AF），停止不可能か停止をあきらめた場合は永続性心房細動（permanent AF）とよぶ．

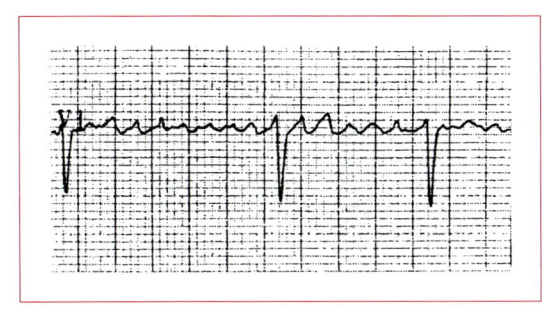

図17　心房細動

【病態生理】

心房細動は多くの場合，肺静脈近傍から発生する心房期外収縮を契機に，心房内に複数の機能的リエントリーを形成し，それが固定化することによって維持される．明らかな原因を認めずに出現する例も少なくないが（lone AF），高血圧に伴う左室コンプライアンスの低下が左房負荷につながって加わる肺静脈への伸展刺激，年齢や拡張型心筋症に伴う心房筋の変性，僧帽弁狭窄症や心房中隔欠損などに伴う心房拡張，あるいは術後心膜炎による心房筋の炎症などを基礎に出現することが多い．比較的若年者では迷走神経緊張に伴って夜に発症することが多いが，なかには交感神経緊張に伴って出現する例もある．このほかアルコールや甲状腺機能亢進症も誘因となる．

心房細動では心房興奮が400/分以上の頻度で起こるため，十分な心筋の拡張が得られないうえ，心房内で収縮期の細胞と拡張期の細胞とが同時にばらばらに存在するために心房全体として有効な収縮が行えない．心房収縮の消失に伴うスターリング効果の減弱により15〜20％程度の心拍出量の低下を招くが，その影響は僧帽弁狭窄症や，拡張期コンプライアンスの低い（肥大型心筋症，拘束型心筋症など）で顕著に現れ，時に心不全に陥ることもある．また，頻回で無秩序な心房興奮は，心室興奮の増加と心拍の不整をもたらし，その結果，不快な動悸を起こさせる．さらに頻脈が酸素消費量を増加させ，短縮した拡張期によって冠動脈血流が減少するため，冠動脈狭窄のある例では虚血を引き起こす危険がある．まれに不応期の短い副伝導路の存在する例では著しく速い心室応答によって循環不全のみならず，心室細動を誘発することもありうる．また，頻脈が長期間持続すると心筋収縮能を低下させることもある（tachycardia induced cardiomyopathy）．その一方で，心房内では血液がうっ滞する結果，血栓形成が進み，動脈塞栓，特に脳塞栓の原因となる．

【心電図診断】

心房内に複数のリエントリー回路が無秩序に存在するため，体表面心電図においてP波は認められず，f波とよばれる細かく，不規則な波形（細動波）を基線に認める（図17）．心房細動が慢性化した例やジギタリスを使用中の例ではリエントリー回路もより小さくなり，f波さえも十分認識できなくなることもある．

心房細動における心房興奮は無秩序に房室結節に向かうため，一定のレートで房室結節を通過するわけではなく，不規則な間隔で心室に伝わる（絶対性不整脈）．その結果，心電図上のRR間隔が不規則になる所見も，心房細動を診断するうえで重要である．

【管理と治療】

心房細動の管理で最も重要なことは，まず脳梗塞を防ぐことであり，次に考慮すべきは患者のQOLを改善することである．前者を達成するには心房細動を起こさせないことが最も有効であるが，それに限界がある現時点では，抗凝固療法の活用が鍵となる．QOLの改善には発作性心房細動に限っては洞調律維持（リズムコントロール）が

必要で，それには薬物療法とアブレーション治療とがある．より持続性の心房細動に対してはレートコントロールが安全かつ有効である．

1）抗凝固療法

心房細動に伴う塞栓症のリスクは心不全，高血圧，年齢，糖尿病，脳卒中(虚血性)・TIA の既往などによって規定される特徴があり，これら因子数の合計から危険度を予測しようとしたのが CHADS$_2$ スコアである．

具体的に C は congestive heart failure の頭文字であるが，単なる心不全の既往ではなく，最近 100 日以内に悪化した心不全としている．H は高血圧(hypertension)の頭文字であるが，これは現在良好に治療されている例も含めた高血圧例のことである．A は年齢(age)が 75 歳以上を意味し，D は糖尿病(diabetes)を指す．この C，H，A，D の 4 危険因子については，それぞれほぼ同等のリスクを有すると考え，各 1 点を付与したのに対し，脳卒中(stroke)/TIA の既往例を意味する S については，相対危険度が他の 2 倍近いために 2 点を付与し，その総和を CHADS$_2$ スコアと称する．CHADS$_2$ スコアが 0 点であれば脳卒中の年間発症率は 1.9％，1 点では 2.8％で，以後 3，4 点と総和が高まるにつれ，3.6％，6.4％へと増加する．従来は CHADS$_2$ スコアの 2 点以上の例に対して warfarin による抗凝固療法を，70 歳未満に対しては PT-INR 2.0〜3.0，70 歳以上の例では 1.6〜2.6 を目指して行われてきた．しかし warfarin は II，VII，IX，X 因子の産生を抑制するが，これら抗凝固因子を直接阻害するわけではなく，その生合成を肝臓のビタミン K 還元酵素を阻害することによって作用を発揮する．そのため効果には個人差が大きく，一定の効果が得られるまで試行錯誤による調整が必要で，安定するまでに数日から数週かかる．効果が安定し，その患者の適量が決まった後でも，食事内容や他剤との併用によって大きく効果が増強，あるいは減弱することなどが問題視されてきた．そこで凝固系カスケードの最終部分に近い Xa 因子を標的因子とする rivaroxaban，apixaban，edoxaban や IIa 因子を標的因子とする dabigatran などが開発された(表 5)．これらは warfarin と同等かそれ以上に脳卒中や塞栓症を減らし，しかも脳出血の合併ははる

表 5 warfarin と新規抗凝固薬の比較

	warfarin	新規抗凝固薬
効果発現/消失	数日	数時間
食物の影響	あり	なし
薬剤相互作用	多い	まれ
投与量	1〜9 mg	固定
モニター	要	原則不要
脳出血の合併	増加	まれ

かに少ないことが大規模試験により判明し，CHADS$_2$ スコア 1 点にも適応が拡げられた．さらに最近では CHADS$_2$ スコア 0 点でも 65 歳以上の例や左室機能低下例にも新規抗凝固薬の適応が拡大されている．しかし高齢者，腎機能低下例，消化管に出血性病変のある例，抗血小板薬併用例などでは出血リスクが高まるため，十分な注意が必要である．

また，除細動時には CHADS$_2$ スコアが 0 点であっても心房細動の持続が 48 時間を超えている場合には血栓塞栓症への注意が必要となる．そのような症例で除細動を行うには直前に経食道心エコー検査を行って心房内血栓の有無を確認するか，さもなければ warfarin で至適 INR を 3 週間以上維持した後で試みるべきである．また除細動後も最低 4 週間の warfarin 治療継続が必要である．

2）レートコントロール

薬理学的標的は，房室結節の内向き Ca 電流であり，それを低下させるには Ca 拮抗薬のほか，β 遮断薬やジギタリスなどが知られる．基本的な考え方としては，心機能低下の有無が重要で，心機能低下がなければ β 遮断薬や Ca 拮抗薬，心機能低下があればジギタリスが第一選択となる．安静時に，まず 110/分未満の心拍数を目指すが，それでも症状や心機能の改善が得られなければ 80/分未満を目指す．のみらず，運動時の心拍数も制御することも重要で，有症候例では中等度の運動で心拍数 110/分未満を目指す．単一薬剤でそれが達成できなければ心機能正常例でもジギタリスを追加したり，心機能低下例では少量の β 遮断薬の追加がしばしば有効なほか，急速なレートコントロールに landiolol 1〜10 μg/kg/分が digoxin 静注より優れているとの報告もある．薬剤

で十分なレートコントロールが得られないときには，さらに房室結節のアブレーションを試み，心室ペーシングか両室ペーシングを行うこともある．

3）洞調律への除細動

発症したばかりの心房細動例の約半数は24時間以内に洞調律に戻る．それ以外の例ではできれば48時間以内に洞調律に戻すことが望まれる．48時間以内に除細動を勧めるのは，血栓形成前で塞栓症を起こす危険が少ないからであり，また発症早期の方が薬理学的除細動が成功しやすいのと，除細動後の再発の可能性が低くなるためである．後者の概念は心房細動の長期化が心房不応期をますます短縮し（電気的リモデリング），心房細動の維持を促進するとともに，除細動直後に再誘発を起こしやすくするという研究成績に基づいている．一方，発症後48時間を過ぎた例では左房内血栓が形成されている可能性があるため，前述の抗凝固療法を行う必要がある．

緊急を要する場合，薬剤抵抗性の場合，器質的心疾患例などでは電気的除細動を用いることもあるが，それ以外の孤立性発作性心房細動の停止には，flecainide，pilsicainide，cibenzoline，disopyramide，propafenoneなどの薬剤を静注，あるいはpill-in-the-pocketとよばれる単回内服法で投与する．その際には心房粗動に移行させ1：1房室伝導を招く危険性，器質的心疾患例において陰性変力作用や，incessant sinusoidal型の心室頻拍を誘発する可能性などに十分な注意が要求される．一方，持続性心房細動を停止させたい場合にはbepridilを数週から6週間投与する方法がしばしば有効である．しかし本剤にはKチャネル遮断作用があることから，QT延長に伴うtorsade de pointesの合併に注意する必要がある．

4）洞調律の維持

いったん洞調律が得られた症例では，それが初発の発作であったり，アルコールや甲状腺機能亢進症，コリン作動物質，諸種侵襲的手技や手術，呼吸不全などが原因となっている場合には原因の除去のみを行って経過観察することも可能である．しかしながらそれ以外の大多数の例では，何もしなければ1年以内に半数近くの例が再発を起こすといわれる．心房細動の停止に有効であった薬剤をそのまま再発予防に使用することもよく行われるが，不全心，虚血心，肥大心などの器質的心疾患例においてはNaチャネル遮断薬の効果が少ない割に催不整脈作用が出現しやすいため，使用すべきでない．そのような場面ではamiodaroneの経口投与が有効なことが多いが，心外副作用の出現に注意を要する．薬剤抵抗性で有症候性の再発性発作性心房細動例に対してはカテーテルアブレーションによる根治が期待でき，手技に慣れた施設では積極的に行われている．

5 WPW症候群

【概念】

心房筋と心室筋との間は基本的に電気的に絶縁されているが，唯一，房室結節を介してのみ伝導が可能となっている．しかしなかには房室結節以外の伝導路を先天的に有する例が存在し，その伝導路のことを副伝導路（accessory pathway）とよぶ．副伝導路にもいくつかの種類があるが，最も代表的な副伝導路がKent束とよばれるものである．しかしその分布は一定せず，半数近くの例では左側に，1/4の例では後中隔に，1/5の例は右側に，残りが前中隔に分布する．Ebstein奇形の1割に右側Kent束の合併を認める．Kent束は1mmほどの太さの心房筋に類似した線維で，一般の心房筋と同様に電気を速い速度で伝えることができる．その結果，心房興奮がすべて完了しないうちに一部心室の興奮が開始され（早期心室興奮preexcitation），心電図上，P波に続くスラー状のデルタ波を呈する．このような症例では，心房から2つの伝導路を経て，異なる速度で興奮が伝わることになり，QRS波はこれら2つの興奮波の融合によって形成される．この副伝導路を有する例では，しばしば頻脈性不整脈を合併することが知られており，その特徴的な心電図波形と不整脈発作を併せ持つ例をWolff-Parkinson-White（WPW）症候群とよぶ．WPW症候群は人口1,000人に2,3人の頻度で存在し，子供に遺伝する確率は3.4％とされる．なかには心電図だけ異常所見を呈して不整脈発作を認めない例や，Kent束を下行せず上行のみ伝導するため，心電図波形には異常を呈さずに不整脈発作だけを起こす不顕性（concealed）WPW症候群も存在する．Kent束を

下行する顕性(manifest)WPW症候群では，まれに致死的不整脈を合併することがある．

【病態生理】

心室の興奮が2か所から開始されることにより，QRS波はその両者が混合されたものになる(融合興奮)．房室結節はもともと伝導速度が遅いうえ，自律神経の影響を受けやすく，また，短い間隔で心房興奮がくると一層伝導が遅くなる．それに対して副伝導路の伝導は興奮間隔にかかわらず速い．その結果，副伝導路の位置，自律神経の活動度，心房興奮の頻度などによって融合の程度が異なる．

2つの伝導路の不応期が異なるため，期外収縮の興奮が片方ではブロックされ，他方は通過できることがある．このとき，通過した興奮が，今度は最初ブロックを受けた側の伝導路を反対側から進入して戻ってきてリエントリーを形成する．これが房室回帰性頻拍とよばれる不整脈の機序である．房室回帰性頻拍の多くは房室結節を下行し，副伝導路を上行するが(順方向性)，まれにその逆方向性の頻拍もある．

副伝導路の不応期が短い例では，心房細動や心房粗動など，頻度の高い心房興奮が副伝導路を通過できるため，心拍数も著しく速くなることがある．しかもこの心室応答は不規則に起こるため，まれに心室細動が誘発されることがある．

【心電図所見】

1）非発作時の心電図

PQ時間短縮とデルタ波の存在が，最も特徴的な心電図所見である．このデルタ波を視認しやすい誘導は，副伝導路の位置によって異なる．V_1におけるQRS波の主な部分が上向きのものは左側にKent束が存在し(A型)，デルタ波は上向きでもQRS波自体は下向きのものは右側にKent束が存在する(B型)(図18)．さらにすべて下向きの場合は中隔にKent束が存在し，C型とよぶことがある．QRS波の形はこのようにKent束の位置に影響されるのみならず，上述したように自律神経の活動度や心房興奮間隔などによって修飾される．洞調律で，しかも房室結節伝導の良好な例では，洞結節から最も離れた左側壁にKent束が存在しても心室筋の大部分は房室結節を介する伝導によって興奮するため，WPW症候群の診断が

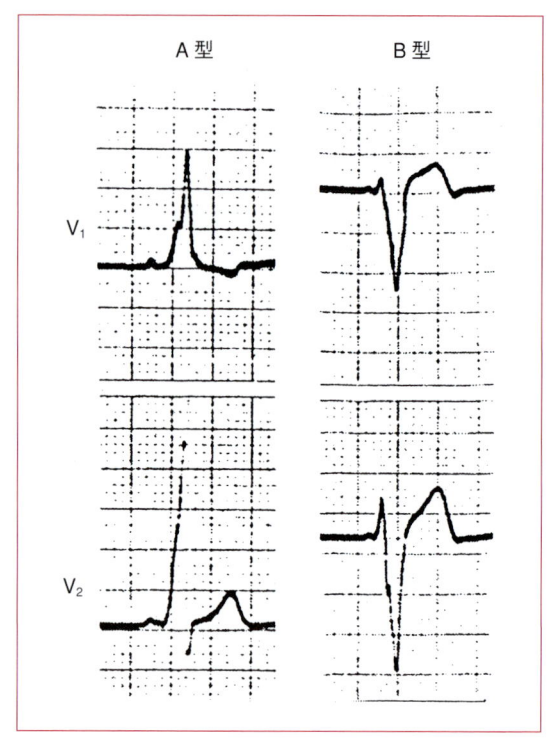

図18　WPW症候群の2型

困難なことがある(latent WPW)．そのような例では，迷走神経刺激などによって房室結節伝導を一時的に抑制することによってデルタ波を露呈できることがある．反対に右側のKent束ではデルタ波が顕著に現れる．デルタ波が異常Q波と類似するために心筋梗塞に間違えられたり，反対にデルタ波が存在するために心筋梗塞の診断が困難になることがある．同様にST部分にもWPW症候群は二次的異常をもたらすため，虚血の診断も困難になる．

2）頻脈発作時の心電図

①順方向性房室回帰性頻拍

　（orthodromic AVRT）

最も高頻度にみられる不整脈で，幅の狭いQRS波が150〜220/分のレートで規則正しく出現する(図19)．しかしこの所見のみでは他の発作性上室頻拍でもみられるため，さらにQRS波直後に逆行性のP波が1対1に観察されれば，逆行性伝導に副伝導路が使用されていることが推測される．逆行性P波がみられないときには房室結節リエントリー性頻拍を，P波がQRS波の

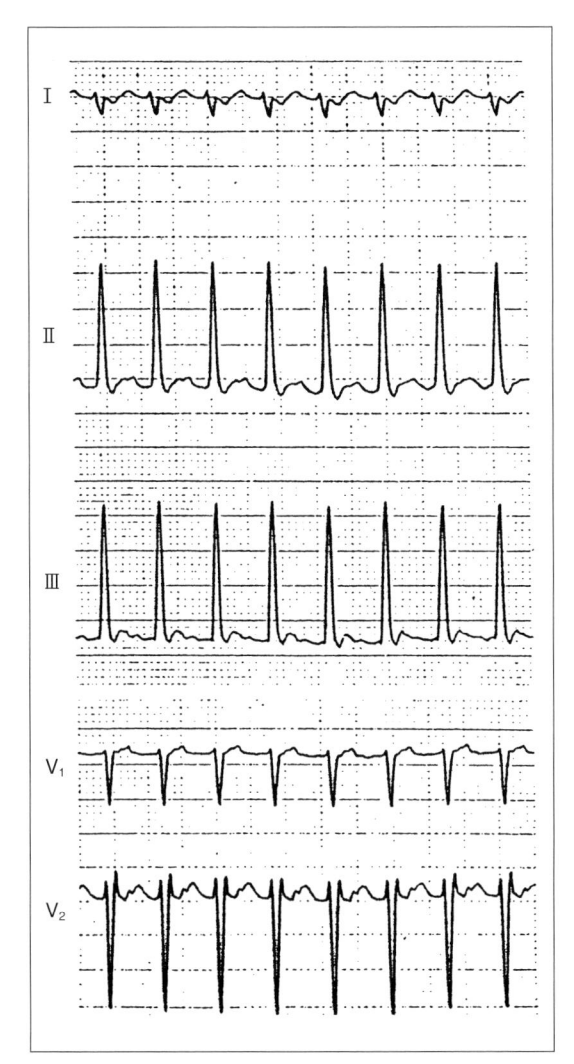

図 19 順方向性房室回帰性頻拍
ST 部分に P 波がみられる．

前にあれば心房頻拍を疑う．

②逆方向性房室回帰性頻拍(antidromic AVRT)

まれに出現する不整脈で，幅広い QRS 波が規則正しくみられ(pseudo VT)，心室頻拍や脚ブロックを伴った上室頻拍との鑑別が要求される．房室解離があれば心室頻拍，典型的な右脚あるいは左脚ブロック波形であれば上室頻拍と診断できるほか，平常の洞調律時の心電図があれば，そのデルタ波の向きが同じであることを確認すれば副伝導路を下行する不整脈であることがわかる．ただし，心拍数が 150/分前後のときには WPW 症候群に伴う心房粗動のこともある．

③WPW 症候群に合併する心房細動

若年者でも出現することがあり，まれに生死にかかわるので注意する．(a)細動波の存在，(b) RR 間隔が不規則，(c)QRS 波が幅広く，不揃い，などの所見をもとに診断する(図 20)．

【診断】

受診のきっかけは健康診断における心電図異常か，頻脈性不整脈発作による動悸，めまい，まれに心室細動による心停止である．症状のみで診断につながるものはないが，発作性上室頻拍を示唆する動悸は，①突然発症し，②突然停止し，③整脈，④速い脈で，⑤しばしば尿意を催す，などの特徴を有する．一般にこのような動悸が若年者に繰り返しみられるときには，平常時の心電図にデルタ波があろうと(顕性)，なかろうと(不顕性)，副伝導路を介する房室回帰性頻拍を疑う．

デルタ波の有無がはっきりしないときには，心電図の連続モニタを行い，心房期外収縮の QRS 波が洞心拍の QRS 波より幅広いか，反対により幅狭ければ，順行性伝導可能な副伝導路の存在がわかる．ATP のような房室結節の伝導をブロックする薬剤を用いればよりデルタ波が明瞭になる．反対に K チャネル遮断作用を有する抗不整脈薬の静注により QRS 波の幅が狭くなれば，基礎に副伝導路の順行伝導が存在し，その不応期が比較的長いことを推測できる．

【予後判定と管理】

予後は概ね良好であるが，毎年 1,000 人に 1 人(0.1%/年)が突然死を起こす．これは発作性心房細動において副伝導路を介する心室応答が著しく頻回になった場合に誘発される心室細動による．その出現を左右するのは心房細動の起こりやすさ，副伝導路不応期の短さ，心室筋異常の有無，誤診による不適切な薬剤の投与などである．心房細動時の最短 RR 間隔が 250 msec 以下の例の年間突然死発生率は 0.56% と高く，特に 220 msec 以下では危険が高い．副伝導路離断による根治治療後には健常者とほぼ同等の予後が期待できる．

心房細動時の最短 RR 間隔は副伝導路の不応期の長さによって規定されるが，この長さをカテーテルによる電気生理検査をせずに予測する 3 つの方法がある．

トレッドミル運動負荷試験で洞性頻脈に伴いデ

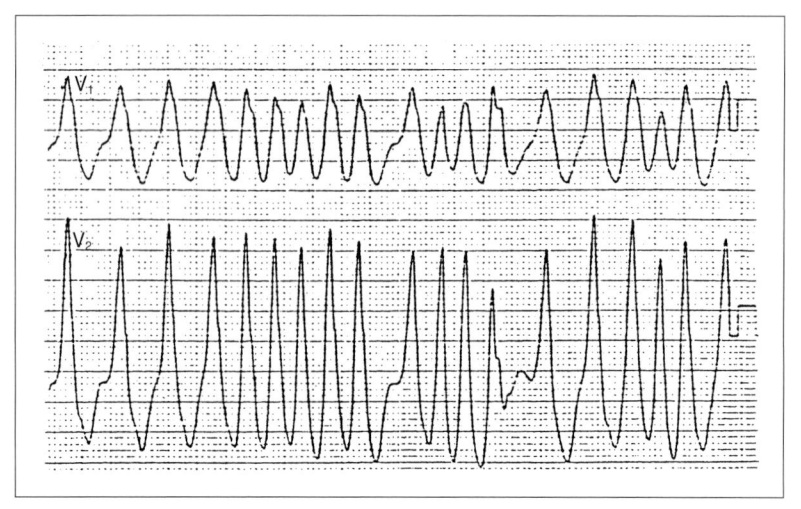

図20　WPW症候群に合併した心房細動

ルタ波が消失すれば，副伝導路の不応期が比較的長いことがわかる．同様にホルター心電図検査記録上も，デルタ波が間欠性に消失すれば，副伝導路が比較的長いことがわかる．さらにprocainamide 10 mg/kgを5分間で静注し，デルタ波が消失すれば副伝導路の不応期が270 msec以上あり，心房細動が生じても突然死の危険性の少ないことが推測できる．

　WPW患者が胸痛を訴えたときには，デルタ波の存在のために虚血や梗塞の心電図診断が困難となるので，Kチャネル遮断作用を有する抗不整脈薬の静注によりデルタ波の消去を試みるか，アイソトープを利用した心筋シンチグラフィ検査が有用である．

【治療】
1) 頻拍発作の既往のない例
　パイロットなど特殊な職業でない限り，無処置で経過観察するが，副伝導路の不応期が短いと推測される例では過激な運動は禁止する．
2) 頻拍発作停止のための治療
　①房室回帰性頻拍
　房室結節でリエントリーの停止を試みるのが一般的で，それにはValsalva手技や頸動脈洞刺激のような非薬物的迷走神経刺激法と薬物療法とがある．薬物ではATP 10〜20 mg，verapamil 5〜10 mg/1〜3分，propranolol 1〜2 mg/2〜4分，などが房室結節の伝導を抑制する．このうちβ遮断薬以外の薬剤はいずれも心房筋や副伝導路の不応期を短縮する作用を併せ持つため，まれに心房細動の誘発を招き，さらに心室細動を誘発する危険がある．顕性WPW症候群の例あるいはデルタ波の有無が未知の例では，これらの薬剤を使用する際に電気除細動装置の準備が必須である．同様に不応期を短縮し，しかも半減期の長いジギタリスは禁忌と考えてよい．
　②発作性心房細動
　血行動態の異常が顕著であれば，ただちに直流除細動を行う．比較的安定した血行動態であれば抗不整脈薬，具体的にはprocainamide 50 mg/分で200〜1,000 mg，disopyramide 50〜100 mg/5分，pilsicainide 1 mg/kg/10分，flecainide 1〜2 mg/kg/10分，cibenzoline 70 mg/2〜5分あるいはamiodarone 125 mg/10分などの静注が試みられる．先に述べた理由でジギタリス，ATP，verapamilなどは禁忌である．幅の狭いQRS波が主体の心房細動で心拍数をコントロールするにはβ遮断薬が望ましい．
3) 頻拍発作再発防止のための治療
　発作が極めてまれな房室回帰性頻拍を除けば，高周波カテーテルアブレーションにより副伝導路の伝導を途絶させることが好ましい．アブレーションは短期入院で行え，しかも成功率も高いが，まれに心筋穿孔による心タンポナーデ，房室ブロック，動脈塞栓などを合併する危険性がある．ア

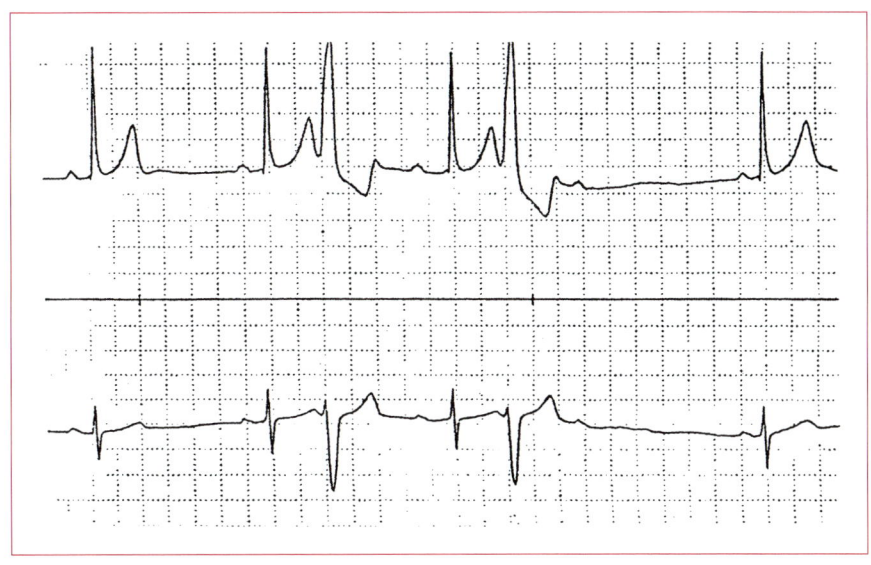

図 21 心室期外収縮

ブレーションが不可能な場合や，患者がそれを望まない場合にはKチャネル遮断薬単独か，それにβ遮断薬を併用する．これらの薬剤に抵抗性の場合にはamiodaroneの使用を検討する．不顕性WPW症候群やアブレーション成功後の例を除けば，予防にジギタリスやverapamilなどの薬剤を使用することは禁忌である．一般薬でも喘息に対するβ受容体刺激薬や，腸管運動や膀胱筋収縮を促進させるための迷走神経刺激薬は副伝導路の伝導を促進するため，注意が必要である．

C 心室頻脈性不整脈の管理

1 心室期外収縮および非持続性心室頻拍

【概念と病態生理】

　心室の固有調律よりも早期に出現する心室(脚分岐以下)起源の興奮のことを心室期外収縮とよぶ．またそれが3拍以上持続して自然停止するものを非持続性心室頻拍とよぶ．通常，非持続性心室頻拍というときには120/分以上のレートで15連発以内のものを指すことが多い．

　心室期外収縮は不整脈のなかで最も高頻度に検出され，しばしば患者に特有の不安感を生じさせる．発生機序は多くの場合，不明である．撃発活動に由来するものと，リエントリーに由来するものとがある．基礎に心疾患のない場合には特発性とよび，連発の有無にかかわらず，一般に予後良好とされる．特発性心室不整脈のうち，右室流出路起源のものはしばしば撃発活動によって出現し，左室後中隔起源のものはしばしばリエントリー性機序により出現する．それに対して器質的心疾患を有する例では，その基礎疾患の重症度に応じて心室性不整脈も増加するほか，心室期外収縮がきっかけとなって持続性心室頻拍や心室細動を引き起こすことがある．

【症状】

　心室期外収縮や非持続性心室頻拍は，無症状の例も少なくないが，たった1発でも動悸を訴える例もある．心室期外収縮そのものは感じなくても，その後の拡張期時間が延長して次の心拍の収縮が強まるため，そこで強い鼓動を感じることが多い．十分な拡張期なしに期外収縮が生じると，駆出を伴わない無効収縮となるため，特に200/分を超える速いレートの非持続性心室頻拍では血圧低下を伴い，めまいや失神を起こすこともある．

【心電図診断】

　洞調律であれば通常，洞周期よりも短い連結期で出現する0.12秒以上の幅広いQRS波で，先行する早期P波を伴わない心拍を心室期外収縮と診断する(図21)．洞周期よりも遅く，一定の間

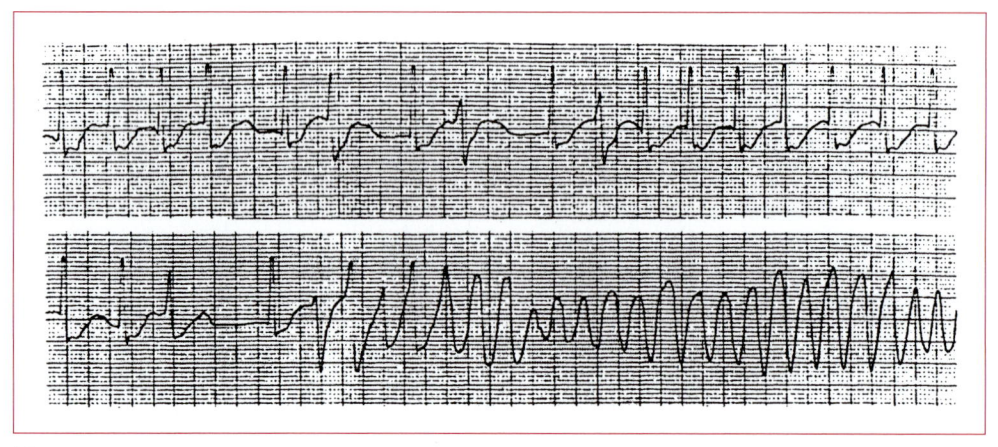

図22　torsade de pointes

隔をもって出現する幅広いQRS波からなる心拍は心室性補充調律と診断する．

　心房細動ではP波が見えないため，上室由来の変行伝導の可能性を否定する必要があり，その診断はときに難しい．機能的脚ブロック（変行伝導）では，長いRR間隔の後の連結期が短いほど幅広いQRS波（右脚ブロック型が多い）を認めやすい．

　心室期外収縮の出現頻度が10/時間以上のものを多発性，QRS波形が2種類以上あるものを多形性あるいは多源性，連結期が短くて前の心拍のT波の頂点付近に出現するものをR on Tと表現する．多源性心室期外収縮の存在は，広範囲に及ぶ病的心筋の存在を示唆する．またR on Tを呈する単発性心室期外収縮や，短いRR間隔で連発する非持続性心室頻拍は，持続性心室頻拍や心室細動の誘発につながる可能性を示唆する．

　QT延長に伴う非持続性心室頻拍は多くの場合，多形性を示しtorsade de pointesとよばれる（図22）．多形性心室頻拍のほとんどは非持続性で自然停止するか，さもなければ心室細動に移行するかのいずれかである．

【臨床的意義と予後】
　器質的心疾患のない例においては心室期外収縮の存在が予後に影響することはない．健常者でも12誘導心電図では1％に，24時間ホルター心電図では半数近くの例で心室期外収縮を認めるといわれる．健常者の場合には心室期外収縮を認めても左脚ブロック型（右室起源）のことが多く，通常，単発性で100/日以下と数も少ない．一般に夜間よりも日中のほうが出現頻度は高い．Barretらによれば5個/時間以上の心室期外収縮多発を健常者の6％に，二段脈を5％に，連発を8％に，多源性を10％，R on Tを4％に認めたという．連発例は，しばしば運動によって増加する傾向を示し，右室流出路起源であることが多い．心室期外収縮の出現パターンがたとえ多発性や連発性であっても心臓に器質的異常がなければ予後不良を意味しない．Kennedyらは60/時間以上の多発性心室期外収縮（63％が多形性，60％が2連発，26％が3連発以上，4％がR on T）を有する73例の健常者を抗不整脈薬を投与せずに平均6.5年追跡したところ，1例の突然死を認めたのみで，心室期外収縮をもたない健常者と比較して特別に予後不良とはいえなかったと述べている．

　器質的心疾患例では心室期外収縮の10/時間以上の多発や連発が電気的不安定性を反映し，突然死を予測することがある．心筋梗塞退院前に24時間ホルター心電図検査を行い予後を調査した報告によると，10/時間以上の心室期外収縮を20％に，2連発を28％に，3連発以上を11％に認めた．10/時間以上の頻度で心室期外収縮がみられた例では1年後の死亡率が19％といわれる．心筋梗塞後の予後が心機能によって影響されることは疑いのないことであるが，それに加えて心室期外収縮の多発という所見の存在がさらに予後の不良なことを示唆する．さらに，この報告によると左室駆出率が40％未満の症例も，心室期外収縮

が10/時間以上の症例もいずれも1年後死亡率は19%であるが，その両者を併せ持つと25%，いずれもなければ8%の死亡率が予測できるという．そのような観点から，心室性不整脈を心筋異常のマーカーとして認識することが重要である．

【治療】

心室期外収縮も非持続性心室頻拍も基本的な治療方針は変わらない．しかし，もし後者がめまいや失神を起こしているのであれば，これは突然死の前兆として，ICDを含めた治療を検討しなければならない．

心室期外収縮や非持続性心室頻拍による一過性の動悸だけでは，抗不整脈薬の急性投与の対象にはならない．治療は基本的に予防治療であり，その目的は，生活に支障をきたすほど顕著な症状の緩和，あるいは生命予後の改善にある．

治療では，まず可逆性原因の有無を検索し，虚血，電解質異常を極力改善し，同時に薬剤による催不整脈作用の可能性についても調べる．

心筋梗塞発症後24時間以内であれば単発の心室期外収縮が心室細動のきっかけとなることもあり，心電図モニタと除細動器の用意が欠かせない．しかし心筋梗塞後に観察された心室期外収縮，あるいは非持続性心室頻拍に対する抗不整脈薬治療が予後を改善するという確証はない．CASTとよばれる大規模試験ではNaチャネル遮断薬が，SWORDとよばれる試験ではKチャネル遮断薬が，それぞれ突然死をかえって増加させる，という催不整脈作用を示した．特に前者の試験は抗不整脈薬が心室期外収縮を有意に減少させたにもかかわらず，後々になってこの催不整脈作用が認められたことから，器質的心疾患に伴う比較的軽症の心室性不整脈例に対して，予後改善のための予防的抗不整脈薬投与は，むしろ控えるべきと考えられている．

器質的心疾患のない例に出現する心室期外収縮は，予後への影響はほとんどないことから，それに伴う動悸など胸部不快感がQOLを著しく低下させている場合に限って治療の適応となる．まずβ遮断薬を試み，それでも不整脈の軽減が得られないときには，flecainide，pilsicainide，disopyramide，propafenone，cibenzoline，pirmenolなどNaチャネルからの解離の遅い薬剤が効果的である．心室期外収縮の日内および日差変動は大きく，24時間ホルター心電図を2回行い，1回目に記録された心室性期外収縮数が2回目には8割以上減少したときに薬の影響と判断できる．

いったん，薬剤が投与開始されたら，特にその効果を自覚的および他覚的に判定するとともに，催不整脈作用，陰性変力作用，副作用などの出現に注意を払う．心室期外収縮は必ずしも恒常的なものではなく，経過とともに増加する例もあれば，減少する例もある．増加する例では原病の進行のために当初の薬剤が無効となった可能性と，催不整脈作用を呈した可能性を疑う必要がある．反対に3，4割の症例では無投薬でも心室期外収縮が減少することがあり，そのような症例に対する盲目的長期薬物治療は害あって益なしである．

2 心室細動と持続性心室頻拍

【概念と病態生理】

心室細動は突然死を引き起こす最も重要な不整脈であり，心室の有効収縮は失われ，実質的に心停止をもたらす．まれに数秒で洞調律に戻るものもあるが，ほとんどはそのまま回復せずに，蘇生を試みなければ数分のうちに非可逆的な死に至る．この心室細動は洞調律から突然，発生することもあるが，器質的心疾患を有する例ではしばしば心室頻拍から移行する．その意味で持続性心室頻拍も致死性不整脈の1つとして治療の緊急性が要求される．なかには持続性心室頻拍が器質的心疾患のない例に，しばしばPurkinje線維を介して出現することがあり，特発性心室頻拍とよばれる．その場合は血行動態への影響は少なく，必ずしも悪性と考える必要はない．しかし持続性心室頻拍の多くは器質的心疾患例，それも心機能の低下した例に出現する傾向があり，レートが速いほど血行動態への影響も大きい．

陳旧性心筋梗塞や拡張型心筋症，不整脈源性右室異形成症とよばれる病態に伴う持続性心室頻拍は，ほとんどが一定の回路を有するリエントリーによって持続性心室頻拍が出現し，それと同じものがプログラムペーシングによって誘発することができる．心室細動もリエントリーではあるが，その回路は一定したものではなく，また健常心で

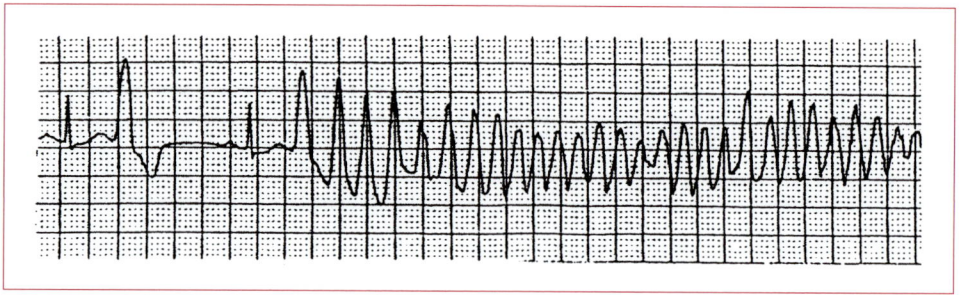

図23　心室細動

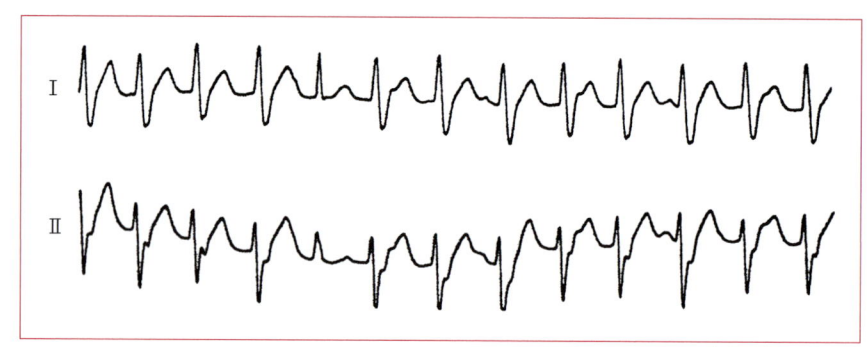

図24　心室頻拍

も条件によっては誘発できることがある．器質的心疾患のない例に発生する特発性心室細動としては，洞調律時にQT延長に伴うQT延長症候群，$V_{1\sim3}$のST上昇と不完全右脚ブロックを特徴とするBrugada症候群が有名である．

【心電図診断】
　心室細動では，基線が認められないほどの高頻度で，幅広いQRS波が形状，軸，レートを変化させながら持続し，しだいに低電位化していく（図23）．それに対して持続性心室頻拍はほとんどの場合，QRS波形が1種類の単形性であり，レートも120/分から240/分までさまざまである．このようなwide QRS tachycardiaでは，上室頻拍に脚ブロックや副伝導路を伴った場合との鑑別がしばしば問題になる．器質的心疾患，特に心筋梗塞例にみられるwide QRS tachycardiaは，まず心室頻拍の可能性を考えて対応する．QRS波とP波とがお互いに独立して規則正しく出現する房室解離や，洞性心拍との融合収縮の所見があれば，心室頻拍と診断してよい（図24）．また胸部誘導でRの始めからSの最低点までの時間が100 msec以上ある場合も心室頻拍が疑わしい．一般に左脚ブロック型では右室，右脚ブロック型では左室にその起源があると推察される．さらにII，III，aV_Fで高いR波を認めれば心基部高位（流出路），左側胸部誘導に深いS波を認めれば心尖部起源が疑われる．

【臨床的意義と予後】
　突然死の発生は副交感神経の緊張が弱まり，代わって交感神経緊張が高まる午前7時から11時の間にピークを迎えるが，これは心筋梗塞の発生時刻のピークと一致する．運動時に心室細動を起こす病態としては虚血のほかにQT延長症候群（特にLQT1）が有名である．同様に運動時に心室頻拍を起こす病態としては右室流出路起源の特発性心室頻拍や不整脈源性右室心筋症，カテコラミン感受性多形性心室頻拍などがある．反対に安静時や睡眠時に心室細動を起こす病態としてはBrugada症候群とLQT3が有名である．

　急性心筋梗塞の3〜4割の例が病院到着前に心室細動による突然死を起こす．しかしこのリスクは時間とともに低下する．この発症48時間以内

に出現した心室細動は院内予後の悪化を予測するものの，1年後の予後には影響しないことが示されている．それに対して持続性心室頻拍は短期的には心室細動よりもコントロールしやすいが，長期予後が不良なことを意味する．これは拡張型心筋症などでも同様で，持続性心室頻拍出現例の方が心室細動例よりも心機能が不良なことを反映している．反対に心機能低下の軽度な例における死亡原因は心室細動による突然死であることが多い．

【治療】

心室細動の治療は発生直後に，非同期下に直流電気ショックを加えて除細動するしかない．特に院外においては，AEDの使用が有用である．一方，器質的心疾患に伴う持続性心室頻拍では，それが血行動態を急速に悪化させるものであれば，麻酔，QRS同期下に50 Jから電気ショックを施す．血行動態が比較的安定していればlidocaine, procainamide, あるいはnifekalantやamiodaroneなどの静注を試みる．心室細動や心室頻拍が電気ショック抵抗性の場合にはnifekalantかamiodaroneの静注が選択される．

心室細動をすでに経験した症例や基質的心疾患に伴う持続性心室頻拍を経験した例では，明らかな急性の原因（虚血，電解質異常，薬剤など）がない限り，再発作に備えてICDの植込みが薦められる（二次予防）．致死性頻脈発作を未経験の例でも，冠動脈疾患あるいは拡張型心筋症で左室駆出率が35％以下の慢性心不全例において，非持続性心室頻拍や失神を呈したり，心室細動や持続性心室頻拍が誘発されるような例では，予防的に埋め込むことも推奨される（一次予防）．

ICDそのものには不整脈の予防機能はないため，発作の再発を繰り返す例や電気的ストームを起こす例などでは，アブレーションやamiodaroneの追加投与が有効である．再発予防にはβ遮断薬もしばしば有効で，この薬剤は心機能低下例のみならず，先天性QT延長症候群でも重要な予防薬として使われている．ただしBrugada症候群ではβ遮断薬は禁忌とされる．

特発性心室頻拍のうち，左脚ブロック・右軸偏位のものは右室流出路に起源を有する撃発活動性の心室頻拍が疑われ，しばしばATPにより停止する．非持続性心室頻拍を呈することも多く，比較的若年者において運動など交感神経賦活時に出現しやすい．β遮断薬が奏効することもある．一方，特発性心室頻拍でも右脚ブロック，左軸偏位のものは左脚後枝領域のリエントリー性心室頻拍が疑われ，これはverapamilにより停止する．いずれの特発性心室頻拍も起源の同定が可能であり，高周波カテーテルアブレーションにより完治しうる．

3 QT延長症候群とBrugada症候群

基質的心疾患を伴わずに心室細動を起こして突然死に至る特発性心室細動の多くが，心筋イオンチャネル，細胞膜蛋白，受容体の調節に関係する遺伝子の変異によって発症するイオンチャネル病であることがわかってきている．

1）QT延長症候群（long QT syndrome；LQTS）

これは一般に遺伝性（家族性）が明らかな先天性LQTSと，抗不整脈薬や低K血症，徐脈などによって著明にQT時間が延長する後天性LQTSとに分類されるが，後者は前者の潜在型を含んでいる．先天性LQTSの臨床診断はSchwartzの基準に従い，合計点数が4点以上を診断確実，2,3点は疑い，1点以下は可能性が低いと判定される（表6）．特に男性でQTc≧440 msec，女性でQTc≧460 msecで，ストレスに伴う失神，torsade de pointes，35歳以下での突然死の家族歴のいずれかを認める場合だけでも，先天性LQTSと診断することが多い．

QT延長は心室筋活動電位プラトー相延長を反映しているに過ぎないが，そのためにはこの第2相での外向き電流が減少（loss of function）するか，あるいは内向き電流が増加（gain of function）することが必要で，それにかかわるさまざまな遺伝子異常が原因となりうる．それに応じて12種類に分類され（表7），最も頻度が多くおよそ40％を占めるLQT1は*KCNQ1*を原因遺伝子としてIKsの減少によって幅広い（broad-based）T波を示すLQTSで，10代での発症が多く，典型例では運動時，特に水泳のダイビングなどで誘発される．30〜40％を占めるLQT2は*KCNH2*を原因遺伝子としてIKrの減少によるノッチを伴う平低（low-amplitude, notched）T波を特徴とし，典

表6 QT延長症候群の診断基準

	points
1. 心電図所見	
A. Bazett法補正によるQT間隔	
≧0.48 sec$^{1/2}$	3
0.46-0.47 sec$^{1/2}$	2
0.45 sec$^{1/2}$（男子）	1
B. torsade de pointes*	2
C. 交代性T波	1
D. 3誘導以上でのnotched T波	1
E. 年齢不相応の徐脈	0.5
2. 臨床症状	
A. 失神*	
ストレス時	2
非ストレス時	1
B. 先天性聾	0.5
3. 家族歴	
A. definite LQTSの家族歴	1
B. 30歳未満の突然死	0.5

算定法（診断法）　≧4ポイント：high probability (or definite)，
2〜3ポイント：intermediate probability，
≦1ポイント：low probability
*：torsade de pointes と失神は同時に算定してはいけない
（Schwartz PJ, Moss AJ, Vincent GM, et al : Diagnostic criteria for the long QT syndrome. An update. Circulation 1993 ; 88（2）: 782-784 より改変引用）

発作は安静時や睡眠中であることが特徴的とされる．LQT3は頻度は少ないが，心事故による致死率は高い．それぞれ薬物療法としてはLQT1にβ遮断薬，LQT2にK製剤や抗アルドステロン薬，LQT3にmexiletineが有効とされるが，心室細動をすでに起こした例や，薬剤抵抗性の例にはICDを植込むことが勧められる．

一方，後天性LQTSでは，torsade de pointesへの対処法を知っておくことが重要である．当然ながら原因となる薬物を中止することが基本となるが，血清K値を4.5 mEq/L以上に上昇させることや，薬やペーシングによって心拍数を高めに保つことも有用である．直接不整脈を抑制する静注薬としてはKチャネル遮断作用のない薬剤を選択することが特に重要で，lidocaineやmexiletineなどが使われる．ほかにも活動電位短縮や撃発活動を抑制する目的でverapamilやmagnesium hydroxide, nicorandilなどを投与することがある．

2）Brugada症候群（図25）

安静時や夜間発症する突然死としてときにポックリ病と称されてきた特発性心室細動で，1992年にBrugada兄弟が8例の症例を報告したことからBrugada症候群とよばれる．アジア人の中年男性に多く，男性ホルモンも影響すると考えられている．心電図で右脚ブロック様波形とV$_1$〜V$_3$での0.2 mV以上の上に凸のST上昇を特徴とするが（coved型），（同じ人でも）下に凸のST上

型例ではアラームなどの音刺激で覚醒時に発症しやすい．一方，10%程度を占めるLQT3は，SCN5Aを原因遺伝子としてINaを減少させ，ST部分の長い（late appearing）T波を示すが，

表7 QT延長症候群の原因遺伝子とイオンチャネル機能

タイプ		遺伝子座	原因遺伝子	イオンチャネル
先天性LQTS	Romano-Ward症候群			
	LQT1	11(11p15.5)	*KCNQ1*	I$_{Ks}$
	LQT2	7(7q35-q36)	*KCNH2*	I$_{Kr}$
	LQT3	3(3p21-p24)	*SCN5A*	I$_{Na}$
	LQT4	4(4q25-q27)	*Ankyrin-B*	Na-K ATPase, I$_{Na-Ca}$
	LQT5	21(21q22.1-q22.2)	*KCNE1*	I$_{Ks}$
	LQT6	21(21q22.1-q22.2)	*KCNE2*	I$_{Kr}$
	LQT7	17(17q23)	*KCNJ2*	I$_{K1}$
	Jervell & Lange-Nielsen症候群			
	JLN1	11(11p15.5)	*KCNQ1*（ホモ接合体）	I$_{Ks}$
	JLN2	21(21q22.1-q22.2)	*KCNE1*（ホモ接合体）	I$_{Ks}$
後天性LQTS		11(11p15.5)	*KCNQ1*	I$_{Ks}$
		7(7q35-q36)	*KCNH2*	I$_{Kr}$
		3(3p21-p24)	*SCN5A*	I$_{Na}$

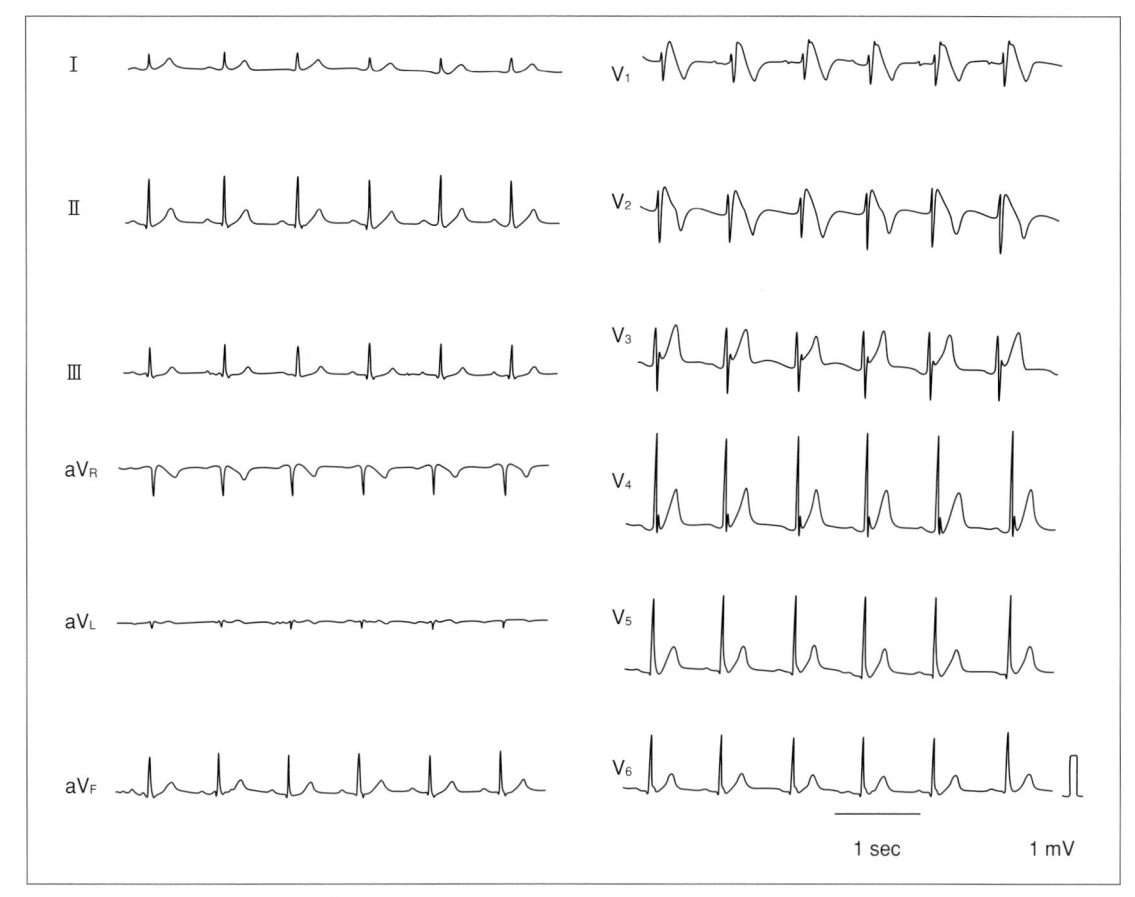

図25 Brugada症候群の心電図

昇を示すこともある(saddle-back型). さらに典型的な場合にはcoved型ST上昇に陰性T波を伴う(type 1). このような典型的心電図は日本人健常成人の2,000人に1～2人存在するが, そのうち危険性のあるのは1割程度とされる.

典型例では右室心外膜側心筋に豊富なItoの亢進によって活動電位第1相にノッチを形成し, それがV_2付近の心電図でJ波として反映される. しかしJ波が下壁誘導や側壁誘導で観察される亜型も存在する. 亢進したItoにより心外膜側心筋活動電位のプラトー相が失われると活動電位が第2相で終了してしまい, そこに興奮が戻ってくるとphase 2リエントリーが形成され, 心室細動を引き起こす機序が想定されている. そこにはI_{to}に限らず, I_{Ks}, I_{Kr}, I_{KATP}などの外向き電流や, I_{Ca}, I_{Na}などの内向き電流も関係するため, これらの

イオンチャネルの遺伝子異常も原因となりうる. これらの電流を変化させることによってST上昇をさらに増強させたり, 減弱させることが可能で, 一般に副交感神経刺激, 交感神経抑制, 発熱, I_{Na}やI_{Ca}の抑制などによってST上昇が増強し, 時に不整脈発作を誘発する. 運動直後の回復期や, 夜間や満腹後などにSTが上昇しやすいほか, pilsicainideなどのNaチャネル遮断薬によってST上昇が顕著となり, 診断に利用されることもある.

発作急性期にはisoproterenolの点滴(1～2μg, bolus＋0.15μg/分)が有効であるが, より慢性期にはItoを抑制するquinidineや, cilostazol, bepridilなどが有効との報告がある. 心室細動発症例には再発予防目的でICD植込みが推奨されるが, その前段階として失神, 突然死の家族歴, 電

気生理検査での心室細動誘発の3つのうち2つ以上がそろっていればICDを勧めることが多い．反対にβ遮断薬やNaチャネル遮断薬などを安易に使用しない注意も重要で，本症例に時に合併する心房細動に対しては，アブレーションによる根治治療が望まれる．

〔三田村秀雄〕

第8章 先天性心疾患

1 心臓，血管の発生と構造

　心臓と大血管系の発生過程を知ることは，正常の心血管系の解剖を知り，先天性心疾患の発生機序，解剖，病態生理を理解するためにも必要である．心血管系の発生，形態形成は，胎生期細胞の分化，遊走，相互作用などを含む複雑な過程であり，以前は解剖学的研究が主体であった[1,2]．しかし，近年，分子生物学，遺伝学の進歩により，心血管系の発生過程の遺伝，分子機構が急速に解明されつつある[3]．

A 胎生期循環系の変化

　心臓血管系は個体発生のなかで，最初に機能をしはじめ，以降，血液，酸素を供給することにより各器官の発達を支える．受精直後の初期胚（受精後3週まで）は，単純な拡散によって，呼吸，栄養分の供給，排泄を行う．胎生3週から2か月にかけては卵黄循環（vitelline circulation）の時期であり，これは卵黄嚢の壁に存在する血島で産生される血芽細胞を運搬するのが主な役割である．同時期に尿嚢循環（allantoic circulation）と胚内の血管系が発達する．

　胎生2か月以降は，胎盤循環（placental circulation）が主体となり，卵黄循環は退化してその一部を上腸間膜静脈に残すのみとなる．胎盤循環は，尿嚢循環と臍帯動静脈が胎盤と結合することにより形成される．

B 原始心筒の形成

　心臓の形態形成には，前外側板中胚葉より分化する心筋細胞と，神経管の背側に形成される神経堤（neural crest）由来の細胞が関与する．これらの細胞の分化や遊走の分子機構については，種々の成長因子や遺伝因子の関与が明らかになっている．

　胎生20日頃，前側板中胚葉内に，心筋細胞に分化する細胞が出現して，左右一対の心臓原基を形成する．心臓原基は中線方向へ移動し，胚の頭側で癒合して原始心筒（primitive heart tube）を形成する．原始心筒は，内層（心内膜筒），中層（心ゼリー層で細胞外基質よりなる），外層（心筋外套で，心筋組織のもととなる）の3層よりなる．原始心筒は，将来の心腔，大血管，弁などを形成する部分が前後方向に配列されており，5つの膨大部と4つの狭小部が認められる．膨大部とくびれは，それぞれ交互に配列している．すなわち，頭側から静脈洞（最初の膨大部），洞房結合部（最初のくびれ），原始心房（第2膨大部），房室管（第2のくびれ），原始心室（第3膨大部），球室孔（第3のくびれ），心球部（第4膨大部），球動脈幹結合部原始心室（第4のくびれ），動脈幹（第5膨大部），大動脈嚢（第5膨大部の遠位端）である．これらはのちに，頭側より順に，大動脈弓，大動脈幹/肺動脈幹，半月弁，右室/漏斗部/左室流出路，

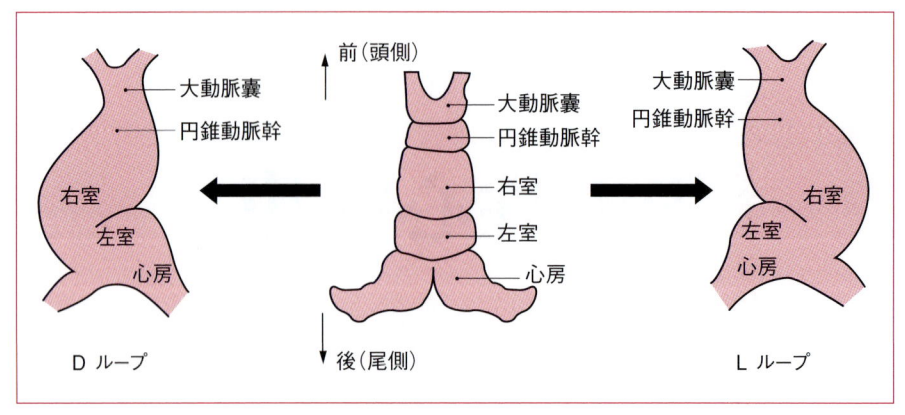

図1 原始心筒のパターン化と心ループ形成
原始心筒は，将来形成される心腔などに対応して，前後方向にパターン化されている．また，原始心筒は，屈曲してループを形成することにより，左右非対称になる．正常では右方向に屈曲するため，Dループとよばれる．逆に，左方向に屈曲すると（Lループ），右胸心や修正大血管転位を発生する．

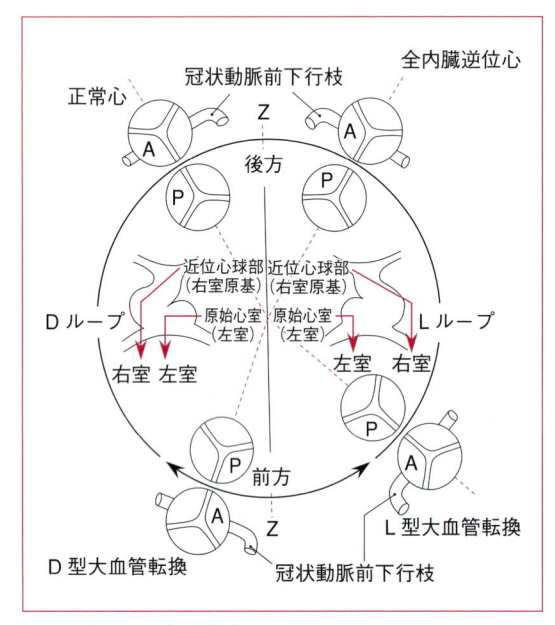

図2 心ループの法則
正常心やD型完全大血管転位では，大動脈弁（A）は，肺動脈弁（P）の右側にあり，一般にDループ（右室が右，左室が左側）であることを示している．全内臓逆位やL型大血管転位ではその逆の関係にあり，Lループ（右室が左，左室が右）の存在を示す．ループの法則は，まれに例外もあるが，一般に見られる心室大血管関係に適応できる．前下行枝が左冠動脈より起始すれば，Dループ，右冠動脈より起始すれば，Lループの関係を示しており，肺動脈が不明瞭なときや大血管が前後に並んで左右関係を定めがたいときに応用できる．

心室中隔，左室，房室弁，心耳，境界稜/下大静脈弁・冠静脈洞弁，右房後壁などになっていく．

C 心ループの形成と成熟（図1, 2）

原始心筒内の血液の流れは徐々に拍動性となり，心室拍動による前方拍出が始まる．胎生23日頃に規則的拍動を開始する．心筒内の弁組織はできていないが，流出路と流入路（房室管）のそれぞれの心内膜隆起が外側の心筋の収縮により開閉して逆流を防ぐ．その後，心球部と原始心室が急速に発育し始めると，屈曲を始め，左右非対称になる．これが心ループ形成であり，正常では右方に屈曲するためDループ（D：dextro）とよばれる．逆方向にループを形成するとLループ（L：levo）とよばれる．Lループで，胸腹部内臓が完全に入れ替わった場合は，完全内臓逆位（situs inversus totalis）の心臓となる[4]．内臓が通常位置の場合（situs solitus）は，心室逆位（ventricular inversion）をきたす．このような房室結合を房室不一致（ventricular discordance）とよび，修正大血管転位が含まれる．Dループが起こると，右室原基である心球近位部は原始心室（左室原基）の右側の位置を占め，同時に大動脈原基は肺動脈の右側に位置する（図1）．Lループが起こるとこれらの関係が逆になる．特別な例外を除いて，この関

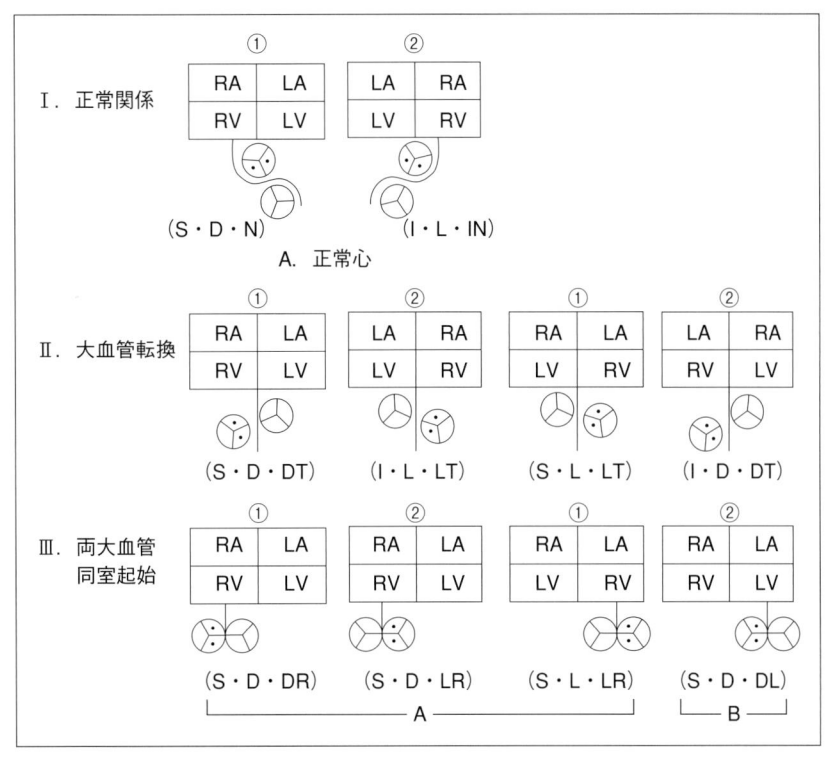

図3　心大血管関係の種類

心室大血管関係を内的つながりのみで考えると図のように3つの関係に大別される．各グループは，半月弁下円錐，両大血管の空間的関係やその他の形態所見により，いくつかの疾患単位に細分される(形態診断)．Ⅰ-Aは，肺動脈円錐(PC)，Ⅱは大動脈円錐(AoC)，Ⅲ-A〔(S・D・DR)例，(S・D・LR)例，(S・L・LR)例〕は両側円錐，Ⅲ-B(S・D・DL)例は両側円錐欠如，または肺動脈円錐が起こりやすい．確実な判定方法は，各segment間の内的つながりを判定する内的関係診断[2]であり，次いで形態診断が重要である．
各疾患シェーマの下に，内臓心房位，心室ループ，心大血管関係の順にVan Praaghのsegmental symbolを一部修正して主要心血管区分構築を示した．
Ⅰ，Ⅱは正位，逆位を示し，Ⅲは正位のみを示した．

係は心臓の発生が完成しても継続しているので，先天性心疾患の形態診断に有用な法則が導かれる．すなわち，

①大動脈が肺動脈の右側にあれば，Dループの心臓であり，左右の心室は，通常の関係(右室が右で左室が左)にある．

②大動脈が肺動脈の左側にあれば，Lループの心臓であり，左右の心室は，通常の逆の関係(右室が左で左室が右)にある(図2)．

これはVan Praaghのループの法則[2]とよばれ，複雑先天性心疾患の構造を解析する際に非常に有用な法則である．

胎生30日ごろにかけて，心ループは，屈曲を強め成熟する．その過程には，①原始心房，房室管の頭側への移動，②心室内の肉柱形成，③心円錐，動脈管の形成，④左右心室の発達，⑤心室流出路，流入路と心室関係の成立(並立循環への移行)などが含まれる．心球近位部に肉柱が現れて，右室胴部が形成し始めると球遠位部は心円錐(conus cordis)とよばれるようになる．この部分は，その下流の動脈幹(truncus)の発生と密接に関係しているので，両者を1つにして円錐動脈幹(conotruncus)とよばれる．

この時期の異常が起こると完全大血管転位，Fallot四徴(円錐動脈管異常)，三尖弁閉鎖，房室中隔欠損，単心室(この段階で発生が停止して生じる)などの先天性心疾患を生じる(図3)．

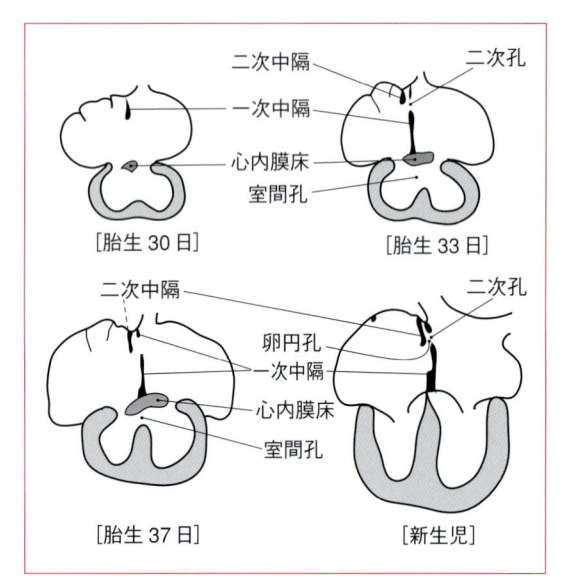

図4 心房中隔の形成過程

D 心中隔の形成

心中隔（cardiac septa）は，心内膜内皮細胞の増殖によって能動的に形成される場合と隣接する細胞の外側への発育により，その中間部分が隔壁として残存する場合（受動的中隔形成）とがある．後者では完全な中隔はできず，残存した交通孔は能動的機序で閉鎖される．房室管分割，膜様部中隔，漏斗部中隔，動脈幹中隔は能動的に形成され，心房二次中隔，心室筋性中隔，大動脈肺動脈中隔は受動的に形成される．また，心房一次中隔は両方の機序により形成される．

1 心房中隔の形成（図4）

卵黄静脈，臍静脈，総主静脈などが右房後壁に局在して静脈洞角を形成し，肺静脈が左房に結合すると心房中隔の形成が始まる．まず，静脈洞の後上方に一次中隔が形成され，房室心内膜床に向かって受動的に発育する．当初は一次孔が存在するが，房室心内膜床の発育により能動的に閉鎖される．同時に，一次中隔の後上方に穴が開き（二次孔の形成），心房間の交通は保たれる．引き続き，一次中隔の右側の心房壁が折れ曲がって，二次中隔が受動的に形成され，二次孔を覆うところで発育が停止し，一次，二次中隔の間に斜めに卵円孔が残る．肺静脈は，一次中隔が現れると，そのすぐ左側の左心房後壁に共通肺静脈（common pulmonary vein）が現れ，これと肺原基内に形成されている肺静脈叢とが結合して作られる．共通肺静脈は著しく膨大して，その二次分枝までが，左房後壁に吸収される．左房後壁の平滑な内面をもつ部分は，左房肺静脈部である．

左右心房の形成は，他の内臓臓器すなわち気管，気管支，肺，肝臓，胆嚢，膵臓，脾，胃，腸管などの位置や形態と密接な相関関係を示す（図5）．この相関関係は大きく3つに分けられる．①通常みられる正位（situs solitus of atria and viscera），②その鏡像を示す逆位（situs inversus of atria and viscera），③左右対称性を示す非定位（situs ambiguous）がある．非定位には右側相同（right isomerism）と左側相同（left isomerism）がある．前者は無脾症であり，後者は多脾症であるが，総称して heterotaxia とよぶ[5]．

以上の過程に異常が起きると，内臓心房錯位（右側相同：無脾症候群，左側相同：多脾症候群）（左右内臓心房の形成異常），総肺静脈還流異常（肺静脈と左心房の結合異常），一次孔型心房中隔欠損および房室中隔欠損（房室心内膜床の発育異常），二次孔型心房中隔欠損（一次，二次中隔の形成不全）などの疾患を生じる．

2 房室管分割と房室弁の形成

胎生30日ごろ，心ループの成熟により各心室，心房が正常に向き合うようになる．右房から右室，左房から左室の内的なつながりを示すようになる．房室管内面に間充織細胞より形成される，4つの心内膜床隆起（endocardial cushion）が出現し，能動的に発育する．上下の心内膜床は融合して三尖弁孔と僧帽弁孔を形成するが，弁および弁下組織の形成には房室孔組織の侵入と心室筋内の肉柱形成（undermining）が重要である．この行程の結果，弁尖，腱索，乳頭筋が心筋より分離して形成される．房室心内膜床は，この他に心房中隔一次孔閉鎖と心室中隔基部（膜様部中隔）の形成にあずかる．この過程の異常では，房室中隔欠損（上

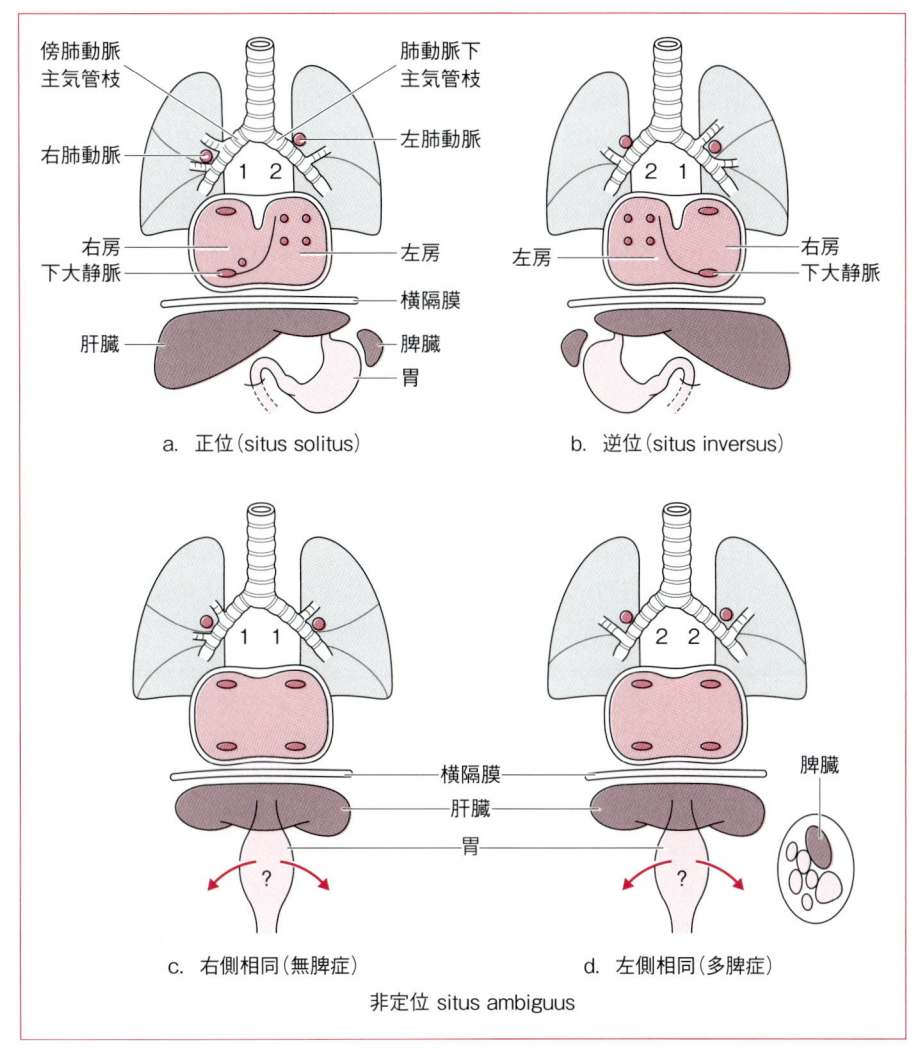

図5 内臓心房位の種類
右側相同(c)では，気管支，肺の分葉は右型で，肝臓は対称．左側相同(d)では，気管支，肺の分葉は左型で，肝臓は対称．

下心内膜床融合不全），Ebstein病（undermining不全）を生じる．

3 心室中隔の形成

　胎生26日頃，左右心室は肉柱を形成しながら外側へ膨張し始めるため，心室間の発育の乏しい部分が受動的に中隔（心尖部肉柱性中隔）として残る．この受動的にできた中隔は，成人心の左室中隔面心尖部1/2に相当し，編み目状に斜走する細かい肉柱形成が特徴であり，心尖部肉柱中隔（apical trabecular septum）とよばれる．中隔の頭側には室間孔という心室間の交通路を生じる．室間孔を取り巻く中隔の頂点は能動的に成長し，左室中隔面心基部中隔となり，肉柱に乏しい平滑筋中隔（smooth septum）を形成する．室間孔はループの成熟に従ってそれを形成している後上方の部分が，球形ひだ（この段階をIVF1とよぶ）から，後方が房室管心内膜床（IVF2）へと変わる．室間孔の右端は，最後に房室管心内膜床と円錐中隔の両者により膜様中隔が形成されて閉鎖するが，その左後側は左室流出路として残存する．

以上の過程の異常（単純な組織欠損ならびに中隔間の整列異常）により種々の形の心室中隔欠損が生じる。膜性部欠損や洞部筋性部中隔欠損は単純穿孔型であり、Eisenmenger 型（流出路中隔前方偏位型）、大動脈縮窄離断型（流出路中隔後方偏位型）は、2つの隣接する中隔間の整列異常による整列異常型（malalignment type）である。また、漏斗部中隔欠損は両者が含まれるが、東洋人に頻度が高い。

4 流出路中隔の形成

胎生27日頃、神経堤細胞由来の動脈幹が膨隆し、内部に4つの遠位球隆起（1-4）とよぶ内膜隆起を生じる。隆起2と4は小さく動脈幹内に限局し、1と3は大きく上下方向に成長して動脈幹と円錐部の間の中隔（動脈幹中隔）を形成する。動脈幹が延長し、ねじれるとともに隆起1と3は発育かつ融合して、大動脈と肺動脈を分離し、基部に大動脈弁と肺動脈弁を形成する。動脈幹中隔は遠位では大動脈肺動脈中隔と融合し、両大血管を分離する。他方、動脈幹隆起の近位端は円錐隆起の末梢とつながり円錐（漏斗部）中隔となる。肺動脈円錐は漏斗部として右室上に存続するが、大動脈円錐は吸収されて正常心には認められず、大動脈弁は房室管に接して大動脈僧帽弁線維性結合 aortico-mitral fibrous continuity がもたらされる。前述したように、円錐中隔と房室弁下心内膜床の両者により膜性部中隔が形成される。

円錐動脈幹の形成異常（conotruncal anomalies）により、完全大血管転位（異常捻転）、両大血管右室起始（円錐部左方移動の障害）、Fallot 四徴（肺動脈円錐低形成を伴う円錐中隔の前方偏位）などを生じる。心室大血管関係異常には一連の spectrum と考えられる症候群がある。大動脈弁下心室中隔欠損を伴う両大血管右室起始と Fallot 四徴や Eisenmenger 型心室中隔欠損の近似関係、さらに、大血管転位と肺動脈弁下心室中隔欠損を伴う両大血管右室起始の関係などである。

5 半月弁の形成

胎生31日ごろ、動脈幹内部の遠位球部隆起の突出により半月弁が形成される。小さな隆起2と4（介在板隆起）はその場にとどまり、大きな隆起1と3（主要弁隆起）は、動脈幹中隔を形成するとともに融合し、各血管内に3個ずつの弁隆起を生じる。その後、弁隆起にポケット状の空洞を生じ、Valsalva 洞と弁尖が形成される。以上の過程の異常では、空洞形成が不十分だと二尖弁および弁欠損（空洞形成不全）、弁狭窄および弁閉鎖（弁尖融合）を生じる。

E 大動脈弓の形成（図6）

大動脈とその分枝は、神経堤細胞由来の大動脈嚢とそれより次々に出現する6対の大動脈弓およびそれに連なる背側大動脈より形成される。6対の大動脈弓のうち、成人まで残るのは、左4弓（大動脈弓）、左右3弓（左右の総頸動脈）、右4弓（右背側大動脈、右鎖骨下動脈）、左右6弓近位1/3（左右主肺動脈）である。左6弓遠位2/3は動脈管となる。これ以外は消失する。右第4弓が大動脈弓となると右大動脈弓となる。右大動脈弓は、Fallot 四徴の25%に認められる。両側の第4弓が存続すると重複大動脈弓となり血管輪を形成する。

F 大静脈系の発生

胎生初期には、卵黄静脈、臍静脈、主静脈の大きな3本の静脈がある。これらが発達して、左右静脈洞角と結合している。その後、卵黄静脈は門脈系に、臍静脈は生後閉鎖する。主静脈は最初に出現する胚内静脈系であり、頭部からの血液を還流する前主静脈と中腎など下半身からの血液を還流する後主静脈が形成され、両者が合流して総主静脈（Cuvier 管）となり、胎生23日までに左右静脈洞角に結合する。その後、胎生6週頃までに中腎の発育に伴い下主静脈が形成され、正中で吻合網を作る。右下主静脈は右肝心路と結合し、将来下大静脈肝部となる肝下主静脈吻合を形成する。この吻合の形成とともに、下半身からの血流は、主に下主静脈（腎部）経由となる。後主静脈と下主

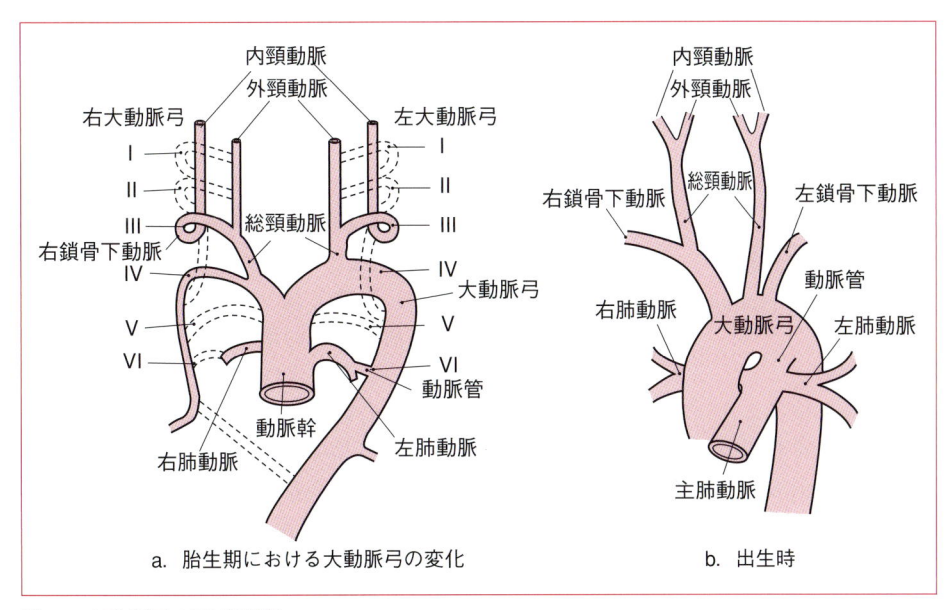

図6 大動脈弓の形成過程
a. 胎生期における大動脈弓の変化を示す．大動脈弓のうち，消退する部分は破線で示した．
b. 出生児の大動脈弓

静脈近位部は消滅する．下肢が発達すると，仙骨主静脈が形成され，下大静脈仙骨主静脈部となる．左右仙骨主静脈部が左総腸骨動脈となり，左下肢からの血流を還流し，左仙骨主静脈近位部は消滅する．後主静脈の消失とともに肋間の血液を還流する上主静脈が形成され，右上主静脈は右第4～11肋間静脈の血液を集めて後主静脈とともに奇静脈となる．その後，左右主静脈の間に吻合が形成され，左上主静脈の第4～7肋間静脈を集める部分はこの吻合を介して奇静脈に流入する半奇静脈となる．

左右の前主静脈の間にも吻合が形成され，左上半身の血液はこの吻合(左無名静脈)を介して還流するようになるため，左前主静脈は退縮する(Marshall靱帯)．上大静脈は右前主静脈と左総主静脈から形成される．

以上の過程に異常が起こると，左上大静脈遺残(左総主静脈の残存)，下大静脈欠損と奇静脈結合(下大静脈肝部の形成不全)，重複下大静脈(左仙骨主静脈近位部の残存)などの先天性の静脈系異常を生じる．

(丹羽公一郎)

文献

1) 安藤正彦：心臓の発生と形態．高尾篤良，門間和夫，中澤誠，他(編)：臨床発達心臓病学　改訂3版．中外医学社，2000, pp21-42
2) Van Praagh R : Cardiac embryology : the conotruncus. Heart Vessels 1985 ; 1 : 193-194
3) Kodo K, Yamagishi H : A decade of advances in the molecular embryology and genetics underlying congenital heart disease. Circ J 2011 ; 75 : 2296-2304
4) Maldjian PD, Saric M : Approach to dextrocardia in adults : review. AJR 2007 ; 188 : S39-S49
5) Van Mierop LH, Gessner IH, Schiebler GL : Asplenia and polysplenia syndromes. Birth Defects : Original Article Series 1972 ; 8 : 36-44

2 先天性心疾患の各論

A 心房中隔欠損
（atrial septal defect；ASD）

【疫学, 頻度, 分類】

心房中隔の欠損部位により, 二次中隔型, 一次中隔型, 静脈洞型, 単心房型, 冠静脈洞型に分類する. 二次中隔型は最も頻度が高く, 全先天性心疾患の約7〜13％で, 女性に多い. 静脈洞型は上位欠損型, 下位欠損型に分かれ, 部分肺静脈還流異常を伴う.

【病態生理, 臨床症状】

欠損孔経由の短絡量は, 欠損孔面積, 左右心房間圧較差, 右室, 左室コンプライアンス, 肺血管抵抗に依存する. 高血圧, 加齢により左室コンプライアンスが低下すると短絡量が増大する. 多くは思春期まで無症状である. 加齢とともに運動耐容能低下する, 動悸, 息切れ, 易疲労性が現れる. うっ血性心不全, 僧帽弁逆流, 三尖弁逆流, 肺高血圧, 心房細動を合併することがある[1,2].

【身体所見】

Ⅱ音の固定性分裂を認める. 拡張期ランブルを胸骨左縁に聴取する. 胸骨左縁第2肋間に, 機能的肺動脈狭窄による収縮期雑音を聴取する.

【検査所見】

(1) 胸部X線

肺血管陰影の増強, 右房右室, 肺動脈主幹部/分枝の拡大を認める.

(2) 心電図

静脈洞型では, 陰性P波をⅡ, Ⅲ, aV_Fで認めることがある. QRS電気軸は正常ないし軽度右軸. 右側胸部誘導のQRS波は, rsr′またはrsR′パターン（右脚ブロックパターン）を示す. 孤立性陰性T波も特徴的所見である.

(3) 心エコー法（図7）

欠損孔の有無, 位置, 大きさ, 血行動態を診断できる. 経食道エコーは静脈洞欠損型の診断に有用である. デバイス閉鎖術の可否の判定には, 経食道エコーを用いる. 右房, 右室, 肺動脈拡張, 心室中隔の奇異性運動, コントラストエコーの右房内 negative contrast を認める. カラードプラで, 欠損孔を通して, 左房血の右房, 下大静脈流入を認める. 主に収縮後期拡張期にピークをもつ左-右短絡である.

(4) 心臓カテーテル検査

右房, 右室, 下大静脈, 肺動脈で血液酸素飽和

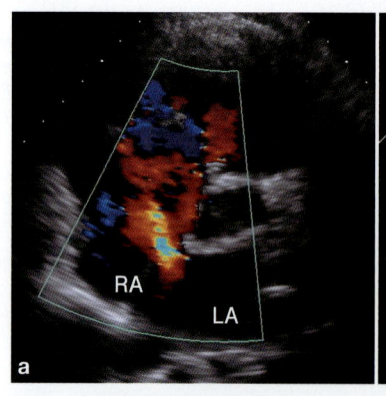

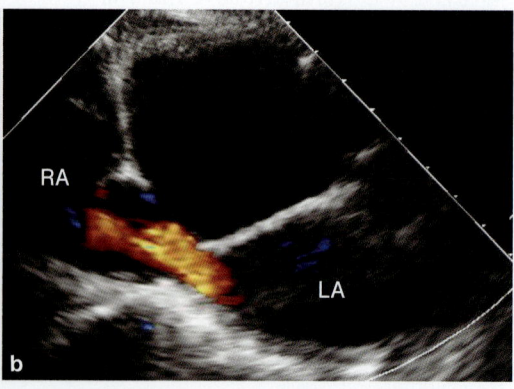

図7 心房中隔欠損(ASD)
a. 二次孔型心房中隔欠損. 欠損孔を通過する短絡血流を認める.
b. 心房中隔欠損(ASD)静脈洞型欠損. 欠損孔を通過する短絡血流を認める.
RA：右房, LA：左房

度が有意に上昇する．下大静脈は欠損孔経由の肺静脈血が流入するため，高値となる．左房-右房引き抜き圧曲線に圧較差を認めない．

【治療】

症状，有意な左右短絡（2：1以上）が存在する場合は手術ないしデバイス閉鎖の適応となる．欠損孔閉鎖には手術，デバイス閉鎖術の選択肢があり，年齢，欠損の種類，大きさにより選択する．二次孔型の手術死亡率は非常に低い．術後，自覚症状は軽減し，運動および日常生活上の制約も軽快するが，不整脈の発生頻度は変わらない．術前に心房粗動／細動を認める場合は，術前のアブレーション術あるいは術中の不整脈治療（凍結凝固術），Maze 手術を併用する．デバイス閉鎖術は，二次孔欠損に対して適応となる．Amplatzer occluder が使用され，閉鎖可能な欠損の大きさ，位置に制限がある．

【経過予後】

未手術例は，奇異性血栓，上室性頻脈，心不全を伴うことがある．25歳未満での手術例は，術後の生活の質，生命予後は一般と変わらないが，25歳以降では，術後生命予後は一般より劣り，40歳以降の手術は，術後罹病率も高い．術後6か月以内は，心内膜炎の危険がある．手術と比べ，デバイス閉鎖術後は，術後不整脈発生頻度は低い．

B 房室中隔欠損（atrioventricular septal defect；AVSD）

【疫学，頻度，分類】

房室弁に隣接する心房心室中隔組織の欠損に房室弁異常を合併する疾患で，完全型と不完全型に分かれる．完全型は共通前尖と共通後尖が分離し，共通房室弁を形成する．不完全型では，房室弁は左右に分かれる．左側房室弁は裂隙（cleft）を有し，房室弁逆流を生じる．完全型は心室中隔欠損を伴い，不完全型は伴わない．完全型はさらに，3つの型に分類される（Rastelli 分類 A〜C）．

【病態生理，臨床症状】

左房室弁逆流の程度は弁形成異常と弁輪拡張の程度に依存する．心室低形成，左室流出路狭窄の合併の有無により病態が修飾される．心房粗細動，房室ブロックを認めることがある．不完全型未手術例は心房中隔欠損と比べ，早期に発症する．加齢とともに運動耐容能低下，動悸，息切れ，易疲労性が現れる．房室ブロックによる失神発作を伴うことがある．完全型は，早期に肺高血圧と房室弁逆流が悪化するため，未手術の長期生存例はまれである．

【身体所見】

Ⅱ音の固定性分裂と心尖部の汎収縮期雑音が聴取される．修復術後も遺残房室弁逆流がある場合に，汎収縮期雑音を聴取する．

【検査所見】

(1) 胸部 X 線

心拡大と肺血管陰影の増強がみられ，重度の房室弁逆流では，左房拡張を認める．

(2) 心電図

左軸偏位，PQ 間隔の延長，不完全右脚ブロックがみられる．心房中隔欠損と異なり左軸偏位を認めるが，この所見は特徴的で診断的価値が高い．

(3) 心エコー法

心房間交通の部位，大きさ，房室弁形態，共通弁の詳細を把握できる．心尖部四腔断面より心房一次中隔欠損と心室中隔欠損を評価できる．短軸断面で乳頭筋，房室弁形態異常，cleft の形態を評価する．左室・右室流出路狭窄，左室・右室低形成，乳頭筋形態，房室弁形態，房室弁逆流の程度の評価も重要である．

(4) 心臓カテーテル検査

心内形態，肺血管抵抗の評価の目的で適応となる．左室造影正面像で，左室流入路が短く，流出路が狭小化することによる "goose neck deformity" がみられる．

【治療】

高度の肺血管閉塞性病変がない限り，中隔欠損のパッチ閉鎖術と房室弁修復術の適応となる．多くは "cleft" 縫縮術を含む房室弁形成術を行う．不完全型の手術成績は良好である．高度房室ブロックに対してはペースメーカの植込みが行われる．

【経過予後】

術後長期予後は全般的に良好であるが，左側房室弁逆流，大動脈弁下狭窄，房室ブロック，肺高血圧の進行などにより生命予後は一般よりやや悪

い．有意の遺残短絡や遺残房室弁逆流を認め，逆流が顕著ないしは進行性に増加する場合は，僧帽弁置換術を含めた再手術を考慮する．

C 心室中隔欠損
（ventricular septal defect；VSD）

【疫学，頻度，分類】

欠損孔の部位により膜様部，漏斗部，筋性部，流入部に分けられる．欧米と比べ，漏斗部欠損が多い．膜様部欠損の自然閉鎖が小児期に多いため，漏斗部欠損の頻度は小児期はVSDの25～30％だが，成人では50％以上と高い．膜性部欠損は①小欠損，②中等度欠損，③大欠損でEisenmenger化している，④修復術後に分けられる．

【病態生理，臨床症状】

膜性部欠損の自然閉鎖は，6歳以下の小児期に認められ，閉鎖率は，70～75％とされる．成人期での自然閉鎖はまれ[3]とされていたが，自然閉鎖率が7～10％との報告がある[4]．小欠損は感染性心内膜炎のリスクを除きQOL，生命予後は良好．中等度欠損は心内短絡による左室拡大を伴い，加齢とともに心不全あるいは心房細動を合併する例がある．漏斗部欠損は欠損孔が大動脈弁に近く，収縮期に大動脈弁の一部（多くは右冠尖）が欠損孔にはまりこみ（大動脈弁逸脱），変形し，やがて大動脈弁逆流を生じる．大動脈逸脱は部分的あるいは完全に欠損孔を閉鎖するため，左右短絡量は少なくなる．Valsalva洞動脈瘤，瘤破裂の合併率も高い．

【身体所見】

膜様部欠損は，第3および4肋間胸骨左縁にthrillを触知し，胸骨左縁下部に高調性の汎収縮期雑音を聴取．漏斗部欠損型は，胸骨左縁第2～3肋間の汎収縮期雑音を聴取する．筋性部欠損は，第3および4肋間胸骨左縁に，汎収縮期雑音を聴取する．肺血流量が多いと，心尖部にⅢ音と低調な拡張期流入性雑音（相対的僧帽弁狭窄）を聴取する．漏斗部欠損型兼大動脈弁逆流では，汎収縮期と拡張早期雑音を胸骨左縁中部から下部で聴取する．中隔瘤合併では，収縮後期雑音が増強する（late systolic accentuation）．

【検査所見】

(1) 胸部X線

小欠損孔では，肺血管，左室陰影ともに正常である．中等度以上の欠損孔では，肺血管陰影増強，左室拡大，肺動脈突出，左房拡大を認める．大動脈弁逆流合併の場合，左室拡大が強く，上行大動脈が突出する．

(2) 心電図

肺高血圧，心室負荷の判定に有用．中等度欠損では，左房性P波，左室拡大を認める．肺高血圧合併では，軽度の右軸偏位，右室肥大を認める．流入部欠損は，房室中隔欠損と類似して左軸偏位が多い．

(3) 心エコー法（図8）

欠損孔の位置，大きさ，短絡方向，心室中隔と大動脈の整列の有無，右室，肺動脈圧の推定，容量負荷程度（左室拡大，左房拡大，肺動脈拡張），膜性中隔瘤の有無，大動脈逸脱，大動脈逆流の有無，程度の判定ができる．心室中隔瘤が石灰化し，短絡血流が右房内に直接向かい，左室右房短絡となることもある．三尖弁逆流との鑑別が必要である．

(4) 心臓カテーテル検査

肺体血流量比，肺動脈圧，肺血管抵抗値の計測に有用．肺体血流量比が少なく，肺血管抵抗値が高い場合は，肺血管の可逆性をみる薬物あるいは酸素吸入負荷テストを行う．

【治療】

肺体血流量比1.5（短絡率33％）以上の有意な欠損孔が縮小傾向を示さず，左室拡大がある場合には外科的治療を考慮する．大動脈弁逸脱が中等度から高度である場合あるいは大動脈弁逆流を認める場合も，外科的治療を考慮する．進行性の大動脈弁逆流を認める場合は，大動脈弁形成術/置換術を行う場合がある．肺高血圧（Pp/Ps＞0.7）を伴う場合は，肺血管の可逆性の評価を行い手術適応を検討する．

【経過予後】

大部分の例で修復術後の予後は良好と考えられる（94％が長期遠隔期はNYHA Ⅰ度である）．漏斗部欠損の大動脈形成術後に，遺残大動脈逆流が進行し，再手術（大動脈弁形成術/置換術）となる場合がある．膜様部小欠損孔は，成人でも自然閉

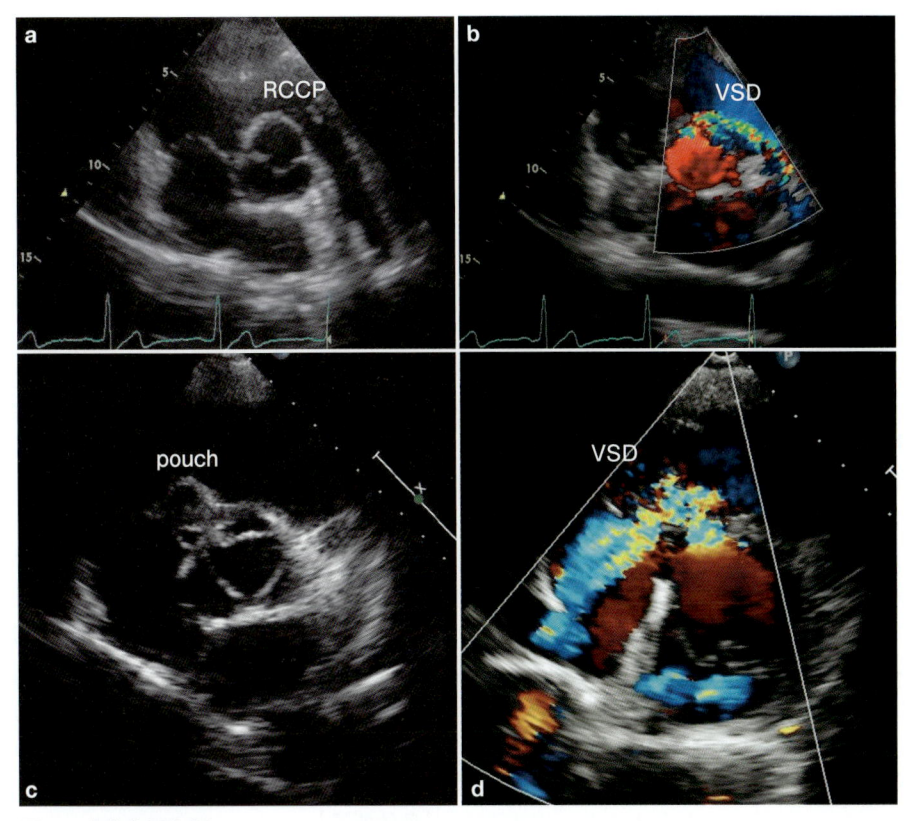

図8 心室中隔欠損
a. 右冠尖逸脱（RCCP）を認める．b. 漏斗部欠損を通過する短絡血流．c. 膜様部欠損．膜様中隔瘤をポーチ（pouch）状に認める．d. 心室中隔欠損（VSD, 膜様部欠損）を通過する血流．

鎖が期待できるが，漏斗部欠損は，基本的に自然閉鎖はない．

D 動脈管開存（patent ductus arteriosus；PDA）

【疫学，頻度，分類】

主肺動脈と下行大動脈を結ぶ動脈管が生後も開存している疾患である．心雑音を聴取できず心エコーのみで検出できる silent PDA，血行動態的影響の少ない小さな開存例，有意の左右短絡がみられる中等大以上の開存例，肺高血圧を伴う例，肺血管閉塞性病変の合併により両方向性あるいは Eisenmenger 症候群に至った例が含まれる．

【病態生理】

胎児期は右左短絡であるが，出生後は，肺血管抵抗の低下に伴って，左右短絡となる．短絡量と重症度は動脈管の径および肺血管抵抗によって決まる．大動脈瘤形成例があり注意を要する．

【臨床症状】

細い動脈管径の場合は，血行動態の変化はほとんどない．中等度径では，左心系の容量負荷所見がある．未手術例は，加齢とともに労作時の呼吸困難，動悸を認めることがある．太い径の場合は，小児期に閉鎖術を受けていることが多いが，未手術では重度の肺高血圧が生じる．小児期に閉鎖術を施行された場合は，症状はなく一般と同様の生活を送ることができる[5]．

【身体所見】

胸骨左上縁の連続性心雑音と反跳脈が特徴．太い径の場合は，II音が亢進し，心雑音は収縮期のみとなる．

【検査所見】

(1) 胸部 X 線

左房拡張と左室拡大，肺血管陰影増強がみられ

る．太い動脈管の場合は，正面像で左第1弓と第2弓の間の動脈管の陰影，動脈管の石灰化を認めることがある．

(2) 心電図
心房細動を合併する場合もある．左右短絡量に応じて，左房拡張と左室肥大を認める．

(3) 心エコー法
左房，左室拡大の評価．肺動脈分岐部付近より肺動脈弁に向かう短絡血流を認める．下行大動脈に拡張期逆流を認める．

【治療】

(1) 内科治療
抗心不全療法と心房細動に対し不整脈治療を行うが，基本は侵襲的治療である．

(2) カテーテルインターベンション
成人例では石灰化や瘤病変が合併し，外科的閉鎖術のリスクが高いため，カテーテル塞栓術も行われる．しかし，4 mm以上の径の動脈管のコイル塞栓術は，技術的に困難．太い動脈管開存ではAmplatzer ductal occluderを用いる．

(3) 外科的治療
中等度以上の径の場合は，結紮術または切離術を行う．小動脈管の場合は，カテーテル閉鎖術を行うことも多い．成人例は，肺高血圧や心房細動の合併，動脈管の形態的特徴（動脈管長径が短い，石灰化や瘤状変化を伴う），加齢変化（動脈硬化）などを伴い，小児よりリスクが高い．若年成人は，動脈管結紮術や切離術を行う．石灰化や瘤形成例は，人工心肺下に経肺動脈的あるいは経大動脈的にパッチ閉鎖術を行う．

【経過予後】
短絡量が少ないか，修復術後は，運動制限など日常生活の制限は不要で，未手術例や遺残短絡が残る場合，さらにsilent PDAでも血管内膜炎予防が必要である．

E Eisenmenger症候群

【疫学，頻度，分類】
Eisenmenger症候群（Eisenmenger syndrome）は，左右短絡による高肺血流量を伴う先天性心疾患で，二次的な肺血管抵抗が継続的に上昇し，末梢肺動脈壁に非可逆的な閉塞性病変を起こした状態で，体循環と肺循環の交通路経由の右左短絡を認める症候群と定義される．

【病態生理】
肺高血圧，肺血管閉塞性病変が進行し，肺血流量の減少が起こる．Eisenmenger症候群特有の血行動態が成立すると，肺動脈圧は体血圧と同等となり，右左短絡，チアノーゼを認めるようになる．

【臨床症状】
乳児期は左右短絡に基づく心不全を認め，小児期になり，肺血管抵抗の上昇に伴い左右短絡は減少し，心不全は軽度となる．小児期は，肺血管閉塞性病変やチアノーゼは軽度で，比較的症状に乏しいことが少なくない．成人期では，明らかなチアノーゼを認める．エリスロポエチン分泌増加と二次的赤血球増加を生じる．全身多臓器異常を生じるとともに過粘稠度症候群，喀血，肺出血などの多岐にわたる症状を認める．肺内出血は，致死的となることがある．罹病率は高いが，30～40歳代までの生存が可能である[6]．

【身体所見】
全身のチアノーゼとばち指を認める．右室拡大，肺動脈拡張を反映し，右室拍動を胸骨右縁に，肺動脈拍動を第2肋間に触知する．I音は正常で，II音は肺動脈成分が強く単一で亢進する．肺動脈由来の駆出音を認める．三尖弁逆流に基づく汎収縮期雑音，肺動脈逆流による拡張期雑音（Graham Steell雑音）を聴取する．右心不全を伴うと，III音，IV音を聴取する．

【検査所見】

(1) 胸部X線
右室肥大，肺動脈突出（肺動脈瘤形成も多い），肺動脈末梢血管の狭小化を認める．側彎を伴うことも多い．

(2) 心電図
右軸偏位，右室肥大を認める．心房細動をみることも多い．

(3) 心エコー法
右室拡大，肥大，肺動脈拡張，肺動脈弁逆流，中隔欠損部での両方向性短絡を描出できる．

(4) 血液，尿検査所見
赤血球増加，ヘマトクリット高値，血小板減

少，高尿酸血症，低コレステロール血症，高ビリルビン血症，蛋白尿を高頻度に認める．

(5) CT，MRI
肺動脈瘤，瘤内血栓の描出，肺内出血範囲の評価に有用である．

(6) 心臓カテーテル検査
肺血管抵抗値測定，肺動脈の薬剤反応性をみるために行うことがあるが，検査時の血圧，酸素飽和度が変化しやすいため注意する．

【治療】
プロスタグランジン，sildenafil，bosentanなどの肺血管拡張薬が有効との報告が増えている[7]．NYHA II度以上の場合に適応となる．利尿薬，強心薬は右心不全に使用される．非可逆的肺血管閉塞性病変のため，心内修復手術は禁忌とされる．肺血管拡張薬の有効例で心内修復手術が可能かどうか明らかではない．心肺移植あるいは肺移植兼心内修復手術を行うことがある．全身多臓器合併症には，対症療法を行う．

【経過予後】
本症候群の診断後生存率は10年：60〜80％，15年：77％，25年：4％程度であるが，全身多臓器合併症の加療とともに，肺血管拡張薬の使用により改善される可能性がある[6]．死亡原因は，突然死，右心不全，肺内出血，妊娠，非心臓手術，心内膜炎，脳膿瘍などであり，これらの合併症の予防が重要である．

F 心室中隔欠損を伴わない肺動脈閉鎖（Fontan 術後を除く）

【疫学，頻度，分類】
先天性心疾患の3％程度を占め，男女差はない．肺動脈弁は閉鎖し，肺動脈は，動脈管経由で大動脈と連絡する．また，卵円孔により右房血は左房に流入する．右室，三尖弁は低形成．右室圧が体血圧を超える．右室と冠動脈との交通路ができ，冠動脈狭窄，途絶，拡張を伴う場合がある．

【病態生理】
既往手術の種類により，病態生理は大きく異なる．両心室修復術後は，遺残肺動脈狭窄，閉鎖不全，三尖弁閉鎖不全，右室低形成により右房拡大，右室機能低下，心房頻拍を伴うことがある．右室冠動脈交通路は，心筋虚血を生じる．

【臨床症状】
動悸，労作時息切れ，チアノーゼを認める場合がある．

【身体所見】
右室低形成では，I音は単一である．右室が大きい場合，I音の三尖弁成分が強いことがある．三尖弁閉鎖不全，肺動脈狭窄/閉鎖不全では収縮/拡張期雑音を聴取．遺残心房中隔欠損ではチアノーゼを認める．

【検査所見】
(1) 胸部X線
心胸比は右房拡大に依存する．長期的生存例は，右室容積が正常のことも多い．

(2) 心電図
右軸偏位，右房左房拡大（特に右室低形成），左室拡大所見を示す．左室虚血所見を呈する場合がある．

(3) 心エコー法
遺残心房中隔欠損，三尖弁閉鎖不全，肺動脈弁狭窄，閉鎖不全，冠動脈拡張，走行異常などの評価に有用である．

(4) 心臓カテーテル検査
右室，肺動脈弁，肺動脈，冠動脈，体肺静脈シャントの評価に有用である．

【治療】
(1) 内科的治療
両心室修復術後は，心不全，不整脈治療を要する場合がある．

(2) カテーテルアブレーション
上室頻拍に対して薬物療法，カテーテルアブレーションを行う．心房中隔欠損閉鎖術などの再手術と同時に行うこともある．

(3) 外科管理（初回手術，再手術）
新生児，乳児期は，Blalock-Taussig吻合術，Brock手術，右室流出路形成術，カテーテル肺動脈弁形成術などを行う．II期手術は心房中隔欠損閉鎖およびBlalock-Taussig吻合結紮術を行う．右室が小さい場合はFontan手術を行う[8]．両心室修復後の多くは遺残病変がわずかであるが，再手術/インターベンションは肺動脈狭窄，肺動脈弁閉鎖不全，三尖弁閉鎖不全，遺残心房中隔欠損

が対象となる．

遺残肺動脈狭窄で，右室肺動脈圧較差が50 mmHg以上で，労作時息切れ，心房頻拍を伴う場合はバルーン肺動脈形成術を行う．肺動脈弁閉鎖不全で，運動能低下，右室機能低下，進行性三尖弁閉鎖不全，上室頻拍，心室頻拍を認める場合，肺動脈弁修復術を考慮する[9]．心房頻拍を伴い，Ebstein病に起因した高度三尖弁閉鎖不全を認める場合，三尖弁修復/置換術を行う．心房中隔欠損閉鎖術は，チアノーゼの程度，右室容積，機能，三尖弁径，左室機能などを総合評価して行う．

【経過予後】
（1）非手術例
非手術例では，新生児期に50％以上，3か月までに大部分が死亡する．1歳を超えることは少なく，成人期まで生存することは，非常にまれである．しかし，大動脈，冠動脈から肺動脈への側副血行路の発達により，20歳を超えて生存している例もある．

（2）修復術後長期遠隔成績
修復術後7年生存率76～98％，14年生存率86％（両室修復）である．死亡の多くは術後6か月以内に起こり，その後は死亡率が低下する．遺残肺動脈狭窄，閉鎖不全，右室コンプライアンス低下，右房拡大，上室性頻拍，突然死などが遠隔期の問題点である．しかし，長期遠隔期の運動能，QOLは，比較的良好である．肺動脈閉鎖不全が遠隔期の問題となることが少なくない．右室低形成，冠動脈右室交通と同時に冠動脈瘻，冠動脈途絶，狭窄がある場合は，不整脈，突然死を起こす可能性がある[8]．

G Fallot 四徴症
(tetralogy of Fallot；TOF)

【疫学，頻度，分類】
漏斗部中隔が前方偏位し，低形成であるため，漏斗部狭窄，心室中隔欠損，大動脈騎乗を生じる．右室壁は肥厚し，肺動脈は低形成で，上行大動脈は拡張する．右大動脈弓を25％に認める．染色体22q11部分欠失を15％程度に認める．

【病態生理】
右室流出路狭窄と心室中隔欠損のため，肺血流量は減少し，右左短絡を生じ，チアノーゼを呈する．修復術後は，肺動脈弁切開あるいは肺動脈弁輪を越える流出路パッチのため肺動脈弁逆流，右室拡大，右室機能低下を生じる．また，遺残肺動脈狭窄を認める場合も多い．右室流出路パッチをリエントリー回路とする右室流出路起源の心室頻拍を生じることがある[10]．三尖弁逆流を伴うと，上室頻拍を生じる．変時性応答不良を認め運動時の心拍上昇が悪い．生来の大動脈壁の脆弱性と体血流量が増大するため修復術後も大動脈拡張，大動脈弁逆流を生じることがある[11]．

【臨床症状】
未手術の長期生存例は，肺動脈血管床，肺動脈側副血行路の発達が良好である．修復術後は，高度の運動を除くと，制限のない生活を送ることができる．経年的に不整脈，心不全，息切れ，呼吸困難，動悸，失神を認めることがある．

【身体所見】
未修復術例は，チアノーゼ，収縮期雑音を認める．大動脈拡張に伴う収縮期駆出音も聴取する．術後は，収縮期，拡張期雑音を認める（遺残肺動脈狭窄，肺動脈弁逆流，大動脈弁逆流）．汎収縮期雑音は，遺残心室中隔欠損，三尖弁逆流を示唆する．

【検査所見】
（1）心電図
右軸偏位，右室肥大を認める．術後は，完全右脚ブロックを認め，経年的にQRS時間は延長する．QRS時間延長は右室拡大と右脚の手術による障害を反映する[12]．2枝ブロック（左軸偏位，右脚ブロック），房室ブロック，洞機能不全，心房細動を時に認める．

（2）胸部X線
未手術例は，肺血流量減少，左第2弓陥凹，右室肥大を認める．右大動脈弓は，22q11部分欠失症候群，大動脈拡張例に多い．術後の心胸郭比の経年的増大は，右室拡張を反映する．

（3）心エコー法（図9）
心室中隔欠損と騎乗した大動脈，右室流出路/肺動脈狭窄を認める．肺動脈は，弁，弁状，分岐部，分枝狭窄を認めることがある．術後の右室容

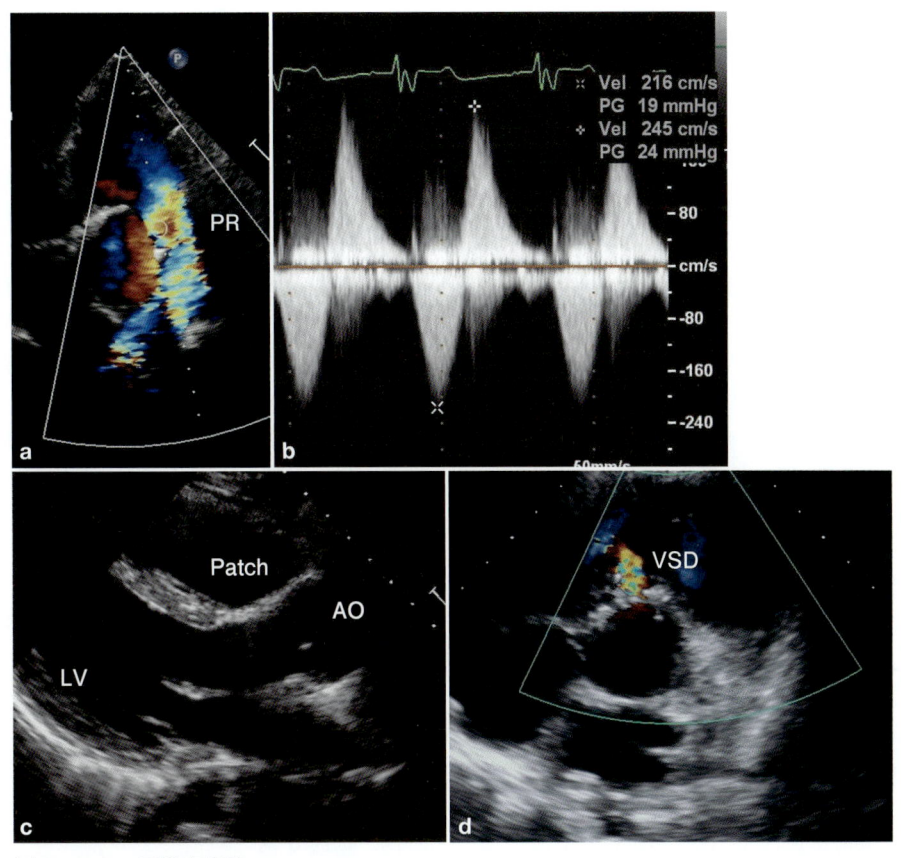

図9 Fallot 四徴症術後
a. 短軸像．カラードプラ．高度の肺動脈弁逆流．
b. 連続波ドプラ(CW)にて，肺動脈弁逆流/狭窄を認める．
c. 長軸像．心室中隔に騎乗した大動脈と心室中隔を閉鎖したパッチが描出される．
d. 短軸像．遺残心室中隔欠損短絡を認める．
PR：肺動脈弁逆流，AO：大動脈，LV：左室，VSD：心室中隔欠損．

積，右室機能の経時的変化を把握できる．心室中隔の奇異性運動を認める．肺動脈弁逆流/狭窄，右室圧を評価できる．

(4) MRI

術後の右室機能評価に有用で，右室計測のgold standardとされる．肺動脈分岐部狭窄，分枝狭窄，肺動脈弁逆流，大動脈径の定量的評価が行える．

(5) 心臓カテーテル検査

術前は右室流出路の形態評価．術後は，心室機能/遺残肺動脈狭窄の評価，電気生理学的検査，カテーテルインターベンション，カテーテルアブレーションを目的として行われる．

【治療】

(1) 初回修復術

高度の肺動脈低形成以外は修復術の適応がある．肺動脈閉鎖では，姑息手術(Blalock-Taussig手術など)のみで終わっている場合がある．修復術は，心室中隔欠損パッチ閉鎖および右室流出路狭窄解除術(漏斗部心筋切除，肺動脈弁切開，右室流出路パッチ，弁輪を越えるパッチ(transannular patching―肺動脈分岐部を越える場合もある))を行う．

【経過予後】

初回修復術後の予後は，25年生存率，有害事象回避率が95％，89％と良好で，NYHA I 度が90％以上を占める[12,13]．運動時息切れ，動悸を認

める場合もある．心不全と突然死が二大死因である．心房粗細動あるいは持続型心室頻拍を認めることがある．術後の心電図上のQRS時間延長（>180 msec）は持続型心室頻拍，突然死の予測に有用である．突然死を，0.5〜6％に認める．

修復術後も，進行性大動脈拡張を認め，15％で正常大動脈径の1.5倍以上となる．大動脈瘤，大動脈弁逆流を起こし大動脈弁置換術，大動脈形成術を行うことがある．

【修復術後遠隔期の内科治療】
洞機能不全症候群，高度ブロックは，ペースメーカを要する．右室起源心室頻拍，心房頻拍に対してカテーテルアブレーションは有効である．中等度以上の三尖弁逆流，肺動脈弁逆流，右室機能不全がある場合は，再手術と術中冷凍凝固術の併用が有効な治療法である．持続型心室頻拍に対して，植込み型除細動器（implantable cardioverter defibrillator；ICD）の有効例もみられるが，不適性作動と合併症が多い点が問題とされる．外科的肺動脈分枝形成術に対して，経皮的バルーン拡大とステント術が行われることがある．

【再手術】
修復術後の再手術は3〜10％程度に行われ，適応は肺動脈弁逆流/右室拡大/機能低下あるいは遺残肺動脈狭窄などであり，右室流出路再建術，遺残心室中隔欠損閉鎖術が行われることが多い．再手術の死亡率は3％以下である．肺動脈弁置換術により，右室容積縮小，QRS時間固定化（増大傾向の消失），持続型心室頻拍の減少を認め，同時に運動能の改善をみる．しかし，右室機能は改善しないこともある．再手術として，大動脈弁置換術を行う場合もある．

H 三尖弁閉鎖（Fontan術後）

【疫学，頻度，分類】
三尖弁閉鎖（tricuspid atresia）は，右房右室の通路が閉鎖している疾患で，体静脈還流血はすべて，心房間交通を通り左房へ流れる．右室は低形成で肺動脈心室として用いられない．いわゆる機能的単心室である．多くは姑息手術を行い，最終的に右心室をバイパスした修復術（Fontan手術）が行われるが，そこまで到達できず姑息術のみの例もある．Fontan手術の術式は，右房と肺動脈をつなぐ心房肺動脈吻合（Fontan）と，大静脈を肺動脈とつなぐtotal cavopulmonary connection（TCPC）〔心内導管手術（lateral tunnel法），心外導管法（extracardiac repair）〕に分かれる．

【病態生理】
肺循環を，拍動流でない心房，大静脈血流でまかなうため，心房，大静脈拡大，静脈うっ滞を生じる．また，恒常的に低心拍出量の状態になる．

【臨床症状】
上室頻拍，心房内/肺動脈血栓，肝機能異常，蛋白漏出性腸症，凝固能亢進，血栓形成，チアノーゼを生じる．立ちくらみ，息切れ，動悸，失神，浮腫などの症状を認めることがある．

【身体所見】
軽度のチアノーゼ，肝腫大を認め，Ⅰ音，Ⅱ音は単一で，大動脈駆出音を聴取する．僧帽弁逆流に起因する収縮期雑音を認める場合がある．

【検査所見】
(1) 心電図
左軸偏位，左室肥大を認める．
(2) 胸部X線
心胸郭比は小さいか正常だが，右房拡張，左室拡張を伴う．肺血管陰影は正常だが一側肺動脈低形成では，一側の肺動脈陰影の減少，肺動静脈瘻では，肺血管斑状陰影を認める．
(3) 心エコー法
心室機能，心房肺動脈吻合部，僧帽弁逆流を評価できる．右房内，Fontan経路内血栓の診断には，経食道エコーが有用である．
(4) MRI，CT
右房拡張，心室機能，心房肺動脈吻合部，心房/肺動脈内血栓の診断に有用である．
(5) 心臓カテーテル検査
心室機能，側副血行路評価，電気生理学的検査，カテーテルアブレーションを目的とする．

【治療】
強心薬，利尿薬，ACE阻害薬，β遮断薬，抗不整脈薬，抗凝固血小板薬が症状，病態に応じて用いられる．

再発性不整脈（上室頻拍）のため，抗不整脈薬，ペースメーカ，カテーテルアブレーションを組み

合わせ治療する．カテーテルアブレーションは，再発率が高く，TCPCでは，カテーテル挿入ルートがなく困難なことが多い．

【Fontan手術，再手術の適応】
肺血管抵抗が低値（<3単位m²），左室駆出率＞0.5で，Fontan手術を行うことが多い．低心拍出量，Fontan循環狭窄，治療抵抗性上室頻拍，チアノーゼ増強，心房内血栓などでは，Fontan手術から，TCPC（主に心外導管修復）への変換手術を行うことがある．冷凍凝固術，CRT装着を併用する場合がある．

【経過観察】
術後，日常生活は広く行えるが，中等度以上の運動は難しい．遠隔期合併症（上室頻拍，遠隔期死亡，心不全，血栓塞栓，肝機能障害，蛋白漏出性腸症，肺動静脈瘻）が多く，加齢とともに増加する．これらの経時的な診断，治療が必要である．

I Ebstein病（Ebstein奇形，Ebstein anomaly）

【疫学，頻度，分類】
先天性心疾患の0.5％に発生し，男女差はない．新生児期発症の重症例から，成人後，経年的に不整脈，心不全などで発症する例まで多彩である．

【病態生理】
右室壁形成過程が阻害されたために起こる三尖弁，右室心筋形成異常で，三尖弁中隔尖と後尖が右室内で下方へ偏位し，偏位部位の右室心筋形成異常，右室狭小化，三尖弁逆流，心房間右左短絡，左室心筋異常を伴う．右室機能不全，三尖弁逆流，心房間短絡，左室機能低下が血行動態，重症度を左右する．

【臨床症状】
無症状の場合もあるが，加齢に伴い右室機能が徐々に低下し，動悸，運動時息切れ，易疲労感，チアノーゼ，奇異性血栓，心拡大，不整脈（心房粗細動，WPW症候群による上室頻拍）が認められる．中等症では，思春期，成人期早期に呼吸困難，動悸を認めるが，軽度のチアノーゼ，運動時息切れのみのことも多い．30〜40歳代の生存例は少なくなく，70〜80歳代の例もみられる．死亡原因は心不全，不整脈である．病態悪化因子は，右心不全の進行，チアノーゼの悪化，不整脈である．左室機能不全も，適応不全の重要な要素である．加齢とともに，心房粗動/細動か副伝導路に基づく上室頻拍が合併する．心室頻拍を認めることもある．時に失神，突然死を起こす[15]．

【身体所見】
チアノーゼを認める場合がある．巨大前尖の閉鎖遅延でI音は広く分裂し第2成分が強い（sail sound）．右脚ブロックのためII音も広く分裂するが，単一の場合もある．III音，IV音を聴取し，吸気時に増強する．汎収縮期雑音（三尖弁逆流）を認める．

【検査所見】

（1）胸部X線
心胸郭比は正常から非常に大きい例までさまざまで，右房の大きさに依存する．肺血管陰影は正常あるいは減少．右室漏斗部を，心陰影の左側辺縁に認めることがある．

（2）心電図
右房性P波（Himalayan P），PQ時間延長，右脚ブロック，正常QRSに続く異常形態のQRS波，B型WPW（右側バイパス路）が認められ，右房化右室に起因する上室頻拍，心房粗細動を伴いやすい．機能的右室が左方偏位するためII，III，aV_F，V_{1-4}に深いQ波を認める．副伝導路合併では，PQは短縮する．複数副伝導路も多い．右脚ブロックを伴う．

（3）心エコー法
三尖弁形成術の可否の判定に前尖の形態診断は有用．中隔尖，後尖は右室内下方に偏位する（20 mm以上）．前尖は大きく動くが（sail like），中隔尖，後尖の動きは小さい．心室中隔の左室方向偏位を認める．右室圧は低い．チアノーゼ合併では，卵円孔に右左短絡を描出する．三尖弁逆流の評価に有用である．

（4）心臓カテーテル検査
電気生理学的検査，アブレーション施行時に多く行われる．

【治療】
小児期は症状に乏しく無治療のことが多いが，成人後は上室頻拍に対する抗不整脈薬，さらに強心薬を用いる場合が少なくない．

(1) カテーテルアブレーション

上室頻拍(心房細動あるいは粗動を含む)に対しては主に薬物療法を行うが，副伝導路が存在する場合は，カテーテルアブレーションが有効である．再発率25%程度である．複数の副伝導路をもつ例が多く(50%)，心房化右室が存在し，房室弁輪部の位置異常を認めることが再発率の高い原因である．外科的修復術に際し，アブレーションを手術時に行うか，手術前に行うかの基準はない．

(2) 手術適応

NYHA Ⅰ～Ⅱ度の大部分は内科的観察が可能である．チアノーゼの進行，右心不全悪化，薬物抵抗性あるいはアブレーション不成功の頻拍型不整脈，継続的心拡大を認める場合は，手術適応となる．弁形成術が弁置換術よりも優れている．弁形成術の多くは巨大前尖を利用した単一弁の修復術である．最近，conn手術も行われている．心房化右室形成術は術後心機能の改善，不整脈発生予防に有用とされる．心房細動に対して，右房あるいは両心房Maze手術を行う．副伝導路がある場合は，術中冷凍凝固術あるいは周術期のカテーテルアブレーションを行う．高度三尖弁逆流，機能右室低形成と慢性心房頻拍を合併する重症例は，Glenn手術を併用することがある．

【経過予後】

術後経過は良好なことが多いが，形成弁不全，心房粗細動の発生に注意する．

J 完全大血管転位症(complete transposition of the great arteries ; complete TGA)

【疫学，頻度，分類】

大静脈は右房，右室経由で大動脈に，肺静脈は左房，左室経由で，肺動脈につながる．合併心疾患のない型(Ⅰ型)，心室中隔欠損を伴う型(Ⅱ型)，心室中隔欠損，肺動脈弁狭窄を伴う型(Ⅲ型)の3つに分けられる．

【病態生理】

以前は，新生児期は，高度チアノーゼを認め，バルーン心房中隔欠損作成術を行い，乳児期に心房内血流変換術(MustardあるいはSenning手術：バッフルにより心房血流を転換し，大静脈血を左室に，肺静脈血を右室に導く)を行った．形態的右室が体循環を担うことになる．

現在は，新生児期に動脈位血流転換術(Jatene手術：冠動脈，大動脈と肺動脈を付け替える)を行う．体心室は左室である．肺動脈は大動脈の前方で結合される(LeCompte変法)ことが多いので肺動脈狭窄がしばしば認められる．心室中隔欠損，肺動脈弁狭窄では，心外導管手術(Rastelli手術：右室と肺動脈を導管でつなぎ，左室から心内バッフルで，心室中隔欠損経由で大動脈につなぐ)を行う．

【臨床症状】

(1) 心房内血流変換手術後

小児期はQOLは良好で，NYHA Ⅰ～Ⅱ度が多いが，運動能は一般より劣る．経年的に体心室右室機能低下とともに，息切れ，動悸などの心不全症状を認めるようになる．洞結節の手術時損傷，広範な手術創による心房内リエントリのため，不整脈が生じる．洞機能不全/房室ブロック/上室性頻拍のため，ペースメーカを要することがある．洞調律消失率が高く，成人期の半数が房室結節調律である．経時的に右室機能低下を認める．軽度，中等度三尖弁閉鎖不全は一般的だが，高度はまれである．Mustard術後のバッフル狭窄は上部狭窄に多い．肺高血圧は経年的に増加する．

(2) 動脈位血流転換手術後

QOLは良好で，体心室機能は維持される．冠動脈狭窄と心筋虚血，肺動脈弁上狭窄，大動脈拡張，大動脈弁閉鎖不全が長期的な問題となる[16]．

(3) Rastelli手術後

QOLは良好だが，経年的に導管狭窄を認める．右室肺動脈部の導管狭窄と大動脈弁下狭窄(左室大動脈トンネル)を生じ，進行すると息切れ，不整脈などを認める[17]．

【身体所見，検査所見】

(1) 心房内血流変換手術後

①身体所見：Ⅱ音は単一．時に三尖弁閉鎖不全の汎収縮期雑音を聴取する．

②心電図：P波高は低く，右軸偏位，右室肥大を認める．洞性徐脈，房室結節性補充収縮が多い．

③胸部X線：心基部は狭小で，右室拡大を認

④心エコー法：大血管関係は右前が大動脈，左後が肺動脈．心室機能，三尖弁閉鎖不全，バッフル機能の評価を行うことができる．
⑤MRI，CT：心室機能，バッフル機能の評価に優れる．

(2) 動脈位血流転換手術後

時に，肺動脈狭窄，大動脈弁閉鎖不全の雑音を聴取する．心電図，胸部 X 線は正常なことが多い．心エコー法で，肺動脈，冠動脈，大動脈閉鎖不全，大動脈径の評価を行える．MRI，CT は，肺動脈，大動脈の評価に有用である．冠動脈狭窄，閉鎖の評価に心臓カテーテル検査が必要なことがある．

【治療】

(1) 内科管理

ACE 阻害薬は，三尖弁閉鎖不全の軽減，運動耐容能の改善を認めるが，体心室右室機能の改善に有用とする大規模研究はない．抗不整脈薬使用時は，洞機能低下の進行，心房粗動の 1 対 1 伝導に注意する．カテーテルアブレーションの上室頻拍での成功率は高い．ペースメーカは，徐脈/頻拍，覚醒時心拍数 40/分以下，睡眠時 30/分以下で考慮する．

動脈位変換手術後の肺動脈狭窄は，カテーテル治療が有用な場合がある．大動脈拡張と大動脈逆流に対してβ遮断薬，ACE 阻害薬を用いることがある．

(2) 外科管理

バッフル狭窄は，カテーテル治療を優先する．大動脈弁逆流は，外科的修復術を行う場合がある．

【経過観察】

右室機能低下，三尖弁閉鎖不全，不整脈，伝導障害，バッフル機能低下に注意する．心不全がなくとも，強い運動は避ける．

心房位変換手術の遠隔期生存率は，10 年：75〜92％，20 年：67〜89％，30 年：79％．心室中隔欠損合併例の生存率は低い（5 年：60〜70％）．術後遠隔期の突然死は 2〜15％に起こり，運動中に多い．心室頻拍，心房粗動，洞停止が原因とされ，心房粗動例は，死亡率が高く，血行動態の再評価が必要である．

動脈位変換手術は，肺動脈狭窄，冠動脈狭窄閉鎖が問題となる．また，大動脈拡張と大動脈逆流は長期遠隔期の経過観察が必要である．

K 修正大血管転位症（corrected transposition of the great arteries；corrected TGA）

【疫学，頻度，分類】

発生期に心筒が左に傾く（l-loop）ために発生する．同一家族内で，本疾患と完全大血管転位が認められることがある．

【病態生理】

体静脈は右房，左室経由で，肺動脈に駆出される．肺静脈は左房，右室を経由し大動脈に連絡し，心房心室不一致，心室大血管不一致を認める．体循環は形態的右室が担う．合併心疾患は，心室中隔欠損，肺動脈狭窄/閉鎖，三尖弁異常，大動脈閉鎖不全[18]が多い．加齢とともに三尖弁閉鎖不全，体心室機能低下を認める[18]．房室ブロックは，心室中隔欠損合併例，修復術後に多い．

【臨床症状】

経年的に三尖弁閉鎖不全，心不全，房室ブロック，不整脈を伴い，易疲労感，息切れなど心不全症状，不整脈による動悸，失神などを生じることがある．心室中隔欠損合併は，心不全を呈することがある．心室中隔欠損兼肺動脈狭窄/閉鎖例は，チアノーゼを認める．

【身体所見】

大動脈拍動を第二肋間に触知し，II 音は増強する．心室中隔欠損合併は汎収縮期雑音，肺動脈狭窄合併は収縮期雑音を聴取する．三尖弁閉鎖不全では，汎収縮期雑音を聴取する．

【検査所見】

(1) 胸部 X 線

右胸心，中心症（mesocardia）を認めることが多い．三尖弁閉鎖不全では，左房拡大，肺静脈うっ血を認めることがある．左側辺縁に上行大動脈陰影を認める．

(2) 心電図

左軸偏位（左室圧が低い場合），房室ブロックを多く認める．心室逆位を反映した V_1 の QR 波形，V_6 の rS 波形を認める．

(3) 心エコー法

心室中隔欠損，肺動脈狭窄，三尖弁形態の診断が可能である．右室機能低下，三尖弁閉鎖不全の程度の評価，左室圧，肺動脈圧の推定を行うことができる．

(4) MRI

MRIは心内異常，大血管関係，心室機能評価に優れる．

(5) 心臓カテーテル検査

形態評価と同時に心機能評価，肺高血圧，肺体血流量比，房室弁逆流，肺動脈狭窄の評価ができる．修復術後を含む肺動脈狭窄では，カテーテルインターベンションを行うことがある．

【治療】

(1) 内科管理

三尖弁閉鎖不全，右室機能不全の治療，進行予防のために，ACE阻害薬が用いられるが，有用であるとする大規模研究結果報告はない．上室頻拍は，心機能低下例に生じることが多い．

(2) カテーテルアブレーション

上室頻拍，心室頻拍の治療に用いられるが，高度の三尖弁閉鎖不全では，再発も多く，三尖弁置換術と同時に手術的不整脈治療が行われる．

(3) カテーテルインターベンション

肺動脈狭窄に対して，バルーン(ステント)形成術が行われることがある．

(4) 外科管理

小児期は心室中隔欠損閉鎖術，三尖弁置換術，左室肺動脈心外導管修復術が行われる．左室機能正常，右室機能低下，三尖弁閉鎖不全，心室中隔欠損，肺動脈狭窄を伴う例には，double switch手術(形態的左室を心室中隔欠損経由トンネルで大動脈につなぎ，形態的右室と肺動脈の間に弁付き導管を置く方法．同時に心房内血流転換手術が必要．形態的左室が体循環を担うことになる)[19]が考慮される．三尖弁閉鎖不全は肺動脈絞扼術後に改善する．

中等度以上の三尖弁閉鎖不全を認める場合は弁置換術を行う．

【経過予後】

合併心疾患を伴う場合の平均死亡年齢は40歳前後である．死因の多くは突然死(多くは不整脈死)，三尖弁閉鎖不全を伴う進行性心室機能不全である．解剖学的修復術(double switch)後は，長期遠隔期の罹病率，生存率がよいとの報告がある．

(1) 非手術例

合併心疾患を伴わない場合は，60歳代まで無症状で生存することもある．三尖弁閉鎖不全と右心不全は30歳代以降にみられ，心房性不整脈，肺うっ血，房室ブロックを伴う．

(2) 修復術後

遠隔期のQOLは良好だが，経年的に三尖弁閉鎖不全，房室ブロック，弁つき導管機能低下，右室機能低下を生じることが多い．術後10年生存率は，55〜85％で，死亡原因は再手術，突然死，右室機能不全，不整脈である．再手術は10年で約1/3に認め，主に導管狭窄，三尖弁置換術である．

L 両大血管右室起始(double-outlet right ventricle；DORV)

【定義，疫学，頻度，分類】

解剖学的右室から大動脈，肺動脈の両大血管が起始し，半月弁と僧帽弁の連続性が欠如する．近年，半月弁と僧帽弁の連続性の有無にかかわらず，両大血管の150％以上が右室から起始するものも本症とする定義も提唱されている．大血管位置関係や心室中隔欠損(VSD)の部位，肺動脈狭窄の有無によって病型分類がなされる．VSDの位置は大動脈弁下，肺動脈弁下，両半月弁下，遠位の4つに分かれる．血行動態的な違いに従って，心室中隔欠損型，Fallot四徴型，完全大血管転位(TGA)型と遠位型(VSDが半月弁から遠い)に分ける．

【病態生理】

両大血管右室起始は病型により手術方法が異なる．術後遠隔期の病態は病型と手術方法の組み合わせのほか，合併奇形の種類によっても異なり，一様ではない[20]．

【臨床症状】

修復術後は無症状から，動悸，息切れなど心不全症状を認める例まで多彩である．

【身体所見】

Ⅱ音は単一で亢進する．心外導管修復術後は，

Ⅱ音は分裂し収縮期雑音を聴取する．

【検査所見】
(1) 胸部X線
大血管が並列するため，大血管転位型でも心基部は広い．
(2) 心電図
左軸偏位や右軸偏位の場合がある．PQ延長，右室肥大を認めることが多い．
(3) 心エコー法
心室中隔欠損の位置，大血管関係，心室中隔欠損と大血管の位置関係，大動脈/肺動脈弁下狭窄，心機能などの評価に有用である．
(4) MRI
心室中隔欠損の位置，大血管関係，心室中隔欠損と大血管の位置関係，心外導管狭窄の有無，弁石灰化，右室機能評価に有用である．
(5) 心臓カテーテル検査
肺動脈圧，心機能，心外導管狭窄，大動脈/肺動脈弁下狭窄の評価に有用である．

【治療】
VSDの位置，肺動脈狭窄の有無，大血管の位置関係により手術術式は4つに大別できる．
① 大動脈弁下や両半月弁下VSD型やFallot四徴型に対して行われる心内トンネル型手術
② 肺動脈弁下VSDで肺動脈狭窄のない完全大血管型に行われる動脈位転換術
③ 右室肺動脈をつなぐ心外導管術
④ Fontan手術

【経過予後】
再手術は多く，その適応は狭窄病変（大動脈弁下，右室流出路，肺動脈，心外導管，大動脈縮窄）や残存心室中隔欠損である．

左室が体心室である場合の長期予後は良好だが，突然死を生じる場合がある．経過観察のポイントは，運動耐容能低下，心機能低下，大動脈弁下/肺動脈弁下狭窄，房室弁逆流，遺残VSD，心外導管狭窄，大動脈弁逆流（TGA型），右室容積狭小化（心内パッチによる），房室ブロック，上室/心室頻拍，感染性心内膜炎（特に心外導管修復はハイリスク）である．

M 大動脈弁狭窄 (aortic stenosis；AS)

【疫学，頻度，分類】
大動脈弁上狭窄，大動脈弁狭窄，大動脈弁下狭窄に分けられる．大動脈弁上狭窄は砂時計型で，Williams症候群に合併することがほとんどである．

大動脈弁狭窄の多くは，大動脈二尖弁に合併する．大動脈二尖弁は，欧米では一般人口の約1〜2％に認められ，約70％に先天性心疾患が合併する．2：1と男性に多く，常染色体優性遺伝の報告が多い．

大動脈弁下狭窄は，男性に多く（2：1），膜様狭窄と線維筋性狭窄に分けられるが，時にトンネル様に長い狭窄の場合もある．

【病態生理，臨床症状】
大動脈弁上狭窄は通常進行性で，大動脈弁閉鎖不全を伴う．Williams症候群では，末梢肺動脈/全身的な大動脈の狭窄を合併し，高血圧の合併も多い．

大動脈二尖弁は，大動脈壁の先天的な脆弱性[21]に加え，通常の三尖弁と比べ弁尖や周囲組織に血行力学的なストレスがかかりやすく，大動脈弁膜症，大動脈解離などの合併が多い[22]．乳児期に発症した重症の大動脈弁狭窄は，多呼吸，呼吸困難，哺乳力低下などの心不全症状を認める．大動脈二尖弁による大動脈弁狭窄の95％以上は無症状である．30〜40歳代で中等度以上の大動脈弁狭窄を認めることが多く，胸痛，失神，左心不全症状が出現する．感染性心内膜炎を合併しやすい．

大動脈弁下狭窄は，進行性であるが，進行が非常に遅いこともある．大動脈弁逆流の合併が多い（最高60％程度）．トンネル型の大動脈弁下狭窄は進行性で，多くは手術を必要とする．左室肥大も徐々に進行する．心雑音での発見が多いが，中等度以上の狭窄では，運動時の息切れ，胸痛，失神を伴う場合もある．

【身体所見】
収縮期心雑音を第2〜3肋間胸骨右縁から心尖部にかけて聴取し，頸動脈の触診で遅脈，振戦を触れる．心尖部の大動脈駆出音は，弁の可動性を

示す．第3肋間胸骨左縁に大動脈弁閉鎖不全の拡張早期雑音を聴取することも多い．触診では，脈圧の増大によって速脈(Corrigan脈)を触れる．高度の狭窄では脈圧が狭小化する．

【検査所見】

(1) 胸部X線

中等度以上の大動脈弁狭窄を合併すると左室，左房，上行大動脈の拡大を認める．

(2) 心電図

左室肥大・拡大所見が認められる．

(3) 心エコー法

大動脈弁下狭窄では，左室流出路が狭小化するか弁下に膜様物を認める．大動脈二尖弁は前後型が左右型よりも多い．二尖弁の約半数にraphe(縫線)が認められる．収縮期の大動脈弁ドーム形成や，拡張期の大動脈弁逸脱所見が観察される場合もある．大動脈弁狭窄の重症度評価は，大動脈弁口面積と左室-大動脈圧較差(連続波ドプラ法による最高血流速度)で行われる．左室-大動脈圧較差は25〜50 mmHgを軽症，50〜80 mmHgを中等症，80 mmHg以上を重症とする．大動脈弁下狭窄では，大動脈弁上の上行大動脈の狭小部を検索する．

(4) 心臓カテーテル検査

左室流出路狭窄の評価に有用である．大動脈弁上狭窄では，肺動脈狭窄，冠動脈開口部狭窄も検索する．

【治療】

自覚症状あるいは心臓カテーテルで収縮期圧較差が50 mmHgを超えた場合に手術を考慮する．大動脈弁上狭窄では，パッチ大動脈形成術，大動脈弁下狭窄では，膜様部の切除術や左室瘤出路形成術(Konno手術を含む)が行われる．

大動脈弁狭窄に対しては大動脈弁置換術あるいは形成術が行われるが，Ross手術を行う場合もある．

【経過予後】

大動脈狭窄の進行，感染性心内膜炎，大動脈解離などで予後が規定される．大動脈弁上狭窄術後の再狭窄はまれである．大動脈弁形成術後/弁置換後は，再狭窄，大動脈弁逆流の観察が必要である．大動脈弁下狭窄術後は，再狭窄を生じる場合がある．大動脈弁逆流が進行する場合(最高25%

程度とされている)もある．

N 総動脈幹遺残(persistent truncus arteriosus；PTA)

【定義(概念)】

単一大血管(総動脈幹)が心臓から起始した後，冠動脈・肺動脈・上行大動脈を分岐する．心室中隔欠損と半月弁異常を伴い，肺動脈は冠動脈と腕頭動脈の間の総動脈幹から起始する．

【疫学，頻度，分類】

総動脈幹遺残はまれで，先天性心疾患の1〜3%を占める．肺動脈の分岐形態に応じて分類され，Collett & Edwards分類とVan Praagh分類がある．

【病態生理】

Truncal valveは弁尖の異常(4尖弁が多い)を伴うことが多く，弁逆流が予後に関係する．右大動脈弓，大動脈弓離断などの大動脈弓異常，冠動脈異常の合併も多い．成人例の大部分は心外導管手術後である．

【臨床症状】

心外導管手術後のQOLは良好だが，経年的にtruncal valve逆流，右室流出路狭窄，心不全，不整脈を伴う．導管狭窄による息切れ，動悸，不整脈を呈する．

【身体所見】

肺動脈狭窄による収縮期雑音，truncal valveの逆流による拡張期雑音を聴取．

【検査所見】

(1) 心電図

右室肥大を認めることがある．

(2) 胸部X線

右大動脈弓，右室肥大/拡大，導管内弁の石灰化を認める．

(3) 心エコー法

右室圧，右室機能，truncal valveの逆流の評価を行う．

(4) MRI，CT

右室機能，導管狭窄の評価に優れる．

(5) 心臓カテーテル検査

右室流出路狭窄，右室機能，truncal valveの

逆流などの評価を行う．

【治療】
初回手術は，肺動脈幹の切離・閉鎖，心室中隔欠損閉鎖と右室流出路再建．中等度以上の弁逆流ではtruncal valve修復もしくは弁置換術が行われる[23]．

心内修復術後は右室流出路狭窄，肺動脈弁逆流とtruncal valveの狭窄/逆流が経年的に進行する．遠隔期の再手術，右室流出路再建手術は不可避で，肺動脈弁狭窄・逆流に対しては弁置換術，再心外導管術，弁付パッチを用いた流出路拡大術が行われる．心室肺動脈導管狭窄(圧差60 mmHg以上)や高度逆流が手術適応となる．

【経過・予後】
心内修復術後の肺動脈弁狭窄・逆流に対しては弁置換術，再心外導管術，弁付パッチを用いた流出路拡大術が行われる．

truncal valve逆流に対して，弁置換術が行われるが，手術時期，適応については合意は得られていない．右室機能低下，不整脈，心室肺動脈導管狭窄/逆流の進行に注意が必要である．

O 総肺静脈還流異常 (total anomalous pulmonary venous connection)

【疫学，頻度，分類】
4本の肺静脈が共通肺静脈幹に集まり体静脈，右房，冠静脈洞に還流することが多いが，異なる部位に還流することもある(混合型)．主な還流部位により上心臓型，心臓型，下心臓型，混合型に分けられる．

【病態生理】
新生児か乳児期に発症．還流路狭窄がなく，大きな心房中隔欠損を伴う上心臓型では，思春期，成人期まで生存することがある[24]．

【臨床症状】
チアノーゼ，労作時息切れ，心不全を認めるが，軽度の症状の場合もある．修復術後は正常に近い生活が可能だが，上室頻拍，洞機能不全を認めることがある．術後肺静脈狭窄合併では，息切れ，動悸を認めるが，ほとんどは，修復術後早期に発症する．

【身体所見】
未手術では，Ⅱ音は亢進分裂し，Ⅲ音を聴取する．術後は，心音は正常．肺静脈還流路狭窄では，Ⅱ音肺動脈成分が亢進する．

【検査所見】
(1) 胸部X線
右室拡大，肺動脈幹突出と肺動脈末梢陰影が増強する．上心臓型は雪だるま様陰影を認める場合がある．術後も肺動脈拡張が持続．術後肺静脈狭窄では，狭窄側の肺うっ血を認める．

(2) 心電図
右軸偏位，右房拡大，右室肥大．軸偏位は術後も残存することがある．術後は上室頻拍を認めることがある．

(3) 心エコー法
肺静脈，肺静脈還流路，右房，右室，左室，肺動脈拡張，心房間交通を評価できる．術後肺静脈還流路狭窄では，肺静脈左房流入部の乱流，末梢肺静脈拡張，肺動脈圧上昇を認める．

(4) MRI，CT
肺静脈，肺静脈還流路を明瞭に描出できる．

(5) 心臓カテーテル検査
肺動脈圧，肺動脈契入圧，肺血管抵抗の評価に有用である．

【治療】
手術法は，還流部位により異なる．
① 上心臓型では，共通肺静脈幹を，左房に直接吻合する．
② 冠静脈洞還流型は，冠静脈洞をカットバックし，パッチを用いて左房に流入させる．
③ 心臓型は，心房内流入部のパッチ血流転換修復術を行う．

【経過・予後】
未手術例では1歳を超えるのは約10%にすぎない．成人例は，チアノーゼを伴い，心房中隔欠損に似る．30〜60歳代まで生存する場合もある

(1) 修復術後
還流路通過障害を伴う場合は，新生児，乳児期に修復術を行う．術後，長期遠隔期成績は良好で，一般と同様の生活が可能である．術後早期に肺静脈狭窄を合併し，再手術となる場合がある(10%以下)．狭窄部は，肺静脈左房吻合部，肺静

脈で，再手術後の生命予後は悪い．狭窄解除後の肺静脈ステント留置の予後は明らかではない．

P 部分肺静脈還流異常症 (partial anomalous pulmonary venous return；PAPVR)

【定義(概念)】
1本あるいは数本の肺静脈(すべてではない)が左房以外の心臓ないし血管に還流する疾患である．

【疫学，頻度，分類】
成人の0.1%に認められる．心房中隔欠損(ASD)に合併する場合が多い．静脈洞型ASDは，右肺静脈還流異常(PAPVR)の合併を42〜87%に認め，二次孔型ASDでは2〜10%に合併する．PAPVRの主要な解剖学的タイプは，
 ①右上肺静脈が上大静脈(奇静脈)に還流する(静脈洞型ASDに多く認める)
 ②右肺静脈が，下大静脈へ還流する(scimitar症候群)
 ③左肺静脈が垂直静脈経由で，無名静脈へ還流する
 ④左肺静脈が冠静脈洞に還流する
である．
scimitar症候群は，右肺静脈(下葉枝1本から3本すべてを含む場合がある)が下大静脈に還流する．右肺低形成，肺分画症を伴うことが多い．

【病態生理】
左右短絡量に応じて右心系の拡大を生じる．短絡量は，還流異常を生じている肺静脈の本数，肺血管抵抗，還流部位，心房中隔欠損の合併の有無に左右される．

【臨床症状】
症状の有無は，左右短絡量に依存する．多くは症状はなく，偶発的にCTやMRIなどの検査，心臓カテーテル検査の折に診断される．加齢により心不全，不整脈を生じることがある．

【身体所見】
短絡量が多いと，Ⅱ音の固定性分裂，収縮期雑音を聴取する．

【検査所見】
(1) 心電図
右脚ブロックを認める．短絡量が多いと，右軸偏位，Ⅰ度房室ブロックを認めることがある．
(2) 胸部X線
短絡量が多いと，右房，右室と肺動脈拡張と肺動脈陰影の増強をみる．simitar症候群では，特有の刀剣様の陰影と右肺低形成を認める．
(3) 心エコー法
右室と右房の拡大を認める．肺静脈の還流部位の診断には，経食道エコー法が有用である．
(4) MRI，CT
異常肺静脈の走行，還流部位の描出ができ，右心系の容積，機能の評価も可能である．
(5) 心臓カテーテル検査
肺静脈の還流部位の同定が可能である．また，肺動脈圧の評価も行える．

【治療】
単独の部分肺静脈異常症は治療適応はない．静脈洞型心房中隔欠損では，欠損孔の修復と同時にパッチによる右肺静脈の血流転換術を行う．scimitar症候群では，中等度以下の右肺低形成で，左右短絡が多い場合は，肺静脈の左房への直接吻合術あるいはゴアテックスグラフトを用いる修復術を行う．

【経過・予後】
非手術例は経年的に右室，肺動脈拡大を生じ，修復術の対象となる場合がある．上室頻拍と肺高血圧の合併に注意が必要である．術後は，肺静脈狭窄の合併に注意する．

Q 左心低形成症候群 (大動脈弁閉鎖/僧帽弁閉鎖)

【定義(概念)，疫学，頻度，分類】
左室低形成症候群は先天性心疾患の新生児死亡の23%を占める予後の悪い疾患である．左室低形成症候群は，大動脈閉鎖/高度狭窄，僧帽弁閉鎖/高度狭窄あるいはこれらの複合した形に分かれる．

【病態生理】
左室は低形成で，機能していない．肺静脈血

は，左房から卵円孔を通り，右房で静脈血と混合し右室に流れ込む．右室は肺血流，体血流も担う．右室から肺動脈，また右室から肺動脈，動脈管経由で大動脈へ動静脈混合血が流れる．体血流は動脈管経由で逆行性に大動脈弓，頸動脈，冠動脈へと流れる．動脈管が十分に開いていることが生命維持に不可欠である．卵円孔開存は必要があるが，小欠損のほうが，肺血流量を制限して有利である．肺血管抵抗が減少あるいは体血管抵抗が上昇すると，肺うっ血，体血流量の低下を招き代謝性アシドーシスが進行する．一方，肺血管抵抗が上昇し，体血管抵抗が減少すると体血流量は増加する．

【症状】
大動脈閉鎖は生後数日以内に，チアノーゼ，多呼吸，心不全，ショックなどで発症し急激に全身状態が悪化する．これは生後早期の動脈管閉鎖，肺血管抵抗低下に基づく．

【身体所見】
軽度のチアノーゼ，多呼吸，末梢の脈拍の減弱を認める．心音はⅠ音が亢進し，心尖部にⅢ音を聴取．胸骨左縁に収縮期雑音を聴取する．

【検査所見】
(1) 心電図
右軸偏位，右室肥大を示す．
(2) 胸部 X 線
心拡大，肺血管陰影の増強を認める．
(3) 心エコー法
卵円孔，動脈管開存の程度，上行大動脈，大動脈弓の形成の程度の評価ができる．三尖弁閉鎖不全の程度，動脈管のフローパターンの分析ができる．動脈管血流は収縮期には肺動脈から大動脈へ，拡張期には大動脈から肺動脈に流れる．
(4) 心臓カテーテル検査
ハイブリッド治療として，カテーテルでの動脈管開存の維持と外科的に肺動脈絞扼術を行う場合がある．

【治療】
動脈管を十分に開いておくことと肺血管抵抗を下げないことに集約される．外科的一期的手術として，ハイブリッド治療，Norwood 術，右室肺動脈導管吻合術が行われている[25]．二期的手術である TCPC(total cavo pulmonary connection)を行うようになっている．

【経過予後】
無治療であれば 95％ は 1 か月以内に死亡する．一期手術，二期手術ともに成績は著明に改善しているが，いまだ中期予後の報告のみである．中期予後は，右室肺動脈導管吻合術が Norwood 手術より優れるとの報告もあるが，同程度とする報告もある．二期手術後成人期に達している例は非常に少ない．大動脈拡張，大動脈弁閉鎖不全を認める例も多く，経過観察が必要である．

R 右胸心(dextrocardia)

【定義(概念)】
心臓の位置異常の 1 つであり，内臓位が逆位（下大静脈，右房，右室が左側に位置する）で，心臓が胸郭の右側にある異常を指す．心臓，気管，腹部内臓は，正常の鏡像関係にある．心臓は右側に位置するため，右横隔膜は左よりも低い位置にある．大動脈と肺動脈は鏡像の位置関係にあり，大動脈は右大動脈で，下行大動脈は脊柱の右を走行する．このタイプの右胸心は，完全型ともよばれ，先天性心疾患を伴わない．

【疫学，頻度，分類】
発生頻度は一般人口の 1/8,000 とされる．右胸心に慢性副鼻腔炎，気管支拡張症が合併すると Kartagener 症候群を考える．

【病態生理】
合併異常がない場合は，正常の鏡像関係だが，血行動態は正常である．

【臨床症状】
症状はまったく認めないが，学校検診，非心臓疾患などで胸部 X 線を撮影した際に見つかる場合もある．

【身体所見】
打診により鏡像関係の心臓，肝臓の位置の診断が可能である．右胸心では，肝臓の濁音は左，心臓の濁音は右側にある．

【検査所見】
(1) 心電図
鏡像関係にある洞結節は左側上大静脈心房結合部，右房は左側，脚部は左右反対になる．心電図

も全く正常の鏡像関係になる．
(2) 胸部X線
気管，気管支分岐，心尖部を含む心臓の位置，大動脈弓，下行大動脈が容易に判定できる．
(3) 心エコー法
区分分析法用いた診断が可能である．
(4) MRI, CT
内臓，大血管，心臓などの形態を空間関係も含め，明瞭に描出可能である．

【治療，経過・予後】
合併先天性心疾患に対しての治療が必要になる場合がある．

S Valsalva 洞動脈瘤

【定義（概念），疫学，頻度，分類】
Valsalva洞動脈瘤(sinus of Valsalva aneurysm)は比較的まれな疾患である．男女比は4：1で男性に多い．未破裂のものは心エコー検査などの際に偶然発見されることがある．破裂後は急速に心不全が進行する．先天的なValsalva洞壁の脆弱性を基盤に発生するが，感染性心内膜炎，結合織疾患，外傷で後天的に発生するものもある．

【病態生理】
Valsalva洞に限局的な壁の脆弱性が存在し，経年的にValsalva洞動脈瘤を形成し，徐々に瘤が拡大し，破裂する．瘤の発生部位は右冠動脈洞が多く（65〜85％），次いで無冠動脈洞（10〜30％），左冠動脈洞はまれである．破裂は右心室へ開口することが多く（90％），次いで右心房，左心房である．漏斗部心室中隔欠損（30〜60％）との合併が多い．

【臨床症状】
30歳前後で瘤の破裂を契機に発症することがある．未破裂例は無症状．破裂時には，突然の前胸部痛，上腹部痛を伴い，引き続き突然の左右短絡による呼吸困難，浮腫などの心不全症状が出現し進行する．

【身体所見】
破裂例は前胸部の連続性雑音が特徴で，スリルを触れる．sawing murmur, to and fro murmurともいわれ，最強点は瘤の破裂方向と一致する．

【検査所見】
(1) 心電図
破裂例では左右短絡による心室肥大．心室中隔への破裂では房室ブロックがみられる．
(2) 胸部X線
破裂例で心陰影の拡大や肺うっ血を認める．
(3) 心エコー法
瘤の位置や形態，また破裂部位の同定や短絡血流の検出が可能である．通常破裂した瘤はValsalva洞壁の連続性が絶たれ，破裂先に紐状に伸びる構造物として描出される．瘤の位置や形態，破裂部位の同定や短絡血流の検出に用いられる．
(4) 心臓カテーテル検査
右心カテーテルによる短絡量の測定や，大動脈造影でのValsalva洞の拡大や破裂部位，破裂先の把握ができる．

【治療】
破裂例の生命予後は不良だが，修復術の予後は良好．したがって，破裂例は，手術治療が原則．瘤切除術，直接縫合術やパッチ閉鎖術を行う．未破裂動脈瘤は自然歴が不明なため，手術適応は明らかではない．瘤による右室流出路狭窄や冠動脈の圧迫などの所見があれば手術が考慮される．

【経過予後】
破裂後，未治療の場合，生命予後は1〜3年といわれている．周術期死亡率は数％以内，術後10年生存率は90％以上と良好である．遺残大動脈弁逆流に対する再手術例を行うことがある．特に心室中隔欠損，右冠動脈洞瘤破裂の合併例に多い．Valsalva洞の再拡大の有無にも注意が必要である．

T 冠動脈異常

1 左冠動脈肺動脈起始〔Bland-White-Garland(BWG)症候群，ALCAPA〕

【定義（概念），疫学，頻度，分類】
左冠動脈が肺動脈から起始する疾患で，Bland-White-Garland(BWG)症候群，anomalous left coronary artery from pulmonary artery(ALCAPA)ともよばれる．頻度は先天性心疾患の0.1〜0.2％

とされている．側副血行路が十分発達せず，乳児期に発症する乳児型と側副血行路が発達した成人型（10％以下）に分けられる．

【病態生理】

左冠動脈は細く，右冠動脈は拡張，蛇行している．心内膜線維弾性症を認める．生後肺動脈圧が低下するにつれて，左冠動脈の血流は減少し，次第に右冠動脈から側副血行路（逆行性），左冠動脈経由で，逆行性に肺動脈に灌流するようになる．これに伴い左冠動脈支配領域の心筋は低酸素状態となる．右冠動脈から左冠動脈への側副血行路が発達していると，症状が発現しないこともある．一方，側副血行路の発達により，右冠動脈血流が左冠動脈主幹部経由で肺動脈へとスチールを生じ，心筋虚血を起こすことがある．

【臨床症状】

新生児期は症状がなく，生後数週から乳児期にかけて，心不全，発育不良，急性心筋梗塞などの症状を呈する．しかし，約10％では，成人期まで症状を示さない．成人期は，呼吸困難，狭心症，心室頻拍などで発症する．突然死する場合もある．剖検で偶然発見されたり，70歳以上まで生存する例もある[26]．

【身体所見】

汎収縮期雑音（僧帽弁閉鎖不全），連続性雑音（冠動脈側副血行路）を聴取する．

【検査所見】

（1）胸部X線

心拡大，肺うっ血を示す．心尖部に心室瘤を認める場合がある．

（2）心電図

左冠動脈支配領域の心筋虚血所見が認められる．I，aV_Lの深いQ波は特異性が高い．左室肥大を認める．

（3）心エコー法

左冠動脈が肺動脈から起始するという直接診断は難しいこともあるが，右冠動脈拡大，左室拡大，左室前側壁収縮不全，僧帽弁閉鎖不全を認めることが多い．右冠動脈拡大が生じるため，右冠動脈/大動脈比が正常の95％予測値以上の場合には，この疾患を疑う．

（4）MRA，CT

冠動脈起始異常部位を明瞭に描出できる．

（5）心臓カテーテル検査

冠動脈走行，左室機能の評価に有用である．

【治療】

基本的に，修復手術の適応．初期には肺動脈結紮術が行われた．冠動脈移植術，冠動脈バイパス術と肺動脈結紮術，肺動脈内でトンネルを作るTakeuchi法などが行われる．心室瘤切除，僧帽弁修復を併用する場合もある．カテーテルで，左冠動脈起始部を閉塞する方法も報告されている．

【予後・経過】

術後は，左室機能と心筋灌流は改善するが，多少の異常が残るので，経過観察が必要である[27]．大動脈弁閉鎖不全，遺残僧帽弁閉鎖不全，心筋シンチグラムでの灌流欠損，心筋線維化に注意する．グラフト狭窄の進行の診断も必要．遠隔期の冠動脈グラフト狭窄に対しては，経皮的冠動脈形成術が行われる．

2 先天性冠動静脈瘻

【定義（概念），疫学，頻度，分類】

先天性冠動静脈瘻（congenital coronary fistula）は，冠動脈と心腔あるいは大血管に異常交通がある疾患．全カテーテル症例の0.1～0.2％に認める．瘻開口部は，頻度順に，右室，右房，冠静脈洞，左房である．冠動脈近位部の拡張を伴うが，冠動脈開口部が大きいほど冠動脈拡大は顕著である．

【病態生理】

瘻孔の開口部狭窄を伴う場合は，短絡血流は少ない．狭窄を認めないと短絡血流量が多く，成人でまれにスチールを生じ，心電図変化を認めることもある．冠動脈近位部の拡張を伴う．冠動脈瘤を形成し，冠動脈破裂を生じた例も報告されている．小さな瘻孔でも，経年的な血圧の上昇，大動脈コンプライアンスの低下とともに，瘻孔の径が増大することがある．

【臨床症状】

症状の有無は，短絡血流量に依存する．運動耐容能低下，易疲労感，狭心症症状，不整脈を呈することがある．短絡血流量が多いと，冠動脈スチールによる虚血を生じることがある．

【身体所見】
連続性雑音を前胸部に聴取する．

【検査所見】
(1) 胸部X線
左室拡大を伴うが，特異的な所見はない．
(2) 心電図
冠動脈スチールにより虚血所見を呈する場合がある．
(3) 心エコー法
瘻孔の径，起始部，開口部，開口部心室機能の評価が可能である．
(4) MRI，CT
冠動脈の走行，瘻孔起始部，開口部の評価に有用である．
(5) 心臓カテーテル検査
冠動脈造影により，冠動脈の走行，瘻孔起始部，開口部，開口部狭窄の有無，心筋血流分布の評価を行える．

【治療】
有症状の場合あるいは無症状でも有意な短絡量を認める場合は，瘻孔結紮あるいはカテーテルによるコイル閉塞術を行う．瘻孔の小さい例あるいは中等度でも，心筋虚血，不整脈，心機能低下，心血管内膜炎を伴う場合は，カテーテルあるいは修復手術の適応となる．

【経過予後】
瘻孔が小さく修復の適応でない場合も，エコーを含めた経過観察を行う．術後の長期経過は明らかでなく，血管壁の薄い拡大した冠動脈瘤は遺残するため，定期的な経過観察が必要である．

U 無脾症候群，多脾症候群

【定義(概念)】
心房，胸腹部臓器が左右対称の構造(相同)を示す疾患群を内臓心房錯位(viscera atrial heterotaxia)とよぶ．従来は，脾臓の形に注目して，無脾，多脾とよばれていた．右側相同は，両側右側心耳/気管支で無脾症候群(asplenia syndrome)，左側相同は，両側左側心耳/気管支で多脾症候群(polysplenia syndrome)である．

【疫学，頻度】
先天性心疾患の0.4〜2%を占める．先天性心疾患が合併する割合は右室相同で100%，左室相同で83%とされる．

【病態生理】
右側相同は，左室相同と比べ，重度の心疾患を伴うことが多い．右室相同の解剖学的特徴は，共通心房，共通房室弁，形態的あるいは機能的単心室，肺動脈狭窄あるいは閉鎖，総肺静脈還流異常，冠静脈洞欠損，両側上大静脈，両側洞房結節/房室結節，両側の右房/右心耳/右気管支/右肺，無脾，対称肝などである．左室相同の解剖学的特徴は，共通心房，下大静脈欠損と奇静脈連絡，部分肺静脈還流異常，2つの房室弁/共通房室弁，房室中隔欠損，心室大血管相同，左室流出路狭窄，両側上大静脈，洞房結節欠損，両側の左房/左心耳/左気管支/左肺，多脾，対称肝などである．

【臨床症状】
左側相同は，左右短絡心疾患の合併頻度が高く，心不全で発症することが多いが，房室ブロックも予後規定因子の1つである．右側相同ではチアノーゼ，低酸素発作とこれによるショックが，早期の主要兆候である．5年生存率は左側相同で64%，右側相同で，29%である．後者での1歳以上の生存率は50%以下であり，狭窄を伴う総肺静脈還流異常が，予後を規定する因子の1つである．

【身体所見】
多くは，単一Ⅱ音で，対称肝を触知する．心雑音を認めない場合もある．

【検査所見】
(1) 心電図
右側相同のP波は，正常洞調律起源である．上室性頻拍は両側房室結節を旋回する．左側相同では，洞結節がないため異所性のペースメーカであり，P波の形態は変動する．心房粗細動を認めることがあり，20%の例では，完全房室ブロックを合併する．
(2) 胸部X線
対称肝，気管の両側相同を認める(右側相同では右側，左側相同では左側形態)．

(3) 心エコー法
右側相同，左側相同に特徴的な心耳，房室弁，心室，大血管の描出が可能である．

(4) MRI，CT
右側相同，左側相同に特徴的な心耳，房室弁，心室，大血管，肺静脈の詳細な描出が可能で有用である．また，脾臓の直接的な描出，有無の判定が可能である．

(5) 心臓カテーテル検査
大静脈の走行異常のため，カテーテル操作が難しい場合もある．

【治療】
新生児，乳児期は，外科治療が必要であり，右側相同では，肺血流量減少を認めることが多く，大動脈肺動脈吻合術，Glenn手術，そして最終的にFontan手術を目標とする．現在，Fontan手術を受けた右側相同の10年生存率は90%と改善している．左室相同では，約半数で2心室修復術が可能であるが，その10年生存率は66%程度と低い．右側相同では，感染症を合併して致死的となることが少なくない．

【経過予後】
経年的に不整脈，心不全，血栓形成，チアノーゼの増悪，運動耐容能の低下，敗血症（特に右室相同），感染性心内膜炎などを合併症として認めることが少なくない．

V 肺動脈弁狭窄 (pulmonary valve stenosis；PS)

【定義（概念），疫学，頻度，分類】
肺動脈弁はドーム状を呈し，弁先端の開口部は狭小化している．弁尖は癒合し石灰化を伴う場合もある．癒合はないが弁尖が低形成で非常に厚いものは異形成弁とよぶ．右室低形成を伴う場合がある．先天性心疾患の7〜10%を占める．Noonan症候群，Williams症候群，Alagille症候群に伴うことがある．

【病態生理】
右室圧の上昇と二次的な右室肥大の進行により右室からの拍出は維持されるが，長期間にわたる高度の右室後負荷は，無症状であっても右室拡大の進行や右室機能低下，心拍出量の減少を生じる．また，卵円孔開存合併では，右左短絡を生じてチアノーゼを認めることがある．特に，右室低形成では，高度のチアノーゼを認めることがある．

【臨床症状】
軽症の場合は無症状である．中等症以上では，運動耐容能低下，呼吸困難，倦怠感，失神，胸痛，動悸などの右心不全徴候が40歳代以降に生じる．右心不全は，未手術患者の最も多い死亡原因である．右室圧負荷と三尖弁逆流の結果，心房粗細動などの上室頻拍を生じる．小児期の修復術施行例は，一般と同様の生活が可能である．

【身体所見】
第2肋間胸骨左縁に収縮中期心雑音を認め，背部に放散し吸気時に増強する．狭窄の程度が進むと，雑音の持続時間は延長しそのピークは収縮末期となる．収縮期駆出音を認めるが，弁尖が石灰化すると消失する．肺動脈性Ⅱ音は駆出時間の延長により遅延し，重症化すると減弱する．チアノーゼを認める場合がある．修復術後は肺動脈弁逆流による，拡張期雑音を聴取する．

【検査所見】
(1) 心電図
中等症以上では，右軸偏位，右室肥大，右房拡大を呈する．

(2) 胸部X線
主肺動脈拡張による左第2弓突出を認める．重症狭窄の場合，右房，右室拡大と肺血管陰影の狭小化が認められる．

(3) 心エコー法
肺動脈弁形態の評価が可能．肺動脈弁は収縮期にドーム状となり厚く見える．連続波ドプラ法による最大収縮期圧較差の計測は，狭窄部が長い場合や複数の狭窄部がある場合は過大評価するため注意が必要である．

(4) MRI
狭窄部位と程度，右室機能，肺動脈径，末梢肺動脈狭窄，肺動脈弁逆流の有無と重症度を評価が可能である．

(5) 心臓カテーテル検査
狭窄の形態や程度を評価．同時に，経皮的バルーン弁拡大術を施行する場合もある．

【治療】

　治療の適応は，狭窄の重症度と右室低形成の程度により異なる．重症狭窄は，新生児早期に経皮的バルーン拡大術や外科的肺動脈弁切開術を行う．右室や肺動脈低形成があれば姑息手術後の二期的修復術が必要となる．軽症の場合は無治療で良好な経過をとる．

　経皮的バルーン弁形成術は効果的で安全な治療法だが，石灰化例や異形成弁では効果が期待できず，外科的治療（弁置換術）の適応となる．術後に肺動脈弁逆流を合併し，長期遠隔期に運動耐容能が低下し，右室拡張を伴う場合は，肺動脈弁置換術を考慮する．高度右室低形成の場合，Glenn手術，Fontan手術を行う場合がある．

【経過・予後】

　未治療あるいは手術後で最大収縮期圧較差が25 mmHg以下の場合，通常の日常生活が可能である．圧較差が25 mmHg以上もしくは修復術後に肺動脈弁逆流などの残存病変を有する場合は，定期的なフォローが必要である．術後は，大動脈弁狭窄と比較し良好な経過をとり，小児期に手術治療を受けた場合，生存率は健常者と同等である．手術もしくはバルーンによる肺動脈弁拡大術後の合併症は，肺動脈弁逆流，残存狭窄，不整脈，突然死である．

W 大動脈縮窄
(coarctation of the aorta；COA)

【疫学，頻度，分類】

　単独型では縮窄部は動脈管挿入部あるいはその遠位部に位置し，複合型は，動脈管挿入部近位部に位置し，心室中隔欠損を伴う．未治療例は高血圧が進行し，左室肥大，左心不全，大動脈瘤，解離など大動脈合併症，感染性心血管内膜炎，早発性冠動脈疾患，頭蓋内出血など致死的な合併症を伴うことがある[29]．小児期の手術は，端々吻合術，大動脈弓形成術，鎖骨下動脈フラップ術などである．

【病態生理】

　縮窄前後に血圧差を認めるが，側副血行路の発達により軽度の場合もある．大動脈中膜の異常により大動脈拡張，瘤を認める場合がある．

【臨床症状】

　頭痛，めまいを認めることもあるが，無症状の場合もある．

【身体所見】

　未手術例は，上下肢血圧差を認め，側副血管，縮窄部から生じた収縮期雑音/連続性雑音を背部脊椎左側で聴取する．心尖部の収縮期駆出音は，大動脈二尖弁を示唆する．

【検査所見】

(1) 胸部X線

　軽症では正常．拡張した鎖骨下動脈，下行大動脈と縮窄部のくぼみで3の字陰影を形成する（figure 3 sign）．肋骨下部侵食像（Rib notching）は，第3〜8肋間に生じ，さまざまな形態をとる．上行大動脈は，中等度から高度に拡張する．縮窄前後の大動脈も拡張し，瘤状，石灰化する場合もある．

(2) 心電図

　左房性P波，左室肥大所見を示すことがある．胸部誘導のST低下とT波の陰性化は，本症の合併を示唆する．

(3) 心エコー法

　縮窄部，狭窄の程度，範囲，左室機能，大動脈弁/僧帽弁形態の評価が行える．縮窄部の収縮期流速で，上下肢血圧差を推定できる．下行大動脈血流は正常と比べピークまでの時間が遅れ，拡張期流速が速くかつ持続する（diastolic tail）．これらの所見は，縮窄の診断に有用．カラードプラ法で狭窄部を判定できることが多い．

(4) 運動負荷テスト

　修復術後に安静時血圧が正常でも，運動誘発性高血圧を認める例がある．

(5) MRI，CT

　縮窄の程度，範囲，左室機能，大動脈拡張，瘤，解離も明瞭に描出でき有用．Willis動脈輪動脈瘤の検出も可能である．

(6) 心臓カテーテル検査

　縮窄形態，血行動態，冠動脈病変の正確な把握が可能である．

【治療】

　高血圧，左室肥大，大動脈拡張に対して，β遮断薬が有効な場合がある．

有意な大動脈縮窄（縮窄前後の圧較差が20 mmHg以上）および再狭窄例は症状の有無を問わず治療の適応となる．しかし，側副血行の発達がよい場合は，高度狭窄でも，上下肢血圧差がほとんどない場合もある．

手術治療は，端々吻合術，大動脈弓形成術，ジャンプグラフトによるバイパス術などがある．術後再狭窄例はカテーテル治療が第一選択とされる．成人未手術例でもカテーテル治療が行われ，ステント併用が安全とされる．

【経過・予後】

大動脈縮窄の多くは大動脈二尖弁を合併し，修復後も経年的に大動脈が拡張し，大動脈瘤，解離を生じることがある．経年的な大動脈弁狭窄／逆流の進行にも注意を要する．高血圧，再狭窄，Willis動脈輪動脈瘤の合併が少なくない．高血圧は，再狭窄がなく，安静時血圧が正常でも，運動時に認めることがある．

X 肺動静脈瘻 (pulmonary arteriovenous fistula)

【定義（概念），疫学，頻度，分類】

肺動静脈に瘻孔をもつ疾患で，単一と多発性，片側，両側の場合がある．75％は右の下葉ないし中葉に生じる[30]．

【病態生理】

拡張蛇行した肺動脈から肺静脈に血液が直接還流する．

【臨床症状】

約半数は無症状．瘻孔は経年的に増大し，思春期から成人となり，呼吸器系と脳神経系症状で発症することが多い．呼吸困難，胸痛，血痰，奇異性血栓，脳梗塞，脳膿瘍，頭痛を合併する．チアノーゼ，ばち指，出血斑を呈する場合がある．遺伝性出血性末梢血管拡張症（Rendu-Osler-Weber症候群）に合併する場合（20％以上に肺動静脈瘻を合併する）は，鼻出血，消化管出血，皮膚粘膜の毛細管拡張を伴う．

【身体所見】

胸壁の瘻孔に相当する位置で，収縮期雑音，連続性雑音を聴取．心雑音は，吸気時に増強する．

【検査所見】

(1) 胸部X線

心胸郭比は正常だが，瘻孔に相当する部位に斑状，点状，分葉状陰影を認める．

(2) 心電図

正常であることが多い．

(3) 心エコー法

コントラストエコーにて，肺動脈から肺静脈への右左短絡を認める．心内に右左短絡はない．

(4) 肺シンチグラフィ（^{99m}Tc-MAA）

短絡の定量的評価ができるが，この検査のみでは，心内右左短絡との鑑別は難しい．

(5) MRI，CT

肺動静脈短絡路の評価に有用である．

(6) 心臓カテーテル検査

肺動脈造影にて，肺動静脈短絡路，瘻孔を評価できる．コイル閉塞術を同時に行う場合もある．

【治療】

有症状例の死亡率は15年で20％程度と高いため，症状を伴う場合は外科的な結紮術あるいはコイル閉塞術を行う．最近は，コイル閉塞術を行う傾向が強い．

【経過予後】

治療後も再発する場合があり，経過観察を要する．

（丹羽公一郎）

文献

1) 丹羽公一郎：成人の心房中隔欠損症．日本医事新報 2005；4258：89
2) Webb G, Gatzoulis MA : Atrial septal defects in adults : recent progress and overview. Circulation 2006 ; 114 : 1645-1653
3) Gabriel HM, Heger M, Innerhofer P, et al : Long-term outcome of patients with ventricular septal defect considered not to require surgical closure during childhood. J Am Coll Cardiol 2002 ; 39 : 1066-1071
4) Neumayer U, stone S, Somerville J : Small ventricular septal defects in adults. Eur Heart J 1998 ; 19 : 1573-1582
5) 建部俊介，立野滋，丹羽公一郎，他：成人期動脈管開存症手術例の臨床的特徴：小児期との比較．日小循会誌 2003；19：485-490
6) Niwa K, Perloff JK, Kaplan S, et al : Eisenmenger syndrome in adults ; ventricular septal defect, truncus arteriosus and univentricular hearts. J Am Coll Cardiol 1999 ; 34 : 223-232
7) Dimopoulos K, Inuzuka R, Goletto S, et al : Im-

proved survival among patients with Eisenmenger syndrome receiving advanced therapy for pulmonary arterial hypertension. Circulation 2010 ; 121 : 20-25
8) Mair DD, Julsrud PR, Puga FJ, et al : The Fontan procedure for pulmonary atresia with intact ventricular septum: operative and late results. J Am Coll Cardiol 1997 ; 29 : 1359-1364
9) Earing MG, Connolly HM, Dearani JA, et al : Long-term follow-up of patients after surgical treatment for isolated pulmonary valve stenosis. Mayo Clin Proc 2005 ; 80 : 871-876
10) Gatzoulis MA, Balaji S, Webber SA, et al : Risk factors for arrhythmia and sudden cardiac death late after repair of tetralogy of Fallot : a multicenter study. Lancet 2000 ; 356 : 975-981
11) Niwa K, Siu S : Progressive aortic root dilatation in adults late after repair of tetralogy of Fallot. Circulation 2002 ; 106 : 1374-1378
12) Niwa K, Hamada H, Nakazawa M, et al : Mortality and risk factors for late deaths in tetralogy of Fallot : the Japanese Nationwide Multicenter Survey. Cardiol Young 2002 ; 12 : 453-460
13) Nakazawa M, Shinohara T, Sasaki A, et al : Arrhythmias late after repair of tetralogy of Fallot—A Japanese multicenter study—. Circ J 2004 ; 68 : 126-130
14) Mair DD, Puga FJ, Danielson GK : The Fontan procedure for tricuspid atresia : early and late results of a 25 year experience with 216 patients. J Am Coll Cardiol 2001 ; 37 : 933
15) Celermajer DS, et al : Ebstein's anomaly : presentation and outcome from fetus to adults. J Am Coll Cardiol 1994 ; 23 : 170-176
16) Warnes CA. Transposition of the great arteries. Circulation 2006 ; 114 : 2699-2709
17) Tateno S, Niwa K, Nakazawa M, et al : Risk factors for arrhythmia and late death in patients with right ventricle to pulmonary artery conduit repair—Japanese multicenter study. Int J Cardiol 2006 ; 106 : 373-381
18) Graham TP Jr, Bernard YD, Mellen BG, et al : Long-term outcome in congenitally corrected transposition of the great arteries : a multi-institutional study. J Am Coll Cardiol 2000 ; 36 : 255-261
19) Duncan BW, Mee RB, Mesia CI, et al : Results of the double switch operation for congenitally corrected transposition of the great arteries. Eur J Cardiothorac Surg 2003 ; 24 : 11-19
20) Kleinert S, Sano T, Weintraub RG, et al : Anatomic features and surgical strategies in double-outlet right ventricle. Circulation 1997 ; 96 : 1233-1239
21) Niwa K, Perloff JK, Bhuta SM, et al : Structural abnormalities of great arterial walls in congenital heart disease. Light and electron microscopic analyses. Circulation 2001 ; 103 : 393-400
22) Roberts CS, Roberts WC : Dissection of the aorta with congenital malformation of the aortic valve. J Am Coll Cardiol 1991 ; 17 : 712-716
23) Danton MH, Barron DJ, Stumper O, et al : Repair of truncus arteriosus : a considered approach to right ventricular outflow tract reconstruction. Eur J Cardiothorac Surg. 2001 ; 20 : 95-103
24) Rodriguez-Collado J, Attie F, Zabal C, et al : Total anomalous pulmonary venous connection in adults. Long-term follow-up. J Thorac Cardiovasc Surg 1992 ; 103 : 877-880
25) Barron DJ, Kilby MD, Davies B, et al : Hypoplastic left heart syndrome. Lancet. 2009 ; 374 : 551-564
26) Walker F, et al : Congenital coronary artery anomalies : the adult perspective. 2001 ; Cor Art Dis 12 : 599-604
27) Lange R, Vogt M, Horer J, et al : Long-term results of repair of anomalous origin of the left coronary artery from the pulmonary artery. Ann Thorac Surg 2007 ; 83 : 1463-1471
28) Hashmi A, Abu-Sulaiman R, McCrindle BW, et al : Management and outcomes of right atrial isomerism : a 26-year experience. J Am Coll Cardiol 1998 ; 31 : 1120-1126
29) Campbell M : Natural history of coarctation of the aorta. Br Heart J 1970 ; 32 : 633-640
30) Iqbal M, Rossoff LJ, Steinberg HN, et al : Pulmonary arteriovenous malformations : a clinical review. Postgrad Med J 2000 ; 76 : 390-394

第9章 後天性弁膜疾患

A 僧帽弁狭窄症
（mitral stenosis；MS）

【定義】

何らかの原因により僧帽弁口の狭窄をきたし，左房から左室への血液流入が障害される病態である．その原因として最も多いのは，リウマチ熱（rheumatic fever）感染後の心内膜炎であるが，約50％以上の例ではリウマチ熱の既往が明らかでない．リウマチ熱はA群溶血性レンサ球菌による咽頭炎に罹患後，1～4週間の潜伏期を経て発病するが，弁膜症としての臨床像を呈するのは通常10～15年以上を要する．その発症に関しては，溶血性レンサ球菌抗原が生体組織と交叉抗原性を有し，溶血性レンサ球菌に対する抗体が心臓などの自己組織を損傷する機序が考えられている．

リウマチ熱と診断するためには以下の条件が必要である．すなわち先行溶血レンサ球菌感染の証拠（ASO，ASK，ADN-Bの高値）があり，主症状（心炎，多発関節炎，小舞踏病，輪状紅斑，皮下小結節）のいずれか2つ以上，あるいは主症状1つと副症状〔臨床所見（リウマチ熱またはリウマチ性心臓病の既往，関節痛，発熱），検査所見（赤沈の亢進，CRP陽性，白血球の増加，心電図PR時間の延長）〕2つ以上を認める場合にリウマチ熱の可能性が高いと判定する（改訂Jonesの診断基準）．

大症状としての心炎は発病1週間以内に出現し，①心雑音（心尖部収縮期雑音が最も多い），②胸部X線での心拡大，③心膜炎（心膜摩擦音，心膜液貯留，心電図変化）の存在，④25歳以下で原因不明のうっ血性心不全の存在，のいずれか1項目を認める場合に「心炎」と診断できる．

現在，抗生物質の普及と社会経済状況の改善に伴ってリウマチ熱は減少し，その結果，日本を含む先進国においてリウマチ性弁膜症に遭遇する機会はほとんどなく，一方，開発途上国においては2～10/1,000例の有病率と考えられている．その他の原因として近年では，加齢や長期の人工透析などによる動脈硬化が僧帽弁輪石灰化を生じさせ，その進展により弁口が狭小化し僧帽弁狭窄を呈する例が増えている．また，パラシュート僧帽弁や重複僧帽弁口など先天性僧帽弁狭窄が存在するものの，その頻度は極めてまれである．

一般にリウマチ性弁膜症の特徴としては，①僧帽弁や大動脈弁のような左心系弁膜に病変を伴う頻度が大であり，②狭窄のみでなく閉鎖不全を合併していることが多く，③慢性に経過するため診断時においてはすでに左房あるいは左室の拡大がみられることが挙げられる．本病態におけるリウマチ性変化は，弁尖，交連部，腱索，乳頭筋，弁輪を含む僧帽弁複合（mitral complex）のすべてにみられ，時には左室心筋に直接病変の及ぶこともある．これら僧帽弁複合における病変の程度により，本症は以下の4型に分類される．

①交連型：前および後交連部の癒合により弁口狭窄をきたすもの
②弁尖型：弁尖の肥厚および硬化が著明なもの
③腱索型：腱索の癒合，肥厚，短縮が著明なため弁の開放が制限されるもの
④混合型：上記3型が合併しているもの

【病態生理】

本症の主たる病態は，「弁口狭窄に伴う左房から左室への血液流入の障害」である．通常，正常の僧帽弁口面積は4～5 cm²であり，種々の臨床症状などの異常所見を呈するのは1.0～1.5 cm²以

下である．したがって，この血行動態異常を基礎として，以下の順序で種々の病態への進展がみられる．

① 僧帽弁口血流の障害に伴い，左房圧の上昇と左房の拡大を認める．
② 左房の拡大は心房細動を招来し，心房収縮の欠如と頻脈に伴って拡張時間の短縮を認めるようになる．
③ 左室内血液流入はより減少し，左房内血液がうっ滞するため，左房・左心耳内に血栓を生じやすくなる．
④ 左房圧の上昇は肺静脈圧，肺毛細管圧の上昇をきたし，肺うっ血や肺水腫に移行する．
⑤ さらには右心系にも病態が波及し，肺高血圧→相対的肺動脈弁閉鎖不全→右室圧の上昇と右室の拡大→相対的三尖弁閉鎖不全→右房圧および中心静脈圧の上昇→肝腫大や末梢の浮腫，への経過をたどる．

【臨床所見】

本症の自覚症状として最も重要であるのは，左房圧上昇→肺毛細管圧の上昇に伴う呼吸器症状であり，そのなかでも呼吸困難や咳嗽は多くの例で認められる．一方，前述のようにわが国におけるリウマチ性弁膜症の激減と心エコー検査の普及による早期診断が可能となったため，現在では，急性肺水腫に伴う起座呼吸(orthopnea)，喘鳴，チアノーゼ，顔面蒼白，ピンク色の喀痰を認める例，高度の肺うっ血や肺梗塞に伴う喀血(hemoptysis)を認める例，慢性右心不全に伴う肝腫大に起因する食思不振，体重減少，心性悪液質の臨床像を呈する例，あるいは蒼白であるが，頬部と口唇に赤味を呈する僧帽弁顔貌(mitral face)を認めるような重症例に遭遇する機会はほとんどない．

また，拡大した左房が左反回神経を圧迫することによる嗄声や，食道を圧迫することによる嚥下困難は，本症よりむしろ後述の僧帽弁閉鎖不全による巨大左房例に高頻度で認められる．

左房の拡大と左房内血液のうっ滞，および心房細動による心房収縮の欠如は，左房内に血栓を形成するためのよい土壌となる．この血栓が栓子となって全身性塞栓を合併することがあり(10～25％の頻度)，特に脳塞栓(片麻痺などの神経症状)，冠動脈塞栓(急性心筋梗塞)，腎動脈塞栓(腹痛・急性高血圧)，上腸間膜動脈塞栓(腹痛)は日常しばしば遭遇する．

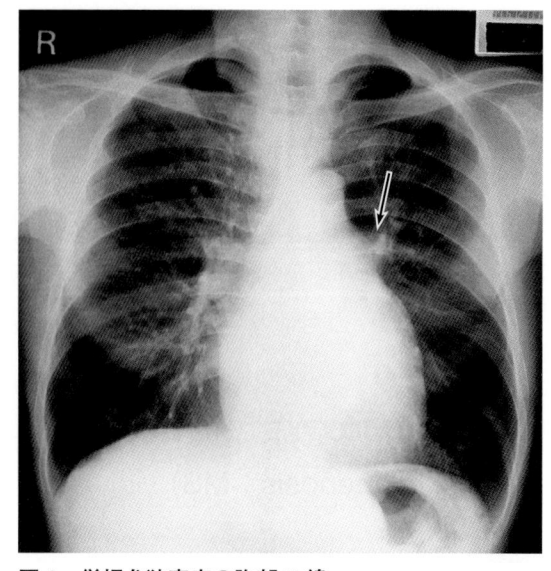

図1 僧帽弁狭窄症の胸部X線
両肺野の肺血管陰影は増強している．左Ⅱ弓(肺動脈主幹部)の突出(矢印)および左Ⅰ弓の減少のため，心陰影は立位心あるいは僧帽弁形態(mitral configuration)を示す．

【検査所見】

(1) 胸部X線(図1)

心陰影は，左Ⅱ弓(肺動脈主幹部)と左Ⅲ弓(左心耳)が突出し，左Ⅰ弓(大動脈弓)と左Ⅳ弓(左室)はむしろ減少するため，立位心あるいは僧帽弁形態(mitral configuration)と形容される．左房の著明な拡大は，右Ⅱ弓における右房と左房との二重陰影として認められる．また，肺うっ血の所見は，左右肺門部の肺血管陰影の増強として出現し，肺静脈陰影は上肺野の拡張と下肺野の収縮，下肺野(肋骨・横隔膜角)の水平で濃い線状陰影(Kerley's B line)として認められる．

(2) 心電図(図2)

洞調律例では，左房負荷としてのⅠ，Ⅱ誘導の二相性P波(mitral P wave)およびV_1誘導の陰性部分の大きい二相性P波(P terminal force)を認める．右室肥大を示すようになると，右軸偏位や右室肥大所見(V_1でのR波の増高)を認めることがある．本症の50％以上の例では，左房拡大に伴い心房細動を合併する．

(3) 聴診・心音図(図3)

Ⅰ音の亢進と僧帽弁開放音(mitral opening

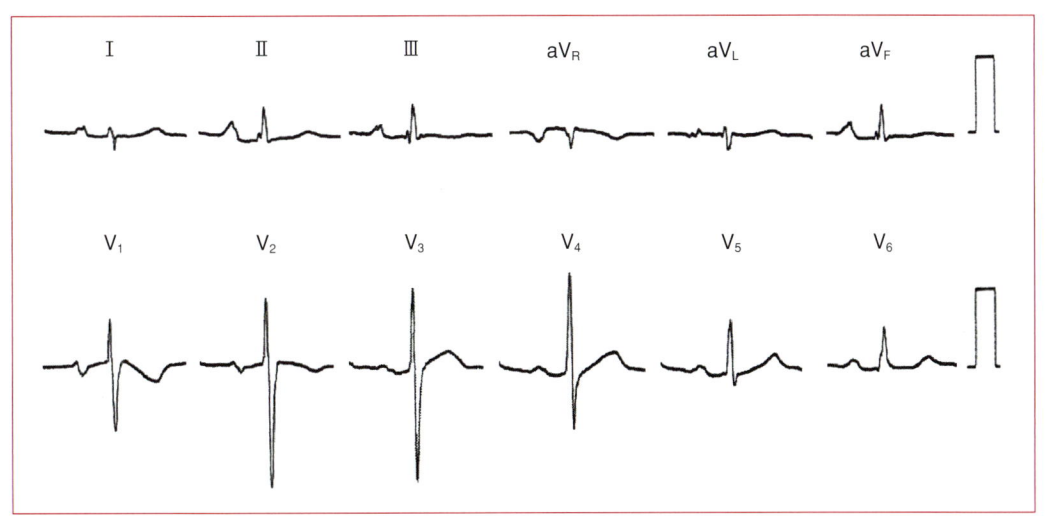

図2 僧帽弁狭窄症の心電図（洞調律例）
Ⅰ，Ⅱで幅の広い二峰性P波（僧帽性P波）を認め，V₁の深い陰性P波は左房負荷所見を示す．QRS軸は右軸偏位傾向を示し，V₁,₂のR波はやや高く，T波は陰性で，右室肥大の傾向にある．

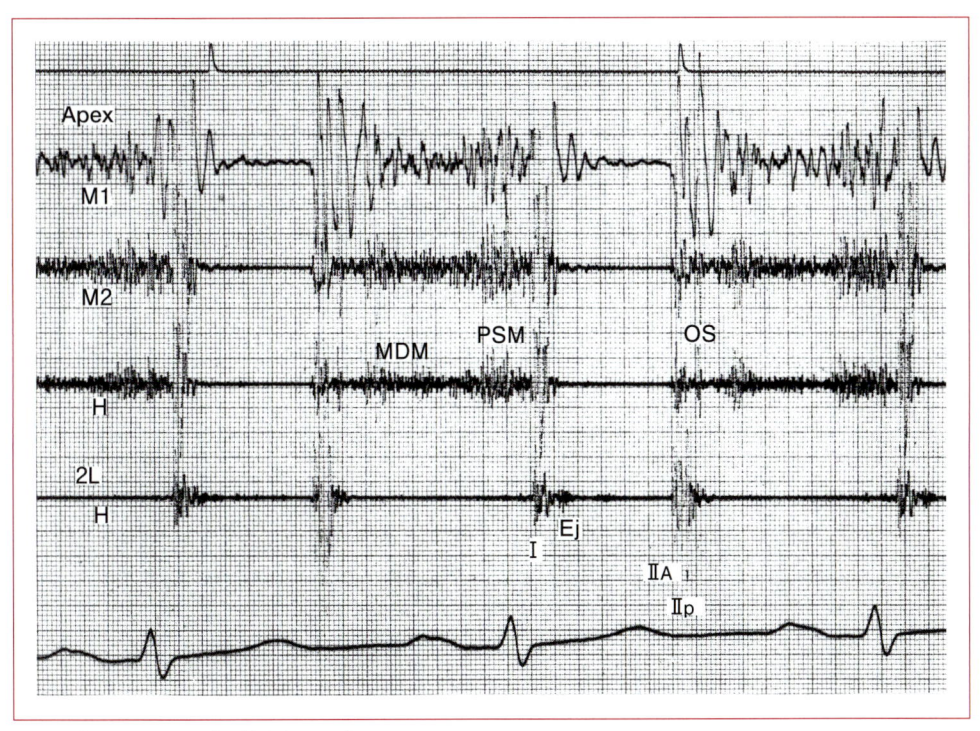

図3 僧帽弁狭窄症（中等症）の心音図
心尖部（Apex）においてⅠ音（Ⅰ）の亢進，僧帽弁開放音（opening snap；OS）および拡張期ランブルを認める．拡張期ランブルは拡張中期成分（MDM）と心房収縮期成分（PSM）から構成され，OSから開始し次の心拍のⅠ音まで続く．また，第2肋間胸骨左縁（2L）においてⅡ音肺動脈弁成分（Ⅱp）の亢進と肺動脈駆出音（Ej）を認める．M1：中低音，M2：中高音，H：高音

snap ; OS）はいずれも僧帽弁のリウマチ病変に起因する異常心音であり，高調で鋭く聞かれる．これらの心音は弁腹部の可動性が保たれている例によく聴取でき，最軽症例あるいは弁の石灰化の著明な最重症例では聞かれない．心電図Q波からI音までの時間（Q-I）およびII音大動脈成分から僧帽弁開放音までの時間（IIA-OS）を用いて，本症の重症度を評価できる．すなわち，Q-I時間は左房-左室間の拡張期圧較差と正の相関を示し，IIA-OS時間とは負の相関を示す．Well's indexは［（Q-I）-（IIA-OS）］×100で算出され，この係数が負であれば軽症，正であれば重症と判定する．

狭窄弁口に抗して血液が左房から左室に流入する際に，心尖部で拡張期雑音が聴取される．なかでも拡張中期雑音は，低調性であるためランブル（rumble）と形容され，左側臥位で増強する．一方，心房収縮期あるいは前収縮期雑音は比較的高調で，軽症例，左房収縮不全例や心房細動例では聴取できない．

合併する肺高血圧症が重症化するにつれて，II音肺動脈成分の亢進，相対的三尖弁閉鎖不全雑音，相対的肺動脈弁閉鎖不全雑音（Graham Steell雑音）を聴取するようになる．

（4）心エコー法

従来，本症の診断に対しては，Mモード心エコー法による僧帽弁前尖エコーの拡張期弁後退速度（diastolic descent rate ; DDR）の低下する所見がその指標としてよく用いられていた（図4a）．しかしながら，現在では断層心エコー法を用いて，弁口レベルの短軸断層図による狭窄弁口面積（図4c），前および後交連部の癒合の程度，長軸断層図による弁腹部の可動性（ballooning），弁の肥厚度，弁下部組織（腱索・乳頭筋）における肥厚・癒合・短縮の程度を詳細に評価できる．通常，弁口面積が1.5～2.5 cm^{2}を軽症，1.0～1.5 cm^{2}を中等症，1.0 cm^{2}以下を重症と判断する．

左房負荷の程度は，Mモード法による左房径あるいは断層心エコー法による左房容積を計測することにより可能である．本症では心房細動を合併することが多いため，心電図のP波から左房負荷を評価することが不可能となり，本法の臨床的意義は大である．また，左房内流動エコーや血栓の有無および局在の評価には断層心エコー法を用いる．本症では壁在血栓のみでなく，左房内を自由に移動する巨大球状血栓（ball thrombus）を認めることもある．この血栓は拡張期に僧帽弁口を完全閉塞し，突然死の危険性もあるので注意を要する．また，経食道心エコー法では左心耳内血栓も容易に検出できる．近年普及しつつある三次元心エコー法を用いると，僧帽弁口の形態が詳細に評価でき，後述する経皮的僧帽弁交連裂開術の際のガイドとしても有用である（図5）．

連続波ドプラ法は本症の重症度評価に対して重要な情報を提供する．僧帽弁口血流速波形の記録から最大血流速度（V）を求め，簡易Bernoulli式を用いて，

拡張期における左房-左室間の圧較差＝$4×V^2$

を算出できる（図6）．さらに拡張早期における左房と左室の最大圧較差が1/2となるまでの時間が弁口面積と反比例することを利用して，拡張早期僧帽弁口血流速波形のピーク速度がその$1/\sqrt{2}$になるまでの時間をpressure half time（PHT）として計測し，僧帽弁口面積（cm^2）＝220/PHT（msec）の経験式から弁口面積を推定することが可能である．

また，連続波ドプラ法より求めた三尖弁逆流最大速度（V）から肺動脈収縮期圧を推定することができる．すなわち，簡易Bernoulli式から，

収縮期における右房-右室間の圧較差＝$4×V^2$

を求め，右房圧を10 mmHgと仮定することにより，

収縮期肺動脈圧＝$4×V^2+10$（mmHg）

として算出できる．

二次的な肺高血圧の程度が重症になるにつれて，相対的三尖弁あるいは肺動脈弁逆流が出現するが，これらの検出にはカラードプラ断層法を用いる．

（5）心臓カテーテル検査

肺動脈楔入圧を左房圧の代用として用い，左室圧曲線との同時記録により拡張期の左房-左室間圧較差を求めることができる（図7）．また僧帽弁口面積（MVA）はGorlinの式を用い，以下の計算式により算出できる．

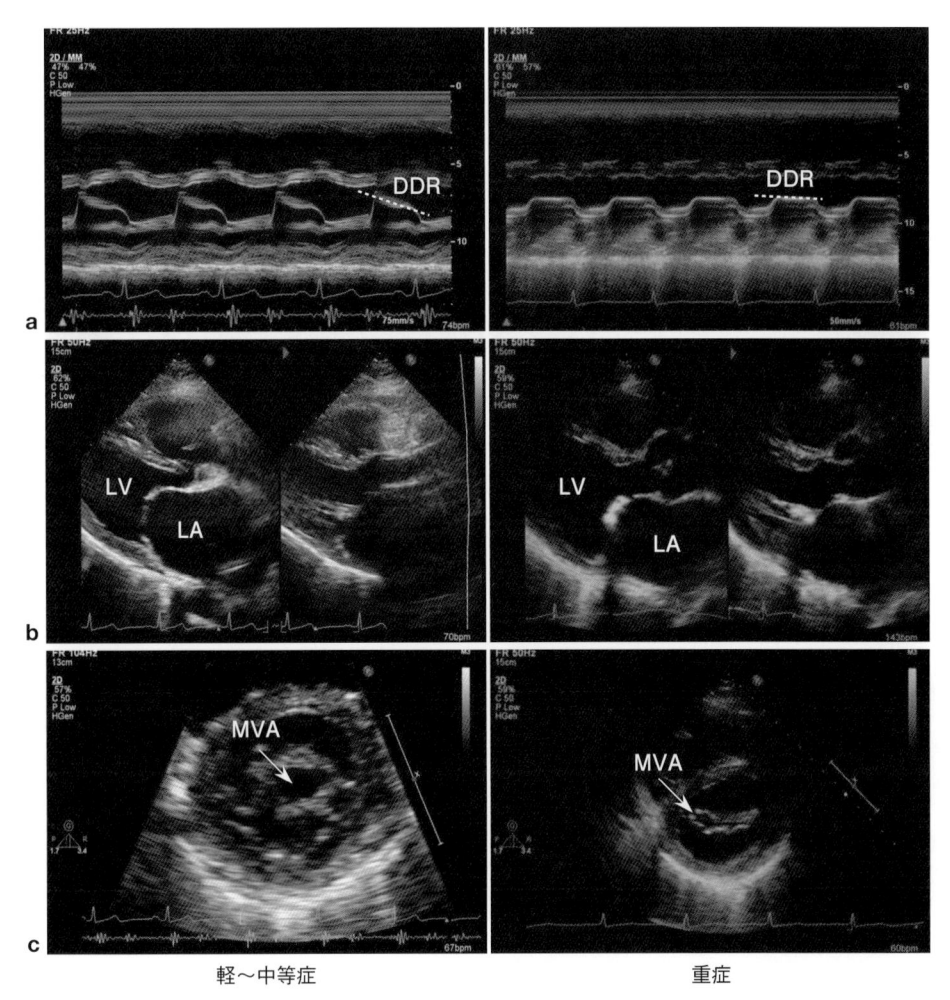

図4 僧帽弁狭窄症の心エコー図
a. Mモード心エコー図：重症化すると僧帽弁前尖Mモードエコーの拡張期後退速度(DDR)が低下し，僧帽弁口が狭小化する．
b. 傍胸骨左室長軸断層図：軽～中等症では僧帽弁前尖のballooningが認められるが，重症例では前尖の肥厚とエコー輝度の上昇が著しくなりballooningがみられない．LV：左室，LA：左房．
c. 僧帽弁口レベルの左室短軸断層図：拡張期の弁口(MVA)は狭窄を認め，その面積(MVA)は正常に比べて著明な低値を示す．

$$\mathrm{MVA(cm^2)} = \frac{僧帽弁口血流量}{(38\sqrt{(左房-左室間圧較差)})}$$

ただし僧帽弁口血流量＝心拍出量/拡張期充満時間．

　最近では，拡張期の左房-左室間圧較差については連続波ドプラ法により最大圧較差を，僧帽弁口面積については断層心エコー法により最大僧帽弁口面積を算出することができるため，観血的アプローチである心臓カテーテル検査をあえて施行する機会は少なくなってきている．通常，平均肺動脈楔入圧(左房圧)が10～20 mmHgであれば軽症，20～30 mmHgであれば中等症，30 mmHgであれば重症と評価できる．

【診断】
　心電図で心房細動の所見を認めればまず本症を疑い，さらに聴診にてⅠ音の亢進，僧帽弁開放音，低調な拡張期ランブルを聴取できればほとんど確診が可能である．断層心エコー法による僧帽弁口面積の算出，弁の可動性および弁下部病変の

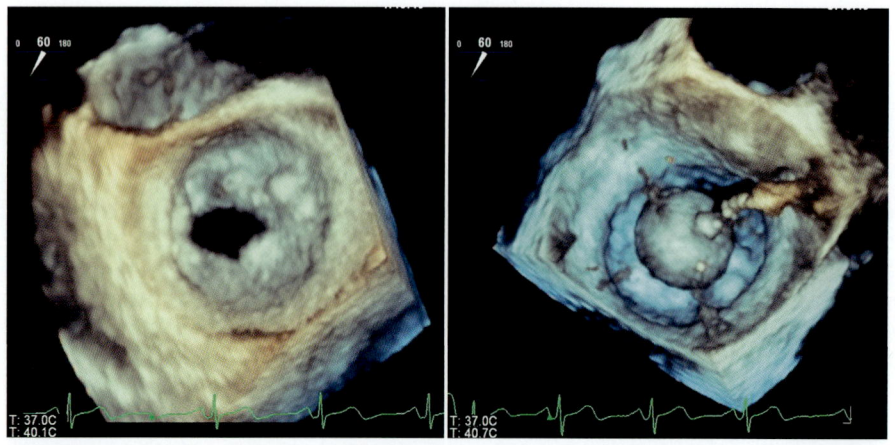

図5　僧帽弁狭窄症の経食道三次元心エコー図　a|b
a. 左房から僧帽弁を見下ろした図．外科医と同じ視点から僧帽弁が観察でき，交連部癒合の程度，弁の可動性が詳細に評価できる．
b. 経皮的僧帽弁交連裂開術の術中モニタリング．バルーンによる弁形成を施行している．心房中隔穿刺時のカテーテル操作，合併症のモニタリングにも有用である．

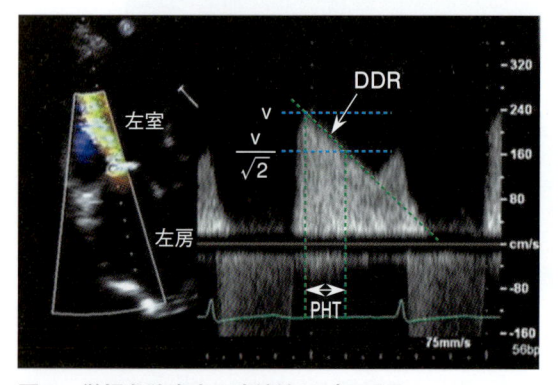

図6　僧帽弁狭窄症の連続波ドプラ所見
僧帽弁口血流速波形(右図)の記録は，心尖部アプローチによる左室長軸断層図(左図)を用いて，最大流速を記録できるビーム方向(破線)を設定する．拡張期の弁後退速度(DDR)は著しく低下している(右図)．拡張早期のピーク速度(V)が $1/\sqrt{2}$ になるまでの時間(pressure half time；PHT)で220を除することにより僧帽弁口面積が推定できる．

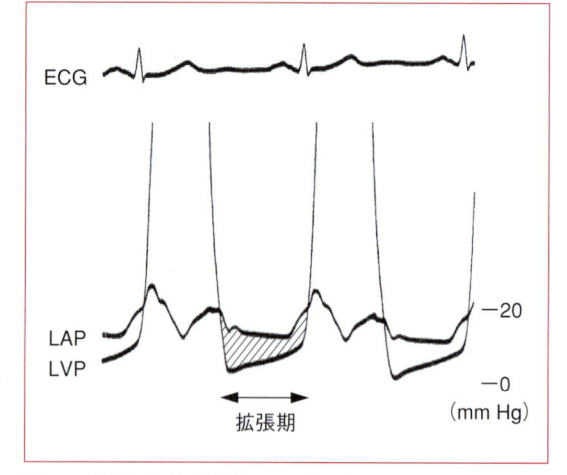

図7　左房-左室圧曲線の同時記録
拡張期を通じて，左房圧(LAP)は左室圧(LVP)を凌駕している(斜線部分)．

程度，連続波ドプラ法による肺高血圧症の程度から，本症の重症度評価および外科的手術の適応あるいは術式までも決定できる．

　左房粘液腫は本症と聴診所見や血行動態的特徴が類似しており，また心房中隔欠損症は胸部X線や聴診所見が類似しているが，いずれも心エコー法により両者の鑑別は容易である．

【予後・合併症】
　本症の合併症を規定する因子は，左房圧の上昇度と左房の拡大度である．すなわち，弁口狭窄に伴う左房の拡大は心房細動を招来し，その結果，有効な心房収縮の消失と心室拡張時間の短縮，さらには左房内血液のうっ滞を生じて，①左房内血栓→全身性塞栓，②左房圧の上昇→肺高血圧，を合併する．また僧帽弁複合のリウマチ性変化は，感染性心内膜炎を発生するうえで都合のよい条件となる．

　若年者では比較的無症状であることが多いが，

左房拡大，心房細動，肺高血圧の条件が加わることにより，しだいに予後が悪くなる．したがって，うっ血性心不全（死因の70〜90％）あるいは肺高血圧症の程度を基準として，外科的手術の適切な時期を決定することが本症の予後に重要な影響を与える．

【治療】

(1) 薬物療法

上室期外収縮あるいは心房細動に対する薬物療法は，左房の拡大を認める例では著しい効果は期待できず，除細動されることも少ない．ジギタリスは強心薬としてよりもむしろ拡張時間を長くするための徐脈化を目的として用いる．肺うっ血に対する治療は，前負荷（特に利尿薬），酸素吸入が主体となる．塞栓の発生予防に対しては，基本としてwarfarinによる抗凝固療法を行い，特に心房細動例では必須である．

(2) 外科的治療

一般に，弁口面積が1.0〜1.5 cm^{2}以下で，薬物療法を行ってもNYHA分類II度以上，反復する血栓・塞栓が手術適応となる．手術方法としては，直視下交連切開術(open mitral commissurotomy)と弁置換術(valve replacement)がある．交連切開術後は弁口面積の拡大が得られ心拍出量が増大するが，弁逆流が新たに発生または増大する可能性がある．したがって，有意の僧帽弁逆流合併例や弁・弁下部組織のリウマチ病変が高度な例は弁置換術のよい適応となる．

(3) 経皮的僧帽弁交連裂開術(percutaneous transvenous mitral commissurotomy ; PTMC)

静脈から右房および経心房中隔的に卵円窩の穿刺を行い，バルーン付きカテーテルを右房から左房に挿入し，僧帽弁口部においてバルーンを拡張することにより狭窄弁口を拡大する．本法の適応は，弁および弁下部組織のリウマチ病変が高度でなく，弁口狭窄の原因が主として交連部の癒着であり，弁腹部の可動性が保たれている例である．言い換えれば，このような例は後述の直視下交連切開術のよい適応となることから，術者の技術的熟練が必須となる．

本手技の合併症としては，弁の亀裂による僧帽弁逆流の出現，心房内左-右短絡，塞栓などがあり，左房内血栓や3度以上の僧帽弁逆流を認める例は適応とならない．高齢者や何らかの理由で外科的手術が不可能な例では試みられるべき方法である．

B 僧帽弁閉鎖不全症 (mitral insufficiency/regurgitation ; MI/MR)

【定義】

僧帽弁の閉鎖が正常に機能するためには，弁，弁輪，腱索，乳頭筋を含むmitral complex（僧帽弁複合）の調和のとれた運動が必要である．言い換えれば，これら僧帽弁複合のいずれか1つに器質的あるいは機能的異常をきたせば，収縮期に左室から左房への逆流を生じることになる（表1）．従来，本症はリウマチ性と非リウマチ性に分類されていた．リウマチ性では多くの例で閉鎖不全のみでなく狭窄をも認め，また大動脈弁膜症を合併する．近年，リウマチ性の頻度が激減したため，急性あるいは慢性発症に分類するほうが治療を考えるうえでより適している．急性僧帽弁閉鎖不全の原因としては，感染性心内膜炎，腱索断裂，乳頭筋断裂，人工弁機能不全などがある．また特殊な例として，拡張期僧帽弁逆流（急性重症大動脈弁閉鎖不全に合併し，逆流量はわずかであるが，肺うっ血，さらには肺水腫への進展を示唆する所見として重要である）を認めることもある．

表1 僧帽弁逆流の発生機序

1. 僧帽弁の異常
   リウマチ性，感染性心内膜炎，裂隙（心内膜床欠損症），結合織異常（Marfan症候群），特発性僧帽弁逸脱
2. 僧帽弁輪の異常
   石灰化，左室の拡大（心筋梗塞，拡張型心筋症）に伴う弁輪の拡大，胸郭変形に伴う弁輪変形，心房中隔欠損に伴う弁輪変形
3. 腱索の異常
   感染性心内膜炎，リウマチ性，先天異常，僧帽弁逸脱，外傷，tethering（虚血性），特発性断裂
4. 乳頭筋の異常
   乳頭筋の虚血・断裂（心筋梗塞後），乳頭筋の位置異常（肥大型心筋症，拡張型心筋症）

【病態生理】

　僧帽弁の閉鎖不全に伴い，左房の容量負荷，さらには左室の容量負荷を招来する．慢性型では徐々に左房と左室の容量負荷をきたし，特に左房腔の拡大は左房圧の上昇を緩衝するのに役立つ．したがって，左房拡大，特に巨大左房例では肺うっ血症状がマスクされることが多く，臨床症状が出現するのは比較的遅い傾向にある．しかしながら，左房の拡大は心房細動を招来することから，次第に労作時呼吸困難を訴えるようになる．左室は初期には逆流量をも含む房室血流量を処理するため拡大し，かつ収縮の亢進を認めるが，次第にその収縮力は低下し，左心不全症状をきたすようになる．一方，急性型では正常の左房腔内に急激かつ大量の僧帽弁逆流が流入することから，急速に左房圧は上昇し，肺うっ血，さらには肺水腫をきたすようになる．特に乳頭筋断裂例では，早期に左房と左室が等圧となり，心拍出量の低下，心原性ショックをきたしやすい．

【臨床所見】

　一般に僧帽弁逆流に伴う症状としては，左房圧の上昇→肺うっ血に起因する呼吸器症状であり，慢性型であれば経過とともに労作時呼吸困難，急性型であれば早期に起座呼吸，チアノーゼ，心原性ショック症状が出現する．聴診上，全収縮期雑音（心尖部でスリルを触れる），強大なⅢ音を聴取し，急性型ではさらにⅣ音が聴かれる．また肺野に湿性ラ音が聴かれる．

【検査所見】

　（1）胸部Ｘ線（図8）

　慢性型では左Ⅲ弓（左心耳）および左Ⅳ弓（左室）が突出し，巨大左房例では左房陰影が右Ⅱ弓あるいは左Ⅳ弓の二重像として認められる．肺野は特に明らかな異常所見を認めないことが多い．一方，急性型では心陰影に異常を認めないものの，肺野に肺うっ血あるいは肺水腫に一致する所見がみられる．

　（2）心電図（図9）

　慢性型ではしばしば心房細動を認めるが，洞調律例では左房負荷としてのⅠ，Ⅱ誘導の二相性Ｐ波およびV_1誘導の陰性部分の大きい二相性Ｐ波（P terminal force），左室容量負荷としての左側胸部誘導の高電位を認める．一方，急性型ではご く早期には洞性頻脈のみであるが，次第に左房負荷および左室容量負荷所見を示すようになる．

　（3）聴診・心音図（図10）

　慢性型ではⅠ音の減弱，Ⅱ音の分裂（逆流による左室収縮時間の短縮のためⅡ音大動脈弁成分が前方に移動する）を認め，心尖部で全収縮期逆流性雑音（時にはⅡ音を超えて僧帽弁開放音まで持続する），強大なⅢ音，拡張期ランブル（左心性Carey-Coombs雑音）を聴取する．これらの心音および心雑音の程度はいずれも僧帽弁逆流量に比例する．

　一方，急性型では心尖部の収縮期雑音はダイヤモンド型を示すことが多く，一部の例では収縮中期以降の雑音が途絶する（逆流量の増大による急激な左房圧の上昇のため，左房圧と左室圧が等圧になる）．また肺動脈圧の上昇に伴い，Ⅱ音の肺動脈弁成分は亢進し，著明なⅣ音（慢性型でも，乳頭筋機能不全では小さいⅣ音を聴取することがある）が聴かれる．

　（4）心エコー法

　カラードプラ断層法を用いれば僧帽弁逆流シグナルを描出でき，逆流量の重症度を半定量的に評価できる．また断層心エコー法，特に経食道アプローチによる記録では，僧帽弁逆流の機序を詳細に診断することが可能である（図11）．例えば，リウマチ性では弁の硬化や腱索・乳頭筋病変の描出，腱索断裂では断裂した腱索が収縮期に左房内，拡張期に左室内へ翻転し，支持を失った僧帽弁のダイナミックな動きが観察できる．近年増加している乳頭筋断裂を伴わない虚血性僧帽弁閉鎖不全は，左室拡大により乳頭筋が外側に偏位し弁尖を強く牽引することにより生じる弁尖閉鎖位置異常が観察される．感染性心内膜炎では，弁疣腫（vegetation；Vg）や弁穿孔など僧帽弁の荒廃した状況をくわしく診断でき，乳頭筋断裂では，断裂した乳頭筋の一部が心周期を通じて左房と左室内を往復する様子が観察できる．また，経食道三次元心エコー図法を用いると，外科医の目線で左房側から僧帽弁を観察することが可能であり（surgeon's view），僧帽弁の解剖学的異常の把握が容易となる（図12）．

　僧帽弁閉鎖不全症の重症度評価に関しては，パルスドプラ法あるいはカラードプラ法を用いた逆

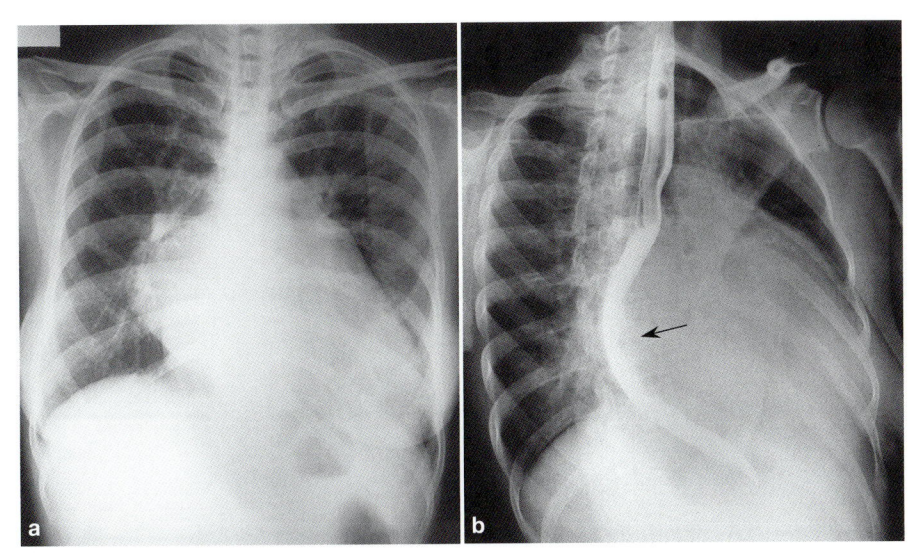

図 8　慢性僧帽弁閉鎖不全症の胸部 X 線
正面像(a)では，左Ⅳ弓(左室)の突出を認める．右Ⅱ弓は右房と著明に拡大した左房により二重陰影を示す．右前斜位像の食道バリウム造影(b)では，著明に拡大した左房により，食道が広範囲に圧排されている(矢印)．

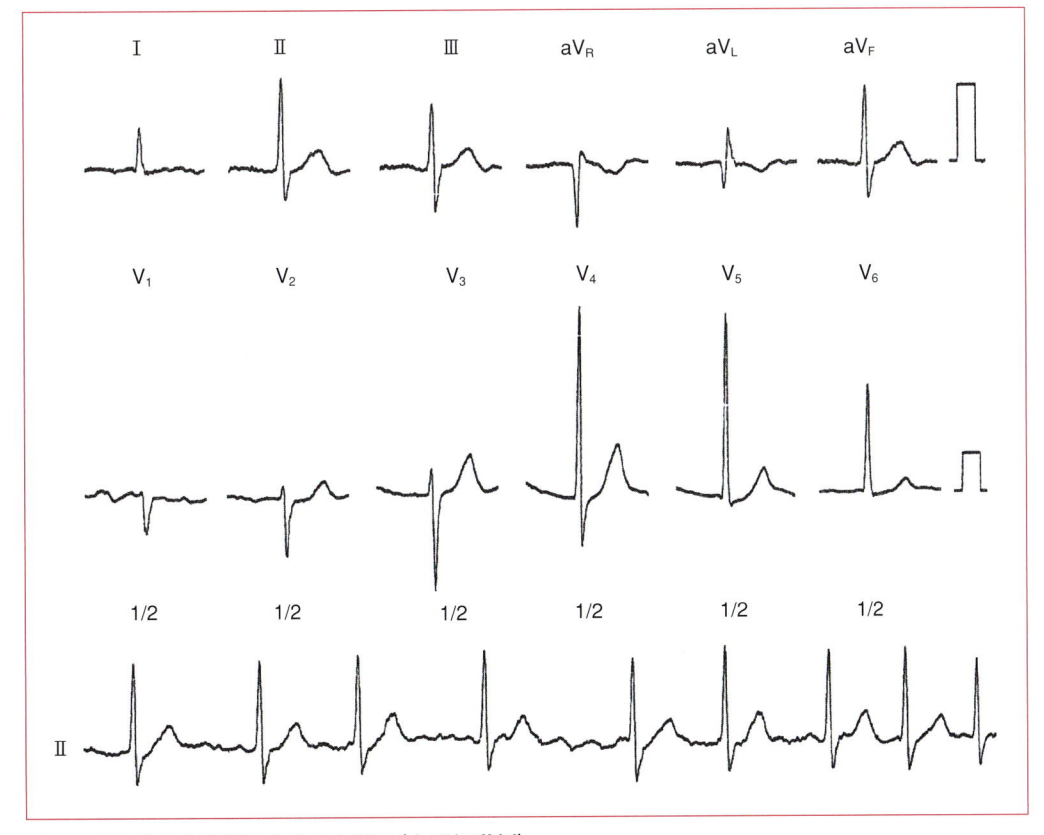

図 9　慢性僧帽弁閉鎖不全症の心電図(心房細動例)
Ⅱ誘導(下段)にて不規則な心房細動波(f 波)を認める．左室容量負荷を反映し，左側胸部誘導における QRS 波の高電位と $V_{4〜6}$ の陽性 T 波がみられる．

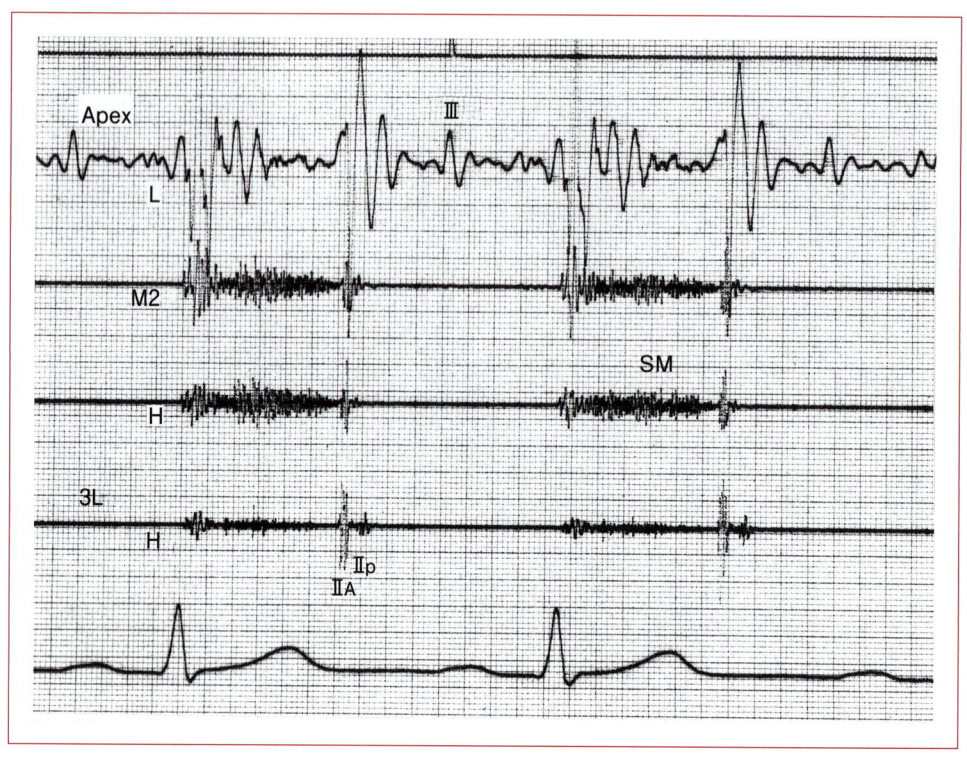

図 10　僧帽弁閉鎖不全症（慢性型）の心音図
心尖部（Apex）に全収縮期雑音（SM）と小さなⅢ音（Ⅲ）がみられる．収縮期雑音は高調成分主体かつ紡錘型で，拡張期ランブルも明らかでないことから軽症の慢性僧帽弁閉鎖不全と判断される．なお，第3肋間胸骨左縁（3L）の2音は音量，分裂ともに正常範囲である．L：低音，M2：中高音，H：高音

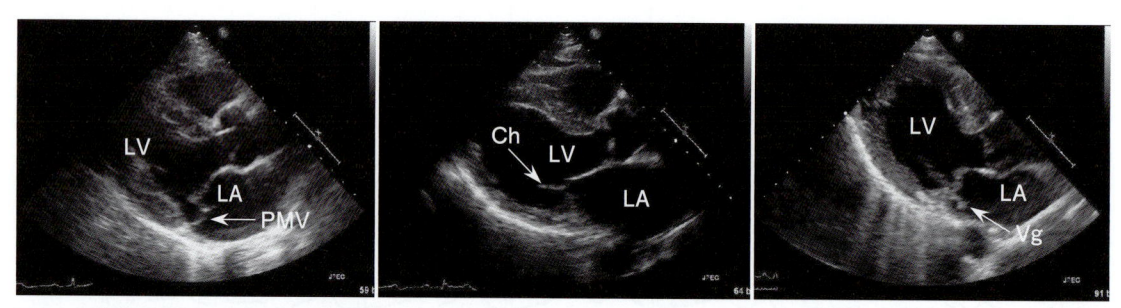

図 11　僧帽弁逆流の発生機序（断層心エコー図）　　　　　　　　　　　　　　　　　　　　　　　　　　　a｜b｜c
a. 腱索断裂：僧帽弁後尖（PMV）の著明な左房内への逸脱を認め，弁の先端に断裂した腱索が可動性に富む点状エコーとして観察される．LA：左房（LA），LV：左室
b. 虚血性僧帽弁逆流：虚血性心筋症により左室が拡大すると，乳頭筋の位置が後方に偏位して腱索（Ch）を牽引することにより弁尖の閉鎖位置が左室側に移動する．これに伴い弁尖の接合不全が生じる．
c. 僧帽弁疣腫：僧帽弁に付着した疣腫（vegetation；Vg）が塊状エコーとして記録されている．

流量，逆流率および有効逆流弁口面積の計測が行われる．このうち，カラードプラ法を用いて逆流血流の上流部（僧帽弁逆流では僧帽弁口の左室側）に表示される加速血流（proximal isovelocity surface area；PISA）の半径を用いた方法が，比較的再現性に優れており，よく利用される．

（5）心臓カテーテル検査
　逆流量の重症度は，左室造影による Sellers 分類がよく用いられている（表2）．逆流量の増加に伴い，左房圧あるいは肺動脈楔入圧曲線のV波

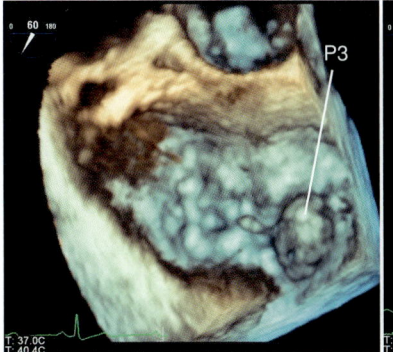

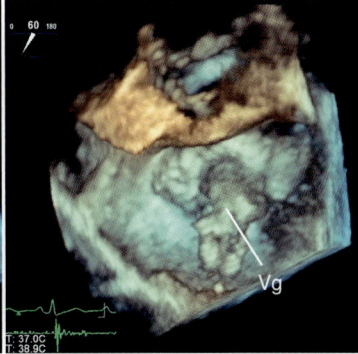

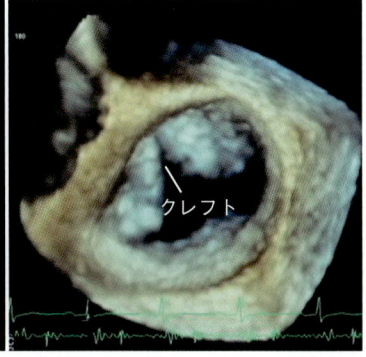

図12 僧帽弁閉鎖不全症の経食道三次元心エコー図　　　　　　　　　　　　　　　a | b | c
a. 腱索断裂：僧帽弁後尖後外側尖(P3)の著明な逸脱と，その先端に付着する腱索の断端が観察できる．逸脱の部位，範囲の把握に本法が有用である．
b. 僧帽弁疣腫：僧帽弁前尖に付着した疣腫(Vg)が塊状エコーとして観察できる．
c. 僧帽弁裂隙：僧帽弁前尖に裂隙(クレフト)を認める．

表2 左室造影による僧帽弁逆流の重症度評価（Sellers 分類）

1度	ジェット状の逆流を認め，左房がわずかに造影されるが，速やかに消退する．
2度	ジェット状の逆流を認め，左房が中等度に造影されるが，すぐに消退する．
3度	左房が左室および大動脈と同程度に濃く造影され，造影剤が徐々に消退する．
4度	左房が左室および大動脈より濃く造影され，長時間左房の造影が持続する．

が増高する．慢性型では心不全をきたすような肺動脈楔入圧の上昇は認めないが，急性型では左房圧が25mmHg以上になると肺うっ血，さらには肺水腫への急激な進展を認める(図13)．

【診断】
　逆流の重症度については，収縮期雑音およびⅢ音の程度，Carey-Coombs 雑音の出現，胸部X線での心拡大度と肺うっ血の状況，心電図での左房および左室負荷所見を参考にしながら，カラードプラ法あるいは左室造影での左房内逆流シグナルあるいは造影度で最終診断を行う．僧帽弁閉鎖不全の発生機序については，経食道アプローチを含む断層心エコー法によりほぼ完璧に診断でき，僧帽弁置換術あるいは形成術の適応についても決定することが可能である．急性型および慢性型の区別については表3に示す．

【予後・合併症】
　本症の予後は，①基礎疾患，②逆流の重症度，③左室機能に加えて，急性型あるいは慢性型のいずれかにより影響される．慢性型では確定診断後5年生存率が80％，10年生存率が60％であり，一般的には労作時呼吸困難(肺うっ血)，心房細動(左房の拡大度)，左室駆出率(収縮機能)を参考にしながら外科的手術を決定する．急性型については，放置すれば予後は極めて悪い．合併症としては心不全および感染性心内膜炎が多く，狭窄を合併しない僧帽弁閉鎖不全では左房内血栓および全身性塞栓は比較的少ない．その理由として，弁逆流が左房内血液のうっ滞を妨げる方向に働くからである．

【治療】
(1) 内科的治療
　逆流量を減少させるためには，左室の前負荷(肺うっ血に対して)および後負荷(左室の収縮機能に対して)を軽減させる必要があり，利尿薬や血管拡張薬(Ca拮抗薬，ACE阻害薬，ニトロ製剤)を用いる．また，感染性心内膜炎の予防に対しては抗生物質を，心房細動，血栓および全身性塞栓に対しては抗凝固薬を用いるが，原則としては可能なかぎり早期に外科的治療を決断する．

(2) 外科的治療
　急性僧帽弁閉鎖不全症では，各種薬物療法によっても血行動態が改善しない場合に緊急手術の適応となる．一方，慢性僧帽弁閉鎖不全症においては，症状と心機能評価により手術適応が決定される．以前は左室造影のSellers分類が手術適応の

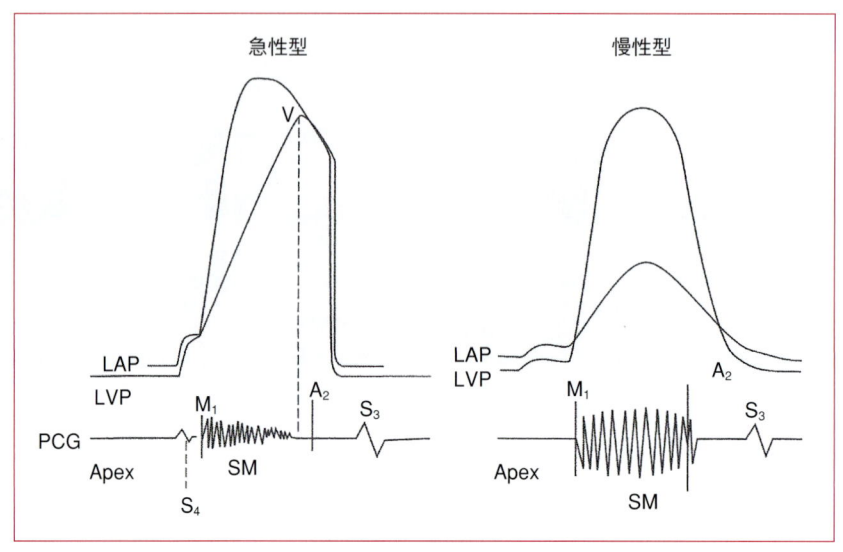

図13 急性および慢性僧帽弁逆流の血行動態的差異

急性型では慢性型に比べて，左房圧（LAP）V波の増高とⅢ音（S$_3$）に加えてⅣ音（S$_4$）を認め，収縮期逆流性雑音（SM）はV波の増高に一致して漸減性の形態を示す．
LVP：左室圧，M$_1$：Ⅰ音僧帽弁成分，A$_2$：Ⅱ音大動脈弁成分，Apex：心尖部
(Depace NL, Nestico PF, Morganroth J : Acute severe mitral regurgitation. Pathophysiology, clinical recognition, and management. Am J Med 78 : 293, 1985 より改変引用)

表3 急性型および慢性型僧帽弁逆流の臨床的特徴

	急性型	慢性型
肺うっ血	急に，突然	緩徐に，ゆっくり
心調律	洞性頻脈	心房細動
左室心尖拍動	正常	左下方に偏位
前胸部振戦	(2+)	(±)
頸静脈波	A波の増高	正常
Ⅱ音肺動脈弁成分	亢進	正常
Ⅲ音	(2+)	(+)
Ⅳ音	(+)	(−)
逆流性雑音	急激に聴取	長期にわたり聴取
	全収縮期性であるが粗くて漸減性	全収縮期性で平坦型あるいは紡錘型
	後尖病変では心基部に放散	左腋窩に放散
Carey-Coombs雑音	(2+)	(+)
左房容積	(+)	(2+)〜(3+)
左房圧V波	(3+)	(+)〜(2+)
左室拡張末期圧	上昇	正常か軽度上昇

決定に用いられていたが，近年は，心エコー検査による左室収縮末期径が45 mm，収縮末期容積係数が50 mL/m^{2}に達する前に手術を行うことが勧められている．

高度の僧帽弁逆流では，左心機能が正常で無症候性であっても新たな心房細動および肺高血圧を認めれば，弁形成または弁置換術のクラスⅡaの適応であり，それらがなくとも弁形成が可能であれば同様にクラスⅡaの適応となる．これは，高度僧帽弁逆流の場合，左心機能が正常であっても6〜10年で左心機能の低下や症状の出現がみられるためである．また，無症候性であっても左心機能低下を認める場合，あるいは心機能は保持されているが心不全症状を有する場合も弁置換および弁形成術のクラスⅠ適応となる．

現在，非リウマチ性の変性疾患に対しては，経

験と実績のある術者が手術を行えば90％以上の症例で弁形成術が可能である．弁形成術の利点としては，以下の点が挙げられる．

① mitral complex が保存されるため術後の心機能障害が生じにくい．
② 抗凝固療法が不要である．
③ 感染性心内膜炎の合併が少ない．
④ 全身性塞栓の危険性がない．

(3) 経皮的インターベンション

僧帽弁閉鎖不全に対して，弁にクリップをかける MitraClip 法や，冠静脈洞にカテーテルを挿入して行う経皮的僧帽弁輪形成術（percutaneous transvenous mitral annuloplasty；PTMA）が施行されるようになった．これらは，高齢者や開心術の高リスク例に対する治療法として注目を浴びているが，わが国においてはまだ一般的な治療法とはいえない．

C 僧帽弁逸脱症候群 (mitral valve prolapse syndrome；MVP syndrome)

【定義】

僧帽弁の前尖あるいは後尖が，収縮期に前尖および後尖弁輪部を結ぶ線より左房側に突出する場合を，僧帽弁逸脱（mitral valve prolapse；MVP）と定義する．本病態は，僧帽弁，腱索，乳頭筋，僧帽弁輪を含む mitral complex のいずれか1つに異常をきたしても発生しうるが，通常，臨床的に原因のはっきりしない特発性 MVP と，心房中隔欠損症や心筋症などに合併する二次性 MVP に分類できる．特発性 MVP の頻度は全体の約5％であり，将来，重篤な合併症を有する例は高齢の男性に多い．

特発性 MVP は，弁に著明な組織学的異常を認める解剖学的（anatomic）MVP と，弁病変よりもむしろ不定愁訴や自律神経機能異常が主体である MVP 症候群に区別される．前者の弁病変は，海綿層（spongiosa）の粘液腫様変性（myxomatous degeneration）および線維層（fibrosa）の断裂を病理学的特徴とし，この所見が収縮期における左室内圧に抗しきれず，僧帽弁を左房側に逸脱させる原因となる．一方，後者は DaCosta 症候群（irritable heart）や神経循環無力症（neurocirculatory asthenia）など心療内科領域との関連性が議論されている．

【病態生理】

他の原因による僧帽弁閉鎖不全と同様，弁の逸脱に伴い前尖と後尖の間に接合不全をきたし，弁逆流のため結果として左房の拡大，さらには左室の拡大を招来する．逆流量については，逸脱のみで逆流を認めないもの（silent MVP）から心不全症状を有する重症の弁逆流を有するものまで多彩である．

【臨床所見】

MVP 症候群では，弁逸脱とは一見無関係な動悸，呼吸困難，胸痛，めまい，息切れなどの不定愁訴を訴えることが多い．「チクチク」する労作に関係のない胸痛は特徴的で，現在，若年者で胸痛を認める場合はまず MVP 症候群を疑うべきである．他の不定愁訴については，本症に高率に合併する自律神経機能異常あるいは種々不整脈との関連性が考えられているが，その機序については明らかでない．解剖学的 MVP では，弁逆流が重症化するにつれて，肺うっ血に伴う呼吸困難を訴えるようになる．

本症の一部に漏斗胸や扁平胸など胸郭の前後径が小さい身体的特徴を合併する例がある．しかしながら，このような例の弁逆流は軽微で，将来，身体的発育に伴い MVP の消失することが多い．

【検査所見】

(1) 胸部 X 線

通常，心陰影に異常を認めないが，僧帽弁逆流の程度が著明になると，左Ⅲおよび Ⅳ 弓の突出と肺うっ血所見がみられるようになる．

(2) 心電図

MVP 症候群においては，しばしばⅡ，Ⅲ，aV_F の ST-T 変化や，種々の不整脈（上室性および心室性期外収縮，心室頻拍，房室ブロック）および QT 間隔の延長を認めることがある．解剖学的 MVP で逆流量が著明になると，洞調律例では V_1 で陰性成分の大きい二相性 P 波（左房負荷）や左側胸部誘導での高電位（左室負荷）を認め，最終的には心房細動に移行する．

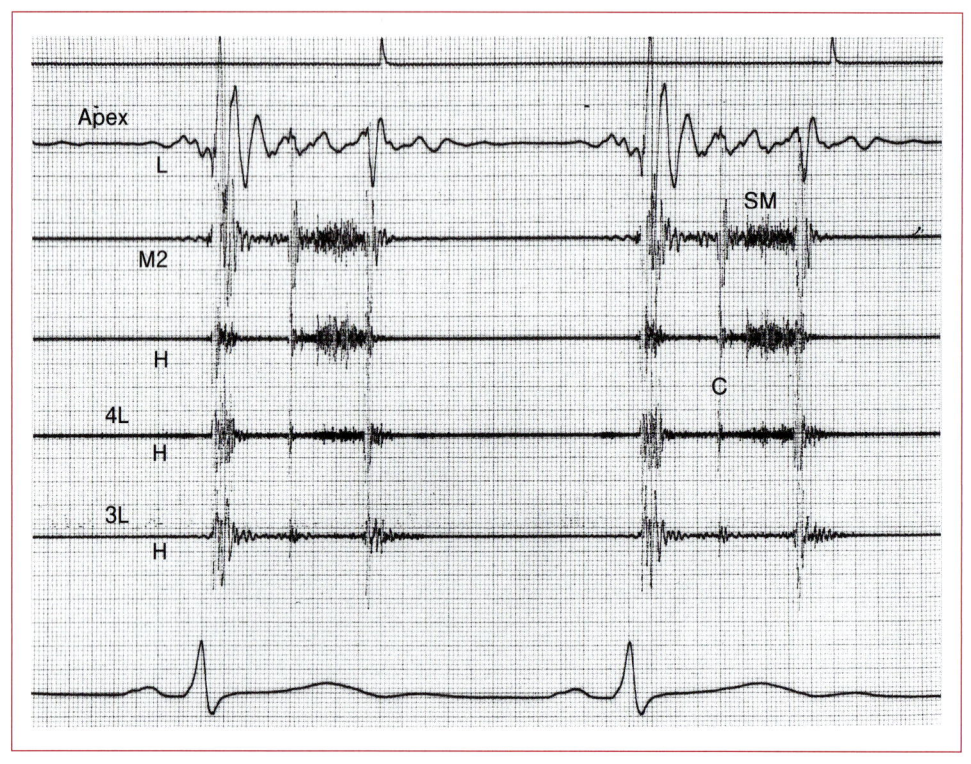

図 14　僧帽弁逸脱の心音図
心尖部（Apex）から第 4 肋間胸骨左縁（4L）にかけて，収縮中期クリック（C）とそれに引き続く収縮後期逆流性雑音（SM）を認める．L：低音，M2：中高音，H：高音

(3) 聴診・心音図(図 14)

本症に最も特徴的所見は，収縮中期クリックと収縮後期雑音（mid-systolic click and late systolic murmur）である．その機序としては，左室圧の上昇に伴い，収縮中期に腱索が急激に伸展し，僧帽弁が左房側に最も逸脱する際にクリックが発生し，その後に生じる僧帽弁逆流が収縮後期雑音として聴取される．これらの所見は本症に診断的である．

しかしながら，収縮中期クリックのみ（silent MVP）あるいは収縮早期にのみ雑音を認める例もあり，さらに僧帽弁逆流が高度になると逆流時相は全収縮期にわたることから，本症と他の原因に基づく僧帽弁閉鎖不全との区別は聴診あるいは心音図のみでは困難である．逆流性雑音の最強点は心尖部であるが，前尖中央部の逸脱では左腋窩に放散し，後尖中央部（middle scallop）の逸脱では前胸壁の心基部に放散する．

(4) 心エコー法

従来は，M モード心エコー図での pansystolic bowing（弁エコーが収縮期を通じてハンモック状に左房側に落ち込む所見）や mid-systolic buckling（弁エコーが収縮中期から急激に左房側に落ちこむ所見）により診断されていたが（図 15 a），現在はすべての例で断層心エコー法が用いられている．

傍胸骨アプローチによる左室長軸断層図を記録し，いずれかの弁尖が弁輪線を越えて左房側に突出する所見が得られる場合は，本症の確定診断となる（図 15 b）．しかしながら，このような例は腱索断裂を合併している場合か，弁の荒廃度が著明な場合に限られ，多くの場合，左房側に突出した弁尖部分（rough zone）と非突出部分の角度が狭く，弁エコーの肥厚（粘液腫様変性）を認め，かつカラードプラ断層法にて中等度以上の逆流量を有する条件を満たす例を「臨床的 MVP」として取り扱うべきである．

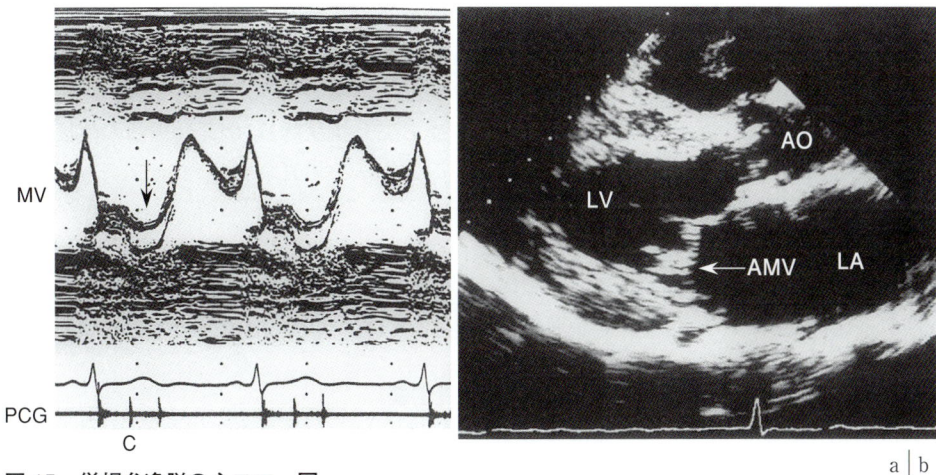

図15　僧帽弁逸脱の心エコー図

Mモード心エコー図(a)：僧帽弁(MV)は，心音図(PCG)の収縮中期クリック(C)に引き続き急激に左房側に落ち込む所見(mid-systolic buckling：矢印)を認める．
断層心エコー図(b)：僧帽弁前尖(AMV)は収縮期に左房(LA)側へ突出し，その弁エコーは肥厚(粘液腫様変性)を示す．LV：左室，AO：大動脈

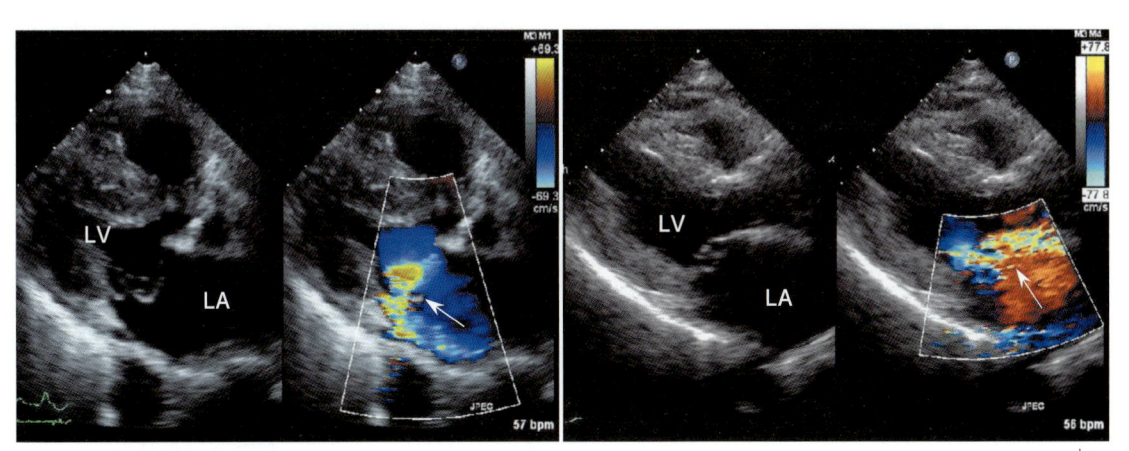

図16　僧帽弁逸脱の僧帽弁逆流方向(カラードプラ断層法)

逆流シグナルの方向(矢印)は，前尖中央部の逸脱(a)では左房後壁方向，後尖中央部の逸脱(b)では左房前壁方向に偏位する．LA：左房，LV：左室

カラードプラ断層法においては，前尖中央部の逸脱では左房後壁方向，後尖中央部の逸脱では左房前壁方向に逆流シグナルが記録できる(図16)．しかしながら，逆流量を定量的に評価する場合，前および後交連側における前尖あるいは後尖の逸脱例では，逆流方向が断層面に直交するため過小評価することがあり，重症度判定にはPISA(proximal isovelocity surface area)を参考にする．

(5) 心臓カテーテル検査

左室造影の右前斜位像にて，後尖のposteromedial scallopの逸脱所見は容易に診断できるが，他の弁尖の逸脱は左室あるいは大動脈根部の陰影に重複するため，明確な診断が困難である．また左室造影により，造影剤の左房への逆流状況が判定でき，冠動脈造影により冠動脈疾患との鑑別が可能である．

【診断】

一部の例では典型的な聴診所見(mid-systolic click and late systolic murmur)により診断できるが，ほとんどの例は断層心エコー法を用いて逸脱弁尖およびその重症度を，カラードプラ法を用いて逆流度を診断する．特に若年者で胸痛などの

不定愁訴のある場合は，必ず心エコー検査を施行して本症を診断あるいは否定する．

【予後・合併症】

MVPの合併症のなかで，重症僧帽弁逆流，腱索断裂，感染性心内膜炎，塞栓は，僧帽弁に形態学的異常を認める解剖学的MVPに高頻度でみられる．すなわち，僧帽弁の荒廃度の増大が僧帽弁逆流をより重症化し，さらには長期にわたる僧帽弁複合の血行力学的ストレスの持続は腱索断裂を招来する．一方では，粘液腫様変性を伴い，逸脱による機械的刺激を受けた僧帽弁心内膜の心房側は傷害され，僧帽弁逆流ジェットによる乱流も加わって，感染性心内膜炎や血栓・塞栓の原因となりうる．これらのなかで頻度として最も多く，かつ臨床的に重要であるのは，重症僧帽弁逆流→うっ血性心不全→僧帽弁形成術あるいは弁置換術への流れであり，その危険因子としては，男性，加齢，後尖逸脱，弁肥厚が重要である．

以上のように，本症はいろいろな合併症をきたすが，その頻度（10～15％）は他の疾患に比べて比較的低く，一般的にはその予後は良好と考えてよい．ただし，不定愁訴を有するMVP症候群では高率に自律神経機能異常を合併することから考えて，むやみに患者の不安を増強させるべきでなく，心療内科的対応を必要とする．なお，わが国の特発性MVPにおいて，現在までに突然死をきたした例の報告は皆無である．

【治療】

clickのみあるいはmid-systolic click and late systolic murmurを聴取する例についてはほとんど治療を必要としない．また，不定愁訴あるいは各種不整脈を有するMVP症候群については，自律神経機能異常との関連性から，交感神経緊張亢進例ではβ遮断薬が著効を示すことがある．

解剖学的MVPについては，心不全症状，左室駆出率，肺動脈圧，僧帽弁逆流の重症度，心房細動および弁の荒廃度を考慮したうえで，僧帽弁形成術あるいは弁置換術の適応を決定する．弁形成術の成績が向上した最近では，可能な限り早期に弁形成術を行うとの考え方が主流となっている．後尖逸脱の場合にはresection-suture法（弁尖の三角切除，四角切除）＋人工弁輪による弁輪形成術（mitral ring anuloplasty）の適応となる．前尖逸脱の場合には，多くの例で人工腱索による腱索再建を必要とする．手術未施行例においては，感染性心内膜炎，心房細動，脳塞栓などの合併を考慮して，抗生物質（例えば抜歯の前後）の投与や抗凝固療法を適宜行う．

D 大動脈弁狭窄症
〔aortic（valve）stenosis；AS〕

【定義】

本症は，何らかの原因により大動脈弁口の狭窄をきたし，左室から大動脈への駆出が障害される病態である．弁口狭窄をきたす原因としては，リウマチ性，先天性，加齢に伴う弁の石灰化変性によるものが考えられているが，近年，リウマチ性のものは減少し，逆に高齢者で弁の石灰化変性に起因する例の頻度が著増している．一方，先天性の場合はほとんどが二尖性大動脈弁であるが，このうち1/3が狭窄，1/3が感染性心内膜炎による逆流を主体とし，残りの1/3は血行動態的に異常を認めない．本症に類似の血行動態異常を示す病態として，先天性大動脈弁上あるいは弁下狭窄，閉塞性肥大型心筋症のような左室流出路狭窄を示す場合があるが，これらの記載については別項に譲る．

リウマチ性のものは，交連部を中心とした癒着や弁尖の肥厚・硬化をきたし，狭窄に加えて閉鎖不全を合併することや，僧帽弁にもリウマチ性病変を伴い，連合弁膜症の病態を呈することが多い．高齢者の石灰化病変は大動脈弁基部，特に弁輪部に多くみられ，その結果，弁の可動性が制限される．

【病態生理】

成人の正常大動脈弁口面積は約$3 cm^2$であるが，$1.5～2.0 cm^2$以下になると左室からの血液の駆出に抵抗を生じ始める．弁口面積が$1.0 cm^2$以下になると，収縮期の左室圧は大幅に大動脈圧を凌駕し，この圧較差が40～50 mmHgあるいはそれ以上の場合は高度狭窄と考えてよい．左室内圧の上昇に伴い，左室壁のコンプライアンスは低下し，左室壁は代償機転として肥大をきたすようになる．左室肥大により左室の駆出機能は長期間維

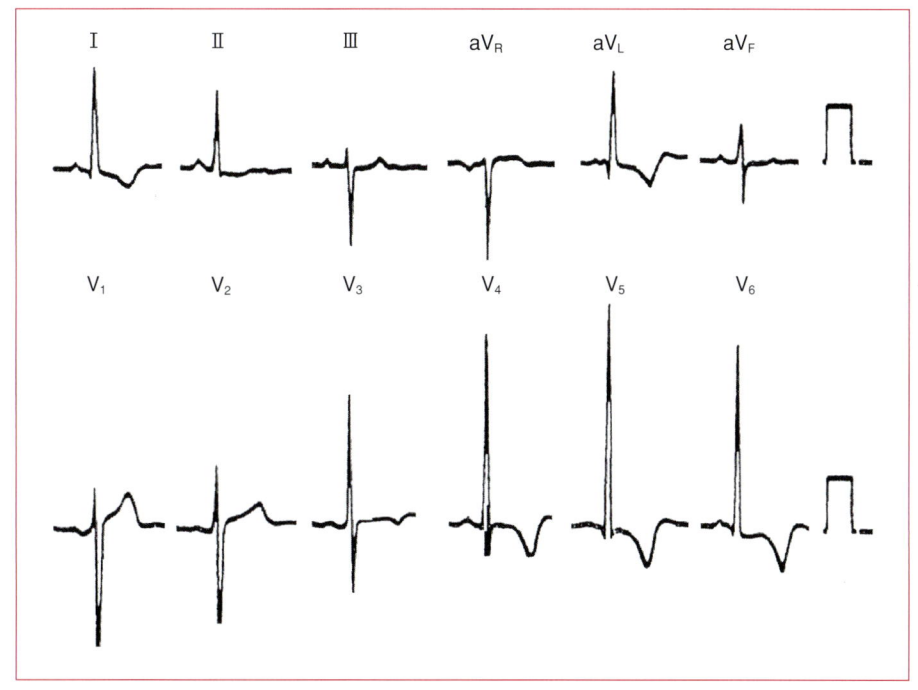

図17 大動脈弁狭窄症の心電図
左軸偏位とV₁の陰性P波(軽度左房負荷)を認める．左室圧負荷を反映し，左側胸部誘導における
QRS波の高電位，およびI，aV_L，V_{4~6}のST低下，T波陰性化がみられる．

持されるが，この代償機転が破綻した場合，左室は次第に拡張し，最終的に左心不全症状が出現する．このような状況下では，左室機能の低下に伴い，左室-大動脈間圧較差も低下するため，圧較差の評価のみで本症の重症度を判定すべきでない．

【臨床所見】
ほとんどの例は長期間無症状で経過する．自覚症状の出現は，主として前述のように代償機転の破綻に基づくものであり，病態が進行した状態であると認識しなければならない．本症の三大症状は労作性呼吸困難，狭心症状，失神である．

軽度の労作性呼吸困難(左室拡張末期圧上昇に伴う左室拡張不全による)や易疲労感(左室駆出量の減少による)は最も高頻度に認められ，初発症状であることも多い．

狭心痛は本症の約半数に認められる．有意の冠狭窄を合併していない場合も多く，その発生機序としては，左室壁肥厚に伴う心筋酸素需要の増大や左室拡張末期圧の上昇，さらに心筋内圧上昇に伴う冠灌流の低下などが考えられている．高齢者においては，冠動脈硬化に伴う器質的狭窄を合併していることも多く，本症状もより高頻度となる．

失神や眩暈は本症の30~50%に認められ，特に体動時や体位変換時に多く出現する．その機序としては，不整脈の出現，心拍出量の急激な低下，および左室圧受容体反射により抵抗血管が拡張するための著明な血圧低下などが考えられている．

病態が進展するにつれて，重篤な左心不全症状が出現するようになる．発作性夜間呼吸困難や起座呼吸を認めるようになると，予後は不良である．

突然死の頻度は10~20%と高く，無症状例においても3~5%に認められることが報告されている．

【検査所見】
(1) 胸部X線
代償期には心拡大を認めず，多くの例で明瞭な異常所見はみられない．左心不全期には心拡大を認め，40歳以上の例では大動脈弁の石灰化を高率に認める．

(2) 心電図(図17)
左室の圧負荷に伴い，収縮期圧負荷所見(左軸

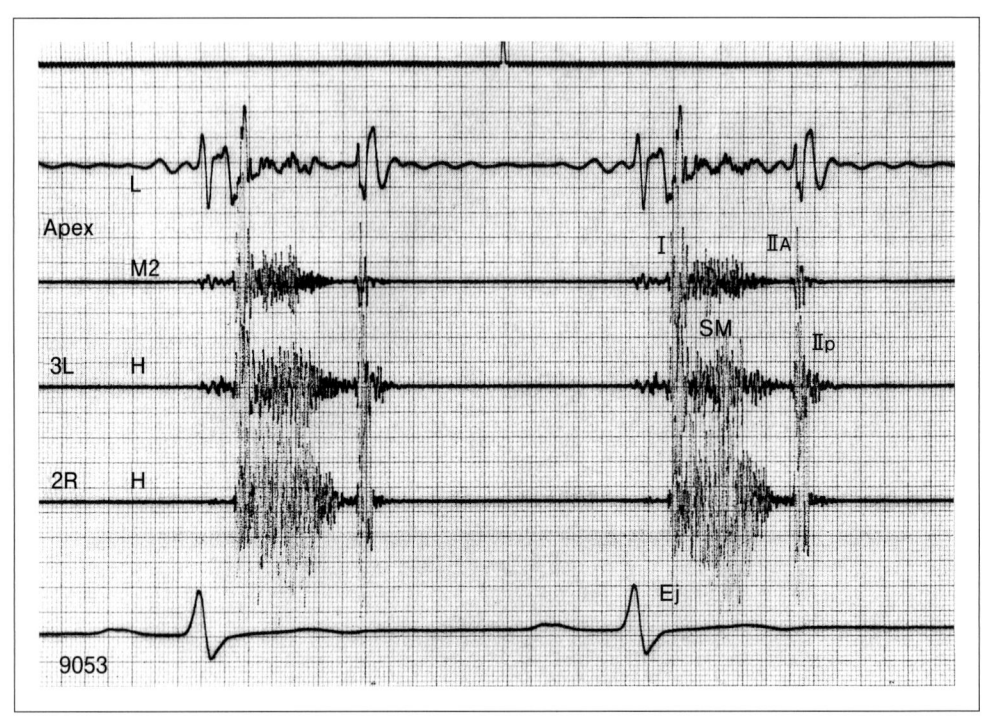

図 18　大動脈弁狭窄症(中等症)の心音図
第2肋間胸骨右縁(2R)に最強点を有し,第3肋間胸骨左縁(3L)から心尖部(Apex)にかけて放散するダイヤモンド型の駆出性収縮期雑音(SM)は,明瞭な大動脈駆出音(Ej)から開始し,亢進したⅡ音大動脈弁成分(ⅡA)の手前で終了する.Ⅱ音の分裂は正常範囲である.Ⅰ:Ⅰ音,L:低音,M2:中高音,H:高音

偏位,左側胸部誘導の高電位およびST-T異常),左房負荷所見を呈する.各種の伝導障害(左脚ブロック,心室内伝導障害)を示すこともある.

(3) 聴診・心音図(図18)

本症の主要所見は,駆出性収縮期雑音,大動脈駆出音およびⅡ音の奇異性分裂である.駆出性収縮期雑音は,通常,第2肋間胸骨右縁が最強点であるが,心基部から心尖部にかけて広範囲に聴取され,頸部に放散することもある.一般に強大(Levine Ⅲ〜Ⅳ度)で,振戦を触れることも多い.また本症の診断において,頸動脈波曲線における収縮期振戦(shudder)は重要である.収縮期雑音は収縮中期から後期にピークを有する漸増漸減(ダイヤモンド)型で,狭窄の程度が高度になるほどそのピークは収縮期後半に移動する.一方,左心不全になり心拍出量が減少すると収縮期雑音は減弱する.

Ⅱ音は弁狭窄による左室駆出時間の延長に伴い,Ⅱ音大動脈弁成分(ⅡA)が遅れて出現するようになり,単一ないし奇異性分裂を示す.大動脈駆出音および大動脈弁閉鎖不全による高調な拡張期灌水様雑音を聴取する場合は,本症の狭窄が弁性であることを示唆する.

(4) 心エコー法

Mモード法では心室中隔と左室後壁の肥厚(多くは対称性肥大)の程度,および左室内径短縮率(%FS)から収縮機能を容易に把握できる.断層心エコー法では大動脈弁口面積の算出に加えて,弁の肥厚度や可動性(収縮期ドーム形成)を評価できる(図19).

本症の重症度を評価するうえで,左室-大動脈間圧較差の算出は重要である.連続波ドプラ法を用いて収縮期の大動脈弁口血流最大速度(V)を求め,簡易Bernoulli式($\Delta P=4V^2$)により圧較差を算出することができる(図20).ただし本法で求めた圧較差は瞬時最大圧較差(peak gradient)であり,カテーテル検査で得られる大動脈圧と左室圧の最大圧値の差(peak-to-peak圧較差)とは若

D. 大動脈弁狭窄症　255

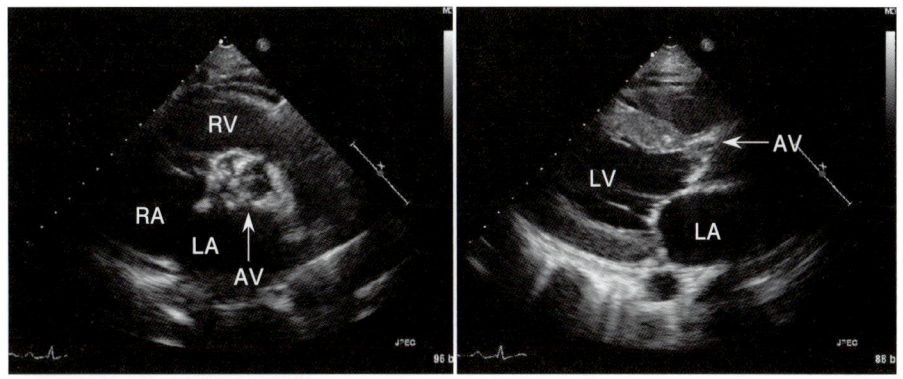

図19　大動脈弁狭窄症の断層心エコー図　　　　　　　a | b
大動脈弁口レベルの短軸断層図(a)では，弁口の狭小化とエコー強度の増大を認める．一方，左室長軸断層図(b)では収縮期における大動脈弁(AV)の可動性はほとんど失われている．
RV：右室，RA：右房，LA：左房，LV：左室

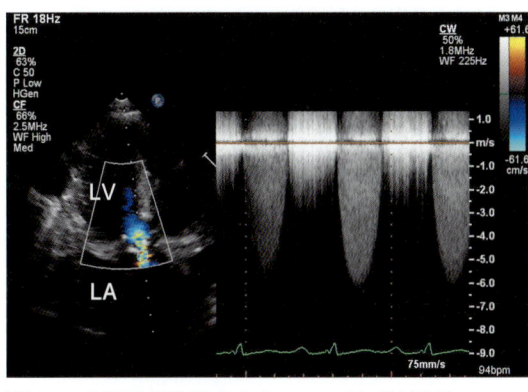

図20　大動脈弁狭窄症の心エコードプラ所見
心尖部アプローチによる左室長軸断層図(左図)を用いて，大動脈弁口通過血流速波形(右図)の記録を行う．最大流速を記録できるビーム方向(破線)を設定するが，症例によっては右側臥位での胸骨右縁アプローチにより最大流速が記録できることもある．本例においては，ピーク速度が約6 m/秒であり，140 mmHg（≒4×6²）以上の左室-大動脈圧較差が示唆される．

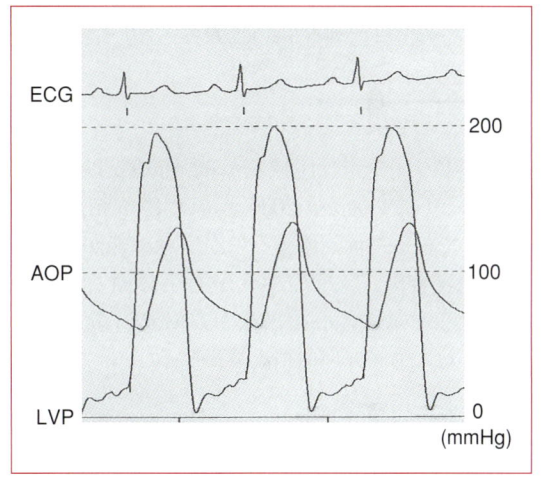

図21　大動脈弁狭窄症の大動脈-左室圧曲線の同時記録
収縮期における左室圧(LVP)と大動脈圧(AOP)の間には，約70 mmHgのpeak-to-peak圧較差を認める．

干異なる．

　経食道心エコー検査を用いると，大動脈弁の解剖学的異常を詳細に観察することができる．経胸壁心エコー検査では，石灰化部分のエコー輝度上昇により弁口が正確に評価できないことも多いが，そのような場合経食道心エコー検査による大動脈弁口面積の計測が有用である．

　(5) **心臓カテーテル検査**(図21)
　心エコー・ドプラ法の発達により，現在，本症の病態評価に対してカテーテル検査は必須ではない．特に弁口狭窄が高度な例では，カテーテルの先端が狭窄弁口を通過しないことがあり，大動脈-左室間圧較差の評価が困難となる．しかしながら，高齢者の外科的手術の適応例では，冠動脈造影を施行せざるをえないこともあり，最終的にはカテーテル検査を行う必要がある．

　左室圧と大動脈圧の同時記録や引き抜き圧曲線の記録などから，狭窄前後のpeak-to-peak圧較差を求める．この所見は弁狭窄と左室流出路狭窄を有する他の病態との鑑別にも役立つ．1998年

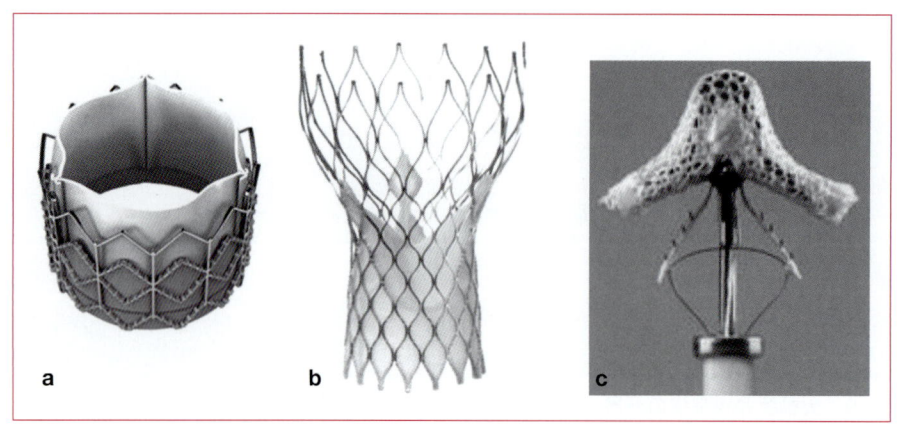

図22 弁手術に代わる経皮的インターベンションデバイス
a, b. 経カテーテル的大動脈弁植込み術（transcatheter aortic valve implantation；TAVI）に用いられる人工弁．a は Edwards SAPIEN 弁，b は CoreValve 弁．従来の大動脈弁置換術の禁忌例あるいは高リスク例に対して，欧米での使用が先行している．わが国では 2013 年 10 月から保険償還が得られるようになった．
c. MitraClip．カテーテルにより経心房中隔的に本デバイスを僧帽弁に到達させ，「edge-to-edge 法」で僧帽弁前尖と後尖をクリップすることにより僧帽弁逆流を減少させる．日本でも承認される見通しである．

のガイドラインでは圧較差が 50 mmHg 以上を高度狭窄としていたが，2006 年では 40 mmHg 以上とされている．前述のように左室収縮能が低下している場合は，狭窄の程度が過小評価されるため，同時圧記録と心拍出量から Gorlin の式を用いて有効大動脈弁口面積を算出する．

$$大動脈弁口面積 = \frac{心拍出量}{収縮期駆出時間 \times 44.3 \times \sqrt{平均大動脈弁圧較差}}$$

以上の式で求めた弁口面積が 0.75 cm^2 以下を重症狭窄と考える．

【診断】

本症の診断に対して胸部 X 線所見はほとんど役に立たない．したがって，心電図にて左室肥大所見を認め，聴診にて駆出性収縮期雑音が聴かれる場合は，断層心エコー法にて大動脈弁口の狭窄および連続波ドプラ法にて左室-大動脈間圧較差を計測する．しかしながら，最強点の同定あるいは駆出性か逆流性かの区別はともかく，聴診にて収縮期雑音を認める病態は数多く，例えば閉塞性肥大型心筋症，大動脈弁下および弁上部狭窄，S 字状中隔などの左室流出路狭窄を示す例，僧帽弁閉鎖不全，三尖弁閉鎖不全，心室中隔欠損症など

の全収縮期逆流性雑音，肺動脈狭窄，機能性雑音（貧血，高齢者，甲状腺機能亢進症）などを有する例は本症と鑑別すべき疾患である．

【予後・合併症】

無症状で経過する期間が長いものの，一度臨床症状が出現した場合の死亡率は，1 年で約 25％，2 年で約 50％とされている．合併症として最も重要なのは突然死（10～20％）であり，その他心不全，感染性心内膜炎，塞栓なども念頭に置いておく必要がある．

【治療】

本症に対する根本的な内科治療はなく，症状出現後，あるいはそれ以前にできるだけ早期に外科的治療を行うべきである．症状を認めた例や，弁口面積が 0.75～1 cm^2 以下または平均圧較差 40～50 mmHg 以上の症例が手術適応となる．外科的治療としては，ほとんどの例で大動脈弁置換術を行う．手術不可能例や急性心不全症例では内科的治療が行われるが，他の心不全症例とは異なり，血管拡張薬は極端な血圧低下を招来しやすく，また利尿薬も慎重な投与が必要である．強心薬は圧較差を増大させるため注意を要する．

無症状の症例に対しては，運動制限などの生活指導や，聴診・心エコー検査による定期的経過観

察が不可欠である．感染性心内膜炎の発症や不整脈の増悪などは常に念頭に置いて経過観察を行う．

開心術のリスクが高い患者に対して，経カテーテル的大動脈弁植込み術(transcatheter aortic valve implantation；TAVI)が施行できるようになった(図22)．わが国でも保険診療として認可され，高齢あるいは高リスクの患者に対する治療として有望と考えられている．

E 大動脈弁閉鎖不全症 (aortic valve insufficiency regurgitation；AI/AR)

【定義】

何らかの原因により大動脈弁が拡張期に完全に閉鎖しないため，大動脈から左室へ血液が逆流する病態である．大動脈弁は腱索を有しないものの，その開閉のメカニズムを考える場合，mitral complex の概念と同様，弁尖，弁下部支持組織，交連部，弁輪，Valsalva 洞，および上行大動脈を含む大動脈弁複合(aortic complex)について考慮する必要がある．この大動脈弁複合の異常に基づく本症の分類を表4に示す．僧帽弁膜症と同様，本症においてもリウマチ性では少なからず弁狭窄を合併しているが，近年，その頻度は減少傾向にある．また純粋の大動脈弁閉鎖不全に関しても梅毒によるものは減少し，上行大動脈および弁輪の拡大に伴うもの，あるいは加齢に伴う動脈硬化性のものが増加傾向にある．大動脈二尖弁や Marfan 症候群などの遺伝性疾患では，弁機能異常に加えて上行大動脈病変を高率に合併する．

【病態生理】

本症の基本病態は，大動脈弁逆流による左室の容量負荷であるが，逆流が慢性あるいは急性発症のいずれかによって，その病態生理も著しく異なる．すなわち，感染性心内膜炎や大動脈解離などにより急性，かつ大量に大動脈弁逆流を生じると，左室壁や心膜はその容量負荷に応じた伸展が得られないため，左室拡張末期圧は急激に上昇するが，一回拍出量は十分増加させることができない．その結果，左室拡張末期圧が左房圧を凌駕し，僧帽弁の早期閉鎖をきたす．これらの所見

表4 大動脈弁逆流の発生機序

1. 大動脈弁の後天性器質的変化によるもの
   a. リウマチ熱
   b. 感染性心内膜炎
   c. 梅毒
   d. 動脈硬化
   e. 大動脈弁逸脱
2. 大動脈弁の先天的要因によるもの
   a. 大動脈二尖弁
   b. 大動脈四尖弁
3. 上行大動脈および大動脈弁輪の異常によるもの
   a. 解離性大動脈瘤
   b. 大動脈弁輪拡張症(annulo-aortic ectasia；AAE)
   c. 梅毒
   d. 高血圧
   e. 大動脈炎
4. aortic complex の空間的位置異常によるもの
   a. 高位心室中隔欠損症
   b. Valsalva 洞動脈瘤破裂
   c. 大動脈弁逸脱
   d. 外傷

は，左室内圧が左房-肺循環系に影響を及ぼす結果となり，肺うっ血ひいては肺水腫を招来する．一方，大動脈拡張期圧は左室拡張末期圧の著しい上昇を反映し，ほとんど低下しない．

それに対して，慢性の大動脈弁逆流の場合は，逆流による左室拡張期容量の増大により，Frank-Starling の法則に従い，左室収縮力も大となり，一回拍出量は増大する．この増大は，左室拡張末期容積と駆出率を増加させることにより行われる．慢性型は急性型と異なり，左房-肺循環系にほとんど影響を与えず，左室の駆出はすべて高圧の大動脈に行われる．その結果，左室壁は遠心性肥大をきたすが，左室拡張末期圧は正常に維持されることが多い．遠心性左室肥大により駆出率は増大し，前方拍出量も増加する．このような例では，長期にわたり心拍出量は維持される．しかしながら，代償機転がいったん破綻すると，左室拡張末期容積はさらに増大し，最終的には心筋収縮不全を生じる．このような非代償期に入ると，左室拡張末期圧，左房圧，肺動脈楔入圧，肺動脈圧は上昇し，肺うっ血をきたして左心不全の状態となる．

【臨床所見】

急性型では，左室拡張末期圧と左房圧および肺静脈圧の急激な上昇により一気に左心不全に至る

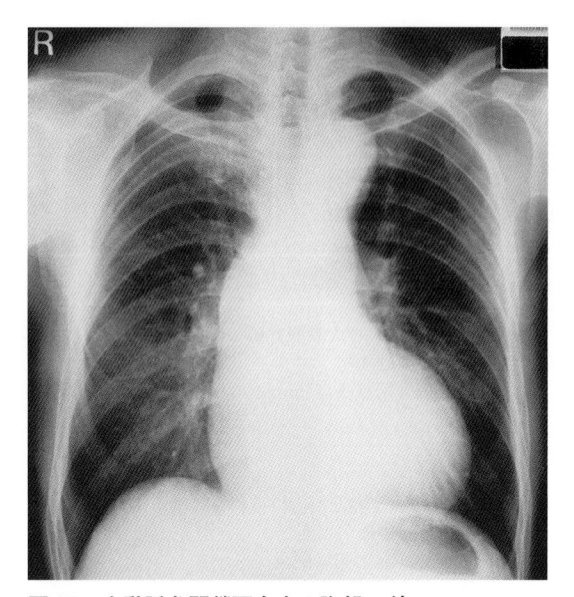

図23 大動脈弁閉鎖不全症の胸部X線
左Ⅰ弓(大動脈弓)と左Ⅳ弓(左室)が著明に突出し,心陰影は横位心あるいは大動脈弁形態(aortic configuration)を示す.

ことが多い.上昇した左室拡張末期圧と脈圧の減少により,後述の慢性型特有の末梢血管症状は出現せず,心雑音も持続時間が短く,軽症と誤診されることもある.

慢性型の場合,代償期が非常に長いため,その間はまったく無症状であることが多い.非代償期になると左心不全症状をきたす.労作性呼吸困難が初発症状であることが多く,一度出現すると急速に増悪し,発作性夜間呼吸困難,起座呼吸へと進展する.大動脈弁逆流に伴う拡張期血圧の低下による冠動脈灌流圧の減少や心仕事量の増大により,心筋に相対的な虚血が生じ,狭心症状を訴える場合もある.

【検査所見】
(1) 胸部X線(図23)

左室拡大を呈する例では左Ⅳ弓が突出する.右Ⅰ弓(上行大動脈)および左Ⅰ弓(大動脈弓)は突出し,いわゆる横位心あるいは大動脈弁形態(aortic configuration)を示す.大動脈弁石灰化の頻度は大動脈弁狭窄症に比し少ない.大動脈炎では大動

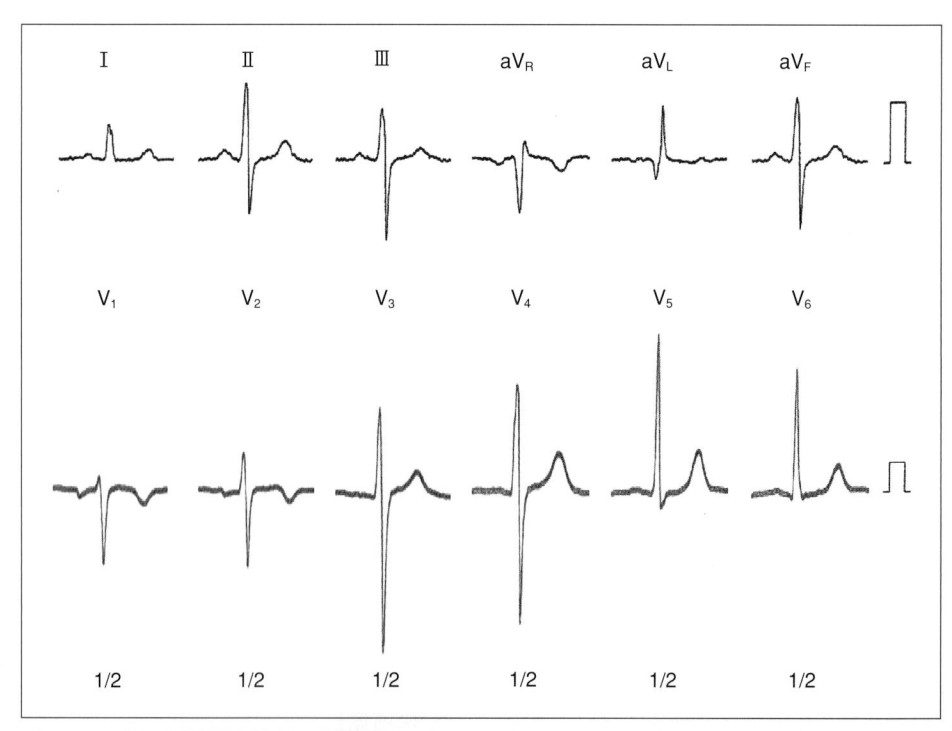

図24 大動脈弁閉鎖不全症の心電図
左軸偏位,左側胸部誘導での著しいQRS波の高電位(T波は陽性で増高)を認め,左室容量負荷所見を示す.

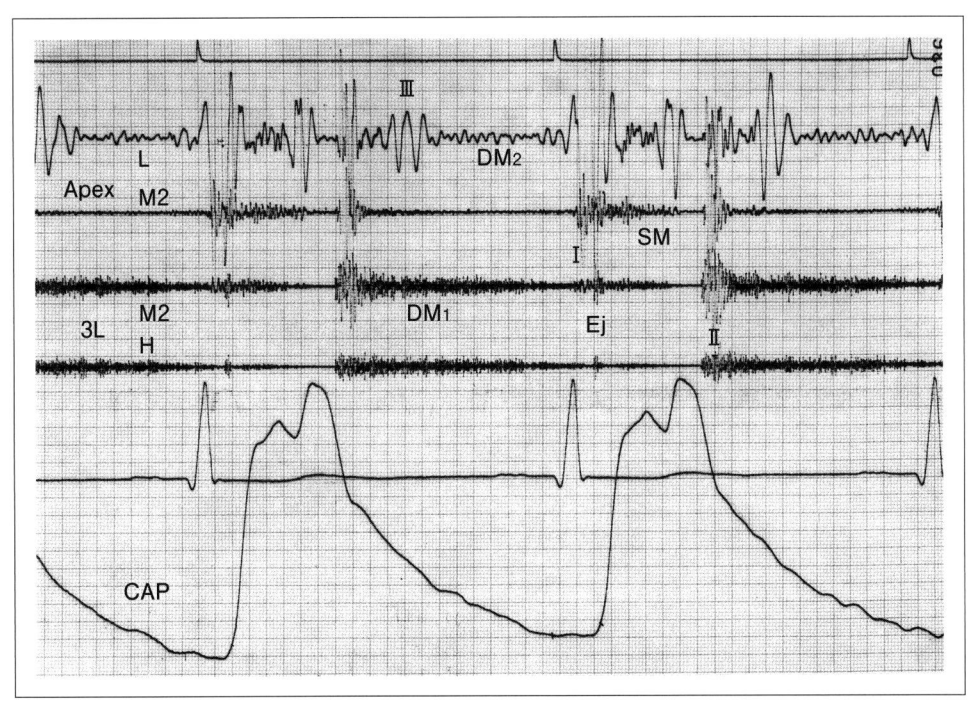

図 25　大動脈弁閉鎖不全症の心音図と頸動脈波
第 3 肋間胸骨左縁 (3L) の高調な拡張期雑音 (DM_1) は，II 音大動脈弁成分 (II) から開始し，漸減して次の心拍の I 音 (I) まで続き，心尖部 (Apex) と 3L に収縮期前半に限局する随伴性の駆出性収縮期雑音 (SM) を伴う．心尖部において，III 音 (III) とそれに引き続く拡張期ランブル (DM_2) (Austin Flint 雑音) がみられる．全体として，中等症の慢性大動脈弁閉鎖不全と判断できる．Ej：大動脈駆出音，L：低音，M2：中高音，H：高音，CAP：頸動脈波

脈壁に石灰化を認めることが多い．

(2) 心電図 (図 24)

軽症例では有意の心電図異常を認めないが，進行すると左室容量負荷所見を示す．左軸偏位や左脚ブロックの頻度は大動脈弁狭窄よりも少ない．

(3) 聴診・心音図 (図 25)

本症の主要聴診所見は，灌水様拡張期雑音，随伴性収縮期雑音，大動脈駆出音，Austin Flint 雑音である．最も特徴的な拡張期逆流性雑音は，第 3 肋間胸骨左縁に最強点を有し，II 音大動脈弁成分に引き続いて聞かれる漸減ないし漸増・漸減性の持続の長い雑音であるが，軽症および急性型では持続は短い．音質は高調で，灌水様ないし吹鳴性であり，まれに楽音様となる．

随伴性収縮期雑音は，逆流により駆出量が増大し，相対的な大動脈弁狭窄の状態となるために生じる．Austin Flint 雑音は，心尖部で僧帽弁狭窄症の拡張期ランブルに類似した低調な拡張中期および前収縮期雑音として聴かれる．その成因としては，大動脈弁逆流が僧帽弁前尖に衝突し，相対的僧帽弁狭窄の状態となるために生じる機転が考えられ，中等症以上の逆流例に出現する．

(4) 心エコー法

断層心エコー法では，弁，弁下部支持組織，交連部，弁輪部，Valsalva 洞および上行大動脈の詳細な観察が可能で，大動脈弁逆流の成因に対する解明に役立つ (図 26)．また，カラードプラ法により逆流の重症度を評価できる．簡便な方法としては，逆流ジェットシグナルの最大到達度が左室内腔のどの領域に達するか，あるいは逆流シグナルの面積を算出することによって半定量的に判定する．M モード法では，僧帽弁前尖または心室中隔の拡張期細動，大動脈弁エコーの拡張期解離，左室径の拡大，左室収縮機能などが評価できる．

大動脈弁形態の観察，大動脈弁輪径の計測などには経食道心エコー検査が有用である．

(5) 心臓カテーテル検査

大動脈圧および左室圧測定においては，病態生

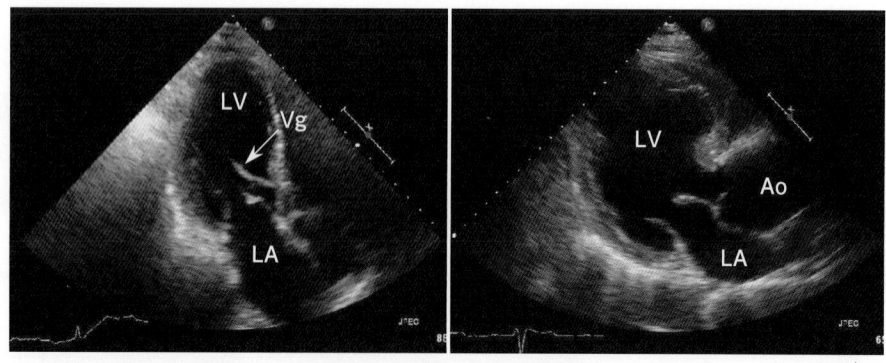

図26　大動脈弁閉鎖不全症の発生機序(断層心エコー図)　a|b
a. 大動脈弁疣贅．大動脈弁に付着した疣腫(Vg)が塊状エコーとして記録されている．
b. 大動脈弁輪の拡大．上行大動脈の著明な拡大により大動脈弁輪の拡大を認める．
LV：左室，LA：左房，Ao：上行大動脈

表5　大動脈造影による大動脈弁逆流の重症度評価(Sellers分類)

1度	造影剤のジェット状の逆流を認めるが，左室腔を造影するほどではない．
2度	造影剤のジェット状の逆流によって，左室が淡く造影される．
3度	逆流量が多いためジェット流を形成せず，左室腔が全体に濃く造影される．
4度	左室腔が大動脈より濃く造影される．

理の項で述べたように，逆流の経過が急性か慢性かの差異により，拡張期動脈圧，脈圧および左室拡張末期圧の関係に特徴があり，各病態の経過を踏まえた観察が必要である．

大動脈造影では，弁の性状や大動脈の拡張の程度を評価するとともに，逆流の重症度評価を行う．逆流の程度はCohnまたはSellers分類により判定する(表5)．重症例では左室への造影剤の多量の逆流により左室径や壁運動の評価も行うことができる．

(6) 末梢動脈所見

慢性型で逆流が多い場合，次のような所見を認める．①拡張期血圧低下と脈圧増大，②大動脈圧が急激に上昇し急激に下降することによる速脈(Corrigan脈, water-hammer pulse)，③頸動脈の著明な拍動，④心拍動に一致した頭部の前後運動(de Musset徴候)，⑤爪床毛細管拍動(Quincke脈)，⑥大腿動脈の脈拍に一致したピストル射撃音，大腿動脈雑音(Duroziez's sign)，⑦大腿動脈圧が上腕動脈より60 mmHg以上高くなる所見(Hill徴候)．いずれも高心拍出状態を反映している所見と考えられている．

【診断】

聴診上，Ⅱ音大動脈弁成分に引き続く漸減性の高調な拡張期灌水様雑音を聴取し，速脈や頸動脈の著明な拍動を触知する場合，本症を疑う．胸部X線でaortic configurationを認め，心電図により左室容量負荷の程度を知ることができる．最終的には心エコー法により大動脈弁逆流の存在や，大動脈弁の器質的変化の観察も含めた発生機序の評価，および重症度の判定を行う．心臓カテーテル検査では，これらの所見の確認と冠動脈疾患の合併の有無をみる．

【予後・合併症】

慢性型の場合，左室の代償期は非常に長く，長期間無症状に経過するが，一度心不全症状が出現すると病態は急速に悪化する．軽・中等症例の10年死亡率は5～15%で比較的予後は良好であるが，重症例では診断確定後の5年死亡率は25%，10年死亡率は50%とされる．心不全症状を示し始めると，平均1～2年で死亡する．また，狭心症状が出現した後の平均予後は5年とされており，したがって，いったん症状の発現をみた場合，外科的手術を考慮する．

【治療】

感染性心内膜炎，大動脈解離，Valsalva洞動脈瘤破裂，人工弁機能不全などによる重篤な急性型は，緊急手術の適応であり，手術時期を逸してはならない．

一方，中等症までの大動脈弁逆流を有する慢性型で，左心機能がよく代償されている例では無症状であることが多く，特に治療を要しない．重症例や症状のある例では，一般的な慢性心不全に対する治療に準じ，利尿薬，ジギタリスなどの投与を行う．血管拡張薬としては，特に動脈拡張薬を用いた後負荷軽減が図られる．しかしながら，いったん症状が出現すると，病状は急速に悪化することが多く，時期を誤ることなく外科的治療を考慮すべきである．慢性の高度逆流においては，①有症状，②左室機能低下（左室駆出率＜50％），③他の大血管手術との同時手術，④左室拡大（左室拡張末期径＞75 mm，収縮末期径＞55 mm），が手術の絶対適応となる．また，⑤進行性の左室拡大，運動耐容能の低下，⑥中等度逆流で他の心臓大血管手術との同時手術，が相対的適応となる．

標準手術としては，大動脈弁置換術が行われる．大動脈弁輪拡大を伴うものでは，人工弁付きの血管を用いた Bentall 手術を行う．弁逸脱あるいは弁穿孔は形成術の適応となることもある．大動脈二尖弁でも形成術が行われることがあるが，弁尖の肥厚，硬化，短縮などが著しい弁はその適応ではない．

F 三尖弁閉鎖不全症 〔tricuspid (valve) insufficiency regurgitation；TI/TR〕

【定義】

後天性三尖弁閉鎖不全の原因として器質的なものはまれで，そのほとんどが機能性あるいは相対的なものである．

器質的三尖弁逆流は，リウマチ性，感染性心内膜炎（最近，特に薬物常用の若年者に多くみられる），カルチノイド，右室乳頭筋不全，外傷などにより生じる．医原性のものとしてペースメーカ植込み例も多いが，そのほとんどは軽度の逆流例である．

機能的三尖弁逆流は，右室圧上昇による右室，三尖弁輪の拡大が原因となる．僧帽弁狭窄や肺性心に伴う肺高血圧，肺動脈狭窄による右室圧負荷，シャント疾患による右室容量負荷，右室梗塞などによる右室機能不全，により二次的に発生する．一般に，三尖弁の閉鎖機能は右室内圧の上昇に対して容易に障害されるが，逆に代償機構の面から考えると，逆流により右室内圧の上昇を緩衝させる点で好都合である．

【病態生理】

収縮期に右室から右房に血液が逆流し，右房・右室に容量負荷が加わる．右房・右室は拡大し，病態の進行とともに右房圧の上昇，さらには静脈うっ血がみられ，その結果，うっ血肝による肝機能障害，消化器症状，下腿浮腫，頸静脈怒張，腹水などの右心不全症状が出現する．

【臨床所見】

逆流に伴う静脈圧上昇や心拍出量の低下により，易疲労感，食思不振，嘔気などを自覚するが，無症状のまま経過する例も多い．身体所見としては，前述の右心不全症状を認める．頸静脈の怒張や肝・脾腫がみられ，胸骨左縁下部にしばしば右室拍動を観察できる．

【検査所見】

(1) 胸部 X 線

合併症のない孤立性三尖弁閉鎖不全では，心拡大はほとんど認められないか，あっても軽度である．一般的には右Ⅱ弓（右房）の拡大を認めるが，むしろ基礎疾患による所見が前面に出ることが多い．

(2) 心電図

右軸偏位，右房および右室容量負荷，右脚ブロックなど右心系の負荷所見が認められる．進行した例では心房細動を示すことが多い．

(3) 聴診・心音図（図27）

第4～5肋間胸骨左縁に全収縮期逆流性雑音を聴取し，この雑音は吸気時に増強する（Rivero-Carvallo徴候）．感染性心内膜炎などではしばしば楽音様となる．時に収縮期前半あるいは後半にのみ聴取されることもあり，駆出性雑音の印象をもつこともあるが，吸気性増強が認められれば本症の診断に有用である．

(4) 心エコー法

カラードプラ法にて逆流の有無を簡便に知ることができる．また逆流の最高血流速度（V）から，簡易 Bernoulli 式（$\Delta P = 4V^2$）を用いて右房-右室間圧較差を求め，右房圧を 10 mmHg と仮定して

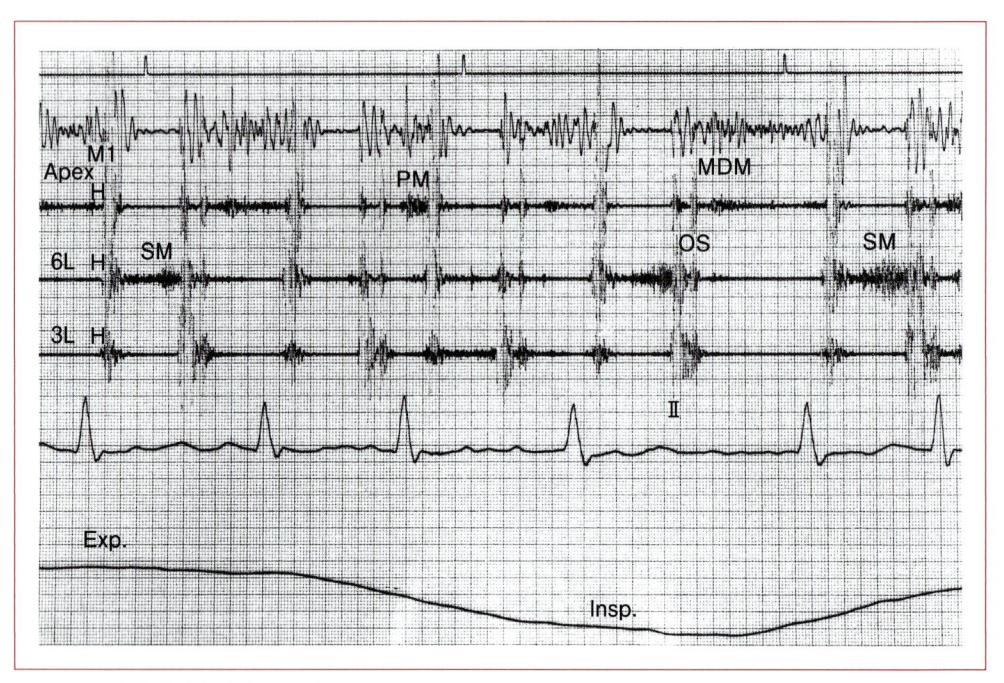

図27 三尖弁閉鎖不全症の心音図
重症の僧帽弁狭窄に合併した三尖弁閉鎖不全例である．第6肋間胸骨左縁(6L)の収縮期雑音(SM)は，漸増性の全収縮期性雑音で，かつ呼気時(Exp)に比べて吸気時(Insp)に著しい増強を示す(Rivero-Carvallo徴候)．なお，心尖部(Apex)の拡張期ランブル(MDM)は，R-R間隔の短い心拍においては洞調律時の前収縮期雑音のような形態(PM)を示す．
3L：第3肋間胸骨左縁，Ⅱ：Ⅱ音，OS：僧帽弁開放音，M1：中低音，H：高音

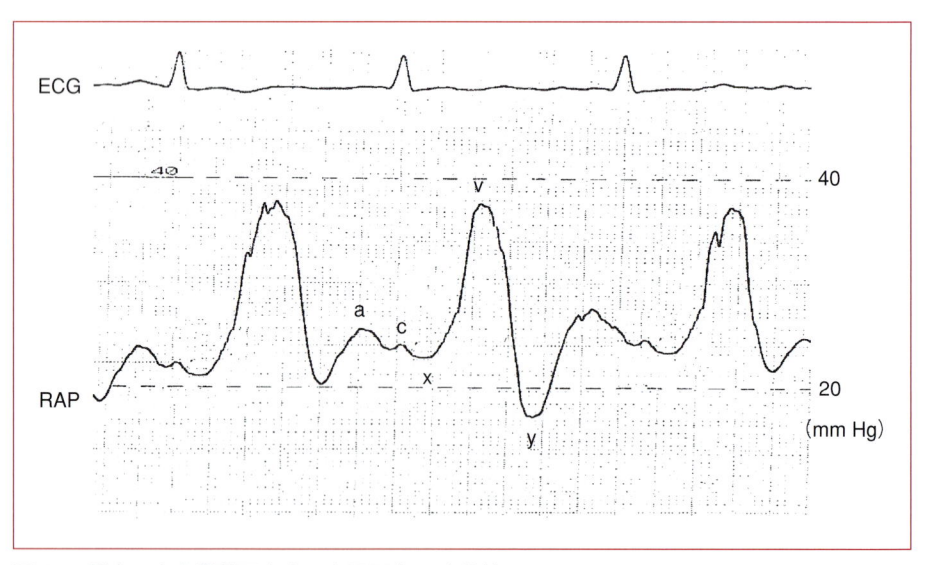

図28 重症三尖弁閉鎖不全症の右房圧(RAP)曲線
x谷の閉塞，v波の増高，y谷下降の急峻化を認め，その波形は全体として心室化(ventricularization)の形態を示す．

右室収縮期圧（＝$4V^2+10$）を推定することができる．Mモード法では，中等症以上の逆流例で右室の拡大および心室中隔の奇異性運動を認める．断層心エコー法では，三尖弁，腱索，三尖弁輪を詳細に観察することができ，本症の原因の検索に有用である．

(5) 心臓カテーテル検査 (図28)

右房圧および右室拡張末期圧が上昇し，重症逆流例では，右房圧曲線にてx谷の閉塞，v波の増高，y谷下行脚の急峻化など，いわゆる心室化 (ventricularization) の現象をみる．

【診断】

胸骨左縁下部の全収縮期逆流性雑音の聴取と呼吸による変動，およびカラードプラ法にて三尖弁の逆流シグナルを検出することで比較的容易に診断できる．健常者でも軽度の生理的逆流がよく認められ，逆流自体よりもむしろ本症の基礎疾患に対する診断が重要となることが多い．

【予後・合併症】

基礎疾患により予後は異なる．孤立性三尖弁閉鎖不全は高齢者にみられることがあり，治療の対象にならないか，あるいは利尿薬が奏効する例が多い．重症例で薬物治療にもかかわらず，逆流による他の臓器障害が高度な例では予後は不良であり，早期に外科治療を考慮すべきである．

【治療】

内科的治療は，心不全の一般原則に従う．右心不全症状やそれに伴う他の臓器障害を生じる例では外科的治療の適応となる．高度の弁輪拡大を有する機能的三尖弁閉鎖不全に対しては，三尖弁形成術（弁輪縫縮術）を行う．器質的な三尖弁閉鎖不全に対しては，三尖弁置換術を行うこともある．

G 肺動脈弁閉鎖不全症
〔pulmonary (valve) insufficiency regurgitation；PI/PR〕

【定義】

本症のほとんどは機能的なものであり，臨床的に問題となることはまれである．機能的逆流の原因としては，肺性心，僧帽弁膜症，左心不全などによる肺高血圧に伴う肺動脈弁輪の拡大によるものが多い．肺血流量増大をきたす心房中隔欠損症や弁輪部拡大をきたすMarfan症候群などでは，肺高血圧は伴わないものの肺動脈弁逆流がみられる．一方，器質的逆流はまれであるが，感染性心内膜炎では肺動脈弁に疣贅 (Vg) を形成することがある．

【病態生理】

肺動脈弁逆流により右室は拡大するが，本症のみで臨床的に血行動態に影響を与える場合は少なく，むしろ背景となる基礎疾患の重症度がその臨床像として表面化する場合が多い．

【臨床所見】

機能性の肺動脈弁逆流では，その基礎疾患により自覚症状はさまざまであるが，逆流自体が中等度のものではほとんど症状を認めない．逆流が高度になると，末梢浮腫，肝腫大，易疲労感などの右心不全症状を呈する．肺動脈拡大と肺高血圧を反映して肺動脈拍動および右室拍動を触れることがある．

【検査所見】

(1) 胸部X線

肺動脈主幹部の拡大と右室拡大像を認める．

(2) 心電図

右室容量負荷を反映し，不完全右脚ブロックを呈することがある．肺高血圧を合併する例では右室肥大所見を示す．

(3) 聴診・心音図 (図29)

器質性の逆流では，II音肺動脈弁成分に続く持続の短い拡張期雑音が聴取され，その最強点は胸骨左縁第2～3肋間にある．日常臨床においてよく経験する機能性逆流例では，拡張期雑音の持続が長く漸減性で，高調な灌水様雑音として聴取される特徴を有し，Graham Steell雑音と形容される．大動脈弁閉鎖不全雑音とはその性状が類似しているものの，大動脈弁閉鎖不全雑音では最強点が胸骨左縁第3～4肋間にあり，雑音がII音大動脈弁成分から始まり，薬物負荷では亜硝酸アミルで減弱することで鑑別できる．

(4) 心エコー法

高度逆流例では，Mモード法において右室径の拡大と心室中隔の収縮期異常運動を認める．断層心エコー法は弁の性状評価や基礎疾患の検索に有用である．カラードプラ法では右室流出路に拡

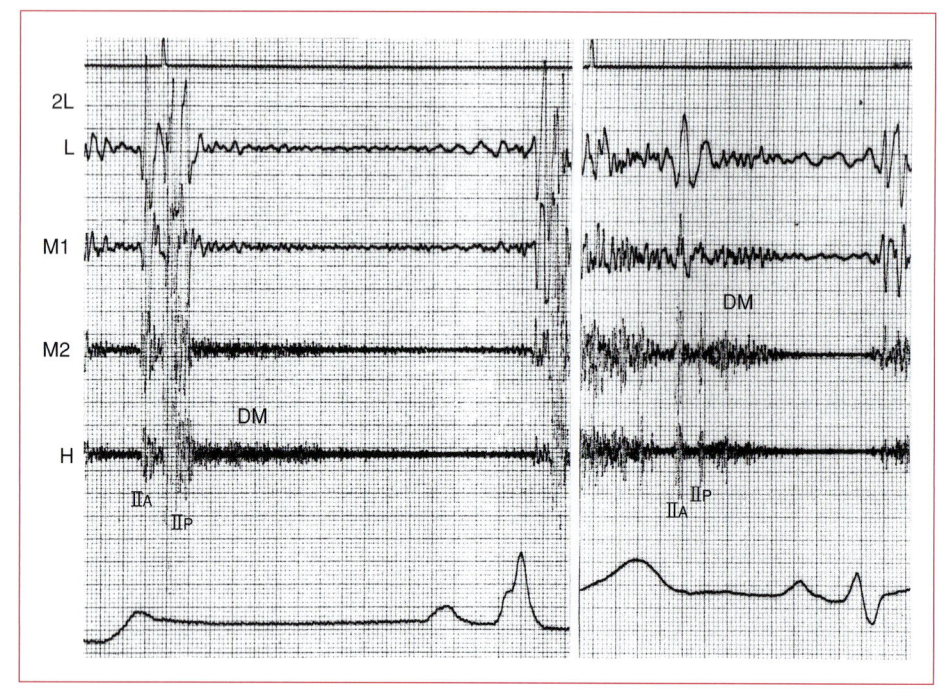

図 29　肺動脈弁閉鎖不全症の心音図
肺高血圧に伴う相対的肺動脈弁閉鎖不全雑音(Graham Steell 雑音)は，亢進したⅡ音肺動脈弁成分(ⅡP)から開始し，高調成分に富み，漸減型で，持続は長い(左図)．一方，器質的肺動脈弁閉鎖不全雑音は，正常ないし減弱したⅡPから開始し，中～低調成分に富み，漸増・漸減型で，持続は短い(右図)．
2L：第2肋間胸骨左縁，ⅡA：Ⅱ音大動脈弁成分，L：低音，M1：中低音，M2：中高音，H：高音

張期逆流シグナルを検出できるが，健常者においても生理的逆流が高率に検出されることから，本症の臨床的意義については他の所見と合わせて総合的に考える必要がある．

(5) 心臓カテーテル検査

機能的肺動脈弁閉鎖不全症では肺動脈圧の著しい上昇を認めることがある．肺動脈造影では肺動脈から右室への逆流が造影される．

【診断】
身体所見および聴診での特徴的な Graham Steell 雑音の聴取により本症を疑う．確定診断は心エコー・ドプラ法を用いる．

【予後・合併症】
肺動脈弁逆流の予後はその基礎疾患によって決定される．

【治療】
治療はまずその基礎疾患に対して行われるが，通常，機能性の肺動脈弁逆流に対しては治療の対象にならない．感染性心内膜炎による肺動脈弁閉鎖不全症に対しては，人工弁置換術を行うこともある．

H　連合弁膜症 (combined valvular disease)

【定義】
2つ以上の弁が同時に，かつ器質的に傷害されている状態をいう．リウマチ性心内膜炎によるものがほとんどで，まれに感染性心内膜炎の場合もある．僧帽弁狭窄と大動脈弁膜症の合併が最も多い．

(1) 僧帽弁狭窄兼大動脈弁閉鎖不全

連合弁膜症のなかで最も頻度が高く，全体の過半数を占める．僧帽弁狭窄により心拍出量が減少するため，大動脈弁逆流の程度はみかけ上減少し，その重症度が過小評価されるので留意する．
僧帽弁狭窄例において，脈圧が大きい所見や，

胸部X線写真および心電図で左室拡大あるいは容量負荷の所見が認められた場合は，大動脈弁逆流の合併を考える．確定診断には心エコー・ドプラ法が有用である．

(2) 僧帽弁狭窄兼大動脈弁狭窄

リウマチ熱患者の約5％に認められる．僧帽弁狭窄により心拍出量が制限されているため，大動脈弁狭窄は見かけ上軽減する．したがって大動脈弁狭窄に特徴的な徴候は不明瞭となり，肺うっ血症状などの僧帽弁狭窄に特徴的な臨床所見が表面化する．

一方，聴診所見は大動脈弁狭窄症に類似する．僧帽弁狭窄に特徴的な雑音は，左房圧に対する左室圧の相対的亢進に伴い減弱する．僧帽弁狭窄例に収縮期駆出性雑音や心電図で左室肥大の所見を認めれば本症を疑う．大動脈弁狭窄例において，胸部X線での肺うっ血症状，心電図での心房細動，左房負荷所見などが著しい場合も本症を疑う．いずれも本症の診断には心エコー・ドプラ法が有用である．

(3) 僧帽弁閉鎖不全兼大動脈弁狭窄

高度の大動脈弁狭窄と僧帽弁閉鎖不全の合併の頻度は低いが，経過は重篤なことが多い．大動脈弁狭窄により上昇した左室収縮期圧が容易に肺循環系へ伝達されてしまうためである．

聴診上，大動脈弁狭窄による収縮期駆出性雑音の心尖部への伝達を，僧帽弁逆流の全収縮期雑音と誤ることがあるので留意する．

(4) 僧帽弁閉鎖不全兼大動脈弁閉鎖不全

本症はかなりの頻度で認められる．その血行動態異常は両弁の逆流による左室容量負荷が主体であり，左室の拡大・肥大および左房の拡大をきたす．

聴診上，大動脈弁領域の拡張期灌水様雑音とともに，心尖部に収縮期逆流性雑音が聴取され，左房・左室拡大や肺うっ血所見が認められる場合，本症を疑う．僧帽弁逆流が高度な場合は，大動脈弁逆流が過小評価されるため，その治療方法については注意を要する．

（山田博胤，福田信夫，大木　崇）

文献

1) 大木　崇：心エコー法・ドプラ法の臨床　第2版．医学書院，1987, pp1-130
2) 杉本恒明，他（編）：最新内科学大系．弁膜症．感染性心内膜炎．中山書店，1991, pp3-367
3) 中谷　敏，吉川純一（編）：新・心臓病診療プラクティス—大動脈弁・僧帽弁疾患を心エコー図で診る・活かす．文光堂，2011, pp2-271
4) Bonow RO, Carabello BA, Chatterjee K, et al : ACC/AHA ACC/AHA 2006 guidelines for the management of patients with valvular heart disease : a report of the American College of Cardiology/American Heart Association task Force on Practice Guidelines. J Am Coll Cardiol 2006 ; 48 : e1-e148
5) 松田　暉，他：弁膜疾患の非薬物治療に関するガイドライン（2007年改訂版）循環器病の診断と治療に関するガイドライン（2006年度合同研究班報告），2007, ホームページ公開

第10章 動脈硬化症

A 概念

　動脈硬化(atherosclerosis)の概念は，atherosisとsclerosisに分けられる．atherosisとは，動脈壁に脂質，細胞，線維成分が蓄積して，内面に盛り上がりや潰瘍，血栓が形成され，内腔が狭小化，閉塞する現象を指す．一方，sclerosisとは，動脈壁の性状が変化して，硬化，石灰化が生じ，弾性を失い，蛇行，拡大する現象を指す．両者は密接に関連するが，その成因は必ずしも同一ではなく，一方だけが強調されて現れることもまれでない．

　「人は血管とともに老いる」という言葉があるほど，動脈硬化は高齢者では多かれ少なかれほとんどの人に生じる．動脈硬化は，それ自身が脳卒中，心筋梗塞，下肢壊疽(gangrene)などいわゆる動脈硬化性疾患の原因となる．動脈硬化性疾患は，現在癌と並んで，高齢化が進行した文明国の死亡原因の半分を占める．しかし，その病因は依然として完全には解明されてはいない．最近の細胞，分子生物学の進歩により，動脈壁を構成する血管内皮細胞や平滑筋細胞と血小板，リンパ球，マクロファージなどの血液細胞との相互作用によって，最終的に動脈硬化病変が形成されていくシナリオが有力となっている．

B 動脈硬化の分類

　動脈硬化の種類は次の4つに分類される．

1 粥状(動脈)硬化症

　一般に，動脈硬化といえば粥状硬化症(atherosclerosis)のことを指す．粥状硬化症は，弾性動脈(大動脈や総頸動脈など，中膜が弾性線維で構成される)や，筋性動脈(冠動脈や大腿動脈など，中膜が平滑筋で構成される)の導管動脈(血液を心臓から末梢各臓器に輸送するためのパイプラインの機能を意味する)に発症し，内膜(内弾性板と内皮細胞の間の組織，正常ではごく少量の内皮下組織からなる)が病変の主たる部位である．脂質を含むアテローム(粥腫)が内膜に蓄積し，内腔の狭窄，閉塞の原因となる．また二次的に血管壁の脆弱性をきたし，動脈瘤が形成されることもある．粥状硬化症は全身の動脈系に均一に起こるのではなく，特定の好発部位があり，その順位を図1に示す．

2 細動脈硬化症

　細動脈硬化症(arteriolosclerosis)は，抵抗血管である細動脈のレベルで内膜の硝子様変性や内膜，中膜の増殖性変化を起こし，内腔の狭窄，微小動脈瘤を生じ，梗塞や出血の原因となる．高血圧性血管障害に特異的で，脳血管や腎血管の細小動脈に好発する．粥状硬化症に比し，内膜よりもむしろ中膜から病変が始まると考えられる．

3 メンケベルグ型動脈硬化

　メンケベルグ型動脈硬化(Mönckeberg's medial calcific sclerosis)は，内腔の狭窄を伴わずに，血管壁，特に中膜(弾性線維や平滑筋細胞からなり，

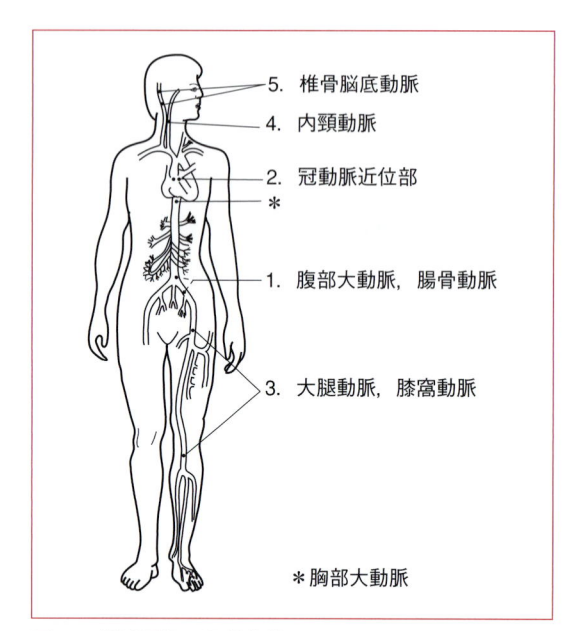

図1 動脈硬化の好発部位
1〜5の番号で頻度の順位を示す.

1. 腹部大動脈，腸骨動脈
2. 冠動脈近位部
   ＊胸部大動脈
3. 大腿動脈，膝窩動脈
4. 内頸動脈
5. 椎骨脳底動脈

容積的には血管壁の主要な部分を占める）に石灰が沈着する疾患である．大腿動脈などの下肢動脈に多く発生する．血液循環の障害がないので，病的意義は少ない．

4 動脈壁硬化症

動脈壁硬化症(sclerosis)とは，粥状硬化症による内膜の atherosis による変化とは別に，加齢とともに大動脈などの弾性動脈の中膜の弾性線維が減少，膠原線維（コラーゲン）が増加し，sclerosis が進行することをさす．高齢者の収縮期高血圧，大動脈の拡大・蛇行，石灰化の原因となる．

C 粥状硬化症の病態病理

現在，粥状動脈硬化の成因は，傷害に対する組織修復反応であるとの考えが最も支持されている(response to injury hypothesis；傷害-反応仮説)．内皮細胞や平滑筋細胞など動脈壁細胞に対する傷害に対して，炎症性，線維増殖性反応が過剰に起こる結果，内膜に動脈硬化巣が形成されるという考えである．動脈硬化の発症，進展機構は，図2のように考えられている．動脈壁に加えられるさまざまな刺激，傷害（例えば，酸化LDL，血流，免疫，ホモシステイン，トキシンなど）に対して，内皮細胞の脱落や機能障害がまず生じる．そこに，単球由来マクロファージ，Tリンパ球が接着，内皮下に浸潤する．そして，血中由来の脂質を取り込む．

動脈硬化は，小児期から成人にかけて，緩徐に形成されると考えられている．その最も初期の病変は，fatty streak(脂肪線条)とよばれる内膜下の脂肪沈着である．その組織所見は，脂質を貪食したマクロファージの集積であり，このような内膜変化は，小児においても普通（約半数）にみられる現象である．

内皮細胞傷害部位には，血小板が付着，活性化され，さまざまな増殖促進因子が放出される．これらが平滑筋細胞の遊走，増殖を促して，線維筋細胞性の増殖と結合織/間質（プロテオグリカン，コラーゲンなど）の蓄積が生じ，そのために肥厚した fibrous plaque(線維性プラーク)へと成長する．これら増殖因子，サイトカインは，活性化されたマクロファージ，平滑筋細胞，内皮細胞からも産生され，お互いを刺激，あるいは抑制し合うネットワーク機構が存在する．

脂質を細胞内に多量に含有する細胞は，主としてマクロファージ由来であり，foam cell(泡沫細胞)とよばれる．内膜に遊走した平滑筋細胞が泡沫化することもある．内膜深層には血液由来の脂質や蛋白質がたまり，それらが崩壊してアテロームを形成する．アテローム周辺には新生血管や石灰化が生じ，complicated lesion(複雑病変)が形成される．アテロームが大きくなり，それを覆う被膜(fibrous cap)が薄くなり，内部に出血や表面に潰瘍が形成されると，壁在血栓が生じる．

もしも，内膜傷害が軽度なもので，形成された血栓が壁在性の小さなものに限られると，器質化され既存のプラークに取り込まれて，ゆっくりとプラークの大きさが増していく．しかし，傷害がプラークの深層に達する場合は，大きな血栓が形成され器質化されるとプラークのサイズが急に増大する．このことは，しばしば冠動脈造影上，短期間のうちに狭窄度が進行した症例の説明になる．病理組織では，血栓は層状構造を呈してお

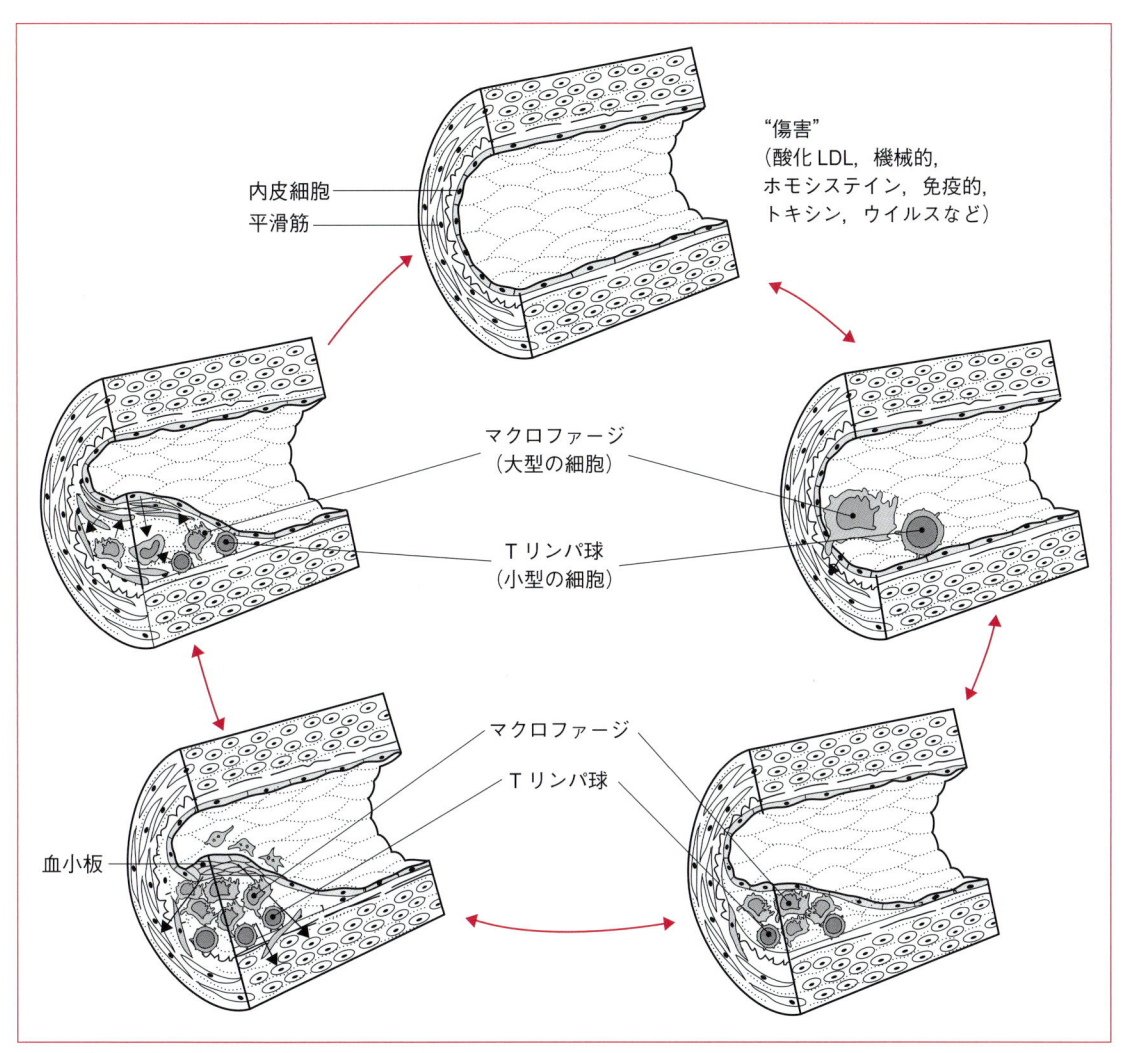

図2 動脈硬化の傷害－反応仮説
傷害された内皮にマクロファージ，Tリンパ球が付着，内皮下に浸潤して，脂質を貪食し，泡沫細胞となる．一方，これらの白血球や活性化血小板からは，平滑筋細胞の遊走，増殖を促進する成長因子やサイトカインが放出され，線維筋細胞増殖が進む．これらの血管壁細胞間には，サイトカイン・ネットワークが存在して，互いに促進あるいは抑制する．
（Ross R：The pathogenesis of atherosclerosis：a perspective for the 1990s. Nature 1993；362：801-809 より引用）

り，繰り返し血栓形成機転が働いていることを示唆している．

このように動脈硬化性プラークは，表面が肥厚した fibrous cap に覆われ安定した病態にあるものや，fibrous cap に破綻が生じ，壁在性もしくは内腔閉塞性の血栓が血流障害をきたすに至った不安定な病態にあるものなどさまざまなステージが存在する．このことが動脈硬化性疾患がさまざまな臨床像（不安定狭心症や急性心筋梗塞などの急性冠症候群および安定型労作性狭心症や陳旧性心筋梗塞などの慢性虚血性心疾患）を呈する原因となる．

D 臨床・検査所見

1 動脈硬化性疾患

動脈硬化は病理学的な名称であり，臨床的には各臓器の虚血症状を主体とした疾患として現れ

る．表1に主要な動脈硬化性疾患を挙げる．動脈硬化性疾患の分布・頻度は人種・社会によって大きく異なる．図3に米国とわが国のある地域(沖縄)の急性心筋梗塞と脳卒中発症頻度を比較した成績を示す．年齢が進むにつれ両疾患とも著明に発症頻度が増加するが，欧米先進諸国に比し，わが国では冠動脈疾患は少なく脳卒中が多発するという特徴がある．わが国においても近年脳卒中は減少しており，特に脳出血の減少が劇的である．そのぶん脳梗塞の比率が上昇している．脳梗塞は病型別では穿通枝系のラクナ梗塞の割合が高いが，近年皮質枝系の割合が増加している(図4)．

表1 動脈硬化性疾患

1. 虚血性心疾患：狭心症，心筋梗塞
2. 脳血管障害：脳血栓，脳出血，脳血管性認知症
3. 腎動脈硬化症：腎血管性高血圧，腎不全
4. 大動脈瘤
5. 閉塞性動脈硬化疾患：間欠性跛行，壊疽

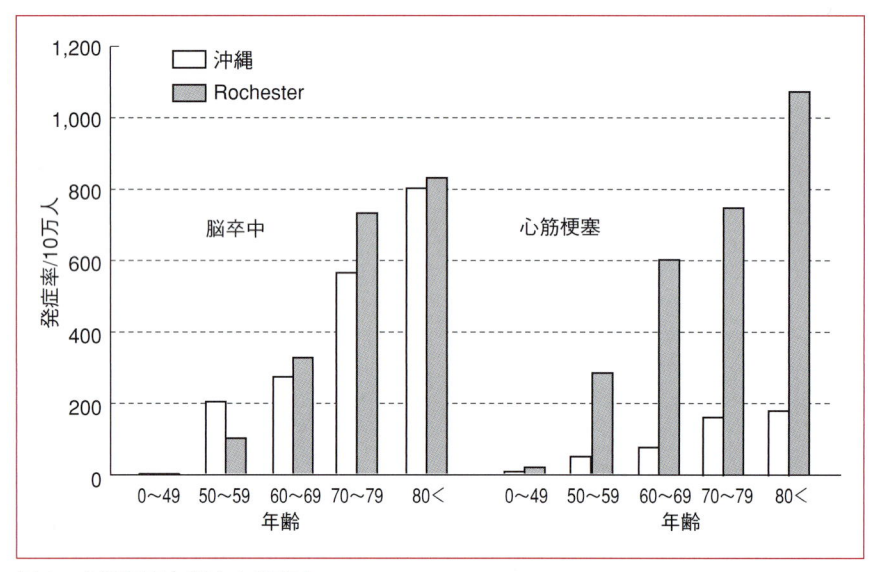

図3 心筋梗塞と脳卒中発症率
沖縄と米国 Rochester の比較(琉球大学：柊山幸志郎教授らの成績による)．
冠動脈疾患の発症頻度が各年齢層において，沖縄のほうが著明に少ない．

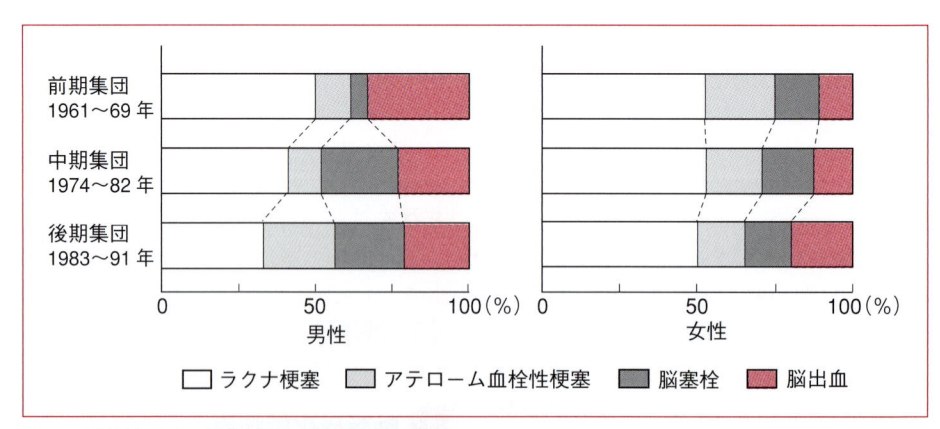

図4 脳梗塞のタイプと脳出血の割合の推移
福岡県久山町3集団の比較(九州大学：藤島正敏教授らの成績による)
近年，アテローム血栓性梗塞(皮質系脳梗塞を表す)や脳塞栓(心原性が主)の割合がラクナ梗塞(穿通枝系梗塞を表す)とほぼ同率になるほど増加している．

表2 脳梗塞の危険因子

1. 穿通枝系ラクナ梗塞
   高血圧(心電図異常,眼底変化,蛋白尿)
   動物性蛋白質や脂肪摂取の不足
   高ヘマトクリット
   多量飲酒
2. 皮質枝系アテローム血栓性梗塞
   高血圧
   血清コレステロール
   耐糖能異常
   飲酒
   HDLコレステロール低値
   ω3系不飽和脂肪酸の摂取不足

(嶋本 喬:日本人のリスクファクター.カレントテラピー 1994;12:39-42)

表3 虚血性心疾患の危険因子

高血圧
血清コレステロール
喫煙
糖尿病
肥満
身体活動不足
タイプA行動型(積極的,攻撃的性格)
血漿フィブリノゲン
HDLコレステロール低値
非飲酒
ω3,ω6系不飽和脂肪酸の摂取不足

(嶋本 喬:日本人のリスクファクター.カレントテラピー 1994;12:39-42)

前者は高血圧性細動脈硬化症が主たる病因であり,一方後者はより太いサイズの動脈に生じる粥状硬化症が原因である.都会と農村を比較すると,急性心筋梗塞などの粥状硬化性疾患の頻度は前者で高い.

2 危険因子

動脈硬化性疾患の発症と関連する因子を危険因子(リスクファクター)という.日本人における種々のリスク因子を表2,3に掲げた.臓器により血管病変の部位(細動脈硬化 vs 粥状硬化)が異なるためリスク因子の種類が異なる.脳の細動脈硬化を原因とする脳出血や穿通枝系ラクナ梗塞は特に高血圧の影響が強い.この場合,血清コレステロールはむしろ低値であるほうが悪い.

一方,皮質系脳梗塞は冠動脈疾患に相同性を有する.すなわち,冠動脈疾患の危険因子は,日本でも欧米と違わない.これらの危険因子は同一個人において重複するほど冠疾患発症のリスクは倍加する.

個々の患者の危険因子の数や程度から絶対リスクを評価してそれぞれの危険因子に対する治療法を決定することが個別化医療として理想である.NIPPON DATA80は,わが国を代表する30歳以上の約1万人のコホート研究であり,年齢,血圧値,喫煙の有無,総コレステロール値,糖尿病の有無で分類し,10年以内における男女の冠動脈疾患の死亡確率を示したものである(図5).

実際には,これらの危険因子は互いに共存することが多く,multiple risk factor 症候群,syndrome X などとよばれている.高血圧や肥満(殿部よりも体幹部の肥満,内臓脂肪の増加),脂質異常などはインスリン作用の減弱(インスリン抵抗性)という共通基盤から生じているという概念である.

3 脂質異常症

リポ蛋白別にみると,コレステロールのなかでもLDL(低比重リポ蛋白)コレステロールが最大の危険因子である.血中の脂質はリポ蛋白によって輸送されるが,LDLが高値であるほど,コレステロールの血管壁への侵入が促進される.血管壁でマクロファージがLDLを貪食するわけだが,マクロファージ自身はLDL受容体をもっておらず,異物や老廃物を処理するスカベンジャー受容体しか存在しない.すなわち,マクロファージが取り込むLDLは正常なLDLではなく,変性したLDLである.どのような変性が生体内で生じているかは不明であるが,酸化LDLが可能性として最も高い.LDLが生体内で酸化される機序としては,フリーラジカルの関与が考えられている.

血中のコレステロールは,LDL受容体によって細胞内に取り込まれる.特に肝のLDL受容体レベルが,血中コレステロール値に大きい影響を与える.LDL受容体機能に障害があり,LDLが著明に増加する家族性高脂血症II型の患者では,冠動脈疾患がすでに若年から発症する.

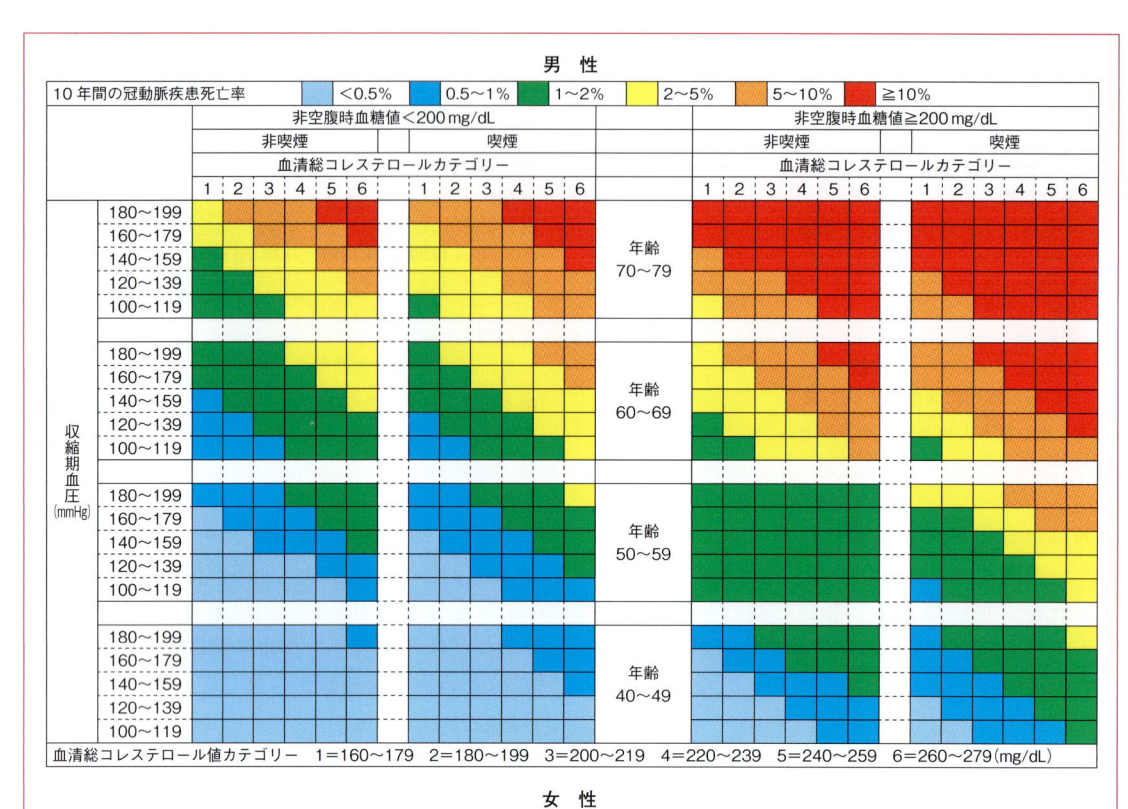

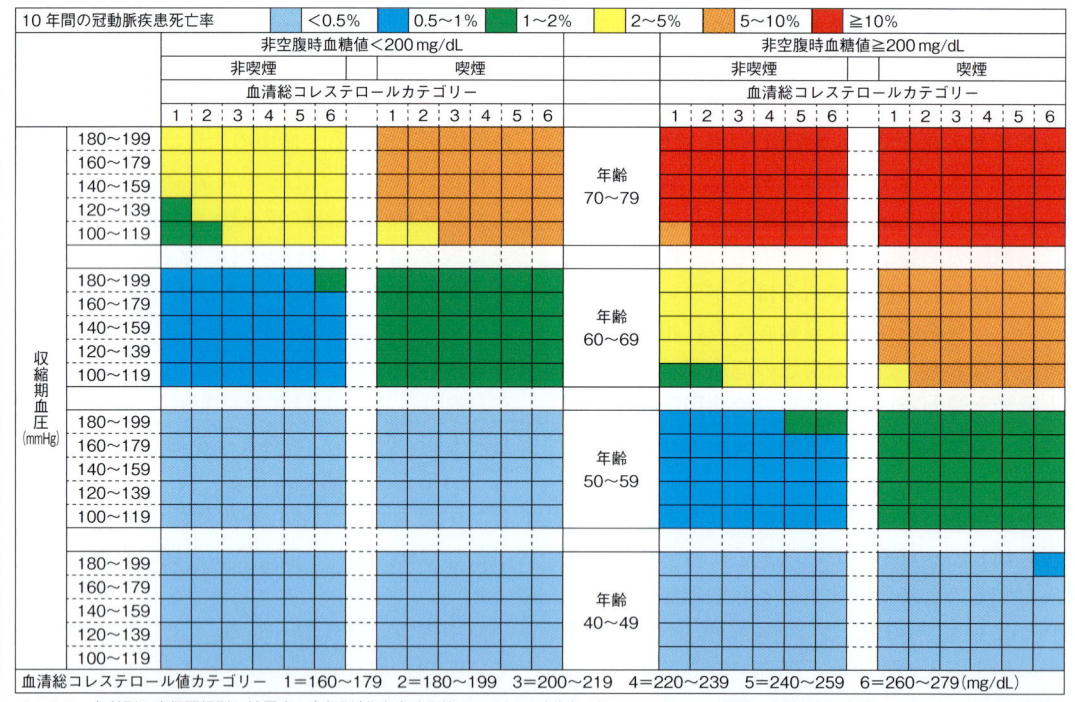

図5 10年以内の冠動脈疾患死亡のリスク評価チャート，NIPPON DATA80，1980〜1999
〔日本動脈硬化学会（編）：動脈硬化性疾患予防のための脂質異常症治療ガイド 2008 年版より引用〕

カイロミクロンレムナント(カイロミクロンからリポ蛋白リパーゼによって中性脂肪が水解された後に残ったもの),VLDL(超低比重リポ蛋白),IDL(中間比重リポ蛋白;VLDLからLDLへ移行する段階のリポ蛋白)も動脈硬化を促進する.これらのリポ蛋白中には中性脂肪が比較的多く含まれることから,中性脂肪も危険因子の1つとしてよい(前述のsyndrome X).しかし,コレステロールが全く正常で中性脂肪のみが異常高値を示すI型,V型の高脂血症では動脈硬化は促進されないことから中性脂肪それ単独では危険因子とはされていない.

LDLの分画には大きさの異なった粒子が存在している.サイズの小さいほうが動脈硬化とより密接に関係し,これをsmall dense LDLとよぶ.サイズの縮小化は血清中性脂肪値と正相関し,酸化されやすいなどの特性がある.

動脈硬化を促進する因子として他にLp(a),ホモシステインなどが知られている.

逆に動脈硬化を抑制するものとしては,HDLコレステロール,ω-3不飽和脂肪酸,エストロゲン,抗酸化物質などがある.HDL(高比重リポ蛋白)は,末梢からコレステロールを引き抜き,動脈硬化に対し防御的に作用する.運動習慣や少量の飲酒はHDLコレステロールを上昇させる.中性脂肪とHDLコレステロールは逆相関するため,このことも高中性脂肪が動脈硬化を促進する原因となる.

E 診断

動脈硬化性疾患の診断については,それぞれの項に譲る.一般的な動脈硬化の診断は,身体所見では頸動脈,橈骨動脈,大腿動脈,下腿動脈などの触診や聴診で硬化・狭窄・閉塞所見の有無を診る.下肢と上肢の血圧比(ankle/brachial pressure index;ABI)は,下肢の閉塞性動脈硬化症で有意に低下する.胸部単純X線上の左第1弓(aortic knob)の突出や大動脈陰影の拡大,蛇行,石灰化は,高齢者などでよくみられる所見である.

動脈硬化の非侵襲的診断法として,上述の上下肢血圧比(ABI),脈波速度(pulse wave velocity;PWV,cardio ankle vascular index;CAVI),augmentation index(AI)などがある.

ABI値は,足関節で測定された収縮期血圧を上腕収縮期血圧(左右の高いほうを用いる)で除した比で算出される.ABIの正常値は0.9〜1.30とされ,ABI 0.9以下では大動脈-下肢動脈系になんらかの狭窄・閉塞の疑いがある.ABI値が0.5を下回ると,動脈閉塞が複数箇所あることが推定され,ABIは末梢動脈疾患(peripheral arterial disease;PAD)に対する診断および重症度評価の指標である.一方,ABIが1.3以上を示す場合も,動脈硬化(壁の硬さ)の進展を表している.

心臓から駆出された血液によって生じた動脈が末梢へと伝播する速度がPWVである.脈動を体表面で測定可能な部位2箇所(頸動脈,大腿動脈,下腿動脈など)で記録し,2点間の距離と動脈の時間差からPWVが算出される.血管の弾力性,進展性が保たれる場合は,脈動の伝播はゆっくりであるが,動脈硬化により動脈壁が硬くなると脈動の伝播速度は速くなる.血管の硬さ以外に,血管壁が厚く,血管内径が小さく,血液密度が低い程,PWVは速くなる.$PWV^2=$(弾性率×血管壁厚)/(2×血管内径×血液密度).また,血圧が高いほど,血管壁張力が増し,進展性が低下するのでPWVが速くなる.日常診療で用いられるPWV計測法には2種類ある.頸動脈-大腿動脈間PWV(cfPWV)と上腕-足首間PWV(baPWV)である.動脈硬化性心血管疾患発症のリスクとしては,弾性動脈である大動脈の硬さの指標,すなわちcfPWVのほうが理論上適当である.PWVは年齢に依存して増加するが,欧州のガイドラインではcfPWV 10 m/s以上が有意なリスク上昇とした.baPWVは,径の細い筋性動脈も測定範囲に含むため,基礎値はcfPWVよりも大きく,血管トーヌスなど機能的な影響を受けやすい.しかし,測定が簡便であり,cfPWVともよい相関を有しており,かつ心血管疾患予後との相関も報告されるようになり,わが国では広く使用されている.baPWV 14 m/s以上が動脈硬化と判定される.baPWVからさらに,血圧に依存しない血管固有の硬さの指標を求めるためにスティフネスパラメータβ法に基づき算出された係数がCAVIである.CAVI値9.0以上が動脈硬化の判定基準

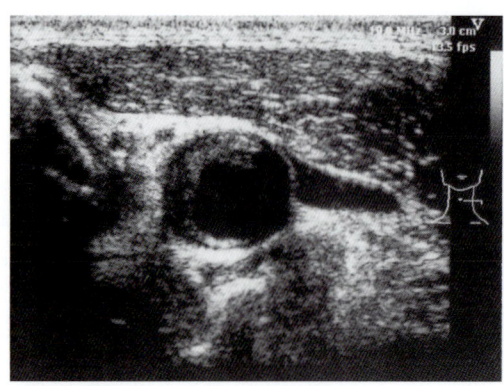

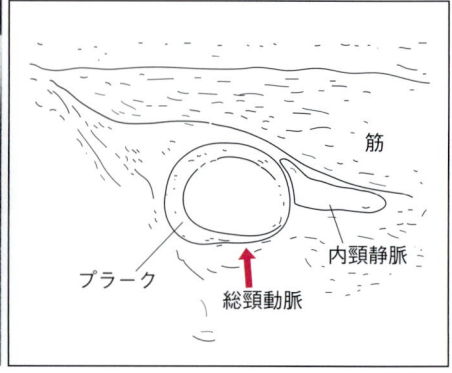

図6 頸動脈エコー像
中膜/内膜壁の肥厚と内腔に突出したプラークが観察される．
（自治医科大学：谷口信行教授からの提供）

となっている．

その他，動脈硬化の画像診断としてスクリーニング的に用いられるものとして，頸動脈エコーでの内膜と中膜を併せた血管壁の肥厚度（intima-media thickness；IMT）やプラークの有無・性状の診断がある（図6）．CTでは，大動脈径や石灰化，壁在血栓などが診断される．

動脈硬化の機能的診断法として，一酸化窒素（NO）の作用を検出する血管内皮機能検査がある．反応性充血後の増加血流量に対する血管系や流量の変化を計測することにより算出される血管内皮機能は，動脈硬化の初期に障害される〔FMD（flow mediated dilation）検査〕．

侵襲的な動脈硬化の診断は，冠動脈造影（血管内腔の狭窄・閉塞）や血管内エコー（血管内腔・血管壁のサイズやプラーク・石灰化の有無），血管内視鏡（プラーク表面の色調や血栓の有無）で行われる．

F 管理・治療

動脈硬化症の管理・治療は，個々の心・血管疾患の発症を阻止する（一次予防）ことと，発症後の再発を防止する（二次予防）ことが目的となる．動脈硬化性隆起病変を退縮もしくはその進展を阻止することは不可能ではないが，劇的な変化を期待することはできない．

しかし，動脈硬化巣を安定化させ急性虚血性疾患の発症を防止することは可能である．脂質異常症，高血圧など修正可能の因子が治療のターゲットとなる．これらは「生活習慣病」の名のとおり，食事，運動，嗜好などの生活習慣（ライフスタイル）の修正によって改善する場合が多い．一次・二次予防を問わず，それらの一般療法の基礎のうえに薬物治療が行われる．

1 血清脂質の管理

日本動脈硬化学会が提唱する脂質異常症の管理ガイドラインを表4に示す．

脂質異常症は，甲状腺機能低下症やネフローゼ症候群，原発性胆汁性肝硬変，薬剤性など続発性高脂血症に基づく場合は原疾患の治療をまず行う．原発性高脂血症の場合は，LDLコレステロールの値をもとにカテゴリー別に管理基準および治療の進め方が定められている．中性脂肪は150 mg/dL未満，HDLコレステロールは40 mg/dL以上を目標値とする．脂質管理目標値は，生活習慣の修正を含めた治療による目標値であり，即薬物治療開始基準ではない．

2 高血圧の管理

正常血圧は130/85 mmHg未満，140/90 mmHg以上を高血圧と定義する．生活習慣改善後も140/90 mmHg以上の場合は薬物療法を開始する．慢性腎臓病（蛋白尿あり）や糖尿病を合併して

表4 リスク区分別脂質管理目標値

治療方針の原則	管理区分	脂質管理目標値(mg/dL)			
		LDL-C	HDL-C	TG	non HDL-C
一次予防 まず生活習慣の改善を行った後，薬物治療の適応を考慮する	カテゴリーⅠ	<160	≥40	<150	<190
	カテゴリーⅡ	<140			<170
	カテゴリーⅢ	<120			<150
二次予防 生活習慣の是正とともに薬物医療を考慮する	冠動脈疾患の既往	<100			<130

・家族性高コレステロール血症については9章を参照のこと．
・高齢者(75歳以上)については15章を参照のこと．
・若年者などで絶対リスクが低い場合は相対リスクチャート(参考資料1：p133)を活用し，生活習慣の改善の動機づけを行うと同時に絶対リスクの推移を注意深く観察する．
・これらの値はあくまでも到達努力目標値である．
・LDL-Cは20～30％の低下を目標とすることも考慮する．
・non HDL-Cの管理目標は，高TG血症の場合にLDL-Cの管理目標を達成したのちの二次目標である．TGが400 mg/dL以上および食後採血の場合は，non HDL-Cを用いる．
・いずれのカテゴリーにおいても管理目標達成の基本はあくまでも生活習慣の改善である．
・カテゴリーⅠにおける薬物療法の適用を考慮するLDL-Cの基準は180 mg/dL以上とする．
〔日本動脈硬化学会(編)：動脈硬化性疾患予防ガイドライン2012年版より転載〕

いる場合は140/90 mmHg未満であっても薬物療法を開始する．

3 非薬物療法

a. 食事療法

生活の質を落とさずに食事内容を改善するためには，実際に食べる物，献立，調理方法，嗜好品について具体的に指示するのみならず，食事回数，食事時刻，1回の食事量も指導すべきである．

1) 減量

体重がBroca法の標準体重〔(身長－100)×0.9〕の＋20％以上，またはbody mass index〔BMI：体重(kg)/身長(m)^2〕が26～27以上の場合には，肥満の是正が必須である．1日1,600～1,800 kcal程度の軽度から中程度の食事療法を数か月から数年行い，理想体重(BMI＝22)を目標として減量する．

2) 減塩

食塩制限は食塩負荷で血圧が上昇する食塩感受性亢進群でのみ血圧管理に有効であり，その割合は本態性高血圧の30～40％に過ぎない．しかし個々の患者について減塩療法の効果を予測することは困難であり，減塩は降圧薬の有効性を増加させることから，すべての人に減塩が勧められる．わが国の1日平均食塩摂取量は約10～11 gである．減塩はこの約半分，1日6～7 gを目標とする．

3) 脂質

脂質摂取の総エネルギーに対する割合は20～25％に留める．わが国では近年食事の欧米化に伴い，これを上回る傾向にあり，厳重な注意を要する．脂質の種類では，動物性脂肪は動脈硬化を促進するが，植物油に含まれるリノール酸，リノレン酸，魚油に含まれるエイコサペンタエン酸(EPA)，ドコサヘキサエン酸(DHA)など不飽和脂肪酸は血清総コレステロール値を下げ，HDLコレステロールを増加させる．さらにEPAはプロスタグランジン系を介し，血小板凝集を抑制する．しかし多価不飽和脂肪酸は，HDLコレステロールを低下させたり，過酸化脂質を作りやすいなどの欠点も指摘されている．そのため，飽和脂肪酸に置き換えて多価不飽和脂肪酸を増やすのではなく，一価不飽和脂肪酸であるオレイン酸の摂取を勧めるのがよいとされている．食事中の飽和脂肪酸：一価不飽和脂肪酸：多価不飽和脂肪酸の比を3：4：3程度に保つのが最適である．コレス

テロール摂取量は1日200 mg未満に制限する．

4）食物繊維

高繊維食は体重減少，血圧，血中インスリン，総コレステロール，中性脂肪を低下させる．食物繊維として1日20～30 g以上を目標とする．水溶性の食物繊維はコレステロール低下作用が強く，難溶性の食物繊維にはブドウ糖吸収抑制作用や整腸作用がある．

5）アルコール

アルコールの過剰摂取は高血圧や脳卒中の危険因子である．適度の飲酒はHDLコレステロールを上昇させ冠動脈疾患の危険性を減少させる．エタノールとして1日30 mLまでが容認できる目標である．ビールなら大瓶1本，日本酒なら1合，ウイスキーならシングル2杯の量である．

6）運動

習慣的に運動をしている人のほうがしていない人よりも動脈硬化性疾患の発症が少ない．また，特に運動を行っていない人でも日常生活動作の運動強度が強い人ほど生存率が高い．運動は血圧低下，インスリン感受性上昇やHDLコレステロール上昇など代謝系への作用，ストレス解消などの好影響があり，禁忌がないかぎり，運動は推奨されるべきである．

効果的な運動は，有酸素的な動的な等張力運動（歩行，ジョギング，サイクリング，水泳など）であり，運動の強さは軽度から中程度で最大心拍数（220－年齢）/分の70％以下の強度，自覚的には，ややきつい程度で運動中に会話ができる程度，持続は1回30～60分，頻度は週3～5回とされている．

7）喫煙

喫煙は動脈硬化性疾患の重要な危険因子であるので，禁止すべきである．

4 薬物療法

①高血圧

利尿薬，β遮断薬，Ca拮抗薬，アンジオテンシン変換酵素阻害薬，アンジオテンシンⅡ受容体拮抗薬，α遮断薬などを個々の適応条件に対応させて投与する．

②脂質異常症

HMGCoA還元酵素阻害薬，ezetimibe，probucol，colestyramineなどをコレステロール・中性脂肪値に対応させて投与する．

③抗血小板薬

aspirinは心血管疾患の二次予防に有効であることが証明されている．一次予防にも効果が予想されるが，出血の副作用とのバランスで適応が決められるべきである．

④その他

酸化的ストレス，間質結合織代謝の是正など動脈硬化促進機序に対する薬物療法も試みられている．

（島田和幸）

文献

1) Ross R : The pathogenesis of atherosclerosis : a perspective for the 1990s. Nature 1993 ; 362 : 801-809
2) 一般社団法人日本動脈硬化学会(編)：動脈硬化性疾患予防ガイドライン2012年版．杏林社，2012
3) 厚生省保健医療局(編)：第5次循環器疾患基礎調査（平成12年）報告

第11章 冠動脈疾患

1 冠動脈の形態と冠循環

A 冠動脈の形態

1 心外膜面

心臓は左右の冠動脈より血液の供給を受ける．左冠動脈は，前室間溝を通る短い主幹部より左前下行枝（left anterior descending artery；LAD）と左回旋枝（left circumflex artery；LCX）に分かれる．したがって，心臓には左前下行枝，左回旋枝と右冠動脈（right coronary artery；RCA）の3本の冠動脈が分布することとなる（図1）．

左前下行枝は前室間溝を心尖部に向かって下降し，側枝を左心室前壁，心室中隔に分枝する（それぞれ対角枝，中隔枝）．主に左心室の前壁と心室中隔，心尖部，前乳頭筋を灌流する．発達した左前下行枝は心尖部を回って後室間溝を通り，左心室下壁の一部も灌流する．

左回旋枝は，左房室間溝を通り，左室の後側壁に分布し，左室の側壁，後壁，前乳頭筋を灌流する．

右冠動脈は，右房室間溝を通り，心臓の右辺縁を下降し，後室間溝で後下行枝と房室枝の2本に分かれる．後下行枝は後室間溝を通って心尖部に向かい，房室枝は左室の後側壁に向かい，途中で房室結節動脈を分枝する．右冠動脈の灌流領域は右室，左室の下壁，後乳頭筋，心室中隔の一部であり，さらに刺激伝導系の洞結節，房室結節を灌流する．

左室における3本の冠動脈の灌流領域を断面で示す（図2）．

2 心筋内

心外膜面の冠動脈から心筋内に動脈が分枝し（穿通枝），さらに小動脈，細動脈へと分枝する．小動脈，細動脈は抵抗血管として機能し，各心筋層において吻合がみられる．細動脈は内皮細胞で構成された毛細血管に続く．組織を灌流した血液

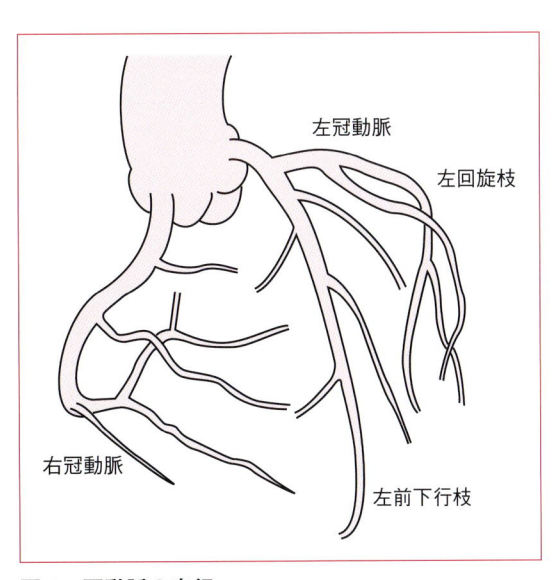

図1 冠動脈の走行

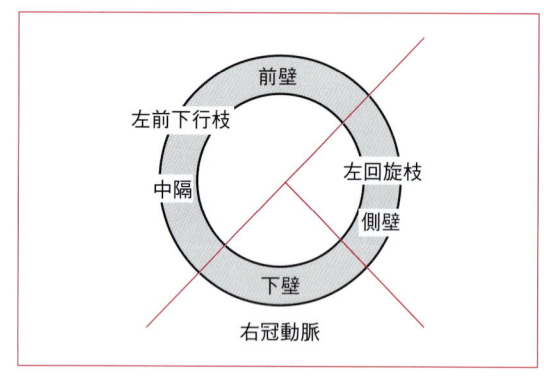

図2　左心室における冠動脈の灌流領域

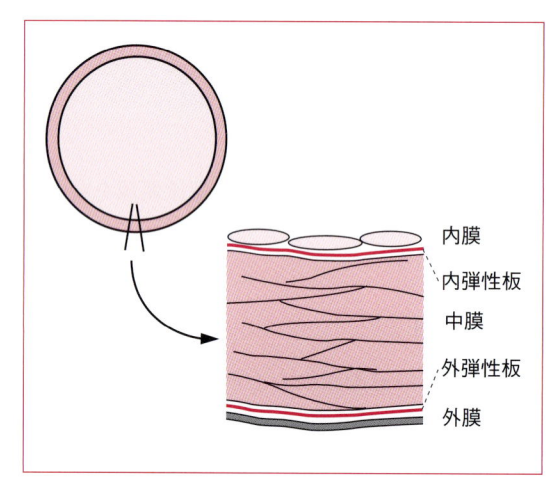

図3　血管の3層構造

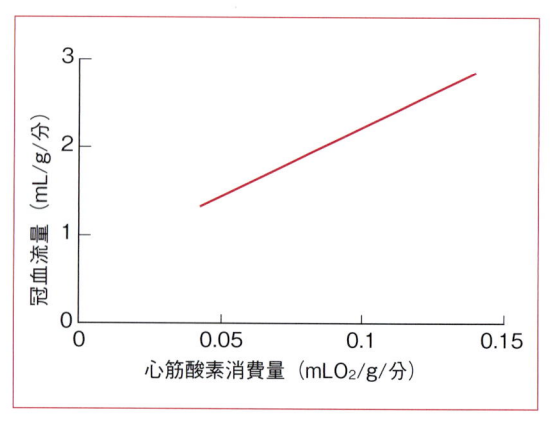

図4　心筋酸素消費量と冠血流量の関係

外弾性板により境界されている(図3).

B 冠循環

　冠動脈の入口から細動脈，毛細血管を経て冠静脈に至る，心臓を灌流する血管系を冠循環とよぶ．安静時の冠血流量は心拍出量の約5%であり，健常成人では約250 mL/分(70〜90 mL/分/100 g心筋)である．

　心臓は好気的代謝を行っており，拍動している心臓の心筋酸素消費量は8〜15 mL/分/100 g心筋である．心筋酸素消費量(需要)は心筋量，壁張力，収縮性，心拍数などの因子により規定され，臨床的には心拍数と収縮期血圧の積であるrate-pressure productが指標として用いられる．心筋の酸素摂取率は安静時でも70%と高く，心筋の酸素需要増大時に，血液からさらに多くの酸素を摂取することは期待できない．したがって，心筋酸素需要の増大は冠血流量の増加により対応される．すなわち冠血流量は心筋酸素需要，酸素消費量と密接に相関している．冠循環では心筋酸素消費量の増大に応じ，安静時の5〜6倍の血流増加が可能であり，生理的には心筋の酸素需要と冠血流による酸素の供給は常に平衡が保たれ，組織の酸素欠乏(虚血)をきたすことはない(図4).

は冠静脈を通り，左室からの多くは冠静脈洞を経て，右室からの多くは小心静脈を経て右心房に注ぐ．冠静脈から直接心室内，心房内に注ぐ静脈もあり，Thebesius静脈とよばれる．

3 冠動脈の構造

　血管は内側より内膜，中膜，外膜の3層構造を形成している(図3)．内膜は一層の扁平な敷石状の内皮細胞よりなり，血管内腔のバリアーとしての働きに加え，血管拡張因子，収縮因子，抗凝固因子などを産生，放出する分泌器官でもある．

　中膜は血管平滑筋と結合組織よりなり，血管の弾性や緊張を規定している．

　外膜は結合組織の層である．

　内膜と中膜，中膜と外膜はそれぞれ内弾性板，

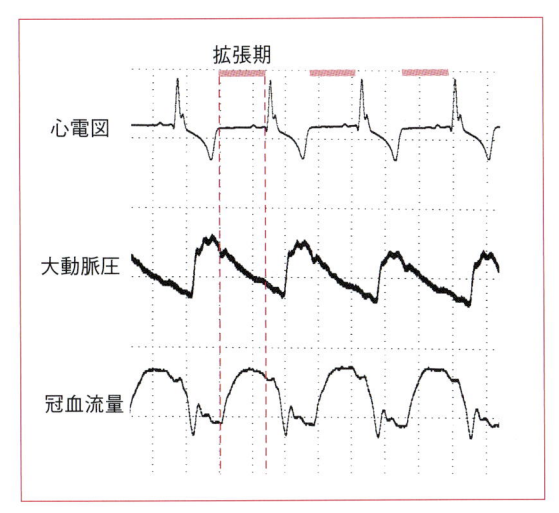

図5 トランジット法により記録した冠血流量の波形（イヌ）

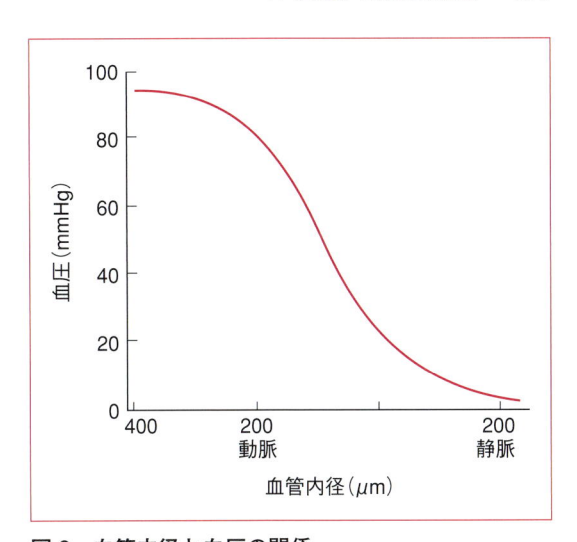

図6 血管内径と血圧の関係
内径150μm以下で血管内圧が大きく低下する．

C 冠血流量の調節

1 冠血流

　冠血流量は冠灌流圧と冠血管抵抗（トーヌス）により規定される．冠循環，特に左冠動脈領域では収縮期には大動脈圧と左室心筋内圧が等しいために，灌流のための圧差がゼロとなり，血流はほとんど途絶する．さらに左室心筋内に分布する血管は収縮期に周囲の心筋から圧迫されるため，血流は途絶する．

　拡張期には大動脈圧と心筋内圧に差が生じて灌流圧が発生し，さらに心室拡張により血管は心筋の圧迫から解除されるので血流が生じる．図5に冠血流の波形を示すが，他の臓器と異なり拡張期にのみ血流を生じるのが冠循環の大きな特徴である．したがって，拡張期の大動脈圧が冠灌流圧となる．

2 冠血管トーヌス

　血管は単なる血液が通る管ではなく，収縮，拡張により血流量を調節している．また，自ら血管拡張因子，収縮因子を産生，分泌する機能を有する．正常では冠血管抵抗は抵抗血管のトーヌスに

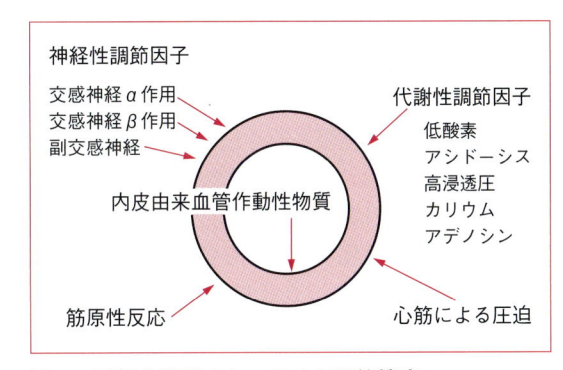

図7 冠細小動脈のトーヌスの調節機序

より規定される．特に内径が150μm以下の冠細小動脈が冠血管抵抗の半分以上を担っている（図6）．冠細小動脈のトーヌスは代謝性調節因子，神経性調節因子をはじめとする多くの因子により修飾されている（図7）．

a．代謝性調節

　冠血流量は心筋酸素消費量の変化にただちに追従する．心筋の酸素平衡が変化すると1秒以内に冠血管抵抗が変化する．冠血流量の代謝性調節因子として，アデノシン，組織の低酸素，アシドーシスなどが重要である．

【アデノシンによる代謝性冠血流調節】

　心筋の代謝増大により心筋酸素濃度が低下するとアデノシン三リン酸（adenosine triphosphate；

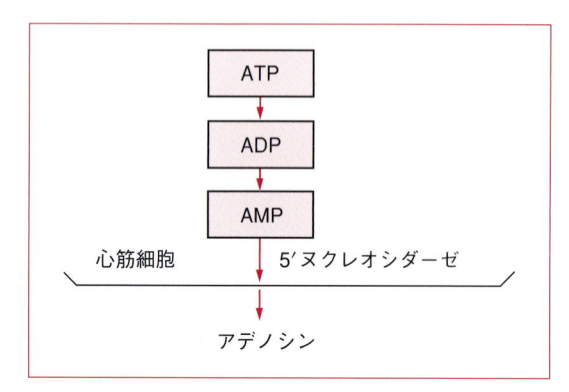

図8 心筋細胞内でのアデノシンの生成

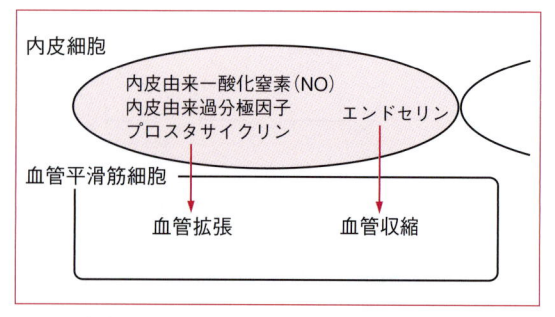

図9 内皮による血管拡張物質，血管収縮物質の産生

ATP），アデノシン二リン酸（adenosine diphosphate；ADP）がアデノシン一リン酸（adenosine monophosphate；AMP）にまで脱リン酸化される．5'ヌクレオシダーゼが活性化され，AMPからアデノシンが産生され組織中のアデノシン濃度が増加する（図8）．アデノシンは血管平滑筋細胞内のサイクリックAMP（cyclic AMP；cAMP）濃度を上昇させ血管拡張を引き起こす．近年，代謝性血流調節におけるATP感受性カリウムチャネルの重要性が注目されているが，アデノシンはこのチャネルを活性化する作用を併せ持つ．なお低酸素，アシドーシスによる血管拡張作用にも，ATP感受性カリウムチャネルが関与することが報告されている．

b. 神経性調節

冠動脈は交感神経，副交感神経の支配を受けており，それぞれの神経の緊張によりトーヌスが変化する．血管平滑筋のα_1，α_2受容体刺激により，細胞内カルシウム濃度が上昇し，血管は収縮する．一方，β_2受容体が刺激されると血管は拡張する．

自律神経刺激時には心筋酸素消費量も変化するため，代謝性の冠血流量調節も作用する．交感神経刺激により，血管はいったん収縮するが，心拍数増加，心筋収縮性亢進により心筋酸素消費量が増大するため，代謝性の血管拡張が誘導され，結果として冠血流量は増加する．迷走神経刺激により血管は拡張するが，同時に心拍数が減少し，心筋の収縮性も低下するため，心筋酸素消費量は減少し，冠血流量は減少する．

c. 血管内皮細胞による調節

血管内皮は血管の内側を覆う一層の細胞層である．血管内皮細胞は種々の物質を産生，放出し，血管トーヌスの調節や凝固線溶系に重要な役割を果たしている（図9）．

血管内皮由来の拡張因子には一酸化窒素（NO），プロスタサイクリン，内皮由来過分極因子などがある．血管内皮由来収縮因子としてはエンドセリンが知られている．

1）NO

内皮細胞内においてNO合成酵素の活性化により，L-アルギニンを基質として生成される．NOは拡散により中膜平滑筋細胞内のグアニル酸サイクラーゼを活性化し，サイクリックGMPの生成を促し血管平滑筋を弛緩させる．

NOの生成を促進する刺激としてずり応力，血流の拍動性などの機械的刺激，アセチルコリン，ブラジキニン，サブスタンスP，ATP，ADP，AMP，ヒスタミン，セロトニン，トロンビン，ノルエピネフリンなどによる化学的刺激，副交感神経刺激などがある．低酸素血症では血管内皮細胞からNO，プロスタサイクリンが放出される．

2）プロスタサイクリン

アラキドン酸カスケードにより生成され，平滑筋細胞内のcAMP濃度を上昇させ平滑筋細胞を弛緩する．

3）内皮由来過分極因子

アセチルコリン，ブラジキニン，サブスタンスPなどは血管内皮から内皮由来過分極因子を放出し，血管平滑筋細胞を過分極することにより血管を拡張することが知られている．内皮由来過分極因子の本態は明らかでないが，チトクローム

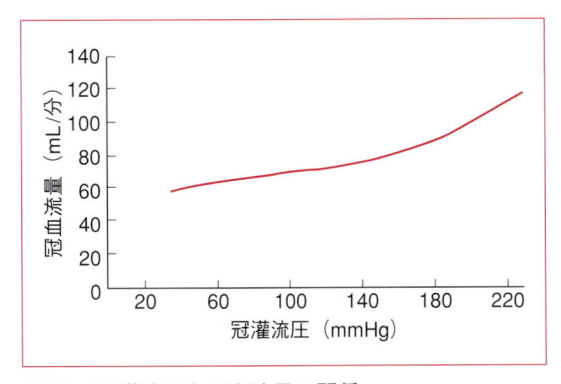

図10 冠灌流圧と冠血流量の関係

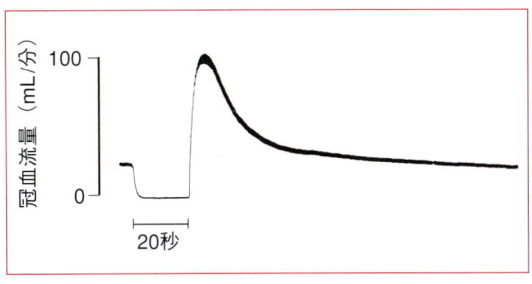

図11 20秒間の冠動脈血流途絶後の反応性充血（イヌ）

P450によるアラキドン酸誘導体や内因性カンナビノイド，K^+などの関与が報告されている．

4）動脈硬化と内皮依存性血管拡張反応

アセチルコリン，セロトニンは健常な血管を内皮依存性に拡張するが，動脈硬化のある血管に対しては収縮に働く．動脈硬化血管では内皮機能の障害があり，アセチルコリン，セロトニンによるNOの産生・放出が低下している．結果としてアセチルコリン，セロトニンの血管平滑筋への直接作用が前面に出て血管は収縮する．明らかな動脈硬化の所見がなくても加齢により内皮依存性拡張反応は低下する．一方，動脈硬化血管において，血中のコレステロールを減少することにより内皮機能が改善することが報告され，内皮機能障害の可逆性を示唆している．

5）エンドセリン

エンドセリン，特にエンドセリン-1は，血管平滑筋に存在するエンドセリン受容体を介してプロテインキナーゼCを活性化し，血管平滑筋を収縮させる．血管内皮由来拡張因子とは異なり，その作用時間は比較的長い．正常では，エンドセリンの血管トーヌスに及ぼす影響はわずかであるが，心不全や低酸素などの病的状態ではその血中濃度が上昇している．

d．冠血流の自動調節

冠灌流圧の変化に対して，冠血流量を一定に保つ働きがあり，自動調節能（autoregulation）とよばれる．心筋酸素消費量が変化しない条件において，冠灌流圧-冠血流量関係をみると（図10），冠灌流圧が70～140 mmHgの範囲では冠血流量は一定に保たれる．冠灌流圧が低下すると，まず心内膜側の血流が減少し，その後，心外膜側の血流が減少する．したがって心内膜側は虚血の影響を受けやすい．細小動脈は血管内圧が上昇すると収縮し，血管内圧が低下すると弛緩することが知られており（筋原性反応），この機序が自動調節能において重要と考えられている．自動調節能の機序には，NOやATP感受性カリウムチャネルも関与していると考えられている．

e．反応性充血

冠動脈を一過性に閉塞した後に開放し，再灌流を行うと，閉塞前の血流量より冠血流が増加する（図11）．反応性充血（reactive hyperemia）とよばれ，閉塞時間が長いほど反応性充血は大きくなる．反応性充血の機序には筋原性反応，アデノシン，NO，カリウムイオン，プロスタグランジン，ATP感受性カリウムチャネルが関与している．

D　冠動脈造影法

虚血性心疾患は，冠動脈の器質的狭窄と攣縮，血栓性閉塞の各病態が各々単独で，または種々の程度に組み合わさって発症する．この病態を正確に診断し，また，病態に応じた治療法を決定するために心臓カテーテル検査，冠動脈造影が行われる．

選択的冠動脈造影は1959年にSonesによって初めて行われ，現在では経皮的冠動脈インターベンション（PCI）をはじめとしたカテーテル治療にまで広く応用されている．

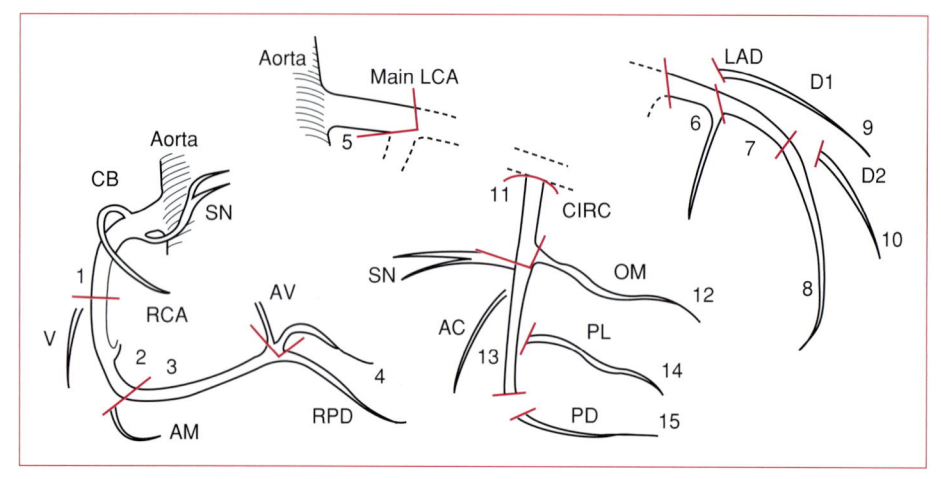

図12　AHAによる冠動脈の分類

Aorta；上行大動脈
Main LCA；main left coronary artery，左冠動脈主幹部
CB；conus branch，円錐枝
SN；sinus node artery，洞結節動脈
RCA；right coronary artery，右冠動脈
V；right ventricular branch，右室枝
AM；acute marginal branch，鋭縁枝
AV；atrioventricular node artery，房室結節動脈
RPD；posterior descending branch，右優位の後下行枝
LAD；left coronary artery，左冠動脈
D1；first diagonal branch，第1対角枝
D2；second diagonal branch，第2対角枝
CIRC；left circumflex artery，左回旋枝
OM；obtuse marginal branch，鈍縁枝
AC；atrial circumflex branch，心房回旋枝
PL；posterolateral artery，後側壁枝
PD；posterior descending branch，後下行枝

1 手技

　冠動脈造影用カテーテルを血管内に挿入する方法として，穿刺法および切開法があるが，現在は穿刺法により大腿動脈や橈骨動脈からのアプローチで行われることが多い．

　左右それぞれの冠動脈を右前斜位や左前斜位で撮影する．必要に応じて角度を調節し，さらに頭位や足位を組み合わせる．画像はデジタル信号として記録される．

2 冠動脈主要分枝の分類

　アメリカ心臓協会(American Heart Association；AHA)は右冠動脈，左冠動脈のそれぞれの部位，側枝を次のように分類している(図12)．

　右冠動脈の入口部から鋭縁枝(AM)までを二分し，近位部をsegment 1，残りをsegment 2とする．右冠動脈の末梢は2つに分岐するが，鋭縁枝からこの分岐までをsegment 3，分岐してから後室間溝を走行する枝をsegment 4-PD，もう一方の枝で房室結節動脈を分枝し，左室の後側壁を灌流する枝をsegment 4-AVとする．

　左冠動脈は主幹部をsegment 5とし，前下行枝の起始部から第1中隔枝までをsegment 6，第1中隔枝から第2対角枝(D2)までをsegment 7，それより末梢の本幹をsegment 8とする．第1対角枝(D1)をsegment 9，第2対角枝(D2)をsegment 10とする．

　左回旋枝は起始部から鈍縁枝(DM)の分岐部までをsegment 11とし，鈍縁枝をsegment 12，鈍縁枝を分枝した後に房室間溝を通る部分をsegment 13とする．さらに後側壁枝(PL)をsegment 14，後下行枝(PD)をsegment 15とする．

　正常の冠動脈造影像を図13に示す．

3 冠動脈狭窄度

　狭窄の程度を数字で表したもので，狭窄部前後の健常部の内径と狭窄部の内径の差を健常部の内

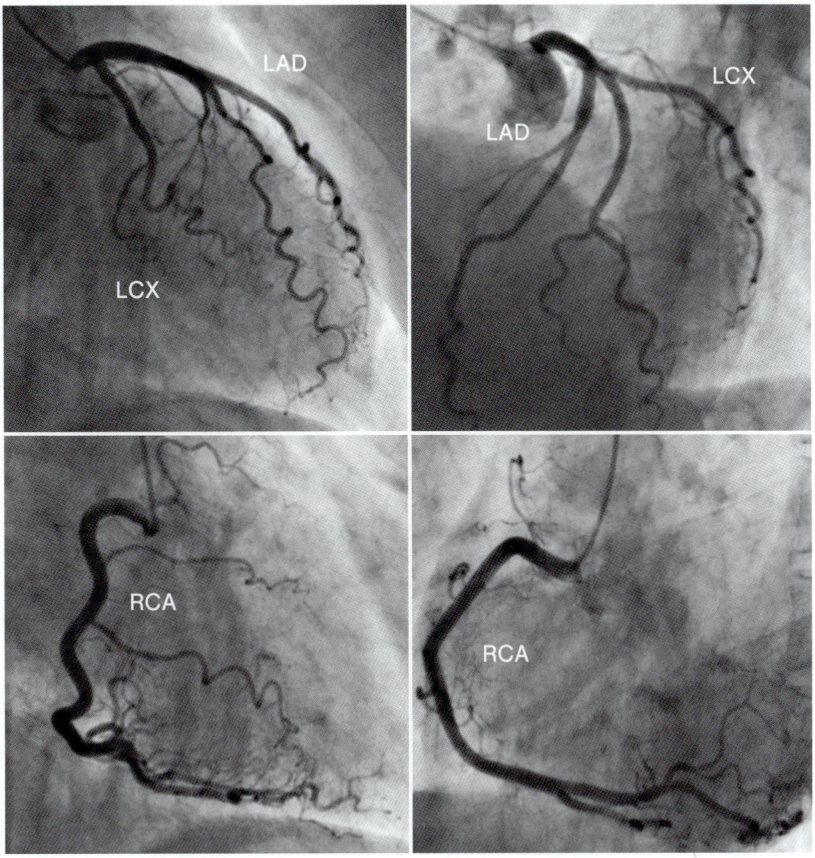

図 13 正常冠動脈造影像

径で除して求める．0～25％の狭窄を25％狭窄，25～50％の狭窄を50％狭窄，50～75％の狭窄を75％狭窄，75～90％の狭窄を90％狭窄，90～99％の狭窄を99％狭窄，完全閉塞を100％と6段階に分けて記載する．

急性心筋梗塞症では，狭窄度とともに狭窄（閉塞）部遠位側の血流の程度を評価する．TIMI（thrombolysis in myocardial infarction）研究グループにより提唱され，特に閉塞冠動脈に対するPCIの効果の評価として広く用いられている（表1）．

有意狭窄病変：実験的には狭窄度が85％以上になると安静時冠血流量が減少することが知られており，臨床的にも狭窄度が75％以上の例では局所心筋血流量が減少することが報告されている．したがって，冠動脈内径の75％以上の狭窄を有意狭窄とし，この有意狭窄または閉塞を有す

表1 TIMIの分類

Grade 0：完全閉塞
Grade 1：造影遅延があり，末梢までは造影されない
Grade 2：造影遅延があるが，末梢まで造影される
Grade 3：末梢まで造影遅延なく造影される
TIMI：thrombolysis in myocardial infarction

る冠動脈の本数（右冠動脈，左前下行枝，左回旋枝の3本中の本数）をもって1枝病変，2枝病変，3枝病変と定義している．2枝病変，3枝病変を多枝病変ともいう．左冠動脈主幹部病変は特に重要であり，50％狭窄をもって有意狭窄とする．

4 器質的冠狭窄例の冠動脈造影

a. 冠動脈造影所見

典型的な労作狭心症では心外膜面を走行する太

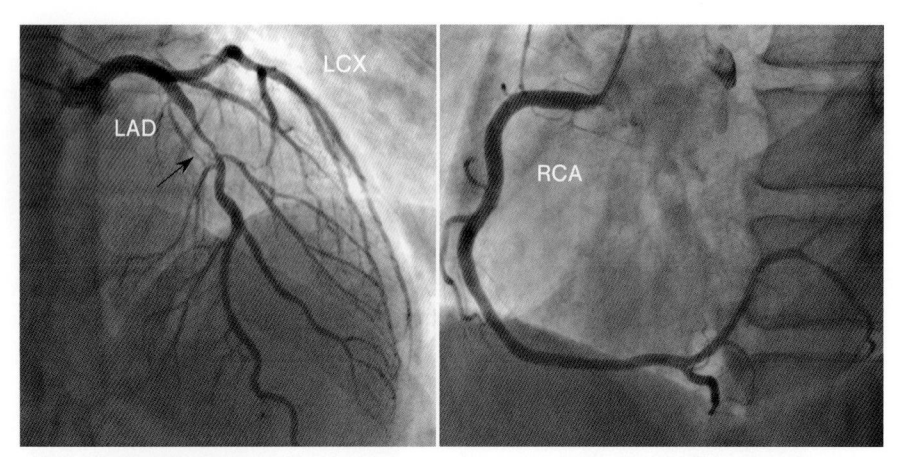

図14　1枝病変例(LAD)
有意狭窄部位を矢印で示す.

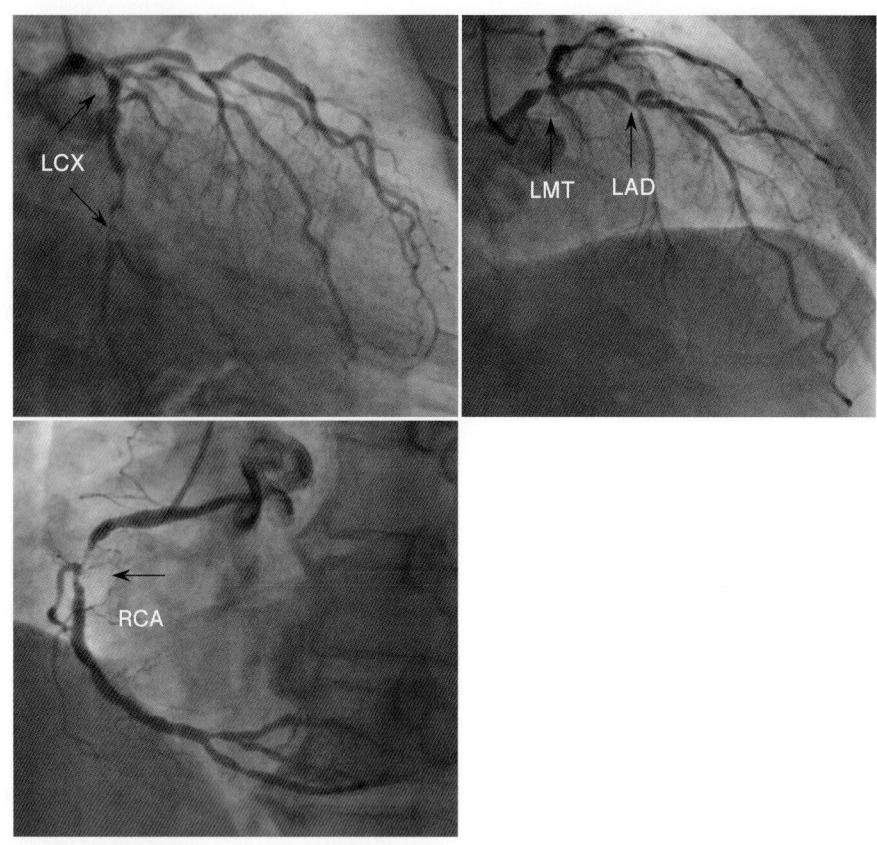

図15　3枝病変例
有意狭窄部位を矢印で示す. 左冠動脈主幹部(LMT)にも狭窄を認める.

い冠動脈の1本以上に有意な器質的狭窄を認める.
1枝病変例を図14に,多枝病変例を図15に,左冠動脈主幹部病変例を図16に示す.主幹部病変例は同時に多枝病変例であることが多い.なお主幹部病変例では冠動脈造影検査自体がリスクとなることがある.

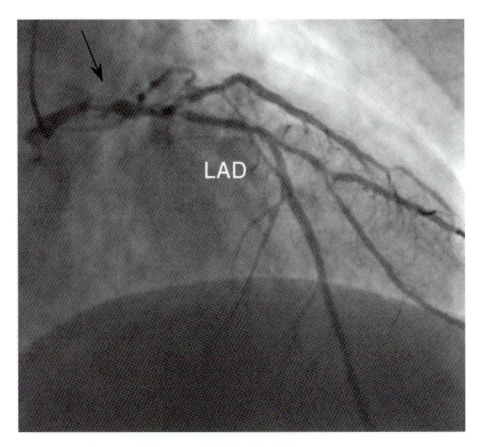

図 16 左冠動脈主幹部病変例
左冠動脈主幹部に潰瘍形成を伴う90％狭窄を認める（矢印）．

これらの症例では労作や興奮などにより心筋酸素需要が増大しても，器質的狭窄のために冠血流量が十分に増加することができず，心筋虚血をきたす．

心筋梗塞例の冠動脈造影では，心外膜面を走行する冠動脈の完全または亜完全閉塞を認める．いったん完全に閉塞した血管が自然に再灌流することもまれではない．再灌流したばかりの冠動脈には血栓を認めることが多い．

1）狭窄形態と予後の関係

求心性狭窄および辺縁が整の偏心性狭窄に比べて，辺縁不整の偏心性狭窄および多発性壁不整は不安定狭心症，急性冠症候群に多くみられる．これは後者の病変部において粥腫の破綻や血栓形成をきたしているためと考えられている．

2）狭窄度評価における注意点

血管収縮（攣縮）の影響により，狭窄病変を過大に評価することがある．これを避けるため，ニトログリセリンにより冠動脈を十分に拡張してから狭窄度の評価を行う．

冠動脈造影の方向により，狭窄病変を過小評価したり，見落とすことがある．狭窄形態，特に偏心性狭窄や血管の走行，重なりに起因する．図17に実例を示すが，図17aは左前斜位での左冠動脈造影で，左前下行枝（LAD）ならびに回旋枝（LCX）に明瞭な有意狭窄（①ならびに②）を認める．一方，右前斜位での造影（図17b）では，前下行枝の有意狭窄（①）は明瞭であるが，回旋枝の狭窄は描出されていない．

b．側副血行路

完全閉塞または造影遅延を伴う高度狭窄例では，病変部の末梢に他の冠動脈から側副血行を受

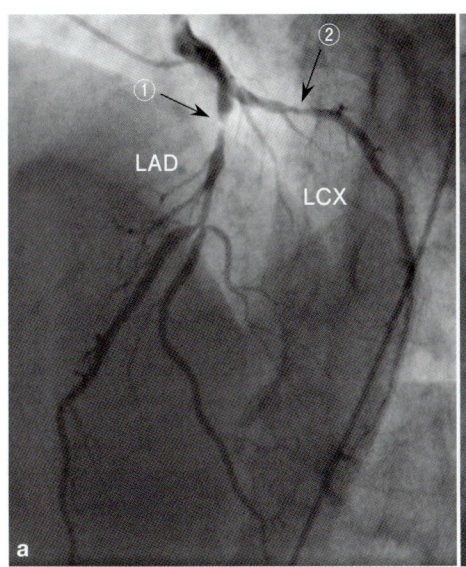

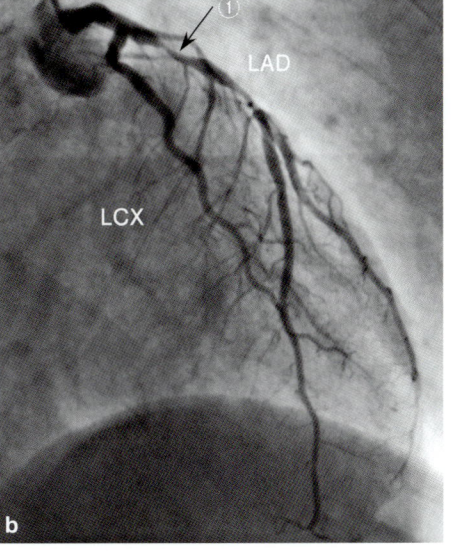

図17 狭心症例の左冠動脈造影像
①は前下行枝，②は回旋枝の狭窄を示す．

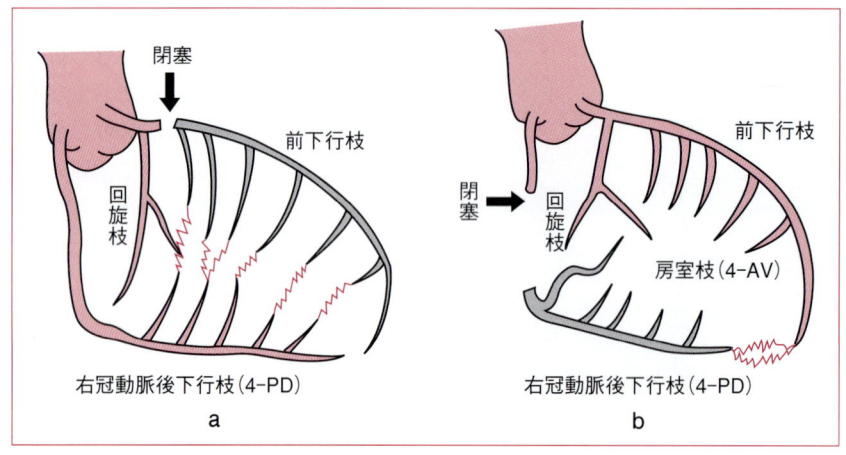

図18 冠動脈閉塞時の側副血行路の例
a. 左冠動脈前下行枝の閉塞時に右冠動脈後下行枝から中隔枝を介して閉塞遠位部に血液が供給される例.
b. 右冠動脈閉塞時に左冠動脈前下行枝から心尖部を回って右冠動脈に血液が供給される例.

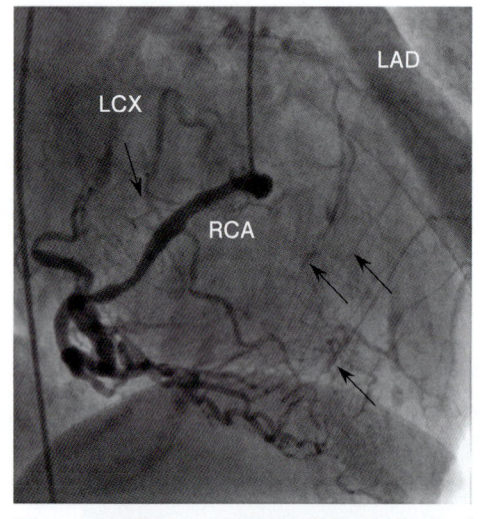

図19 右冠動脈より左冠動脈(前下行枝ならびに回旋枝)への側副血行の実例

けていることが多い．図18に各冠動脈の閉塞時の病変(矢印)遠位側への代表的側副血行路を示す．

図19は左冠動脈前下行枝ならびに回旋枝がともに閉塞している例の右冠動脈造影所見で，中隔枝を側副血行路として前下行枝が造影されている．さらに回旋枝の一部も側副血行路により描出されている．本例では側副血行を供給している右冠動脈にも狭窄病変を認める．このような側副血行路を jeopardized collateral とよぶ．

5 冠攣縮性狭心症(異型狭心症)例の冠動脈造影

a. 冠攣縮の定義

心筋虚血の徴候(胸痛や心電図上の虚血性ST変化など)を伴う一過性の冠動脈の強い収縮または完全ないし亜完全閉塞と定義される．

b. 冠動脈造影所見

非発作時の造影では正常冠動脈所見から多枝病変までさまざまである．冠攣縮性狭心症の典型である異型狭心症についてみると，欧米では有意狭窄のない例が8〜39%(平均26%)と少数であるのに対し，わが国では43〜69%(平均56%)と多く，明らかな差を認める．

発作時の造影では冠動脈の完全ないし亜完全閉塞またはびまん性収縮を認める．冠攣縮と心電図変化の関連をみると，太い冠動脈の完全〜亜完全閉塞はST上昇を，びまん性収縮や末梢の冠動脈閉塞または閉塞部末梢に側副血行を受ける場合はST低下をきたす．有意狭窄を有する例では，冠攣縮は狭窄部位に一致して生じることが多い．

図20は左冠動脈前下行枝近位部に50%狭窄を有する異型狭心症の症例で，アセチルコリン冠動脈内投与による冠攣縮誘発試験により，狭窄部位に一致して完全閉塞をきたした．

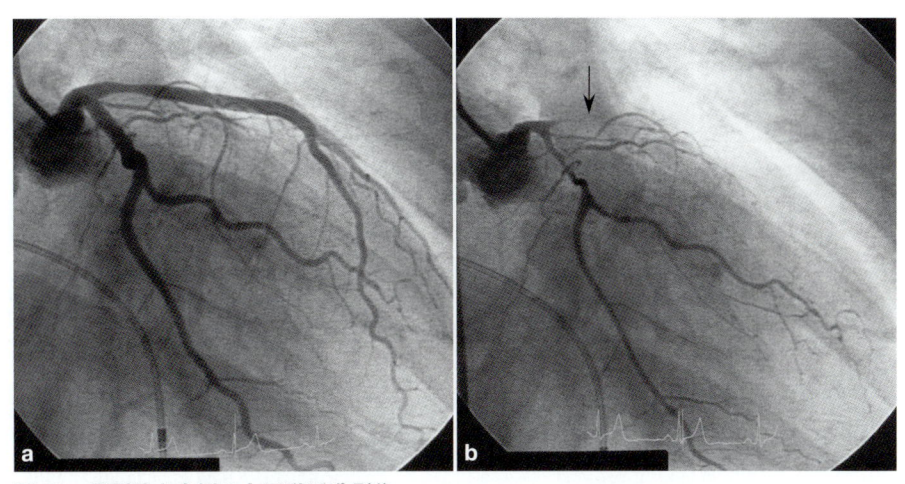

図20 異型狭心症例の左冠動脈造影像
a. コントロール
b. アセチルコリン冠動脈内投与により冠攣縮が誘発され，矢印の部位で前下行枝は完全閉塞をきたした．

表2 冠攣縮誘発試験

1. 非薬物的方法
   ・過換気負荷試験(特に早朝)
   ・運動負荷試験(特に早朝)
   ・寒冷昇圧試験
2. 薬物的方法
   ・エルゴノビン
   ・メサコリン
   ・アセチルコリン
   ・ヒスタミン
   ・セロトニン

c. 冠攣縮誘発試験

心筋虚血の病態としての冠攣縮の診断は極めて重要で，冠攣縮発作が疑われるものの自然発作時に心電図が記録されていないために確定診断ができない場合は冠攣縮誘発試験の適応となる(クラスⅠ)．症状が非典型的な例でも診断，治療法決定を目的として冠攣縮誘発試験が行われる．誘発法を表2に示す．いずれも早朝〜午前中に行うと冠攣縮発作は誘発されやすくなる．

冠動脈造影検査中にはアセチルコリンやエルゴノビンの冠動脈内投与が広く使用されている．両薬剤ともに冠攣縮誘発の感度(sensitivity)と特異性(specificity)は90％以上と高い．

冠攣縮誘発試験の合併症と対策

冠攣縮誘発試験は診断のうえで重要な検査であるが，誘発された冠攣縮が遷延すると，血圧低下や重篤な不整脈が生じたり，心筋梗塞となるリスクがある．また，多枝に冠攣縮が同時に誘発されたり，左冠動脈主幹部に冠攣縮が生じるとリスクは高くなる．したがって，冠攣縮誘発試験は熟練したスタッフと設備の整った施設において行い，また，誘発法を症例により選択する．冠攣縮が遷延した場合は冠動脈内ニトログリセリン注入を速やかに行う．血圧低下に対してはノルアドレナリンの静注または大動脈内投与を行う．合併症にただちに対処しうるように，救急薬品や除細動器などの蘇生器具類を整えておく．

6 運動負荷またはペーシング負荷試験

労作狭心症の病態診断や，冠動脈造影にて狭窄病変を認めない，いわゆる微小血管性狭心症(microvascular angina)の診断には，心臓カテーテル検査中に運動負荷やペーシング負荷を行う．

運動やペーシング負荷により心筋酸素消費量を増加させ，虚血を誘発する．虚血の徴候である胸痛，心電図のST変化，心筋乳酸摂取率の低下(心筋での乳酸産生)，左室拡張末期圧の上昇，左室壁運動の異常などを検出することにより診断する．

心筋酸素消費量と乳酸摂取率は，負荷前後で大動脈と冠静脈洞より同時採血し，それぞれ酸素濃

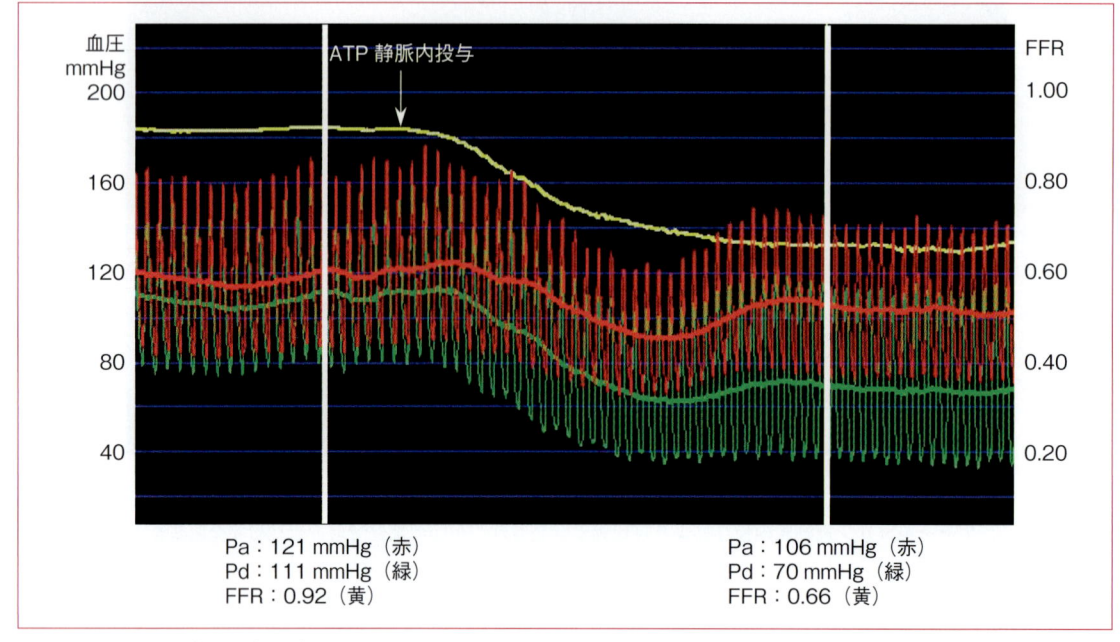

図 21　冠血流予備量比(FFR)の実例
ATP 静脈内投与により，FFR は 0.92 から 0.66 に低下した．

Pa：121 mmHg（赤）
Pd：111 mmHg（緑）
FFR：0.92（黄）

Pa：106 mmHg（赤）
Pd：70 mmHg（緑）
FFR：0.66（黄）

度と乳酸濃度を測定し算出する．ペーシング負荷は手技的にも容易で，全身の代謝には影響しないため有用である．

7 冠血流予備能

抵抗血管である冠細小動脈を拡張する papaverine hydrochloride（冠動脈内注入）や dipyridamole（静脈内投与）により最大冠血流量を測定し，投与前の冠血流量からの増加率を求める．冠血流予備能(coronary flow reserve)とよばれ，正常では 4～5 倍に増加する．冠細小動脈病変例（微小血管性狭心症）では予備能が少ないとされている．

冠血流予備量比(fractional flow reserve；FFR)

ATP 静脈内投与後の最大充血時における冠動脈狭窄病変末梢の平均冠動脈圧(Pd)と，平均大動脈圧(Pa)との比(Pd/Pa)を FFR とよぶ．近年，造影所見の肉眼的評価とは別の狭窄病変重症度の客観的指標として注目されている．一般に FFR が 0.80 もしくは 0.75 以下であれば，冠血流制限を認め，PCI などの血行再建の適応となるとされている．冠血流予備能は，脈拍数や反応性充血などの血行力学的要素により影響を受けやすい

が，FFR はこれらの影響を受けにくく，またデータの再現性も比較的高い．図 21 に実例を示すが ATP 投与前の Pd(緑)/Pa(赤)は 0.92 であったが，投与後に 0.66 まで低下した．

E　その他の検査

1 血管内超音波 (intravascular ultrasound；IVUS)

冠動脈断面の性状は，IVUS にて観察可能である．手技操作も比較的容易であり，血管径，血管内腔径，プラーク量，病変長，プラーク内部の性状などカテーテル治療に必要な情報を得ることができるため，近年汎用されている(図 22)．冠動脈ステント留置後の評価にも有用である．

2 光干渉断層法(optical coherence tomography；OCT)

OCT は光の干渉性を利用した新しい画像診断法である．OCT は IVUS の約 10 倍の画像分解能

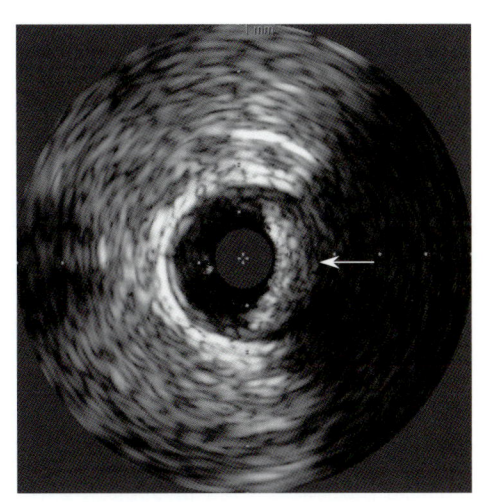

図22 血管内超音波(IVUS)の実例
石灰化を伴う偏心性のプラークを認める(矢印).

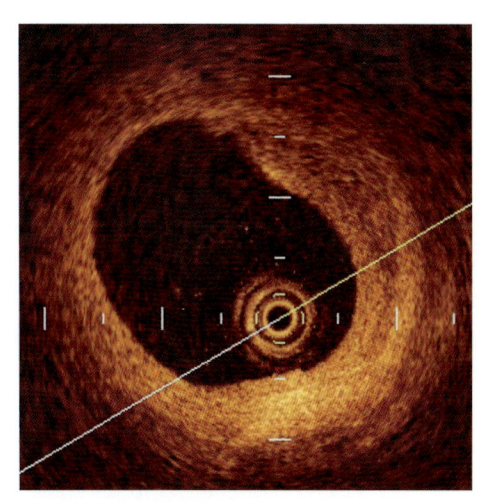

図23 光干渉断層法(OCT)の実例
偏心性のプラークを認める.

を有するため,血管やプラーク性状のより詳細で微細な評価が可能である(図23).しかし,深達度が小さく,またその観察には冠動脈の血液を排除する必要があるため,手技操作がやや煩雑である.

(奥村　謙,富田泰史)

文献

1) Canty JM, Jr : Coronary blood flow and myocardial ischemia. Bonow RO, et al (eds) : Braunwald's Heart Disease ; A Textbook of Cardiovascular Medicine, 9th ed. Elsevier Saunders, Philadelphia, 1087-1113, 2012
2) 奥村　謙:冠動脈造影法. 井村裕夫, 他(編):最新内科学大系 33 狭心症. 中山書店, 1990, pp175-186
3) Baim DS, Grossman W : Coronary angiography. Baim DS, Grossman W (eds) : Grossman's Cardiac Catheterization, Angiography, and Intervention 6th ed. Lippincott Williams & Wilkins, Philadelphia, 211-256, 2000
4) Kern MJ, Lerman A, Bech JW, et al : Physiological assessment of coronary artery disease in the cardiac catheterization laboratory. a scientific statement from the American Heart Association Committee on Diagnostic and Interventional Cardiac Catheterization, Council on Clinical Cardiology. Circulation 2006 ; 114 : 1321-1341
5) Levine GN, Bates ER, Blankenship JC, et al : 2011 ACCF/AHA/SCAI Guideline for Percutaneous Coronary Intervention : a report of the American College of Cardiology Foundation/American Heart Association Task Force on Practice Guidelines and the Society for Cardiovascular Angiography and Interventions. Circulation 2011 ; 124 : e574-e651

2 狭心症

1 定義と概念

狭心症は一過性の心筋虚血（酸素不足）の結果，特有の胸痛発作（狭心痛）や心電図変化，心機能障害などをきたす臨床症候群である．したがって高度の貧血や不整脈，大動脈弁膜症などの心筋に酸素不足をもたらす病態も原因疾患として挙げられるが，一般には心外膜面を走行する太い冠動脈の異常（血管内腔の高度狭窄，攣縮，血栓性閉塞）により生じた心筋虚血発作を「狭心症」とよぶ．なお心筋虚血があっても症状としての狭心痛を認めないこともしばしばあり，「無症候性心筋虚血」（silent ischemia）とよばれる．

狭心症の診療において最も重要なことは，心筋虚血が引き起こされる病態（発症機序）を個々の例において正しく診断することであり，これに基づいて治療方針が決定される．狭心症の病態の診断には，発作の症状や誘因，時間帯などの病歴聴取が極めて重要であり，心電図を中心とする一般検査や特殊検査により確定される．

2 頻度と疫学

狭心症は動脈硬化を基礎として発症する．以前は欧米に比し少ないとされていたが，生活習慣様式の変化・人口の高齢化に伴い，動脈硬化の危険因子である高血圧・糖尿病・脂質異常症・高尿酸血症・肥満などの増加により，虚血性心疾患も増加している．しかしながら，国際比較では欧米諸国に比較して発生頻度は低い（図24）．

a. 冠危険因子（遺伝的因子）

多くの疫学的研究により，冠危険因子や生活習慣様式が動脈硬化を促進し，特に虚血性心疾患を増加させることが明らかにされている．冠危険因子のなかで制御不可能な因子として，年齢，性（男性），家族歴，人種が挙げられる．一般に男性は45歳以上，女性は55歳以上が危険因子とみなされる．制御可能な因子として，高血圧，糖尿病，脂質異常症，高尿酸血症，肥満などが挙げられるが，これらも遺伝的素因に基づくところが大であり，必ずしも制御可能なわけでない．

b. 生活習慣様式

喫煙，職業（ストレス），性格などが動脈硬化の進展と関連する．最近の食生活の特徴でもあるカロリー過多と脂質の過剰摂取，そして運動不足はともに肥満，耐糖能異常の大きな原因となり（メタボリックシンドローム），動脈硬化の進展を促進し，特に急性冠症候群の成因として重要な不安定脂質性プラークの発生を助長するとされる．

3 病態生理

心筋虚血は心筋への酸素供給と心筋の酸素需要の不均衡により生じ，その結果として狭心痛や心電図変化，種々の心筋代謝異常，そして心機能障害（拡張および収縮障害）が引き起こす（図25）．狭心症の病態生理を理解するには，原因としての冠動脈の異常と，結果としての各症候の双方を認識しておく必要がある．

a. 心筋虚血の発生機序

心筋に酸素不足をきたす病態として，酸素需要の増大に酸素供給が追いつかなくなる場合（相対的酸素不足）と，酸素供給自体が減少する場合（絶対的酸素不足）がある．冠循環においては，心筋への酸素供給は主として血流の増減により調節されている．これは心筋の酸素摂取率が安静時でも75％と高く，さらに多くの酸素を摂取することが期待できないためである．心筋の酸素需要は心拍数，心収縮性，心筋重量，壁張力により規定される．したがって，心拍数や心収縮性の増大時，つまり労作時や精神的興奮時には酸素需要が増加し，これに応じるべく冠血流も増加する．この血流増加が冠動脈の異常（狭窄）により制限されると

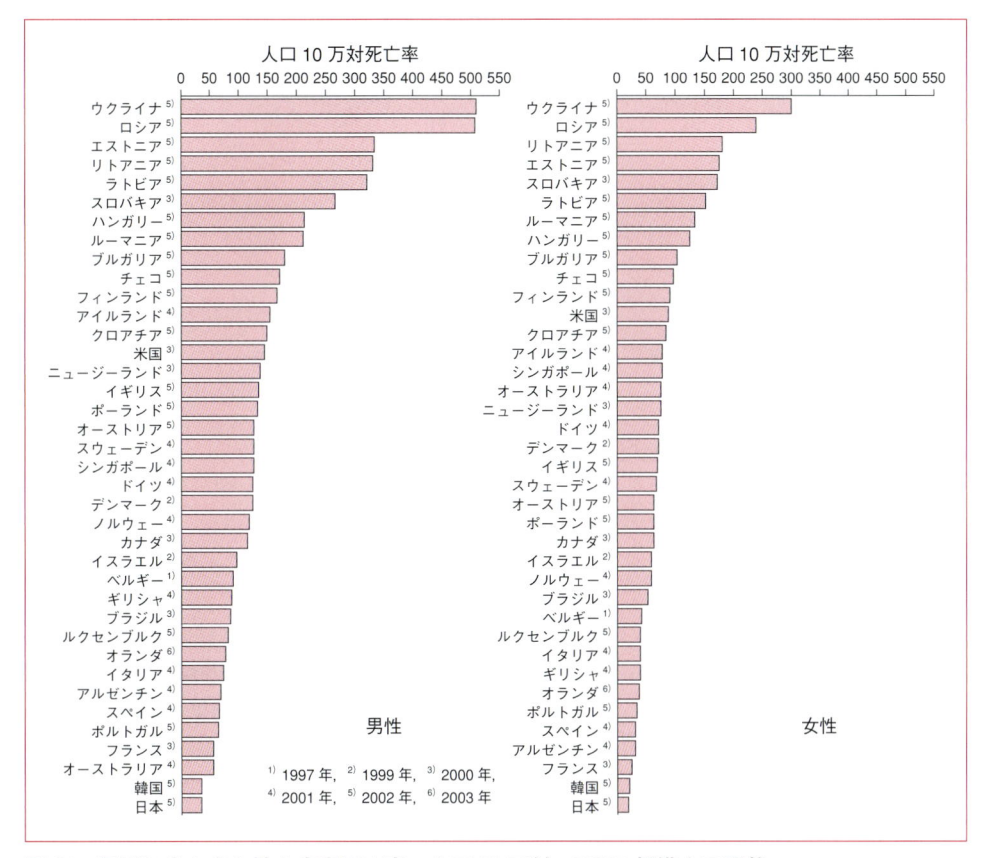

図24 国別にみた虚血性心疾患死亡率，人口10万対，WHO標準人口調整
(日本循環器学会ガイドライン2006 虚血性心疾患の一次予防より引用)

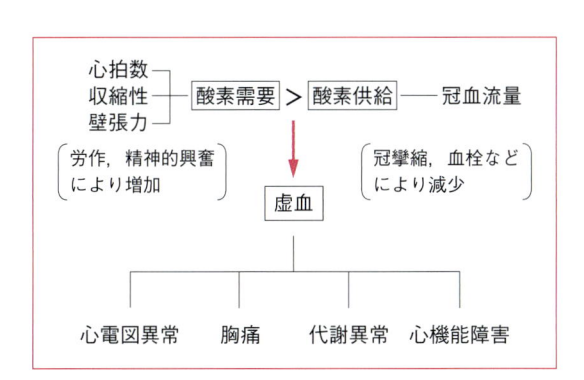

図25 心筋虚血の病態生理

表3 心筋虚血の発生機序

1. 動脈硬化による冠動脈内腔の高度器質的狭窄と，これに起因する冠血流の制限（相対的冠血流減少）
   ⇨労作狭心症，安定または不安定狭心症
2. 冠動脈攣縮による冠血流の絶対的減少
   ⇨冠攣縮性狭心症（異型狭心症），安静狭心症，不安定狭心症
3. 冠動脈硬化巣（プラーク）の破綻に続き形成された冠動脈内血栓による内腔狭窄の増悪または一時的閉塞
   ⇨不安定狭心症（急性冠症候群）

心筋は酸素不足となり，虚血に陥る．

一方，冠動脈の攣縮や血栓などは冠動脈を狭窄または閉塞し，冠血流を絶対的に減少させ，その結果心筋は酸素不足，虚血に陥る．

心筋虚血が発生する病態として大きく3つが挙げられる（表3）．

1）器質的冠狭窄

動脈硬化により冠動脈内膜が肥厚し，血管内腔は狭窄するが，この過程に2種類あることが最近の臨床病理学的検討により明らかにされている（図26）．1つは内膜が線維性に肥厚するプラークで，もう1つは脂質成分に富むプラークである．これらは各々独立したものではなく，動脈硬化進展の過程の差か，または脂質代謝などの影響によ

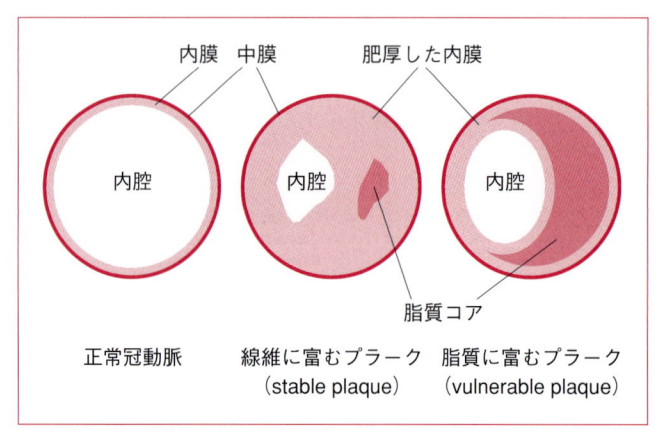

図26 動脈硬化プラークの性状

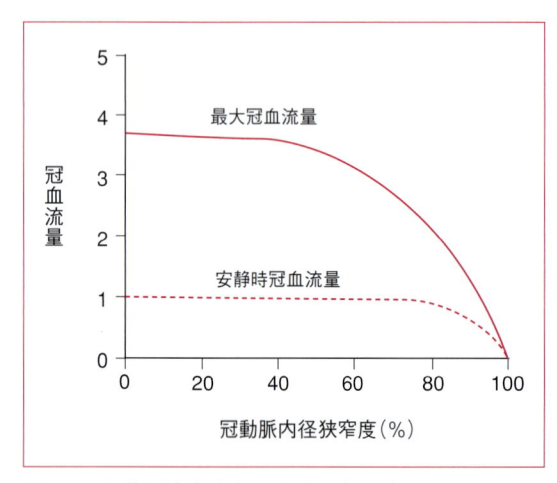

図27 冠動脈狭窄度と冠血流量（イヌ）
正常冠動脈安静時流量を1としたときの安静時と最大冠血流量に及ぼす冠動脈狭窄（内径狭窄率％）の影響を示した．安静時冠血流は冠動脈の狭窄度が80％を超えるまで変化しないが，最大冠血流量は狭窄度が50％を超えると減少し始める．
（Gould, et al, 1974 より改変引用）

るものと考えられている．したがって双方のプラークが同一例の同じ冠動脈枝の違った部位または別の冠動脈枝に生じることもまれではない．

　一般に線維性プラークは内腔の高度器質的狭窄をきたし，臨床的には「労作狭心症」として表現される．一方，脂質に富むプラークは高度狭窄に至る前に破綻し，血栓を形成することが多く，臨床的には「不安定狭心症」，または「急性冠症候群」として表現される．

　線維性プラークの肥厚を原因として発症する狭心症は「労作狭心症」と定義され，内膜肥厚の結果，血管内腔が狭小化し，狭窄度に比例して冠血流が制限される．図27に安静時（破線）および最大冠血流（実線）（冠血流予備能ともよばれる）と，冠動脈内径の狭窄度の関係を示す．安静時冠血流は狭窄度が80％以上となって初めて減少するのに対し，最大冠血流は狭窄度が50％以上になると減少する．すなわち内径50％以上の狭窄（断面積では75％以上）があれば，最大運動負荷時の心筋酸素需要の増大に応じるだけの酸素供給が困難となり，心筋は酸素不足（虚血）に陥る．この冠血流の制限が生じる内径50％以上の狭窄（AHA定義の75％狭窄以上）を有意狭窄と定義している．狭窄度がさらに高度になれば，より軽度の酸素需要の増加時にも心筋虚血が招来される．80～90％狭窄以上になれば，安静時の心筋酸素需要にも応じきれなくなるが，この場合は他の冠動脈枝からの側副血行が発達し，酸素供給が行われる．ただし側副血行を介する血流量は労作時の酸素需要増大を補うほどではなく，したがって労作時に心筋虚血，狭心症が出現する．

　臨床像との関連　冠動脈の1枝に高度狭窄病変を有する例は，心筋酸素需要が相当に増大する強度の労作時に狭心症を認め，その労作の程度も比較的に一定している．このような狭心症を「安定労作狭心症」とよぶ．一枝病変例で軽労作にても発作が出現する場合は，器質的狭窄部に攣縮や血栓を生じ，冠血流が減少したためと考えたほうがよい．

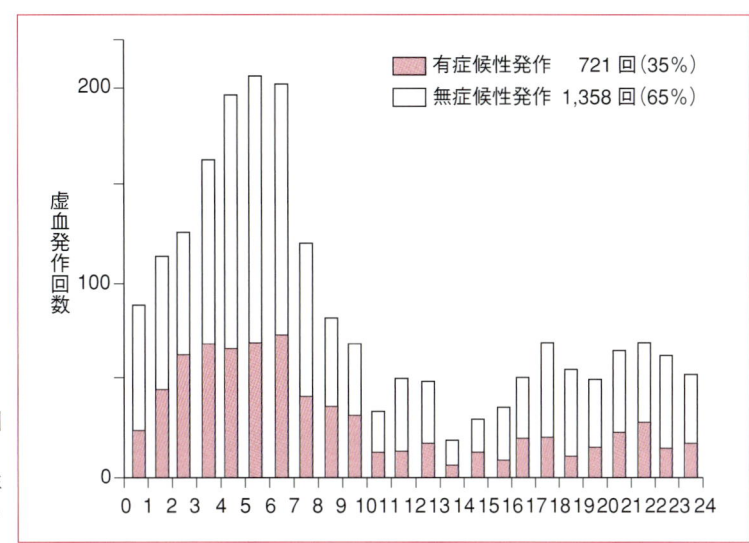

図28 異型狭心症73例の2,079回のST上昇発作の日内分布

発作の2/3は自覚症状のない無症候性虚血発作（silent ischemia）であることに注意．

一方，多枝に高度狭窄病変を有する例では，側副血行を供給する冠動脈自体にも血流制限があり（jeopardized collateralとよばれる），容易に広範囲の心筋に虚血を生じる．このような例は軽度の労作でも狭心症発作を生じるが，安静時の発作は認めない，「重症の安定労作狭心症」である．狭窄病変がさらに高度となれば，食事などの日常生活以下のレベルの労作や，わずかな精神的興奮による心拍数増加や血圧上昇でも発作が起きるようになる．「増悪型狭心症」（worsening angina）とよばれ，不安定狭心症のClass Iに相当する（後述）．

2) 冠攣縮

安静時に，または労作の程度と無関係に生じる攣縮により，冠動脈内腔が一過性に閉塞し，冠血流の絶対的減少をきたし心筋虚血を生じる．完全閉塞により灌流域に貫壁性虚血をきたすと，心電図上ST上昇をきたす（異型狭心症）．冠攣縮は冠動脈造影上，正常所見を呈する部位に起こることもあれば，軽度～高度狭窄病変に一致して起こることもある．欧米に比べわが国では正常冠動脈造影所見の例が多い．

冠攣縮の成因はいまだ不明であるが，器質性狭心症とほぼ同年齢帯に分布することより，動脈硬化の関与が考えられる．特に喫煙の既往が冠攣縮の危険因子として指摘されている．

臨床像との関連 夜間から早朝にかけての安静時に生じやすく，安静狭心症の臨床像を呈する．特に発作時にST上昇をきたす例は異型狭心症と診断され，冠攣縮性狭心症の典型である．**図28**に異型狭心症患者のST上昇発作（冠攣縮）を時間別に示す．夜半から早朝に発作が頻発し，午前4～6時にピークが認められる．このように日内変動（circadian variation）を認めることが大きな特徴である．

一方，労作によっても冠攣縮は誘発されるが，午前中は軽労作でも発作が起きるのに対し，日中は激しい労作でも起こりにくい（閾値の日内変動）．このような例は労作兼安静狭心症と診断される．なお器質的狭窄を合併すれば，日中の労作でも発作が誘発される（混合性狭心症）．

冠攣縮が持続すると冠動脈内に血栓が形成されやすくなる．このような場合，攣縮が解除されても血栓性閉塞が残り，急性心筋梗塞症（acute myocardial infarction；AMI）に至る．

3) プラーク破綻と血栓性閉塞（急性冠症候群）

上記の脂質成分の多いプラーク（不安定プラークとよばれる）は薄い線維性キャップに覆われ，マクロファージを中心とする炎症細胞に富み（図26），炎症細胞由来の蛋白分解酵素（matrix metalloproteinaseなど）により線維性キャップが溶解，破綻しやすい．びらん，潰瘍が形成され，これを修復すべく血小板が凝集し，また組織因子から始まる凝固系が起動し，血栓が形成される．ここで重要なことは，プラーク自体による血管内腔

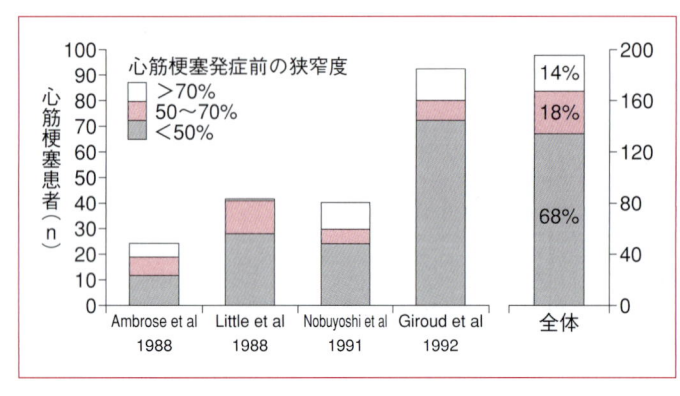

図29 心筋梗塞発症部位と以前の狭窄度との関係
心筋梗塞の68%は軽微な狭窄度（＜50%）の冠動脈病変から生じる．
(Falk E, Shah PK, Fuster V : Coronary plaque disruption. Circulation 1995 ; 92 : 657-671)

の狭窄度は軽度でも，血栓により急速に冠動脈内腔の狭窄および閉塞をきたし，冠血流の制限のみでなく絶対的減少を生じることである(図29)．プラークの破綻と血栓形成に起因する病態は急性冠症候群とよばれ，不安定狭心症，AMIの機序としても極めて重要である．

臨床像との関連 狭心症の初発(新規労作狭心症)または急速な増悪(増悪型狭心症)，あるいは安静狭心症の機序と考えられ，臨床的には不安定狭心症とよばれる．なお血栓性閉塞が長時間(30分以上)持続すれば心筋は壊死(梗塞)に陥りAMIとなる．

4) その他の病態による狭心症

心外膜面の冠動脈は造影上正常でも，労作時，安静時に狭心症を起こすことがある．syndrome Xとよばれ，中高年の女性に多い．原因はいまだ不明であるが，冠細小動脈(抵抗血管)の異常により冠血流予備能が低下し，心筋虚血が起きるとされている(微小血管狭心症ともよばれる)．左脚ブロックがない限り予後は良好とされる．

最近，冠細小動脈の攣縮による狭心症も報告されている．

b. 心筋虚血の病態生理

心筋は極めて好気的な組織で，脂肪酸や糖質などの基質を酸化しATP産生を絶え間なく続けている．いったん酸素不足になるとただちに嫌気的代謝に陥り，ATPの欠乏とADP，乳酸の蓄積を生じ，アシドーシスを主とする代謝異常が出現する．その結果，拡張および収縮機能異常，イオン電流の異常とこれに基づく心電図変化，そしてアデノシンなどの虚血性代謝産物によると考えられる狭心痛が出現する．

ここで重要なこととして，これらの異常事象が同時に出現するわけではないことがある．冠閉塞後数秒以内に拡張障害，次いで収縮障害が出現し，約15秒後に左室充盈圧が上昇し，20秒後に虚血性ST変化が出現する．この後，狭心痛が初めて出現する．すなわち狭心痛は遅れて出現する事象であり，虚血が短時間で解消されれば心電図変化は出現しても狭心痛が生じないことがありうるわけである．実際の症例では，冠動脈が完全に閉塞するほどの高度な虚血がいつも生じるわけではなく，特に労作狭心症では酸素需要と供給の不均衡(酸素不足)は徐々に増大する．したがって心筋虚血に伴う異常事象の出現タイミングはもう少し遅れ，狭心痛を欠如する無症候性虚血発作もしばしば認められる．

冠攣縮性狭心症では，冠動脈の完全閉塞によりしばしば貫壁性虚血をきたす．この場合も心電図上はST上昇を認めるにもかかわらず，狭心痛を伴わないことが多い(約70%)．症状の出現には自律神経の緊張などの因子が関与している可能性があるが，いまだ明らかでない．

上記の異常事象に加え，冠攣縮や血栓性閉塞による貫壁性虚血時には種々の不整脈が出現しやすくなる．重篤な発作では心室頻拍や細動により突然死に至ることもある(後述)．異型狭心症や急性冠症候群の発作時の突然死の機序と考えられる．

4 分類

狭心症は病態，発作の誘因，経過の観点から分類される(表4)．

表4　狭心症の分類

1. 病態の観点より
   - 器質的冠狭窄に起因する狭心症
   - 冠攣縮性狭心症（異型狭心症）
   - 冠血栓に起因する狭心症（急性冠症候群）
2. 発作の誘因の観点より
   - 労作狭心症
   - 安静狭心症
   - 労作兼安静狭心症
3. 経過の観点より
   - 安定狭心症
   - 不安定狭心症

表5　不安定狭心症の分類

1. ISFC/WHOの分類（1979年）
   ①新規労作狭心症
   ②増悪型労作狭心症
   ③自発性狭心症（安静狭心症）
2. Canadian Cardiovascular Societyの分類（1976年）
   ①1週間以内に発症した安静狭心症
   ②2か月以内に発症したCCSCⅢまたはⅣ度の新規狭心症
   ③CCSCⅢまたはⅣ度の増悪型狭心症
   ④異型狭心症
   ⑤非Q波心筋梗塞症
   ⑥発症24時間以降の梗塞後狭心症
   ＊CCSC＝Canadian Cardiovascular Society Criteria
3. Braunwaldの重症度分類（1989年）
   - Class 1
     最近の2か月以内に発症した重症の初発労作狭心症
     1日に3回以上発作が頻発するか，わずかな労作にても発作が起きる増悪型労作狭心症
     安静狭心症は認めない
   - Class 2
     最近の1か月以内に発症した安静狭心症で，48時間以内には発作を認めていないもの（亜急性型）
   - Class 3
     48時間以内に発作を認めた安静狭心症（急性型）

　診療に際しては，心筋虚血の発症機序（病態）が臨床像にどのように反映されているかを個々の例で正しく把握することが重要である（表3）．

a. 病態の観点よりみた分類

　器質的冠狭窄に起因する狭心症（古典的労作狭心症），冠攣縮性狭心症，血栓に起因する狭心症（急性冠症候群）に分類される．本来は冠動脈造影所見と冠攣縮誘発試験の結果に基づいて診断されるものであるが，症候から推定することは十分に可能で，治療方針決定のうえで極めて重要である．

b. 発作の誘因の観点よりみた分類

　労作狭心症，安静狭心症，労作兼安静狭心症に分類される．古典的な分類で最も広く用いられているが，心筋虚血の発症機序を必ずしも反映しないので注意を要する．例えば，労作狭心症であっても，器質的冠狭窄に起因することもあれば，労作により誘発された冠攣縮によることもある．また安静狭心症でも，冠攣縮によることもあれば冠動脈の血栓性閉塞によることもある．ただし，労作狭心症が時間帯に関係なく安定して出現する安定労作狭心症は，器質的冠狭窄によると考えてよい．また，夜間から早朝の安静時に繰り返し生じ，日中には症状のない安静狭心症は冠攣縮性狭心症と考えてよい．

c. 経過の観点よりみた分類

　安定狭心症，不安定狭心症に分類される．安定狭心症はある一定以上の労作にて時間帯に関係なく生じる狭心症で，安定労作狭心症を意味する．
　一方，不安定狭心症は**表5**のように細分類されている．AMIや突然死に移行する可能性のある狭心症と理解すればよい．

【不安定狭心症の分類（表5）】

　① ISFC/WHO病型分類：主として誘因の観点から分類されている．自発狭心症は安静狭心症と同一である．

　② Canadian Cardiovascular Societyの分類：安静狭心症，新規狭心症，増悪型狭心症を主とする．異型狭心症，非Q波心筋梗塞，梗塞後狭心症も不安定狭心症に分類されている．

　③ Braunwaldの重症度分類：Class 1は初発重症労作狭心症および増悪型労作狭心症で，多くは線維性プラーク病変による多枝高度狭窄病変例である．
　Class 2は亜急性安静狭心症で，Class 3は急性安静狭心症である．ともに不安定プラークの破綻と冠動脈内血栓形成が原因と考えられている．
　不安定狭心症のなかでは安静狭心症（Class 2および3）がより重症であり，AMIへの移行や突然死のリスクが高い．

表6 無症候性心筋虚血(Cohnの分類)

Ⅰ型	冠動脈疾患を有する患者で，自覚症状が全くないもの
Ⅱ型	心筋梗塞後の患者で，虚血があるにもかかわらず自覚症状がないもの
Ⅲ型	狭心症の患者で，症状のある発作と無症候性の発作を有するもの

表7 狭心痛の特徴

1. 主として前胸部(胸骨の裏側)の圧迫感，絞扼感，灼熱感など
2. 持続は数分～15分で，長くても30分以内
3. 下顎や歯，喉，左肩，左上肢(まれに右上肢)などに放散することがある
4. nitroglycerin舌下後，数分で軽快する

d. 無症候性心筋虚血 (silent myocardial ischemia)

心筋虚血が生じているにもかかわらず，狭心痛や放散痛を欠如するものをいう．虚血の程度や痛みに対する閾値の変化が関与しているものと考えられるが，正確な機序はいまだ不明である．糖尿病や高齢者，心筋梗塞既往例に多くみられる．

Cohnは無症候性心筋虚血を3型に分類している(表6)．いずれも心筋虚血が認められるにもかかわらず無症候性発作を有する．冠動脈疾患例であっても(例えば冠動脈が完全に閉塞している心筋梗塞既往例)，心筋虚血の徴候のない例は除外される．

5 臨床所見

a. 症状

1) 狭心痛(表7)

部位・性状・持続時間 胸痛の部位としては，前胸部の胸骨裏面が一般的であるが，症例によっては心窩部や背部，肩，頸部のこともある．chest pain(胸痛)と記載されることが多いが，典型的には前胸部の絞扼感，圧迫感，灼熱感，重苦しい，握りつぶされる感じ，などと表現される．症状は下顎や歯，喉，左肩，左腕の尺側面に向かって放散することがあるが，右腕や両腕の外側にも放散することはまれである．心窩部だけに症状が起こることも珍しくないが，下顎より上，心窩部より下に症状が出現することはまれである．

症状はゆっくり始まり，数分で最大となるが，数秒で症状が最大となることは一般的ではない．患者は症状が出現すると安静，座位，または歩行をやめることが特徴的である．寒いところ，上り坂での歩行，または食後に生じた胸部不快感は狭心症を示唆する．胸膜の痛み，動きや触診で再現される痛み，胸部の一点を指してチクチクする痛み，数時間持続するあるいは数秒しか持続しないという訴えは狭心痛でないことが多い．労作により生じた狭心痛は安静により数分以内に消失し，安静狭心症も10～15分以内に寛解することがほとんどである．30分以上持続する場合は，AMIか，または狭心症以外の痛みである．

発作の誘因と時間帯 症状を聴取する際に重要なこととして，狭心痛の誘因や起こりやすい時間帯に注目することがある(表8)．これにより心筋虚血の発生機序も推定可能である．

nitroglycerinの効果 労作および安静狭心症の双方に対してnitroglycerin頓用(舌下またはスプレー投与)は有効で，1～2分以内に症状は消失する．10分以上かかる場合は無効と判定される．冠動脈内血栓による狭心症(不安定狭心症)はnitroglycerinが効きにくい．nitroglycerinの効果が重要な診断ツールとなる．

2) 呼吸困難

狭心痛の同等の症状として，呼吸困難，ふらつき，疲労感，そして吃逆を認めることがあり，特に高齢者に多い訴えである．狭心痛や心電図上で虚血性心疾患の所見のない症例でも，労作時の異常な呼吸困難の病歴が狭心症を示唆することもある．これは心筋虚血に起因する左室充満圧の上昇，駆出率の低下など左室機能の障害によるものと思われる．狭心痛を欠如すれば呼吸困難のみとなり，狭心症の症状とみなされないこともあり注意が必要である．

3) その他の症状

特に冠攣縮性狭心症では，発作時に徐脈性または頻脈性不整脈を合併しやすく，動悸や眼前暗黒感，失神をきたすことがある．

b. 身体所見

多くの狭心症患者における理学所見は正常である．しかしながら，注意深く所見をとると冠動脈

表8 狭心症発作の誘因と時間帯

1. 器質的冠狭窄に起因する狭心症
   - 労作や精神的興奮時などの心筋酸素需要の増大時に起き，安静時には起きない（安定労作狭心症）．
   - 発作を起こす労作の程度は狭窄度，病変枝数と相関し，重症例では食事などの軽労作でも発作を起こす．
   - 原則として時間帯は関係ないが，午前中は起きやすい傾向がある．
2. 冠攣縮性狭心症
   - 夜間から早朝の安静時に起きやすい（発作の日内変動）．
   - 労作によって誘発されることもあるが，これも早朝から午前中に多い．
   - 日中はかなりの労作でも発作は起きない．
3. 冠血栓に起因する狭心症（不安定狭心症または急性冠症候群）
   - 軽労作時または安静時に発作が生じる．
   - 比較的に午前中に起きやすいが，必ずしも時間帯には関係ない．

硬化症の危険因子の存在が見いだされることがある．

1) 一般所見

非発作時には特異的な異常所見は認められない．冠危険因子としての高血圧や肥満，脂質異常症（特に家族性高コレステロール血症）患者では，眼瞼や手背部の黄色腫やアキレス腱の肥厚を認めることがある．

発作時には苦悶状顔貌となるが，AMIに比べると軽度である．冷汗を認めることは少ない．AMIと異なり発熱は認められない．

2) 脈拍，血圧

非発作時は正常のことが多い．労作狭心症では発作時に脈拍の増加，血圧の上昇を認める．冠攣縮性狭心症では，正常か，むしろ徐脈，血圧低下傾向となる．

3) 聴診所見

非発作時は正常のことが多い．発作時には，Ⅲ音またはⅣ音によるgallopや胸部においてラ音を聴取することがある．虚血による乳頭筋の機能不全の結果，僧帽弁逆流をきたし，汎収縮期雑音を聴取することがある．広範囲の冠動脈病変例，特に心筋梗塞既往例や左室機能低下例で聴取され，予後不良を意味する．

6 検査所見

a. 心電図

1) 非発作時

約半数の症例は正常所見を示す．重症冠動脈疾患患者であっても安静時の心電図は正常のこともある．非発作時の心電図が正常であれば，安静時における心機能は一般的に正常である．非発作時にみられる異常所見としては非特異的なST-T変化が多い．ほかにST-T変化を引き起こす原因としては，左室肥大，左室拡大，電解質異常，神経原性の要因，抗不整脈薬投与の影響などが考えられる．虚血発作が頻発している不安定狭心症患者においてはT波の逆転が多くみられる．心筋梗塞既往のある患者では異常Q波を認める．冠動脈疾患患者における安静時心電図のST-T波に異常がある場合には，基礎にある心臓病が重症であることが示唆され，安静時心電図が正常である例と比較し予後不良である可能性が高い．

左脚ブロックや左脚前肢ブロックなどの伝導障害を認めることがあり，左室機能障害や多枝病変，以前の心筋ダメージを反映する．左室肥大所見を認める例では，高血圧，大動脈弁狭窄症，肥大型心筋症，あるいはリモデリングを伴った心筋梗塞の既往が示唆される．予後に影響するため，心エコーによる左室サイズ，壁厚，壁運動の評価が必要である．

2) 発作時

安静時心電図が正常でも，半数以上の例で発作時に心電図異常を認める．最も多くみられる所見はST低下であるが，ST上昇や低下していたSTが正常化する例（偽正常化）もある．また左冠動脈前下行枝領域の虚血発作時に，胸部誘導にて陰性U波を認めることがある．

①ST低下

J点（ST部の始まり）より0.06〜0.08秒後のST部が基線より下方に偏位したもので，0.05〜0.1mV（0.5〜1mm）以上の偏位をST低下とよぶ．

ST低下のタイプとして，下降傾斜型（down-sloping）と水平型（horizontal）は心筋虚血の指標としての特異度が高い（図30）．上行傾斜型（up-sloping）は必ずしも心筋虚血を意味するとは限らないが，傾斜の緩やかなslow-upsloping型は

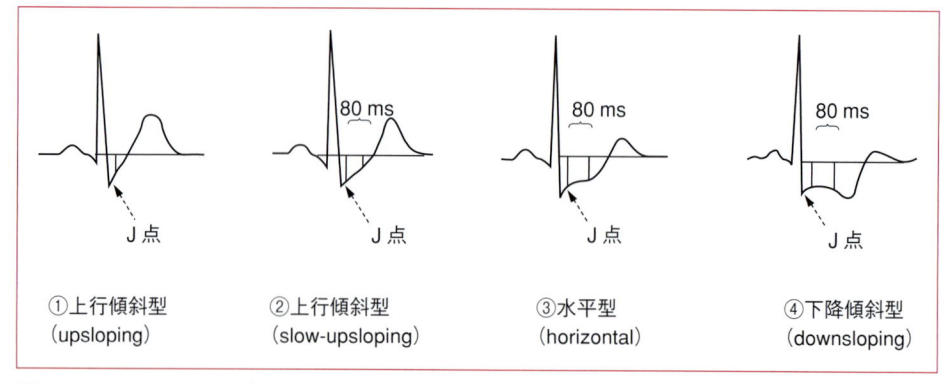

図30 ST低下のタイプ
水平型，下行傾斜型が心筋虚血の指標としての特異性が高い．緩やかな上行傾斜型も虚血を反映することが多い．

horizontal型と同様の意義を有する．
　ST低下は心内膜下の虚血を示す．特に高度器質的冠狭窄を有する例において，心筋酸素需要の増大時に心拍数の増加とともに出現する．冠攣縮性狭心症においても，冠動脈の不完全閉塞例，びまん性収縮例，冠動脈小分枝の完全閉塞例，閉塞部の末梢に側副血行を認める例に出現することがある．

②ST上昇
　ST部が基線よりプラスに偏位したもので，四肢誘導では0.1 mV（1 mm）以上，胸部誘導では0.2 mV（2 mm）以上をST上昇とよぶ．ただし異常Q波を示す誘導のST上昇は必ずしも陽性でない（特に心室瘤例）．ST上昇の程度は心筋虚血の範囲，持続時間に比例し，高度の虚血発作時にはR波の増高と増幅に伴い単相曲線を呈することがある．
　ST上昇は貫壁性虚血を示す．冠攣縮性狭心症，特に異型狭心症例の発作時に認められる．図31に左冠動脈前下行枝の攣縮時とnitroglycerin投与後の心電図を示す．
　ST上昇は造影遅延を伴うような高度の器質的狭窄例において，運動負荷時に認めることがある．

③陰性U波（図32）
　左側胸部誘導に出現する陰性U波は，感度は低いものの特異性は90％以上と高く，左冠動脈前下行枝領域の虚血によることが多い．ST偏位に伴い生じることが多いが，時に陰性U波のみを認めることもある．

3）不整脈
　発作時に期外収縮やその連発（心室頻拍），洞徐脈や房室ブロックを認めることがある．特に異型狭心症では重篤な不整脈が出現しやすい．これは攣縮による冠閉塞により高度の虚血が生じるためで，高度房室ブロックや心室頻拍，心室細動などの致死的不整脈が起きることもある（図33）．突然死の原因の1つとなる．

4）虚血部位の診断
　STが上昇している場合，ST変化が12誘導のなかのどの誘導に認められるかで，ある程度の部位診断が可能である（p.329参照）．大まかにはⅡ，Ⅲ，aV_F誘導は下壁（右冠動脈），胸部誘導（$V_{1〜4}$）は前壁中隔（左冠動脈前下行枝），Ⅰ，aV_L，$V_{5〜6}$誘導は側壁（左冠動脈回旋枝または前下行枝）の虚血を示す．

b. ホルター心電図検査
　24時間心電図検査ともよばれ，自然発作時の心電図変化を記録する方法である．労作狭心症では心拍数増加にST低下がみられる．異型狭心症では夜間から早朝にST上昇発作が記録される（図34）．ただしホルター心電図記録中に自然発作をとらえることは必ずしも容易でない．

c. 負荷心電図検査
　自然発作時の心電図変化が記録されない例では，心筋虚血発作を誘発し，心電図を記録する方法がとられる．

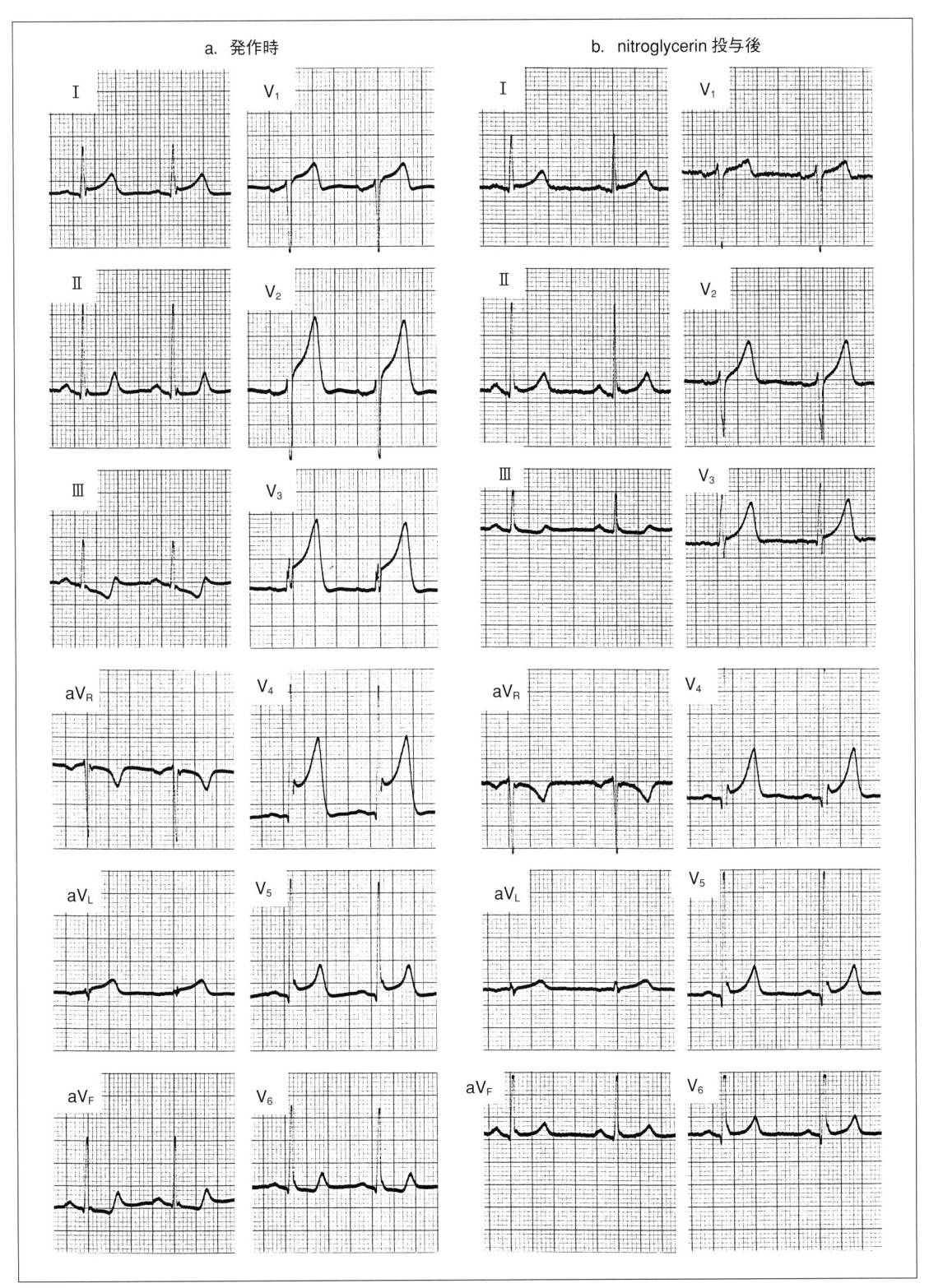

図31 異型狭心症例の発作時(左冠動脈前下行枝の攣縮)とnitroglycerin投与による発作寛解後の12誘導心電図(50代男性)

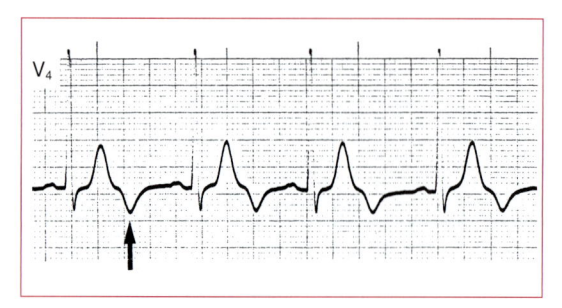

図32 陰性U波の典型例

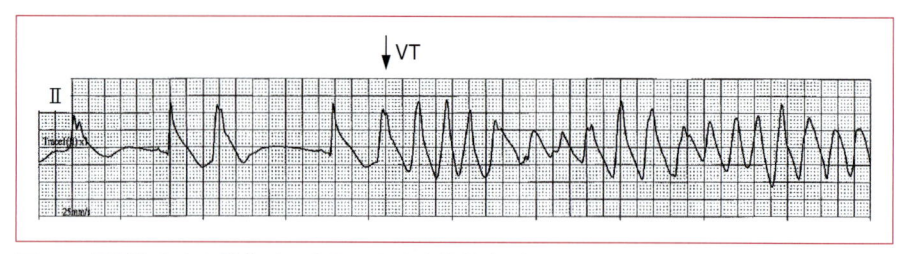

図33 異型狭心症の発作時に出現した心室頻拍(VT)

1) 運動負荷試験

運動負荷により心筋酸素消費量を増加し、虚血発作を誘発する方法である。方法などの詳細は第3章(p.46)を参照されたい。

運動負荷試験に対する反応は狭心症の病態により異なる。表9に病態別にみた運動負荷試験の特徴を示す。

①安定労作狭心症

図35は多枝高度狭窄病変例に対するトレッ

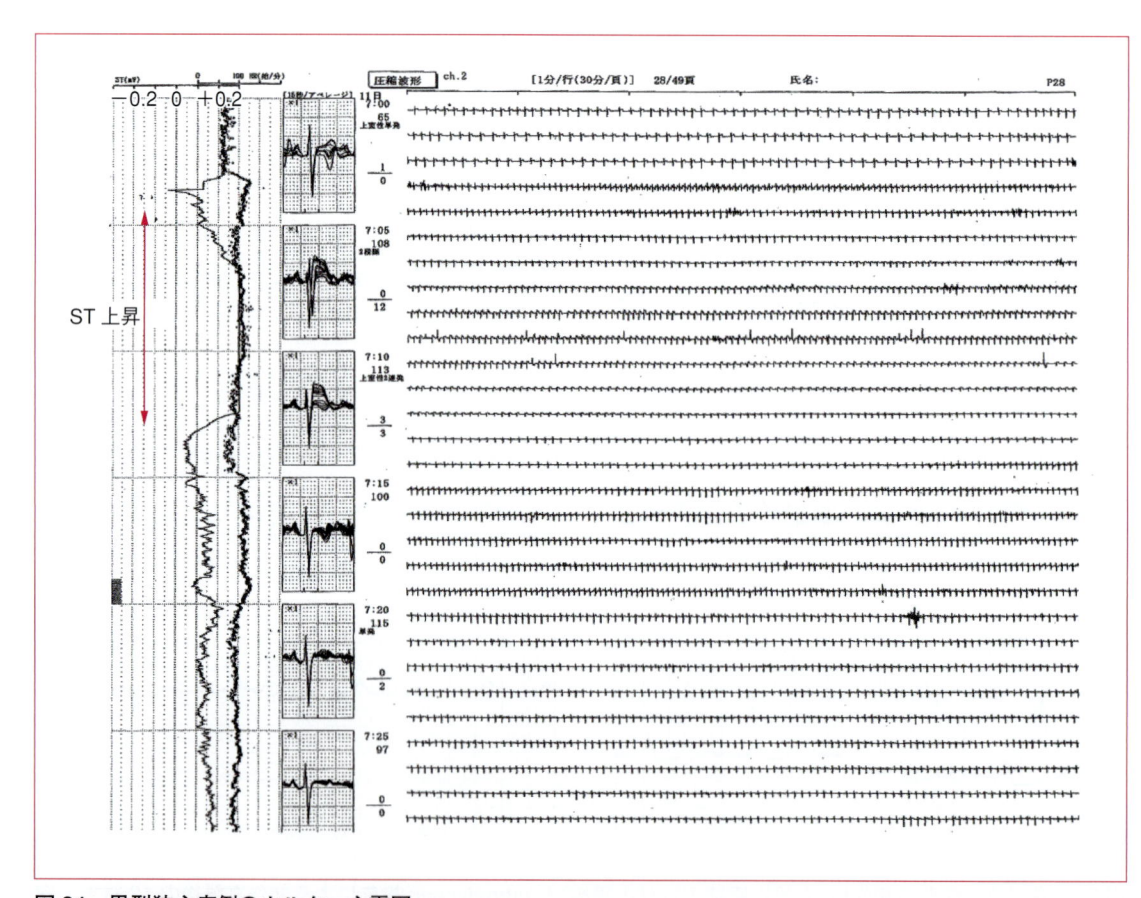

図34 異型狭心症例のホルター心電図
7:05から7:15にかけてST上昇、基線へ復帰を繰り返す。

表9 狭心症の病態別にみた運動負荷試験の特徴

1. 器質的冠狭窄に基づく狭心症
   ① 負荷時間に関係なく,ある一定以上の負荷で誘発される(発作の再現性)
   ② 発作は負荷中に誘発され,負荷量の増加とともに増悪する
   ③ 心電図上 ST 低下を示す
2. 冠攣縮が関与する狭心症(冠攣縮性狭心症)
   ① 早朝には誘発されやすく,午後からは誘発されにくい(発作の日内変動)
   ② 誘発されやすい時期と,そうでない時期がある(disease activity の変動)
   ③ 発作は負荷中のみでなく負荷後に起きることがある
   ④ 心電図上 ST 上昇を伴うことが多い(異型狭心症)
   ⑤ 負荷中に起きた発作が,負荷を続けると消失することがある(walk-through 現象)
   ⑥ Ca 拮抗薬が有効で,β遮断薬はむしろ悪化させる

ミル負荷試験である.運動負荷により心筋酸素需要が2倍以上に増加したのに対し酸素供給が追いつかなかったために,心内膜下に虚血を生じたと考えられる.

器質性狭心症では,冠動脈病変が多枝になるほど容易に虚血が誘発される.表10に多枝病変例を示唆する所見を示す.

② 冠攣縮性狭心症

早朝の運動負荷によりしばしば発作が誘発される.この場合はST上昇を認めることが多い.図36に異型狭心症の1例を示す.

2) 過換気負荷試験

冠攣縮誘発を目的として行われる.アルカローシスは血管平滑筋の収縮性を亢進し,異型狭心症例では約60%の感度と100%の特異度で攣縮が誘発される.disease activity が低い例では感度が低下する.図37は異型狭心症の1例で,胸部誘導に著明なST上昇を認める.虚血発作とともに重症不整脈が誘発される危険性があり,運動負荷

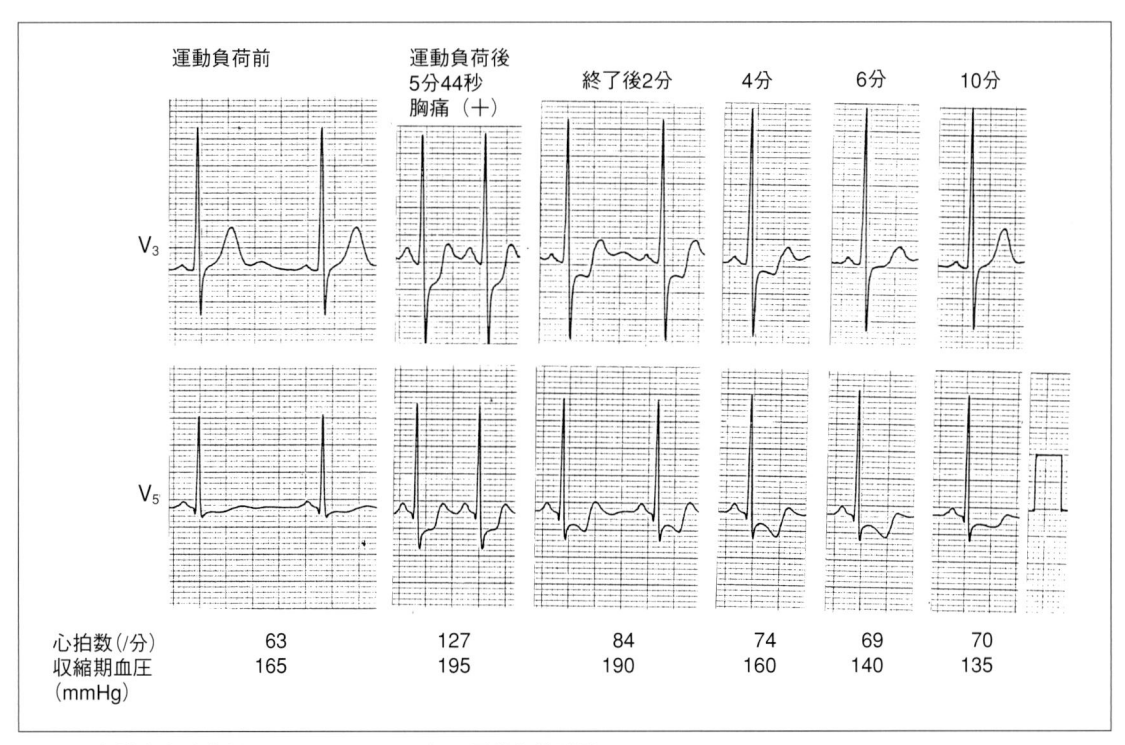

図35 多枝高度狭窄例におけるトレッドミル運動負荷試験

負荷前の心拍数と収縮期血圧はそれぞれ63/分,165 mmHg であった.Bruce プロトコルによる運動負荷開始後心拍数と血圧上昇を認め,5分44秒後に胸痛と前胸部誘導に著明な水平型 ST 低下をきたし負荷を終了した.この時の心拍数と収縮期血圧はそれぞれ127/分,195 mmHg であった.負荷終了後,ST 低下は downslope 型に変化し,10分後に元に復した.本例では心拍数×収縮期血圧(rate-pressure product)は負荷前が10,395,負荷後が24,765で,2倍以上の増加がみられた.

試験と同様に十分な監視下に施行する必要がある.

d. 血液生化学検査

AMIと異なり心筋壊死の徴候はなく,白血球増加やCK, CK-MB, 心筋トロポニンTまたはIなどの心筋マーカーの上昇は認められない.重症の不安定狭心症では心筋トロポニンの軽度上昇を認めることがあり,微小梗塞(非ST上昇型AMI)と診断される.なお,トロポニン値が正常よりわずかに増加する場合は中等度のリスクの不安定狭心症と診断される.

冠危険因子として,脂質異常症(特に高LDLコレステロール血症),低HDL血症,糖尿病(耐糖能異常),高尿酸血症がしばしば認められる.

e. 画像診断

1) 胸部X線写真

安静時の心電図が正常であり,心筋梗塞の既往がなければ,胸部X線は正常所見である.心拡大を認めれば,心筋梗塞既往の重症冠動脈疾患,高血圧の存在,弁膜症あるいは他の心筋症の合併を考える.発作を繰り返し心不全の状態となれば,肺うっ血像を認めることがある.

2) 心臓超音波検査

心筋壁運動異常を検出する方法では,断層法による安静時の評価を行う.発作時の心エコー所見として,虚血部位の壁運動異常(低収縮〜無収縮)が観察されることがあるが,冠動脈狭窄や閉塞があっても,側副血行路が発達している場合など,収縮期の壁運動に異常を認めない場合がある.また,労作狭心症では通常安静時壁運動は異常を認めない.そのため,虚血性心疾患診断の感度を上げるために,dobutamineなどの薬物負荷や運動

表10 多枝冠動脈病変を示唆する所見

1. 狭心痛を伴う2mm以上の水平型または下降傾斜型ST下降
2. 運動耐容能の著明な低下
3. 負荷中の血圧低下
4. 負荷終了後5分以上持続するST下降

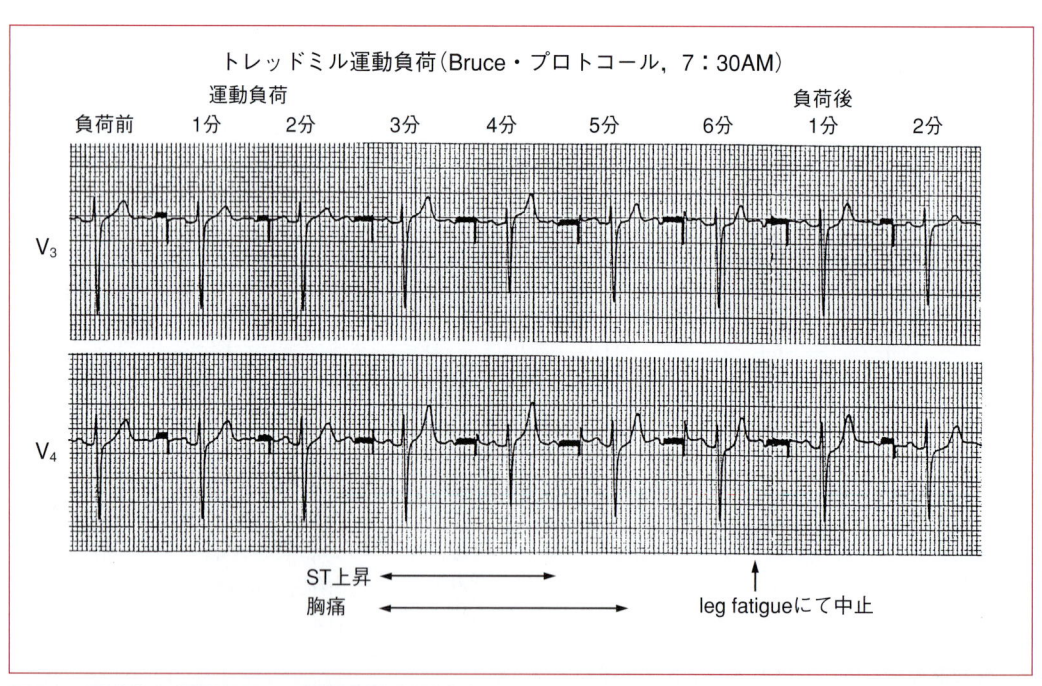

図36 異型狭心症例における早朝運動負荷試験
運動負荷中に軽い胸痛と軽度のST上昇を認めたが,負荷を継続すると症状は消失し,ST上昇も消失した.負荷中に誘発された冠攣縮が自然に軽快したものと考えられる(walk-through現象とよばれ,冠攣縮の寛解のほか,側副血行の関与も考えられる).

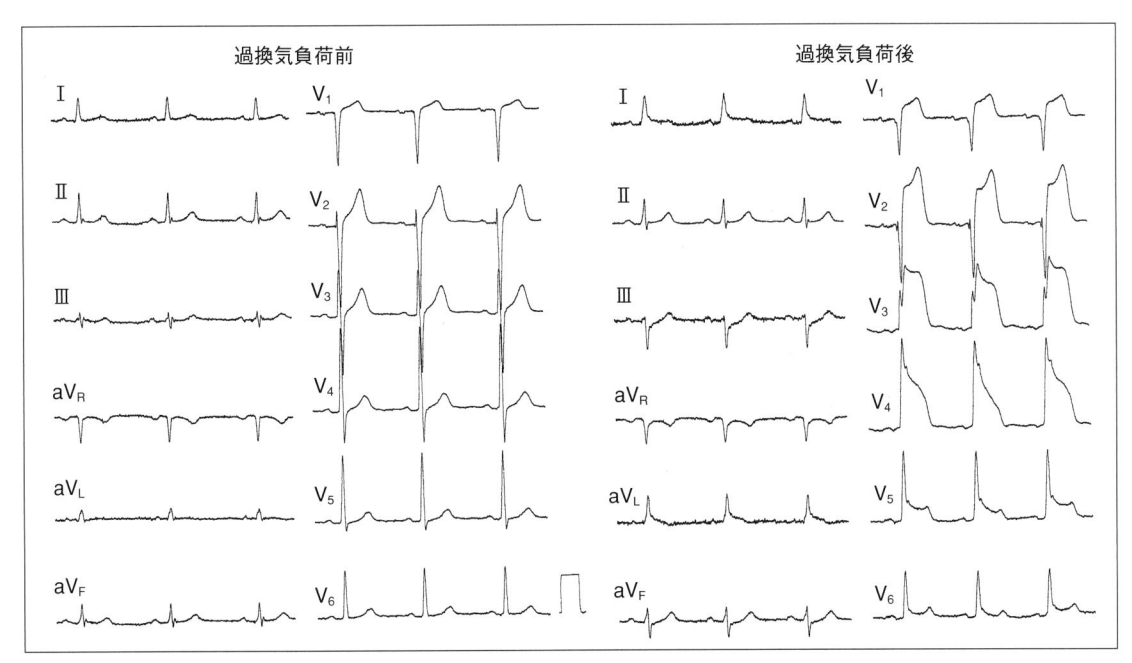

図37 異型狭心症における過換気負荷試験
負荷終了後5分後より胸痛が出現し，胸部誘導に著明なST上昇を認めた．I, aV_L誘導にも軽度のST上昇を認めた．

負荷を行って心筋虚血を誘発し，収縮期壁運動の評価を行う方法が用いられる．冠動脈病変の診断率は8割以上とされ，核医学検査に匹敵し，しかも装置がより簡便で安価である利点を有する．

3) 心筋シンチグラフィ

タリウム201(^{201}Tl)の初期分布は心筋血流を，晩期分布は心筋viabilityを反映する．狭心症例では，非発作時には正常分布を示すが，運動負荷やアデノシン負荷により発作を誘発すると虚血部は欠損する．4〜24時間後の再分布像では欠損は消失する．心筋梗塞既往例は梗塞部が恒久的に欠損する．図38に^{201}Tl薬剤負荷心筋シンチグラフィの実例を示す．アデノシン負荷直後に左冠動脈前下行枝領域に欠損を認めるが，4時間後には再分布している．

心筋脂肪酸代謝をイメージングするトレーサーとして，^{123}I-BMIPP（β-methyliodophenyl pentadecanoic acid）が用いられる．好気的状態では，心筋エネルギー代謝の60〜70％は脂肪酸のβ酸化に依存している．心筋が虚血に陥るとエネルギー源としての脂肪酸の割合が著明に低下し，^{123}I-BMIPPの心筋集積率が低下する．実際に高度の器質的冠狭窄があれば安静時より集積低下を認め

ることが多く，虚血の範囲（area at risk）の評価に有用である．

4) 冠動脈CT

近年，CTの進歩は著しく，時間分解能，空間分解能に優れたMDCT（multidetector-row computed tomography）を用いて非侵襲的に冠動脈造影に近似する形態情報が得られるようになった．冠動脈造影で得られる情報は血管内腔のみの情報であるが，MDCTではプラークの性状を含めた状態の画像化が可能である．2004年に64列の検出器を有する機械が登場し，現在では256列あるいは320列CTも実用化されている．64列MDCTの登場以降CTによる冠動脈狭窄診断能には向上し，単一施設からの成績の集計では，感度89％，特異度96％，陽性的中度78％，陰性的中度98％と良好であり，特に陰性的中度は100％近い値が報告されている．CTで有意狭窄が認められなかった場合は，冠動脈狭窄はほぼ否定される．図39に右冠動脈に有意狭窄を有する例の冠動脈CTと冠動脈造影を比較して示す．

CTには被曝や造影剤による副作用という問題があるために，冠動脈疾患の可能性（リスク）によってその適応を決定する必要がある．胸痛を訴え

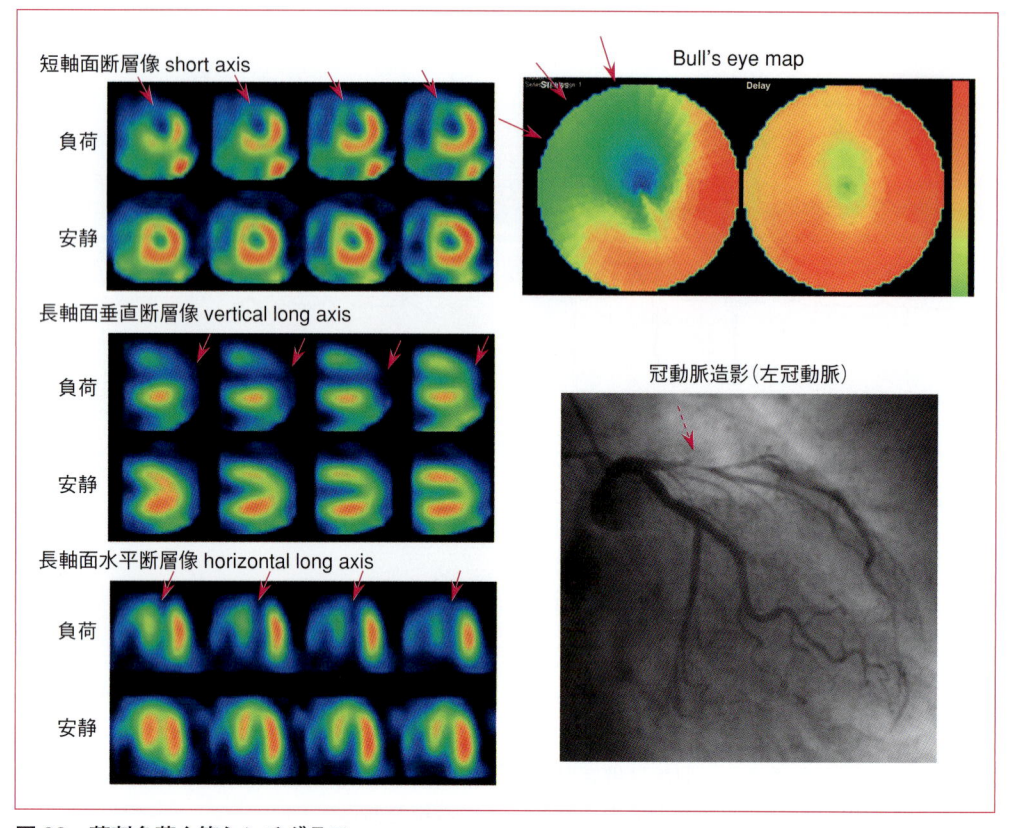

図 38 薬剤負荷心筋シンチグラフィ
前壁から心尖部にかけて再分布を認める(矢印)(左図, 右上図).
冠動脈造影では前下行枝近位部に高度狭窄を認める(破線矢印)(右下図).

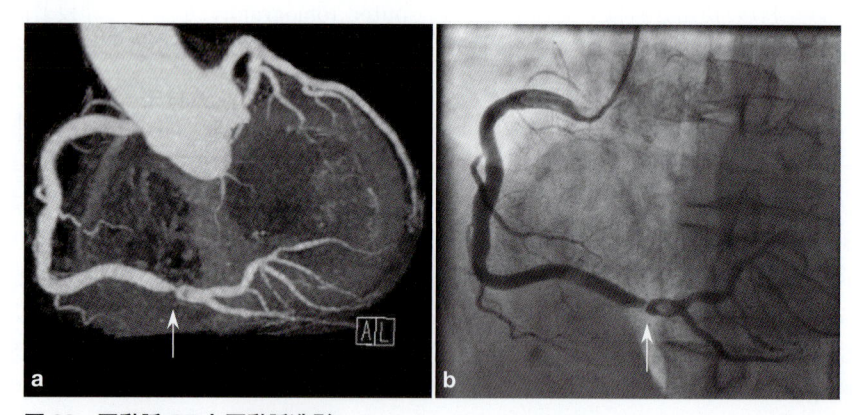

図 39 冠動脈 CT と冠動脈造影
CT にて右冠動脈 #3 に高度狭窄とその末梢に血栓による造影欠損を認め(a), 冠動脈造影(b)でも同様の所見を認めた.

る患者を診た場合, 胸痛の特徴(上記)とともに年齢, 性別, 冠危険因子から冠動脈疾患のリスクを評価する. 低リスク群, 中等度リスク群, 高リスク群に分け, 中等度リスク群では冠動脈 CT で有意狭窄が認められなければ, ほぼ冠動脈疾患を否定できる. 一方, 高リスク群の場合には最初から

冠動脈造影を行うことが多い．低リスク群では冠動脈 CT は必要ではなく，経過観察とする．最近では運動負荷心電図検査施行困難例，判定困難例に冠動脈 CT が推奨されているが，中等度リスク群で運動負荷心電図検査が可能な場合，運動負荷検査を行うべきか，負荷心筋シンチグラフィを行うべきか，冠動脈 CT を行うべきかについてはっきりした結論は出ていない．

5）心臓 MRI

冠動脈 MRA（MR angiography）は放射線被曝を伴わない，造影剤の投与が不要，冠動脈高度石灰化の影響を受けないなど，冠動脈 CT にはない特長をもつ．whole heart coronary MRA は心臓全体の 3D 画像を呼吸同期と心電図同期を行いながら撮影する方法であり，16 列 MDCT とほぼ同様の冠動脈狭窄診断能を有する．冠動脈 MRA の解像度や狭窄診断能は 64 列 MDCT には及ばないものの，冠動脈奇形，川崎病の冠動脈瘤，腎不全症例，冠動脈高度石灰化症例などの診断では，冠動脈 MRA は有用である．

シネ MRI では，心機能と局所壁運動の診断，遅延造影 MRI では心筋梗塞と心筋 viability の評価，負荷心筋パーフュージョン MRI では心筋虚血の診断に有用である．

6）冠動脈造影検査（侵襲的検査法）

器質的狭窄病変の評価，冠攣縮の有無の評価，および治療方針の決定などを目的として行われる．冠動脈の解剖，造影方法，器質的冠狭窄の評価，冠攣縮誘発試験については，冠動脈造影法を参照のこと．

①器質冠狭窄に起因する狭心症

図 27（p.292 参照）の内径狭窄度と冠血流予備能の関係より，冠動脈造影にて狭窄部内径が近位および遠位の正常部内径に比して 50％以上（AHA 分類 75％以上）狭窄している場合を有意狭窄病変とする．ただし冠動脈全体がびまん性に狭小化すれば，そのなかの狭窄病変は過小評価されることとなる．造影法による狭窄度評価の限界である．

冠動脈造影により，有意狭窄病変の部位と形態，石灰化の有無，病変枝数，側副血行の有無などを評価する．なお，攣縮の関与があれば狭窄度を過大評価する可能性があるので，硝酸薬投与により冠動脈を十分に拡張し評価する．

胸痛の鑑別診断

①心疾患（狭心症，急性心筋梗塞，急性心膜炎，不整脈，等）
②肺胸膜疾患（肺梗塞，肺炎，胸膜炎，気胸，等）
③大動脈疾患（解離性大動脈瘤，等）
④食道疾患（食道裂孔ヘルニア，食道炎，食道痙攣，等）
⑤胸壁疾患（肋間神経痛，肋軟骨骨折，胸部筋肉痛，等）
⑥消化器疾患（胃，十二指腸潰瘍，胆石症，膵炎，等）
⑦その他

↓

狭心症の可能性あり

問診　①狭心症による胸痛（狭心痛）か否か（表 7）
　　　②発作の誘因は何か，何時頃に起きるか（表 8）
心電図検査
　　　①12 誘導心電図
　　　②ホルター心電図
一般検査　胸部 X 線写真，血液生化学検査，心エコー図，等

図 40　狭心症の診断樹

---

②冠攣縮性狭心症

病歴より冠攣縮の関与が考えられた場合は，アセチルコリンまたはエルゴノビンの冠動脈内投与による冠攣縮誘発試験を施行する．実施に際しては起こりうる合併症（持続性または広範囲の虚血による血圧低下，不整脈など）への対策を整えておく必要がある．多枝に器質的狭窄病変を有する例における冠攣縮誘発試験はリスクが高いので注意を要する．最後に硝酸薬を投与し，器質的狭窄の有無と程度を評価する．

7）左室造影検査

左心機能の評価を目的として行われる．局所壁運動，左室駆出率，拡張末期容量，僧帽弁逆流の有無等を評価する．心筋梗塞既往例では左室機能低下がみられる．高度の多枝病変例では，梗塞の既往がなくても収縮性の低下がしばしば認められる（心筋スタンニング，ハイバーネーション）．

7 診断

図 40，41 に狭心症の診断のフローチャートを示す．

このなかで問診が最も重要で，特に病態の診断のほとんどが問診に依存する．

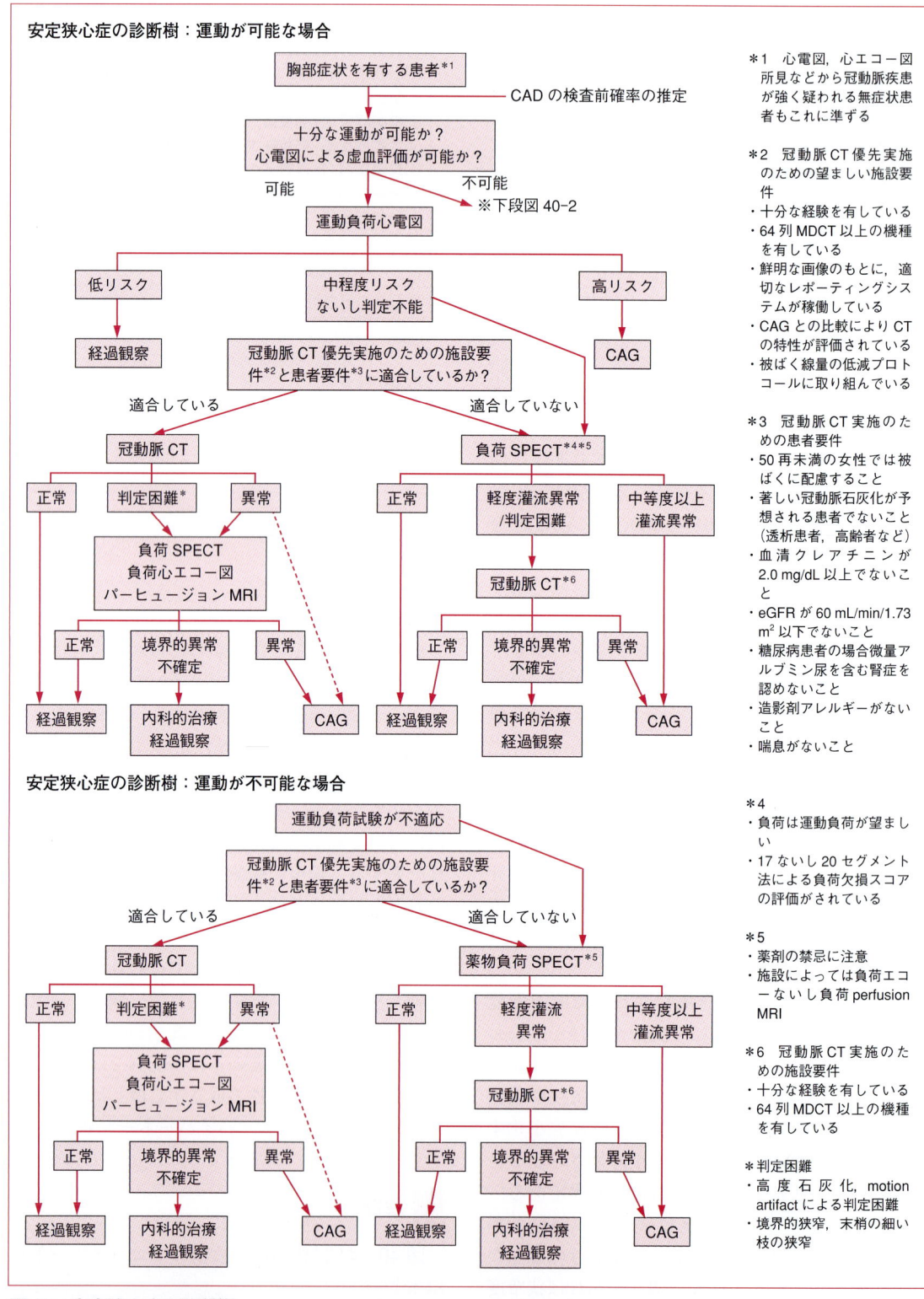

図 41　安定狭心症の診断樹

〔循環器病の診断と治療に関するガイドライン．冠動脈病変の非侵襲的診断法に関するガイドライン　http://www.j-circ.or.jp/guideline/pdf/JCS2010_yamashina_h.pdf（2014 年 3 月閲覧）より引用〕

表 11　虚血発作誘発試験

1. 器質的冠狭窄による狭心症(安定労作狭心症)
   ①運動負荷試験
   ・マスター 2 階段試験
   ・多段階運動負荷試験(トレッドミル法，自転車エルゴメーター法)
   ・hand grip 試験
   ②ドブタミン点滴静注
   ③アデノシンまたはジピリダモール静注
   ④ペーシング負荷試験
2. 冠攣縮による狭心症(冠攣縮性狭心症)
   ①非薬理学的冠攣縮誘発試験
   ・運動負荷試験(早朝)
   ・過換気負荷試験
   ・寒冷昇圧試験
   ②薬理学的冠攣縮誘発試験
   ・エルゴノビン(静注・冠動脈内注入)
   ・アセチルコリン(冠動脈内注入)

a. 鑑別診断

胸痛をきたす疾患のすべてが鑑別対象となる．狭心症には表7，8に示す特徴があり，問診にてこれらを確認すれば鑑別は困難でない．

b. 心筋虚血発作の診断

自然発作時の 12 誘導心電図で虚血性変化が記録されれば診断は確定される．しかしながら自然発作をとらえることは必ずしも容易ではなく，多くは各種負荷試験により心筋虚血を誘発し，心電図変化を記録し診断される．

表 11 に心筋虚血誘発試験を示すが，労作狭心症には心筋酸素消費量を増加させる負荷試験が，冠攣縮性狭心症には冠攣縮誘発試験が行われる．いずれも発作を人為的に起こすものであり，施行にあたっては十分な監視のもとに行う必要がある．なお，不安定狭心症に対する負荷試験は禁忌である．

c. 狭心症の重症度診断

症状と冠動脈病変，および心機能の面より重症度が判定される．

1) 症候よりみた重症度

表 12 に Canadian Cardiovascular Society Criteria(CCSC)の機能分類を示す．歩行や階段上昇などの日常の身体活動がどれだけ制限されるかにより 4 段階に分類されている．

不安定狭心症の重症度診断には表 5 の Braun-

表 12　狭心症の重症度分類(Canadian Cardiovascular Society Criteria；CCSC)

Class Ⅰ：日常の身体活動(歩行や階段上昇)では狭心症なし
　　　　激しいか，急激か，長い仕事またはレクリエーションで狭心症を起こす
Class Ⅱ：日常の身体活動が軽度制限される
　　　　急ぎ足での歩行や階段上昇，坂道の登り，食後や寒冷，強風，精神的ストレス下，または起床後 2〜3 時間以内の歩行や階段上昇で狭心症を起こす
Class Ⅲ：日常の身体活動が著明に制限される
　　　　1〜2 ブロックの歩行や 1 階以上の階段上昇で狭心症を起こす
Class Ⅳ：いかなる身体活動も胸部不快感なしにはできない
　　　　安静時にも狭心症を起こすことがある

表 13　不安定狭心症のハイリスク群

1. 20 分以上持続する安静狭心症
2. 肺水腫を伴うもの
3. 新たな，または増悪する僧帽弁逆流雑音が聴取される狭心症
4. 1 mm 以上の ST 変化を伴う安静狭心症
5. Ⅲ音または肺ラ音が聴取される狭心症
6. 血圧低下を伴う狭心症

(NHLBI, 1994 年)

wald の分類が用いられる．特に表 13 に示す症候を有する狭心症例はハイリスク群で，intensive な治療を要する．

2) 冠動脈病変よりみた重症度

①器質的冠狭窄に起因する狭心症(安定労作狭心症)

1 枝病変より多枝病変が，遠位部狭窄より近位部狭窄が，限局性病変よりびまん性病変が重症である．冠動脈別では左冠動脈主幹部病変が最も重症である．また，左冠動脈前下行枝病変は回旋枝や右冠動脈病変より重症と判定される．これは灌流領域が広く，虚血のリスクエリアが大きくなるためである．

②冠攣縮性狭心症

冠攣縮が多枝に起きる多枝冠攣縮例と器質的狭窄病変を多枝に認める例は，そうでない例に比して予後不良で，重症と判定される．多枝冠攣縮は冠攣縮性狭心症の 20〜40％にみられる．一般に disease activity が高く，発作時に過度の徐脈や心室不整脈，血圧低下など，重篤な症候が出現し

やすく，治療抵抗性のことが多い．欧米と異なり，わが国の冠攣縮性狭心症患者の約70％は有意な器質的狭窄病変を有さない．他の30％は1枝～多枝に有意狭窄を有する．

③不安定狭心症（急性冠症候群）

安定労作狭心症とほぼ同様であるが，1枝病変例でも血栓性閉塞があれば症候は重症となる．狭窄形態としては，血栓を伴う偏心性狭窄やびまん性不規則病変が重症と判定される．

3）心機能よりみた重症度

左室収縮性(左室駆出率)の低下を認める例，特に心筋梗塞既往例は重症である．

d. 無症候性心筋虚血の診断

特にⅠ型の無症候性心筋虚血の診断は困難である（表6）．冠危険因子や家族歴から虚血性心疾患のリスクがある例では運動負荷試験を行い，陽性であれば心筋シンチグラフィや冠動脈CT，冠動脈造影検査にて診断する．なお，無症候性心筋虚血の臨床的意義は有症候性の狭心症と同様である．

e. 虚血発作増悪因子の診断

心筋酸素需要を増大させる因子として，高血圧，頻脈，左室肥大，発熱，感染症，甲状腺機能亢進症などがある．酸素供給を減少させる因子として，貧血，低血圧，低酸素血症などがある．不安定狭心症では，しばしばこれらの増悪因子が認められる．

心拍数や心収縮性に影響する薬剤も増悪因子となりうる．β遮断薬は冠攣縮を起こしやすくする．

f. 冠危険因子の有無の診断

高血圧，喫煙，脂質異常症，糖尿病，肥満，虚血性心疾患または突然死の家族歴，性格，ストレスなどの冠危険因子の有無を検査する．

g. 診断のための冠動脈造影検査の要否

すべての狭心症患者に冠動脈造影検査は必要であろうか．答えはノーである．冠動脈造影検査は狭心症の診断を確定し，治療方針を決定する目的で施行されるべきであり，その適応は患者の年齢や社会的背景(職業など)，危険因子の有無などを考慮して決定される．例えば運動負荷試験が陰性で正常心機能の異型狭心症例では，Ca拮抗薬にて発作がコントロールされていれば冠動脈造影検査は必ずしも必要ではない．また，薬物療法にてCCSC classⅠにコントロールされている正常心機能の安定労作狭心症例も同様である．

8 管理・治療

狭心症の治療の目標は大きく分けて2つある．1つは発作を寛解し，発作を予防することによりQOLを改善させることである．もう1つは心筋梗塞発症を防ぎ生命予後を改善することである．特に不安定狭心症は発作予防が困難なだけでなく，心不全，AMI，突然死のリスクが高く，十分な管理，治療により安定狭心症へと転換させる．発作の予防と同時に，再発予防のための二次予防(冠危険因子の是正)を徹底する必要がある．

a. 一般的治療

1）虚血発作増悪因子の是正

高血圧，頻脈，発熱，感染症，甲状腺機能亢進症，貧血，低酸素血症などがあれば是正する．慢性腎不全，血液透析患者では，しばしば増悪因子の是正が困難なことがある．

2）冠危険因子の是正

高血圧，喫煙，脂質異常症，糖尿病，肥満などがあれば是正する．

b. 薬物療法

冠拡張薬〔硝酸薬，Ca拮抗薬，nicorandil〕，β遮断薬，抗血小板薬，その他が用いられる．表14に各薬剤の作用機序，投与法，主な注意点を示す．重要なことは，心筋虚血の病態と狭心症の重症度に応じて治療薬を選択し，必要最小限の種類と量を投与することである．治療の実際は後述する．

c. 非薬物療法(冠血行再建術)

1）経皮的冠インターベンション
　　　　（percutaneous coronary intervention；PCI）

バルーンカテーテルを高度狭窄部に通し，限局性の器質的あるいは血栓性狭窄部を拡張する．外科手術に比較して侵襲が少なく，わが国でも広く

表14 狭心症治療薬

1. 硝酸薬
   - 製剤： nitroglycerin, isosorbide dinitrate（ISDN または ISMN）
   - 作用機序： 主として静脈拡張による前負荷軽減により心筋酸素消費量を減少させる．冠動脈拡張作用により冠血流を改善する．
   - 投与法： nitroglycerin は発作時に舌下するかスプレー製剤を舌下または頬粘膜へ噴霧する．
   - 注意点： nitroglycerin 舌下後血圧が一過性に低下するので，臥位または何かにもたれて服用する．

2. Ca 拮抗薬
   - 製剤： diltiazem，ジヒドロピリジン系製剤（nifedipine など）
   - 作用機序： 冠血管拡張作用により冠血流を改善し，冠攣縮を予防する．
   - 投与法： 予防薬として内服投与する．
   - 注意点： diltiazem は徐脈，房室伝導抑制作用，心収縮抑制作用を有する．nifedipine は血圧低下，反射性頻脈，顔面紅潮をきたすことがある．

3. β遮断薬
   - 製剤： metoprolol（β_1 選択性），bisoprolol（β_1 選択性），atenolol（β_1 選択性），propranolol（β_1 非選択性）
   - 作用機序： 心拍数，心筋収縮力を抑制し，心筋酸素需要を減少する．
   - 投与法： 予防薬として内服投与する．
   - 注意点： 徐脈，低血圧に注意．冠攣縮性狭心症では攣縮が起きやすくなるため必ず Ca 拮抗薬と併用する．喘息には禁忌，心不全には注意して投与する．

4. nicorandil
   - 作用機序： K_{ATP} チャネルを活性化し血管を拡張する．
   - 投与法： 予防薬として点滴静注または内服投与する．

5. 抗血小板薬 （aspirin）
   - 作用機序： 血小板シクロオキシゲナーゼ阻害作用により，抗凝固作用を示す．
   - 投与法： 二次予防薬として内服投与する．
   - 注意点： プロスタサイクリン生成も抑制するため，少量を投与する．

6. その他
   脂質低下薬　（スタチン系製剤など）

適用されている．バルーンカテーテルの治療のみでは冠動脈の急性閉塞や解離のために急性期成功率が下がるため，現在では90％以上の症例で冠動脈ステントが使用されている．

冠動脈ステントは特殊な網目状の金属チューブを冠動脈内に留置する方法で，バルーンカテーテル治療後の急性閉塞，解離を修復し，急性期成功率を劇的に改善させた．問題点として慢性期の再狭窄（30〜40％）があったが，現在では免疫抑制剤や抗癌剤がコーティングされた薬剤溶出性ステント（drug-eluting stent；DES）の登場により再狭窄は著明に抑制された．留置後1年後以後も発生する超遅発性ステント血栓症や留置後数年経ってから生じる遅発性ステント再狭窄が DES 留置後の解決すべき問題点として残っている．

適応（表15〜18）　①薬物療法抵抗性の狭心症があり，②左冠動脈主幹部では50％以上の，それ以外の冠動脈では70％以上の狭窄を認め，③心筋虚血が証明されている場合に PCI の適応となる．狭窄部の位置，病変枝数，心機能，既往歴などにより CABG が予後改善効果の面からより有効であれば CABG を選択すべきである．基本的には1〜2枝病変で，複雑病変でないものが PCI の適応となるが，近年の技術の発展などにより，左冠動脈主幹病変に対しても適用されることがある．不安定狭心症（急性冠症候群）では，血行動態の不安定な例や電気的に不安定な例も適応となる．

PCI 実施に際して注意すべきこととして，目視上の有意狭窄のすべてが生理学的（血行力学的）にも狭窄というわけではないことがある．近年，冠動脈の解剖学的狭窄だけでなく，より客観的な生理学的狭窄の判断に基づく血行再建術の有用性が報告されている．FAME 試験では冠動脈造影にて50％以上の狭窄を多枝に有する症例を対象とし，冠動脈造影のみで狭窄度を判断し治療する造

表15 安定狭心症あるいは無症候性心筋虚血における血行再建術の適応

	冠動脈病変(病変部位・病変枝数・虚血サイズ・症状・薬物治療反応性を考慮)	class	level
予後改善目的	狭窄度50%を超える左主幹部病変	I	A
	狭窄度50%を超える左前下行枝近位部病変	I	A
	左室機能障害を有する2枝または3枝疾患	I	B
	広範な虚血が証明されている(左室の10%を超える)	I	B
	唯一の残存開存血管の狭窄度が50%を超える	I	C
	左前下行枝近位部病変を含まない1枝疾患で虚血範囲が左室の10%を超えない場合	III	A
症状改善目的	冠動脈に狭窄度50%を超える病変を有し,狭心症または狭心症同様の症状を呈し,至適薬物療法に反応しない場合	I	A
	呼吸困難/うっ血性心不全症状を有し,左室の10%を超える虚血/生存心筋が狭窄度50%を超える狭窄動脈によって灌流される場合	IIa	B
	至適薬物療法によって症状がない場合	III	C

(Wijns W, Kolh P, Danchin N, et al : Guidelines on myocardial revascularization The Task Force on Myocardial Revascularization of the European Society of Cardiology(ESC)and the European Association for Cardio-Thoracic Surgery(EACTS)Developed with the special contribution of the European Association for Percutaneous Cardiovascular Interventions(EAPCI). Eur Heart J 2010 ; 31 : 2501-2555)

表16 いずれの治療も可能で外科手術の死亡率が低いことが予想される安定狭心症

冠動脈病変(病変部位・病変枝数・病変の複雑性を考慮)	favours CABG	favours PCI
左前下行枝近位部病変を含まない1枝または2枝疾患	IIbC	IC
左前下行枝近位部病変を含む1枝または2枝疾患	IA	IIaB
PCIによる機能的完全血行再建が可能である単純病変の3枝疾患で,SYNTAXスコアが22点以下の場合	IA	IIaB
PCIによる血行再建が不完全となりうる複雑病変の3枝疾患で,SYNTAXスコアが22点を超える場合	IA	IIIA
左主幹部病変(主幹部単独または1枝病変,入口部/中間部)	IA	IIaB
左主幹部病変(主幹部単独または1枝病変,遠位分岐部)	IA	IIbB
左主幹部病変+2枝あるいは3枝疾患でSYNTAXスコアが32点以下の場合	IA	IIbB
左主幹部病変+2枝あるいは3枝疾患でSYNTAXスコアが33点以上の場合	IA	IIIB

患者におけるCABGとPCIの適応の比較(Wijns W, Kolh P, Danchin N, et al : Guidelines on myocardial revascularization The Task Force on Myocardial Revascularization of the European Society of Cardiology(ESC) and the European Association for Cardio-Thoracic Surgery(EACTS) Developed with the special contribution of the European Association for Percutaneous Cardiovascular Interventions(EAPCI). Eur Heart J 2010 ; 31 : 2501-2555)

影ガイドでの治療と,冠血流予備比(fractional flow reserve ; FFR)により狭窄度を評価,治療するFFRガイド(FFR<0.80)での治療成績が比較検討され,FFRガイド群でその後の心血管イベント(死亡,心筋梗塞,再血行再建術)が有意に減少したことが示された(図42).FFRガイドによってステント治療が実施されなかった513病変のうち,2年間で1病変(0.2%)でのみ心筋梗塞が発症した.PCIが有効性を発揮できるのでは生理学的,機能的有意狭窄病変のみであり,虚血をきたさない中等度狭窄病変に対するPCIにより,心血管イベントが抑制できるわけではない.

禁忌 適応の拡大につれて絶対的禁忌は少なくなっている.有意狭窄のない,心筋虚血のない,

表17 予後改善のための血行再建術の適応：薬物療法との比較

病変		推奨クラス	エビデンスレベル
LMT			
CABG	I		B
PCI	IIa	―安定虚血性心疾患で以下の2つを満たす場合 ・解剖学的にPCIの合併症のリスクが低く，長期予後が大きく期待できる場合(例えばSYNTAXスコアが22点以下，LMT入口部または中間部) ・臨床背景より外科治療によって負の転帰が明らかに予想される場合(例えばSociety of Thoracic Surgeonsによる予測死亡率が5%以上)	B
	IIa	―CABGの適応とならないUA/NSTEMI例	B
	IIa	―TIMIフローが3未満のSTEMIでPCIがCABGより速やかに安全に施行できる場合	C
	IIb	―安定狭心症で以下の2つを満たす場合 ・解剖学的にPCIの合併症のリスクが低ないしは中等度で，長期予後が中等度以上期待できる場合(例えばSYNTAXスコアが33点未満，LMT分岐部) ・臨床背景より外科治療によって負の転帰が予想される場合(例えば中等度から重度のCOPD，脳卒中後の障害，心臓外科手術後，Society of Thoracic Surgeonsによる予測死亡率が2%を超える場合)	B
	III	:有害―安定虚血性心疾患でCABGのよい適応があり，解剖的にPCIに向かない場合	B
3枝病変			
CABG	I		B
	IIa	―CABGの適応のある複雑3枝病変(例えばSYNTAXスコア22点を超える)を有する冠動脈疾患患者ではPCIよりCABGを選択することが適切である．	B
PCI	IIb	―確実な利益はなし	B
LAD近位部を伴う2枝病変			
CABG	I		B
PCI	IIb	―確実な利益はなし	B
LAD近位部を伴わない2枝病変			
CABG	IIa	―広範な虚血を認める場合	B
	IIb	―広範な虚血を認めない場合，確実な利益はなし	C
PCI	IIb	―確実な利益はなし	B
LAD近位部を伴う1枝病変			
CABG	IIa	―長期の利益のため左内胸動脈を使用する場合	B
PCI	IIb	―確実な利益はなし	B
LAD近位部を伴わない1枝病変			
CABG	III	:有害	B
PCI	III	:有害	B
左室機能障害			
CABG	IIa	―EF 35% to 50%	B
CABG	IIb	―EF<35%でLMTに有意な冠動脈疾患がない場合	B
PCI		十分なデータがない	
虚血に関連した心室頻拍による心臓突然死からの生存例			
CABG	I		B
PCI	I		C
解剖学的にまたは生理学的に血行再建術の基準を満たさない			
CABG	III	:有害	B
PCI	III	:有害	B

(Levine GN, Bates ER, Blankenship JC, et al : 2011 ACCF/AHA/SCAI Guideline for Percutaneous Coronary Intervention : A Report of the American College of Cardiology Foundation/American Heart Association Task Force on Practice Guideline and the Society for Cardiovascular Angiography and Interventions. Circulation 2011 ; published online)

表18 解剖学的有意狭窄（左主幹部50％以上，左主幹部以外70％狭窄）または生理学的有意狭窄（FFR＜0.80）に対する症状改善のための血行再建術

臨床的状況	推奨クラス	エビデンスレベル
・1枝以上に血行再建術の効果が期待される有意狭窄を有し，至適薬物治療にもかかわらず許容しがたい狭心症がある場合	I：CABG I：PCI	A
・1枝以上に有意狭窄を有し，薬物治療の禁忌，副作用，患者の希望などにより至適薬物治療が不可能で許容しがたい狭心症がある場合	IIa：CABG IIa：PCI	C
・CABG後で1枝以上に虚血に関連する有意狭窄を有し，至適薬物治療にもかかわらず許容しがたい狭心症がある場合	IIa：PCI IIb：CABG	C C
・前下行枝近位部病変の有無にかかわらず複雑3枝病変冠動脈疾患（例えばSYNTAXスコア22点を超える）を認め，CABGのよい適応となる場合	IIa：CABG preferred over PCI	B
・グラフトでは効果が期待されない冠動脈によって灌流される生存虚血心筋を有する場合	IIb：Transmyocardial laser revascularization as an adjunct to CABG	B
・解剖学的あるいは生理学的に血行再建術の基準を満たさない場合	III：Harm：CABG III：Harm：PCI	C

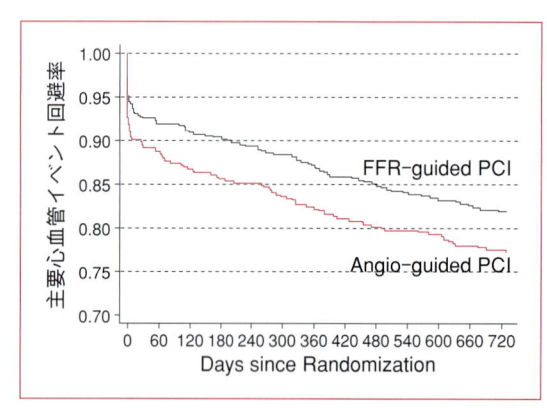

図42 多枝病変例に対するFFRガイドによるPCIと冠動脈造影ガイドのPCIの比較
FFR（fractional flow reserve）でPCIを回避してもその後の心血管イベントは冠動脈造影ガイドと比較して上昇しない．（Pijls NH, 2010より改変引用）

または虚血範囲の小さい病変はPCIの適応とならない．

注意点 急性期合併症として，急性冠閉塞が1～5％にみられる．ただしステントの使用により，急性冠閉塞からの離脱（bail-out）も比較的容易となっている．

2）冠動脈バイパス術（coronary artery bypass grafting；CABG）

高度狭窄部末梢側にバイパスグラフトを吻合し，虚血部への血流を増加させる外科的治療である．最近はグラフトとして大伏在静脈よりも内胸動脈や橈骨動脈を用いることが多く，高い慢性期開存率が得られている．

適応 薬物療法抵抗性で，PCIが適応とならない複雑病変を有する症例に対して施行される．表15～18に2010～11年に発表された欧米からのガイドラインを示す．特に左冠動脈主幹部病変例，左前下行枝近位部病変例，多枝病変例など重症冠動脈疾患例が適応となる．

注意点 人工心肺を用いない心拍動下での手術や心筋保護法などの発展などにより開心術のリスクは相当に減少している．ただし左心機能低下例が対象となることが多く，急性期成功率は術者の技術などに左右されることは否定できない．

d．治療の実際

病態と重症度に基づき治療方針を決定する．表19に基本方針を示すが，まず薬物療法を行い，虚血の予防が困難であれば薬剤の追加または非薬物療法（PCI，CABG）を選択する．

1）狭心症発作時の治療

病態のいかんにかかわらず，速効性硝酸薬（nitroglycerin）の舌下投与または頬粘膜スプレー投与を行う．1錠で無効な場合は2錠目を追加する．不安定狭心症ではnitroglycerinが効きにくくなる．

表19 狭心症の治療方針

1. 発作時の治療
    安静および速効性硝酸薬(nitroglycerin)の舌下またはスプレー
2. 発作の予防
    1) 器質冠狭窄に起因する狭心症(安定労作狭心症)
        ①心筋酸素需要の抑制 ⇨ 安静,β遮断薬
        ②冠血流の改善 ⇨ 硝酸薬,Ca拮抗薬,ニコランジル,冠血行再建術(PCI,CABG)
        ③血小板凝集抑制薬 ⇨ aspirin,clopidogrel
    2) 冠攣縮性狭心症(異型狭心症)
        ①冠攣縮予防 ⇨ Ca拮抗薬,硝酸薬
        ②器質的狭窄を合併すれば器質性狭心症の治療を追加
    3) 冠血栓に起因する狭心症(不安定狭心症,急性冠症候群)
        ①器質性狭心症の治療
            (安静,β遮断薬,硝酸薬,冠血行再建術)
        ②抗凝固療法 ⇨ heparin静注
        ③血行動態の改善 ⇨ 大動脈内バルーンパンピング(IABP)
3. 虚血増悪因子に対する治療
    特に高血圧と貧血
4. 冠危険因子の是正
    禁煙,肥満の是非,脂質異常症および糖尿病の治療

2) 安定労作狭心症の治療

治療の原則は心筋酸素需要の抑制と冠血流の増加を図ることである.

まず比較的安静を保ち,β遮断薬と少量のaspirin追加する.冠血流増加を目的として硝酸薬を投与するが,冠動脈造影所見より適応があればPCIやCABGを行う.増悪型狭心症(CCSC classⅢ)では早期に冠動脈造影を行い,β遮断薬,硝酸薬,aspirinと冠血行再建術を主とした治療を行う.

3) 冠攣縮性狭心症

治療の原則は冠攣縮の予防である.Ca拮抗薬が攣縮予防に極めて有効である.冠攣縮発作は夜間から早朝にかけて,または午前中の労作時に起きやすいため,就寝前と起床時の投与を原則とする.効果が十分でなければ硝酸薬を追加する.

多枝冠攣縮例は治療抵抗性のことが多い.Ca拮抗薬の投与量を通常量より多くするか複数製剤を投与し,さらに硝酸薬を併用する.発作がコントロールされれば通常量を投与する.器質的狭窄病変を有する例では硝酸薬やβ遮断薬を併用するが,術中に難治性の攣縮が誘発されることがあり注意を要する.

4) 不安定狭心症

重症の労作狭心症の治療に準じる.注意深い治療を行い,安定狭心症に移行させることを目標とする.入院,安静を原則とする.一般に発作はnitroglycerinに抵抗性で,繰り返す発作のために心拍数増加や血圧上昇がみられることが多い.β遮断薬,aspirin,heparinを中心とする強力な薬物療法,抗凝固療法を行う.血栓溶解療法は必ずしも有効ではない.発作のコントロールが不良な例では大動脈内バルーンパンピング(intraaortic balloon pumping;IABP)により血行動態を改善する.最近は冠動脈造影を早期に行い,適応があればPCIやCABGを施行することが多い(早期侵襲的治療).実際に冠血行再建後直ちに症候の改善が認められることが多く,筆者らも早期侵襲的治療を中心的治療と位置づけている.

図43に不安定狭心症(急性冠症候群)の実例を示す.

e. 薬物療法か冠血行再建術か

ST上昇型または非ST上昇型心筋梗塞などの急性冠症候群例において,冠血行再建術は死亡,心血管イベントを抑制することは広く知られている.一方,安定労作狭心症例に対し,PCIが薬物療法と比較して死亡,心筋梗塞を抑制したという報告はなく,むしろPCI治療周術期に生じる死亡,心筋梗塞のためイベント数は増加している.最近報告された安定冠動脈疾患患者の初期治療として,至適薬物治療にPCIを併用した場合の冠動脈イベント抑制効果を検討したCOURAGE試験(図44)の結果も同様であった.無症候例を含め,安定狭心症に対するPCIは,厳格な薬物療法下では死亡や心筋梗塞の抑制効果はないと考えられる.PCIは責任病変部のみの治療で,確かに虚血を解除し,症状を改善させるが,図29のように将来起こりうるイベントは造影上軽微な狭窄病変部から生じるため,PCIは将来のイベントを抑制できない.これは上述のFAME試験でも示されている.至適薬物療法により冠動脈危険因子に積極的に介入し,さらに生活習慣を改善することによって内皮機能を改善し,プラークを安定化

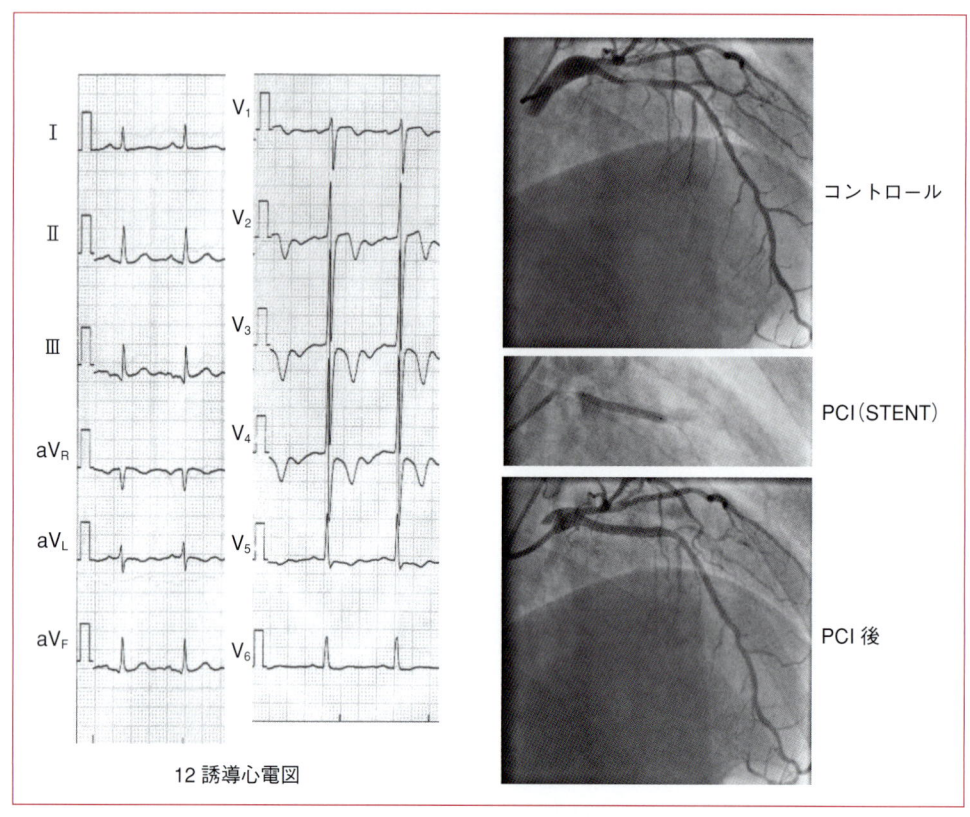

図43 不安定狭心症(急性冠症候群)例の心電図と冠動脈造影所見
入院時心電図では非発作時にもかかわらず胸部誘導 V_{1-4} で T 波の終末部陰転化を認めた。冠動脈造影では左冠動脈前下行枝に不規則な偏心性狭窄を認めた。造影検査に引き続き行われた PCI(STENT)にて良好な拡張が得られた。

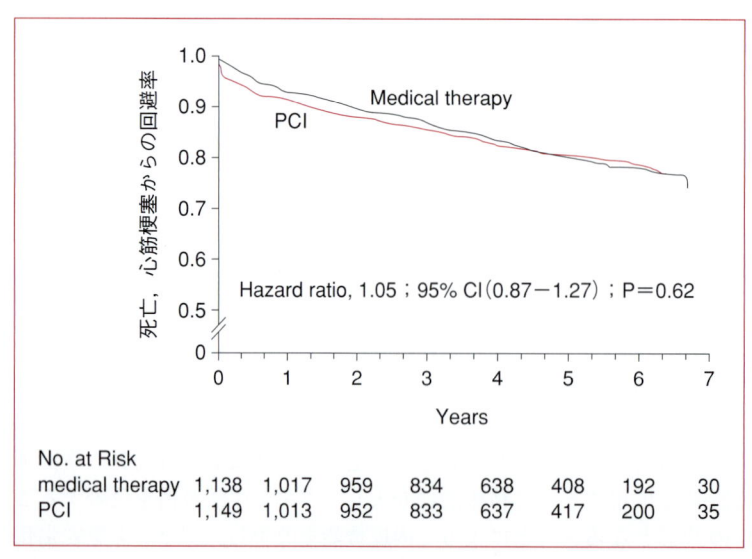

図44 安定冠動脈疾患患者の初期治療として，至適薬物治療に PCI を併用した場合の冠動脈イベント抑制効果を検討した COURAGE 試験
安定冠動脈疾患患者における初期治療として，至適薬物治療に PCI を併用しても，死亡，心筋梗塞，などの主要な心血管イベントは抑制しなかった．
(Boden WE, O'Rourke RA, Teo KK, et al : Optimal medical therapy with or without PCI for stable coronary disease. N Engl J Med 2007 ; 356 : 1503-1516 より改変引用)

し，将来の冠動脈イベントを抑制する可能性がある．

9 経過・予後

狭心症の経過と予後は，病態（発症機序），重症度，心筋梗塞既往の有無，左心機能，合併症（特に左室肥大，糖尿病），治療法の選択と効果により左右される．薬物療法と冠血行再建術を適切に選択すれば，多くの例で経過，予後ともに良好である．

a. 器質的冠狭窄に起因する狭心症（安定労作狭心症）

治療法の適切な選択により，発作の予防はさほど困難でなく，多くの例で十分な日常の身体活動を保つことができる．

予後に関しては，一枝病変例，心機能正常例は良好であるのに対し，多枝病変例，左冠動脈主幹部病変例，心機能低下例は不良とされる（図45）．そのため多枝病変例，左冠動脈主部病変例などの予後不良群を対象とした薬物療法とCABGの比較対象試験が数多く行われ，CABGは薬物療法単独と比較し死亡を含めた心血管イベントを抑制し，症状の改善効果を示した．

ではPCIとCABGとの比較はどうであろうか．これまで数多くのバルーン形成術，ベアメタルステントによるPCIとCABGの大規模比較試験が行われてきた．死亡，心筋梗塞の抑制効果は同等であったが，再血行再建術はCABGで有意に少なかったとの結果が報告されている．

SYNTAX試験では，3枝病変と左冠動脈主幹部病変例を対象とし，DESを用いたPCIとCABGの効果が比較検討された（図46）．3年間のフォローアップで，心筋梗塞と再血行再建術の発生がPCI群で有意に多く，そのため主要心脳血管イベント（MACCE：死亡，心筋梗塞，脳梗塞，再血行再建術）は有意にPCIで多かった．複合エンドポイント（死亡，脳梗塞，心筋梗塞）の発生率は同等であった．ただし左冠動脈主幹部例ではMACCEは同等であった．治療成績は術前の冠動脈病変リスク評価（SYNTAXスコア）によって予測可能であり（図47），SYNTAXスコアが22

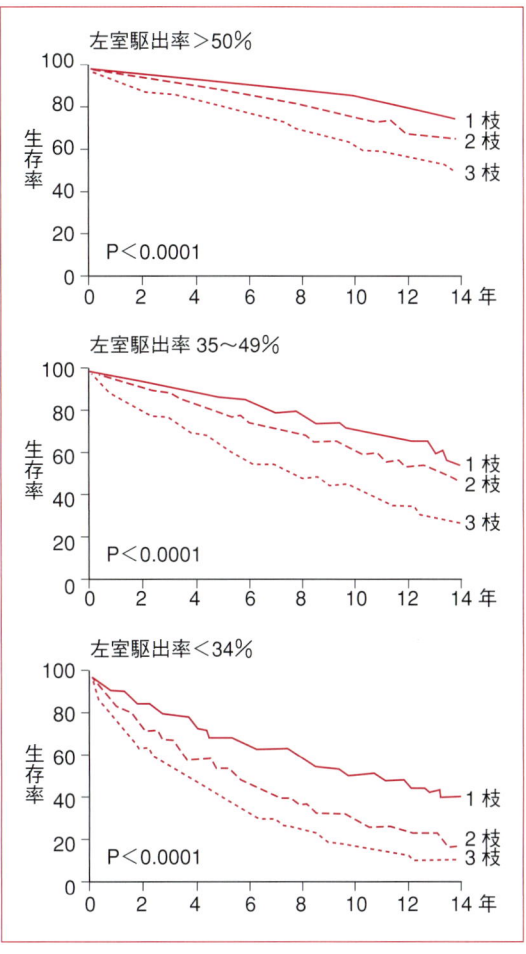

図45 左室駆出率別にみた，1枝，2枝，3枝病変例の生命予後（CASS registry, 1994）
左室駆出率低下例，多枝病変例になるほど生命予後は悪くなる．

点以下の冠動脈病変低リスク症例はMACCEがCABGと同等であり，SYNTAXスコアがPCIの適応を決定するうえで有用であることが示された．SYNTAX試験の結果は欧米の新しいガイドラインには色濃く反映され，PCIの適応が大幅に拡大されている（表15〜18）．

b. 冠攣縮性狭心症

発作はCa拮抗薬によりほとんどの例で予防可能である．症状が消失すれば投薬量を減らし，最小量で経過を観察する．

予後に影響する因子として，器質的狭窄病変の重症度，多枝冠攣縮，Ca拮抗薬の使用が挙げら

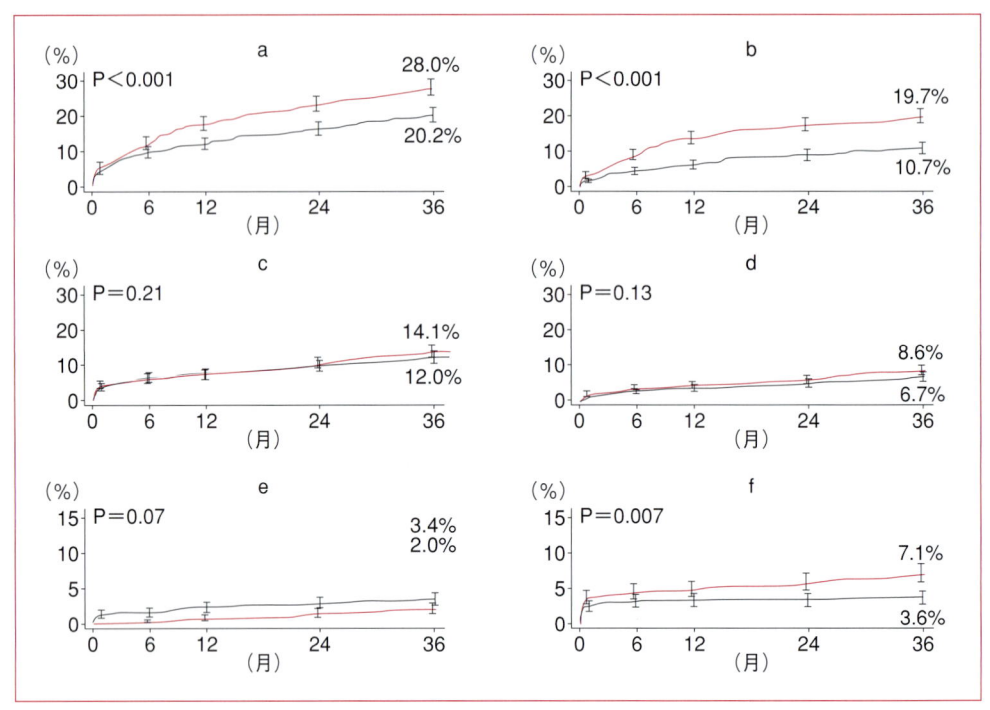

図46　3枝病変と左冠動脈主幹部病変例を対象としたDESによるPCIとCABGの比較検討（SYNTAX試験）

PCIを赤線，CABGを黒線で生存曲線を示す．
a. 主要心脳血管（死亡，心筋梗塞，脳梗塞，再血行再建術）イベント，b. 再血行再建術，c. 死亡，脳梗塞，心筋梗塞，d. あらゆる原因の死亡，e. 脳梗塞，f. 心筋梗塞

(Kappetein AP, Feldman TE, Mack MJ, et al : Comparison of coronary bypass surgery with drug-eluting stenting for the treatment of left main and/or three-vessel disease : 3-year follow-up of the SYNTAX trial. Eur Heart J 2011 ; 32 : 2125-2134 より引用)

れる．わが国の冠攣縮性狭心症例の多くは0〜1枝病変例で多枝病変例は比較的に少ない．一方，多枝冠攣縮性は必ずしも少なくなく，特に発作が頻回に出現するdisease activityの高い例や治療抵抗性の例ではこれを念頭におき，十分量のCa拮抗薬を投与する．Ca拮抗薬による治療は必須であり，副作用のない製剤を選択し，長期間投与する．

図48に異型狭心症例の長期予後を示す．最初の3か月に心事故（死亡および心筋梗塞）が多く発生しており，disease activityの高い時期と考えられる．

c. 不安定狭心症

不適切な治療を行うとAMIや心不全，突然死を起こすことがしばしばあり，専門施設での治療に委ねるべきである．冠血行再建術を含めた適切な治療が行われれば，経過，予後ともに不良ではない．

不安定狭心症，非ST上昇型心筋梗塞に対するアプローチとしては，早期に血管造影を行い侵襲的に治療を行う早期侵襲的治療か，薬物療法や非侵襲的検査を行いながら発作が再発したら侵襲的治療を行う非侵襲的治療（保存的治療）の2種類が挙げられる．

図49は非ST上昇型急性冠症候群例における早期侵襲的治療（PCIあるいはCABG）と非侵襲的治療の効果を比較したFRISC II研究の結果である．経過中の心事故（死亡，心筋梗塞）発生では早期侵襲的治療が非侵襲的治療に優っており，不安定狭心症例へのアプローチが示されている．しかしながら，すべての非ST上昇型急性冠症候群例に早期侵襲的治療を選択する必要はない．この研究ではさらに，①65歳以上，②男性，③糖尿

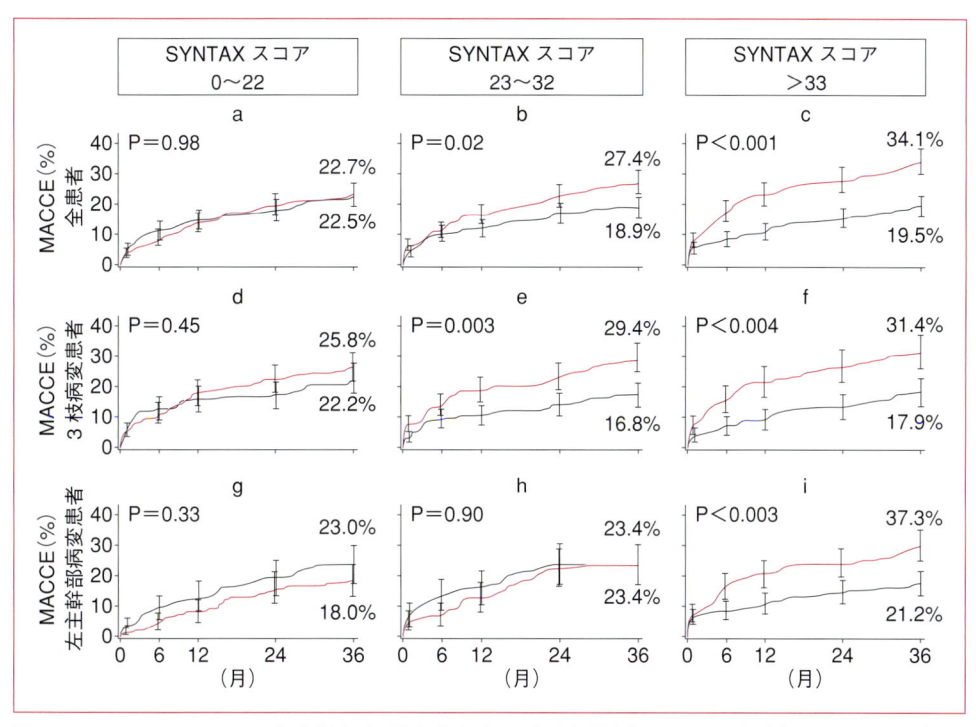

図47 SYNTAX スコアと治療対象（3枝病変と左冠動脈主幹部）で分けた検討（SYNTAX 試験）

SYNTAX スコアが0～22では3枝病変，左冠動脈主幹部例いずれも CABG，PCI で MACCE 発生率は同等であったが，SYNTAX スコアが上昇すると CABG が優れていた．

MACCE：主要心脳血管（死亡，心筋梗塞，脳梗塞，再血行再建術）イベント

（Kappetein AP, Feldman TE, Mack MJ, et al : Comparison of coronary bypass surgery with drug-eluting stenting for the treatment of left main and/or three-vessel disease : 3-year follow-up of the SYNTAX trial. Eur Heart J 2011 ; 32 : 2125-2134 より引用）

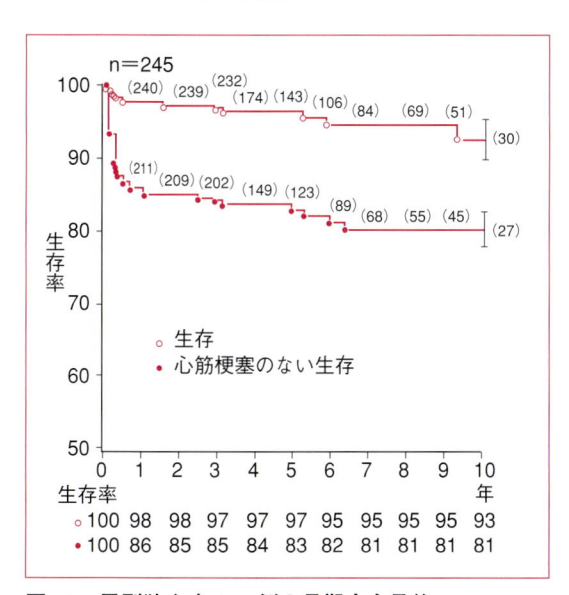

図48 異型狭心症245例の長期生命予後

最初の3か月に心事故（死亡および心筋梗塞発症）が多いが，その後は比較的良好に推移している．10年後の平均生存率は93％，心筋梗塞のない生存率は81％である．
（Yasue, et al. 1988）

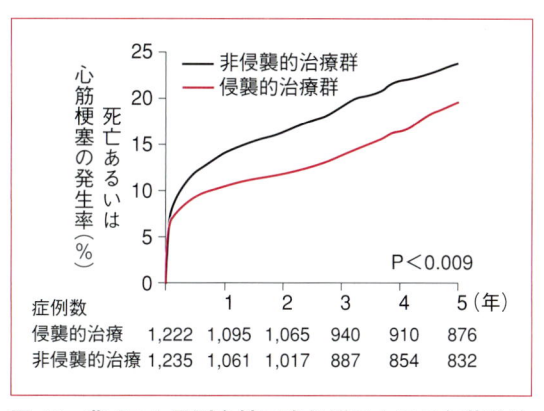

図49 非 ST 上昇型急性冠症候群における侵襲的治療（PCI と CABG）と非侵襲的治療の効果の比較（FRISC II 研究，2006）

| a. 低リスク(FRISC スコア 0～1) | b. 中等度(FRISC スコア 2～3) | c. 高リスク(FRISC スコア 4～7) |

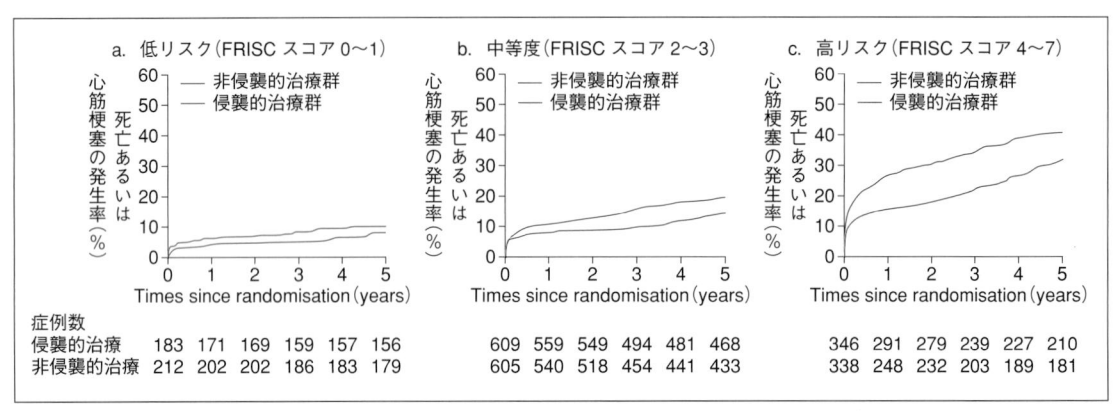

症例数
侵襲的治療　　183 171 169 159 157 156　　　609 559 549 494 481 468　　　346 291 279 239 227 210
非侵襲的治療 212 202 202 186 183 179　　　605 540 518 454 441 433　　　338 248 232 203 189 181

図50　非ST上昇型急性冠症候群における侵襲的治療(PCIとCABG)と非侵襲的治療(保存的治療)の効果の比較：FRISCスコア(a. 低リスク，b. 中等度，c. 高リスク)別にみた比較(FRISC II 研究，2006)
FRISC スコアが intermediate から high 例で侵襲的治療が有効である．

病，④心筋梗塞の既往，⑤ST低下，⑥トロポニン上昇，⑦CRP上昇またはIL-6の上昇，の7つを点数化し，低リスク群(FRISCスコア0～1)，中等度リスク群(FRISCスコア2～3)，高リスク群(FRISCスコア4～7)に分け，中等度および高リスク群ほど早期侵襲的治療のメリットが得られている．一方，低リスク群では早期侵襲的治療のメリットは得られていない(図50)．メタ解析の結果も同様であり，これら結果を反映し，2011年のACCF/AHAガイドラインでは，薬剤療法抵抗性で血行動態的にあるいは電気的に不安定な症例，さらに安定化してもイベントリスクが高い症例では早期侵襲的治療を推奨している．

〔奥村　謙，樋熊拓未〕

文献

1) Morrow DA, Gersh BJ : Chronic coronary artery disease. Braunwald E, et al(eds) : Heart Disease ; A textbook of cardiovascular medicine 8th ed. WB Saunders Co, Philadelphia, 2008, pp1353-1417
2) Cannon CP, Braunwald E : Unstable angina and Non-st elevation myocardial infarction. Braunwald E, et al(eds) : Heart Disease ; A textbook of cardiovascular medicine 8th ed. WB Saunders Co, Philadelphia, 2008, pp1319-1351
3) 奥村　謙，泰江弘文：狭心症，冠攣縮性狭心症．石川恭三(編)：心臓病学．医学書院，1995, pp804-806, 840-850
4) Anderson JL, Adams CD, Antman EM, et al : 2011 ACCF/AHA Focused Update Incorprated Into the ACC/AHA 2007 Guidelines for the Management of Patients With Unstable Angina/Non ST-Elevation Myocardial Infarction : a report of the American College of Cardiology Foundation/American Heart Association Task Force on Practice Guidelines. Circulation 2011 ; 123 : e426-e579
5) Yamashina A, et al : 2007～2008年度合同研究班報告(循環器病の診断と治療に関するガイドライン)．冠動脈病変の非侵襲的診断法に関するガイドライン．Circ J 2009 ; 73 : 1019-1089
6) Levine GN, Bates ER, Blankenship JC, et al : 2011 ACCF/AHA/SCAI Guideline for Percutaneous Coronary Intervention : A Report of the American College of Cardiology Foundation/American Heart Association Task Force on Practice Guidelines and the Society for Cardiovascular Angiography and Interventions. Circulation 2011 ; published online.
7) Wijns W, Kolh P, Danchin N, et al : Guidelines on myocardial revascularization. Task Force on Myocardial Revascularization of the European Society of Cardiology(ESC)and the European Association for Cardio-Thoracic Surgery(EACTS) European Association for Percutaneous Cardiovascular Interventions(EAPCI). Eur Heart J 2010 ; 31 : 2501-2555
8) Pijls NH, Fearon WF, Tonino PA, et al : Fractional flow reserve versus angiography for guiding percutaneous coronary intervention in patients with multivessel coronary artery disease. J Am Coll Cardiol 2010 ; 56 : 177-184
9) Kappetein AP, Feldman TE, Mack MJ, et al : Comparison of coronary bypass surgery with drug-eluting stenting for the treatment of left main and/or three-vessel disease : 3-year follow-up of the SYNTAX trial. Eur Heart J 2011 ; 32 : 2125-2134
10) Lagerqvist B, Husted S, Kontny F, et al : 5-year outcomes in the FRISC-II randomised trial of an invasive versus a non-invasive strategy in non-ST-elevation acute coronary syndrome : a follow-up study. Lancet 2006 ; 368 : 998-1004

3 心筋梗塞症

A 急性心筋梗塞症

1 概念

わが国では人口の高齢化を背景とし，種々の動脈硬化性疾患が増加している．その代表が急性心筋梗塞症(acute myocardial infarction；AMI)であり，発症頻度は人口10万人あたり年間約50人とされている．男性が女性の2倍以上と多いが，女性も閉経後増加し，75歳以上では男女差はほとんどない．欧米におけるAMIの発症頻度はわが国に比してはるかに高く，米国では約5倍，北欧では約10倍にも達する．遺伝的素因や食生活の差異などが関係すると考えられるが，わが国でも食生活の欧米化や糖尿病などの生活習慣病の増加，高齢化などに伴い，年々増加しつつある．

AMIを発症すると，30～40％の患者は発症直後に心室細動により死亡し(心臓突然死)，病院に搬送された患者の5～6％が院内で死亡する．また生存退院しても，かなりの患者が心不全や不整脈，狭心症発作に苦しみ，死亡する例も多い．このようにAMIは死亡率が高く，また退院後もQOLを著しく損なう疾患であり，循環器疾患のなかで最も重要である．

2 定義

広義には，何らかの原因により心筋虚血を生じ，不可逆的な心筋壊死(梗塞)に陥った状態である．狭義には冠動脈の突然の閉塞によって生じた心筋壊死をいう．一般にAMIとは後者を意味する．

AMIの診断は心筋が壊死に陥って初めてなされるべきであるが，閉塞冠動脈の早期再灌流療法が確立された現在においては，心筋壊死，すなわち梗塞が証明されてから治療を開始するのでは遅い．AMIは不安定狭心症とともに，プラーク破裂により形成される冠動脈内血栓によってもたらされる一連の病態〔急性冠症候群(acute coronary syndrome)とよばれる〕のなかでとらえるほうが現実的である(図51)．

WHOとアメリカ心臓病協会(AHA)による古典的定義と2007年に改訂された定義を表20に示す．

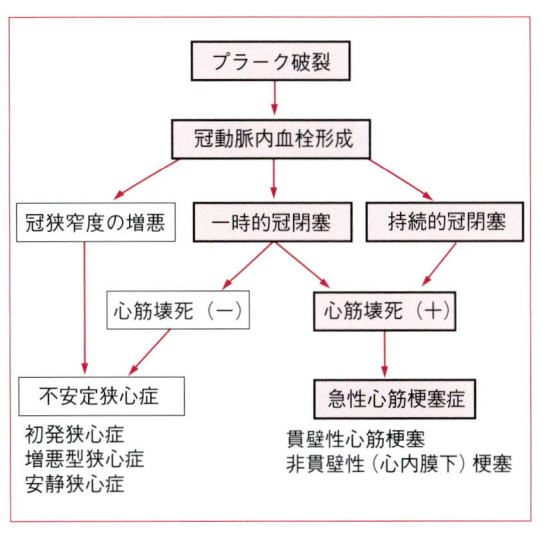

図51 急性冠症候群(acute coronary syndrome)としての急性心筋梗塞症および不安定狭心症

3 病理と病態

冠動脈がどうして突然閉塞するのか．冠動脈造影検査がAMI例では禁忌だった時代には，狭窄病変が進行して閉塞すると考えられていた．

1970年代になるとAMIの急性期に冠動脈造影が行われるようになり，特に発症後早期に造影すると，ほとんどの例に冠動脈の完全閉塞が認められた(図52)．この冠閉塞が血栓溶解薬の投与で解除されることが報告され，急性冠閉塞の原因が冠動脈内血栓であることが臨床的に明らかとなった．

表20 WHO, AHA による古典的および最新の心筋梗塞の定義

古典的心筋梗塞の定義(Circulation, 1979)
・下記のいずれか2つを満たすもの
  1. 激しく持続する胸痛
  2. 心電図変化
     典型的：新たに出現した24時間以上持続する異常Q波あるいはQS波
     非典型的：a. 心筋障害の所見，b. 対称性陰性T波，c. 1誘導における異常Q波，
       d. 伝導障害
  3. 生化学的マーカーの上昇と経時的な正常化

最新の心筋梗塞の定義(Circulation 116：2634, 2007)
急性または最近発症の心筋梗塞
・下記のいずれかを満たすもの
  1. 典型的な心筋由来の生化学的マーカーの上昇と以下のうちの1つを満たすもの
     ・心筋虚血症状
     ・心電図で病的Q波の出現
     ・虚血を示唆する心電図変化(ST上昇/低下)
     ・生存心筋の新たな喪失を示す画像所見または新たな局所的壁運動異常
  2. 急性心筋梗塞の病理所見

治癒過程のまたは治癒した心筋梗塞
・下記のいずれかを満たすもの
  1. 心電図の系統的誘導で病的Q波が出現したもの．患者は症状がないこともある．心筋壊死からの経過時間により，心筋壊死を示す生化学的マーカーは正常化している可能性あり．
  2. 治癒過程または治癒した心筋梗塞の病理所見

a. 不安定プラークと冠動脈内血栓形成

血栓が形成される機序として，Fuster(1992年)は病理所見の検討により，不安定プラークの破裂とこれに伴う血栓形成を提唱した．**図53**に模式図を示す．冠動脈の血栓性閉塞は閉塞部末梢の心筋に高度虚血をもたらし，30分以上虚血が続けば，心筋は徐々に壊死に陥り，心筋梗塞となる．最近では，プラークの破裂だけでなく血管内膜のびらんによっても血栓性閉塞を生じることも明らかになっている．

b. プラークの進展と破綻

血管内膜に脂質が蓄積してプラークの形成が始まる．プラークが形成され，増大しても，血管が外側にリモデリングすることで，初期には内腔が保たれる．これをpositive remodelingという．しかし，プラークがさらに増大して血管拡張の代償機序が破綻すると，プラークは血管内腔を少しずつ狭窄していく．このプラークが多量の脂質コアを含むとプラーク内には活性化されたマクロファージやTリンパ球が増加する．脂質の成分の多くは遊離コレステロール結晶より，コレステロールエステルを多く含むことで柔らかく，マクロ

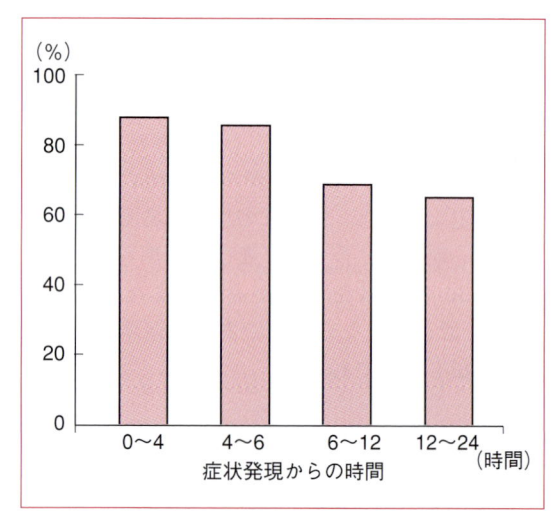

図52 心筋梗塞急性期における冠動脈完全閉塞の割合
(DeWood MA, Spores J, Notske R, et al：Prevalence of total coronary occlusion during the early hours of transmural myocardial infarction. N Engl J Med 1980；303：897-902)

ファージやTリンパ球が蛋白分解酵素を放出することでプラークの線維性被膜は菲薄化する(不安定プラーク)．加えて，不安定プラークには外因系凝固反応を賦活する組織因子が大量に存在す

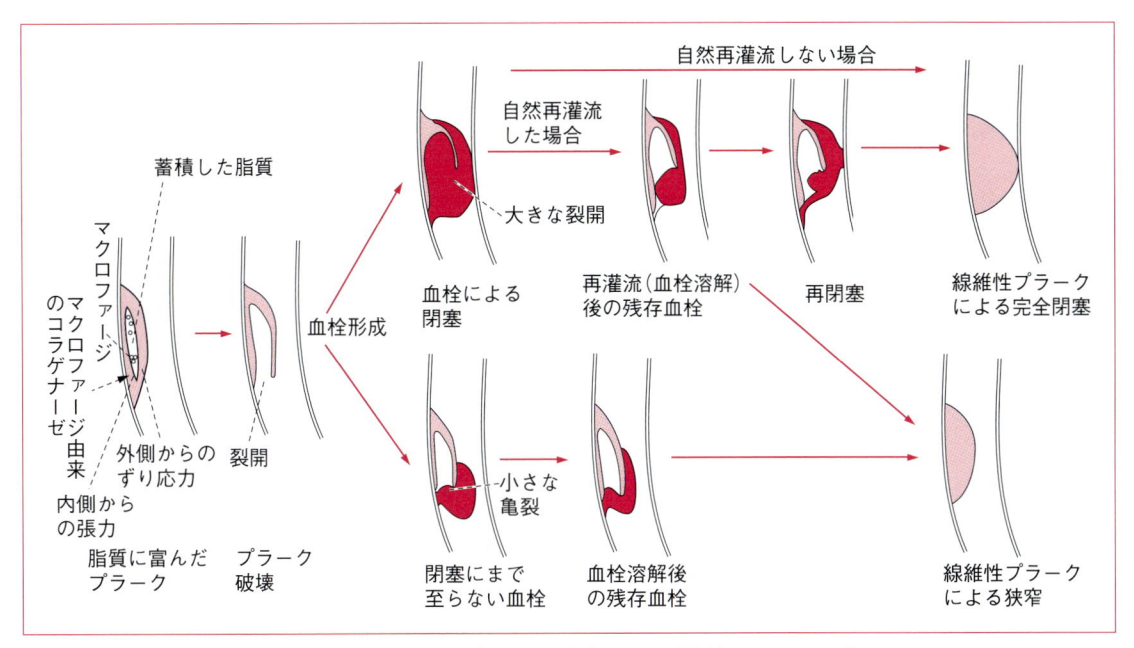

図53 プラーク破裂から血栓形成，冠動脈閉塞または狭窄に至る過程(Fuster, 1992)

脂質に富んだ粥腫（プラーク）に集簇したマクロファージよりマトリックス分解酵素が分泌され，プラークを覆う被膜は薄くなる（不安定プラーク）．不安定プラークは機械的刺激や炎症細胞浸潤などにより破裂し，局所に血小板が凝集し血小板血栓（白色血栓）が形成される．さらにフィブリン，赤血球も加わり赤色血栓が形成され，病変部は閉塞または狭窄する．

表21 プラーク破裂以外の原因による冠閉塞

1. 冠動脈攣縮
2. 血管炎
   大動脈炎症候群
   多発性結節性動脈炎
   川崎病，など
3. 動脈解離
   上行大動脈解離が冠動脈入口部に及んだ場合
   冠動脈の解離
4. 塞栓
   心内血栓
   細菌性心内膜炎
   粘液腫
   人工弁に伴う血栓，など
5. 原発性の血栓（血液疾患に伴うもの）
   真性多血症
   DIC，など
6. その他
   外傷
   医原性（カテーテルに伴うもの）
   コカイン中毒，など

る．不安定プラークに何らかのトリガーが作用して破裂すると，血小板凝集とともに急激に血栓が形成される．トリガーとしては血圧変動や冠動脈のトーヌス変化などが考えられている．血栓形成が軽度で完全閉塞に至らない場合は無症候性に終わる．完全閉塞はするものの心筋が壊死に至る前に自然再灌流を生じた場合は，安静型狭心症（不安定狭心症）となる．完全閉塞が続いて，心筋壊死を引き起こすと心筋梗塞に至る[1]．

c. プラーク破裂以外の原因による冠閉塞

冠攣縮や冠動脈血管炎，上行大動脈の解離，心原性塞栓症などが重要である（**表21**）．異型狭心症では，攣縮による血流途絶が原因となり，攣縮部に血栓が形成され，AMIを発症することがある．血栓が消失すれば，ほぼ正常冠動脈造影所見を呈することが多い．

d. 梗塞の進展

1）空間的進展

冠動脈が閉塞すると心筋は直ちに虚血に陥るが，不可逆的心筋障害（梗塞）の範囲は時間とともに拡大する．心筋の基礎代謝や壁張力は心内膜側が心外膜側より高く，したがって酸素需要も心内膜側が高い．一方，心外膜側には側副血行により酸素が供給されやすい．このため梗塞は心内膜側

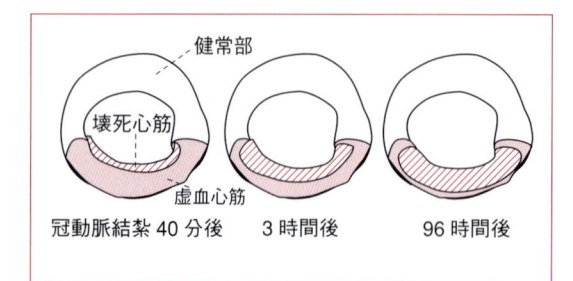

図 54 ウェイブフロント現象（wavefront phenomenon）

イヌの冠動脈を結紮すると，心筋壊死巣は時間とともに心内膜側から心外膜側へと拡がる．

から次第に心外膜側へと進展する．ウェイブフロント現象（wavefront phenomenon）とよばれ，臨床的には心内膜下梗塞から貫壁性梗塞への進展としてとらえられる（図54）．

2）時間的進展

実験的な冠動脈結紮後の梗塞の進展をそのままヒトに当てはめるのは難しいが，解剖学的にヒトに近い冠循環を有するブタの実験では，冠動脈閉塞後20分頃より心内膜下の心筋が壊死（梗塞）に陥る．梗塞は徐々に心外膜側に向かって進展し，30分後には全虚血領域（リスクエリア）の11％，1時間後には約80％，2時間後には96％が壊死となり，ほぼ貫壁性となって梗塞が完成する．ヒトの心筋梗塞では，血栓の形態が時間とともに変化し，また，以下に述べる側副血行やプレコンディショニング効果もあり，発症後1～2時間以上，3～6時間以内に貫壁性梗塞になると考えられる．

e．梗塞巣の病理所見

光顕的には梗塞発症4時間以上で心筋壊死が明らかとなる．胞体の好酸性増加や横紋の不明瞭化や消失がみられ，次いで核の膨化，濃染，消失がみられる．やがて心筋間質も浮腫状となる．4～7日後には大食細胞が出現し，壊死心筋が貪食される．4週間後には線維芽細胞，リンパ球などがみられるが，細胞成分は乏しくなり，膠原線維の増生がみられる．やがて細胞成分はほとんどなくなり，線維化が完成する．

f．再灌流による組織所見の変化

閉塞冠動脈が15～20分以内に再灌流された場合，壊死に至るような変化は起こらない．この時間を超えると，壊死する心筋細胞の割合，つまり虚血にさらされる心筋に対する壊死心筋の割合は，冠動脈の閉塞時間と心筋酸素消費量と冠側副血行によって決定される．典型的には再灌流領域の組織には，壊死，不可逆的に傷害された心筋領域内の出血，収縮帯を伴った凝固壊死，そして構造的に歪んだ細胞の混在がみられる[2]．

g．病態を修飾する因子（表22）

1）冠側副血行

冠動脈は終末動脈であるが，血管の吻合は存在する．ただし血管内皮細胞のみで構成されるため，心筋収縮により圧排され血流供給能はほとんどない．虚血刺激や冠動脈間の圧較差によって血管内腔にかかる圧力が増すと，血管平滑筋細胞を有する血管にまで発達する．

冠動脈が徐々に閉塞すると側副血行路が発達し，梗塞に至らないことがある．ただし，側副血行の発達にはある程度の時間が必要で，急速な冠閉塞にはほとんど対応できない．

2）心筋スタンニング（stunning）とハイバーネーション（hibernation）

虚血後に血流が回復すると，心筋は壊死に陥らないものの収縮能が低下する．この状態が心筋スタンニング（気絶心筋）で，機能の回復には数週から数か月とかなりの時間を要する．例えばAMI発症1～2時間で再灌流に成功した場合，急性期は無収縮であった心筋が，1～3か月後には収縮性を回復する．この急性期の収縮性低下が臨床的に認められる心筋スタンニングの例である（図55）．

一方，血流が十分でない状態（低灌流状態）が長く続くと，心筋は壊死には陥らないものの収縮性が低下する現象が認められる．心筋ハイバーネーション（冬眠心筋）とよばれ，灌流状態が改善すると収縮性が回復する．冠動脈に高度の狭窄があり

表22 心筋梗塞を修飾する因子

冠側副血行
心筋スタンニング
プレコンディショニング
再灌流傷害

3. 心筋梗塞症   323

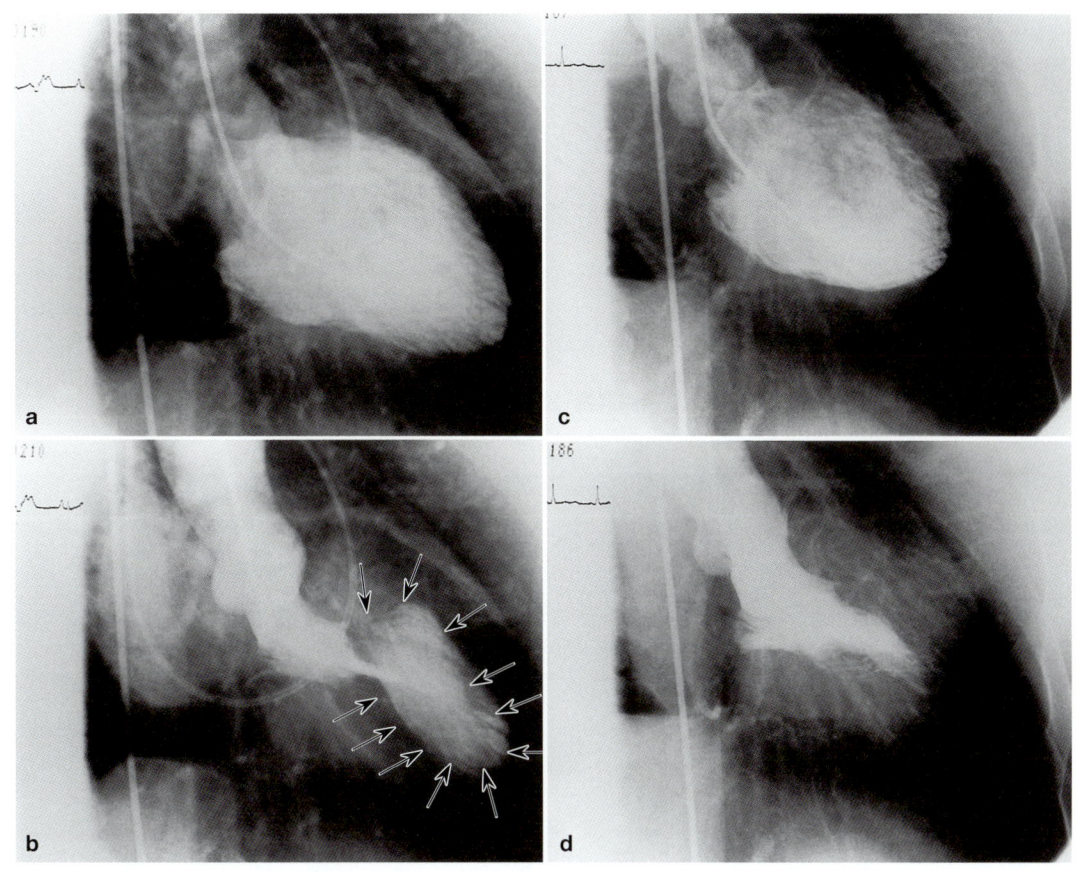

図55 心筋スタンニングの実例(54歳女性,急性前壁心筋梗塞症)
急性期に認めた無収縮(矢印)は,発症1か月後には改善している(a, bは急性期, c, dは発症1か月後).

心機能が低下している例で,冠血行再建術により心機能が回復することがしばしば経験される.この心機能低下が臨床的な心筋ハイバーネーションの例である.

3) プレコンディショニング(preconditioning)

実験的に明らかにされた現象で,冠動脈の完全閉塞前に短時間の虚血のエピソードがあると,ないものに比して梗塞範囲が明らかに縮小する.冠側副血行とは独立した心筋保護として注目されている.

4) 再灌流傷害(reperfusion injury)

AMIに対する最も重要な治療法として,閉塞冠動脈を発症早期に再開通させる再灌流療法がある.この治療に際し,再灌流直後に胸痛の増悪,不整脈出現,心電図のST上昇の増悪などがみられることがある.再灌流傷害とよばれ,再灌流に伴い発生する酸素ラジカルや虚血心筋へのCa過負荷が原因と考えられている.最近,再灌流を一気に行わずに,再灌流と再閉塞を短時間に繰り返し行うと,再灌流障害が少ないことが示されている(postconditioning).

4 病態生理

a. 左心機能の低下

一般に心筋梗塞といえば左室の梗塞を意味する.したがって心筋梗塞では左心機能の低下が主体であるが,下壁梗塞の一部は右室梗塞や心房梗塞を合併する.

梗塞を発症すると,閉塞冠動脈灌流領域の収縮タイミングに差を生じ(dys-synchrony),続いて収縮性が低下する(hypokinesis).その後収縮性が消失し(akinesis),ついには収縮期に膨隆する奇異性運動(dyskinesis)が認められるようになる

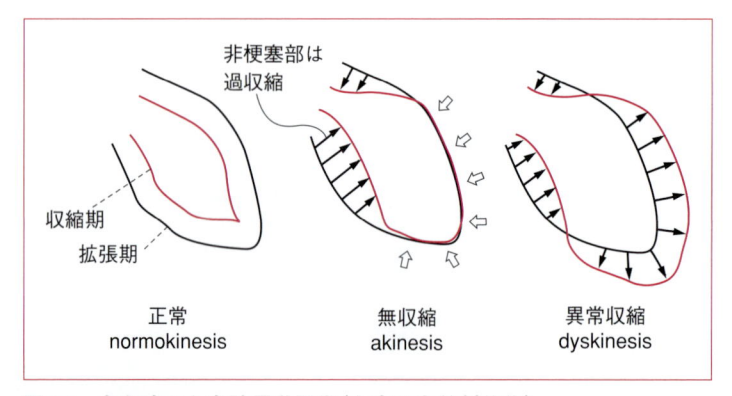

図56 虚血時の心室壁運動異常(左室の左前斜位像)

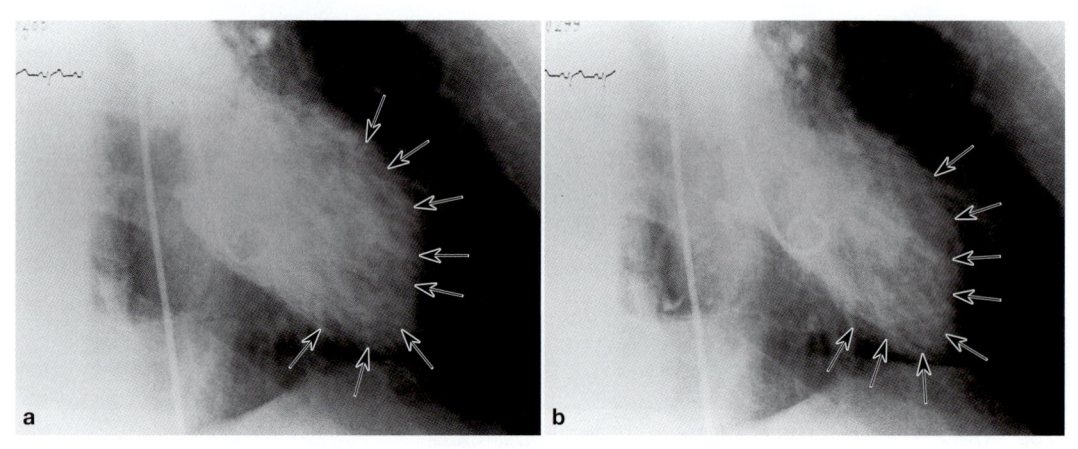

図57 梗塞部拡張の実例(72歳男性，急性前壁心筋梗塞症)
a．拡張終期，b．収縮終期

(図56)．一方，非梗塞部は過収縮(hyperkinesis)となり，心機能を保持しようとする．この非梗塞部の過収縮は交感神経系の活性亢進とFrank-Starling機序による．ただし非梗塞部の過収縮は，むしろ梗塞部のdyskinesisを増強する．なお非梗塞部の過収縮は約2週間続く．

梗塞領域の収縮不全により，左室機能は低下する．すなわち一回心拍出量が低下し，左室拡張末期圧は上昇する．心拍出量の低下は血圧低下，冠灌流圧低下をきたし，虚血を増悪させる悪循環が形成される．

広範な梗塞では梗塞心筋が薄く伸ばされ，梗塞部拡張(infarct expansion)を生じる．時間経過とともに線維化するため，収縮期の奇異性運動が軽減され，左室機能はやや改善する．

b．左室リモデリング

急性期以降も左室の大きさ，形，壁厚が変化する．これをリモデリング(再構築)という．梗塞部だけでなく非梗塞部にもみられ，心不全の大きな要因となる．左室リモデリングは比較的早期に認められる梗塞部拡張と，数か月から数年をかけて生じる心室拡大(ventricular dilation)によって特徴づけられる．

1) 梗塞部拡張

新たな心筋壊死を伴わない梗塞部の拡大と菲薄化で，梗塞部が線維組織になる前の比較的早期に生じる．梗塞部拡張があると死亡率，心不全ならびに心室性不整脈の合併率が高くなる．図57に梗塞部拡張の実例を示す．

2) 心室拡大

梗塞に陥っていない部分の心筋に数か月から数

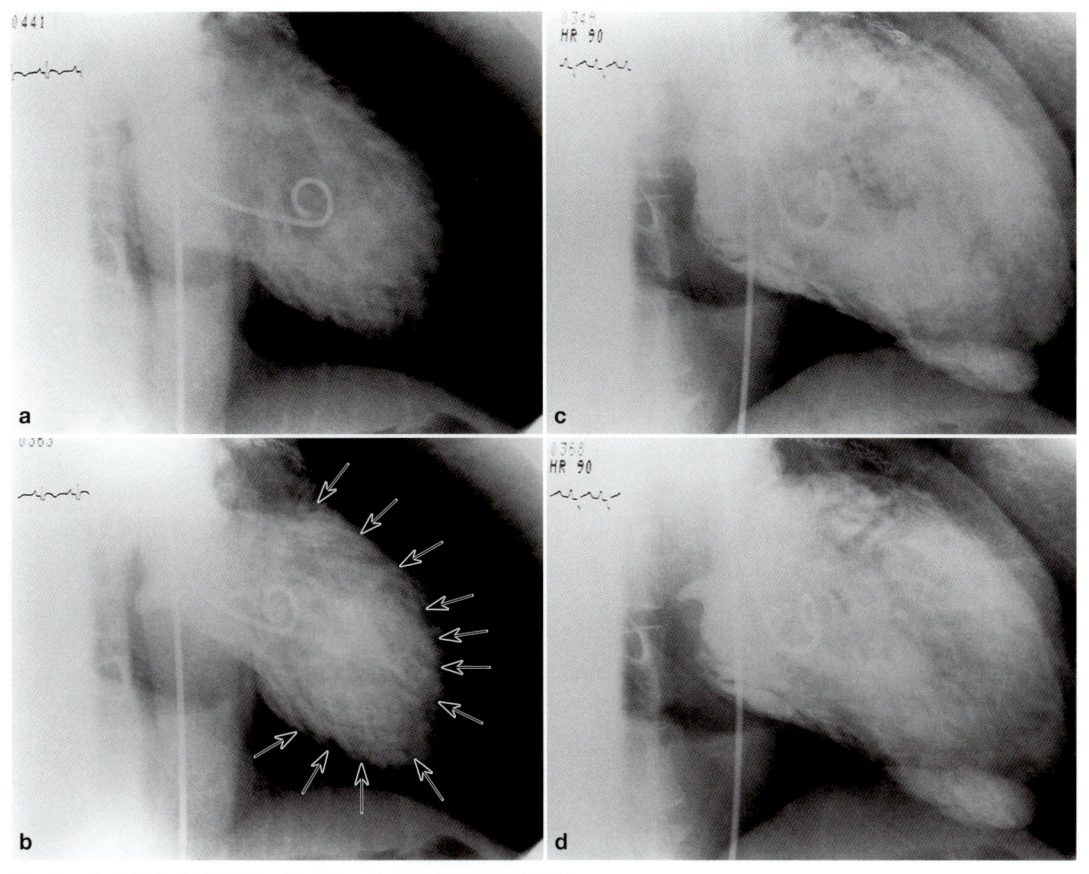

図58　心室拡大の実例（55歳男性，急性前壁心筋梗塞症）
急性期には左室前壁心尖部から下壁の一部に及ぶ広範な無収縮を認め（矢印），9か月後には左室全体の著明な拡張を認める（a, bは急性期，c, dは発症9か月後）．

年の時間経過で生じる．心筋梗塞後，健常部心筋には多くの負荷がかかり肥大，拡張する．この肥大と拡張は代償機序として一見理にかなっているが，結果として心筋酸素消費量を増加し，さらに心筋の線維化をもたらし，最終的には収縮能が低下する．図58に心室拡大の実例を示す．

リモデリングの程度は，梗塞の大きさ，梗塞責任冠動脈が開存しているかどうか，神経体液性因子などによって規定され，特にレニン-アンジオテンシン系の関与が重要である．アンジオテンシン変換酵素阻害薬はリモデリングを抑制することが報告されている．逆に副腎皮質ホルモンや非ステロイド抗炎症薬が梗塞発症早期に投与されると，梗塞瘢痕が薄くなり梗塞部拡張が増悪する．

c. 電気生理学的異常

急性虚血は伝導性低下，不応期の変化，異常自動能の亢進をきたし，さらに交感神経の活性化を背景として，種々の不整脈が発生しやすくなる．

1）心室性不整脈

実験的には冠動脈結紮後30分以内の初期不整脈相と，6時間前後より約2日間の後期不整脈相が観察される．前者では虚血心筋内のリエントリーを，後者はPurkinje線維の異常自動能を機序とする．

臨床例ではAMI発症直後から数時間が初期不整脈相に相当し，心室頻拍（ventricular tachycardia；VT），心室細動（ventricular fibrillation；VF）の致死的不整脈が生じやすい．AMI発症直後に突然死する例が多いが，その約80％はVT/VFによる．図59に発症2時間後にVFとなっ

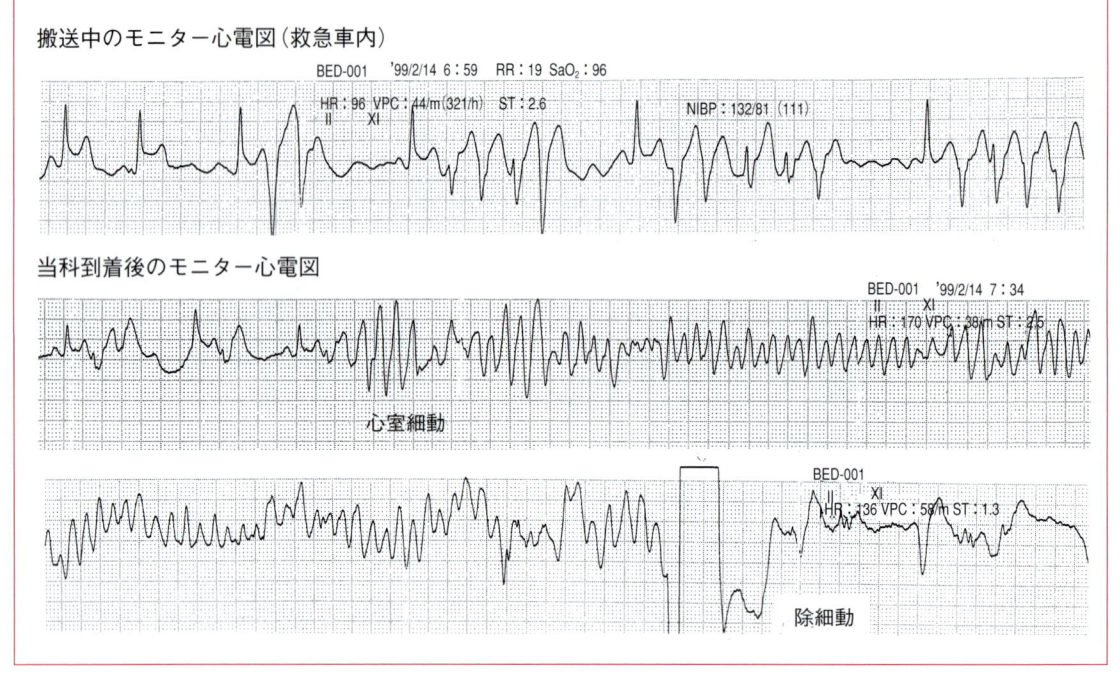

図59 急性前壁心筋梗塞症患者(65歳男性)の搬送中(上段)および当科到着直後(下段)のモニター心電図
心室性期外収縮の多発より心室細動へと移行した.

た例を示す．その後は後期不整脈相となり，発症から2～3日間，心室性期外収縮や促進性心室固有調律(またはスローVT)が生じやすい．

梗塞が完成されると，梗塞部内に残存した生存心筋を介しリエントリー回路が形成され，VT発作を繰り返すことがある．特に広範な梗塞例，心室瘤例に多く，予後に大きく影響する．

2) 徐脈と伝導障害

特に右冠動脈の閉塞では，洞結節の虚血で洞徐脈が，房室結節の虚血で房室ブロックをきたしやすい．図60は下壁梗塞に合併した完全房室ブロックを示す．房室結節は左冠動脈前下行枝の中隔枝によっても灌流されるため，房室ブロックは一過性で，数日～1週間で回復する．

左冠動脈前下行枝の閉塞による房室ブロックは脚枝レベルの広範な傷害を意味し，極めて重篤となる．

5 臨床所見

a. AMI発症に関連する因子

AMIの患者の約半数に，発症に関連した因子や前駆症状が認められる．発症に関連する因子として普段行わない強い運動や精神的ストレスが重要で，心筋酸素消費量を増加するとともに，プラーク破裂の引き金となる．

b. 発症の日内変動

AMI発症には日内変動が認められることが明らかにされている(図61)．午前6時から正午の間に発症のピークがある．早朝には血漿カテコラミンとコルチゾール濃度が高く，血小板凝集能が高いことが関係するといわれている．

c. 症状

1) 前駆症状

狭心症発作と同様の胸部不快感で，安静時または軽度の労作時に生じ，不安定狭心症の状態である．この状態からAMIを発症するのは10%以下である．

逆にAMIを発症した患者についてみると，約半数に不安定狭心症の既往があり，その1/3は1～4週前に，2/3は1週間以内に狭心症発作を認めている．1週間以内に発作があった患者の多く

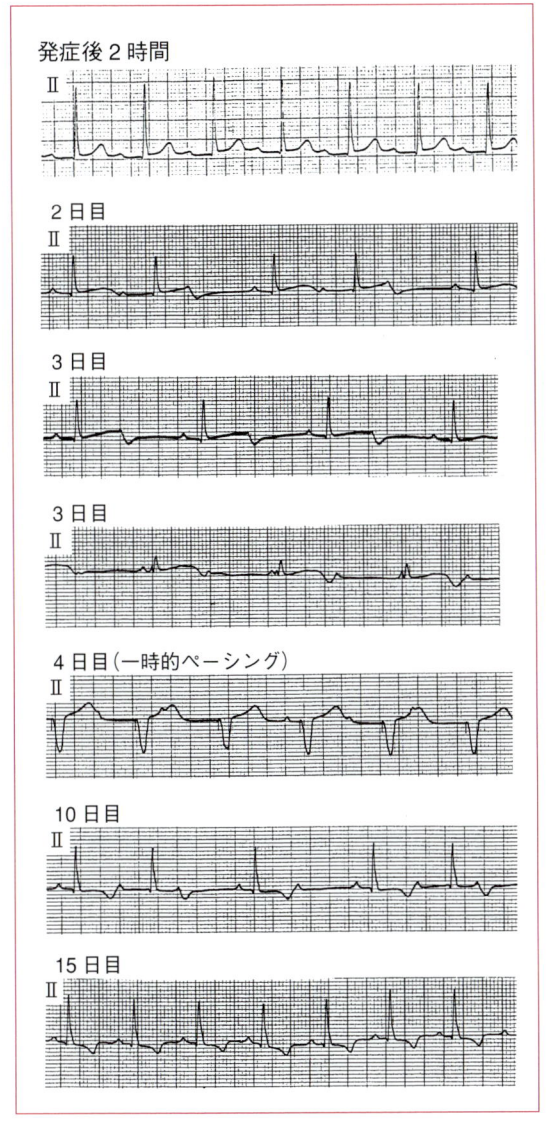

図60 急性下壁心筋梗塞症に合併した種々の程度の房室ブロック（54歳男性）

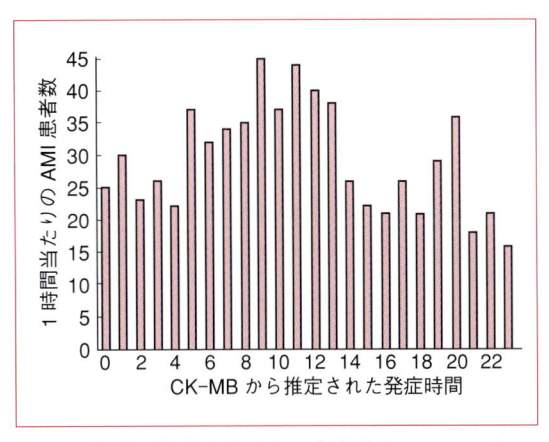

図61 急性心筋梗塞発症の日内変動（Muller, 1985）

表23 胸痛

1. 性状
   - 冷汗を伴う強烈な，激しい，焼け付くような，耐え難い痛み
   - ニトログリセリンが無効
   - 死の恐怖を伴うことあり
   - 30分以上続く
2. 部位・放散部位
   - 胸骨の後ろ
   - 左肩・左上腕尺側・顎に放散
3. 随伴症状
   - 冷汗　　　　・失神
   - 嘔気・嘔吐　・錯乱
   - 呼吸困難感

は，24時間以内にも症状を認める．

2）胸痛（表23）

〔性状〕 多くは冷汗を伴い，耐え難い，強烈な痛みを訴える．死の恐怖を感じることもある．痛みは30分以上続き，しばしば数時間に及ぶ．

〔部位〕 胸骨の後ろが多い．左右に放散するが左側に多い．左上腕の尺側に放散することも多く，手首や手掌，指のうずくような痛みを訴える．肩・上腕・首・顎・肩甲骨間にも放散する．

〔随伴症状〕 嘔気・嘔吐の消化器症状を約半数の例に認める．これは迷走神経の刺激や，Bezold-Jarisch反射によるもので，特に迷走神経が多く分布する下壁梗塞に多い．morphineの副作用でも嘔気・嘔吐をきたすことがある．

〔狭心症との違い〕 梗塞前に狭心症を認めた場合，痛みの場所は同じことが多いが，痛みは狭心症より強度で，また持続も長く，安静やニトログリセリンで軽快しない．日本循環器学会「急性心筋梗塞の診療に関するガイドライン」では，硝酸薬（舌下投与または舌下噴霧）を処方する際，硝酸薬の効果判定と無効時の対応を教育することをクラスⅠにしている．

〔無症候性虚血発作〕 高齢者や糖尿病，高血圧の患者では，AMIであっても胸痛がないことがある．

〔胸痛の機序〕 虚血部および周囲の傷害部において，虚血性代謝物質（アデノシン，水素イオン，

表 24　持続性胸痛をきたす疾患との鑑別のポイント

	胸痛の性状	検査所見
心外膜炎	呼吸・咳・体位などで痛みが変化する 僧帽筋・肩・首への放散 （虚血性の胸痛は僧帽筋へは放散しない）	心膜摩擦音 超音波での心嚢液検出
胸膜炎	鋭い痛み 呼吸で痛みが変化する （虚血性の胸痛はむしろ鈍痛で持続性である）	胸部写真での胸水の存在
肺梗塞	側胸部に多い 喀血を伴うこともある	低酸素血症 超音波での右室負荷像 肺動脈造影での欠損像 肺血流シンチでの欠損像
動脈解離	胸部中央の"裂けるような"痛みで背中へと移動する 発症直後の胸痛が最強 いずれかの四肢の脈拍欠損	四肢の血圧差 胸部写真での縦隔拡大 超音波（経食道含む），CT での偽腔

カリウム，低酸素など）が神経終末を刺激し，知覚性交感神経を介して胸痛として感知されると考えられている．梗塞が完成し壊死に陥ると胸痛は消失する．

3）その他の症状

心不全による呼吸困難と倦怠感，不整脈による動悸や意識消失，ショックによる意識レベルの低下など，重篤な全身症状を呈することも多い．

4）AMI 以外の疾患による持続性胸痛

特に急性心膜炎，胸膜炎，肺動脈血栓塞栓症，大動脈解離による胸痛が重要である．それぞれの鑑別のポイントを表 24 に示す．

d. 身体所見

〔一般所見〕　不機嫌で落ち着きがない．冷汗を認め，重症例は心不全のために皮膚は蒼白となり，起座呼吸を呈する．ピンク色の泡沫状の血痰を喀出することもある．心原性ショックでは，皮膚はじっとりとして冷たく，顔面は蒼白で，口唇と爪床にチアノーゼを認める．意識程度は正常のものから見当識障害をきたすものまである．

〔脈拍〕　徐脈から頻脈までさまざまである．胸痛と不安感から 100 拍/分以上の洞性頻脈を呈することが多い．胸痛その他の症状が改善すると心拍数も正常化する．発症 4 時間以内には心室性不整脈が 95％以上の患者で観察される．

〔血圧〕　合併症がない場合，血圧は正常である．痛みによる交感神経の刺激のため，発症直後に高血圧を呈することも多い．

広範な梗塞では血圧は低下し，収縮期血圧が 90 mmHg 以下となり組織の低灌流をきたすと心原性ショックとなる．

一般に前壁梗塞では交感神経が活性化され，結果として約半数に高血圧，頻脈が観察される．一方，下壁梗塞では副交感神経が活性化され，結果として約半数に低血圧，徐脈が観察される．

〔発熱〕　組織壊死に対する非特異的な反応により，発症 24～48 時間以内に 37℃台の発熱が認められる．

〔聴診所見〕　重篤な症状を呈するにもかかわらず，特徴的所見に乏しい．

① しばしば I 音が減弱し，IV 音が聴取される．IV 音は梗塞により急激に左心室のコンプライアンスが上昇するためと考えられる．III 音は重篤な左心機能不全を反映する．
② 収縮期雑音を聴取した場合，僧帽弁閉鎖不全（逆流）か心室中隔穿孔が疑われる．僧帽弁閉鎖不全は乳頭筋不全（断裂）や左室の拡大に伴う逆流による．乳頭筋断裂では大量の逆流のため，雑音がほとんど聴取されないこともある．僧帽弁閉鎖不全は心尖部にて，心室中隔穿孔は胸骨左縁で，最もよく聴取される．
③ 心膜摩擦音は心外膜炎を合併した場合に聴取される．
④ 肺野，特に下肺野のラ音聴取は左心不全の徴候である．Killip の重症度分類（後述）では，肺野の 50％未満の範囲にラ音を聴取すればクラス II，50％以上にラ音を聴取すればクラス III となる．

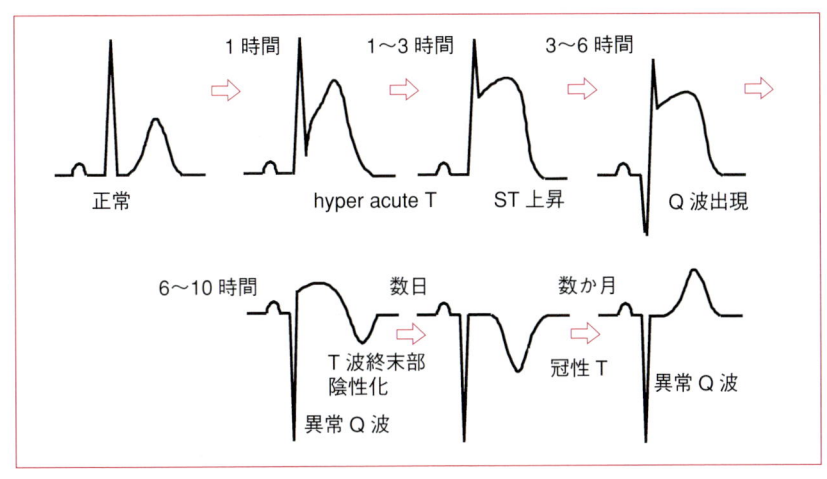

図62 心筋梗塞発症後の心電図変化

6 検査所見

a. 心電図

AMIの診断と梗塞の部位診断に非常に重要である．ただし最初に記録された心電図でAMIと診断されるのは約50％で，診断には至らないものの異常所見を呈するものが40％，そして残りの10％は正常所見である．経時的に心電図変化を観察することが非常に重要である．

1) 経時的変化

①T波増高，②ST上昇，③T波終末部陰性化，④異常Q波，⑤冠性T波の異常所見が，経時的に出現する．典型的な心電図変化を図62に示す．

最初の変化はT波の変化で，T波の延長，増高が起こる(hyper-acute T wave)．続いて梗塞に面した誘導のST上昇と，対側誘導のST低下が始まる．ST上昇の特徴は，まずQRS波の下行脚の途中から生じるドーム状の上昇で，次いでSTの右肩の部分が陰転化する(T波終末部陰性化, terminal T inversion)．同時期に異常Q波が形成され始めるが，数時間から数日間経ってから現れることもある．R波が減高し，ついにはQSまたはQRパターンを呈する．ST部分が基線に復すとともに，左右対称の陰性T波(冠性T波)が顕著となる．ST上昇が持続すれば，心室瘤の形成や心外膜炎の併発を考える．

以上は貫壁性AMIの所見であるが，梗塞が心内膜下に限定されることもしばしば認められる（心内膜下梗塞，非貫壁性梗塞，非Q梗塞などとよばれる）．この場合は胸痛とともにST低下が持続する．

なお，再灌流療法や自然再疎通により閉塞冠動脈が早期に再灌流されると，心電図変化は大きく影響される．すなわち再灌流により心電図変化は加速され，特に早期かつ十分な再灌流では，上昇していたST部が一気に基線に復し，冠性T波が同時に出現することがある．図62に早期再灌流の実例を示す．

異常Q波：貫壁性心筋壊死の所見である．深さがR波高の1/4以上のQ波，幅が0.04秒以上のQ波，正常ではQ波を認めない誘導(V_1～V_4)のQ波が異常Q波と定義される．心筋梗塞のほか，心筋症やアミロイドーシスで出現する．

2) 梗塞の部位診断

以上の心電図変化が12誘導の中のどの誘導に認められるかで，ある程度の部位診断が可能である．ただし左冠動脈回旋枝の灌流域である後側壁の変化は心電図に反映されにくく，全く変化のないこともある．

12誘導心電図各誘導の病巣反映部位，心筋梗塞発生部位と責任冠動脈との関係を表25に示す．大まかにはⅡ，Ⅲ，aV_F誘導の変化は下壁，胸部誘導(V_1～V_4)は前壁中隔，Ⅰ，aV_L，$V_{5～6}$誘導は側壁の梗塞を示す．高位後壁梗塞では経過中にV_1誘導の高いR波を呈することが多い．これ

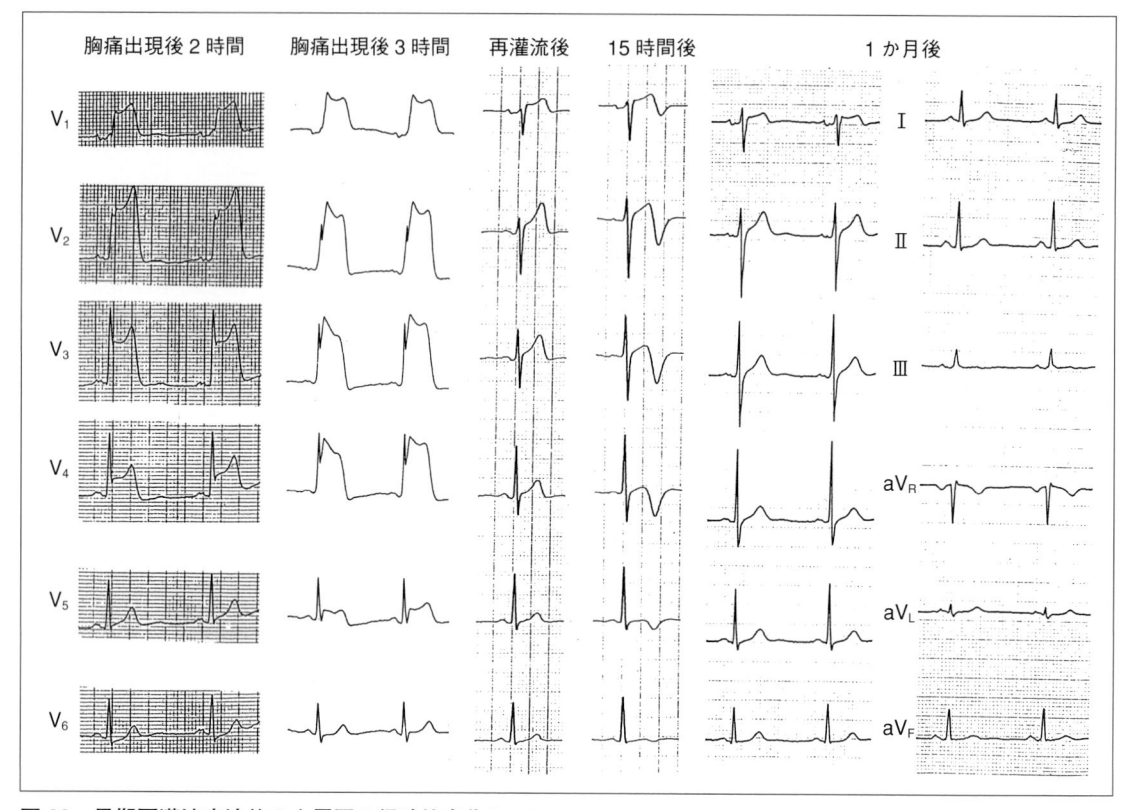

図63 早期再灌流療法後の心電図の経時的変化(65歳男性,急性前壁心筋梗塞症患者)
再灌流によりSTは速やかに基線に復し,冠性T波が形成された.1か月後の心電図は正常で,異常Q波は認められない.

表25 12誘導心電図と梗塞部位,責任冠動脈の関係

	前壁中隔梗塞	広汎前壁中隔梗塞	高位側壁梗塞	側壁梗塞	純粋後壁梗塞	下壁梗塞	右室梗塞
I		○	○	○			
aV_L		○	○				
II						○	○
III						○	○
aV_F						○	○
V_1	○	○			●		(○)
V_2	○	○			●		
V_3	○	○			●		
V_4		○					
V_5		○		○			
V_6		○		○			
V_3R							○
V_4R							○
左前下行枝	■■■■■■■■■■					
左回旋枝		■■■■■■■■			
右冠動脈				■■■■■■■	

(●は鏡像変化)

は後壁の異常Q波が,対側のV_1誘導に電気的に逆の形で表現されるためである.

前下行枝が心尖部を回り込み,下壁の一部を灌流することがしばしば認められるが,この場合は前下行枝が責任冠動脈であってもII,III,aV_F誘導にも変化がみられる.下壁梗塞の場合,責任冠動脈は解剖学的な支配領域の関係で,右冠動脈の場合も,また回旋枝の場合もありうる.下壁誘導(II,III,aV_F)の変化に側壁誘導(I,aV_L,V_5,V_6)の変化を伴う場合は,回旋枝が責任冠動脈であることが多い.右冠動脈からは右心室を灌流する右室枝が分岐しており,右冠動脈近位部の閉塞ではこの右室枝も閉塞し,右室梗塞を合併する場合がある.下壁梗塞と診断した場合,右側胸部誘導を必ず記録し,V_3RやV_4RでのST上昇の有無を確認する.図64～68に下壁梗塞,前壁梗塞,側壁梗塞,高位後壁梗塞,心内膜下梗塞,右室梗塞の典型的な心電図を示す.

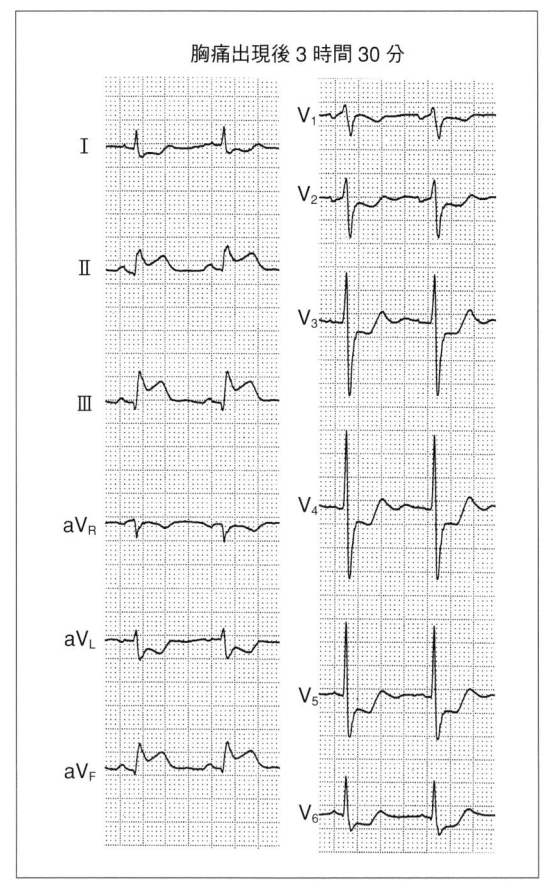

図64　急性下壁心筋梗塞症の心電図所見(64歳女性)

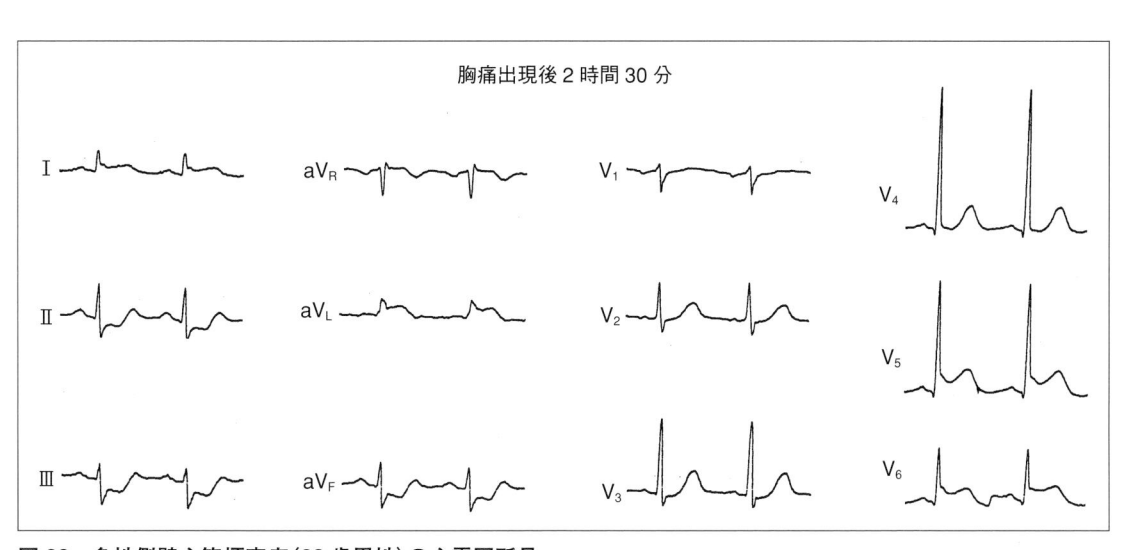

図65　急性前壁心筋梗塞症(56歳男性)の心電図所見

図66　急性側壁心筋梗塞症(68歳男性)の心電図所見

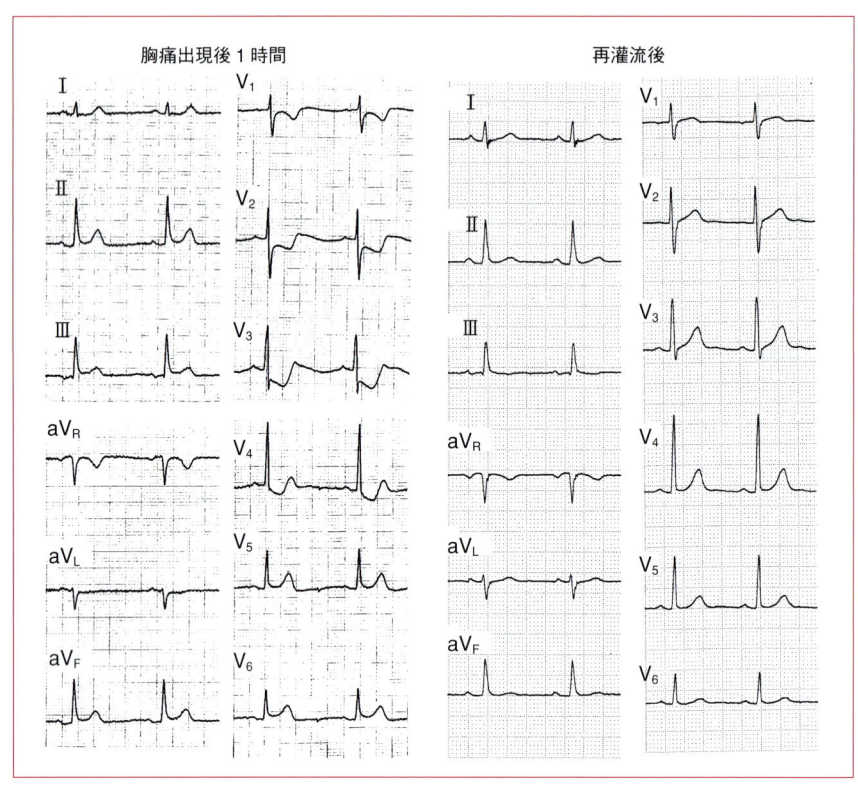

図67　高位後壁心筋梗塞症の心電図所見(63歳女性)

b. 血液検査所見

1) 白血球増加

AMI発症後2時間以内より認めるが，非特異的である．2〜4日でピークに達し，約1週間で正常化する．

2) 生化学的マーカー

心筋が壊死に陥ると，分子量の大きい心筋マーカーが流血中に逸脱する．ミオグロビン，トロポニンTおよびI，CK，CK-MB，GOT，LDH，ミオシン軽鎖などが心筋マーカーとして用いられている．各マーカーには疾患特異性や発症から上昇するまでの時間，期間にそれぞれ特徴がある．

AMIの早期診断には，発症後ごく早期から上昇し，全血を用いベッドサイドにて直ちに測定可能なマーカーが望ましいが，現時点では理想的なものはない．最も早期に，かつ特異性のあるトロポニンTも異常値を呈するのは発症3時間以上である．

図69に主な心筋マーカーの経時的変化を，表26にその特徴を示す．早期診断において有用性が低くとも，心筋に特異性のあるものは確定診断に役立つ．特に数日経ってから来院した場合の確定診断に，ミオシン軽鎖やトロポニンIは重要である．

なお閉塞冠動脈が再灌流されると，心筋マーカーのピーク値到達時間は早くなり，またwash-out効果により，ピーク値自体も大きくなる．

3) 脳性(B型)ナトリウム利尿ペプチド(BNP)

BNPは主として心室で合成，分泌されるペプチドで，ナトリウム利尿作用のほか，血管拡張作用，レニン-アンジオテンシン拮抗作用などを有する．心不全例では血漿BNP濃度が増加するが，AMIの経過中にも増加することが明らかにされている．BNPの増加パターンは二相性を示し，発症直後に最初のピークを，1週間前後に2回目のピークを形成する(図70)．前者は急性期反応物質としての上昇で，後者は心室リモデリング過程の上昇と考えられている．発症1週間前後

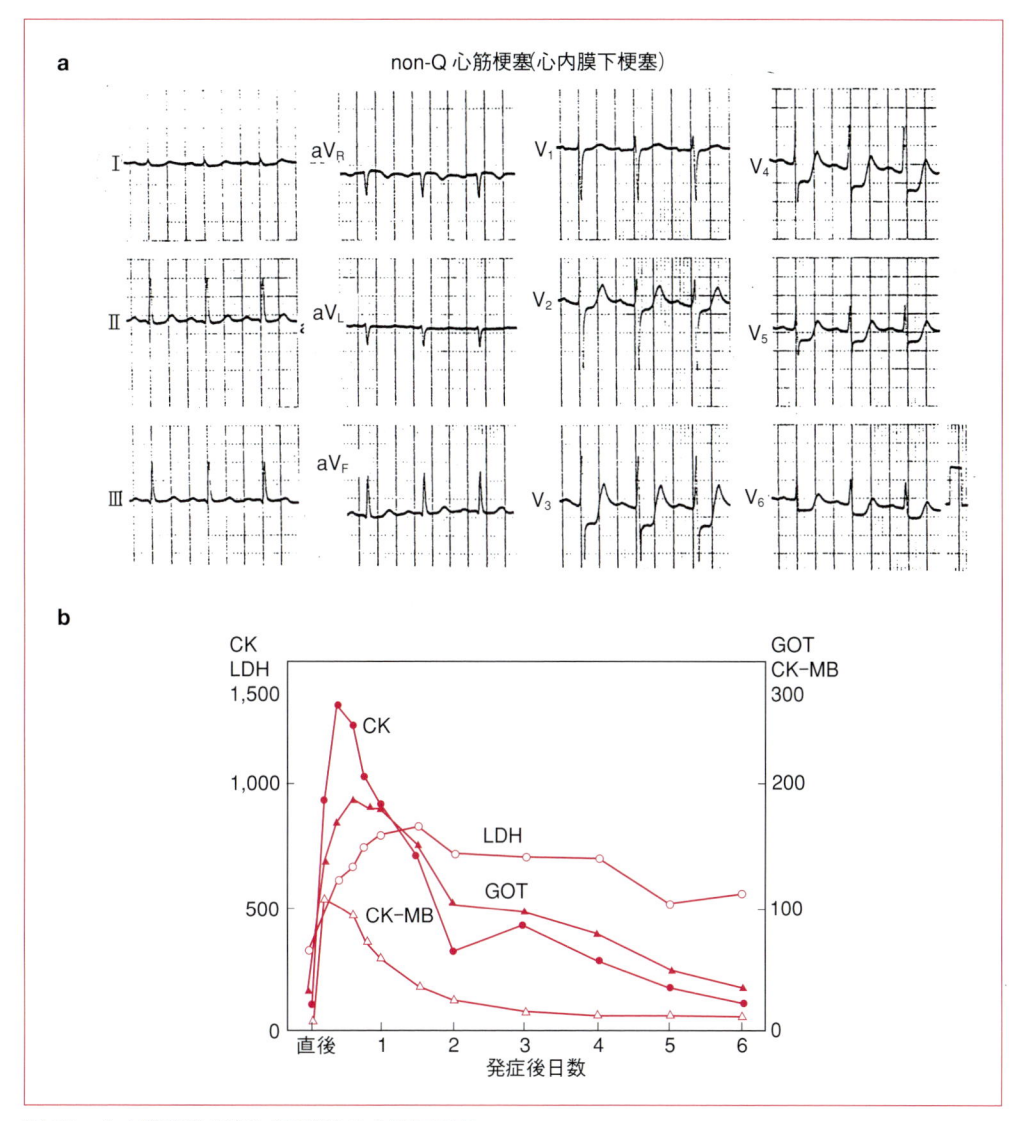

図68 心内膜梗塞症（62歳男性）の心電図所見

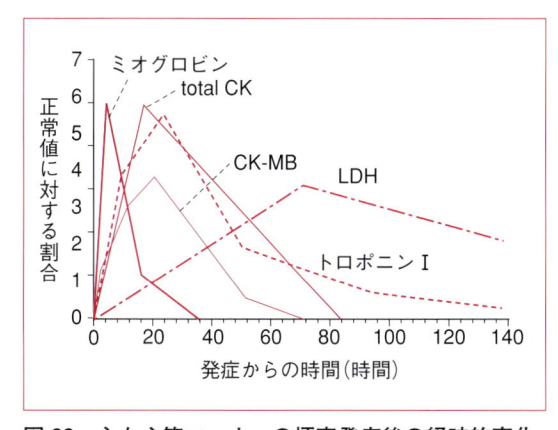

図69 主な心筋マーカーの梗塞発症後の経時的変化

の血漿BNP濃度は梗塞後の心筋傷害/再構築の程度を反映し，高い例ほど心室リモデリングが顕著で，予後も不良となる．BNPは心不全例のみでなく，心筋梗塞例の予後も反映する生化学的マーカーとして有用である．

c. 画像診断
1）胸部X線写真
左心機能の障害の程度により，肺うっ血と心拡大の心不全像を呈する．心不全のない例では特異的所見はない．

表26 心筋マーカーの特徴

	上昇までの時間	ピークに達する時間	正常化までの時間	心筋の特異性	特徴
ミオグロビン	1〜4時間	5〜10時間	1〜3日	低い	
CK	4〜6時間	8〜15時間	1〜3日	低い	
CK-MB	3〜12時間	24時間	2〜3日	高い	total CKが上昇すれば相対的に上昇するため，CKとの比率で判断する．10%以上を異常とする．
ミオシン軽鎖	6〜12時間	2〜4日	6〜12日	高い	梗塞発症後数日を経過した例の診断に有効．
心筋トロポニンI	3〜12時間	24時間	5〜10日	高い	早期例にも，梗塞発症後数日を経過した例の診断にも有効．
心筋トロポニンT		12〜48時間	5〜14日		
GOT	4〜10時間	12〜30時間	3〜4日	低い	
LDH	6〜12時間	30〜60時間	4〜10日	低い	

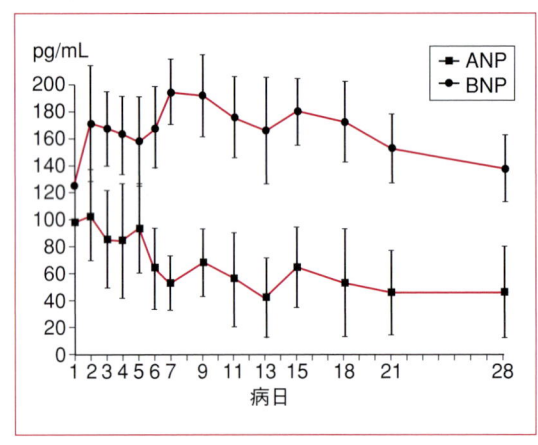

図70 血漿BNP濃度の経時的変化
発症直後に最初のピークを，1週間前後に2回目のピークを形成する．

2）心臓超音波検査

局所性心室壁運動異常は心筋虚血をよく反映するが，心臓超音波法によりベッドサイドにて簡便かつ非侵襲的に観察することができる．貫壁性梗塞の場合，壁運動異常がほとんど全例で観察される．非貫壁性梗塞であっても2/3以上の例で観察される．超音波検査は急性心筋梗塞ガイドラインで以下に示す診断・評価においてクラスIと位置づけられている．(1)標準的診断法で確定できないが急性心筋梗塞が疑われる患者の診断．(2)心筋虚血に曝されている領域の評価．(3)梗塞急性期における左心機能の評価．(4)下壁梗塞で右室梗塞の合併する可能性がある患者の診断．(5)機械的合併症（自由壁破裂，乳頭筋断裂や機能不全による急性僧帽弁逆流，心室中隔穿孔）の診断．

(6)左室壁在血栓の診断．局所壁運動異常による急性心筋梗塞の診断率は90%を超え，心電図診断やマーカーの診断が困難な場合も有用である．

3）心筋シンチグラフィ

テクネシウム99m(^{99m}Tc)ピロリン酸は梗塞部に集積し，梗塞の確定診断に有用である．タリウム201(^{201}Tl)や^{99m}Tc-MIBI，^{99m}Tcテトロフォスミンは心筋血流を表し，梗塞部の範囲の推定などに有用である．しかし，シンチグラムは撮像にシールドされた施設が必要で，急性期の検査としては適さない．ただし再分布のない血流イメージング製剤(^{99m}Tc-MIBI，^{99m}Tcテトロフォスミン)は，再灌流療法施行後に再灌流前の梗塞領域が撮像でき，急性期の血流情報を得ることができる．

4）冠動脈造影

冠動脈閉塞部の診断とともに，血栓溶解療法の効果判定，血栓溶解薬の冠動脈内注入，経皮的冠動脈形成術(PTCA)などを目的として行われる．

最近の造影技術等の進歩により，待機的冠動脈造影検査とほぼ同様に安全に施行可能である．しかしながらAMI急性期は血行動態のみでなく電気的にも不安定であるため，検査中に急激な心不全の増悪や致死的心室性不整脈も起こりうる．したがって専門施設において専門医療チームによって行われるべきである．

急性期冠動脈造影所見の検討では，発症4時間以内に検査が施行された例の86%にて梗塞責任冠動脈の完全閉塞を認め，一方，6〜12時間に施行された例では68%に，12〜24時間に施行された例では65%に完全閉塞を認めている（図52）．つまりAMIは冠動脈の血栓性閉塞により発症す

表27 Killip分類と院内死亡率

Killip 分類(症例の比率)		原著死亡率(Killip) (1967年)	血栓溶解療法導入後 (1992～1994年)	primary PCI 時代 (1999～2001年)
I	心不全徴候なし(68～74%)	6%	5%	2.4～3.7%
II	軽～中等度の心不全(19～21%) (湿性ラ音聴取域：全肺野の50%未満)	17%	21%	7～16%
III	肺水腫(19～21%) (湿性ラ音聴取域：全肺野の50%以上)	38%	35%	19～24%
IV	心原性ショック(2～3%)	81%	67%	61%

〔Circulation 2008；72：(Suppl IV)1381 より引用〕

るが，時間とともに自然開通する例が多くなる．

［梗塞責任冠動脈の評価］ 冠動脈狭窄度とともに，閉塞部(狭窄部)末梢の血流程度を評価する．血栓溶解療法の効果判定を目的とし，TIMI (thrombolysis in myocardial infarction)研究グループにより提唱された評価で，TIMI 分類として広く用いられている(冠動脈造影法の項，p.283，表1参照)．

注意すべきこととして，重症多枝病変例では，梗塞責任冠動脈および部位の同定が困難なことがある．特に心筋梗塞既往例の新たなAMI発症では，心電図変化(ST 上昇の誘導)に注意して，梗塞責任部位を検討する．

5) 心臓 MRI

MRI 画像は，梗塞の局在と大きさ，虚血領域の同定，再灌流心筋の同定に有用である．また，心筋の組織的情報，例えば浮腫，線維化の状態，壁厚や肥大の程度なども同定できる．しかし，MRI 検査室への患者移動が必要なため急性期の適用は限られる．逆に亜急性期から慢性期にかけて，心筋の状態を詳細に検討するのに優れている．

7 診断

a. AMIの診断

持続性胸痛，心電図変化，血中心筋マーカーの上昇により診断する．心臓超音波検査も診断補助法として有用である．

上記のように，心電図診断は必ずしも容易でない場合があり，また血中マーカーの上昇は発症後3～5時間以降である．したがって，早期診断には病歴聴取が最も重要である．特に複数の冠危険因子を有し，冷汗を伴う持続性胸痛を訴える例で

はAMIを常に念頭に置き，心電図，胸部X線写真，採血，採尿，心臓超音波検査を進める．症例によっては，診断のために緊急冠動脈造影が必要な場合もある．

同時にAMIの部位診断，および心不全や不整脈などの合併症の診断も行う．

b. 重症度診断

心不全の有無と程度を診断する．Killip 分類が有用で，聴診所見と末梢循環不全の有無により判定する(表27)．

c. 鑑別診断(表24)

鑑別すべき最も重要な疾患は急性大動脈解離(解離性大動脈瘤)で，常に念頭においておく．これはAMI早期に行われる血栓溶解療法が急性大動脈解離では禁忌であるためである．胸痛とともに循環動態が悪化する疾患として肺梗塞がある．超音波検査が鑑別診断に有用で，急性大動脈解離においては血管内フラップが，肺梗塞においては右室負荷像が観察される．

8 管理・治療

AMIによる死亡は，最近の治療法/管理法の発達により大きく減少している(図71)．冠動脈疾患集中治療室(coronary care unit；CCU)の整備により急性期の不整脈死は著明に減少し，アスピリンやβ遮断薬の投与により死亡率はさらに低下した．また，最近の早期再灌流療法により死亡率が低下するとともに，退院後のQOLも著明に改善された．

これまで，AMIをどう治療するか各病院が体

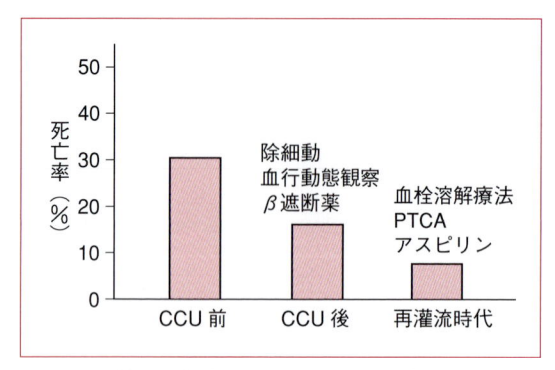

図71 急性心筋梗塞症の短期死亡率の変遷

制を整えて対応してきた．しかし，早期再灌流が最も有効な治療であるが明らかにされ，早期再灌流治療からCCU管理，緊急手術に対応可能なAMIセンターを中心とした地域全体のシステム構築の重要性が指摘されている．すなわちAMI発症時の症状の認識と救急システム(EMS)への通報，EMSによる初期診断と初期治療・搬送先の選定とAMI治療チームの招集，病院到着後の迅速な診断と再灌流治療，その後のCCU管理と二次予防がシステムを構成する．このためには，症状の認識のための社会全体のキャンペーンとともに，地域で高リスク患者(高血圧・糖尿病・高脂血症など)を治療している一般医による患者教育が必要であり，心電図判読可能または伝送可能なEMSの教育・システム作り，24時間緊急治療可能なAMIセンター(いくつかの施設の協働も可能)構築が必要になる．この全体が有機的に機能することで，発症から再灌流までの時間を短縮することが，初めて可能となる．日本の2010年ガイドラインは到達目標として，発症から再灌流までを120分，EMS接触時から再灌流までの目標時間を血栓溶解療法なら30分/PCIの場合は90分とし，システム全体で心筋の総虚血時間を減らすために取り組むべきとした(図72)．

【AMI治療のポイント】
①適応があれば早期に再灌流療法を行う．
②合併症に的確に対処する．
③心不全および左室リモデリング予防を適切に行う．

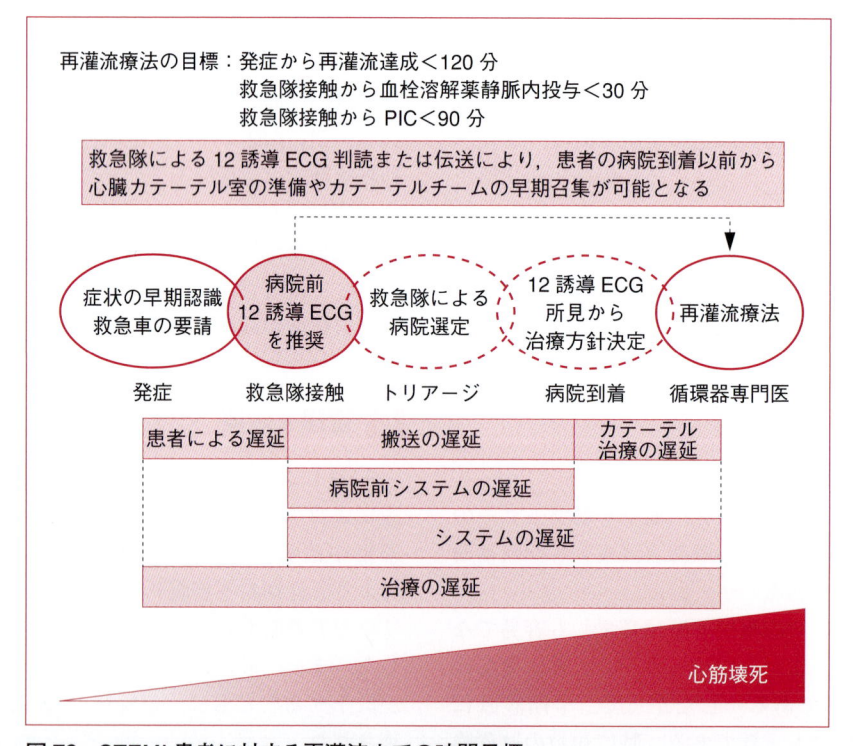

図72 STEMI患者に対する再灌流までの時間目標
(日本蘇生協議会・日本救急医療財団(監修)：JRC蘇生ガイドライン2010，第5章，p243より)

④再発予防のための生活習慣の改善指導と適切な投薬を行う（二次予防）．

a. 病院到達前の治療

発症から病院到着までには多くの解決すべき問題がある．

〔AMI発症直後の死亡〕 30～40％の患者は発症直後に突然死する．80％以上は心室細動により，残りが心停止による．発症直後の死亡を減らすには，bystander CPR（その場に居合わせた人による心肺蘇生法）と，救急救命士による早期除細動が不可欠である．わが国でも自動体外式除細動器（automated external defibrillator；AED）が駅，空港，公共施設や学校などに設置されるようになり，心肺蘇生法（cardiopulmonary resuscitation；CPR）教育の普及とあいまってbystander CPRの施行率が年々増加している．最近わが国の大規模観察研究から，目撃された成人の心停止に対するbystanderによる蘇生法は，胸骨圧迫のみの蘇生法が口対口人工呼吸を組み合わせた蘇生法と同程度以上の効果があることが明らかにされた．

〔受診までの時間〕 再灌流療法の効果が認められるのは，発症後12時間までであり，早ければ早いほど効果は大きい．症状発現から治療開始までの時間を，①患者が病院受診を決断するまでの時間，②病院までの到達時間，③診断から治療開始までの時間，に分けて検討した報告では，①が最も長かったと報告されている．心筋梗塞に関する教育啓蒙活動の重要性を示している．

〔救急車での搬送〕

患者が救急車を利用した場合，救急車内での治療としては酸素投与が主なものであるが，JRCガイドライン2010では，すべての患者への酸素投与を推奨してはいない．酸素投与は呼吸困難，低酸素血症，心不全やショックの徴候があれば投与開始としている．また，治療ではないが，救急車内での12誘導心電図判読または電送を推奨している．これにより救急車内でSTEMIが診断され，再灌流治療可能病院への直接搬送が可能になると同時に，その時点で心臓カテーテル室の準備が始まることにより再灌流までの時間短縮が期待できる（図72）．

b. 初期治療と患者搬送

最初に受診する施設は必ずしも循環器専門施設とは限らず，むしろかかりつけ医や地域の救急病院を受診することが多い．これらの施設における初期診断，初期治療，専門施設への搬送は非常に重要となる．

図73に初期診断，初期治療の流れを示す．

診断確定後，再灌流療法の適応について検討する．再灌流療法が実施困難な施設では，専門施設への搬送が必要である．再灌流治療の適応がなくても，不整脈や心不全などの合併症への対処が重要であり，急性期は専門施設での治療が望ましい．搬送中は不整脈による急変に備え，心電図モニタ，血圧計，酸素飽和度モニタ，電気的除細動器が必要である．

c. 再灌流療法

閉塞冠動脈を血栓溶解薬または冠動脈形成術により再開通させる治療法である．表28に再開通法を示す．主に末梢静脈から血栓溶解薬を投与する血栓溶解療法と，緊急に心臓カテーテル検査を施行して引き続き冠動脈形成術を行うプライマリPCIの2つの方法がある．AMIの治療は発症からいかに早く閉塞血管を再開通させるかが最も重要である．同時に発症から治療までの時間が予後規定の最大の因子であり，これを短縮するためには，施設の能力や地域の特性に応じたシステムが重要である（表29，図74）（前述）．

1）再灌流療法の効果

血栓溶解療法，PCIを問わず，早期のTIMI 3（冠動脈造影で造影遅延なく末梢まで造影される状態）回復は短期，および1年の長期予後を有意に改善する．無作為臨床試験の解析結果ではPCIの死亡率減少における有効性は発症60分以内にPCIが可能な場合に得られる．

2）再灌流療法の目標

TIMI 3の血流を目標とする．血栓溶解療法では40～50％の例で，primary PCIでは95％以上の例でTIMI 3血流が得られる．

3）血栓溶解療法

わが国では，urokinase（UK），組織型プラスミノゲン・アクチベータ（tPA），が使用可能である．tPAはすべての製剤がrecombinant（合成型）

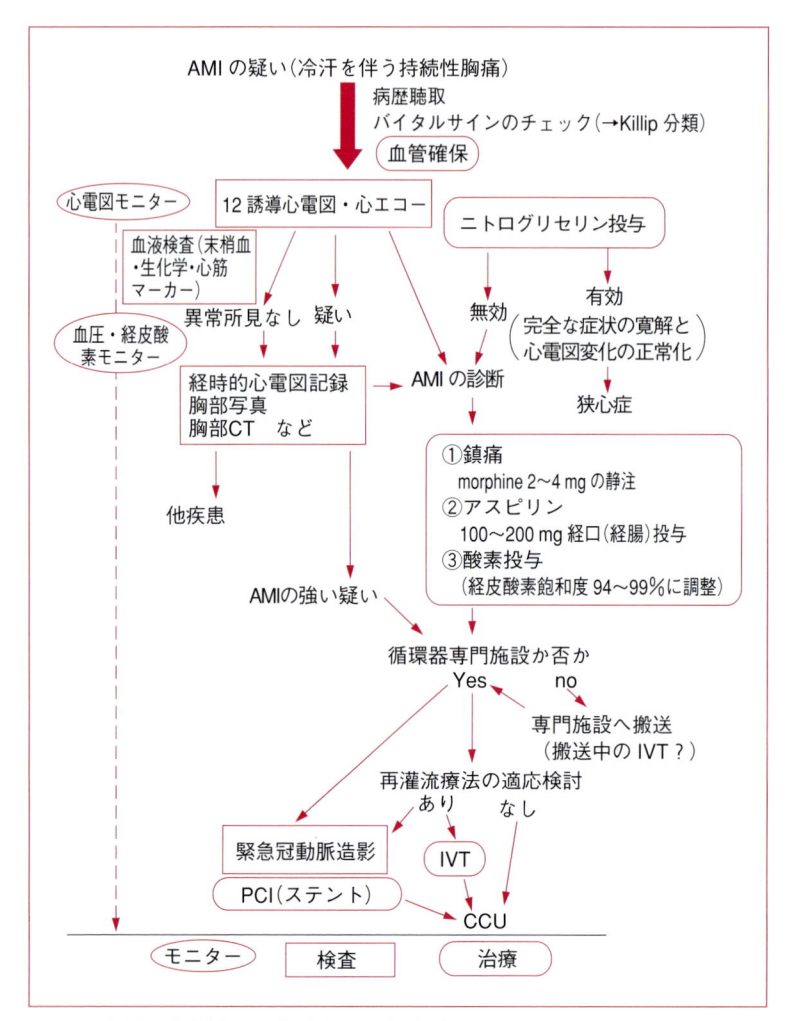

図73 急性心筋梗塞の初期診断と初期治療

表28 閉塞冠動脈に対する再灌流療法

治療法	内容	再疎通率	利点	欠点
Primary PCI	閉塞部位に直接経皮的冠動脈形成術を行う方法.	95％以上	・高い再疎通率 ・再閉塞が少ない ・出血合併症が少ない	・熟練したスタッフ必要 ・カテーテル設備必要 ・再灌流まで時間がかかる
ICT (intra-coronary thrombolysis)	血栓溶解薬を冠動脈内に投与する方法	70％前後	・解剖的にPCIに適さない病変に施行可能 ・IVTよりは高い再疎通率	・カテーテル設備必要 ・再閉塞が多い ・出血性合併症
IVT (intra-venous thrombolysis)	血栓溶解薬を静脈内に投与する方法. 最近単回投与可能な製剤が使用可能になった.	50～70％	・カテーテル設備不要 ・より早く施行できる	・出血性合併症 ・低い再疎通率 ・再閉塞が多い
IVT + PCI (Facilitated PCI)	診断がついたらまず血栓溶解薬を静脈内投与し, 準備できしだいカテーテルを行う. 必要に応じてPTCAを追加	95％以上	・Primary PCIより早い再疎通が得られる例が増加	・カテーテル時の出血合併症増加 ・高コスト ・他の治療法に比較して予後を改善する根拠なし

表29 再灌流治療選択における基本的考え方

STEP 1：時間とリスクの評価
- 症状発現からの時間
- STEMI のリスク評価（ショックの有無など）
- 血栓溶解のリスク評価
- 熟練した PCI 施設への搬送時間

STEP 2：血栓溶解か PCI のどちらがよりよいか
- 発症 3 時間以内で，PCI が遅延無く施行可能ならどちらを選択してもよい

血栓溶解＞PCI
- 発症から早期（発症 3 時間以内で PCI 施行は時間がかかる場合）
- PCI が選択されない場合
  カテ室が使用中または使用不可能
  血管アクセスが困難
  熟練した PCI 施設へ搬送困難
- PCI まで時間がかかる場合
  搬送時間が長い
  Door to balloon 時間-door to needle 時間が 1 時間以上
  Contact to balloon または door to balloon 時間が 90 分以上

PCI＞血栓溶解
- 熟練した PCI チームが外科バックアップ下で治療できる場合
  熟練した PCI チーム
  Door to balloon 時間-door to needle 時間が 1 時間以内
  Contact to balloon または door to balloon 時間が 90 分以内
- ハイリスク STEMI
  心原性ショック
  Killip クラス 3 以上
- 血栓溶解の禁忌例，出血/脳内出血リスクの高い例
- 症状発現から時間が経過している例
  症状発現から 3 時間以上
- STEMI の診断が確実でない場合

＊熟練した PCI チーム：術者が年間 75 例以上のプライマリ PCI 経験
　　　　　　　　　　　チームとして年間 36 例以上

（Braunwald's Heart Disease E-Book より）

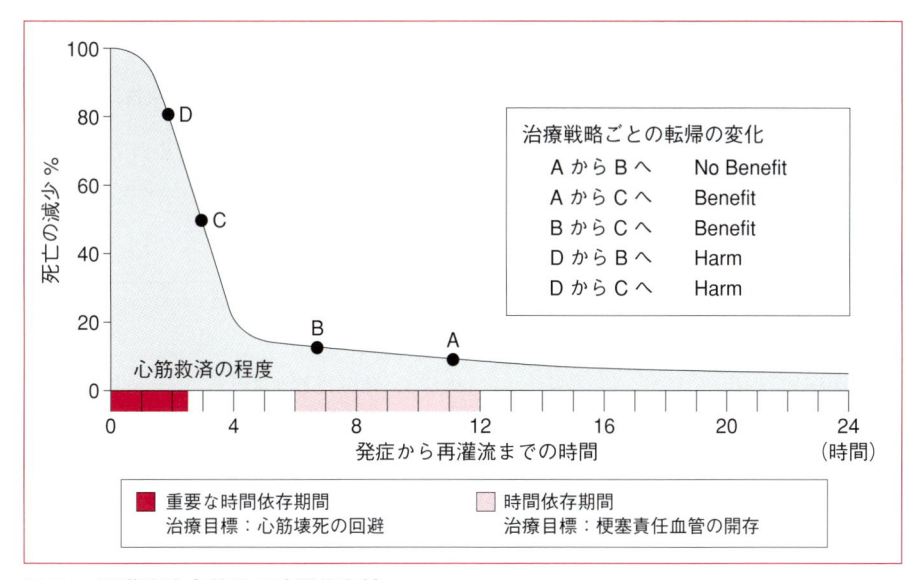

図74　再灌流治療効果の時間依存性

症状出現（発症）から再灌流までの時間，死亡率の改善効果，心筋壊死からの救済についての理論的関係．再灌流療法の死亡率軽減効果は発症から 2～3 時間以内が最も高いが，これは心筋壊死を防ぐことによるとされる．

(Gersh BJ, Stone GW, white HD, et al : Pharmacological facilitation of primary percutaneous coronary intervention for acute myocardial infarction : is the slope of the curve the shape of the future? JAMA 2005 ; 293 : 979-986)

である．血栓に親和性が高く，静脈内投与で効果が期待される．UK を静脈内投与する場合は，α_2 プラスミンインヒビターに拮抗するため，大量の投与を要する．副作用として出血に特に注意を要する．

図75 に急性下壁心筋梗塞の実例を示す．UK の冠動脈内投与により，右冠動脈閉塞が再開通されている．閉塞部形態の変化と，血栓と思われる末梢の透亮像が注目される．

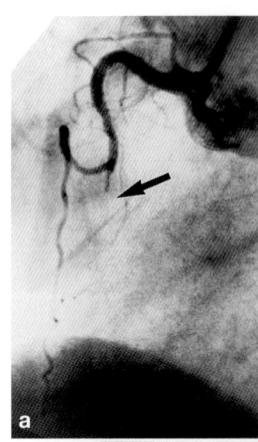

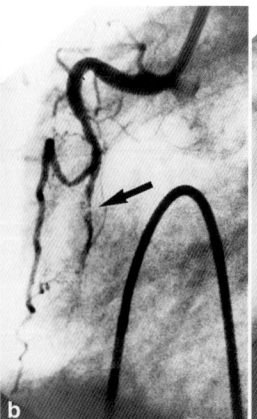

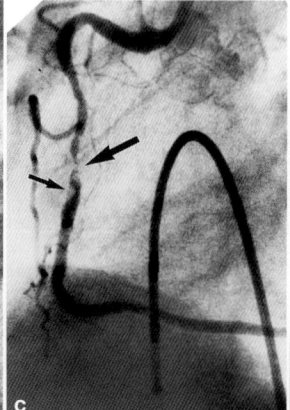

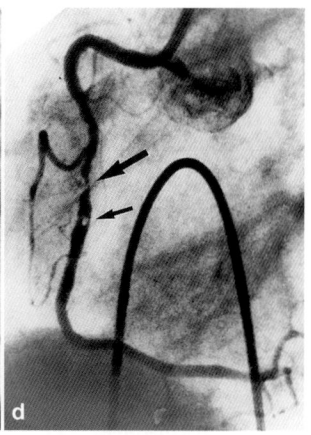

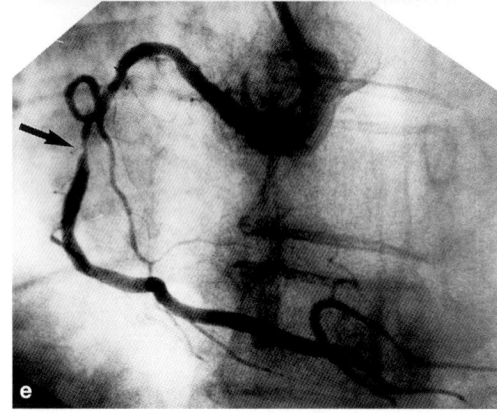

図75 急性下壁心筋梗塞症(66歳女性)
ウロキナーゼ(UK)の冠動脈内投与により,右冠動脈閉塞が解除されている(a. コントロール,b. UK 24万単位,c. および d. UK 48万単位,e. 1か月後).

表30 血栓溶解療法

(1) 血栓溶解療法の禁忌
 A. 絶対的禁忌
  1. 頭蓋内出血の既往(時期を問わず),6か月以内の脳梗塞
  2. 既知の頭蓋内新生物,動静脈奇形
  3. 活動性出血
  4. 大動脈解離およびその疑い
 B. 相対的禁忌
  1. コントロール不良の重症高血圧(180/110 mmHg 以上)
  2. 禁忌に属さない脳血管障害の既往
  3. 出血性素因,抗凝固療法中
  4. 頭部外傷,長時間(10分以上)の心肺蘇生法,または大手術(3週間未満)などの最近の外傷既往(2〜4週間以内)
  5. 圧迫困難な血管穿刺
  6. 最近(2〜4週以内)の内出血
  7. 線溶薬に対する過敏反応
  8. 妊娠
  9. 活動性消化管出血
  10. 慢性重症高血圧の既往

(2) 血栓溶解療法の適応
適応
クラスⅠ
  1. 発症12時間以内で,0.1 mV 以上の ST 上昇が2つ以上の隣接した誘導*で認められる75歳未満の患者(レベル A)
  2. 発症12時間以内で,新規左脚ブロックが認められる75歳未満の患者(レベル A)
  *universal definition では,STEMI の診断における ST 上昇のカットオフ値は年齢,性別,誘導により異なるが,本ガイドラインでは従来からのエビデンスに基づくカットオフ値を用いた.
クラスⅡa
  1. 発症12時間以内の純後壁梗塞患者(レベル C)
  2. 発症12時間から24時間以内で虚血症状および ST 上昇が持続する患者(レベル B)
クラスⅢ
  1. 症状が消失し,治療までに24時間以上経過した患者(レベル C)
  2. 後壁梗塞が除外された非 ST 上昇型急性冠症候群の患者(レベル A)

〔循環器病の診断と治療に関するガイドライン.ST 上昇型急性心筋梗塞の診療に関するガイドライン(2013年改訂版) http://www.j-circ.or.jp/guideline/pdf/JCS2013_kimura_h.pdf(2014年3月閲覧)より引用〕

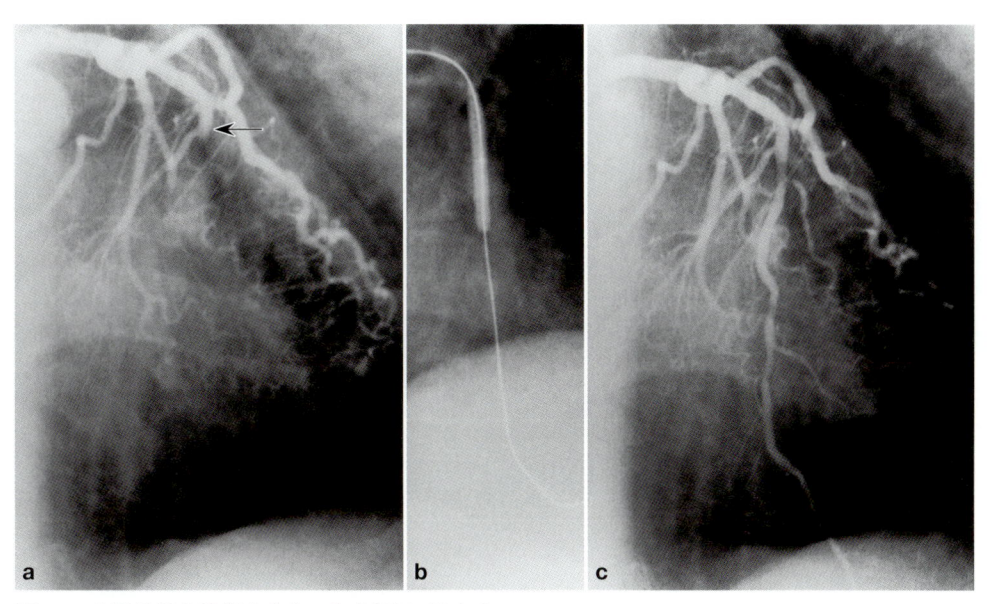

図76 急性前壁心筋梗塞症（54歳女性）に対するprimary PTCA
左冠動脈前下行枝は閉塞していたが（a：矢印），バルーン拡張により，血流が得られるとともに狭窄も解除された（a. コントロール，b. PTCA，c. PTCA後）．

4）血栓溶解療法の適応と禁忌
日本循環器学会の診療ガイドラインによる血栓溶解療法の適応と禁忌を示す（表30）．

5）冠動脈インターベンション（primary PCI）
血栓溶解療法に比較して，準備やスタッフなどの問題から，再灌流までに時間を要することが最大の欠点で，本法の特徴でもある高い再灌流効果（TIMI 3血流の比率）をうち消しかねないことが懸念される．病院内の体制を整えるとともに，救急車内で12誘導心電図を記録して早期診断を行い心カテ室の準備を始めるなどの，救急システムを含む取り組みが求められている．

図76に急性前壁心筋梗塞に対する治療の実例を示す．PTCA後により再灌流のみでなく，閉塞部の狭窄も解除されている．

6）血栓溶解療法か冠動脈形成術か
IVTとprimary PCIの効果を比較すると，primary PCIが施行可能な施設では，後者が優れている．IVTに比較して再灌流までの時間が30分程度遅くなる点を除けば，primary PCIの再灌流成功率は高く，かつ再閉塞率は少なく，さらに出血性合併症の危険が少ない点で優れている．実際にIVTとprimary PTCAを比較したメタアナリシスでは，primary PCIが治療後の院内死亡，再

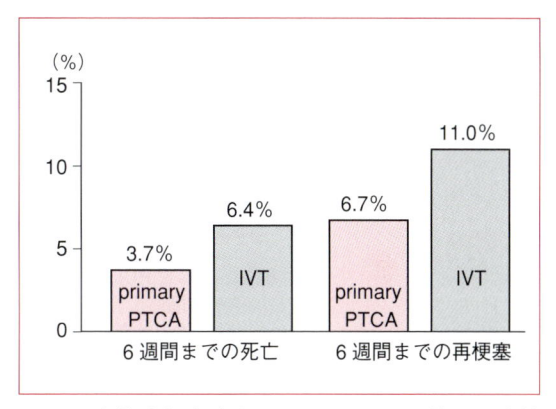

図77 血栓溶解療法とprimary PTCAの効果の比較（メタアナリシス）(Michels, 1995)

入院を減少させている（図77）．

待機的PCIと同様にステントも使用される．図78に実例を示すが，閉塞部は完全に形成され，十分な血管内径が得られている．ステント使用により初期成功率がより高くなり，遠隔期の再狭窄率が低くなることが示されている．最近ではPCIに先行して血栓吸引も行われている．また，血管拡張またはステント留置時に末梢への血栓やプラークの内容物などをトラップするためのデバイスなども用いられている．

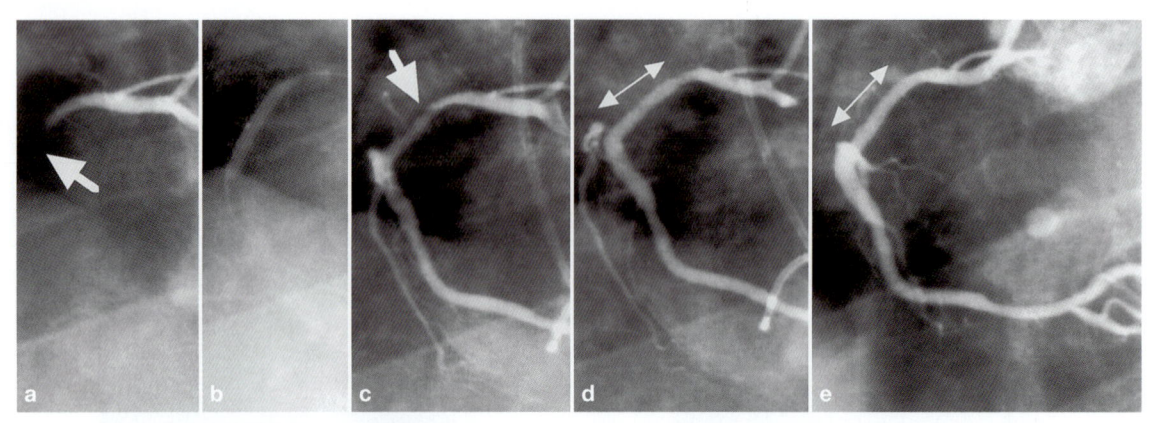

図 78　primary PTCA 後のステント留置
閉塞部は完全に形成され，十分な血管内径が得られている．
a. コントロール，b. PTCA，c. 解離形成（矢印），d. ステント留置．e. 1 か月後

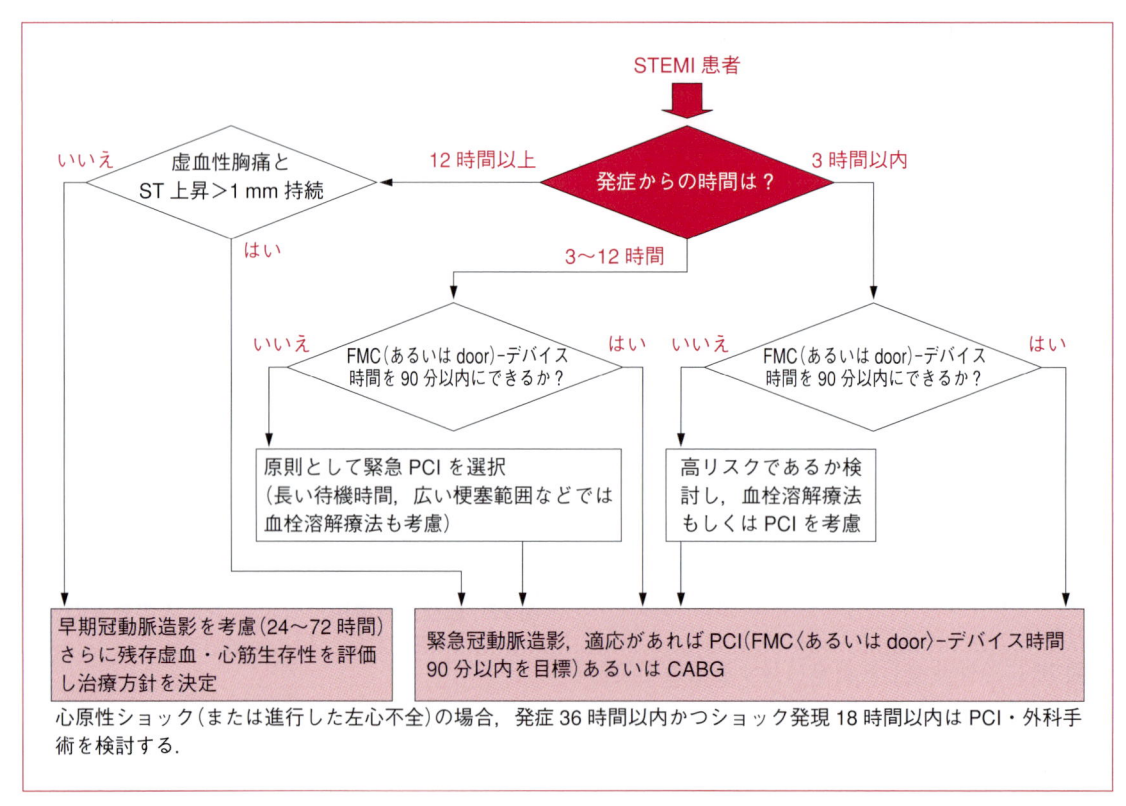

図 79　緊急 PCI が施行可能な施設における STEMI への対応アルゴリズム
〔循環器病の診断と治療に関するガイドライン．ST 上昇型急性心筋梗塞の診療に関するガイドライン（2013 年改訂版）　http://www.j-circ.or.jp/guideline/pdf/JCS2013_kimura_h.pdf（2014 年 3 月閲覧）より引用〕

　問題として，すべての施設で，24 時間いつでも primary PCI が施行可能な体制にあるわけではないことがある．Primary PCI にこだわり，再灌流までの時間が遅れることがあってはならない（図 79，80）．

7）緊急バイパス手術

　以前は左冠動脈主幹部病変による AMI が適応とされてきたが，早期再灌流の目的から主幹部病変も PCI で治療されるようになった．PCI が不成功に終わった場合や，冠動脈が解剖学的などの

3. 心筋梗塞症

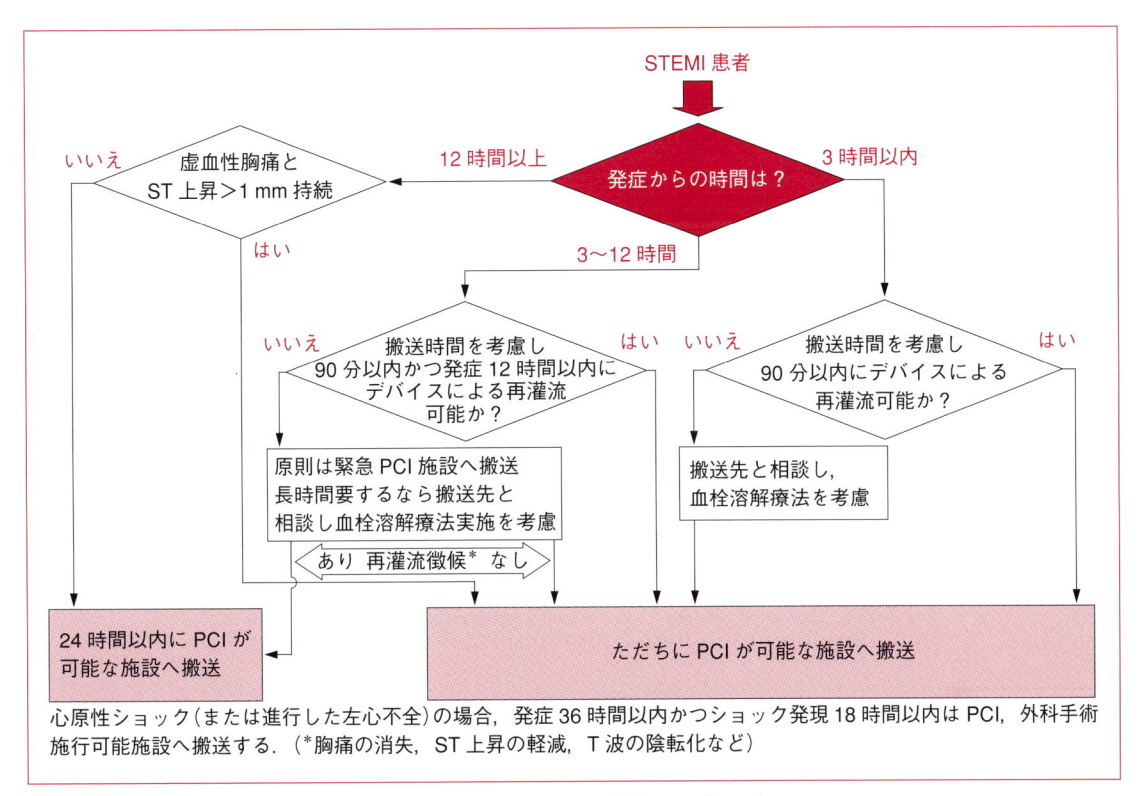

```
                    STEMI 患者
                        ↓
いいえ ← 虚血性胸痛と    12時間以上  発症からの時間は？  3時間以内
        ST上昇>1mm持続 ←─────────── ◇ ───────────→
              ↑ はい              3〜12時間
              │                      ↓
              │   いいえ  搬送時間を考慮し        はい  いいえ  搬送時間を考慮し   はい
              │  ←───── 90分以内かつ発症12時間以内に ──→      ←──── 90分以内にデバイスによる ────→
              │         デバイスによる再灌流              再灌流可能か？
              │         可能か？
              │            ↓ はい                            ↓ いいえ
              │     原則は緊急PCI施設へ搬送              搬送先と相談し，
              │     長時間要するなら搬送先と              血栓溶解療法を考慮
              │     相談し血栓溶解療法実施を考慮
              │         あり 再灌流徴候* なし
              ↓         ↓              ↓                      ↓
        24時間以内にPCIが                    ただちにPCIが可能な施設へ搬送
        可能な施設へ搬送
```

心原性ショック（または進行した左心不全）の場合，発症36時間以内かつショック発現18時間以内はPCI，外科手術施行可能施設へ搬送する．（*胸痛の消失，ST上昇の軽減，T波の陰転化など）

図80 緊急PCIが施行できない施設におけるSTEMIへの対応アルゴリズム
〔循環器病の診断と治療に関するガイドライン．ST上昇型急性心筋梗塞の診療に関するガイドライン（2013年改訂版） http://www.j-circ.or.jp/guideline/pdf/JCS2013_kimura_h.pdf（2014年3月閲覧）より引用〕

理由でPCIや血栓溶解療法ができない場合などに，患者の状態や虚血の程度などを参考にして行う．心室中隔穿孔や乳頭筋断裂といった合併症に対して緊急手術を行う場合も，冠動脈バイパスが追加されることがある．

8）再灌流傷害

再灌流療法直後に一過性に症状などの増悪がみられることがある．酸素ラジカルやCa過負荷が原因と考えられている．一方，primary PCIにより閉塞は解除されているにもかかわらず，末梢の血流が得られない場合がある．no reflow現象とよばれ，再灌流の効果を減弱させる一因となっている．現時点では明らかに再灌流傷害を防ぐ薬剤はないが，ポストコンディショニングという再灌流方法が注目されている．再灌流時に何度か閉塞と再灌流を短時間繰り返す方法で，peak CPK低下と左室駆出率改善に効果があったとするメタ解析結果がある（図81）．

d. 合併症と対策

AMIの合併症は発症後の時期と梗塞部位により特徴がある（表31）．起こりうる合併症を予測し，すばやい対策（治療）をとることが肝心である．

1）心不全と心原性ショック

梗塞により障害される範囲が大きいと，左室のポンプ機能は低下し，左心不全となる．特に広範前壁梗塞例の急性期に多い．

理学所見による心不全の程度の分類がKillip重症度分類（表27）で，重症になるほど死亡率は高くなる．最近のprimary PCIによる早期再灌流やCCU管理の発達により，クラスIV以外の死亡率はかなり改善されているが，クラスIVの死亡率は依然として高い．

心不全の血行動態は，Swan-Ganzカテーテルにより肺動脈楔入圧と心拍出量を測定し，Forrester分類に従い治療方針を決定する（図82）．

肺動脈楔入圧が高く，心拍出量が低いsubset IVでは血管拡張薬とカテコラミンなどの強心薬を

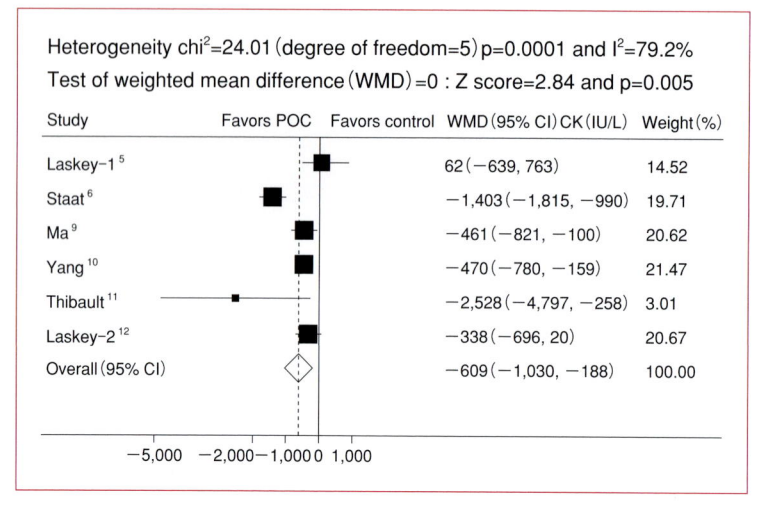

図81 primary PCI 施行時のポストコンディショニング効果
STEMI を primary PCI で治療した場合のピーク CK に対するポストコンディショニング(POC)効果のメタ解析．
(Hansen PR, Thibault H, Abdulla J : Postconditioning during primary percutaneous coronary intervention : a review and meta-analysis. Int J Cardiol 2010 ; 144 : 22-25)

表31 AMI の合併症

発病後の時期	梗塞部位
急性期(7日以内)	前壁
不整脈	心不全・ショック
心不全	心室性不整脈
ショック	心室瘤
心破裂	血栓塞栓症
血栓塞栓症	自由壁破裂・心室中隔
心膜炎　など	穿孔
亜急性期(1〜2週)	側壁
不整脈	副交感神経過緊張
心不全	乳頭筋不全・破裂
心室瘤	下壁
心膜炎(Dressler 症候群)	Bezold-Jarisch 反射
慢性期	房室ブロック
不整脈(突然死を含む)	右室梗塞
心不全	乳頭筋不全・破裂

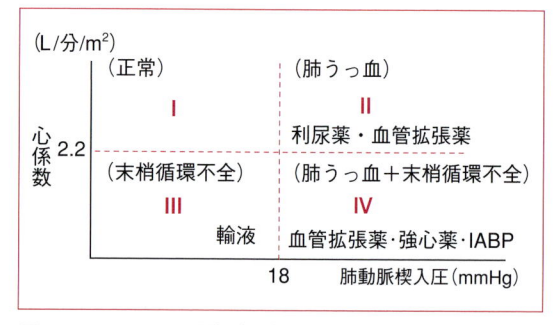

図82 Forrester 分類(評価と対策)

用いるが，強心薬は酸素消費量を増加し，健常部の過収縮により梗塞部の伸展を助長する可能性がある．後負荷を減少し，心筋，他臓器への灌流を増加する大動脈バルーンパンピング(IABP)を用いたほうがよい．

肺うっ血に低血圧を伴う場合も IABP のよい適応である．ジギタリスは虚血心筋には効果がなく，むしろ不整脈が発生しやすいため用いない．

発症早期から Killip 分類Ⅳ度の重症心不全症例では，早期再灌流，特に primary PCI が最も救命率の高い治療である．ただし，再灌流療法が積極的に行われ，補助循環が用いられるようになった最近でも死亡率は 50〜70％ と高い．

心破裂(心室中隔穿孔，乳頭筋断裂，自由壁破裂)による心不全は，内科的治療のみでは不可能であり，外科的修復が必要である．

2) 不整脈

AMI 急性期には，90％ 以上の例に何らかの不整脈が出現する．前壁梗塞例には心室性頻脈性不整脈が，下壁梗塞例には徐脈性不整脈が多い．また再灌流に伴い出現する不整脈もある．

①心室性不整脈

〔心室性期外収縮〕(premature ventricular contraction ; PVC)　発症後数日間は PVC が多く出

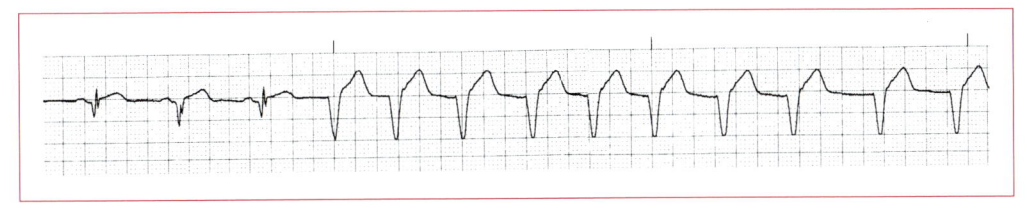

図83 前壁梗塞発症12時間後にみられた頻脈性心室調律

現する．①6個/分以上のPVC，②多源性PVC，③3連発以上のPVC(short run)，④R on T現象を示すPVCは，心室頻拍(VT)や心室細動(VF)に移行する可能性が高く，警告不整脈(warning arrhythmia)とよばれる．ただしVFの約半数は警告不整脈なしに起き，また予防的抗不整脈薬投与は予後を改善しないとされている．short runや多源性PVCが頻発する例では，amiodaroneを使用する場合もあるが，厳重な監視と，心室細動や心室頻拍が持続した場合の素早い対応が重要となる．

〔促進性心室固有調律〕(accelerated idioventricular rhythm；AIVR) 発症6〜12時間後に生じやすいAIVRは，血行動態の悪化をきたすことはまれで，経過観察のみとする．図83は前壁梗塞発症12時間後に認められたAIVRであるが，やがて自然消失した．

〔VT/VF〕 最も重篤な不整脈で，発症直後から1時間以内に多く，心臓性突然死の多くを占めている(図59)．CCUに収容された患者の死亡率はかなり減少したが，AMI全体の死亡率をさらに減少させるには，pre-hospitalの段階でいかに除細動するかにかかっている．

CCU収容後に認められたVFに対しては，まず胸骨圧迫を行い，直ちに除細動器の推奨エネルギー(単相性では360 J，二相性では200 J)で除細動を行う．なお，AMI急性期に心室性不整脈が頻発しても，慢性期に同様の不整脈が発生するとは限らない．

②徐脈性不整脈

特に下壁梗塞例では反射的副交感神経緊張により洞徐脈をきたしやすい．また房室結節の虚血のため，種々の程度の房室伝導障害をきたすことが多い(図60)．この場合の房室ブロックは一過性であることが多く，atropine投与で軽快しない場合は，一時的ペースメーカを使用する．

前壁梗塞に房室ブロックが合併した場合は死亡率が70〜80％と高い．これは，広範な梗塞により高度の心室内刺激伝導障害をきたすためで，たとえペースメーカを挿入して不整脈を治療したとしても，左室機能も高度に障害されるため予後は不良となる．広範前壁梗塞例で，右脚ブロックから左軸偏位を伴って2束ブロックを呈する場合に警戒する．この場合はprimary PCIの適応だが再灌流時に一時的にペースメーカをバックアップしておくとよい．

③上室性不整脈

頻脈型心房細動のために虚血が増悪する例ではverapamilなどの投与により心室拍数を減少させ，症例によっては電気的除細動を行う．広範前壁梗塞例が心機能低下を伴って心房細動を併発する場合は，amiodaroneが使いやすい．

④再灌流性不整脈

左冠動脈再灌流の場合はPVCやAIVRなどの心室性不整脈が，右冠動脈再灌流の場合は洞性徐脈や房室ブロックなどの徐脈性不整脈が一過性に出現することが多い．これらの不整脈は冠動脈再開通の徴候として重要であるが，一部の例ではVFとなる可能性もある．

3) 右室梗塞

下壁梗塞に伴い右室梗塞を合併することがある．これは冠動脈右室枝が右冠動脈中部より分枝するためである．心電図では右側胸部誘導(V_{3R}, V_{4R})でST上昇がみられ，超音波断層法で右心室自由壁の無収縮と右室拡大が観察される．右心カテーテルでは右心室拡張期圧が上昇し，dip and plateauを呈する(図84)．Kussmaul徴候や奇脈が観察されることもある．

右室梗塞の血行動態に及ぼす影響は低血圧である．血管拡張薬を投与すると著明な低血圧を呈す

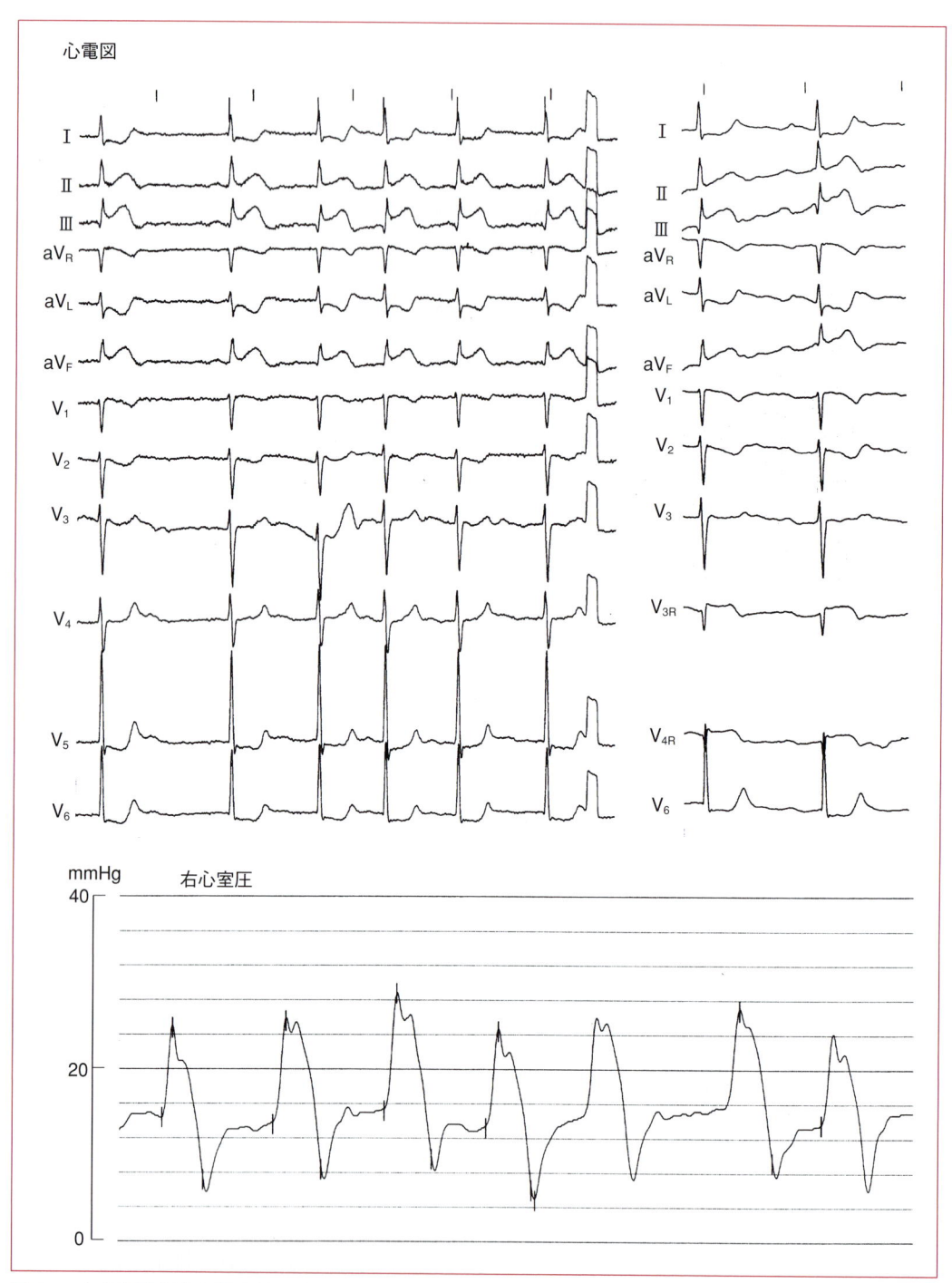

図84 右室梗塞例(66歳女性，急性下壁心筋梗塞症)の心電図(右側胸部誘導 V_{3R}，V_{4R} の ST 上昇)と右室圧波形(dip and plateau)

ることがあり，右室梗塞が疑われる患者への nitroglycerin 投与は禁忌である．治療の第一選択は輸液であるが，1,000 mL 以上の輸液で血圧が上昇しない場合はカテコラミンや IABP も使用する．それでも改善しなければ部分対外循環(partial cardio-pulmonary assist；PCPS)を使用

4) 心破裂

自由壁破裂，心室中隔穿孔，乳頭筋断裂をいう．高齢者で特に女性に多く，発症後1～5日に起きやすい．初回の広範な貫壁性梗塞で，高血圧を有し，発症直後に安静が保たれなかった例に起きやすい．いずれもIABPやPCPSを使用して循環を保ちながら早期に外科的処置を行う．

〔自由壁破裂〕 blow-out型の破裂は急激な心タンポナーデにより，無脈性電気活動（pulseless electrical activity；PEA）となる．ほとんどの例は頓死するが，心嚢穿刺，切開に続いてPCPSとIABPをすばやく開始し，外科的処置ができれば救命の可能性がある．図85は発症5日目に自由壁破裂のため突然死した下壁梗塞例の破裂部を示す．一方，oozing型では比較的に緩やかに心タンポナーデとなるが，やはり治療は素早い外科的処置が必要である．安定した血行動態で手術室に移動した場合は，救命の可能性がある．

〔心室中隔穿孔〕 急激に左右シャントを生じ，数時間から数日で両心不全をきたす．突然始まるthrillを伴う全収縮期雑音が特徴的で，カラードプラ法でシャント血流が証明できれば診断できる．急性期の手術治療が原則である．

〔乳頭筋断裂〕 後乳頭筋が断裂しやすく，右冠動脈または回旋枝の梗塞に合併しやすい．急激な僧帽弁逆流のため肺水腫となる．新たな全収縮期雑音が特徴的だが，ショックとなれば雑音が聴取されないこともある．超音波断層法では僧帽弁逸脱と断裂した弁下部組織が，カラードプラ法では逆流シグナルが観察される．図86に回旋枝領域心筋梗塞例の乳頭筋断裂の超音波断層法を示す．緊急的弁置換，弁形成術が必要である．

いずれの心破裂の場合も，破裂の修復とともに冠動脈造影が行われて，閉塞部位やその他の狭窄がわかっていれば，冠動脈バイパスも追加される．

5) 心膜炎

発症当日から6週間以内の比較的発症早期に認められるものと，Dressler症候群とよばれる発症1～8週後の比較的遅れた時期に発症するものがある．

前者は広範な貫壁性梗塞，特に前壁梗塞に合併しやすい．梗塞による炎症が直接心外膜に波及することが原因の1つと考えられている．理学所見でfriction rubが聴取され，ST上昇が梗塞関連領域よりも広い範囲で認められ，胸痛が呼吸や体動・体位で変化することが診断上重要である．図

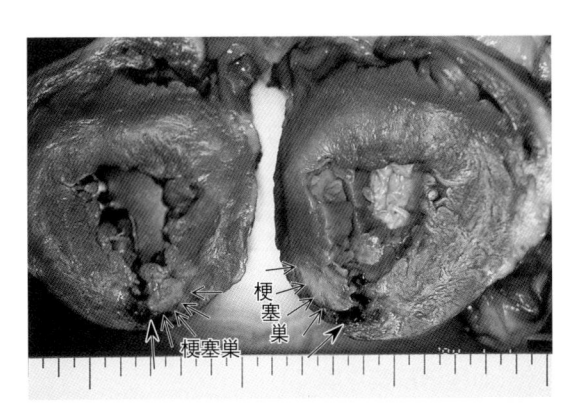

図85 発症5日目に自由壁破裂のため突然死した下壁心筋梗塞例（50歳男性）の破裂部（太い矢印）

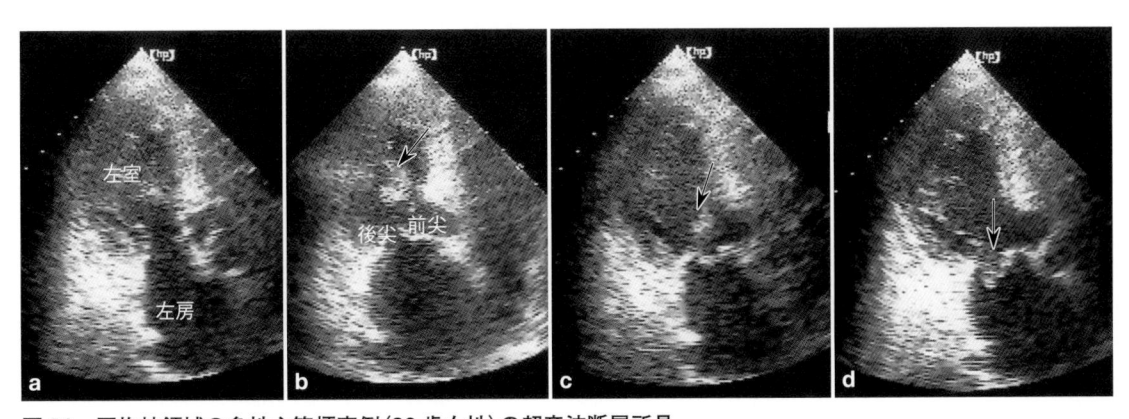

図86 回旋枝領域の急性心筋梗塞例（82歳女性）の超音波断層所見
断裂した乳頭筋が観察される（矢印）．a. 拡張期，b. 拡張終期，c. 収縮期，d. 収縮終期

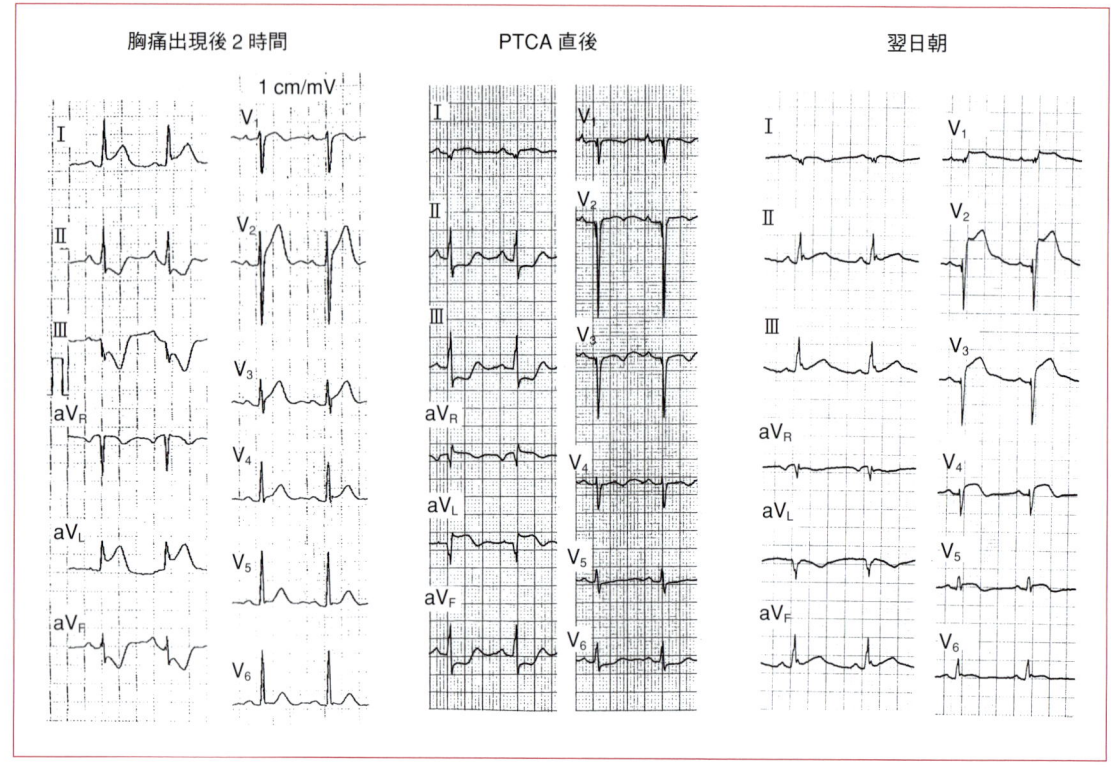

図87 発症2日後にみられた心外膜炎によるST上昇(75歳女性,急性広範前壁心筋梗塞症)

87に発症3日後にみられた心外膜炎によるST上昇を示す.

Dressler症候群では,発熱,全身倦怠感,心嚢液貯留,白血球増多,炎症反応が認められる.心組織に対する抗体が関与しているとされる.

治療はいずれもアスピリンの比較的大量(1.5〜3.0g)を投与する.ステロイドやNSAIDsの使用は,梗塞の治癒を遷延し,心破裂の危険性を増加させるため,特に発症4週間以内は避ける.

6) 心室瘤

広範な貫壁性梗塞例にみられ,心電図ではQ波の誘導の持続性ST上昇が特徴である.前壁梗塞例,早期再灌流が行われなかった例,急性期に安静が保たれなかった例に多い.慢性期に心不全や心室性不整脈の原因となり,また血栓塞栓症を起こしやすい.治療抵抗性の心室頻拍や心不全を伴う場合は左室瘤切除や血行再建を考慮する.

7) 血栓塞栓症

AMI例の1〜3%にみられる.心室瘤内に形成された血栓が遊離し,全身の塞栓症を引き起こす.無痛性に発症して,塞栓症をきっかけに心筋梗塞が発見される症例もある.

e. AMI治療で用いられる薬剤（血栓溶解薬を除く）

これまでに多くの多施設臨床研究が行われ,梗塞患者の予後を改善する薬剤とそうでない薬剤が明らかにされている.これらのデータを考慮したうえで,個々の例で必要最小限の投薬を行う.表32に薬剤の概要を示す.

1) 抗血小板薬

〔aspirin〕 急性期,慢性期とも死亡率を約25%減少する.AMIが考えられた場合,アスピリンアレルギーがなければ,小児用バファリンを2錠(aspirin 162 mg)咬んで内服させ,1錠/日(aspirin 81 mg)の内服を継続させる.最新のガイドラインでは,病院前の心電図診断に基づいてなるべく早期に,病院前でも服用させることが提唱されている.

〔clopidogrel〕 primary PCIでステントを使用

表 32　心筋梗塞例に投与される薬剤の概要

抗血小板薬(aspirin)
　aspirin 投与は梗塞の再発を約 25% 減少させる．投与量は 81～100 mg/日．
アンジオテンシン変換酵素(ACE)阻害薬
　後負荷軽減，左室リモデリングの予防，心筋虚血の再発予防，心臓性突然死の予防などの効果がある．投与量はエナラプリルで 5～10 mg.
β遮断薬
　心筋梗塞の再発予防と抗不整脈作用により，長期死亡率を約 20% 低下させる．特に突然死予防に有効である．使用禁忌がない限り，急性期からの投与が推奨されている．
　$β_1$ 選択性/非選択性の双方とも有効である．内因性刺激作用のない薬剤を選択する．投与量は心不全の有無，程度により異なる(心不全の項参照)．
硝酸薬
　狭心症の再発予防とうっ血性心不全の治療に有効であるが，予後を改善するかどうかは不明．
抗凝固薬(warfarin)
　aspirin がより有効であるため(APRICOT 研究)，適応は個々の例で判断する．深部静脈血栓症，肺塞栓症，壁在血栓，心室瘤，心房細動，脳血栓の既往があれば適応となる．
Ca 拮抗薬
　心筋梗塞の二次予防には推奨されない．例外として，β遮断薬が使用不可で，左室機能が良好な例では diltiazem を投与する．冠攣縮が関与する例は適応となる．
抗不整脈薬
　無症候性心室性期外収縮例では，I 群抗不整脈薬は死亡率を増加させるため投与を避ける．β遮断薬，amiodarone は突然死，全死亡率を減少させる．
　VT/VF 例には amiodarone を中心とする抗不整脈薬療法を行う．最近，植込み型除細動器治療がアミオダロンに優ることが報告されている．
間質代謝異常改善薬
　発症早期からの厳格な LDL コレステロール低下療法が推奨されている．特にスタチン投与は LDL コレステロール値にかかわらず，すべての患者に対して適応となる．

した場合，亜急性冠閉塞予防を目的として投与する．最近の PCI はステント使用を前提として行われるため，緊急カテーテル検査/治療の前に aspirin と clopidogrel がほぼ全例で投与されている．

〔GP IIb IIIa 拮抗薬〕　血小板凝集の最終経路の阻害薬で，欧米で効果が実証されている．わが国では発売されていない．

2) 抗凝固薬

〔heparin〕　急性期ヘパリン療法は死亡率を減少させる．通常は 10 単位/kg/時間を目安に，活性化凝固時間(activated clotting time；ACT)が 200 秒程度になるように調節する．

〔warfarin〕　予後を改善するとの報告もある．広範前壁梗塞のため心室瘤を形成した症例では，心内血栓形成から塞栓症を起こす可能性があり，予防の目的で warfarin を使用する．

3) β遮断薬

発症早期(4 時間以内)からの β遮断薬の投与は，梗塞サイズを減少させ，また不整脈発生を減らし，15% の死亡率減少効果が示されている．ショックや心不全，完全房室ブロックの危険性は 2～3% である．血圧が高く，心拍数が多く，心不全徴候や気管攣縮のない例が β遮断薬のよい適応である．再灌流療法非施行例と，発症 2 時間以内の血栓溶解療法例ではこの効果が確認されているが，PCI 施行例については β遮断薬の早期投与の有効性は証明されていない．しかし，単施設の前向き無作為試験で長短時間作用型 β遮断薬の landiolol が安全で慢性期のリモデリングを抑制する効果が報告されている．

広範な梗塞により心機能が低下している症例に対しては，心保護を目的とし，慢性期に β遮断薬を少量より投与する．

4) アンジオテンシン変換酵素(ACE)阻害薬

心機能にかかわらず，ACE 阻害薬は患者の予後を改善することが証明されている．前負荷ならびに後負荷軽減作用に加え，組織レニン-アンジオテンシン系を抑制し，心筋のリモデリングを予防するためと考えられている．再灌流療法により心機能が正常に回復した例を除き，禁忌でない限り使用する．アンジオテンシン変換酵素阻害薬に不耐例で適応になる．

5) 硝酸薬

再灌流療法がなされない場合，硝酸薬(nitroglycerin)は死亡率を15%減少させる．前負荷軽減による壁張力や心仕事量の軽減作用により，心筋酸素消費量を減らすためと考えられる．また，これらの作用により，虚血による胸部症状に対し鎮痛効果を有する．一方，再灌流に成功した場合には硝酸薬は死亡率に影響しないとされる．虚血による胸部症状のある場合には，舌下またはスプレーの口腔内噴霧で，痛みが治まるか血圧低下のため使用できなくなるまで，3～5分ごとに合計3回まで投与する．経静脈的投与は確実で用量調節が容易で，副作用を認めた場合に直ちに中止できるという利点があり，胸部症状が持続する場合，高血圧や肺うっ血を認める場合に適応がある．ただし，90 mmHg未満の低血圧，高度徐脈(<50 bpm)や頻脈(>100 bpm)を認める場合，右室梗塞が疑われる場合，24時間以内の勃起不全治療薬使用例は投与を避ける．

6) Ca拮抗薬

作用時間が短いCa拮抗薬は，心不全の予後を明らかに悪化させる．したがって梗塞発症に冠攣縮が関与する例か，高血圧がコントロールできない例が適応となる．

7) carperitide

わが国で施行されたJ-WIND試験により，急性心不全治療薬であるcarperitide(A型ナトリウム利尿ペプチド)の静脈内投与が発症12時間以内のAMI患者のPCI後の虚血再灌流傷害を有意に減少させ，心機能・予後改善効果を有することが示された．再灌流療法時に投与する．

8) 抗不整脈薬

ほとんどの抗不整脈薬は心機能抑制作用を有し，また特に虚血を背景に有する患者では催不整脈作用をきたしやすい．さらに予防的投薬は，amiodarone以外は予後をむしろ悪化させることが示されている．したがって安易な投薬は避け，必要な例のみに薬剤を選択して投与する．また不整脈を有する例は，基礎に心不全や虚血があることが多く，これらの治療を優先させる．

PVCが持続する例は，原則として無投薬とするが，自覚症状が強ければβ遮断薬を投与する．急性虚血に伴わないVTに対しては，amiodaroneが適応となる．

9) 脂質代謝異常症治療薬

発症早期からの厳格なLDLコレステロールの管理が推奨されている．また，スタチンはLDLコレステロール値にかかわらず，すべての患者への投与が推奨されている(保険適用外)．

f. 退院までのリハビリテーション

合併症がない例では翌日から，合併症がある例では合併症がコントロールされてから，受動座位，自力座位，室内歩行，病棟内歩行，シャワー浴，入浴といったように安静度を解除する．

米国では合併症のない例では3日間で退院させる施設もあるが，日本では1～2週間程度かけるのが一般的である．梗塞範囲が狭く(最大CKが1,500 U/mL程度まで)，心機能が保たれている例では，約1週間をめどに，中等度の症例(最大CKが5,000 U/mL程度まで)はおよそ2週間，梗塞範囲が大きな例(最大CKが5,000 U/mL以上)では約3週間をめどにリハビリテーションを進める．

それぞれの段階で血圧測定と心電図記録を行い，収縮期血圧で20 mmHg以上の低下または上昇，120/分以上の心拍数，有意なST変化，胸痛やめまいなどの自覚症状を認めた場合は1つ前の段階に戻す．高齢者や再灌流不成功例，合併症のある例では期間を1ランク上げて行うなど個々の症例の心機能と残存虚血の程度などを十分把握して処方する．図88にリハビリテーションプログラムの一例を示す．最近は合併症がなければ，より早期にリハビリテーションを進めることも多い．

この時期に行うべきこととして，早期から2次予防に向けての患者ならびに家族教育があげられる．急性期治療は再灌流治療をピークにあっという間に終わるが，血管を大切にする慢性期治療は生涯続くため，疾患について最も考えている急性期直後から教育を開始して印象づけることが大切である．

9 経過・予後

左室機能障害の程度(心不全の有無)，心筋虚血の有無，心室性不整脈の有無が予後に影響する．以下の陳旧性心筋梗塞症を参照のこと．

急性心筋梗塞リハビリテーション計画

名前 [redacted] 様 71 歳 性別 女　　6月27日（火） 発症

身長 150 cm 体重 58 kg　　主治医 [redacted]　　研修医 [redacted]

CAG N.O. [redacted] 責任病変 LAD 7 病変枝数 SVD（LAD）
再灌流療法 あり direct PTCA stent HP-MultiLink 3.0x15 結果成功

血行動態 Killip 1 EF 48.20% CI 2.1 PCWP 5 mmHg Forrester 3

入院時合併症 ＿＿＿ 入院中合併症 ＿＿＿
assistant device Temporally なし DC なし IABP なし PCPS なし Ventilator なし

Max CPK(MB) 2261（161）発症後 13 時間　　ICU入室 なし ＿ 日間

リスクファクター　高血圧 あり(治療中) 高脂血症 あり(治療中) 喫煙 あり(現在)
糖尿病 あり(Diet) 家族歴 ＿＿＿

(短期) max CPK≦3000、合併症無し、再潅流成功
長期：3000＜max CPK、合併症ある場合

コース 短期	コース 長期	予定日	実施日	安静度	食事	検査	指導
1病日	1病日	6/27	6/27	ベッド上	絶食	CPK3時間毎	
2	3	28	28	受動座位	粥食	☑脂質☑血糖	病気,入院期間
3	4	29	29	ベッド上フリー	自力摂取	☑HbA1c	
	5	~~30~~	7/1	立位	米飯		
4	6	30	〃	ベッド周囲歩行	心臓食		
5	7	7/1	7/4	室内歩行			
6	9	2	7/4	トイレ歩行			
7	10	3	7/5	病棟一周歩行			ビデオ
8	11	4	7/6	病棟二周歩行		☑75gOGTT	
9	12	5	7/6	病棟内フリー		☑UCG	
9	13	5	7/9	シャワー浴		☑Holter(HRV)	退院後の指導
10	14	6	7/12	入浴		☑TMET☑TWA	食事,勤務等
10	14	6	7/12	院内フリー		☑加算平均心電図	(家族を含む)
13	17	15	7/23	退院			

慢性期カテーテル検査（7/14）　LVG（EF）65%　CAG LAD 7 50%　LCX 13 90%
Holter(HRV)（7/10）予定，TMET（7/20）予定，TWA（7/18）予定，加算平均心電図（7/10）予定

図 88　急性心筋梗塞症に対するリハビリテーションプログラムの一例

B 陳旧性心筋梗塞症

1 概念と定義

AMI の臨床症状，酵素変化を欠き，心電図変化が固定したものを陳旧性心筋梗塞(old myocardial infarction；OMI)という．時期の明確な定義はないが，病理学的に梗塞部の線維化が完成する4週間以降を OMI とよぶことが多い．欧米では healed myocardial infarction や previous myocardial infarction などとよばれる．

OMI では，心不全，狭心症および心筋梗塞の再発，致死的不整脈などの合併症に留意し，治療

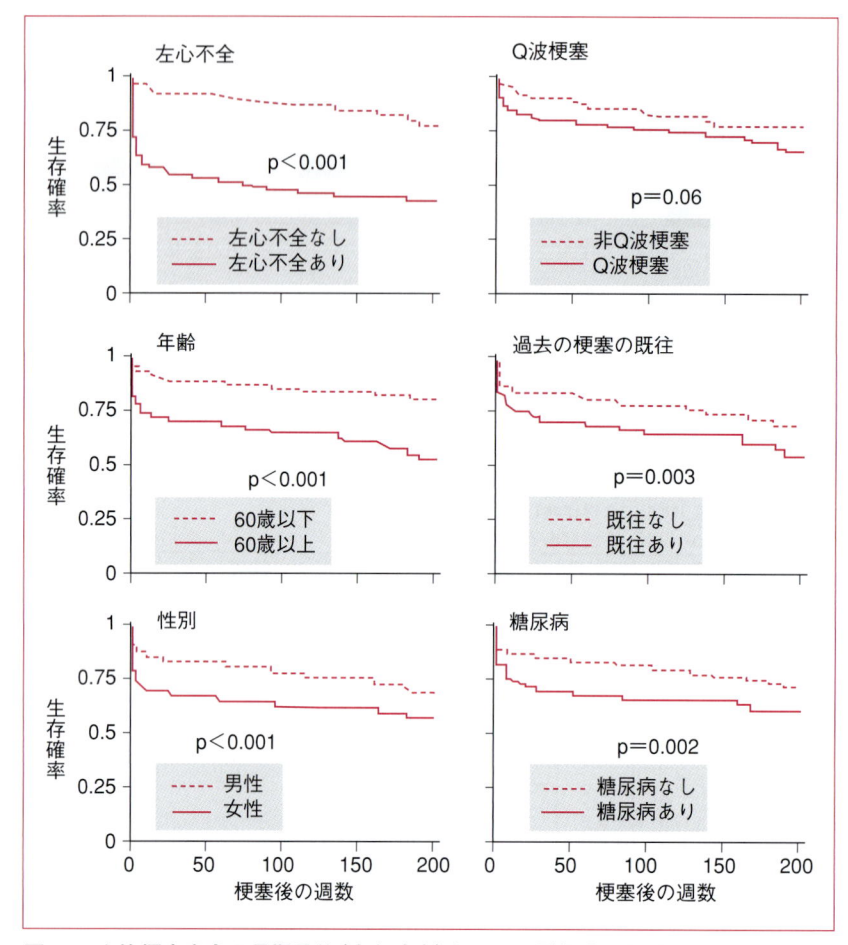

図89 心筋梗塞患者の長期予後（生存確率）とこれに影響する因子
(Stevenson, 1993)
左心不全の有無は生命予後に最も影響する．

管理することが重要である．

2 病態生理

梗塞の程度と範囲，残存冠動脈病変の有無，電気的不安定性の有無がOMIの病態生理として重要である．臨床的には，それぞれ左室機能障害（心不全），心筋虚血，心室性不整脈としてとらえられる．

a. 左室機能障害

梗塞の範囲と程度は，梗塞部位と早期再灌流療法の効果，側副血行の有無，プレコンディショニングなどにより決定される．一般に前壁梗塞は下壁梗塞に比して左室機能障害をきたしやすい．

広範梗塞例では広範囲にakinesis〜dyskinesisの病変が形成され，左室機能は低下する．また，心室リモデリングが生じると健常部心筋の収縮性も低下し，左室機能はさらに悪化する．左室機能は生命予後を最も規定する因子である（図89）．

b. 心筋虚血

特に多枝冠動脈病変例では，梗塞後も梗塞部辺縁や非梗塞部に容易に虚血を生じることがしばしば認められる．虚血発作自体が生命予後に対するリスクであり，同時に持続性再発性の心筋虚血は心機能をさらに悪化させる（気絶心筋および冬眠心筋）．

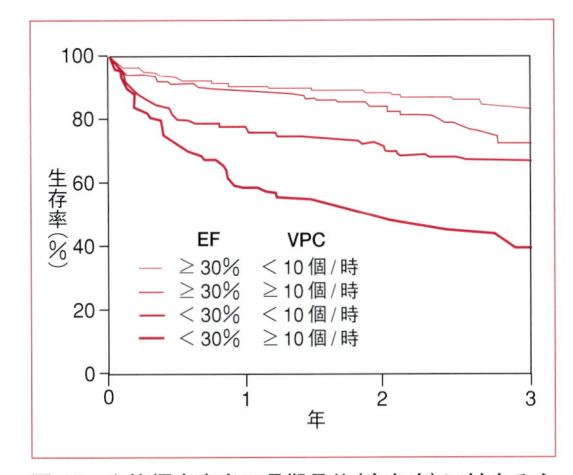

図90 心筋梗塞患者の長期予後(生存率)に対する心機能と心室性不整脈の影響 (Bigger, 1984)
左室駆出率(EF)が30%以下，心室性期外収縮(VPC)が1時間あたり10個以上の例の予後は不良である．

する(図90)．

3 臨床所見

左室機能障害に基づく心不全，狭心症，不整脈による症候を呈する．梗塞範囲が小さく，心機能が良好な例は，無症状に経過することが多い．

a. うっ血性心不全

広範囲の梗塞例では，収縮不全および拡張不全により，低心拍出，肺うっ血をきたす．症状は易疲労感，倦怠感，労作時呼吸困難である．

b. 狭心症

労作狭心症は高度冠動脈病変の残存を，夜間から早朝の安静狭心症は冠動脈攣縮発作を意味する．
注意すべき発作として不安定狭心症がある．軽労作で出現する狭心症や安静狭心症はAMI再発の，または新たなAMIの前兆としてとらえる必要がある．

c. 電気的不安定性

心機能低下例(左室駆出率40%以下)はVT/VFの致死的不整脈を合併しやすい．特にAMI発症後，最初の1～2年間に突然死する可能性が高い．多数の心筋梗塞例の予後を調査した研究結果では，1時間あたり10個以上のVPCを認める例の予後は不良とされ，心機能低下例ではさらに悪化

c. 不整脈

種々の上室性不整脈や心室性不整脈を認めるが，特に心機能低下例に多い．

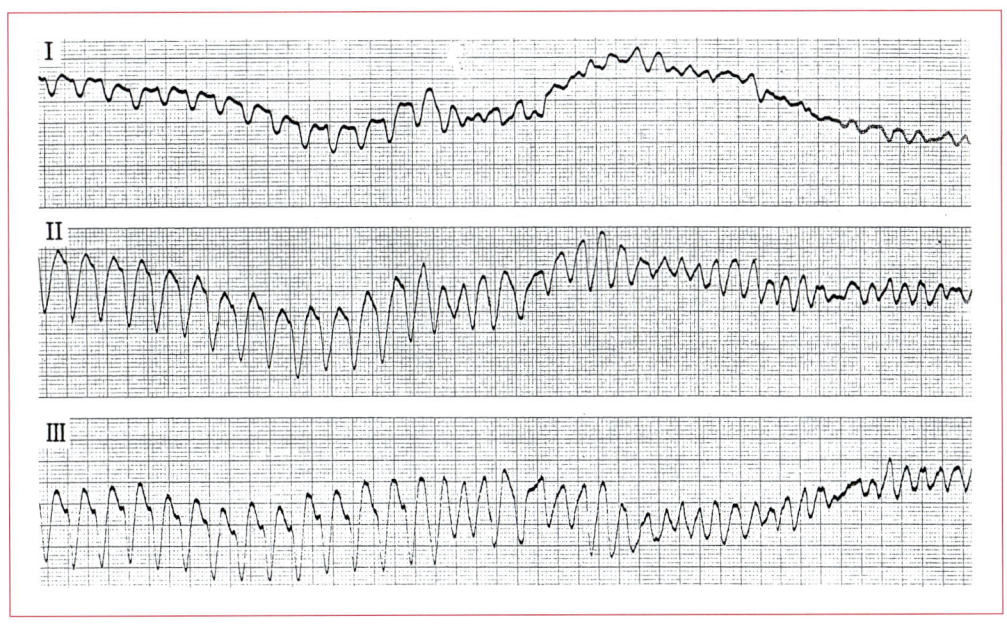

図91 広範前壁梗塞発症1か月後にみられた心室頻拍で，心室細動へと移行した．（61歳男性）

表33 OMIの予後規定因子と検索のための検査

因子	検査
心機能	心臓カテーテル法(左室造影による左室駆出率,血行動態) 心エコー法 心プールシンチグラフィ
不整脈	ホルター心電図(不整脈の検出と心拍変動) 加算平均心電図(late potential) T波オルタナンス 心臓電気生理検査
残存心筋虚血	運動負荷心電図(トレッドミルなど) 運動負荷心筋シンチグラフィ ホルター心電図 心臓カテーテル法(冠動脈造影)

最も注意すべき不整脈はVTである.わが国では比較的に少ないものの,欧米ではVTの基礎疾患としてOMIが最も重要である.図91は広範前壁梗塞で心室瘤を合併した例にみられたVTで,やがてVFへ移行し,直ちに直流通電が行われた.

4 検査所見

OMIの予後規定因子検索のための検査を表33にまとめて示す.

a. 心電図

貫壁性壊死を示す異常Q波を特徴とし,急性期にST上昇をきたした誘導に認める(表25).発症後数か月までは冠性T波を伴う.

梗塞発症1～数年で小さなR波が再出現することがある.特に前胸部誘導にみられ,poor R wave progressionとよばれ,前壁中隔のOMIを鑑別すべきである(図92).

心内膜下梗塞では異常Qを認めず,冠性T波のみを数か月間認める.

b. 加算平均心電図

QRS幅が120 msec以上,あるいは異常なlate potentialが認められる場合は,VT/VFによる突然死のリスクが大きい.左室駆出率の低下を合併すると,リスクはさらに増加する.

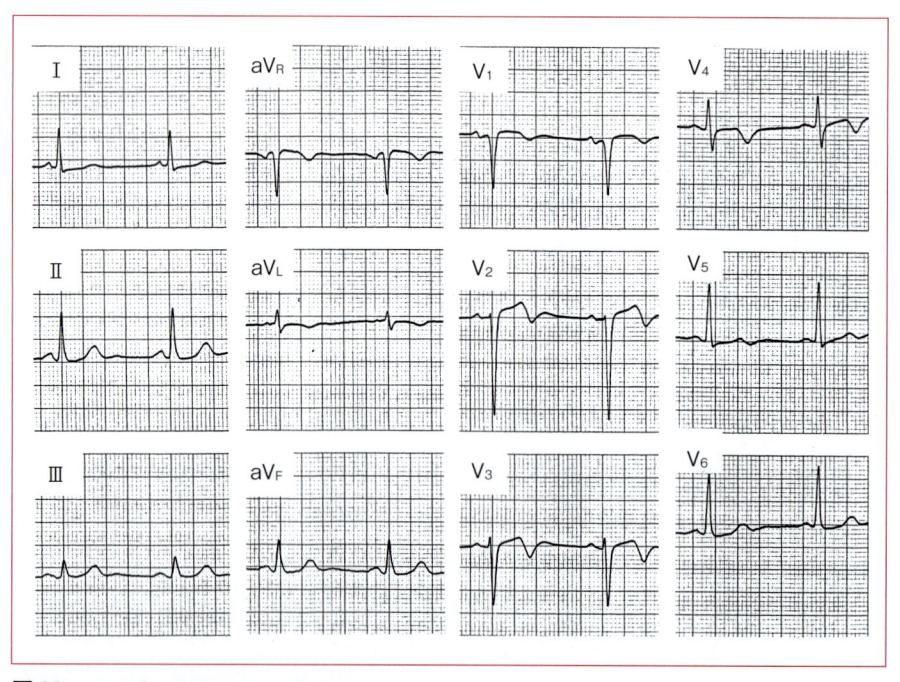

図92 poor R wave progression
陳旧性前壁中隔心筋梗塞例で,V_1からV_3のR波に注意.

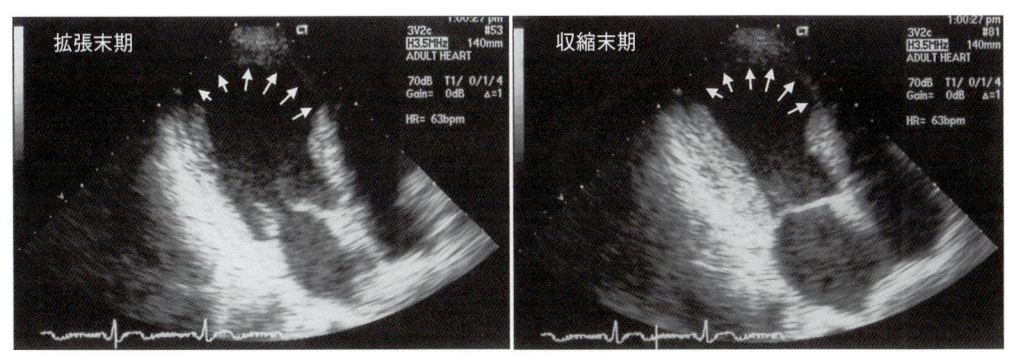

図93 陳旧性前壁梗塞例の超音波断層像(64歳男性)
左心室瘤を形成している(矢印部分).

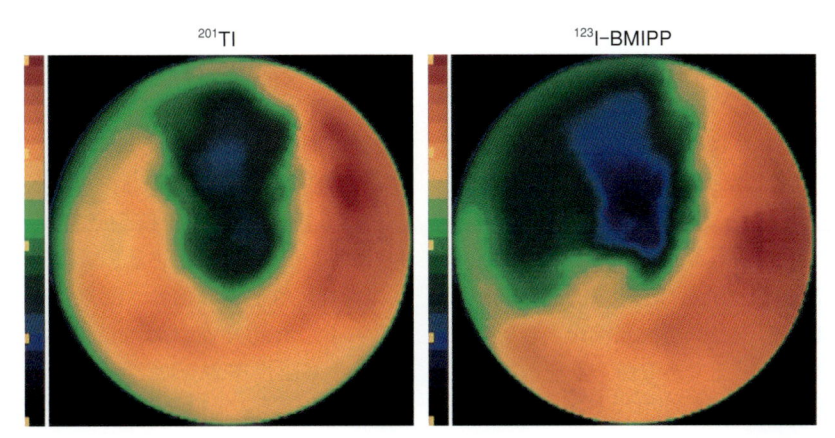

図94 陳旧性前壁梗塞例の ^{201}Tl および ^{123}I-BMIPP 心筋シンチグラム(同時撮像)
核種による欠損領域の違いに注意.

c. 画像診断

1) 胸部X線写真
左心機能の障害の程度により,肺うっ血と心拡大の心不全像を呈する.

2) 心臓超音波検査
梗塞局所において,壁運動の消失〜低下,収縮期壁厚の増加の消失がみられる.前壁梗塞例では心室瘤の観察も容易である.梗塞部に壁在血栓を認めることもある.図93は広範前壁梗塞例の心臓超音波像で,心尖部に心室瘤を認める.

3) 心筋シンチグラフィ
^{201}Tl や ^{99m}Tc-MIBI, ^{99m}Tc テトロフォスミンの血流イメージング製剤は,梗塞部にて欠損像として描出される.脂肪酸代謝を反映する ^{123}I-BMIPP が併用されることも多いが,梗塞巣のみでなく虚血〜傷害部位も欠損像として描出される.

図94に前壁梗塞例の ^{201}Tl および ^{123}I-BMIPP による心筋シンチグラムを示す.

4) 冠動脈造影および左室造影
冠動脈病変は一枝から多枝病変例までさまざまである.急性期に再灌流療法が施行されなかった例でも,慢性期には責任冠動脈の自然再開通をしばしば認める.

OMIの既往があっても,冠動脈にほとんど病変を認めない場合がある.病変がごく軽度で,血栓が完全に消失したか,あるいは冠攣縮が原因の梗塞と考えられる.

左室造影により,心室瘤を含む壁運動異常が観察され,さらに左室駆出率が測定される.左室駆出率の正常値は54%以上で,35〜40%以下の例がハイリスク例とされる.

d. 負荷試験

心筋虚血の検出を目的として，トレッドミルや自転車エルゴメータを用いた多段階運動負荷試験が行われる．運動負荷ができない場合は薬物負荷（dobutamine や adenosine）により評価する．運動負荷試験は12誘導心電図持続モニタ下に行い，胸痛の出現，心電図の虚血性変化の出現，目標とする運動負荷量または目標心拍数に達した時点で終了とする．心電図で虚血性変化が不確実の場合は，負荷心筋シンチグラムが有用である．

5 診断

持続性胸痛の既往と心電図にて異常Q波を認めればOMIの診断は容易である．

回旋枝領域のOMIは，しばしばQ波を欠如し，V_1誘導の増高したR波のみが異常所見として認められることがある．陳旧性の心内膜下梗塞の心電図診断は困難である．

高齢者や糖尿病例は，しばしば無痛性にAMIを発症する．心電図や心臓超音波検査，心筋シンチグラムにより診断可能であるが，重症例では冠動脈造影を含む精査を要する．

6 管理・治療

心不全，心筋虚血（狭心症），不整脈，冠動脈リスク因子が管理・治療の対象となる．いずれも認めない例は，再発防止の抗血小板療法と肥満・高血圧・禁煙・高脂血症・糖尿病などの冠動脈リスク因子管理を主体とした治療を行う．

a. 心不全

急性増悪時は血管拡張薬による後負荷軽減を主体とし，利尿薬や硝酸薬により肺うっ血を軽減する．ジギタリスやホスホジエステラーゼⅢ阻害薬などの強心薬は，心筋虚血を引き起こし，また催不整脈作用もあるため，使用に際しては十分に注意する．心房細動合併例ではジギタリスが適応となる．

慢性期はレニン-アンジオテンシン-アルドステロン系阻害薬，とくにACE阻害薬，アルドステロン拮抗薬とβ遮断薬を中心として管理する．動脈硬化の背景となる疾患から腎機能低下を呈する症例も多く，高K血症に注意が必要である．

b. 心筋虚血（狭心症）

β遮断薬を中心に抗狭心症薬を投与する．薬物療法抵抗性の症例や多枝病変例，左冠動脈主幹部病変例，左冠動脈前下行枝近位部病変例では，解剖学的に適応があればPCIや冠動脈バイパス術（CABG）を施行する．冠攣縮が関与する例にはCa拮抗薬を投与する．

c. 不整脈

個々の不整脈の項参照．

〔PVCの治療方針〕 PVCは予後悪化因子の1つであるが，I群抗不整脈薬は無効かむしろ催不整脈作用や心不全の増悪により，予後を悪化させる可能性がある（CAST研究）．したがって，無症候例は原則として無投薬とする．有症候例にはβ遮断薬やIb群薬を注意して投与する．

〔非持続性心室頻拍の治療方針〕 β遮断薬を投与する．無効であればamiodaroneが適応となる．左室駆出率が40％以下の例では，植込み型除細動器による治療も考慮する．

〔VT/VFの治療方針〕 ホルター心電図や運動負荷試験，電気生理検査により，再発予防に有効な薬剤を見出す．I群薬よりもⅢ群薬のsotalolやamiodaroneが有効性が高い．

最近，植込み型除細動器による治療が抗不整脈薬より優れていることが明らかにされ，特に薬物療法無効例やVF既往例は適応とされている（植込み型除細動器の項，p.180参照）．

d. 冠危険因子の除去

禁煙，血圧・糖尿病のコントロール，脂質・肥満の是正が重要である．

薬物療法として，特にスタチン系の高脂血症治療薬が心筋梗塞の一次予防，二次予防に有効なことが明らかにされてきた．加えてEPA製剤も使用される．冠動脈の治療は短期間だが，冠危険因子のコントロールは生涯にわたって再発予防の中心となる．

陳旧性心筋梗塞（急性心筋梗塞慢性期）患者の管理，指導については日本循環器学会「心筋梗塞二

3. 心筋梗塞症

表34 心筋梗塞二次予防要約表（クラスⅠおよびこれのない場合Ⅱaを用い[Ⅱa]と示した）

一般療法	
食餌療法	
①血圧管理	減塩1日6g未満とする
	1日純アルコール摂取量を30mL未満とする
	毎日30分以上の定期的な中等度の運動が高血圧の治療と予防に有効である
②脂質管理	体重を適正（標準体重＝身長(m)×身長(m)×22）に保つ
	脂肪の摂取量を総エネルギーの25％以下に制限する
	飽和脂肪酸の摂取量を総エネルギーの7％以下に制限する
	多価不飽和脂肪酸，特にn-3系多価不飽和脂肪酸の摂取量を増やす
	コレステロール摂取量を1日300mg以下に制限する
③体重管理	Body Mass Index[*1]を18.5～24.9kg/m^{2}の範囲に保つようにカロリー摂取とエネルギー消費のバランスを考慮し，指導する[Ⅱa]
④糖尿病管理	糖尿病を合併する患者では，ヘモグロビンA1c（HbA1c）7.0％（国際標準値，JDS値では6.6％）未満を目標に，体格や身体活動量等を考慮して適切なエネルギー摂取量を決定し，管理する[Ⅱa]
運動療法（心臓リハビリテーション）	運動負荷試験に基づき，1回最低30分，週3～4回（できれば毎日）歩行・走行・サイクリング等の有酸素運動を行う
	日常生活の中の身体活動（通勤時の歩行，家庭内外の仕事等）を増す
	10～15RM[*2]程度のリズミカルな抵抗運動と有酸素運動とほぼ同頻度に行う
	中等度ないし高リスク患者は施設における運動療法が推奨される
禁煙指導	喫煙歴を把握する
	喫煙歴があれば，弊害を説明し，禁煙指導，支援を図る．受動喫煙の弊害も説明し，生活，行動療法も指導する
陽圧呼吸療法	心筋梗塞後の睡眠時無呼吸症候群に持続陽圧呼吸療法（CPAP）が有効である
飲酒管理	多量飲酒を控える
うつ，不安症，不眠症	心筋梗塞後の患者はうつ，不安症，不眠症へのカウンセリング，社会・家庭環境等の評価を行う
患者教育	心筋梗塞患者は，退院までに生活習慣の修正，服薬方法，等の再発予防のための知識についての教育をしっかりと受ける必要がある
	患者本人およびその家族は，心筋梗塞・狭心症等の急性症状について理解し，それに対する適切な対処を取れるように教育を受ける必要がある
薬物療法	
抗血小板薬・抗凝固薬	禁忌がない場合のアスピリン（81～162mg）を永続的に投与する
	アスピリンが禁忌の場合のトラピジル（300mg）を投与する
	左室，左房内血栓を有する心筋梗塞，重症心不全，左室瘤，発作性および慢性心房細動，肺動脈血栓塞栓症を合併する症例，人工弁の症例に対しワルファリンを併用する
	冠動脈ステントを留置された場合に低用量アスピリンとチエノピリジン系抗血小板薬を併用する
β遮断薬	低リスク（再灌流療法に成功し，左心機能が正常かほぼ正常で，重篤な心室性不整脈のないもの）以外で禁忌のない患者にβ遮断薬を投与する
	中等度ないし高度の左心機能低下のある患者に，徐々に増量しながらβ遮断薬を投与する
脂質代謝異常改善薬	高LDLコレステロール血症にスタチンを投与する
	高LDLコレステロール血症にはスタチンに加え高純度EPA製剤も考慮する
糖尿病治療薬	糖尿病治療に際して高血圧，脂質異常を包括的に改善することを目指す
硝酸薬	狭心症発作寛解のために，速効性ニトログリセリンや硝酸薬の舌下投与（スプレー式の場合は噴霧，注射の場合はone-shot静注等）を行う
ニコランジル	安定狭心症を伴う陳旧性心筋梗塞患者に対して長期間投与する
	梗塞後狭心症の症状改善，心筋虚血の改善目的に投与する

（次頁につづく）

表34 心筋梗塞二次予防要約表（クラスIおよびこれのない場合IIaを用い[IIa]と示した）（つづき）

カルシウム拮抗薬	冠攣縮性狭心症を合併，あるいは冠攣縮が原因で発症したことが明確な心筋梗塞患者に対し，虚血発作予防目的で長時間作用型カルシウム拮抗薬を投与する
レニン・アンジオテンシン・アルドステロン系阻害薬 ① ACE[*3]阻害薬	左心機能低下（左室駆出率が40％未満）や心不全を有するリスクの高い急性心筋梗塞患者に対し発症24時間以内に投与する 心筋梗塞後の左心機能低下例に対し投与する 左心機能低下はないが，高血圧や糖尿病の合併，あるいは心血管事故の発生リスクが中等度から高い心筋梗塞患者に投与する
② ARB[*4]	ACE阻害薬に不耐例で，心不全徴候を有するか左心室駆出分画が40％以下の心筋梗塞例に急性期から投与する
③アルドステロン阻害薬	中等度〜高度の心不全，低用量で腎機能障害や高カリウム血症がない[IIa]
④直接的レニン阻害薬	なし
抗不整脈療法 ①上室性不整脈	心不全合併のない心房細動症例に対するβ遮断薬，非ジヒドロピリジン系カルシウム拮抗薬，ジゴキシンの単独または併用により心拍数をコントロールする 収縮不全による心不全を合併した心房細動症例に対しβ遮断薬単独またはジゴキシンと併用し心拍数をコントロールする 収縮不全による心不全を合併した心房細動症例でβ遮断薬が使用できない場合にアミオダロンを用いて心拍数をコントロールする
②心室性不整脈	心室期外収縮，非持続性心室頻拍，持続性心室頻拍，心室細動に対しβ遮断薬を投与する（禁忌例を除いてできる限り積極的に投与する）
ジギタリス	頻脈性心房細動を伴う心不全を有する例に対してジギタリスを投与する
PDE阻害薬[*5]	なし
インフルエンザワクチン	心筋梗塞後の患者に対し，インフルエンザ不活化ワクチン接種を行う[IIa]
侵襲的治療法	
冠動脈インターベンション （発症後24時間以降退院までの期間） ①急性心筋梗塞責任病変に対する冠動脈インターベンションの適応	薬物療法に抵抗性の心筋虚血がある場合（無症候性心筋虚血を含む）
②心筋梗塞非責任冠動脈に対する冠動脈インターベンションの適応	薬物療法に抵抗性の心筋虚血がある場合 心筋虚血により心機能低下が著しい場合
不整脈の非薬物治療 ①カテーテルアブレーション（心室期外収縮/心室頻拍）	心室頻拍あるいは心室細動の契機となる薬物治療が無効または副作用のため使用不能な単源性心室期外収縮がある場合 QOLの著しい低下または心不全を有する頻発性心室期外収縮で，薬物治療が無効または副作用のため使用不能な場合 頻発性心室期外収縮が原因で心室再同期治療のペーシング率が低下して十分な効果が得られず，薬物治療が無効または副作用のために使用不能な頻発性心室期外収縮がある場合 心機能低下または心不全に伴う単形性心室頻拍で，薬物治療が無効または副作用のために使用不能な心室頻拍がある場合 植込み型除細動器植込み後に治療が頻回に作動し，薬物治療が無効または副作用のために使用不能な心室頻拍がある場合 単形性心室頻拍が原因で心臓再同期治療のペーシング率が低下して十分な効果が得られず，薬物治療が無効または副作用のため使用不能な場合
②植込み型除細動器	心室細動が臨床的に確認されている 血行動態の破綻を来す持続性心室頻拍を有し，以下の条件を満たすもの 　心室頻拍中に失神を伴う場合

（次頁につづく）

表34　心筋梗塞二次予防要約表（クラス I およびこれのない場合 IIa を用い［IIa］と示した）（つづき）

		頻拍中の血圧が80 mmHg以下，あるいは脳虚血症状や胸痛を訴える場合
		多形性心室頻拍である場合
		血行動態的に安定している単形成心室頻拍であっても薬物治療が無効または副作用のため使用できなくなった場合や薬効評価が不可能な場合，あるいはカテーテルアブレーションが無効あるいは不可能な場合
		左室機能不全（左室駆出率≦35％以下）を伴う非持続性心室頻拍で，電気生理学的検査により血行動態の破綻する持続性心室頻拍または心室細動が誘発される場合
		慢性心不全で，十分な薬物治療を行ってもNYHAクラスIIまたはIIIの心不全症状を有し，かつ左室駆出率35％以下で，非持続性心室頻拍を有する場合
		慢性心不全で，十分な薬物治療を行ってもNYHAクラスIIまたはIIIの心不全症状を有し，かつ左室駆出率35％以下で，原因不明の失神を有する場合
③心臓再同期療法		
CRT-P[*6]		最適の薬物治療でもNYHAクラスIIIまたは通院可能な程度のクラスIVの慢性心不全を呈し，左室駆出率35％以下，QRS幅120 msec以上で，洞調律を有する場合
CRT-D[*7]		最適の薬物治療でもNYHAクラスIIIまたは通院可能な程度のクラスIVの慢性心不全を呈し，左室駆出率35％以下，QRS幅120 msec以上，洞調律を有し，かつ植込型除細動器の適応となる場合

[*1]　Body Mass Index　体重(kg)÷身長(m)÷身長(m)
[*2]　RM Repetition Maximum（最大反復回数）　10RMとは10回繰り返せる強さのこと
[*3]　ACE　アンジオテンシン変換酵素
[*4]　ARB　アンジオテンシンII受容体拮抗薬
[*5]　PDE　フォスフォジエステラーゼ
[*6]　CRT-P　心臓再同期療法（ペーシングのみ）
[*7]　CRT-D　両室ペーシング機能付き植込み型除細動器
〔循環器病の診断と治療に関するガイドライン：心筋梗塞二次予防に関するガイドライン（2011年改訂版）http://www.j-circ.or.jp/guideline/pdf/JCS2011_ogawah_h.pdf（2014年3月閲覧）より引用〕

次予防ガイドライン」に詳細に示されている．要約表を示した（表34）．

（奥村　謙，花田裕之）

文献

1) Antman EM, Braunwald E : Acute myocardial infarction. In : Braunwald E, et al(eds) : Heart Disease ; A textbook of cardiovascular medicine 6th ed. WB Saunders Co, Philadelphia, 2001, 1114-1231
2) Ganz P, Ganz W : Coronary blood flow and myocardial ischemia. In : Braunwald E, et al(eds) : Heart Disease. A textbook of cardiovascular medicine 6th ed. WB Saunders Co, Philadelphia, 2001, pp1087-1113
3) DeWood MA, Spores J, Notske R, et al : Prevalence of total coronary occlusion during the early hours of transmural myocardial infarction. N Engl J Med 1980 ; 303 : 897-902
4) Fuster V, Badimon L, Badimon JJ, et al : The pathogenesis of coronary artery disease and the acute coronary syndromes. N Engl J Med 1992 ; 326 : 242-250
5) Muller JE, Stone PH, Turi ZG, et al : Circadian variation in the frequency of onset of acute myocardial infarction. N Engl J Med 1985 ; 313 : 1315-1322
6) Committee on Management of Acute Myocardial Infarction : 1999 Update : ACC/AHA Guidelines for Management of Patients with Acute Myocardial Infarction. Executive Summary and Recommendation. Circulation 1999 ; 100 : 1016-1030
7) Stevenson R, Ranjadayalan K, Wilkinson P, et al : Short and long term prognosis of acute myocardial infarction since introduction of thrombolysis. BMJ 1993 ; 307 : 349-353
8) Bigger JT Jr, Fleiss JL, Kleiger R, et al : The relationships among ventricular arrhythmias, left ventricular dysfunction, and mortality in the 2 years after myocardial infarction. Circulation 1984 ; 69 : 250-258
9) 急性心筋梗塞の診療に関するガイドライン．Circ J 2008 ; 72 :（Suppl IV）1350-1351
10) Vargas SO, Sampson BA, Schoen FJ : Pathologic detection of early myocardial infarction : a critical review of the evolution and usefulness of modern techniques. Mod Pathol 1999 ; 12 : 635-645
11) Laskey WK, Yoon S, Calzada N, et al : Concordant improvements in coronary flow reserve and ST-segment resolution during percutaneous coronary intervention for acute myocardial infarction : a benefit of postconditioning. Catheter Cardiovasc Interv 2008 ; 72 : 212-220
12) Onodera H, Matsunaga T, Tamura Y, et al : Enalapril suppresses ventricular remodeling more effectively than losartan in patients with acute myocardial infarction. Am Heart J 2005 ; 150 : 689
13) Kontos MC, Arrowood JA, Paulsen WH, et al : Early echo cardiography can predict cardiac events in emergency department patients with chest pain. Ann Emerg Med 1998 ; 31 : 550-557
14) Autore C, Agati L, Piccininno M, et al : Role of echocardiography in acute chest pain syndrome. Am J

Cardiol 2000 ; 86 : 41G-42G
15) 日本蘇生協議会, 日本救急医療財団(監修) : JRC 蘇生ガイドライン 2010. 急性冠症候群, へるす出版, 2010
16) houdou/2101/210122-1houdou_h.pdf
17) SOS-KANTO study group : Cardiopulmonary resuscitation by bystanders with chest compression only (SOS-KANTO) : an observational study.
18) Iwami T, Kawamura T, Hiraide A, et al : Effectiveness of bystander-initiated cardiac-only resuscitation for patients with out-of hospital cardiac arrest. Circulation 2007 ; 116 : 2900-2907
19) Hansen PR, Thibault H, Abdulla J : Postconditioning during primary percutaneous coronary intervention : a review and meta-analysis. Int J Cardiol 2010 ; 144 : 22-25
20) Hanada K, Higuma T, Nishizaki F, et al : Randomized study on the efficacy and safety of landiolol, an ultra-short-acting β_1-adrenergicblocler, inpatients with acute myocardial infarction undergoing primary percutaneous coronary intervention. Circ J 2012 ; 76 : 439-445
21) Kitakaze M, Asakura M, Kim J, et al : Human atrial natriuretic peptide and nicorandil as adjuncts to reperfusion treatment for acute myocardial infarction (J-WIND) : two randomised trials. Lancet 2007 ; 370 : 1483-1493

第12章 心筋・心膜の疾患

1 心筋症・心筋炎

A 心筋炎（myocarditis）

【定義・概念】

　心筋に炎症病変を惹起する疾患の総称で，そのほとんどは炎症が一過性に経過する急性心筋炎である．一方，拡張型心筋症と臨床診断された症例の一部に，心筋組織内への持続炎症像を認めるものがある．このような症例は慢性心筋炎（chronic myocarditis）として分類される（表1）．慢性心筋炎は，急性心筋炎の発症に引き続いて炎症が遷延化するタイプもあるが，大部分は明らかな発症イベントを示さない不顕性例で，剖検時や生検時に活動性心筋炎が検出される．また，その疾患概念は必ずしも地球規模で一致しておらず，そのほとんどは病因を特定できないため，慢性心不全や不

表1　慢性心筋炎の診断手引き

［定義］慢性心筋炎とは，数か月以上持続する心筋炎をいう．しばしば心不全や不整脈をきたし，拡張型心筋症類似の病態を呈する．不顕性に発病し慢性の経過をとるものと，ごく一部に急性心筋炎が持続遷延するものがある[1]．

［診断の参考事項］
1) 数か月以上持続する心不全や不整脈による症状や徴候がある．
2) 心筋生検
　心筋組織には，大小の単核細胞の集簇あるいは浸潤があり[2]，近接する心筋細胞の融解消失や壊死を伴う．また，心筋細胞には大小不同，肥大，配列の乱れがみられる．間質には心筋細胞と置き換わった線維組織や脂肪組織が認められる．これら心筋細胞変性，細胞浸潤と線維化・脂肪化の併存は持続する心筋炎の目安となる．また，心筋におけるウイルス遺伝子の検出は診断を支持する．
3) 切除心筋や剖検
　心筋生検で診断されず，切除心筋や剖検心ではじめて持続する心筋炎が証明されることがある．
4) 心筋シンチグラム
　ガリウムシンチ，ピロリン酸シンチグラムでの陽性所見は心筋炎の活動性の指標として有用である．

注1) 炎症の持続遷延とは急性心筋炎発症から数か月後にも心筋炎の持続を認める場合をいう．
注2) 細胞浸潤とは1視野（400倍）で単核細胞が5個以上，集簇とは1視野（400倍）20個以上を認める場合をいう．なお，浸潤細胞の同定には免疫組織化学的方法を行うことが望ましい．

〔循環器病の診断と治療に関するガイドライン（2008年合同研究班報告）．急性および慢性心筋炎の診断・治療に関するガイドライン（2009年改訂版）http://www.j-circ.or.jp/guideline/pdf/JCS2009_izumi_h.pdf（2014年3月閲覧）より引用〕

表2　心筋炎の分類

病因分類	組織分類	臨床病型分類
ウイルス	リンパ球性	急性
細菌	巨細胞性	劇症型
真菌	好酸球性	慢性(遷延性)
リケッチア	肉芽腫性	(不顕性)
スピロヘータ		
原虫，寄生虫		
その他の感染症		
薬物，化学物質		
アレルギー，自己免疫		
膠原病，川崎病		
サルコイドーシス		
放射線，熱射病		
原因不明，特発性		

〔循環器病の診断と治療に関するガイドライン．急性および慢性心筋炎の診断・治療に関するガイドライン(2009年改訂版) http://www.j-circ.or.jp/guideline/pdf/JCS2009_izumi_h.pdf (2014年3月閲覧)より引用〕

整脈に対する対症療法が行われる．

そこで，本項では急性心筋炎に限って詳述することとする．

【病態生理】

心筋炎の病因としては，①ウイルス，細菌，リケッチア，寄生虫などの感染症，②膠原病，川崎病などの全身疾患，③物理刺激や薬剤，それに化学薬品，などが挙げられる．わが国をはじめとする先進国では，多くがウイルス性心筋炎であり，従来高頻度とされていたコクサッキーB群のほかにアデノウイルスやパルボウイルスB19も高率に検出されたとの報告がある．心筋炎の病因，組織，臨床病型は(表2)のように分類される．ただしこの3種類の分類は必ずしも1対1に対応しない．

本症にみられる心筋障害の発症機序としては，感染早期のウイルス増殖に伴う直接の障害と，それに続くナチュラルキラー細胞や活性化T細胞が関与する細胞性免疫が重要である．ウイルス感染細胞の排除や免疫細胞のアポトーシスによる消失により，通常は1～3週間ほどで炎症は消退出し，心ポンプ機能は回復に向かう．

【臨床所見】

半数以上で発熱や関節痛などの感冒様前駆症状を認める．嘔吐・下痢などの消化器症状を随伴する例も多い．通常，感冒様症状出現の数日後に呼吸困難や動悸，胸痛，失神などの心症状が出現する．身体所見では，心音のギャロップや肺ラ音などの左心不全徴候，頸静脈怒張や下腿浮腫などの右心不全徴候，心膜炎合併例では心膜摩擦音を聴取する．なかには急速に症状が進行し，心原性ショックや心室頻拍，それに心静止に至る例が存在する(劇症型心筋炎)．重症化の予測が極めて困難であり，注意深い病状観察が必要である．

【検査所見】

1) 血液検査所見

白血球増多やCRP上昇などの炎症所見のほかに，GOT，LDH，CK(CK-MB)，トロポニンTなどの心筋逸脱蛋白の上昇を認める．初期診断として，全血を用いた心筋トロポニンT迅速測定(トロップテスト®)が簡便で有用である．これらを経時的に観察すると，急性心筋梗塞が急速に上昇後速やかに正常化するのに対し，心筋炎では逸脱酵素の高値が遷延する傾向にある．

2) ウイルス学的検査

急性期と寛解期(一般的には1か月後)のペア血清を用い，ウイルス抗体価の4倍以上の変動をもって陽性とされる．しかしながら，陽性例は約10%にすぎない．また厳密には，有意な変動を認めたウイルス種であっても心筋炎の原因ウイルスとの直接証明にはならない．ウイルス感染との証明にはpolymerase chain reaction(PCR)法などを用いた心筋からのウイルスゲノム検出が用いられる．

3) 胸部X線

心拡大や肺うっ血を認めることが多い．なかには心原性ショックに陥りながら，心拡大・肺うっ血がごく軽度か明らかでない右室心筋炎優位例も存在する．

4) 心電図

心電図像としてはST-T異常が最も多く，ST上昇は心外膜炎の合併や心外膜側の活動性心筋炎を示唆する．典型例では全誘導のST上昇を認める．なかには限局性のST上昇により急性心筋梗塞との鑑別が困難なときもある．房室ブロックや脚ブロックなど心室内伝導障害を合併することも多い．幅広いQRS像を認め，さらにそのQRS幅が延長してきたら悪化の徴候である．不整脈では心室頻拍や心室細動をきたす例もある．

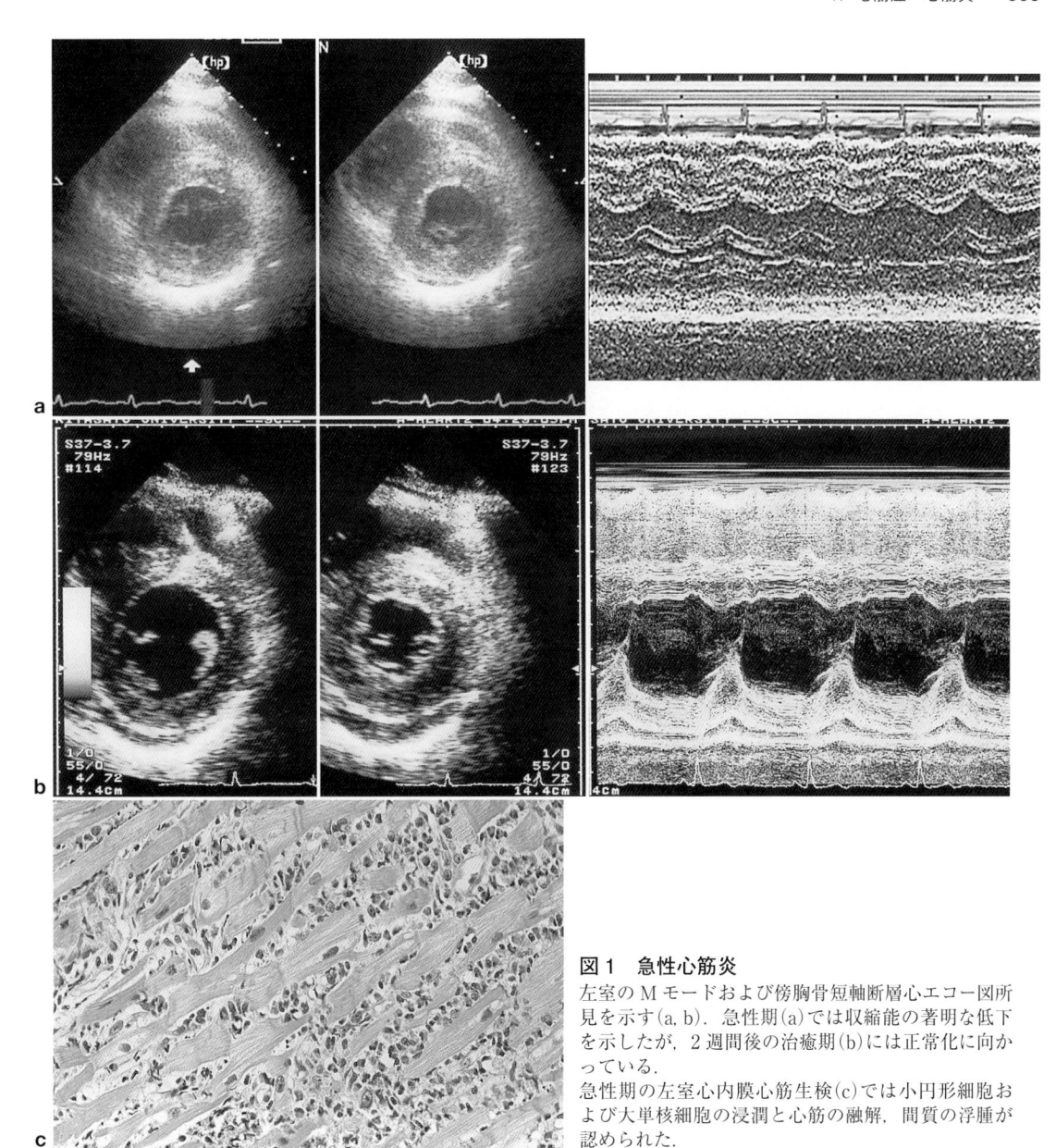

図1 急性心筋炎
左室のMモードおよび傍胸骨短軸断層心エコー図所見を示す(a, b). 急性期(a)では収縮能の著明な低下を示したが, 2週間後の治癒期(b)には正常化に向かっている.
急性期の左室心内膜心筋生検(c)では小円形細胞および大単核細胞の浸潤と心筋の融解, 間質の浮腫が認められた.

5) 心エコー図(図1)

病変部位での壁運動低下と壁肥厚が特徴である. 典型例は, 全周性の求心性肥大とびまん性壁運動低下である. なかには限局例も存在する. 極めて初期には壁運動低下が確認できない例がある.

6) 心臓MRI

シネMRIに加えて, T1早期の強調画像やガドリニウム遅延造影において信号強度の増強像が認められ, さらにT2強調画像などで炎症部位に一致した所見が特徴的とされる(図2). 急性心筋梗塞は心内膜からの広がりを示すのに対し, 急性心筋炎では心外膜からやびまん性の広がりを示す.

7) 核医学検査

ガリウム(^{67}Ga)の心筋集積は大型単核細胞の浸潤像を反映しており, 特異性が高い検査法である. しかし, 残念ながら必ずしも感度が高くない. 一方, 梗塞心筋の描出に用いられる^{99m}Tcピロリン酸は, 比較的高い感度で心筋炎病巣に一致

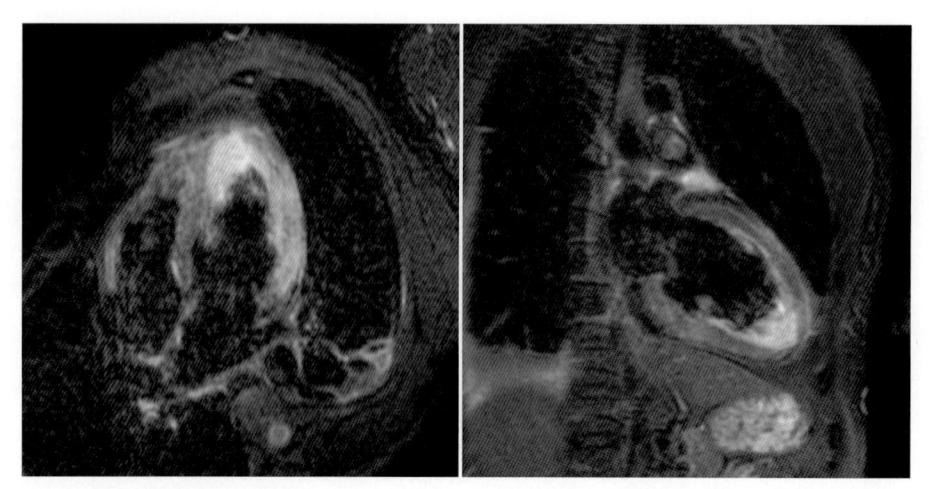

図2 急性心筋炎のMRI像
T2強調画像にておいて，左室後壁，側壁，心尖部に著明な炎症を表す高信号像を認める．

した集積像を描出するため，補助診断として用いられる．

8) 心臓カテーテル検査

冠動脈造影にて有意狭窄病変を認めないことで虚血性心臓病が除外診断される．また，心筋生検標本での心筋組織への炎症細胞浸潤とそれに近接する心筋壊死像検出が確定診断となる(図1)．しかし，サンプリングエラーを考慮すると，心筋炎像が陰性であっても本疾患を否定したことにはならない．

【診断】

心疾患の既往のない若年者で感冒様症状と明瞭な心電図や心エコー図の所見により，診断が比較的容易な例もある．しかし，急性心筋梗塞との鑑別が重要となり，鑑別診断が困難な場合が多い．そのため，可能な限り発症早期に冠動脈造影と心内膜心筋生検を施行すべきである．時には，特異な心電図や心エコー図の変化と正常冠動脈像をもって急性心筋炎と見なし診断することもあるが，あくまでも確定診断は組織像を根拠とする．

【管理・治療】

本症は，無症状例から突然死をきたす例まで幅広い臨床像をもつ．しかし，基本的な病状経過は明瞭で，通常1～2週間の炎症期を乗り切れば自然消退に向かう．心筋炎における心機能障害の経過と介入ポイントは，①原因に対する治療，②自然治癒までの循環管理，③心機能抑制に対する治療，に分けられる．しかし，治療の基本は自然治癒までの血行動態，心肺危機管理にある．

1) 原因に対する治療

ウイルス性心筋炎に対しては一般的に使用可能な抗ウイルス薬はまだ開発されていない．

インターフェロンやribavirinによる抗ウイルス療法が将来展望として期待される．アレルギーや自己免疫が発症機序に大きくかかわるとされる巨細胞性心筋炎や好酸球性心筋炎では，ステロイド療法や免疫抑制療法が有効である．

2) 自然治癒までの循環管理

心筋炎治療の基本である．患者は心筋炎を疑う例を含めて入院管理とし，バイタルサイン，血行動態のモニタリングを行い，血液生化学所見，心電図，心エコー図などの経時的変化を追う．急性心筋炎診断が濃厚になれば，安静臥床とし，リスク管理を強化する．非ステロイド系解熱鎮痛薬はウイルス感染を悪化させるおそれがあるため，使用を控える．心不全管理は，Swan-Ganzカテーテルのモニタ下に行う．薬物による血行動態維持は，一般の急性心不全患者と同様に，利尿薬，血管拡張薬，カテコラミン，PDEⅢ阻害薬，carperitideなどを使用する．ジギタリスは催不整脈作用があるため使用しない．また，カテコラミンは，ウイルス性心筋炎を増悪させるという報告もあり，高用量での使用は避ける．高用量の強心薬が必要な治療抵抗例では，補助循環の大動脈内バ

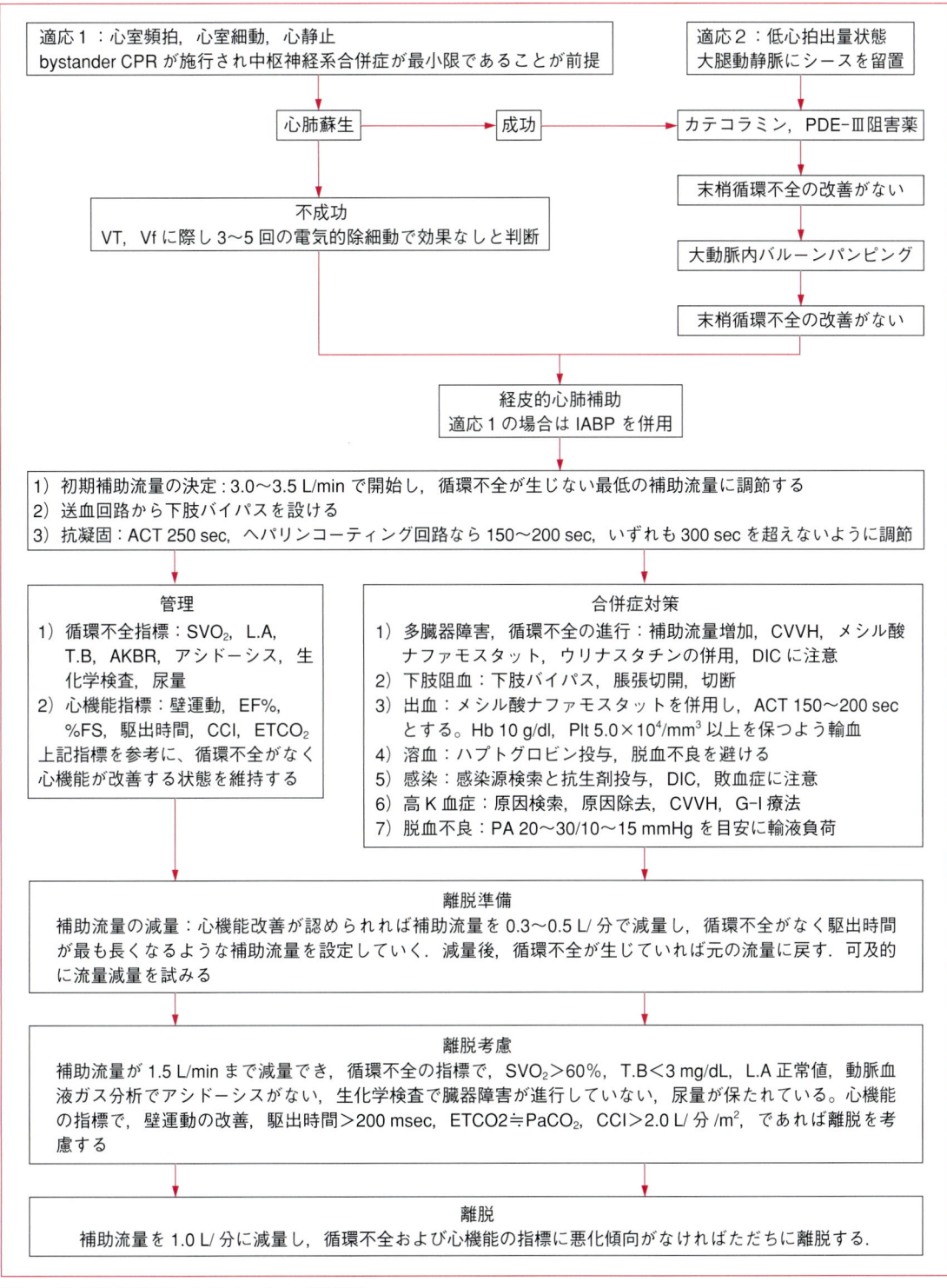

図3 劇症型心筋炎におけるPCPS管理図

適応1：心室頻拍，心室細動，心静止
bystander CPR が施行され中枢神経系合併症が最小限であることが前提

適応2：低心拍出量状態
大腿動静脈にシースを留置

心肺蘇生 → 成功 → カテコラミン，PDE-Ⅲ阻害薬 → 末梢循環不全の改善がない → 大動脈内バルーンパンピング → 末梢循環不全の改善がない

不成功：VT，Vf に際し3～5回の電気的除細動で効果なしと判断

↓

経皮的心肺補助
適応1の場合はIABPを併用

1) 初期補助流量の決定：3.0～3.5 L/min で開始し，循環不全が生じない最低の補助流量に調節する
2) 送血回路から下肢バイパスを設ける
3) 抗凝固：ACT 250 sec，ヘパリンコーティング回路なら150～200 sec，いずれも300 secを超えないように調節

管理
1) 循環不全指標：SVO_2，L.A，T.B，AKBR，アシドーシス，生化学検査，尿量
2) 心機能指標：壁運動，EF%，%FS，駆出時間，CCI，$ETCO_2$
上記指標を参考に，循環不全がなく心機能が改善する状態を維持する

合併症対策
1) 多臓器障害，循環不全の進行：補助流量増加，CVVH，メシル酸ナファモスタット，ウリナスタチンの併用，DICに注意
2) 下肢阻血：下肢バイパス，脹張切開，切断
3) 出血：メシル酸ナファモスタットを併用し，ACT 150～200 secとする。Hb 10 g/dl，Plt $5.0×10^4$/mm^3 以上を保つよう輸血
4) 溶血：ハプトグロビン投与，脱血不良を避ける
5) 感染：感染源検索と抗生剤投与，DIC，敗血症に注意
6) 高K血症：原因検索，原因除去，CVVH，G-I療法
7) 脱血不良：PA 20～30/10～15 mmHg を目安に輸液負荷

離脱準備
補助流量の減量：心機能改善が認められれば補助流量を 0.3～0.5 L/分で減量し，循環不全がなく駆出時間が最も長くなるような補助流量を設定していく．減量後，循環不全が生じていれば元の流量に戻す．可及的に流量減量を試みる

離脱考慮
補助流量が 1.5 L/min まで減量でき，循環不全の指標で，SVO_2>60%，T.B<3 mg/dL，L.A 正常値，動脈血液ガス分析でアシドーシスがない，生化学検査で臓器障害が進行していない，尿量が保たれている。心機能の指標で，壁運動の改善，駆出時間>200 msec，$ETCO_2$≒$PaCO_2$，CCI>2.0 L/分/m^2，であれば離脱を考慮する

離脱
補助流量を 1.0 L/分に減量し，循環不全および心機能の指標に悪化傾向がなければただちに離脱する．

AKBR：arterial blood ketone body ratio, $ETCO_2$：end tidal CO_2, LA：lactic acid, TB：total bilirubin, CCI：continuous cardiac index, PA：pulmonary artery pressure
〔循環器病の診断と治療に関するガイドライン，急性および慢性心筋炎の診断・治療に関するガイドライン(2009年改訂版)http://www.j-circ.or.jp/guideline/pdf/JCS2009_izumi_h.pdf(2014年3月閲覧)より引用〕

ルーンパンピング（intraaortic balloon pumping；IABP）や経皮的心肺補助装置（percutaneous cardiopulmonary support；PCPS）の導入を行う．PCPS が長期化するようであれば，左室補助装置（left ventricular assist system；VAS）も考慮する．

高度房室ブロックに対しては，一時的体外ペーシングを行う．期外収縮の頻発や非持続性心室頻拍に対しては，安易な薬物療法は行わない．致死的不整脈が頻発し，治療に抵抗すれば PCPS のよい適応である．

①補助循環

心肺補助循環の適応は，致死的不整脈と心ポンプ失調による低心拍出状態の2つである．薬物治療が限界であれば速やかに導入すべきだが，合併症は時に重篤で，適正使用・適正運用を心がけねばならない．導入適応と導入時期，心拍出量と末梢循環の把握，循環補助量の設定，合併症予防対策に関しては，劇症型心筋炎における PCPS 運用ガイドライン（図3）に従う．末梢循環不全の把握には血中の乳酸値，塩基過剰（base excess），総ビリルビン値，クレアチニン値，Swan-Ganz カテーテルによる SVO_2 値などが重要である．

3）心機能抑制に対する治療

高濃度の炎症性物質は心機能を抑制し，細胞傷害も惹起する．原因に対する直接介入ではないが，炎症性物質による心機能抑制を回避できれば急性期を乗り切れる．このような観点から，炎症が遷延し，血行動態の改善が得られない場合に考慮される治療である．

①ステロイド短期大量療法

巨細胞性および好酸球性の組織病変では，有効性が確立されている．ただし，ウイルス性心筋炎が疑われた例では，劇症型といえども推奨されない．

②大量免疫グロブリン療法

劇症型心筋炎に対し，完全分子型免疫グロブリン製剤（1.0 g/kg）を2日間静注する方法が用いられている．ウイルス性心筋炎と自己免疫・アレルギー性心筋炎両者に有効な可能性が指摘されているが，その有効性は臨床的には立証されていない．

B 特発性心筋症（idiopathic cardiomyopathy；ICM）

【定義・概念】

心臓のポンプ機能が低下する心筋疾患は，包括して「心筋症」と定義される．病因別に原因不明の特発性と原因疾患を特定できる二次性とに分類される．さらに形態的には，肥大型心筋症，拡張型心筋症，拘束型心筋症を中心に分類され，その病態は極めて異なっている．

1 肥大型心筋症（hypertrophic cardiomyopathy；HCM）

【病態生理】

本症の基本病態は，心筋の異常肥大と左室拡張能低下である．弁膜症や高血圧などの圧負荷心，それに容量負荷心に出現する均一な心肥大像と異なり，局所的に不均一な心肥大像を呈するのが特徴である．特に，心室中隔の局所的肥厚によって生じた，左室流出路狭窄（閉塞型肥大型心筋症：hypertrophic obstructive cardiomyopathy；HOCM），あるいは，これを伴わない非閉塞型肥大型心筋症，それに心尖部心筋が肥厚する心尖部肥大型心筋症かでその病状は大きく異なる．2005年の心筋症・診断の手引では，HCM の基本病態は（表3）のように定義される．家族性素因が指摘される症例が約50％検出され，心筋サルコメア関連蛋白をコードする遺伝子を中心として100以上の遺伝子変異が報告されている．しかし，心筋の肥大様式や病型とは関連がみられない．なお，わが国の心エコー図を用いたスクリーニングでの有病率は人口10万人あたり374人とされるが，報告によりばらつきが大きい．

【臨床所見】

不整脈による動悸に加え，閉塞型肥大型心筋症では，左室駆出血流量の低下による失神発作や労作時息切れなどの心不全症状，それに狭心症に類似した胸痛をきたす．一方，健康診断時の心電図検査などで偶然検出される無症状例も少なくない．身体所見では，収縮早期の駆出性心雑音と時に著明な心房性ギャロップ（Ⅳ音）が聴取される．

表3 2005年特発性心筋症調査研究班による肥大型心筋症の基本病態

肥大型心筋症は，明らかな心肥大をきたす原因なく左室ないしは右室心筋の心肥大をきたす疾患であり，不均一な心肥大を呈するのが特徴である．また，通常，左室内腔の拡大はなく，左室収縮は正常か過大である．心肥大に基づく左室拡張能低下が，本症の基本的な病態である．
① 左室流出路に狭窄が存在する場合，特に閉塞性肥大型心筋症(hypertrophic obstructive cardiomyopathy ; HOCM)とよぶ．
② 肥大部位が特殊なものとして，心室中部閉塞性心筋症(midventricular obstruction ; 肥大に伴う心室中部での内腔狭窄がある場合)，心尖部肥大型心筋症(apical hypertrophic cardiomyopathy ; 心尖部に肥大が限局する場合)がある．
③ 肥大型心筋症の経過中に，肥大した心室壁厚が減少し菲薄化し，心室内腔の拡大を伴う左室収縮力低下をきたし，拡張型心筋症様病態を呈した場合，拡張相肥大型心筋症(dilated phase of hypertrophic cardiomyopathy ; D-HCM)とされる．その診断は経過観察されていれば確実であるが，経過観察されていなくても，以前に肥大型心筋症との確かな診断がされている場合も含まれる．

収縮期雑音は大動脈弁狭窄症に類似するが，前負荷減少刺激(Valsalva手技，起立試験，亜硝酸アミル投与)や心収縮性増強刺激(運動試験，β刺激薬投与)で雑音は増強し，後負荷増大刺激(等尺性収縮運動，$α_1$刺激薬投与)や心収縮低下刺激(β遮断薬投与)で雑音は減弱する．

【検査所見】

1) 心電図

必ずしも特異的な心電図変化はないが，大部分の症例は顕著な異常を呈するため，本症発見の契機となる．壁肥厚を反映してST-Tストレイン型を有する左室肥大所見や，ベクトルの大幅な偏位，心筋の顕著な線維化を反映して異常Q波がみられる．また，心尖部肥大型心筋症では左室誘導に一致した巨大陰性T波が特徴的である．

2) 心エコー図(図4)

本法による不均一心肥大(凸凹壁肥厚)を検出することが診断の決め手になる．肥厚部としては心室中隔部周辺(非対称性心室中隔壁肥大)が最も多いが，わが国では心尖部に限局する心尖部肥大型心筋症もみられる．通常，本症の左室収縮能は保持されている．しかし，壁肥厚に伴う左室拡張能の障害を早期から認める．左室流入血流パターンは，弛緩障害型(E/A波流速比の減少やE波減速時間の延長)，偽正常化型，あるいは拡張障害が進むと拘束型となる．左室流出路狭窄の有無は，① Mモード法での僧帽弁収縮期前方運動(systolic anterior movement ; SAM)や大動脈弁早期半閉鎖の間接像，② カラードプラによる左室流出路でのモザイク様血流シグナルの直接検出，③ 連続波ドプラを用いた左室流出路最大速度より求めた圧較差の算出，から確認される．

3) 頸動脈波

収縮中期の左室流出路狭窄の出現を反映して，二峰性動脈波形を認めることがある．

4) 核医学検査

タリウム(^{201}Tl-Cl)やテクネシウム(^{99m}Tc)心筋シンチグラムでは壁肥厚部位に一致して集積増加を認める．逆に筋組織の瘢痕化を反映して欠損像を呈する場合もある．タリウム集積を認めながら^{123}I-BMIPPによる心筋脂肪酸代謝イメージにて欠損像を示す部位に壁運動異常が出現する症例も存在し，重症度評価や拡張相肥大型心筋症(後述)診断に有用である．

5) 心臓MRI

シネMRIでは，心エコー図法よりも広範な部位での心筋壁厚の正確な計測が可能である．また，約80％でガドリニウム遅延造影効果を認められることが知られ，主に線維化を反映する所見と考えられている．

6) 心臓カテーテル検査

心内膜心筋生検は，Fabry病などのように壁肥厚を示す二次性心筋症と虚血性心臓病の除外診断に有用である．生検標本(図4)にて心筋線維や心筋原線維の錯綜配列像が確認され，心筋内冠動脈硬化症像も検出される．左室流出路圧較差の測定，左室拡張末期圧や陰性ピークdP/dtなど左室拡張能評価にも有用である．心室性期外収縮後

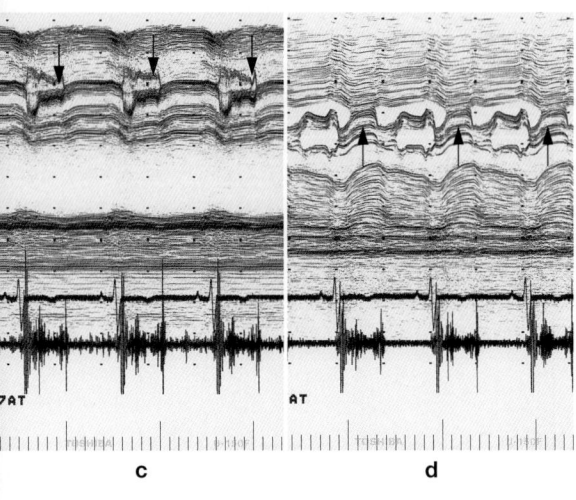

図4 肥大型心筋症
左室拡張末期・収縮末期の心エコー図傍胸骨短軸像(a)および長軸像(b)を示す．左室前壁を中心とした著明な壁肥厚と内腔の狭小化を認めた．Mモード像では大動脈弁早期半閉鎖(c)と僧帽弁前尖収縮期前方運動(d)がみられ，左室流出路閉塞を示唆する．ドプラ法による左室流出路圧較差は100 mmHgであった．
左室心内膜心筋生検(e)では心筋細胞の肥大と錯綜配列を認めた．

の心拍で，長い代償性休止期により前負荷が増大し，左室収縮力が増大することにより左室流出路圧較差が増加するため大動脈圧が低下するBrockenbrough現象は，HOCMに特徴的である．

7）Holter心電図
本症では心室性あるいは上室性の頻脈性不整脈，徐脈性不整脈など，多彩な不整脈が発生し，失神発作や突然死，心原性血栓塞栓症の原因となる．不整脈の多くは無症状であるため，全例Holter心電図の適応となる．

【診断】
心エコー図で不均一な心肥大を認め，全身検索や心筋生検にて二次性心筋症が否定できれば本症と診断される．経過中に心収縮能の低下と左室の拡大を認め，拡張型心筋症様病態に移行する症例がある（拡張相肥大型心筋症）．したがって，症状の変化や心事故が発生しなくとも，心電図や心エコー図での経時的な観察が必要である．

【管理・治療】
本症の治療の目的は，左室流出路狭窄や左室拡張能障害に基づく症状の軽減と突然死予防にある．

1）左室流出路狭窄
①生活指導
過度の精神的・肉体的ストレス，また，急激な運動の開始や途絶は閉塞機転を助長させる．

②薬物療法

β遮断薬やCa拮抗薬(diltiazem, verapamil)は直接的な陰性変力作用と過度の頻脈を抑制する程度の陰性変時作用を期待して，また抗コリン作用をもつdisopyramideやcibenzolineは心筋収縮様式の変更による心腔内閉塞機転の解除を期待して用いられる．ACE阻害薬やARBは心筋の線維化を抑制する報告があり，非閉塞型肥大型心筋症には適応となるが，HOCMでは血管拡張により左室流出路狭窄を増悪させる可能性があり，使用を控えるべきである．

③心房心室順次ペーシング

適当な房室遅延時間や右心内ペーシング位置の選択により圧較差が軽減する．一時ペーシングにより有効性が確認された症例でのみ植込術を行う．

④外科的処置

薬物療法やペーシング治療にても十分な効果が得られない場合，閉塞の原因部位を切除する心室中隔切除術や僧帽弁前尖の前方運動を除去する目的で僧帽弁置換術を行う．前下行枝中隔枝にアルコールを注入する心室中隔焼灼カテーテル治療も試みられている．

2）突然死の予防

本症の死因の過半数は突然死である．特に，若年者突然死例の代表的基礎疾患である．非持続性心室頻拍，HCMによる突然死家族歴または失神既往，運動負荷に伴う血圧下降，著明な左室肥大（≧30 mm）の4つの因子のうち，複数の危険因子を有する場合は突然死の危険度が有意に高まるとされる．予防策として一般化しているのは，過度の運動に対する制限である．心室頻拍/心室細動による突然死の予防法としては，植込み型除細動器(implantable cardioverter defibrillator；ICD)が最も有効である．なお，薬物療法ではamiodarone有効性が報告されているが，amiodaroneがHCM症例の突然死を含めた長期生命予後を改善するか否かについての大規模研究はまだ存在しない．

【経過・予後】

HCMの5年生存率は約90％，10年生存率は約80％であり，予後は突然死の危険因子の有無に大きく左右される．心尖部肥大型心筋症は，おおむね予後良好である．他方，拡張相肥大型心筋症は極めて予後不良であり，心臓移植の適応にもなりうる．

2 拡張型心筋症
（dilated cardiomyopathy；DCM）

【病態生理】

本症の基本病態は，心筋障害による心収縮力の低下と進行性の心室拡大である．病因としては，①家族性，遺伝子要因，②心筋炎などによる細胞障害，③免疫異常などが関与する．すなわち，本症は遺伝性と後天性の混合した疾患群であり，形態学的な分類に基づいた診断である．ただし，虚血性心筋症，高血圧性心筋症，拡張相肥大型心筋症，不整脈原性右室心筋症，その他の二次性心筋症は除外しなければならない．わが国における10万人あたりの有病率は，100前後とされる．

【臨床所見】

息切れや呼吸困難などの心不全症状と，動悸などの不整脈症状が主症状である．ただし，無症状例も少なからず存在する．身体所見では，慢性心不全増悪時にはギャロップ心音や肺ラ音，頸静脈怒張，浮腫などの所見を呈する．本症に特異的な臨床所見はない．

【検査所見】

1）心電図

拡張型心筋症に特異的な心電図所見はない．ST-T変化や心室内伝導障害，期外収縮や心房細動など，あくまで非特異的変化が主体である．しかしながら，心筋の線維化や心房心室の拡張，刺激伝導系の障害が進行すると，poor R progressionや異常Q波，QRS幅延長，脚ブロックなどが出現する．したがって，継時的な変化が重要となる．

2）バイオマーカー

血漿BNPは拡張型心筋症に特異的ではないが，早期診断のスクリーニングとして有用であり，一般に心不全の重症度に比例して上昇する．また，心筋トロポニンTの持続上昇は予後不良を示唆する因子として報告がある．

3）心エコー図(図5)

本症の基本病態である左室拡大と左室収縮不全を直接かつ簡便に診断できる検査法である．ま

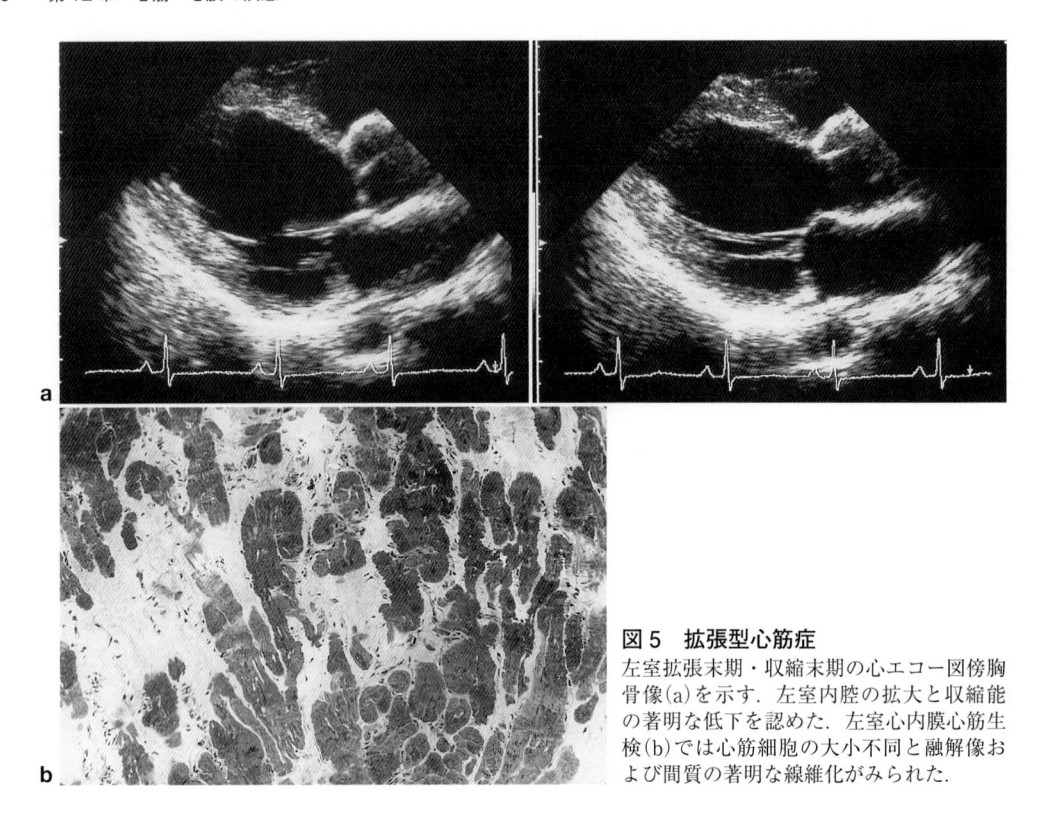

図5 拡張型心筋症
左室拡張末期・収縮末期の心エコー図傍胸骨像(a)を示す．左室内腔の拡大と収縮能の著明な低下を認めた．左室心内膜心筋生検(b)では心筋細胞の大小不同と融解像および間質の著明な線維化がみられた．

た，左室の dyssynchrony の評価も行う．ただし，最も重要な鑑別疾患である虚血性心疾患は，本法のみで除外診断できない．

4）心臓カテーテル検査

虚血性心疾患を除外するためには，冠動脈造影法が必須である．逆に，冠動脈病変から左室壁運動低下を説明できない症例では本症を強く疑い，心内膜心筋生検を施行する．心筋生検像(図5)にて，心筋細胞の変性や壊死，間質の線維化から本症の組織学的重症度が把握されると同時に，慢性心筋炎などの二次性心筋症が除外診断される．

5）核医学検査

タリウム(^{201}Tl-Cl)やテクネシウム(^{99m}Tc)を用いた心筋シンチグラムでは，虫喰い状の欠損像がびまん性にみられる．心筋交感神経機能を評価できる ^{123}I-MIBG 心筋シンチグラムでは，心筋集積の低下と洗い出し亢進が観察される．β遮断薬が奏効するとこの所見は改善する．

6）心臓 MRI

シネ MRI では局所壁運動を正確，かつ再現性をもって評価できる．また，ガドリニウム遅延造影像は，その分布様式や形態から虚血性心疾患や二次性心筋症の鑑別に用いられる．

7）ホルター心電図・電気生理学的検査

上室・心室不整脈は左心機能の低下につれて増加する．不整脈のスクリーニングや治療方針の選択のため，ホルター心電図は有用である．また，電気生理学的検査は原因不明の失神例における致死性不整脈のスクリーニングや持続性心室頻拍に対する薬効評価目的で施行される．

【診断】

心エコー図により，左室拡大と左室駆出率低下を確認し，弁膜症などの他疾患の除外診断を行う．同時に，冠動脈造影にて虚血性心臓病も除外診断する．さらに，全身検索や心臓 MRI，心筋生検などにより拡張型心筋症と臨床的に類似する二次性心筋症を除外診断せねばならない．

【管理・治療】

本症に特異的な根治治療はない．あくまでも，慢性心不全治療体系に沿った対症療法が主体となる．

1) 急性心不全

本症の多数例は，潜在性に進行する慢性経過をとる．しかし，慢性心不全の代償機転が破綻し急性増悪をきたした場合には，急性心不全としての管理を行う．すなわち，うっ血と組織低灌流の所見に基づき，血行動態の正常化を目標とする．酸素投与と安静を基本とし，循環と呼吸の管理を行う．うっ血に対しては，利尿薬と血管拡張薬（硝酸薬，カルペリチド）を中心に加療を行う．収縮力低下により血圧低下や末梢循環不全をきたした例には，静注強心薬と昇圧薬（dobutamine，PDE III阻害薬，dopamine など）が適応となる．血行動態の破綻した重症例では，大動脈内バルーンパンピングや人工心肺などの機械的補助が必要となる．

2) 慢性心不全

食塩や水分制限，および連日の体重測定を通じた体液管理，飲酒制限，安静確保，運動制限といった生活指導が基本である．これに加えて，薬物療法としてACE阻害薬，ARB，β遮断薬，利尿薬を中心として，アルドステロン拮抗薬，少量のジギタリスなどを使用する．特にβ遮断薬は，逆リモデリング作用を有する唯一の薬剤であり，本症に劇的な予後改善効果をもたらした．左室の dyssynchrony を有する重症例では，心臓再同期療法がよい適応となる．強心薬の持続静注から離脱できない難治例では，左室縮小形成術や補助人工心臓，さらには，心臓移植などの適応となる．

3) 不整脈

心房不整脈や心室不整脈の両者が生じる．心房細動は，心房収縮の消失と頻脈により心不全を悪化させる．したがって，可能であればリズムコントロールが望ましい．心抑制の少ない amiodarone，bepridil，aprindine が用いられる．しかしながら，洞調律維持が困難な例も多く，その場合はβ遮断薬やジギタリスなどによるレートコントロールと抗凝固療法で対処する．心室不整脈も多発し心室頻拍を呈することもあるが，β遮断薬の追加療法が奏効すると軽減する．したがって，心事故と関連しない非持続性心室頻拍は経過観察のみとする．心事故と関連すれば植込型除細動器が第一選択となり，代替療法や補助療法としては amiodarone などの第III群薬を用いる．単源性の持続性心室頻拍にはカテーテル焼灼術が有効なことがあるが，一般に根治は困難である．

4) 抗凝固療法

本症では，血栓塞栓症の合併が高率である．心房細動の有無にかかわらず，抗凝固療法を施行する．

【経過・予後】

本症は5年生存率が約50％の自然歴である．ただし，ACE阻害薬とβ遮断薬による劇的な予後改善が得られ，近年は約80％である．しかし，この治療法にも反応しない20％前後の症例の予後は極めて悪く，短期日のうちに慢性心不全の増悪を繰り返し，補助人工心臓や心臓移植の適応とならなければ死に至る．

3 拘束型心筋症

【病態生理】

本症の基本病態は左室拡張障害であり，心拡張能が特異的に障害され収縮性心膜炎に類似した心筋疾患を拘束性心筋症とよぶ．日本では極めてまれな疾患であり，地球規模では熱帯地方の風土病としてよく知られる．熱帯地方の拘束型心筋症は，心腔内を閉塞する心内膜心筋病変が主体である．しかし，温帯地方である日本では，拘束性病変は心内膜心筋，心筋層中層，心外膜心筋，心筋壁全層と多岐にわたることが知られ，必ずしも心腔内を閉塞するとは限らない．

【診断】

身体所見では，心聴診上著明な心房性ギャロップ（IV音）を聴取する．心エコー図では，拡張期特性が特異的に低下した拘束性障害が特徴的である．胸部X線CT像では，心内膜肥厚の有無を確認し，収縮性心膜炎を除外する．また，二次的に拘束性障害を惹起するアミロイドーシスの除外も必須である．心臓カテーテル検査では，両室同時圧測定を用いて dip and plateau を示したり，運動によって右室と左室の拡張期圧にギャップが生じたり，心筋生検で萎縮心筋がみられる．最終的に，①硬い左室の存在，②左室拡大と肥大の欠如，③正常または正常に近い左室収縮能，④原因不明，が診断の必要十分条件である．

【管理・治療】

現在のところ確立された治療法はない．利尿薬

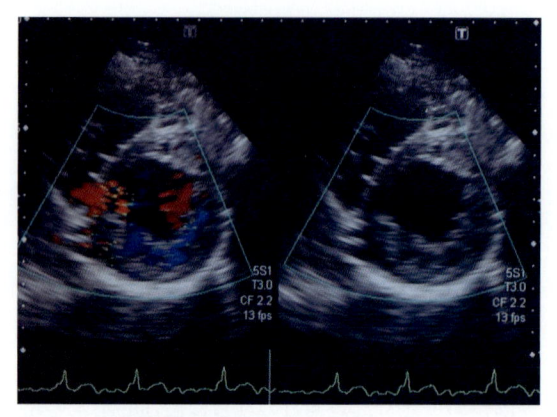

図6 左室緻密化障害の心エコー図
心筋壁の過剰な網目状の肉柱形成と深い間隙を認め、間隙にはカラードプラで血流が確認される。

による前負荷軽減を中心とした慢性心不全に対する対症療法と不整脈の治療、塞栓症の予防が中心である。難治例は、心臓移植の適応となる。

4 心筋緻密化障害

【病態生理】

　心筋緻密化障害は心筋壁の過剰な網目状の肉柱形成と深い間隙を形態的特徴とする心筋症であり、アメリカ心臓病学会では遺伝的要素の強い primary cardiomyopathy の1つとして分類される。胎児心筋が緻密な心筋構造になっていく過程が障害され、スポンジ状の胎児心筋が遺残し、逆に心筋緻密層が低形成で心機能低下が起こると考えられている。X染色体上のG4, 5遺伝子や心筋サルコメア蛋白の遺伝子異常のほか、染色体異常や筋疾患、ミトコンドリア筋症などの合併例も知られており、多様な原因が認められる。発症時期も、新生児期から乳児期、さらに学童期から思春期、成人期と幅広い。

【臨床所見】

　臨床像としては拡張型心筋症様の病態を呈する。網目状の心筋間隙に血栓を形成し、塞栓症の発症が高率であること、心筋障害による多彩な不整脈の合併が知られる。

【診断】

　統一された診断基準はないが、①心室壁の著明な肉柱形成と間隙を有する形態が心室壁の1区域以上に広がっていること、②心室壁が肉柱形成と緻密層の2層構造を呈し、その比が2以上であること、③カラードプラで間隙間に血流を確認できること、の3点が一般的に用いられる(図6)。ただし、本所見は心筋のリモデリングの過程で二次的に認められることもあり、先天性の心筋緻密化障害との区別は困難である。CTやMRIでは心筋の構造的特徴が観察される。MRI T2強調画像では虚血や線維化を反映して高信号域が認められる。

【管理・治療】

　薬物治療は拡張型心筋症に準じて利尿薬、ACE阻害薬、β遮断薬などによる心不全の治療を行う。また抗血小板療法や抗凝固療法による塞栓症予防も重要である。致死性不整脈を有する例ではICDが適応であり、dyssynchronyを有する場合は心臓再同期療法が適応となる。重症例は、心移植の対象である。

5 たこつぼ心筋症
（takotsubo cardiomyopathy）

【定義・概念】

　たこつぼ心筋症は、左室心尖部のバルーン状の拡張・収縮低下と心基部の過収縮を併せ持つ一過性の病態である。その特徴的な収縮期の左室形態が"たこつぼ"に類似していることから名付けられた。閉経後の女性に多く、情動的、身体的ストレス後に発症することが多い。左室心尖部の過収縮と心基部の低収縮を示す、逆たこつぼ心筋症も多数報告されている。

【病態生理】

　たこつぼ心筋症の病態生理として、カテコラミン心筋障害説が有力である。情動的ストレスによる過剰な交感神経活性とカテコラミンが、カルシウム過負荷による一過性の心筋収縮障害を引き起こすと考えられている。病理組織では単核球の浸潤と収縮帯壊死像がみられ、カテコラミン過剰による心筋障害と一致する。くも膜下出血や褐色細胞腫に伴う心筋障害と類似した病態である。

【診断】

　急性冠症候群と同様に胸痛や胸部不快感などの症状で発症することが多いが、無症状の場合もあ

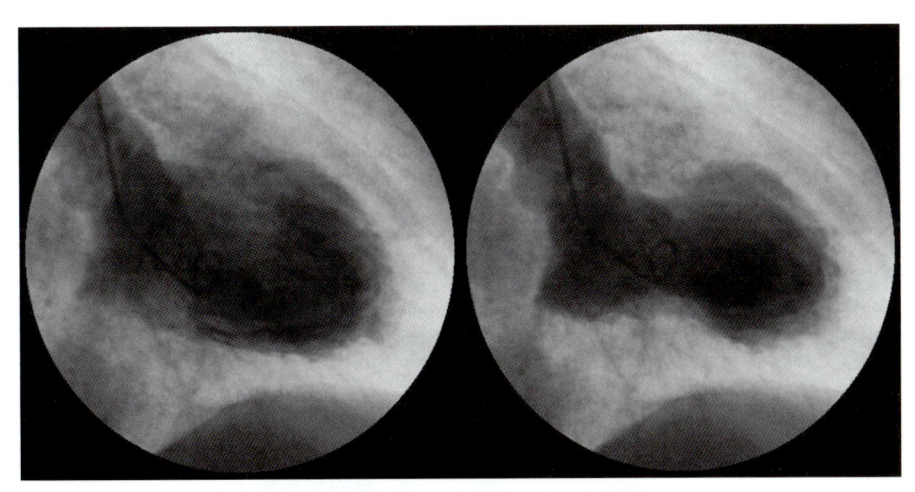

図7 たこつぼ型心筋症の左室造影像（左：拡張期，右：収縮期）
左室心尖部のバルーン状の拡張・収縮低下と心基部の過収縮壁運動異常を認める．

る．典型的な左室壁運動低下，すなわち，左室心尖部のバルーン状の拡張・収縮低下と心基部の過収縮壁運動異常が認められ，冠動脈造影で壁運動異常を説明できる病変がない際に本症が疑われる．最終的に冠攣縮性狭心症，心筋炎，心筋症の除外が必要である．心電図では，急性期に前胸部誘導でST上昇を認める．特に，$V_{4〜6}$ 誘導での変化が強い．数日後には巨大陰性T波が出現し，数週間後に正常化する．また，QT延長が多くみられる．異常Q波の出現はまれである．たこつぼ様の典型的な壁運動異常は，心エコー図，左室造影，MRIで描出が可能である（図7）．また，左室流出路狭窄を合併することもある．本症では右室も同様の壁運動異常をきたすことがあり，右室の壁運動異常の描出にはMRIが有用である．心筋トロポニンなどの心筋逸脱酵素はわずかに上昇する例が多い．

【管理・治療】
本症に特異的な治療は存在しない．左室ポンプ機能の低下した時期に心不全に対する対症療法を行う．ACE阻害薬，β遮断薬の使用が推奨される．左室流出路狭窄を増悪させるおそれがあるため，カテコラミンを含む強心薬の使用は控えるべきである．

【経過・予後】
一般に予後は良好であり，数週〜1か月以内に壁運動はほぼ正常化する．しかし，重症例では心不全や心破裂の合併もあり，急性期の血行動態には注意が必要である．また，約10％で再発を認めたとの報告もある．

C 二次性心筋症

【定義・概念】
既知の病因または全身疾患に関連して発症した心筋疾患を指す（表4）．各症例は上述した拡張型，肥大型，拘束型心筋症のいずれかに酷似した病態を呈する．ここでは代表的疾患についてのみ概説する．

1）内分泌性
①甲状腺機能低下症
心筋の間質浮腫・ムコイド変性がみられ，拡張型心筋症の病態をとることがある．多くは，心膜液が貯留し多量液を認めるが，心タンポナーデをきたすことはまれである．

②末端肥大症
壁厚が十分にある拡張型心筋症または非対称性心室中隔肥厚を呈することがある．

③褐色細胞腫
多くは，壁肥厚を有する拡張型心筋症を呈する．副腎クリーゼ時には急激な心筋壊死が生じ，急性梗塞様心電図を呈してショック死することがある．

表4 二次性心筋症の原因別分類

1. 心筋虚血
2. 弁膜症に合併するもの
3. 高血圧性
4. 炎症性
   - 各種心筋炎, Chagas病, HIV感染を含む
5. 代謝異常
   - 内分泌性：甲状腺機能亢進, 甲状腺機能低下, 副腎皮質機能不全, 褐色細胞腫, 末端肥大症, 糖尿病
   - 遺伝性代謝障害および蓄積症：ヘモクロマトーシス, 糖原病, Hurler病, Refsum症候群, Niemann-Pick病, Hand-Schüller-Christian病, Fabry病, Morquio-Ullrich病
   - 栄養障害および欠乏症：カリウム, マグネシウム, セレン, 脚気
   - アミロイドーシス
6. 全身疾患によるもの
   - 結合織疾患：全身性エリテマトーデス, 結節性多発性動脈炎, 関節リウマチ, 全身性進行性硬化症, 皮膚筋炎
   - サルコイドーシス
   - 白血病, 悪性リンパ腫
7. 筋疾患によるもの
   - 筋ジストロフィ：Duchenne型, Becker型, 筋緊張性ジストロフィ
8. 神経筋疾患によるもの
   - Friedreich失調症, Noonan症候群
9. 中毒性
   - アルコール, カテコラミン, アントラサイクリン系薬剤, インターフェロン, 放射線性
10. 産褥性

（1995年 WHO/ISFC分類より一部改変）

2）代謝性
①アミロイドーシス

心筋線維間にアミロイド蛋白が沈着することにより, 心筋間質の硬化と心筋細胞の萎縮をきたす. 原発性または骨髄腫関連のアミロイドーシスでは, 心症状が強い. 病態の主体は心室の拘束性障害による拡張能低下であるが, 末期には収縮能低下も併存する. 心電図上前胸部誘導のR波低下が特徴的で, 心エコー図で輝度の高い肥厚心筋が認められる. MRIでは, ガドリニウム遅延造影像において広範な内膜下遅延造影が特徴的である. 確立された特異的治療はなく, 一般的な心不全治療を行うが, 予後不良である. ジギタリスに対して易中毒性を認め, 使用には注意が必要である.

②Fabry病

αガラクトシダーゼ活性の先天的欠損や低下により発症する. 典型例では全身臓器にグリコスフィンゴリピッドが進行性に蓄積し, 男性患者では30〜40歳で死亡する. 一方, 肥大型心筋症のなかに全身症状を欠くFabry病が少なからず存在することが明らかになり, このような非典型的Fabry病は左室肥大患者の数％にも及ぶとの報告すらある. 肥大型心筋症の診断にあたっては, 本症は鑑別診断の第一候補に挙げられる. 心筋生検に加え, 必要ならばαガラクトシダーゼ活性測定も必要である.

3）神経筋疾患
①筋硬直性ジストロフィ

ミオトニアを有する筋力低下が主症状で, 心症状としては房室ブロックと拡張型心筋症様病態が特徴的である.

②Duchenne型筋ジストロフィ

X連鎖の伴性遺伝を呈し, ジストロフィン遺伝子の異常が病因である. 拡張型心筋症様病態を呈し, 致死的不整脈をきたし突然死を起こすことがある. 病変が左室後壁心外膜側より進行するため, 右側胸部誘導のR波増高, 低S波を示す. 女性保因者でも心病変を認めることがある.

4）膠原病
①全身性エリテマトーデス, 多発性筋炎

冠動脈病変を除けば, いずれも心筋病変は活動性心筋炎である. 心収縮能低下をきたすとされるが, その合併は比較的まれである.

②強皮症

微小血管攣縮による心筋虚血が心筋障害を引き起こすと考えられている. 心病変の合併例は予後不良である.

5）サルコイドーシス

有病率は10万人あたり5人と決してまれな疾患ではない. 両側性肺門リンパ節腫脹や皮膚・眼病変など全身所見を有さない心臓孤発例（心サルコイドーシス）も散見される. 特に, 不均一な壁運動低下やタリウム, テクネシウム心筋シンチ欠損像がみられる房室ブロック例は, 本症を疑うべきである. ガリウムシンチでの集積像検索や, 心臓MRIでの局所壁運動異常や遅延造影像, 心筋生検でのサルコイド肉芽腫の検出などで積極的に

診断を試みる必要がある．治療としてステロイドが有効であり，初期投与量から漸減し維持量を継続する．

6) 薬物性
①アルコール
10年以上連日エタノール90 mL（日本酒3合）以上／日飲酒する大酒家が壁厚の保持された拡張型心筋症様病態を呈し，しかも，完全断酒により心機能の改善を認める場合には本症と考える．改善効果は12週以内で確認されるが，再飲酒により例外なく悪化する．なお，食生活の乱れに起因して生じた脚気心を除外する必要がある．

②抗癌剤
アントラサイクリン系薬剤の心毒性が代表的であり，拡張型心筋症様病態を呈する．発症をきたす可能性のある投与量閾値が知られ，adriamycinでは投与総量 550 mg/m^2 である．心毒性発生の早期検出に関してさまざまな手法が提案されたが，一般化していない．

③向精神薬
三環系抗うつ薬が代表的で，用量依存的に心毒性が出現する．

〈品川弥人，猪又孝元，和泉　徹〉

文献
1) Richardson P et al : Report of the 1995 World Health Organization/International Society and Federation of Cardiology Task Force on the Definition and Classification of cardiomyopathies. Circulation 1996 ; 93 : 841-842
2) 班長：和泉　徹，他．急性および慢性心筋炎の診断・治療に関するガイドライン（2009年改訂版）http://www.j-circ.or.jp/guideline/pdf/JCS2009_izumi_h.pdf
3) 班長：土居義典，他．肥大型心筋症の診療に関するガイドライン（2007年改訂版）http://www.j-circ.or.jp/guideline/pdf/JCS2007_doi_h.pdf
4) 北畠顕，友池仁暢（編）：心筋症・診断の手引きとその解説．厚生労働省難治性疾患克服研究事業特発性心筋症調査研究班，かりん舎，2005
5) 市田蕗子：心筋緻密化障害．日本小児科学会雑誌 2010 ; 114 : 1819-1828
6) 河合祥雄：たこつぼ心筋症の発生機序とその治療について．Cardiac Practice 2011 ; 22 : 227-232

2 感染性心内膜炎

　感染性心内膜炎（infective endocarditis）は弁膜や心内膜，大血管内膜の細菌集簇を契機とした菌血症であり，血管塞栓や心障害など多彩な臨床症状を呈する全身性疾患である．ゆえに，本疾患は致死的な臨床経過をたどる場合が多い．原発巣の不明瞭な持続性の発熱をきたした際に，本疾患を疑うことが肝要であり，速やかな対応が引き続く予後を規定する．加えて，本疾患の発症転機は感染症であり，感染予防は疾患発症率の軽減に有意に貢献する．このような背景から，本項では感染性心内膜炎の診断治療およびその予防について網羅的に述べたい．

1 定義と概念

　弁膜や心内膜，大血管内膜に細菌集簇を含む疣腫を形成し，菌血症，血管塞栓，心障害など多彩な臨床症状を呈する全身性敗血症性疾患である．発症には，弁膜疾患や先天性心疾患に伴う異常血流の影響や，人工弁置換術後例など異物の影響が重要と考えられている．したがって疣腫は房室弁の心房側，半月弁の心室側など逆流血流があたるところや，シャント血流や狭窄血流などの異常ジェット血流が心内膜面にあたるところに認められる．

2 病態生理

　本疾患の病態は，弁あるいはその周囲組織破壊に伴ううっ血性心不全と疣腫による全身性塞栓症によって代表される．

a. うっ血性心不全

　うっ血性心不全は感染性心内膜炎の最大の予後規定因子である[1]．これは，進行性の弁あるいはその周囲感染の結果として生じた弁閉鎖不全が増悪して出現することが大部分である．特に自己弁や生体弁への感染による弁尖の穿孔，僧帽弁の腱索への感染によって生じる腱索の断裂，人工弁の弁周囲感染によって引き起こされる裂開，弁周囲感染から心腔間に瘻管が形成された際の突発的な心内シャント，大きい疣腫による弁閉塞などが生じた場合には，うっ血性心不全はより急速に発症する．

b. 弁周囲膿瘍

　弁周囲感染は，自己弁の感染性心内膜炎の10～14％，人工弁の感染性心内膜炎の45～60％に合併する[2]．なぜなら，自己弁または生体弁の場合には，初期感染巣は弁尖部のことが多いのに対して，機械弁の感染の場合には初期感染巣が弁輪部であるためである．罹患率の高い弁としては，自己弁である場合は，大動脈弁の感染性心内膜炎に特に高頻度に認められる．この際，大動脈弁輪の脆弱部である膜性中隔と房室結節に近い部分に生じやすく，心伝導ブロック（完全房室ブロックや左脚ブロック）が続発することが考えられる[3]．一方，人工弁の場合は，僧帽弁の感染性心内膜炎にも高率に生じることが報告されている．

c. 塞栓症

　疣腫の飛遊により塞栓症であるため，一般的に中枢神経系から四肢末梢までの全身性の塞栓症を発症する．特に中枢神経系塞栓症は頻度が高くかつ致死的であるため十分な警戒を要する．

3 病理

　疾患概念およびその病態に基づき，培養または組織検査により疣腫，塞栓化した疣腫，心内膿瘍において証明，あるいは病変部位における検索として組織学的に活動性を呈する疣贅や心筋膿瘍を検出することが強力な診断根拠となる．しかしながら，疣腫の病理学的な活動性評価は，その検体採取に伴う侵襲性および危険性により早期診断において非現実的であり，血液培養による菌血症の

証明が診断法として汎用されている.

4 病原体

感染性心内膜炎に典型的な病原微生物としては,*Streptococcus viridans*(緑色レンサ球菌),*Streptococcus bovis*,HACEK 群がある.これらの微生物は感染性心内膜炎のない患者で検出されることはほとんどないため,これらの血液培養からの検出は,重要な診断的意義をもつ.一方,*Staphylococcus aureus*(ブドウ球菌)や *Enterococcus faecalis*(腸球菌)は感染性心内膜炎の原因菌であるが,感染性心内膜炎以外の菌血症の原因となるため,原発性感染巣がない場合に限られる[4].重要なことに,起因菌を以下の臨床的特徴からある程度推測することができる.

a. 臨床経過と起因菌

感染性心内膜炎の臨床症状は,亜急性あるいは急性の経過をとる.この臨床経過は起因菌によって異なる.

1) 亜急性

Streptococcus viridans, *Streptococcus bovis*, HACEK 群および *Enterococcus faecalis* を起因菌とした場合,病状の進行は数週間〜数か月にわたり,症状は微熱や倦怠感,体重減少,寝汗などで,臨床検査値上も炎症所見は比較的軽度なことが多い.

2) 急性

Staphylococcus aureus や *Streptococcus pyogenes*(A 群β溶血性レンサ球菌)では高熱や全身症状が顕著であり,塞栓症を起こしやすい.強い炎症所見を認め,無治療では数日から数週間で死に至る.

b. 感染経路と起因菌

1) 歯,口腔あるいは食道内の手技や処置

起因菌として最も多いのは,口腔内常在菌としての *Streptococcus viridans* である.

2) 泌尿生殖器,食道を含まない消化管に対する手技や処置

大部分が *Enterococcus faecalis* を起因菌とする.

3) 中心静脈カテーテル長期留置

コアグラーゼ陰性ブドウ球菌,カンジダ(*candida*),腸球菌,ブドウ球菌が主なものである[5].

c. 病態と起因菌

Enterococcus, *Streptococcus pneumoniae*(肺炎球菌),グラム陰性菌を原因菌とする場合や無菌性の場合に心不全の合併率が高い[1,6].また,新たに生じたうっ血性心不全の原因としては *Staphylococcus aureus* によるものが最多である.一方,*Staphylococcus aureus* や真菌感染症では疣腫のサイズとは無関係に塞栓症の頻度が高い(浸潤性,脆弱性)ことが知られている[6-7].

d. 人工弁置換術後

頻度の高い起因菌は,術後 2 か月以内とそれ以降に分けて考えることができる.一般的に人工弁置換術後感染性心内膜炎の原因菌は,ブドウ球菌属が約 40% を占めるが,術後 2 か月以内ではその割合は 50% 程度とさらに高い.また,グラム陰性菌も 10% 以上を占める[8].一方,人工弁がない場合,グラム陰性桿菌が感染性心内膜炎の原因となることは非常にまれである[9].

5 臨床所見

a. 発熱

最も頻度の高い症状である.38℃以上の発熱が典型的であるが,亜急性では微熱が長期にわたる場合があり,高齢者あるいは抗菌薬が投与されている場合には,明らかな発熱が認められない場合が多く注意を要する.弁膜症をもつ場合や人工弁置換術後例でほかに説明のつかない発熱が続く場合には本症の可能性を考えるべきである.また,静注薬物常用者に発熱が続く場合も本症を疑う必要がある.

b. 心雑音

大部分の症例で聴取される.特に,新たに出現した弁逆流性雑音は,本疾患を疑う有力な根拠となりうる.

c. 末梢血管病変

さまざまな末梢血管病変がみられるが，なかでも点状出血は最も頻度が高い．これは，眼瞼結膜・頬部粘膜・四肢にみられる微小血管塞栓により生じる．その他，爪下線状出血，Osler 結節(指頭部にみられる紫色または赤色の有痛性皮下結節)，Janeway 発疹(手掌と足底の無痛性小赤色斑)，ばち状指，Roth 斑(眼底の出血性梗塞で中心部が白色)などの所見がある．これらの所見は，急性の経過をたどる際には認められず，亜急性でもその出現頻度は低い．ただし，これらの所見は依然として診断の重要な手がかりとなる．

d. 塞栓症

本症における重要な合併症であり，全体では20〜40%にみられるが，抗菌薬が効果的な場合はその頻度は減少する[10〜12]．塞栓を起こす臓器として最も多いのは中枢神経系であり，約60〜70%を占める．その他，脾臓，腎臓，肝臓，冠動脈，腸間膜動脈，腸骨動脈などである．最も頻度の高い中枢神経合併症は，脳塞栓とそれに伴う出血性脳梗塞および感染性脳動脈瘤によるくも膜下出血である．脳塞栓は，中大脳動脈領域に最も高頻度に出現する(15〜20%)[13]．さらに *Staphylococcus aureus* が起因菌である場合，塞栓症のリスクは高まる[14]．感染性動脈瘤が最もよく起こる部位は中大脳動脈領域の脳動脈瘤である．その頻度は1.2〜5.6%[12,15]と報告されており，破裂すると死亡率が高くなる．注意すべきことに，くも膜下出血は感染性心内膜炎が治癒してから数か月から数年経てから発症することもある．その他肺梗塞は，右心系の心内膜炎によって起こりうる．脾梗塞を生じた場合は左季肋部痛を認めることがある．腎梗塞は無症状のこともあるが，側腹部痛を認めたり，肉眼的あるいは顕微鏡的血尿がみられる場合がある．四肢に塞栓をきたすと四肢痛や虚血がみられる．腸間膜動脈に塞栓が起こると腹痛，イレウス，血便がみられる．中心網膜動脈塞栓の頻度は低いが，視力障害をきたす[16,17]．冠動脈の塞栓も生じうるが，貫壁性心筋梗塞に至ることはまれなようである．

e. うっ血性心不全

前述のように弁の破壊・逆流・腱索断裂の結果として生じる．通常，障害された弁に対して外科的な治療を必要とすることが多い．特に大動脈弁逆流による心不全例では，外科治療なしでは死亡率が高い[18,19]．心不全の合併率は，自己弁感染性心内膜炎の場合は，大動脈弁感染においてその合併率が最も高い(29%)[1]．

f. 腎不全

免疫複合体による糸球体腎炎の結果として生じるが，感染性心内膜炎の15%以下である．本症にみられる腎障害としては，本症による血行動態の障害や抗菌薬治療による腎毒性の結果であることがより一般的である．

6 検査所見

持続性の菌血症に対する起因菌および心弁膜や周囲組織を首座とした炎症の検出が重要である．また，その合併症であるうっ血性心不全や塞栓症に対する精査は治療方針を決定するうえで大変重要である．

a. 血液培養

血液培養検査は起因菌の同定のみならずこれらに対する抗菌薬の感受性を判定することにより，その適切な選択にもつながる[20]．心内膜炎に典型的な病原微生物の2回以上の陽性所見は診断根拠とされる[21]．

1) 時期

持続性の菌血症が特徴であるため，血液培養を行うのは発熱時に限る必要はない．しかしながら，抗菌薬投与は血液培養陰性の主な原因であるため[22,23]，抗菌薬を48時間以上中止して血液培養をすべきである．ただし，重症の心不全や繰り返す塞栓症があり，心エコー図にて感染性心内膜炎に合致する所見がみられる場合は，抗菌薬は中止することなく継続する．

2) 回数

24時間以上かけて連続3回の血液培養を行う．

3) 採取量

静脈血と動脈血間での培養陽性率に差はない

め，静脈採血で十分である．各培養には最低10 mLの血液が必要である（好気性菌用培地と嫌気性菌用培地の各2セット）．抗菌薬投与下では，血液中に混入している抗菌薬の作用を中和するために，抗菌薬結合レジン入り培地を追加すべきである．

b. 心弁膜あるいは周囲組織障害の検出

心エコー図は感染性心内膜炎の診断には欠かせない検査法である．注目すべき心エコー図所見はⓐ弁尖または壁心内膜に付着した可動性腫瘤（疣腫），ⓑ弁周囲膿瘍（エコーフリースペース），ⓒ生体弁の新たな部分的裂開，ⓓ新規の弁閉鎖不全である．また，急速に増悪する弁閉鎖不全は診断基準に含まれていないが，弁破壊の進行を意味する場合もあり注意が必要であろう．これらの特徴的な所見の検出において，経胸壁心エコー図は非侵襲的でしかも特異度が極めて高い検査法である．しかしながら，検出感度は十分とはいえない．その要因として，肥満，慢性閉塞性肺疾患，胸郭変形に加え，特に人工弁感染が挙げられる．特に人工弁の場合，それによるアーチファクトのため特徴的所見の検出は極めて困難である．人工弁置換術後感染や弁周囲膿瘍が臨床的に疑われる場合には，診断精度の高い経食道心エコー図が必須となる．

その他，十分な抗菌薬治療を行っているにもかかわらず，持続性の菌血症または発熱，再発性塞栓，完全房室ブロックや左脚ブロック，新たな病的雑音の出現，心膜炎所見が出現した場合には弁周囲感染を疑うべきである[2,3]．

c. 疣腫のサイズや位置の把握

心エコー図にて疣腫のサイズや位置を把握することは，塞栓症のリスクを予測するために有用である．左心系の感染性心内膜炎における塞栓症のリスクについては，直径10 mm未満の疣腫の場合に比べて，直径10 mm以上の疣腫を認める場合は，塞栓症の率が20%から40%へと有意に増加する[24]．また，部位としては僧帽弁位の疣腫が大動脈弁位よりも[25]，僧帽弁位でも急激な大振幅運動をする前尖に付着している疣腫が後尖よりも塞栓症の発生率が高い[26]．すなわち，僧帽弁に可動性のある直径10 mm以上の疣腫を有する場合，塞栓症の危険が高くなる．

d. うっ血性心不全

うっ血性心不全の診断は，自覚症状，身体所見（心雑音の変化，頸静脈怒張，頸静脈拍動，肺性ラ音，Ⅲ音の聴取）などの臨床症状に加え，胸部X線写真（うっ血の有無，心陰影の拡大）や動脈血ガス分析などの検査所見を考慮する．うっ血性心不全を合併した場合には，心エコー図によって原因と重症度を評価（弁尖の穿孔，腱索の断裂，人工弁の裂開，心内シャント，疣腫による弁閉塞などの有無の確認，閉鎖不全の重症度評価，心機能評価）することが肝要である．これを予測するためには，自覚症状，身体所見，胸部X線写真や動脈血酸素濃度などの変化を観察するとともに，心エコー図を繰り返し行い，弁破壊の程度の経時的変化，弁逆流の重症度変化および心機能の経時的変化（心腔の進行性拡大および肺動脈圧の上昇など）を観察する必要がある．

e. 塞栓症

中枢神経系合併症（脳塞栓あるいは感染性動脈瘤破裂に伴うくも膜下出血）の診断には造影CTやMRIが最も有用である．MRIは小さな膿瘍，小梗塞の診断に有用であるが，24〜48時間以内の急性期くも膜下出血の診断には適していない．なぜなら，ごく初期は血液と脳脊髄液が同じシグナルのためである．MRアンジオグラフィは脳動脈瘤の診断に有用であり，5 mm以上の大きさであれば診断可能である[27]．しかしながら5 mm未満では血管造影法が有用である．脳動脈瘤の形成には少なくとも7〜10日かかるため，検査を行う時期についても考慮しなければならない．一方，サブトラクション三次元CTスキャンを用いた血管造影法により，明瞭な動脈瘤の描出も可能となってきた．侵襲的な血管造影はCTスキャンで頭蓋内出血が確認された場合に施行するべきである．

7 治療

感染性心内膜炎の治療において重要な点は，弁破壊の進行に加え，それによる心不全の発生や進

行を抑えること，また，塞栓症による重篤な臓器障害の予防・治療であり，結果として治療後に可能な限り再発させないことである．ゆえに心内膜・弁に形成された疣腫から原因となった病原微生物を死滅させなければならない．しかし疣腫には血流が乏しく，貪食細胞の影響を受けにくいことから，疣腫内の菌を殺菌するには適切な抗菌薬の選択と至適用量の設定に加え，相乗効果を期待して併用療法も考慮すべきである．さらに，抗菌薬抵抗例，心不全あるいは塞栓症発症例や人工弁置換術症例では致死的な臨床経過をたどることが一般的であるため外科的介入へのタイミングを常に考慮する必要がある．本症の特徴的な病態から循環器内科医，感染症医と心臓外科医間の迅速な連携が必要不可欠である．

a. 抗菌薬の選択
　菌が分離されたなら必ず感受性試験を行い，最小発育阻止濃度（minimum inhibitory concentration ; MIC）を測定する．

b. 抗菌薬の至適用量
　高い治療効果を期待しつつ副作用発現を最少にするために，可能な薬剤については血中濃度のモニタリング（therapeutic drug monitoring ; TDM）を行い適切な投与計画を立てる．また，副作用発現に注意し，定期的に血液・生化学などの検査を行う必要がある．特に，高齢者や併用療法時にはさらなる注意が必要で，検尿（腎障害）や耳鼻科的検査（アミノグリコシド系薬による第8脳神経障害）などを適宜行っていく．

c. 推奨されている抗菌薬の具体例
1）起因菌が同定された場合
①レンサ球菌
ペニシリンG高感受性　ペニシリンG（PCG）1日2400万単位を6回に分けて点滴静注，または持続で原則4週間投与する．ペニシリンGを静脈内投与する場合静脈炎の合併は少なくない．このため投与困難な場合にはampicillin（8〜12 g/日）を4〜6回/日で分割投与することもできる．ペニシリンアレルギーではvancomycin（導入量25 mg/kg/日，維持量20 mg/kg/日を1回または2回/日で分割投与）を投与することができる．人工弁置換術後感染性心内膜炎における治療は後述のように腸球菌に準じて行う．

ペニシリンG低感受性　基本的にペニシリンGに加えgentamicin（60 mgあるいは1 mg/kg×2〜3/日）の併用療法を行う．なぜなら，gentamicinそれ自体はレンサ球菌に感受性を示さないが，併用することにより相乗効果が得られる．投与期間はペニシリンGを4週間，gentamicinを2〜4週間投与する．vancomycinを用いる場合にはgentamicinの併用はなくてもよい．人工弁置換術後感染性心内膜炎における治療は後述のように腸球菌に準じて行う．

②腸球菌
　ペニシリンGに対する感受性は一般的に良好ではなく，セフェム系薬に対しても全般に耐性を示す．したがって治療の原則は，ampicillinとgentamicinの併用療法である．ペニシリンアレルギーではvancomycinまたはteicoplaninを投与する．治療期間はgentamicinの併用を4週間とし，計6週間行う．ただし人工弁置換術後感染性心内膜炎の場合，併用期間は6週間とし，計8週間行う．

③ブドウ球菌
メチシリン感受性菌　ブドウ球菌の大部分がβ-ラクタマーゼを産生するのでペニシリンGやampicillinは多くの場合無効である．わが国における第1選択は第1世代のセフェム系薬〔例：cefazolin 2 g×3〜4/日〕あるいは，もし感受性であればペニシリンGカリウム®とgentamicinを併用する．ペニシリンアレルギーではvancomycinを用いる．ただし，アレルギーの既往が明らかでない症例に漫然とvancomycinを投与することはしない．なぜならβ-ラクタム薬と比較して，解熱あるいは血液培養が陰性化するまでにむしろvancomycinのほうが日数を要する[28]．治療期間はgentamicinの併用を1週間とし，計6週間行う．人工弁置換術後感染性心内膜炎の場合，併用期間を2週間とし，計6〜8週間行う．さらに，rifampicinを併用することもある．

メチシリン耐性菌　抗菌薬はバンコマイシンの4〜6週間投与が第一選択となる．グリコペプチド系薬では他にteicoplaninがある．teicoplanin

の投与量・投与間隔の設定に関して，TDMに基づいた十分なデータは現時点ではない．vancomycinを参考として実際のTDMによる値に対して経験的に行われているのが現状である．アミノグリコシド系薬を併用する場合，MICを参考にして選択する．国内ではgentamycinよりamikacinに感受性が残っている場合が多い．併用期間は1週間であり，vancomycinやteicoplaninが投与困難な場合，メチシリン耐性菌感染症におけるlinezolidの有効性が報告[29]されており，本症における臨床的検討が待たれる．人工弁置換術後感染性心内膜炎の場合，vancomycinの投与期間は6～8週間とし，アミノグリコシド系薬を2週間併用する．さらにrifampicin（450～600 mg/日，分1～2）を2～6週間併用することもあり，人工物の存在下におけるrifampicinの効果が期待される．しかしながら，rifampicinに対する耐性菌の出現は極めて早いので，単独で用いることはしない．

④グラム陰性菌（HACEK群を含む）

HACEK群の治療では，第3，第4世代セフェム系薬（ceftriaxoneまたはcefotaxime）を4～6週間投与する．またsulbactam（ampicillinとβラクタマーゼ阻害薬の合剤）あるいはampicillinとgentamycinの併用も行われる．腸内細菌やPseudomonas aeruginosa（緑膿菌）の治療においては，感受性のある第3，第4世代セフェム系薬とアミノグリコシド系薬の併用が行われる．

⑤真菌

カンジダ属が大部分を占める．抗真菌活性の高いamphotericin Bが選択されることが多いが，副作用により十分量を投与できないことも少なくない．副作用が大幅に軽減されたamphotericin Bの脂質製剤は（例：リポソーム製剤）国内ではまだ使用できない．相乗効果を期待してamphotericin Bとflucytosine（5-FC）を併用することもある．また安全性の高いアゾール系抗真菌薬については，現時点では十分な効果は期待できない．したがって，真菌性感染性心内膜炎の治療においては，まず外科的治療を考慮したうえで抗真菌薬投与を行うべきである[29]．なお，新しい作用機序であるβ-グルカン合成阻害作用を有するmicafunginは，高い抗真菌活性を有しており今後の検討が待たれる．

2）起因菌が同定されていない場合

エンピリック治療　血液培養陰性の感染性心内膜炎は，全体の数％～30％程度といわれている．血液培養陰性の場合，または血液培養は提出したが結果が判明する前に抗菌薬療法を開始する場合がある．感染性心内膜炎のエンピリック治療として標準的な抗菌薬の選択は存在しない．すなわち，原因菌の分離頻度や患者背景から経験的に行うほかない．エンピリック治療後1週間以内に解熱などの臨床的に改善を認めた場合予後は良好であるが，改善がみられない場合予後不良なことも多い．したがって，治療開始後48～72時間，さらに1週間を目安に治療方法の妥当性を再評価する．治療開始後原因菌が判明した場合，速やかに標的治療へ切り替える．以下にエンピリック治療の実例を示す．

①自己弁

頻度の高いStreptococcus viridans，ブドウ球菌および腸球菌をカバーするため，sulbactamあるいはampicillinにアミノグリコシド系薬の併用を考慮する．また，グラム陰性菌感染も想定する場合，ceftriaxone sodium hydrateなどの第3・第4世代セフェム系薬を併用する．メチシリン耐性菌の可能性が高い場合は，vancomycinを選択する．抗菌薬が投与されていないにもかかわらず血液培養陰性の場合は，nutritionally variant streptococciやHACEK群など本来培養困難な原因菌も考える．

②機械弁

原因菌として高頻度であるブドウ球菌をカバーする．特に入院中や術後2か月以内ではメチシリン耐性菌を考慮してvancomycinを併用するほうがよい．

d．外科的介入

感染性心内膜炎の手術適応を表5にまとめる．

1）抵抗性感染

治療経過中の適切な抗菌薬投与にもかかわらず48時間以降も敗血症状態が持続したり，再度発熱することがある．その原因として，他臓器への感染性塞栓や薬剤熱（治療開始3～4週間頃に多い）も考慮しなければならないが，人工弁感染，特に術後早期発症例にこの傾向が強く注意を要す

表5 感染性心内膜炎の手術適応

1. 自己弁および人工弁心内膜炎に共通する病態
   a. 手術有効
      - 弁機能障害による心不全の発現
      - 心不全や肺高血圧を伴う急性弁逆流
      - 弁輪膿瘍・仮性大動脈瘤形成および房室伝導路障害の出現
      - 真菌性心内膜炎
      - 適切な抗菌薬治療後(3～10日)も感染所見が持続したり再発する患者で,心エコー検査上の病変が確認される場合
   b. 手術が有効である可能性が高い
      - 可動性のある10mm以上の疣腫の増大傾向
      - 塞栓症発症後も可動性のある10mm以上の疣腫が観察される場合
   c. 手術の有効性がそれほど確立されていない
      - 形成できる可能性が高い僧帽弁の早期感染症
      - 上記のいずれにもあてはまらない疣腫形成

2. 人工弁心内膜炎における病態
   a. 手術有効
      - 弁置換術後2か月以内の早期人工弁感染
      - 人工弁周囲逆流の出現
   b. 手術が有効である可能性が高い
      - 抗菌薬抵抗性のブドウ球菌,グラム陰性菌による人工弁感染
      - 適切な抗菌薬治療後(10日程度)も持続する菌血症で,ほかに感染源(原因)がない場合

る[30].加えて,薬物治療が奏効しがたい真菌,グラム陰性菌やMRSA)(有効な抗菌薬が少ない)を原因菌とする感染の際も,抵抗性感染の経過をとることが多く,それ単独で手術適応となる[31].

2) うっ血性心不全合併例

うっ血性心不全を合併した場合は基本的に外科手術が必要となる.特に大動脈弁逆流によるうっ血性心不全の場合には,外科手術が遅れると致死的である.たとえ感染の活動性が高い状態であっても,それを理由に手術を遅らせるべきではない.自己弁または生体弁の感染性心内膜炎にうっ血性心不全を合併した場合,これを内科的治療のみで治療した場合の死亡率(50～90％)は,手術療法を併用した場合の死亡率(20～40％)を大きく上回る[18,32].加えて,活動性感染性心内膜炎患者に弁置換術を施行した場合に,置換弁に感染が再発する率は2～3％と推定されているが[33,34],内科的に治療した場合の死亡率は遥かに高い.一方,機械弁の感染性心内膜炎にうっ血性心不全を合併した場合では,内科的治療のみで救命できる例は極めて少数であり,手術療法を併用した場合であっても生存率は45～85％にとどまる.

3) 弁周囲膿瘍

弁周囲組織に感染が進展したことが判明した場合は,うっ血性心不全合併の有無にかかわらず,基本的に外科手術の適応である.心内シャントの形成,大動脈と僧帽弁の結合性・心室と大動脈の結合性の破壊(弁輪部の広範にわたる膿瘍の形成や僧帽弁大動脈弁三角部の膿瘍形成),人工弁周囲の感染による可動性弁座が認められた場合は特に緊急性が高い.

e. 心臓手術適応のある脳合併症例

感染性心内膜炎の経過中に脳合併症を起こした場合,心臓手術をどのタイミングで行うかは大きな問題である.心臓手術に用いる人工心肺は低血圧や大量に用いるヘパリンの影響による脳虚血や脳出血を発症する危険性が高いためである.脳合併症の悪化に影響するリスクファクターとして①脳梗塞の重症度(出血の有無),②手術までの間隔,③治療困難な心不全が挙げられる.これらを考慮した場合,原則的に術前に抗菌薬投与を施行し4週間以上経過した例で心臓手術は安全に施行可能である.一方,非破裂脳動脈瘤に対する治療方針には一定の見解がない.心臓手術の前に脳動脈瘤に対するインターベンションを行わなくてもよいという報告もあるが,瘤の大きさや部位により判断すべきであろう.

8 予防

一次予防をするためには,どの患者に心内膜炎が起こるか,すなわちハイリスク群およびどの手技・処置が原因となるのかを把握しなくてはならない.

a. 感染性心内膜炎のハイリスク群

異常血流の原因となりうる弁膜疾患や先天性心疾患や心臓内異物,特に置換弁を有する病態が挙げられる(表6).なかでも,感染予防を必要とする病態は,人工弁置換患者,感染性心内膜炎既往患者,複雑性チアノーゼ性先天性心疾患(単心室,完全大血管転位,Fallot四徴症),体循環系と肺

表6 感染性心内膜炎発症におけるハイリスク群

1. 特に重篤な感染性心内膜炎を引き起こす可能性が高い心疾患で，予防が必要であると考えられる患者
   a. 生体弁，同種弁を含む人工弁置換患者
   b. 感染性心内膜炎の既往を有する患者
   c. 複雑性チアノーゼ性先天性心疾患
   d. 体循環系と肺循環系の短絡造設術後6か月未満
2. 感染性心内膜炎を引き起こす可能性が高く予防が必要であると考えられる患者
   a. 心房中隔欠損症（二次口型）以外の先天性心疾患
   b. 後天性弁膜症
   c. 閉塞性肥大型心筋症
   d. 弁逆流を伴う僧帽弁逸脱
3. 感染性心内膜炎を引き起こす可能性が必ずしも高いことは証明されていないが，予防を行うほうがよいと思われる患者
   a. 人工ペースメーカあるいはICD植込み患者
   b. 長期にわたる中心静脈カテーテル留置患者

表7 感染性心内膜炎の原因となりうる処置

口腔内処置	出血を伴ったり，根尖を超えるような大きな侵襲を伴う歯科手技（抜歯，歯周手術，スケーリング，インプラントの植え込み，歯根管に対するピンなどの植え込みなど）扁桃摘出術・アデノイド摘出術
呼吸器処置	呼吸器粘膜を扱う手術（気管切開を含む）硬性気管支鏡検査
消化管処置	食道静脈瘤に対する硬化療法 食道狭窄の拡張 胆道閉鎖時の逆行性内視鏡的胆管造影 胆道手術 腸粘膜を扱う手術
泌尿器生殖器処置	前立腺の手術 膀胱鏡検査 尿道拡張

循環系の短絡造設術後6か月未満，二次口型心房中隔欠損症以外の先天性心疾患（動脈管開存症，心室中隔欠損症，大動脈縮窄症，一次口型心房中隔欠損症，大動脈二尖弁），後天性弁膜症，閉塞性肥大型心筋症および弁逆流を伴う僧帽弁逸脱である．

b. 感染性心内膜炎の原因となり得る処置

日本で特に重要視されているのは歯口腔内処置である（表7）．ハイリスク群において，口腔内を衛生的に保つことは本疾患の一次および二次予防に必須となる．具体的には，炎症を抑えるために口腔内の洗浄を実施することや定期的に歯科医のケアを受けることが挙げられる．適切な指導のもとに手動または電動歯ブラシ，糸ようじ，その他の歯垢除去用具などを使用する必要がある．なぜなら，乱暴なブラッシングは歯肉や歯周を傷つけることになり，菌血症の誘因となるからである．また，歯科手技を必要とする病態を有している場合，感染性心内膜炎が高頻度にみられることも考慮しなくてはならない[35]．ハイリスク患者を診察する循環器内科医は，患者の口腔内の状態にも気を配り，適切な治療を実施すべく歯科医に紹介するべきである．

c. 抗菌薬の予防投与を考慮すべき処置

抗菌薬の予防投与を考慮すべきは多量の出血を伴う口腔内処置であり，①抜歯，②歯周手術，③スケーリング，④インプラントの植込み，⑤歯根管に対するピンなどの植込み，⑥扁桃摘出術や⑦アデノイド摘出術が挙げられる．

d. 抗菌薬の選択

歯口腔内処置後に発症する感染性心内膜炎の原因菌として最も多いのは *Streptococcus viridans* である．したがって予防は，特に *Streptococcus viridans* に対して行うべきである．ペニシリン，なかでもamoxicillin hydrateが推奨されている．なぜなら，消化管からの吸収がより良好で，より高い血中濃度が達成され，より長く維持されるためである．ペニシリンアレルギーのある患者には別の経口抗菌薬を使用する．例としてclindamycin（600 mg）が挙げられる．第一世代セファロスポリン（cephalexinまたはcefadroxil/2.0 g）に耐えられる患者では，ペニシリンに対する局所または全身のIgE即時型アナフィラキシー反応の既往がない限り，これらの薬剤を投与してもよい．

e. 投与法

amoxicillin hydrate 2.0 g（小児用量は50 mg/kgで成人用量を超えない用量）を処置予定の1時間前に経口投与する．この投与法により，投与後1

~6時間まで薬剤の血中濃度が口腔内連鎖球菌の最小発育阻止濃度の数倍以上に維持される．処置が6時間以内に終了すれば追加投与の必要はない．

f．予防を必要としない病態

①心房中隔欠損症（二次口型），②心室中隔欠損症・動脈管開存症・心房中隔欠損症根治術後6か月以上経過した残存短絡がないもの，③冠動脈バイパス術後，④逆流のない僧帽弁逸脱，⑤生理的あるいは機能的心雑音，⑥弁機能不全を伴わない川崎病の既往，⑦弁機能不全を伴わないリウマチ熱の既往が挙げられる．

（西井基継，猪又孝元，和泉　徹）

文献

1) Mills J, Utley J, Abbott J : Heart failure in infective endocarditis : predisposing factors, course, and treatment. Chest 1974 ; 66 : 151-157
2) Blumberg EA, Karalis DA, Chandrasekaran K, et al : Endocarditis-associated paravalvular abscesses. Do clinical parameters predict the presence of abscess? Chest 1995 ; 107 : 898-903
3) Arnett EN, Roberts WC : Prosthetic valve endocarditis : clinicopathologic analysis of 22 necropsy patients with comparison observations in 74 necropsy patients with active infective endocarditis involving natural left-sided cardiac valves. Am J Cardiol 1976 ; 38 : 281-292
4) Bayer AS, Lam K, Ginzton L, et al : *Staphylococcus aureus* bacteremia. clinical, serologic and echocardiographic findings in patients with and without endocarditis. Arch Intern Med 1987 ; 147 : 457-462
5) Banerjee SN, Emori TG, Culver DH, et al : Secular trends in nosocomial primary bloodstream infection in the United States, 1980-1989. National Nosocomial Infections Surveillance System. Am J Med 1991 ; 91 (suppl 3B): 86S-89S
6) Pelletier LL Jr, Petersdorf RG : Infective endocarditis : a review of 125 cases from the University of Washington Hospitals, 1963-1972. Medicine 1977 ; 56 : 287-313
7) Roy P, Tajik AJ, Giuliani ER, et al : Spectrum of echocardiographic findings in bacterial endocarditis. Circulation 1976 ; 53 : 474-482
8) Horstkotte D, Pier C, Niehues R, et al : Late prosthetic valve endocarditis. Eur Heart J 1995 ; 16 (suppl B) : 39-47
9) Dajani AS, Taubert KA, Wilson W, et al : Prevention of bacterial endocarditis. Recommendations by the American Heart Association. JAMA 1997 ; 277 : 1794-1801
10) Steckelberg JM, Murphy JG, Ballard D, et al : Emboli in infective endocarditis : The prognostic value of echocardiography. Ann Intern Med 1991 ; 114 : 635-640
11) Paschalis C, Pugsley W, John R, et al : Rate of cerebral embolic events in relation to antibiotic and anticoagulant therapy in patients with bacterial endocarditis. Eur Neurol 1990 ; 30 : 87-89
12) Hoen B, Alla F, Selton-Suty C, et al : Changing profile of infective endocarditis : results of a 1 year survey in France. JAMA 2002 ; 288 : 75-81
13) Hart RG, Foster JW, Luther MF, et al : Stroke in infective endocarditis. Stroke 1990 ; 21 : 695-700
14) Kanter MC, Hart RG : Neurologic complications of infective endocarditis. Neurology 1991 ; 41 : 1015-1020
15) Wilson WR, Lie JT, Houser OW, et al : The management of patients with mycotic aneurysm. Curr Clin Top Infect 1981 ; 2 : 151-183
16) Salgado AV, Furlan AJ, Keys TF, et al : Neurologic complications of endocarditis : a 12-year experience. Neurology 1989 ; 39 : 173-178
17) Mansur AJ, Grinberg M, da Luz PL, et al : The complications of infective endocarditis. A reappraisal in the 1980s. Arch Intern Med 1992 ; 152 : 2428-2432
18) Croft CH, Woodward W, Elliott A, et al : Analysis of surgical versus medical therapy in active complicated native valve infective endocarditis. Am J Cardiol 1983 ; 51 : 1650-1655
19) Griffin FM, Jones G, Cobbs CG : Aortic insufficiency in bacterial endocarditis. Ann Intern Med 1972 ; 76 : 23-28
20) Washington JA : The microbiologic diagnosis of infective endocarditis. J Antimicrob Chemother 1987 ; 20 (suppl A) : 29-39
21) Durack DT, Lukes AS, Bright DK : New criteria for diagnosis of infective endocarditis : utilization of specific echocardiographic findings. Duke Endocarditis Service. Am J Med 1994 ; 96 : 200-209
22) Werner AS, Cobbs CG, Kaye D, et al : Studies on the bacteremia of bacterial endocarditis. JAMA 1967 ; 202 : 199-203
23) Hoen B, Selton-Suty C, Lacassin F, et al : Infective endocarditis in patients with negative blood cultures : analysis of 88 cases from a one-year nationwide survey in France. Clin Infect Dis 1995 ; 20 : 501-506
24) Mugge A : Echocardiographic detection of cardiac valve vegetations and prognostic implications. Infect. Dis Clin North Am 1993 ; 7 : 877-898
25) Mugge A, Daniel WG, Frank G, et al : Echocardiography in infective endocarditis : reassessment of prognostic implications of vegetation size determined by the transthoracic and the transesophageal approach. J Am Coll Cardiol 1989 ; 14 : 631-638
26) Rohmann S, Erbel R, Darius H : Prediction of rapid versus prolonged healing of infective endocarditis in monitoring vegetation size. J Am Soc Echocardiogr 1991 ; 4 : 465-474
27) Huston J, Nichols DA, Luetmer PH, et al : Blinded prospective evaluation of sensitivity of MR angiography to known intracranial aneurysms : importance of aneurysmal size. AJNR 1994 ; 15 : 1607-1614
28) Levine DP, Fromm BS, Reddy BR : Slow response to vancomycin or vancomycin plus rifampin in methicil-

lin-resistant Staphylococcus aureus endocarditis. Ann Intern Med 1991 ; 115 : 674-680
29) Rubinstein E, Lang R : Fungal endocarditis. Eur Heart J 1995 ; 16 (suppl B) : 84-89
30) Yu VL, Fang GD, Keys TF, et al : Prosthetic valve endocarditis : superiority of surgical valve replacement versus medical therapy only. Ann Thorac Surg. 1994 ; 58 : 1073-1077
31) Acar J, Michel PL, Varenne O, et al : Surgical treatment of infective endocarditis. Eur Heart J 1995 ; 16 (suppl B) : 94-98
32) Alsip SG, Blackstone EH, Kirklin JW, et al : Indications for cardiac surgery in patients with active infective endocarditis. Am J Med 1985 ; 78 : 138-148
33) Mullany CJ, Chua YL, Schaff HV, et al : Early and late survival after surgical treatment of culture-positive active endocarditis. Mayo Clin Proc 1995 ; 70 : 517-525
34) al Jubair K, al Fagih MR, Ashmeg A, et al : Cardiac operations during active endocarditis. J Thorac Cardiovasc Surg 1992 ; 104 : 487-490
35) Montazem A : Antibiotic prophylaxis in dentistry. Mt. Sinai Med J 1998 ; 65 : 388-392

3 心膜疾患

A 心膜・心膜液の解剖，生理機能

心臓は心膜(pericardium)という二重の漿膜に包まれている．内層である臓側心膜(visceral pericardium, epicardium)は心臓の外壁に密着しており，大血管の高さで反転し外層の壁側心膜(parietal pericardium, 狭義の pericardium)に連なる．壁側心膜は正常では約 2 mm の厚さである．臓側心膜と壁側心膜の間隙を心膜腔とよび，正常で 15～50 mL 程度のリンパ液，心膜液が存在する[1]．

心膜は，①心臓の過剰な動きを制限する，②心臓の過度の拡張を防ぐ，③感染免疫を担う，などの役割を担っているリンパ組織であり，心膜腔は大きなリンパ管と理解される．しかも，心膜液は二重の漿膜で心臓の拍動摩擦を軽減している．

心膜の肥厚や石灰化などでその伸展性が障害されたり，心膜液の貯留により心膜腔内圧が上昇したりすると，心臓の拡張性が障害され種々の病態が出現する．また，心膜および心膜腔に異常がなくとも，右室梗塞や急性肺血栓塞栓症，急性重症僧帽弁逆流などで急激に右心系の拡大をきたした場合も，同様の病態がみられる．

B 急性心膜炎

【概念】

急性心膜炎(acute pericarditis)とは，心膜(臓側心膜および壁側心膜)の炎症によって惹起される症候群で，症状および症候は 1～2 週間以上持続することはない．心膜炎の原因は多様である(表8)．特発性が最多であるが，臨床像からウイルス性が疑われても原因ウイルスの特定ができず，特発性とみなされることが多い．特発性とウイルス性の境界は不鮮明である．しかし，両者の治療方針に大きな差異はない．両者合わせて 8 割を占める[2]．なお，心膜下の心筋にも炎症が及び心筋炎を併発することや，慢性期に再発や収縮性心膜炎へ移行することがあり，注意を要する．

【病態生理】

通常，急性心膜炎が血行動態に影響を及ぼすことは少ない．ただし，心膜液貯留や心膜の伸展性低下が強くなると血行動態に影響を及ぼす．心膜液貯留や心膜の線維化により心室充満が障害されると心拍出量が低下する．心室充満の障害程度は，心膜液の量的増加のみならず，貯留する速度，すなわち心膜腔内圧上昇に依存しており，急激な貯留の場合 200～300 mL 程度で心室充満が障害される．

表8 心膜炎の原因

1. 特発性(非特異的)
2. ウイルス
   コクサッキー A，コクサッキー B，エコー，アデノ，流行性耳下腺炎，B 型肝炎，AIDS など
3. 結核
4. 細菌
   肺炎球菌，ブドウ球菌，連鎖球菌など
5. 真菌
6. その他の感染症
   トキソプラズマ，マイコプラズマ，アメーバなど
7. 心筋梗塞
   急性心筋梗塞早期，Dressler 症候群
8. 尿毒症
9. 悪性腫瘍
10. 放射線
11. 自己免疫性疾患
    全身性エリテマトーデス，関節リウマチ，強皮症，リウマチ熱など
12. その他の炎症性疾患
    サルコイドーシス，アミロイドーシス，炎症性腸疾患，Behçet 病など
13. 薬剤性
    hydralazine，procainamide，phenytoin など
14. 心膜切開後
15. 大動脈解離
16. 甲状腺機能低下症
17. 乳び性

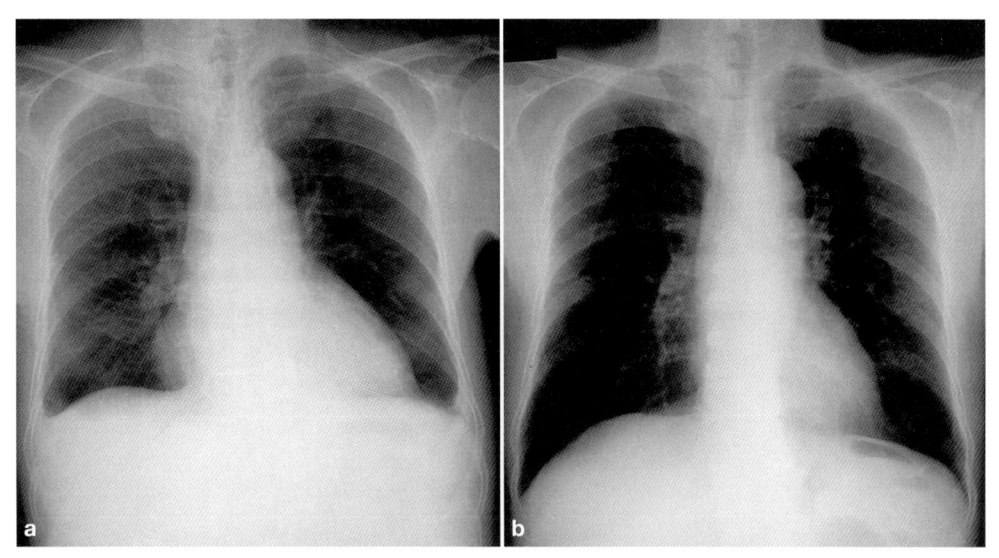

図8 急性心膜炎の胸部X線写真
a. 急性期．心膜液の貯留によって心陰影は拡大している．心陰影下縁が拡大しており，水瓶状を呈している．
b. 回復期．同一症例の心膜液消失後．

【臨床所見】

ほとんどの例で前胸部痛がみられる．まれに息切れや発熱を伴う場合や，SLEなどの全身疾患の精査中に検出されることもある．先行する感冒様症状はウイルス性心膜炎を疑う．また，悪性腫瘍や自己免疫疾患の既往，悪寒戦慄を伴う高熱，体重減少は特殊な心膜炎の病因診断に有用である．

心膜炎の胸痛は左前胸部の刺すような鋭い痛みであり，呼吸や体位によって変動する．胸骨後部痛の場合もある．通常，深呼吸時や臥位によって増強し，浅い呼吸や座位・前屈によって減弱し，労作とは無関係である．左腕に放散することはまれで，肩甲骨下部への放散は心膜炎に特徴的である．

身体所見としては，心膜摩擦音(pericardial friction rub)の聴取が重要である．炎症によりフィブリン沈着を起こした心膜が擦れ合うことによって生じる．心膜液が少ないほうが出現しやすい．感度は低いが特異度は高い．胸骨左縁下部で聴取されることが多く，引っ掻くような高調音である．心室収縮期・心室充満期・心房収縮期の三相から構成される．機関車様雑音(locomotive murmur)と表現される．経過中に一過性に出現や消失をする．聴取される部位もさまざまである．したがって，前胸部広範に注意深い聴診を行うこと

と，繰り返し聴診することが肝要である．一般に，仰臥位よりも前屈位や肘膝位，呼気時よりも吸気時に増強する．心膜液の貯留により心室充満が障害されるとさまざまな徴候が出現する(心タンポナーデの項を参照)．

【検査所見】

1) 胸部X線像

心膜液が200〜250 mL以上になると心陰影が拡大する(図8)．多くは異常所見として検知されず，振り返り診断にて確認されることが多い．ウイルス性心膜炎では時にわずかな肺浸潤影や胸水を認めることがある．細菌性心膜炎では重症肺炎に合併することが多い．また，mass lesionやリンパ節腫脹を認めれば悪性腫瘍も考慮する．

2) 心電図

一般的にはaV$_R$とV$_1$以外のすべての誘導でのST上昇とPR水平部分の低下を認める(図9)．急性心膜炎の90％症例で認められる．急性心筋梗塞との鑑別には，急性心膜炎ではST上昇は下に凸であること，広範囲に認められること，急性心筋梗塞で認められるような鏡像変化は出現しないことが鑑別点となる．時に，心膜炎でもST上昇が狭い範囲の誘導でしかみられず診断困難なことがある．心電図は経時的に大きく変化するので，初期に心膜摩擦音やST変化が認められなくと

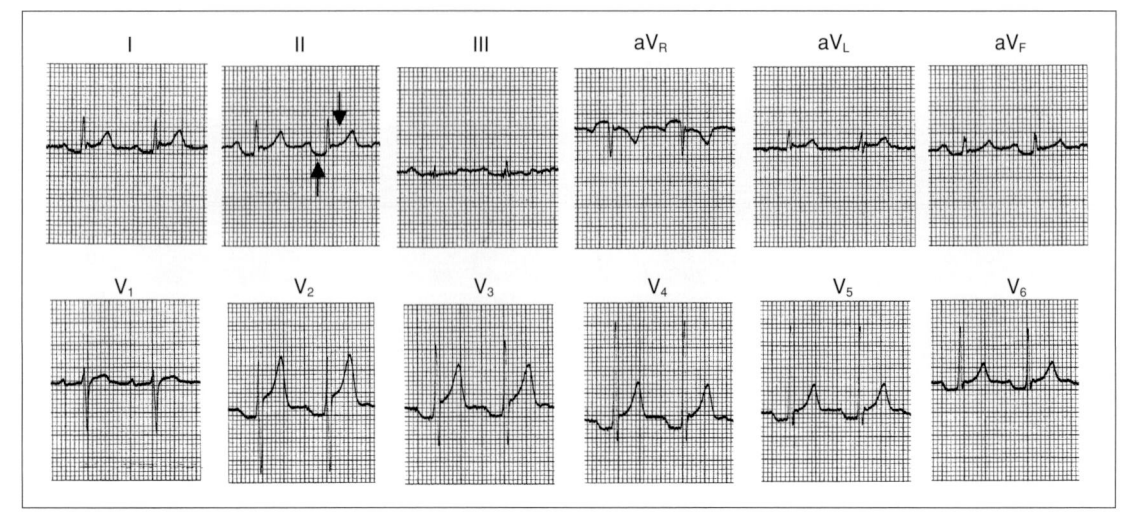

図9 急性心膜炎の心電図
I・II・aV_L・aV_F・V_{2-6} にて下に凸の ST 上昇と，PR 部分の低下を認める．aV_R では ST 低下と PR 部分の上昇を認める．

も，心膜炎を疑った症例では頻回に 12 誘導心電図を過去比較する．また，PR 水平部分の低下は，ST 変化を伴わなくとも，初期から出現することがある．心電図の臨床経過はさまざまである．数日から数週間で正常化する例もあれば，ST 上昇が数週間持続し，徐々に改善し，T 波の平低化や陰転化が出現したうえで数か月かけて正常化していく例もある．心膜液が増加してくると，低電位差や電気的交互脈がみられるようになる．また，異常 Q 波が検出できれば無症候性心筋梗塞に伴う心膜炎を考慮する．

3) 心エコー図

多くの場合正常像を呈する．経過中に心膜液貯留を確認できることもあるが，心膜摩擦音の聴取される初期には異常を認めないことが多い．心膜液は心膜腔の echo-free space として認識される．時に，フィブリンエコーや好中球浸潤が著明な化膿性心膜液では実質様エコーを認めることがある．心エコー図は心筋炎や心筋梗塞の合併の有無の診断に有用である．

4) 血液検査

原因疾患に伴う異常以外に，赤沈の亢進・白血球の増加・CRP の高値など炎症に伴う変化が認められる．心筋炎の合併がなければ通常心筋逸脱酵素の上昇はない．しかし，心筋炎や急性心筋梗塞を疑う所見を有さない急性心膜炎症例のなかに，CK-MB やトロポニン I の上昇を認める一群がいる．これは無症候性心筋炎を合併していることを示唆する．

ウイルス性心膜炎の場合，急性期と回復期(2〜4週の間隔)でのペア血清で，原因ウイルスの抗体価上昇を認める(4 倍以上の上昇を有意とする)．

5) X 線 CT

心膜の肥厚や，心膜液の貯留を確認できる．また，近接する肺や縦隔内病変の有無を確認できる．

6) CMR

心膜の肥厚，心膜液貯留の量や局在を確認できると同時に，T2 強調画像や Gn(ガドリニウム)造影で心筋炎の合併を確認できる．また，心膜の炎症は，LGE(Gn 遅延造影)で陽性となる[3,4]．

【診断】

特徴的な胸痛，心膜摩擦音，心電図変化などから診断される．心膜摩擦音，心電図は劇的に変化するので，初期に特徴的所見が得られなければ，繰り返し確認することがポイントである．心膜炎の診断後，心エコー図，血液検査などで原因検索および，心膜液の貯留と血行動態への影響，心筋炎合併の有無などの病態評価，その他合併症などの検索を行う．若い女性であれば SLE を念頭においた抗核抗体のチェックも必要である．

胸痛をきたす疾患すべてが鑑別診断に挙げられるが，特に心電図上 ST 上昇をきたす疾患として

急性心筋梗塞との鑑別が重要である．急性心膜炎の胸痛は鋭く刺すような痛みで，呼吸や体位で変動する．これに対し急性心筋梗塞の胸痛は絞扼感と表現され，左肩や腕に放散する．急性心膜炎の心電図は，広範な誘導での下に凸のST上昇が特徴的で，異常Q波や鏡像変化を伴わない．一方急性心筋梗塞のST上昇は上に凸で，異常Q波や鏡像変化としてのST低下を伴う．

管理・予後の点からは心筋炎との鑑別および合併の有無が重要である．血液検査で心筋逸脱酵素上昇の有無や心エコー図における壁運動異常の有無がポイントとなる．

【治療】

原則として入院のうえ，原因検索および治療，経過観察を行う．頻度の高い特発性やウイルス性には特異的な治療法はない．その70〜90％は予後良好で自然治癒する．胸痛が強い場合はアスピリンなどの非ステロイド性抗炎症薬（NSAIDs）を投与する．反応不良の場合には，コルヒチンを併用する．コルヒチンの使用は再発率を低下させるという報告がある[5]．

その他原因疾患に応じて，抗生物質，抗結核薬などの投与を行う．心膜液の貯留が多く心タンポナーデをきたした場合や細菌性のものは，心膜穿刺などによって心膜ドレナージを必要とする．初期にNSAIDsが著効し，心膜液貯留がわずかで合併症のない特発性心膜炎であれば通院加療も可能である．逆に心筋炎の合併があれば，劇症化に備えた注意深い入院管理を要する．

【経過・予後】

経過・予後は原因疾患によってさまざまである．特発性，ウイルス性，心筋梗塞に伴うものは一般に予後は良好であり，2〜6週間で自然治癒することが多い．しかし，細菌性心膜炎は生存率が30％程度と予後が悪く，早期に適切な診断と積極的な治療を必要とする．特発性心膜炎では15〜30％に再燃や再発を認めるため，注意深い経過観察は必要である．最近の大規模試験では，平均72か月の経過観察中，1.8％が収縮性心膜炎へ進展したとの報告があるが，特発性/ウイルス性では0.48％と低く，それ以外の原因の心膜炎では8.3％と差が認められた[2]．細菌性，次いで結核性が収縮性心膜炎への移行を高頻度に認めた．原因疾患により慢性期管理の重点が異なる．

【特殊な原因による心膜炎の特徴】

1）ウイルス性心膜炎

急性心膜炎の原因として最も多いのが特発性であるが，このうち多くはウイルス性と考えられている．心膜炎の機序として，ウイルスによる直接傷害もしくは免疫反応が考えられている．あらゆるウイルス感染が原因となりうるが，特にコクサッキーB群ウイルスとエコーウイルスの頻度が高い．急性期と回復期（2〜4週の間をおく）のペア血清でウイルス抗体価の上昇（4倍以上の上昇を有意ととる）を認めれば原因ウイルスと疑う．また，心膜液や心膜組織を用い，PCRによるDNA解析や *in situ* hybridizationにより正確なウイルス種の同定は可能であるが，世界的な標準診断技術が確立していない．また多くは治療方針には影響しない．HIV感染など一部の症例を除いて予後は良好であり，自然治癒する．

2）結核性心膜炎

結核の減少とともに発生頻度は低下している（心膜炎全体の4％）．肺・縦隔リンパ節の結核性病変から波及することが多い．亜急性から慢性の経過をたどることが多く，発熱，倦怠感，体重減少，盗汗，頻脈などを伴う．心膜液は血性のことが多く，結核菌を証明できれば確診できるが陽性率は高くない．心膜生検により心膜組織に肉芽腫を検出できれば診断に寄与する．また，心膜液，心膜組織からPCRを用いたDNAの同定が診断的である．心膜液中のアデノシンデアミナーゼ（ADA）が高値のことが多く，40 U/L以上の場合は感度88％，特異度83％で結核性が強く疑われる．心膜液中のインターフェロンγの上昇も診断の一助となる．

胸部X線像での肺野病変の有無やツベルクリン反応，喀痰や胃液での結核菌の同定から結核性心膜炎と判断する．

治療は通常の結核と同様，抗結核薬の投与が行われる．早期に治療が開始された場合は比較的予後は良好であるが，収縮性心膜炎へ移行する頻度が高く注意を要する．

3）細菌性心膜炎

肺炎や縦隔炎など隣接臓器からの波及や，敗血症などに合併して起こる．そのため，悪寒戦慄を

伴う高熱がみられ，血液検査では左方移動を伴う著明な白血球増加を認める．原疾患のため全身状態が悪化していることが多く，生存率は30％程度と現代においても予後不良である．ブドウ球菌，肺炎球菌，連鎖球菌が主な原因菌となる．胸部術後のMRSA感染や，縦隔，頸部，頭部の嫌気性菌による心膜炎も増加している．化膿性心膜液が特徴で，大量に貯留し，心タンポナーデをきたすこともある．早期診断と迅速な適切かつ強力な抗生物質の投与，心膜ドレナージを要する．まれに髄膜炎菌による敗血症が原因となることがあり，*Neisseria*感染では全身炎症反応による無菌性の心膜液が貯留する．この場合は抗炎症薬が有効である．

4）心筋梗塞に伴う心膜炎

急性心筋梗塞発症早期（1～3日後）に出現するものと，1週間～数か月後に出現するものの2つの型がある．

前者は貫壁性の梗塞に引き続いて発症することが多く，傷害を受けた心筋から心膜への炎症波及と考えられている．心膜への炎症波及は梗塞サイズに関連し，再灌流療法により心膜炎の発症を減じることが可能であり，急性心筋梗塞で経皮的冠動脈形成術を施行した4％にのみ認められると報告されている[6]．通常は無症状で，心膜摩擦音の出現によって検出される．早期の心膜炎単独では心タンポナーデの原因にはなりえず，心膜液が貯留し心タンポナーデが生じたときには左室自由壁破裂を疑う．胸痛を伴う際は，心膜性の特徴を有するが，心膜の炎症は梗塞部位に依存するため，典型的な急性心膜炎の心電図変化をきたさない．治療は胸痛に対し，aspirinかacetaminophenを用いる．コルチコステロイドやaspirin以外のNSAIDsは梗塞巣の瘢痕化を抑制し，壁の菲薄化を進め，心破裂の危険性を上昇させる可能性がある[7,8]．

後者はDressler症候群とよばれるもので，自己免疫反応によるとされる．早期の再灌流により発症率は低下し，現在0.1％と報告されている[5]．複数の膜に炎症が起きることが特徴的であり，心膜液や胸水を認める．早期の心膜炎と対照的に，心膜の炎症はびまん性で，梗塞部位に限局しない．心臓手術後の心膜炎（心膜切開後症候群）も同様の機序によると考えられている．症状は発熱と胸膜性もしくは心膜性の胸痛を認める．胸部X線では胸水や心拡大を認め，心電図では急性心膜炎に特徴的なST変化を認める．通常心膜液貯留を認めるが，心タンポナーデに至ることはまれである．対症療法としてaspirinもしくは他のNSAIDsが有効である．コルヒチンも有効で，反応性の悪い例や再発例にはステロイドを使用する場合もある．自然治癒するが，心膜液が多い場合には入院下にて経過観察が必要である．

5）尿毒症性心膜炎

血液透析導入前の慢性腎不全症例に起こるものと，透析中の症例に出現するもの（透析関連性心膜炎）がある．人工透析の普及により前者は減少している．機序は完全に明らかとなってはいないが，血中尿素窒素値やクレアチニン値と関連がある．早期の透析導入が必要となり，数週間の強力な透析療法で改善する．現在では，後者が多く，透析中に，血中尿素窒素やクレアチニン値の著明な上昇を伴わない新規に発症する心膜炎である．機序はいまだ不明である．治療は経験的で，透析条件の強化や症状に対するアスピリンの使用などである．

6）膠原病による心膜炎

自己免疫疾患の合併症の1つである．臨床的には，全身性エリテマトーデス，強皮症，関節リウマチなどに合併する頻度が高い．特に全身性エリテマトーデスでは，20～40％と頻度が高く，初発症状であることも多いため注意が必要である．

C 収縮性心膜炎

【概念】

収縮性心膜炎（constrictive pericarditis）は，心膜の瘢痕化・線維性肥厚・石灰化によりその伸展性が制限され，心室の拡張が著しく障害される疾患である．急性心膜炎の遷延化や治癒過程で生じるが，急性期は顕性の場合も不顕性の場合もある．急性心膜炎の原因はすべて収縮性心膜炎の原因になりうる．かつては結核によるものが多かったが，化学療法の進歩によりその頻度は激減し，現在では心臓手術後や特発性が多い（表9）．

右心不全症状や肝機能障害を呈するが，心エコー図では左室機能が保たれていることが多く，原因不明なまま経過観察されていることも多い．単なる心機能評価では診断に至らず，病態を知り，疑ってみなければ適切な治療方針を導くことができない．

【病態生理】

硬くなった心膜によって心室の伸展が障害される．心室血液充満の障害により，中心静脈圧上昇，心拍出量低下，高度の右心不全をきたす．拡張早期には，上昇した心房圧により心室への充満速度は急峻となるが，心室は心膜により拡張制限を受け，心室への流入は急激に停止し，その結果左室の拡張期圧は急激に上昇する．この圧変化が dip and plateau を形成する．また，心膜は両心室を覆っており，一方の心室容量が増すともう一方の心室容量に影響を及ぼし，いわゆる心室間相互依存(ventricular interdependence)が生じる．これらの特徴的な血行動態変化は心エコー図にて非侵襲的に評価が可能である．

【臨床所見】

静脈圧の上昇と心拍出量の低下からさまざまな自覚症状や身体所見が出現する．自覚症状としては，浮腫，腹部膨満，易疲労感，労作時呼吸困難などがある．時に失神の原因にもなりうる．

身体所見では，頸静脈の怒張，腹水，肝腫大，浮腫などを認める．頸静脈は怒張とともに，明瞭な拡張期虚脱を認める(Friedreich 徴候)．洞調律例では，収縮期にも急峻な虚脱を認め，1心周期に2回の急激な虚脱が特徴的である．収縮期の虚脱は頸静脈波の x 谷，拡張期は y 谷に相当する．頸静脈の怒張は吸気時に増強することがあり，Kussmaul 徴候とよばれる．これは，吸気によって生じる胸腔内の陰圧が右心へ伝達されず，増加しようとした静脈還流を右心系が受け入れられないために起こる現象であり，心タンポナーデでは生じない(p.397, 表13 参照)．心尖拍動は，収縮期に陥凹運動を示すタイプ，収縮期に陽性運動を示すタイプ，心尖拍動を全く触れないタイプに大別できるが，収縮期陥凹型が最多で，心尖部のみならず前胸壁全体が収縮期に陥凹する．癒着した心膜で包まれている心室では心収縮に伴う心尖部の前外方への回転運動が生じず，心室の容積変化

表9　収縮性心膜炎の原因

特発性
放射線照射
心臓手術後
感染
悪性腫瘍
自己免疫疾患
尿毒症
外傷後
サルコイド
methysergide(日本では臨床使用されていない頭痛予防薬)
除細動パッチの埋め込み

を反映する内方運動のみが反映されるためと考えられている．また，下腿の浮腫に比して肝腫大と腹水の貯留が高度である点も通常の右心不全とは異なる．特に肝腫大は早期に現れることが多く，非常に硬くなり Pick 偽肝硬変とよばれる．

聴診所見としては，心膜ノック音(pericardial knock sound)が本症の 60〜70% に認められる．硬い心膜によって，心室の拡大が急激に妨げられることによって生じる拡張早期(II音の0.09〜0.12秒後)の過剰心音である．僧帽弁狭窄症における僧帽弁開放音(opening snap)より遅く，III音より早く出現する．III音との鑑別点は，本心音は心尖部から胸骨左縁にかけて広範囲で聴取され，高調である．心膜の伸展性の低下が高度であるほど高調でかつ音量も大きく，II音に接近する．

奇脈は約 1/3，特に心膜液を伴った滲出性収縮性心膜炎例で認められる．

【検査所見】

1) 胸部X線像

多くの場合心拡大は認められないが，心膜液や，房室弁逆流による心房拡大を伴う場合は心拡大を呈しうる．心膜の石灰化や肥厚は診断に有用であるが，胸部X線で確認し得る石灰化は収縮性心膜炎の23%といわれている[9]．心膜の石灰化は正面像よりも側面像で確認しやすい(図10)．房室間溝や右室前面から横隔膜面に認められることが多い．静脈圧が上昇し上大静脈が拡張するため，右上縦隔の陰影が拡大する．胸水がみられることは多い．左心の充満圧が上昇しているときには，cephalization や retribution を呈する．

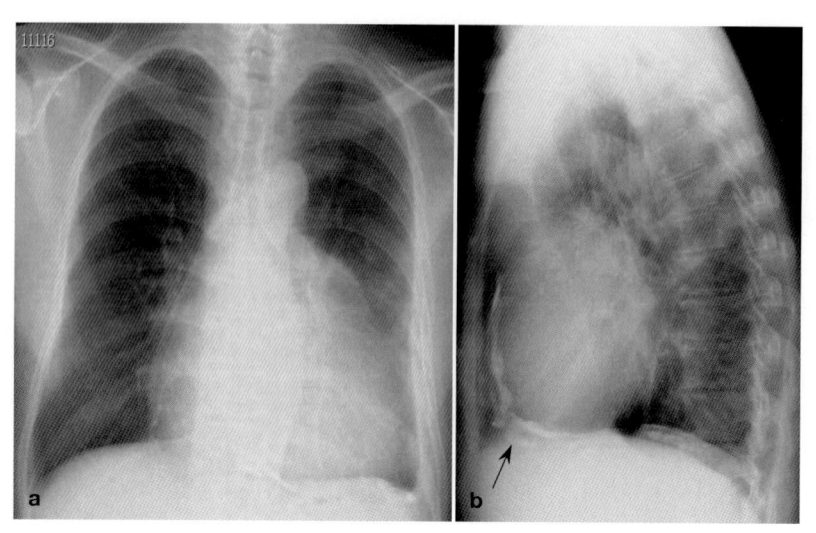

図10 収縮性心膜炎の胸部X線
a. 正面像　b. 側面像
中等度の僧帽弁逆流と三尖弁逆流を伴っている症例である．矢印：側面像で著明な心膜の石灰化が認められる．

表10 収縮性心膜炎の心エコー図所見

心膜の肥厚(4mm以上)，石灰化，輝度亢進
心室拡大を伴わない心房拡大
右室の心膜癒着サイン(季肋部から観察)
下大静脈の呼吸性変動の低下と拡張
心室中隔の拡張早期dip, rebound(Mモード，断層法)
septal bounce(Mモード，断層法)
左室後壁エコーの拡張早期の後方運動急峻化および拡張中期以降の平坦化(Mモード)
左室・右室流入血流拡張早期波高の呼吸性変動の増大
左室流入血流拡張早期波(E波)の増高と減速時間の短縮(<160ms)

2) 心電図

特異的所見はない．幅の広いP波，QRS高の低電位，T波の平低化や陰転化を認めることが多い．多くは心房細動を伴う．

3) 血液検査

特異的な変化はないが，静脈圧の上昇が長期に持続するため，肝障害を認めることが多い．低心拍出は腎障害を起こしうる．また，静脈圧の上昇に伴いリンパのうっ滞が起き，消化管からの蛋白漏出により低蛋白血症をきたす(蛋白漏出性胃腸症)．

4) 心エコー図(表10)

断層法では，肥厚した心膜(2mm以下が正常，4mm以上を肥厚)を検出できるが，収縮性心膜炎の約20%で心膜厚は正常であるといわれており[10]，心膜厚のみで診断はできない．右房圧上昇を反映して，呼吸性変動の乏しい拡張した下大静脈が認められるが，多くは左室収縮能は保たれ，一見正常にみえてしまう．単なるルーチン検査では収縮性心膜炎の診断に至らない．特徴的な血行動態を反映する所見を検出する必要がある．注目すべきは，心室中隔および後壁の異常運動，心室中隔や心室流入血流速度波形の呼吸性変動，心腔サイズのバランスである．

Mモードでは，急激な拡張制限，dip and plateauを反映し，左室後壁エコーの拡張早期の後方運動急峻化および拡張中期以降の平坦化が検出される．また，心室間相互依存を反映し，拡張早期の両心室の圧較差により，心室中隔は拡張早期のふるえるような動き(early diastolic dip, rebound)としてMモードおよび断層法で認められる(図11)．

呼吸性変動による心室間相互依存は，心室中隔の偏位，心室流入血流速度波形変化として現れる．吸気により胸腔内圧は低下し，胸腔内にある肺静脈，肺毛細管圧も低下するが，心膜腔および心内腔には内圧変化が伝わりにくいため，左室への流入は吸気直後には減少し，呼気に増加する．右室では，逆に吸気に流入が増加し，呼気で減少

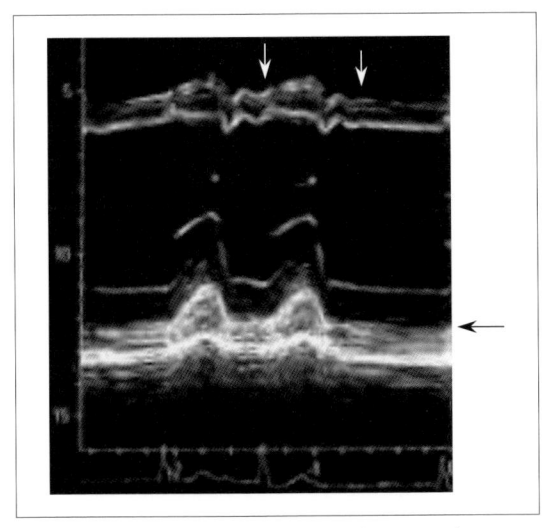

図 11　収縮性心膜炎の心エコー図(M モード)
心房細動合併例である．白矢印：early diastolic dip．拡張早期における左室の圧下降が右室に比べて急峻(左室の等容拡張時間が短い)で心室圧の最下点が左室で低いときに相対的にこの時期の左室圧が右室圧より小さくなるために起こる．左室の拡張障害が右室より高度であれば dip となり，右優位であれば，前方運動を起こし rebound，同じくらいであれば dip はなくなる．黒矢印：拡張早期の後方運動の急峻化と拡張中期以降の平坦化．

する．そのため，吸気には右室が拡大し，心室中隔の左室側への圧排を認める．この呼吸性変化を septal bounce といい，断層法および M モードで観察できる．パルスドプラでは，吸気により右室流入血流速度波形の E 波と肝静脈の拡張期順行波は増加し，呼気では左室流入血流速度波形の E 波が増加する．左室では吸気時に比し呼気時の E 波速度が 25% 以上増加するといわれているが，感度は高くなく，呼吸性変化の欠如は本症を否定する決め手にはならない．一般的に E 波は高く，減速時間は 160 ms 以下であることが多い．

また，心膜の器質的変化が心房に及ぶことが少ないため，心室拡大を伴わず心房のみの拡大が起こりうる．この形態的特徴は拘束型心筋症(RCM)との鑑別を要するが，本疾患では e′(僧帽弁輪部運動速度拡張早期波)はむしろ増加し，8 cm/s 以上に保たれる．

収縮性心膜炎は，心エコー図で診断しうるが，類似した所見を呈する疾患があり，注意を要する．慢性閉塞性肺疾患や右室梗塞，肺血栓塞栓症，胸水貯留では，本疾患と同様な左室流入波形の変化を呈しうる．慢性閉塞性肺疾患では上大静脈の吸気の収縮期順行波速度が上昇している点が鑑別点である．

5）X 線 CT・CMR

肥厚した心膜や石灰化の有無を確認するために，最も有用な検査である．造影 X 線 CT では通常心膜は 2 mm 未満として，CMR(心臓 MRI)では，正常心膜は 3～4 mm として描出される．CMR では X 線 CT に比し石灰化検出の感度はいくらか劣る．心膜の肥厚が検出できなければ本疾患の可能性は低くなるが，右室優位で巣状に肥厚する例も報告されており，完全に否定することはできない．CMR のガドリニウム造影陽性所見は，心膜の炎症を反映している．

6）心臓カテーテル検査(図 12)

心内圧測定において極めて特徴的な所見を呈する．すなわち，①右房圧，右室拡張期圧，左房圧(肺動脈楔入圧)，左室拡張期圧(pre A 波)が 20 mmHg 程度に上昇しかつ等圧となる．②右房圧波形では，拡張初期に高圧の心房から心室に急激な血液の流入が起こるため急峻な深い y 谷を形成する．x 谷が保たれ，a 波と v 波が同程度の高さのため，M もしくは W 型を呈する．なお，心タンポナーデでは y 谷はない．③心室圧波形において，心室充満が短時間に急激に停止するため，dip and plateau が認められる．なお，収縮性心膜炎では，心筋の拡張が拡張早期に集中する依存するためこのような波形を呈するが，全拡張期に障害をきたす心タンポナーデでは呈さない．

肺動脈および右室収縮期圧は 35～40 mmHg と中等度の上昇にとどまり，60 mmHg 以上になることはない．一回拍出量は低下しており，頻脈により心拍出量を保っている．

これらの所見は，容量負荷後に初めて出現することもあり，疑わしい症例には検査中に点滴による十分な容量負荷(6～8 分で生理的食塩水 1,000 mL を静脈内投与)を行い，病態を惹起する必要がある(不顕性の収縮性心膜炎)．

また，RCM との鑑別に両室同時圧測定が必要である．収縮性心膜炎では，両心室の充満圧の差は 3～5 mmHg 以内と等圧であるが，RCM では等圧状態にはない．

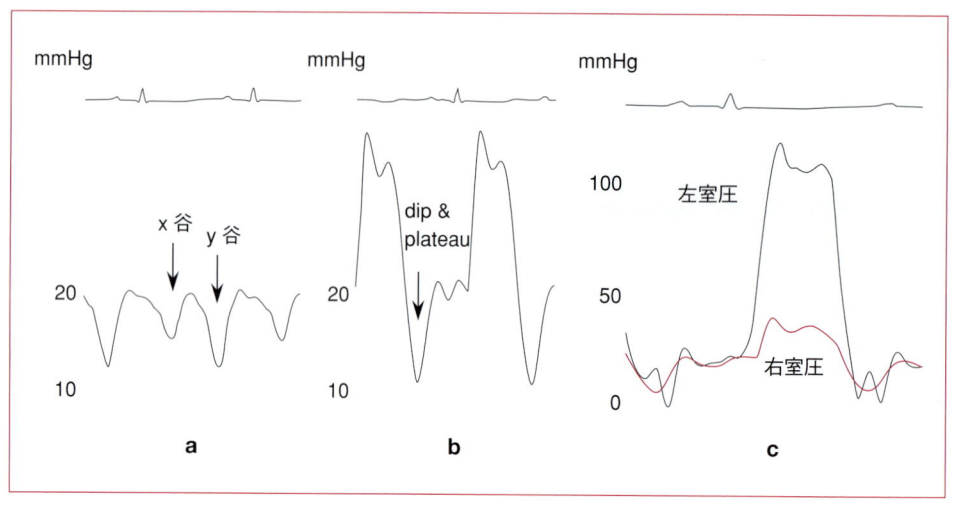

図12　収縮性心膜炎の心臓カテーテル検査
a. 右房圧：x谷と急峻な深いy谷を認め，W型を呈している．b. 右室圧：dip and plateauを認める．
c. 両心室同時圧：左室と右室の拡張充満圧は同等である．

表11　収縮性心膜炎と拘束性心筋症の鑑別

	収縮性心膜炎	拘束性心筋症
深いy谷	あり	さまざま
奇脈	1/3以下の症例で認める	なし
心膜ノック音	あり	なし
両心室充満圧の等圧化	あり	左室が右室より4～5 mmHg以上高い
充満圧＞25 mmHg	まれ	通常
肺動脈収縮期圧＞60 mmHg	なし	通常
dip and plateau	あり	さまざま
両心室の圧および血流波形の呼吸性変動	著明	正常
左室壁厚	正常	たいてい増加
心房サイズ	左房拡大が起こりうる	両心房が拡大
Septal bounce	あり	なし
e′	増大	低下
心膜厚	増大	正常

【診断】

　心膜炎や心臓手術の既往があり，原因不明の浮腫や腹水，肝腫大などの右心不全徴候を認めたら本症を疑う．しかしこれらの既往がはっきりしないものも多いので注意を要する．胸部X線像や胸部CT像にて心膜の石灰化や肥厚の有無を確認する．心エコー図で特徴的な形態および血行動態の有無を評価する．RCMとの鑑別も含め，心臓カテーテル検査で特徴的な圧所見を確認する．治療方針が大きく異なるためにRCMとの鑑別は重要である（**表11**）．RCMが疑わしい場合は，心内膜心筋生検も施行する．

【治療】

　本疾患は進行性であるがさまざまな経過をとりうる．不顕性の収縮性心膜炎でないかぎり，外科的心膜切除術が唯一の根治療法である．心臓術後早期に出現した収縮性心膜炎や症状が比較的速やかに改善する不顕性の収縮性心膜炎は定期的な経過観察を励行する．

　利尿薬投与は体液貯留や浮腫に対し一時的効果である．頻脈は低心拍出の代償反応であり，β遮断薬やカルシウム拮抗薬による徐脈化は避ける．頻脈性心房細動ではジギタリスを第一選択とし，心拍数を80～90回/分以下には下げないようにす

る.

　基本的には診断が確定し，適応があれば早期に手術を考慮する．手術死亡率は5～15％と決して良好とはいえず，合併症や消耗性疾患を有する例ではハイリスクである．放射線照射性の収縮性心膜炎はハイリスクのため相対的禁忌である．結核性心膜炎など活動性の病変がある場合は，手術前に十分な治療を行っておく必要がある．十分かつ効果的な心膜切除が行われれば，血行病態は著しく改善する．血行動態および症状は術後すぐに改善する場合と，数週間から数か月後にみられる遅効性の症例がある．心エコー図による拡張能評価では，40％が早期に，約60％が後期にほぼ正常化する．長期な罹患により心筋線維の萎縮と間質の線維化を伴う場合や心膜剥離が不十分な場合には術後にも拡張能異常が持続し，拡張能相応して症状改善もみられない．また，術前に存在した三尖弁逆流は，術後に改善することは少なく[11]，術後の血行動態の悪化に寄与する．僧帽弁逆流は術後に改善，不変，増悪することがあり，術後の注意深い経過観察が必要である．

【予後】

　心膜切除によって予後の改善が望めるが，癒着などにより十分な心膜切除が行えなかった症例や，心筋障害を有する症例の予後は不良である．また，原因や合併症により予後はさまざまである．長期予後不良因子として，放射線性，腎障害，肺高血圧，低左心機能，中等度以上の三尖弁逆流，低Na血症，高齢である[12]．NYHA機能分類3～4度の重症例ほどハイリスクなので，早めの手術が推奨される．

D 心膜液貯留

【概念】

　心膜液貯留(pericardial effusion)とは，種々の原因から心膜液が正常以上に増加した状態を指す．単に心膜液貯留と称した場合，心臓圧迫症状のないものを指すことが多く，心膜液によって心臓圧迫症状が出現したものは心タンポナーデとして区別される．

　心膜液貯留の原因はさまざまである(**表12**)．

表12　心膜液貯留の原因

各種心膜炎
悪性腫瘍
心不全
出血(胸部外傷，左室自由壁破裂，観血的検査・治療による合併症，大動脈解離)
甲状腺機能異常症
慢性腎不全
乳糜(胸管閉塞，外傷)
アミロイドーシス，他

　心膜炎を惹起する原因はすべて心膜液貯留を合併しうる．細菌，真菌，HIVを含む感染性心膜炎，出血性，腫瘍性心膜炎では，心膜液貯留が進行する．一方，特発性急性心膜炎では，大量の心膜液貯留はまれで，大量かつ有症状の心膜液貯留の約20％が悪性腫瘍の初期症状である．非炎症性の心膜液貯留は，漏出性心膜液の増加，心膜腔内への出血や乳糜の流入などによる．重症循環うっ血を呈する症例では漏出性の少量から中等量の心膜液を認めうる．胸部外傷，左室自由壁破裂，経皮的冠動脈形成術やデバイス植込み術後，大動脈解離は心膜腔内への出血の原因となる．その他，甲状腺機能低下および亢進症，アミロイドーシス，慢性腎不全および透析関連，乳び心膜(胸管の閉塞，外傷，その他の原因で心膜腔に乳汁様の浸出液が貯留)などがある．

　心膜液貯留への初期アプローチは，まず身体所見および心エコー図所見から心タンポナーデ合併の有無を評価することである．あれば，迅速に心タンポナーデ解除を検討する．

【病態生理】

　心膜液の心機能・血行動態に対する影響は，心膜腔の内圧に関係している．心膜腔内圧が低ければ何ら影響を及ぼさないが，内圧が上昇すると各種の心臓圧迫症状が出現し，心タンポナーデとなる(p.397参照)．

【臨床所見】

　心膜腔内圧の上昇がなければ，通常は無症状であるが，時に前胸部の鈍痛や違和感を訴えることもある．心膜液が大量になると周辺器官を圧迫することがあり，食道圧迫による嚥下困難，反回神経圧迫による嗄声，肺圧迫による呼吸困難などが出現する．

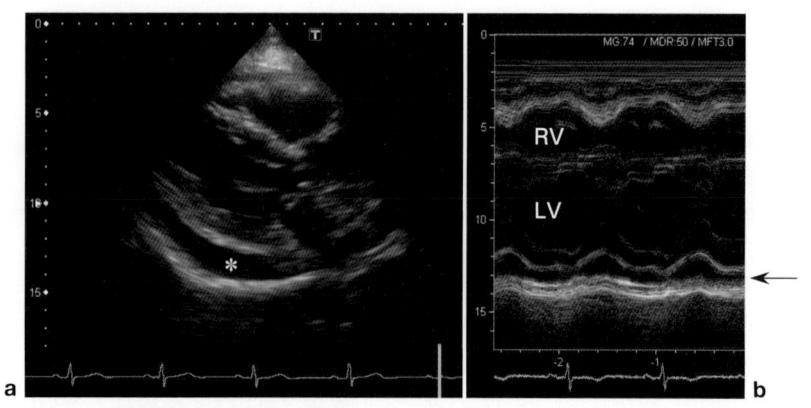

図13 心膜液貯留の心エコー図
a. 断層法(傍胸骨左室長軸像). ＊：心膜液が左室後壁側に echo-free space として認められる.
b. Mモード. 矢印：心膜液が全心周期を通して認められる. RV：右室, LV：左室

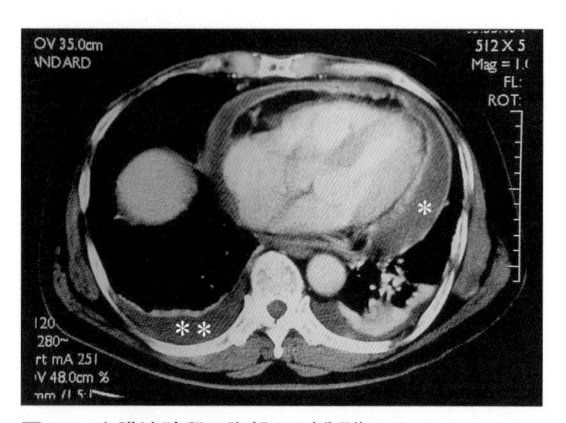

図14 心膜液貯留の胸部CT(造影)
心膜液(＊)と両側胸水(＊＊)の貯留を認めた. 本例は特発性の急性心膜炎と胸膜炎を合併した症例である.

心膜腔内圧が上昇すると心タンポナーデとなり種々の心圧迫症状が出現する. この病態は心膜液の量に依存せず, 少量でも起こりうるので, 心膜液量のみならず, 右室の虚脱所見の有無を評価することが重要である.

【検査所見】
1) 胸部X線像(図8)
心膜液が少量の場合は異常所見を認めない. 心膜液の量が200～250 mL以上になると心陰影が拡大する. 心陰影は下縁が左右対称に拡大, 心弓が直線化し心横隔膜角が鈍化する. 洋梨状, 水瓶(water bottle)状と表現される.

2) 心電図
心膜液が少量の場合特異的な変化はない. 心膜液が多量になると低電位差を認めるが, これは他の原因でも起こりうる(肺気腫, 気胸, 浸潤性心筋疾患). 大量貯留下で心臓の前後方向の swinging がある場合には電気的交互脈がみられる. 原因が急性心筋炎であれば, ST変化を伴う(急性心筋炎の項を参照).

3) 心エコー図(図13)
心膜液の貯留を確認するうえで最も有用な検査である. 心膜液は, echo-free space として検出される. 左室後壁後側から貯留し始め, 50 mL以下の微量であれば収縮期にのみ, 100～200 mL(少量)になると拡張期にも認められるようになる. 200～400 mL(中等量)では右室壁前方にも認められるようになり, 500 mL以上では心臓は振り子様運動(swinging motion)を呈する. 右室前面にのみ認められる echo-free space は心外膜下脂肪であることが多く見誤らないようにしなくてはならない. 基本的には左室後壁から貯留するが, 心臓手術後などでは局所的に貯留する特殊な例もある. 胸水との鑑別は, 傍胸骨左室長軸像で, 心膜液は下行大動脈よりも前方に, 胸水は後方に貯留することがポイントとなる.

心膜液が確認されたら, 必ず心タンポナーデの有無を評価する必要がある.

また, 収縮能を含む心機能や心形態(壁厚, 心腔サイズ)評価が原因検索の一助となる.

4) X線CT(図14)
診断には補助的である. 心膜液の量や局在, 心

表13 心タンポナーデと収縮性心膜炎の血行動態の違い

	心タンポナーデ	収縮性心膜炎
奇脈	通常あり	1/3以下で認める
両心室の充満圧の等圧化	あり	あり
大静脈波形	y谷なし	y谷著明(MもしくはW型)
静脈圧の呼吸性変動	減少	増大(不変)
dip and plateau	なし	あり

膜変化を確認できる．局所的に貯留する場合には心エコー図よりも有用であることがある．

5）血液検査

心膜液貯留自体の特異的所見はない．原因検索のため，炎症の有無や甲状腺機能，腎機能などをチェックする．

6）心膜液検査

正常心膜液は，血漿が限外濾過された状態であるが，LDHは血漿の2.4倍，蛋白濃度は0.6倍で，リンパ球優位である．

心膜液検査では，断定的な情報を多くは得られない．しかし，一部の除外診断には貢献する．外観から，出血や乳糜か否かを確認できる．検体は，細菌，結核，真菌の塗抹と培養，細胞診を出す．結核を疑う場合には，比重，白血球数と分画，ヘマトクリット，蛋白濃度に加え，アデノシンデアミナーゼ(ADA)やインターフェロンγの測定，PCR法による結核菌の検出を試みる．

【診断】

心膜液貯留は心エコー図によって確診できる．心膜液貯留を認めたら，まず心タンポナーデの有無を確認し，次いで原因検索を行う．原因検索のために心膜穿刺や心膜生検を必要とすることもある．

【治療】

心タンポナーデがあれば，迅速に解除する．原因が判明しているものに関しては，原因に対する治療を行う．無症状の場合は経過観察のみでよい場合も多い．

E 心タンポナーデ

【概念】

心タンポナーデ(cardiac tamponade)とは心膜液の貯留によって心膜腔内圧が上昇し，心室充満が障害され心拍出量が低下した状態のことである(表13)．心膜液が貯留する疾患すべてが原因となりうる(表12参照)．血圧低下，時にショックをきたし，迅速な対応が迫られる病態である．

【病態生理】

正常の心膜腔内圧は胸腔内圧とほぼ等しく，呼吸により$-4\,\mathrm{mmHg}$から$+4\,\mathrm{mmHg}$の間を変動している．心膜液が貯留するとこの圧が上昇し，心内圧を凌駕すると圧排によるさまざまな影響が生じる．これは低圧系である右心系により早く現れる．すなわち，心膜液が貯留し心膜腔内圧が上昇すると，右房・右室が圧排され静脈還流と右室充満が障害される．これにより，静脈圧は上昇し心拍出量は低下する．

心膜腔の内圧は，①心膜液の量，②心膜液貯留の速度，③心膜の伸展性に依存しており，心膜液の量と心膜腔内圧の関係は図15のような曲線になっている．曲線の最初の部分は水平に近く，心膜腔がわずかに増加しただけでは心膜が伸展することにより，心膜腔内圧の上昇は低く抑えられる．心膜の伸展がある限界点を超えると，少量の増加に対しても心膜腔内圧は急激に上昇する．この心膜伸展の限界点は，心膜液が緩徐に増加した場合ほど遅く訪れる．このため，急激に心膜液が増加した場合，少量でも限界点を超え心膜腔内圧は高くなり心臓圧迫症状が出現するが，緩徐に増加した場合は1,000 mLの心膜液でも内圧の上昇は低く抑えられ，心臓圧迫症状が出現しないことがある．

【臨床所見】

自覚症状としては，胸痛・呼吸困難・ショックがある．慢性に経過した場合，食欲低下や体重減少が出現する．胸痛の多くは心膜炎による．呼吸困難は，肺間質への水分貯留により生じる．通常

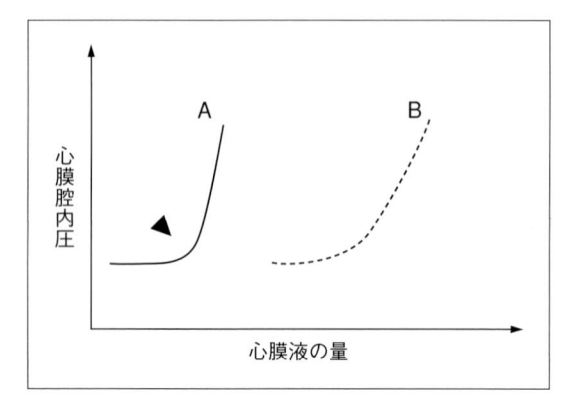

図15 心膜液の量と心膜腔内圧の関係
心膜液が急激に増加した場合(A),心膜の伸展が追いつかず,限界点(矢頭)が早く訪れる.このため心膜腔内圧は少ない心膜液で急激に上昇する.慢性に緩徐に増加した場合(B),心膜伸展の限界点が遅れるため,曲線が右方に偏位し,圧の上昇は抑えられる.

の肺水腫と異なり,肺胞の浮腫は伴わず低酸素血症もきたさない.間質に貯留した水分により肺のコンプライアンスが低下し,呼吸に要する仕事量が増大することにより呼吸困難が出現する.

低心拍出に対し代償的に交感神経活性化が亢進し,頻脈と心収縮力増加をきたす.初期に血圧は保たれるが,破綻すれば進行性に低下する.最後には反射抑制がかかり,逆に徐脈がみられる.β遮断薬を内服中の場合では,交感神経活性が起こらず,初期でも頻脈は起こりにくい.心タンポナーデの重要な身体所見として,頻呼吸,発汗,四肢末梢冷感,チアノーゼがみられる.

通常,奇脈(pulsus paradoxus)を認める.奇脈とは,吸気時に収縮期血圧が10 mmHg以上低下する現象を指す.吸気時に胸腔内圧が減少するに伴い心膜腔内の圧も減少し静脈還流および右室充満が増加するが,心臓内腔は一定容積のため中隔の偏位により左室内腔縮小および充満障害のため,左室の拍出量が低下するために生じる.この現象は正常でも認められるが,その変動は10 mmHg未満である."奇(paradoxical)"と表現される理由は,正常の反応と逆であるという意味ではなく,聴診上吸気による心音の減弱がないにもかかわらず血圧が低下することにある.

また,重症例ではBeckの三徴を認める.すなわち,①静脈圧上昇(右房が圧排され静脈還流が障害されることによる),②血圧低下(右室の充満が障害され心拍出量が低下することによる),③心音微弱(多量の心膜液により心音の伝達が低下することによる)である.血圧低下は脈圧の減少を伴う.身体所見上では,他の低血圧,ショック,頸静脈怒張をきたす疾患(心筋障害,肺血栓塞栓症による右心不全,肺高血圧,右室梗塞)と紛らわしく,注意を要する.

【検査所見】
1) 胸部X線像

急性の場合,少量の心膜液貯留でも心タンポナーデとなるため,心拡大をきたさない.慢性経過で心膜液貯留が高度の場合は,心拡大を認める.

通常肺うっ血は認められず,肺野は明るい.

2) 心電図

洞性頻脈となる.心膜液貯留の量により,QRS高の低電位差や電気的交互脈がみられる(心膜液貯留の項を参照).

3) 心エコー図

心タンポナーデの診断において最も有用な検査である.断層法によって心膜液をecho-free spaceとして確認する.心タンポナーデの直接的な所見としては,心房心室の虚脱(collapse)が重要である.右房の虚脱は最も低圧となる心房拡張期に相当する左室収縮早期にみられる.心膜腔内圧上昇の初期に出現し,感度が高いが,右房の虚脱だけでは血行動態に影響しない.引き続き,右室自由壁の虚脱が出現する.断層法やMモード法で,右室前壁の拡張早期の内方運動としてみられる(図16).右室の虚脱は,特異度が高く診断的価値が高い.

奇脈と同じ現象の表れとして,大静脈波形および房室弁通過血流速度波形の呼吸性変動が顕著となる.吸気時に右側では増加し,左側では低下する.また,左室流出路の血流速度波形および径から,推定1回拍出量を算出することができ,低心拍出の指標となる.

4) 心臓カテーテル検査

心内圧測定において特徴的な所見を認める.右房圧,左房圧と両心室拡張期圧が上昇し等圧となる.右房圧波形では,著明なx谷を認めるが,収縮性心膜炎と異なりy谷は消失する.右室波形においても拡張期圧の上昇を認めるが,収縮性心膜炎のようなdip and plateauは認められな

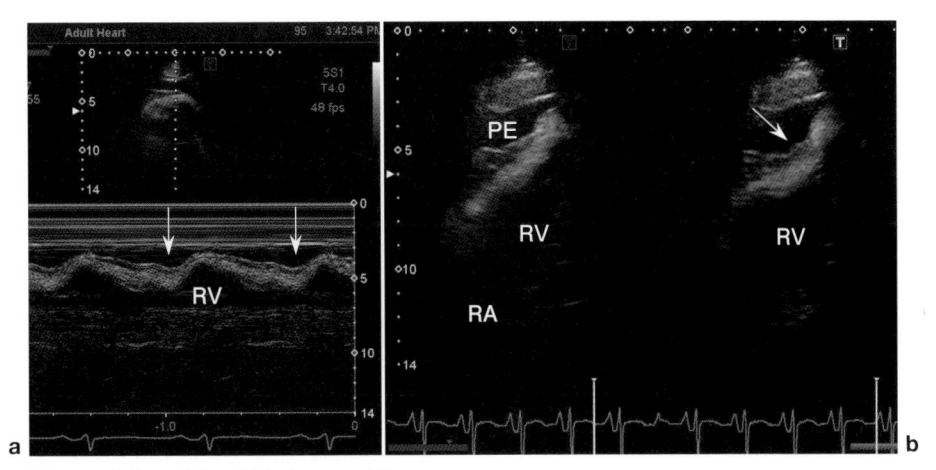

図16 心タンポナーデの心エコー図
a. Mモード, b. 断層像　矢印：拡張早期に右室の虚脱を認める.
RV：右室, RA：右房, PE：心膜液

い．これは，収縮性心膜炎では拡張早期に急速な心室充満が生じるのに対して，心タンポナーデでは拡張期全体にわたって心室充満が障害されていることによる（表13）．右室圧と大動脈圧を同時に記録すると，吸気によって右室圧が上昇し大動脈収縮圧が低下する奇脈が観察される．

【診断】
　Beckの三徴や奇脈といった特徴的な所見があれば，心タンポナーデを疑う．心エコー図で心膜液貯留と右室の虚脱が認められれば診断はほぼ確定する．
　心臓カテーテル検査は，特徴的な心内圧から心タンポナーデと確診したり，心膜穿刺などによる治療効果を判定したりするうえで有用な検査ではあるが，急性に生じたものや血行動態が悪化している症例の場合，施行困難なことが少なくない．治療の緊急性と心臓カテーテル検査に要する時間とを勘案し適応を決定する．
　心膜液を減少させても血行動態が改善しない場合は，積極的に心臓カテーテル検査を行う．静脈圧上昇や血圧低下をきたす他の疾患の有無を確認することができる．特に心膜液の貯留した収縮性心膜炎（滲出性心膜炎）との鑑別は，臨床所見や心エコー図だけでは困難なことがあり，心臓カテーテル検査が必要となる．

【治療】
　心タンポナーデと診断された場合，多くの場合，心膜穿刺（pericardiocentesis）などによって心膜液を減少させ心膜腔内の圧を軽減させる必要がある．時に，特発性急性心膜炎では，NSAIDsやコルヒチンの内服のみで急激に心膜液の減少を認めることがあり，臨床的な緊急性と背景を加味して方針を決定すべきである．重症例では，治療法の決定や準備までの間，薬物療法によって少しでも血行動態を改善させることを忘れてはならない．急速な輸液（生理的食塩水500 mLを10分で投与）や輸血によって右室の虚脱を軽減させ，カテコラミンで心拍出量や血圧を半数例で増加させうる[13]．
　心膜穿刺は中等量以上の心膜液が貯留している場合に適応となる．断層法心エコー図によって，最も穿刺しやすい部位，すなわち，拡張期にも十分な心膜腔（1 cm以上の心膜液貯留）があり，穿刺経路に肺・肝組織がない部位を確認する．通常は半座位とし剣状突起下から行うことが多い．合併症として，感染，出血，気胸，冠動脈損傷などがあり注意を要する．心膜液が少なく心膜穿刺が施行し得ない場合や，心膜穿刺によって十分な効果が得られない場合は，剣状突起下から外科的に心膜切開を行ったり，バルーンによる心膜開窓術を施行したりする必要がある．心破裂など原因が明らかなもの以外は，採取した心膜液を培養や各種検査に提出し，原因の究明に努めることも忘れてはならない．

【予後】

　心タンポナーデの予後はその原因によって大きく異なる．急性心筋梗塞の心破裂や急性大動脈解離による場合，経過は極めて急激であり，短時間に心タンポナーデからショック，時に心肺停止状態へと至る．迅速な心膜ドレナージと原疾患に対する外科的治療を必要とするが，救命率は極めて低い．心膜炎や悪性腫瘍によって慢性に経過したものの場合，心膜穿刺などで心膜液をドレナージすることによって血行動態は速やかに改善する．長期予後は原疾患に依存する．

F 心膜嚢腫

【概念】

　心膜嚢腫（pericardial cyst）は，縦隔腫瘍の数％を占めるまれな良性疾患である．多くは先天性のものであるが，極めてまれに後天性に発生する．先天性は，心膜腔となるべき原始間隙の一部が癒合不全を起こし取り残されたものと考えられる．後天性として，心膜炎によって心膜腔内圧が上昇し，心膜が膨隆して生じることがある．本来の心膜腔と交通のないものを嚢腫，交通のあるものを憩室として区別するが，組織や臨床像に違いはない．

　発生部位は，右心横隔膜角部が約半数で最も多く，右上縦隔と左心横隔膜角部が約2割ずつである．極めてまれだが悪性化をきたした例もある．

【病態生理】

　心膜嚢腫は本来の心膜腔の外側に位置し，胸腔側に向かって突出するため，心機能や血行動態に対する影響はない．

【臨床所見】

　嚢腫による周囲の圧迫や嚢腫茎の捻転によって胸痛や胸部違和感，咳嗽などを認めることがある．自覚症状を有するのは約1/3であり，大部分は無症状で経過し，胸部X線像などにより偶然発見される．

【検査所見】

　胸部X線像において腫瘤陰影として認められる．胸部X線CT，CMR，心エコー図などによって心膜に直接接する嚢腫として確認できる．心電図や血液検査では特異的な異常はない．

【診断】

　X線CT，CMR，心エコー図などで嚢腫が確認されれば，悪性化の有無，他の縦隔腫瘍や動脈瘤との鑑別が問題となる．心横隔膜角部に発生したものは本症の可能性が高いが，他の部位の場合は確定診断が困難な場合もある．エコーガイド下に試験穿刺を行ったり，動脈瘤との鑑別のために血管造影を要したりすることもある．

【治療】

　無症状の場合は経過観察となる．症状を有する場合は，穿刺排液で改善することもあるが，他の縦隔腫瘍との鑑別が困難であったり，悪性化が否定できないものでは外科的に切除したりする．

【予後】

　一般に予後は良好であるが，極めてまれに悪性化した例や自然破裂した例が報告され，経過観察は必要である．

G 先天性心膜欠損症

【概念】

　先天性心膜欠損症（congenital absence of the pericardium）は先天的に心膜の一部またはすべてが欠損しているまれな疾患である．完全欠損と不完全欠損に分類される．完全欠損は，両側とも欠損しているものと，左右一側のみが欠損しているものがあり，不完全欠損は左側，右側，横隔膜側にみられる．剖検例の0.3％程度に認められたとする報告もあるが，剖検や手術時に偶然発見されるものが多く，実際の頻度はもう少し多いものと思われる．約70％が左側の欠損（完全・不完全）で最も多く，横隔膜側の欠損が17％，両側の完全欠損が9％程度で，右側の欠損は約4％とまれである．左側不完全欠損では，心房中隔欠損や大動脈二尖弁，気管支原性嚢胞などの異常と関連がある．

【病態生理】

　心膜は，心臓の位置固定，過剰な拡大の制限，感染の防御などの役割を担っている．このため，完全欠損や大きな不完全欠損では，心臓の偏位や拡大，欠損部での肺との癒着などがみられるが，

心機能や血行動態への影響はほとんどない．また，欠損部分が1～2 cmの場合も無症状である．部分欠損の大きさが2～5 cmの不完全欠損の場合，欠損口に心房や心室が嵌頓したり冠動脈が圧迫されたりすることがある．

【臨床所見】

通常は無症状であるが，時に胸痛や胸部不快感が出現する．一部の不完全欠損では，心房や心室の嵌頓，冠動脈の圧迫によって胸痛や失神を生じることがある．左房や左室の嵌頓は致死的であり時に突然死もみられる．

聴診所見では，心肺雑音とよばれる心外性雑音が聴取される．表在性で，出現時相が心拍によって一定せず，時に収縮期拡張期の両時相にまたがり，呼吸により著明に変動する．成因として，心拍動による肺実質の圧迫と，それに伴う肺内空気の移動，心膜胸膜性の摩擦音が考えられる．

左側完全欠損例では，心尖拍動の著しい左方偏位を認める．体位を左側臥位に変換すると，さらにその偏位が顕著になる．一方，部分欠損では異常を認めない．

【検査所見】

1) 胸部X線像

完全欠損では，欠損側への心臓の偏位や心拡大，体位による位置の変化がみられる．不完全欠損では，部分的な突出を認めることがある．

2) 心電図

典型例では不完全右脚ブロックや移行帯の移動など心臓の位置異常に起因する異常を認める．側臥位の方向や座位により所見が変化する．

3) 心エコー図

左側完全欠損例では，左側の心膜による保持がないため，左側臥位で心臓は胸郭内で下垂する．そのため，左側臥位で行う心エコー図では，心臓は左背方に落ち込み歪んでいる．収縮期には本来の位置に戻ろうとするため，前方へ大きく移動する．この動きが，Mモードで奇異性運動として現れる．右側臥位ではこの所見が軽減するのが，特徴である．また，右室の拡大や心室中隔の奇異性運動は，心房中隔欠損症や三尖弁逆流による右室容量負荷疾患に認められる所見であるが，本疾患では左室腔がどの体位でも円形であり，右室容量負荷疾患にみられる右室による左室圧排所見がない．一方，不完全欠損例では，心エコー所見は乏しく，ほぼ正常所見を呈する．また，他の心奇形の合併を確認する上でも重要な検査である．

4) X線CT・CMR

体位変換により心臓位置が変化する．不完全欠損は左心耳に多く，時に異常に拡大した左心耳として描出される．

【診断】

胸部X線像において，説明のつかない心拡大や部分的な突出を認めたら本症を疑い，心エコー図，X線CT，CMRなどで精査を行う．心奇形を含め他の先天異常を伴うことも多いため，念頭において検査を進める．

【治療】

無症状の完全欠損は治療の必要はない．症状を有する場合や嵌頓の危険があるものに対しては，欠損口の閉鎖や心膜切開など外科的処置を行う．

〔小板橋俊美，猪又孝元，和泉　徹〕

文献

1) Martion M, Le Winter, Marc D. Tischler : Pericardial Diseases. Braunwald E(ed). Heart Disease 9th ed. WB Saunders, Philadelphia, 2012, pp1651-1671
2) Imazio M, Brucato A, Adler Y, et al : Risk of constrictive pericarditis after acute pericarditis. Circulation 2011 ; 124 : 1270-1275
3) Taylor AM, Dymarkowski S, Bogaert J, et al : Detection of pericardial inflammation with late-enhancement cardiac magnetic resonance imaging : initial results. Eur Radiol 2006 ; 16 : 569-574
4) Koos R, Schröder J, Kühl HP : Acute viral pericarditis without typical electrocardiographic changes assessed by cardiac magnetic resonance imaging. Eur Heart J 2009 ; 30 : 2844
5) Imazio M, Brucato A, Adler Y, et al : CORP (COlchicine for Recurrent Pericarditis) Investigators. Colchicine for recurrent pericarditis (CORP) : a randomized trial. Ann Intern Med 2011 ; 155 : 409-414
6) Imazio M, Negro A, Spodick D, et al : Frequency and prognostic significance of pericarditis following acute myocardial infarction treated by primary percutaneous coronary intervention. Am J Cardiol 2009 ; 103 : 1525-1529
7) Maisch B, Seferović PM, Yacoub MH, et al : Task Force on the Diagnosis and Management of Pericardial Diseases of the European Society of Cardiology. Guidelines on the diagnosis and management of pericardial diseases executive summary ; The Task force on the diagnosis and management of pericardial diseases of the European society of cardiology. Eur Heart J 2004 ; 25 : 587-610
8) Little WC, Freeman GL : Pericardial disease. Circulation. 2006 ; 113 : 1622-1632.

9) Ling LH, Oh JK, Tajik AJ, et al : Calcific constrictive pericarditis: is it still with us? Ann Intern Med 2000 ; 132 : 444-450
10) Talreja DR, Edwards WD, Oh JK, et al : Constrictive pericarditis in 26 patients with histologically normal pericardial thickness. Circulation 2003 ; 108 : 1852-1857
11) Góngora E, Dearani JA, Sundt TM 3rd, et al : Tricuspid regurgitation in patients undergoing pericardiectomy for constrictive pericarditis. Ann Thorac Surg 2008 ; 85 : 163-170
12) Bertog SC, Thambidorai SK, Klein AL, et al : Constrictive pericarditis : etiology and cause-specific survival after pericardiectomy. J Am Coll Cardiol 2004 ; 43 : 1445-1452
13) Sagristà-Sauleda J, Angel J, Permanyer-Miralda G, et al : Hemodynamic effects of volume expansion in patients with cardiac tamponade. Circulation 2008 ; 117 : 1545-1549

第13章 肺循環の異常

A 肺性心

【定義・概念】

肺性心(cor pulmonale)とは，肺実質，肺血管あるいは肺内ガス交換の障害により生じた肺高血圧により右室の肥大や拡張をきたした状態と定義される．脊柱彎曲や胸郭変形といった肺外病変や睡眠時無呼吸といった換気障害に伴うものは含まれるが(表1)，左心系の異常や先天性心疾患が原因で生じたものは含まない．肺性心は，慢性の経過をたどる閉塞性あるいは拘束性肺疾患や肺血管疾患に伴う慢性肺性心と，急性肺塞栓症に代表される急性肺性心とに分けられる．慢性肺性心は表1に示すさまざまな基礎疾患に伴い生じる．一般には肺実質を障害する疾患による肺性心に比べると，肺血管を障害する疾患による肺性心のほうが肺高血圧をきたしやすく，その程度も重篤となりやすい．

【疫学】

欧米では肺性心の基礎疾患として慢性閉塞性肺疾患が最も多く，肺性心をきたす慢性肺疾患のうちの約80～90%を占める．わが国では以前は肺結核とその後遺症によるものが多く，過去50年以上にわたり40～80%を占めていた．しかし最近では，慢性閉塞性肺疾患や肺線維症によるものが増加してきている．

【病態生理】

慢性肺疾患を基礎疾患とする肺性心の発生機序は，肺胞低酸素による低酸素性肺血管攣縮や二次性多血症による血液粘稠度亢進といった機能的因子の関与と，基礎疾患による肺血管の破壊，リモデリング(肺小動脈における血管平滑筋の増殖・肥大や内膜肥厚)，血栓による閉塞といった構造的因子の関与により肺血管抵抗が増し，右室の構造的変化をきたすこととなる．進行例では右心不全が出現する．

【臨床症状】

1) 自覚症状

症状として，呼吸困難(初期には労作時のみであるが進行すれば安静時にも出現する)，易疲労感，動悸，胸痛，失神，咳嗽などがみられる．右心不全が進行すれば肝うっ血に伴い，食思不振，右上腹部不快感がみられる．

表1　慢性肺性心をきたす原因

肺実質を障害する疾患
・慢性気管支炎
・慢性閉塞性肺疾患
・気管支拡張症
・特発性肺線維症
・囊胞性線維症
・肺結核
・塵肺症
・サルコイドーシス
低酸素性血管攣縮をきたす疾患
・慢性気管支炎
・慢性閉塞性肺疾患
・特発性肺線維症
・囊胞性線維症
・慢性低換気
　　肥満
　　神経筋疾患
　　胸郭機能不全
・高所低酸素症
肺血管を障害する疾患
・慢性血栓塞栓性肺高血圧症
・特発性および遺伝性肺動脈性肺高血圧症
・膠原病
・肺静脈閉塞性疾患
・薬剤性

表2 慢性肺性心の右室肥大心電図基準（WHO専門委員会）

1. V_{3R}，V_1においてqRパターンがあれば確実
2. 上記所見がない場合には下の3項目のうち2項目以上に該当した場合に右室肥大
    a) V_5のR/S<1
    b) I誘導の著明なS波
    c) 不完全右脚ブロック

2）他覚所見

低酸素血症に伴うチアノーゼ，頸静脈怒張，肝腫大，下腿浮腫，頸動脈拍動における小脈，右室肥大に伴う傍胸骨拍動，三尖弁閉鎖不全症に伴う第Ⅳ肋間胸骨左縁での汎収縮期雑音（吸気時に増強するRivero-Carvallo徴候），肺動脈弁閉鎖不全症による第Ⅱ肋間胸骨左縁での拡張早期雑音（Graham Steell雑音），Ⅱ音肺動脈成分の亢進，収縮期早期のclick音，Ⅲ音，Ⅳ音を聴取することがある．ただし，重症肺気腫が基礎に存在すれば胸郭の前後径が増加し心音の聴診や心臓の触診が困難になる．慢性閉塞性肺疾患，間質性肺炎ではばち状指趾がみられることがある．

【検査所見】

1）血液検査

慢性的な低酸素血症に伴い多血症が認められることがある．右室や右房の負荷を反映して，BNPやANPが上昇する．また，右心不全をきたせばうっ血肝による肝機能異常が認められることがある．

2）胸部X線

基礎疾患による異常所見に加えて，両側主肺動脈，右肺動脈下行枝，心陰影の右第2弓，左第2弓，第4弓，上大静脈の拡大がみられる．側面像では右室拡大による後胸骨腔の狭小化がみられることがある．しかし，肺気腫では肺の過膨張により心陰影の拡大が目立たないことも多い．

3）心電図

右軸偏位，肺性P波，右脚ブロック，右室肥大所見（表2）がみられる．簡便かつ非侵襲的ではあるものの軽症例における感度は必ずしも高くないことより慢性肺性心の早期検出には適さない．

4）心エコー検査

右室や右房の拡張や高度肺高血圧では心室中隔の左室側への偏位が認められる．ドプラ法にて三尖弁逆流速度から肺動脈収縮期圧を推定する．右心不全例では，肝静脈，下大静脈の拡張，呼吸性変動の減弱を認める．

5）胸部CT

肺実質の変化だけでなく，造影剤を使用することで慢性血栓塞栓性肺高血圧症の肺動脈内器質化血栓も観察可能である．

6）MRI

右室の形態・機能評価にも有用である．

7）右心カテーテル検査

Swan-Ganzカテーテルを用いて肺動脈圧，肺動脈楔入圧，右室圧，右房圧，心拍出量を測定する．安静仰臥位で平均肺動脈圧が25 mmHg以上の場合に肺高血圧と定義する．

【鑑別診断】

僧帽弁狭窄症や拡張型心筋症といった左心系に由来する心疾患に伴う肺高血圧や，先天性短絡性心疾患に伴う肺高血圧との鑑別が大切である．左心疾患による肺高血圧では，心エコー検査で弁膜や左心室の形態的あるいは機能的異常の存在とともに，右心カテーテル検査で肺動脈楔入圧の上昇を認める．先天性短絡性心疾患による肺高血圧では，心エコー検査など画像検査を用いた短絡の確認や右心カテーテル検査による血液サンプリングでO_2 step-upの有無により鑑別する．

【治療】

肺性心では表1に示す基礎疾患に対する治療が優先される．また，右心不全への進展を防ぐためには，増悪因子としての水分や塩分の過剰摂取や呼吸器感染を避けるよう努める．

長期酸素療法は，低酸素血症を示す慢性閉塞性肺疾患の肺動脈圧を低下し予後を改善することが示されている．機序としては，酸素投与により肺胞低酸素により引き起こされる低酸素性肺血管攣縮が抑制され肺血管抵抗が低下し右室拍出量が増加することや，主要臓器に対する酸素供給が改善することが推定されている．ただし，慢性閉塞性肺疾患では酸素投与によりCO_2ナルコーシスが生じることがあり十分に注意が必要であり，必要に応じて非侵襲的陽圧陽圧換気（noninvasive positive pressure ventilation；NPPV）も考慮する．

利尿薬は肺性心による右心不全の改善目的で用いられる．しかし，利尿薬による右室前負荷の過

度の低下は心拍出量を減少させ，低血圧や全身倦怠感の増悪につながりかねず，さらに，換気抑制を来す代謝性アルカローシスの出現にも注意が必要である．

ジギタリスは右室心筋の収縮力を増強させるが，同時に肺血管に対しては収縮作用をもつ．左心機能が正常に保たれている肺性心に対しては，安静時や運動時の右心拍出量や運動耐容能を改善しないことより，左心不全や不整脈，頻脈合併例を除き，肺性心に対するジギタリスの使用を推奨するだけのデータは示されていない．

血管拡張剤は主に肺動脈性肺高血圧症に対して使用され（次項B．肺高血圧症を参照），慢性肺疾患に伴う肺高血圧では，血管拡張によりシャント血流の増加からくる低酸素血症の増悪や体血圧の低下をきたす可能性があり，その有効性については確立されていない．

【経過・予後】

慢性閉塞性肺疾患では肺動脈性肺高血圧症や慢性血栓塞栓性肺高血圧症の際にみられるような高度の肺高血圧をきたすことは少なく，進行した閉塞性肺疾患でも平均肺動脈圧が40 mmHgを超えることはまれである．生命予後は基礎疾患により異なるが，いずれも肺高血圧の程度と相関する．慢性閉塞性肺疾患では，肺高血圧と右心不全に伴う末梢性浮腫の出現は予後不良の指標とされ，末梢性浮腫出現例における5年生存率は約30％にすぎず，肺血管抵抗が550 dynes・sec・cm^{-5}を超える例では3年以上生存するものはまれとされる．

B 肺高血圧症

【定義・概念】

肺高血圧症は肺動脈圧上昇を認める病態の総称であり，表3に挙げるようなさまざまな原因で生じうる．右心カテーテル検査にて安静時の平均肺動脈圧が25 mmHg以上の場合に，肺高血圧症と診断される．病態生理，組織所見，臨床病像，治療法といった特徴から5群に分けられた臨床分類（ダナポイント分類）が広く知られている．特に1群の肺動脈性肺高血圧症（PAH）に対しては，近

表3 肺高血圧症の臨床分類
（ダナポイント分類，2008年）

1. 肺動脈性肺高血圧症（PAH）
    1.1. 特発性肺動脈性肺高血圧症（idiopathic PAH：IPAH）
    1.2. 遺伝性肺動脈性肺高血圧症（heritable PAH）
        1.2.1. BMPR2
        1.2.2. ALK1, endoglin（遺伝性出血性毛細血管拡張症あり，なし）
        1.2.3. 不明
    1.3. 薬物や毒物惹起性
    1.4. 各種疾患に伴う肺動脈性肺高血圧症
        1.4.1. 膠原病
        1.4.2. HIV感染症
        1.4.3. 門脈圧亢進症
        1.4.4. 先天性短絡性疾患
        1.4.5. 住血吸虫症
        1.4.6. 慢性溶血性貧血
    1.5. 新生児持続性肺高血圧症
    1'. 肺静脈閉塞性疾患（PVOD）and/or肺毛細血管腫症（PCH）
2. 左心疾患に伴う肺高血圧症
    2.1. 収縮機能障害
    2.2. 拡張機能障害
    2.3. 弁膜疾患
3. 肺疾患および／または低酸素血症に伴う肺高血圧症
    3.1. 慢性閉塞性肺疾患
    3.2. 間質性肺疾患
    3.3. 拘束性と閉塞性の混合障害を伴った他の肺疾患
    3.4. 睡眠呼吸障害
    3.5. 肺胞低換気障害
    3.6. 高所における慢性曝露
    3.7. 発育障害
4. 慢性血栓塞栓性肺高血圧症（CTEPH）
5. 明らかでない多因子機序による肺高血圧症
    5.1. 血液疾患：骨髄増殖性疾患，脾摘出
    5.2. 全身性疾患：サルコイドーシス，肺ランゲルハンス組織球症，リンパ管平滑筋腫症，神経線維腫症，血管炎
    5.3. 代謝性疾患：糖原病，ゴーシェ病，甲状腺疾患
    5.4. その他：腫瘍性閉塞，線維性縦隔炎，透析中の慢性腎不全

年，有効な薬剤が多く開発され予後改善に貢献している．1群には，明らかな基礎疾患のない特発性肺動脈性肺高血圧症と遺伝性肺動脈性肺高血圧症〔BMPR2（bone morphogenetic protein receptor-Ⅱ）やALK1（activin receptor-like kinase 1）といった遺伝子異常を有する例や家族内発生例〕，膠原病，門脈圧亢進症，Eisenmenger症候群，薬剤が原因の肺高血圧症などが含まれる．

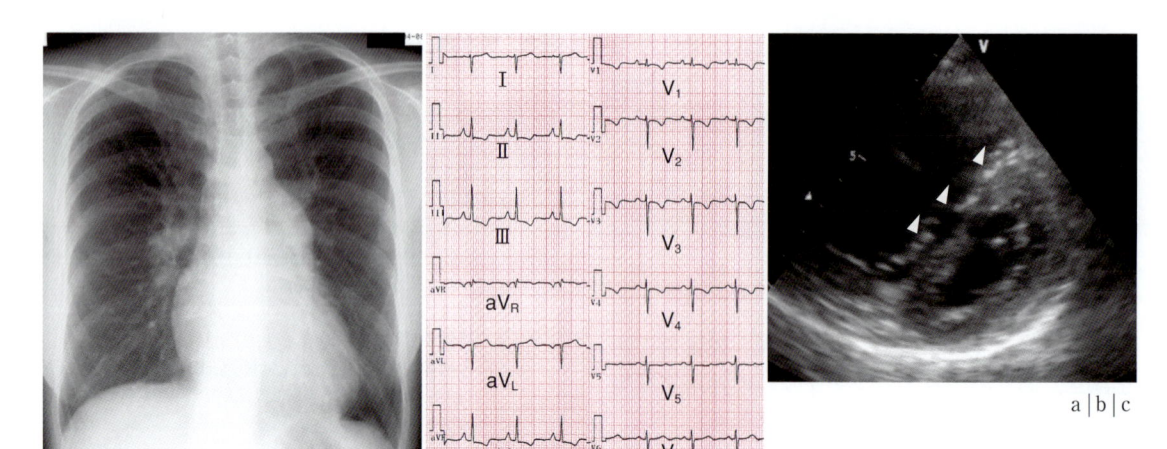

図1 特発性肺動脈性肺高血圧症の検査所見(35歳, 女性)
a. 胸部X線：右第2弓, 左第2弓, 第4弓の突出と右肺動脈下行枝の拡張がみられる.
b. 心電図：右軸偏位, 肺性P波, V_1のR/S>1, $V_{5,6}$のR/S<1, 移行帯の時計方向回転, II, III, aV_F, V_{1-4}でのST-T部のストレインパターンと右室肥大所見, 右房負荷所見を認める.
c. 心エコー(傍胸骨短軸像)：右室の拡張と心室中隔の左室側への偏位(矢頭)を認める.

【疫学】

特発性肺動脈性肺高血圧症の新規発症は年間100万人に約1〜2人, 20〜40歳代に多いとされる. 小児では男女差を認めないが, 成人では1：2で女性に多い.

【病態生理】

血管拡張因子と血管収縮因子のバランスの欠如による肺血管収縮, 肺血管内皮細胞や平滑筋細胞の増殖による肺血管リモデリング, 血栓形成により肺血管の狭窄・閉塞が進行し, 肺血管床の減少, 肺血管抵抗の上昇をきたし, 進行すれば右心不全を生じる.

【臨床症状】

1) 自覚症状

症状として, 呼吸困難(初期には労作時のみであるが進行すれば安静時にも出現する), 易疲労感, 動悸, 胸痛, 失神, 咳嗽などがみられる. 右心不全が進行すれば肝うっ血に伴い, 食思不振, 右上腹部不快感がみられる.

2) 他覚所見

低酸素血症に伴うチアノーゼ, 頸静脈怒張, 肝腫大, 下腿浮腫, 頸動脈拍動における小脈, 右室肥大に伴う傍胸骨拍動, 三尖弁閉鎖不全症に伴う第IV肋間胸骨左縁での汎収縮期雑音(吸気時に増強するRivero-Carvallo徴候), 肺動脈弁閉鎖不全症による第II肋間胸骨左縁での拡張早期雑音(Graham Steell雑音), II音肺動脈成分の亢進, 収縮期早期のclick音, III音, IV音を聴取することがある.

【検査所見】

1) 血液検査

BNPやANPが上昇する. うっ血肝による肝機能異常が認められることがある.

2) 胸部X線

基礎疾患による異常所見に加えて, 両側主肺動脈, 右肺動脈下行枝, 心陰影の右第2弓, 左第2弓, 第4弓, 上大静脈の拡大がみられる(図1). 側面像では右室拡大による後胸骨腔の狭小化がみられることがある.

3) 心電図

右室肥大による右室ストレイン, V_1でのR波増高, R/S比>1, 右軸偏位や肺性P波などがみられる(図1). ただし, こうした所見は進行例でみられ, 肺高血圧症の早期検出には適さない.

4) 心エコー検査

肺高血圧の有無を非観血的に診断する際に有用である. Bモード断層法では形態の変化を観察し, 肺高血圧による右室や右房の拡張や右室壁肥厚, 心室中隔の左室側への偏位などが認められる(図1). ドプラ法にて三尖弁逆流速度を計測し, Bernoulliの式〔(肺動脈収縮期圧)＝(三尖弁逆流速度)^2×4＋右房圧〕から肺動脈収縮期圧を推定す

る．また，右心不全例では，さらに肝静脈，下大静脈の拡張，呼吸性変動の減弱を認める．

5）胸部CT

肺実質の変化だけでなく，造影剤を使用することで慢性血栓塞栓性肺高血圧症の肺動脈内器質化血栓も観察可能である．

6）MRI

右室の肥大や拡張，右房の拡張，肺動脈の拡張といった形態変化だけでなく，右室容積や右室自由壁心筋重量を算出することも可能である．さらに，シネMRI作成により右室壁運動も観察でき，一定時相ごとに右室容積を算出することにより，一回拍出量や駆出率も算出可能で，右室機能評価にも有用である．

7）右心カテーテル検査

肺高血圧症の確定診断には本法が必須であり，Swan-Ganzカテーテルを用いて肺動脈圧，肺動脈楔入圧，右室圧，右房圧，心拍出量を測定する．

肺高血圧症をきたした基礎疾患により治療法や予後が異なるため，血液検査（抗核抗体，HIV抗体），動脈血ガス，心エコー，呼吸機能検査，CT，肺換気血流スキャン，右心カテーテル検査などを用いて，左心疾患，呼吸器疾患，慢性血栓塞栓性肺高血圧症など基礎疾患の検索が重要となる．

【治療】

ダナポイント分類の2群，3群では基礎疾患に対する治療が基本となる．4群に対する治療は次項で記述する．ここでは1群：肺動脈性肺高血圧症に対する治療を中心に述べる．

喫煙，妊娠・出産，過度のストレスや運動，気道感染など増悪因子を避ける生活指導が必要である．低酸素血症を有する症例には在宅酸素療法を含めた酸素投与を行う．また，肺動脈血流の停滞や低酸素血症に起因する多血症による過凝固状態から生じる微小血栓に対して，肺出血に十分に注意しつつ，抗凝固療法を行う．

近年，プロスタノイド，エンドセリン受容体拮抗薬，選択的ホスホジエステラーゼ（PDE）5阻害薬といった作用機序の異なる薬剤が開発，臨床応用され，肺動脈性肺高血圧症に対する治療法は目覚ましい進歩を遂げ，予後を大きく改善した．患者の合併症など背景を考慮したうえで，NYHA機能分類Ⅱ度，Ⅲ度の症例には，こうした経口薬単剤から開始し，効果が得られない場合には併用療法で治療する．NYHA機能分類Ⅳ度の症例には右心不全があれば，まず右心不全を強心薬や利尿薬でコントロールした後に，epoprostenol持続静注療法で治療を開始する（図2）．

治療効果判定には，症状身体所見の変化，心エコーでの三尖弁逆流速度から求めた推定肺動脈圧，混合静脈血酸素分圧，BNP，6分間歩行距離，右心カテーテル検査による肺動脈圧，肺血管抵抗，右房圧などを総合的に評価して判断する．

1）薬物療法

①プロスタノイド

epoprostenolは，強力な血管拡張作用と血小板凝集抑制作用を有するプロスタグランジンI_2持続静注薬であり，その有効性は多くの臨床研究で示されている．海外のガイドラインにおいてもNYHAⅢ度とⅣ度の症例では良好なエビデンスレベルに基づいて強く推奨されている（図2）．しかし，半減期が2〜3分と極めて短いために持続静注での投与が必須である．したがって，中心静脈カテーテル留置に伴う感染や注入用ポンプの故障が致命的となりかねないといった問題点もある．

beraprostは，プロスタグランジンI_2の経口剤であり，以前の短時間作用型に加えて，半減期の長い徐放性製剤が開発され用いられている．

②エンドセリン受容体拮抗薬

エンドセリン-1（ET-1）は強力な内皮依存性の血管収縮因子であるばかりでなく，平滑筋増殖促進因子である．エンドセリン受容体にはET_A受容体と受容体ET_B受容体が知られ，血管平滑筋細胞にはET_AとET_Bの両受容体が存在しET-1によって血管収縮を促進するのに対して，血管内皮細胞にはET_Bのみ存在し血管拡張を促進する．エンドセリン受容体拮抗薬は肺動脈収縮抑制のみならず，血管平滑筋増殖および線維化の抑制作用も期待されている．ET_AとET_B両受容体の拮抗薬であるbosentanと選択的ET_A受容体拮抗薬のambrisentanが承認され使用されている．

③PDE5阻害薬

PDE5は肺血管平滑筋細胞に豊富に存在し，血管拡張作用を有するcGMPを特異的に加水分解する．PDE5阻害薬はPDE5を阻害することで

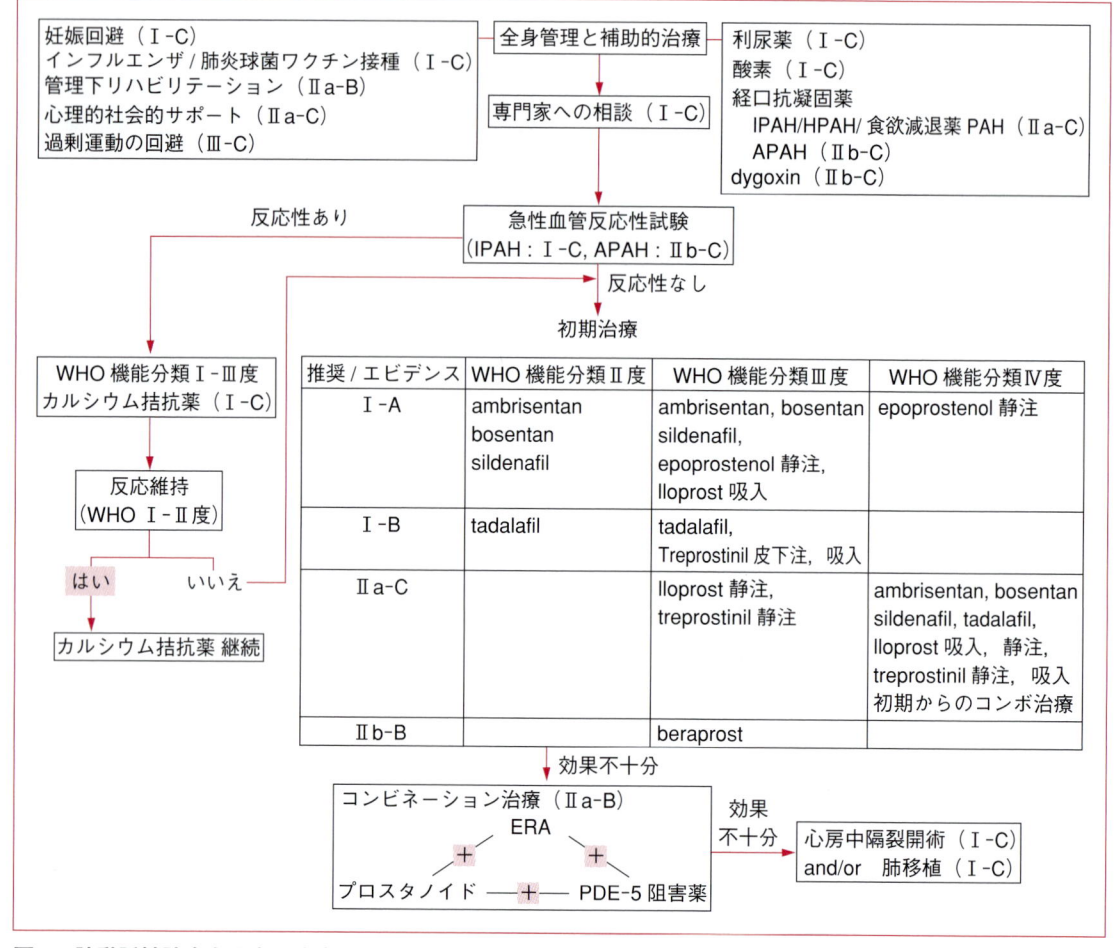

図2 肺動脈性肺高血圧症の治療アルゴリズム

推奨/エビデンス	WHO 機能分類Ⅱ度	WHO 機能分類Ⅲ度	WHO 機能分類Ⅳ度
Ⅰ-A	ambrisentan bosentan sildenafil	ambrisentan, bosentan sildenafil, epoprostenol 静注, Iloprost 吸入	epoprostenol 静注
Ⅰ-B	tadalafil	tadalafil, Treprostinil 皮下注, 吸入	
Ⅱa-C		Iloprost 静注, treprostinil 静注	ambrisentan, bosentan sildenafil, tadalafil, lloprost 吸入, 静注, treprostinil 静注, 吸入 初期からのコンボ治療
Ⅱb-B		beraprost	

推奨クラスⅠ：有用性が証明されているか見解一致，Ⅱa：有用である可能性が高い，Ⅱb：有用性が確立していない，Ⅲ：有用でないばかりか有害の可能性あり
エビデンスレベル：A：高，B：中，C：低
APAH：associated PAH，ERA：エンドセリン受容体拮抗薬
(Galie N, Hoeper MM, Humbert M, et al：Guideline for the diagnosis and treatment of pulmonary hypertension. Eur Heart J 2009；30：2493-2537 より改変引用)

cGMP の分解を抑制し細胞内 cGMP 濃度を上昇させることによって肺動脈血管平滑筋を弛緩させる．sildenafil と tadalafil ともに経口薬で，肺血管選択性が示されている．硝酸薬との併用は過度の体血圧低下をきたすため禁忌である．

④併用療法

単剤投与での効果不十分例に対して，作用機序の異なる薬剤の併用で得られる相加効果や相乗効果を期待し併用療法が用いられる．ただし，bosentan と PDE5 阻害薬の併用時には CYP3A4 と CYP2C9 を介した相互作用が指摘されており注意を要する．現時点では併用療法に関する臨床データが限られており，組み合わせる薬剤の種類や基礎疾患による効果や安全性の違いについて，十分なエビデンスが確立されていない．

2) その他の治療法

①心房中隔裂開術

心房中隔裂開術の適応は，最大限の内科的治療にもかかわらず右心不全が改善しない例や高度失神症状を伴う例とされ，移植までの橋渡しや他に選択肢がない場合に考慮される．しかし，本治療は平均右房圧＞20mmHg，室内気下酸素飽和度

＜80％の例では病状の悪化が予想され，重症例に対して緊急避難的に行う治療ではない．

②肺移植

特発性肺動脈性肺高血圧症に対する肺移植の術式には，片肺移植，両肺移植，生体肺葉移植があり，体格の小さいレシピエントには生体肺葉移植が施行可能である．左室駆出率が35％以下に低下している場合には心肺移植を考慮する．

【経過・予後】

新しい血管拡張薬が使用可能となる以前の特発性肺動脈性肺高血圧症の5年生存率は34％であった．epoprostenol使用前後で，3年生存率は43％から63％へと改善し，さらに新しい薬剤の導入，併用により改善傾向が示されつつある．肺動脈性肺高血圧症の原因別の予後は，Eisenmenger症候群が最も良好で，特発性肺動脈性肺高血圧症，膠原病が続き，HIVに伴うものが最も悪いとされている．

C 肺塞栓症

【定義・概念】

肺塞栓症（pulmonary embolism）は，各種塞栓子が肺動脈を閉塞することで生じる疾患を指し，塞栓子の種類には血栓塞栓，腫瘍塞栓，空気塞栓，羊水塞栓，脂肪塞栓，骨髄塞栓などがある．それぞれに病態や治療法が異なるため，ここでは最も頻度の高い肺血栓塞栓症について述べる．

肺血栓塞栓症は，肺動脈を閉塞する血栓の新旧によって急性と慢性に大きく分けられる．急性例は主に静脈で形成された病的の血栓が遊離して塞栓子として肺動脈へ流入し肺動脈を閉塞することで発症する．塞栓源の90％以上が下肢深部静脈あるいは骨盤内静脈由来であり，一般に血栓塞栓は内科的治療にも良好に反応し溶解する．急性肺血栓塞栓症と深部静脈血栓症は密接にかかわっており，常に診療にあたっては一対の疾患群として対応することが重要であり，両疾患を静脈血栓塞栓症と総称する．発症様式は肺血管床を閉塞する血栓塞栓の大きさや患者の有する心肺予備能によって，まったく無症状なものから発症とともに心停止に陥るものまでさまざまであり，発症と同時に心停止に陥る症例では発症後の救命は極めて困難で死亡率が高く予後不良である．慢性例では器質化血栓により肺動脈が慢性的に閉塞し内科的治療に対する血栓溶解の反応が乏しく，薬物治療によっても6か月以上の間，肺血流分布や肺循環動態の異常が大きく変化しない．特に肺高血圧を伴う場合には慢性血栓塞栓性肺高血圧症とよぶ．

【疫学】

急性肺血栓塞栓症は欧米において虚血性心疾患，脳血管障害と並ぶ3大血管疾患とされるほど，高頻度に発症する循環器疾患である．米国での年間の推定発症数は約60万例で，実際に診断されるのは人口100万人あたり400～530例である．日本における疫学調査は限られているものの増加傾向が指摘されており，わが国での年間発症数は1996年には3,492例，人口100万人あたり28例に対して，2006年には7,864例，人口100万人あたり62例と10年間で2.25倍に増加したことが報告されている．

慢性血栓塞栓性肺高血圧症へは急性肺血栓塞栓症の生存例の0.1～0.5％が移行するとされてきたが，3.8％が移行するとする報告もある．

【病因・病態生理】

塞栓源の多くを占める静脈血栓の成因として，Virchowの3徴—①血流停滞，②血管内皮障害，③血液凝固能の亢進が重要である．本症を診断する際には，静脈血栓塞栓症の危険因子の有無を評価すべきである（表4）．また，若年発症例や家族内発症例では，アンチトロンビン欠損症，プロテインC欠損症，プロテインS欠損症といった先天性血栓性素因を疑って精査が必要である．

急性肺血栓塞栓症の主たる病態は急速に生じる肺血管抵抗の上昇および低酸素血症である．血栓塞栓による肺血管の機械的閉塞および血栓より放出される神経液性因子と低酸素血症による肺血管攣縮に伴い，右室圧の上昇，右室内腔の拡張，三尖弁逆流を生じ，右心拍出量は低下する．左室前負荷は低下，心室中隔は左室側へ偏位し，左室拡張末期容量をさらに減少させ，左心拍出量の低下，冠動脈灌流量低下などにより血圧低下，ショックをきたすことになる．肺梗塞は約10～15％に合併し，中枢よりむしろ末梢の塞栓で生じやすいことが知られている．卵円孔開存例では，右房

表4　静脈血栓塞栓症の危険因子

強い危険因子(オッズ比>10)
　骨折(股関節, 下肢)
　股関節・膝関節置換術
　一般外科大手術
　重度外傷
　脊髄損傷
中等度の危険因子(オッズ比2~9)
　内視鏡的膝関節手術
　中心静脈ライン
　化学療法
　慢性心不全/呼吸不全
　ホルモン補充療法
　悪性疾患
　経口避妊薬
　麻痺を伴う脳卒中
　妊娠/出産後
　静脈血栓塞栓症の既往
　血栓性素因
弱い危険因子(オッズ比<2)
　ベッド安静>3日間
　座位での安静(例:長時間自動車/飛行機旅行)
　高齢
　内視鏡的手術(例:内視鏡的胆嚢摘出術)
　肥満
　妊娠/出産前
　静脈瘤

(Zieliński J, Tobiasz M, Hawrylkiewicz I, et al : Effects of long-term oxygen therapy on pulmonary hemodxnamics in COPD patients : a 6-year prospective study. chest 1998 ; 113 : 65-70 より改変引用)

圧上昇に伴い, 右左シャントの血流に乗り奇異性塞栓が生じることがあり, 卵円孔開存は予後増悪因子の1つである.

慢性血栓塞栓性肺高血圧症の病因についてはいまだ不明な点も多く, 欧米では主として急性例からの移行が想定されているが, 血管炎などに伴う肺血管における in situ の血栓形成など他の発症機序の可能性も示唆されている.

【臨床症状】

急性肺血栓塞栓症の主な症状は突然の呼吸困難と胸痛である. その他, 失神, 咳嗽, 血痰, 動悸, 喘鳴, 冷汗, 不安感など多彩かつ非特異的である. 身体所見は頻呼吸, 頻脈が高頻度に認められ, 重症例ではショックや低血圧を呈する. 肺高血圧に伴いⅡ音肺動脈成分の亢進や傍胸骨拍動を認めることがある. 頸静脈怒張, 右心性Ⅲ音, Ⅳ音, 喘鳴, 肺梗塞の合併により胸膜摩擦音, 湿性ラ音を聴取することもある. 発症のきっかけは, 安静解除後の最初の歩行, 排便・排尿, 体位変換などが多い.

慢性肺血栓塞栓症は急性発症例もあるものの, 多くは徐々に労作時の息切れが増悪する(身体所見は本章B. 肺高血圧症を参照).

【検査所見】

急性肺血栓塞栓症の診断手順は重症度によって異なり, 血行動態の安定している症例では後述する簡便なスクリーニング検査から行い, 鑑別疾患の有無の確認や本症の疑いを強めたうえで, 確定診断を行う. 最近ではWellsスコアや改訂Genevaスコアといった臨床確率を評価する方法が提唱されている(表5). ただし, 循環虚脱や心肺停止をきたすような重症例では, まずは経皮的心肺補助装置(PCPS)を導入した後に, 肺動脈造影や経食道心エコーにより確定診断を行うこともある.

1) 血液検査

D-ダイマーが除外診断法として有用であり, 正常の場合には本症は否定的である. 重症例では, BNP, NT-proBNP, トロポニンT, H-FABPなど心臓由来バイオマーカーが高値を呈することより, 最近では急性期リスク評価にも用いられる.

2) 動脈血ガス

一般にPaO_2と$PaCO_2$の低下, $A-aDO_2$の開大が認められるが正常例も少なくなく, 基準値であっても否定はできない.

3) 胸部X線

肺門部肺動脈拡張と末梢肺血管陰影の消失(Westermark's sign), knuckle sign, 横隔膜挙上, 心拡大といった所見がみられることがある. 肺梗塞を伴う症例では肺炎様陰影, Hampton's hump, 胸水などがみられる.

4) 心電図

頻度が高いとされるのは, 右側胸部誘導(V_{1-3})での陰性T波で, その他にも, $S_1Q_{Ⅲ}T_{Ⅲ}$, 右脚ブロック, 軸偏位, 非特異的なST-T変化, 洞性頻脈, 心房細動, 肺性P波などが認められることがある.

5) 心エコー検査

経胸壁心エコーでは, 右室の拡張, 壁運動異常(McConnell徴候:右室自由壁の運動低下に対し

表5　臨床的可能性の評価

Wells スコア		改訂 Geneva スコア	
PE や DVT の既往	+1.5	PE や DVT の既往	+3
心拍数＞100 bpm	+1.5	心拍数　75〜94 bpm	+3
		95 bpm 以上	+5
最近の手術または長期臥床	+1.5	最近の手術または骨折	+2
血痰	+1	血痰	+2
悪性腫瘍	+1	悪性腫瘍	+2
DVT の臨床所見	+3	一側の下肢痛	+3
PE 以外の可能性少	+3	下肢の痛みと浮腫	+4
		年齢 66 歳以上	+1
低臨床確率 0〜1 → 2.0%		低臨床確率 0〜3 → 7.9%	
中臨床確率 2〜6 → 18.8%		中臨床確率 4〜10 → 28.5%	
高臨床確率 7〜 → 50.0%		高臨床確率 11〜 → 73.7%	

(Wells PS, et al：Thromb Haemost 2000；83：416-420, Le Gal G, et al：Ann Intern Med 2006；144：165-171)

て心尖部の動きは正常)，心室中隔の平坦化や奇異性運動，三尖弁閉鎖不全から求めた圧較差にて肺高血圧の存在がみられる．また，心腔内や肺動脈内の浮遊血栓が描出できれば直接診断につながる．経食道心エコーも気管内挿管中の重症例では肺動脈中枢側の血栓塞栓を描出することにより迅速診断が可能である．下肢静脈エコーはベッドサイドで簡便に繰り返して検査可能であり，血栓を認めれば，肺血栓塞栓症の可能性が高まる．

6) 肺シンチグラフィ(換気，血流)

換気は正常であるが，血流は塞栓による閉塞血管の灌流領域に一致した楔状欠損像を示す，いわゆる換気血流ミスマッチ所見がみられる(図3)．

7) 造影 CT

最近の多列検出器型 CT(MDCT)の進歩に伴い，中枢側肺動脈の血栓はもちろん，葉動脈や区域支動脈レベルの血栓の描出も十分可能であり，同時に下肢，骨盤，腹部の静脈の血栓の検索も可能なため，今では肺血栓塞栓症の確定診断に最も汎用されている(図4)．

8) MRI

放射線被曝なしで診断できる利点があり有用性が報告されてはいるものの，長時間の息止めを要することや条件設定の困難さなどから十分には普及していない．

9) 肺動脈造影

急性例では血栓塞栓による造影欠損(filling defect)や血流途絶(cut-off sign)といった所見がみ

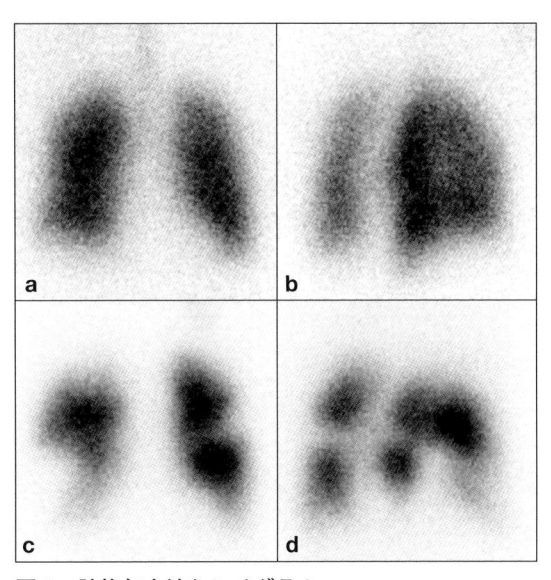

図3　肺換気血流シンチグラム
換気は正常であるが血流は多発性に欠損像があり，いわゆる V/Q ミスマッチを認める(a,b：換気シンチグラム，c,d：血流シンチグラム，a,c：正面，b,d：LPO)．

られる．慢性例では pouch defects(小袋上変化)，webs & bands(膜状帯状狭窄)，intimal irregularities(血管壁の不整像)，abrupt narrowing(急激な先細り)，complete obstruction(完全閉塞)といった特徴的な所見がみられる．

【治療】

基本的には，抗凝固療法が治療の中心ではあるが，急性例に対しては血行動態と心エコー所見を組み合わせた臨床重症度(表6)に応じて，さらに

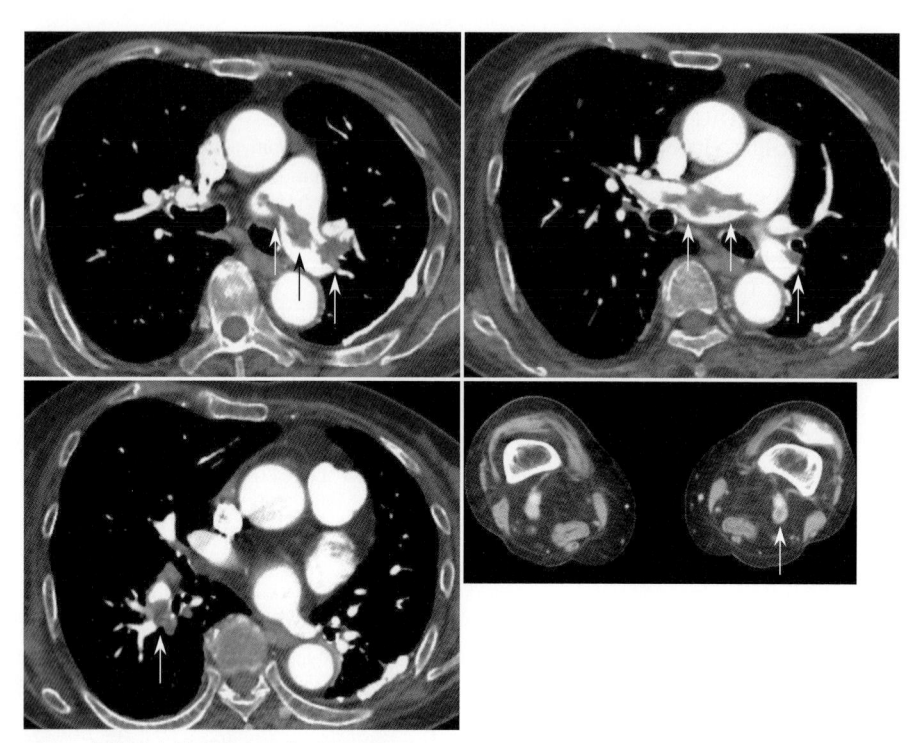

図4 急性肺血栓塞栓症の多列検出器型 CT 所見
両側肺動脈内と左膝窩静脈内に血栓による filling defect(矢印)を認める.

表6 急性肺血栓塞栓症の臨床重症度分類

	血行動態	心エコー上 右心負荷
cardiac arrest collapse	心停止あるいは循環虚脱	あり
massive (広範型)	不安定 ショックあるいは低血圧(定義:新たに出現した不整脈, 脱水, 敗血症によらず, 15 分以上継続する収縮期血圧 < 90 mmHg あるいは ≧40 mmHg の血圧低下)	あり
submassive (亜広範型)	安定(上記以外)	あり
non-massive (非広範型)	安定(上記以外)	なし

血栓溶解療法,カテーテル治療,外科的治療といった治療法を選択する(図5).

低酸素血症に対しては酸素投与を行い,広範型におけるショック,低血圧に対しては必要に応じて昇圧薬を使用する.また,循環虚脱例や心肺停止直後例には,後に述べる経皮的心肺補助装置(PCPS)の使用を考慮すべきである.

慢性例に対しては中枢側の器質化血栓に対する肺動脈血栓内膜摘除術が唯一の確立した治療法であり,血管拡張薬による薬物治療の有効性に関しては十分には確立していない.また,最近は末梢型 CTEPH に対するバルーン拡張術も試みられ,その効果が報告されつつある.

1)抗凝固療法

抗凝固療法は,血液凝固を阻止することで血栓の伸展や再発を防ぐとともに,内因性線溶による

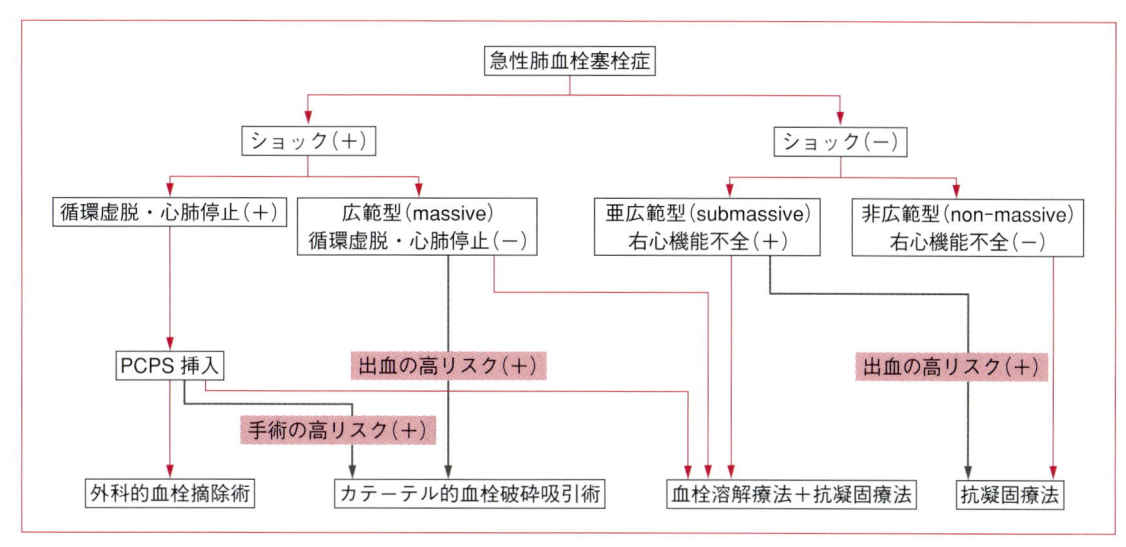

図5 肺血栓塞栓症の重症度別治療戦略

血栓溶解を促進する．抗凝固療法による急性期死亡率の改善と再発率の低下が示されており，禁忌例を除く全例に対して，本症を疑った時点より投与される．急性期には即効性のある未分画 heparin の静注，皮下注あるいは選択的 Xa 阻害薬 fondaparinux の皮下注のいずれかで開始し，慢性期にかけては warfarin を経口投与する．warfarin の継続期間は，静脈血栓塞栓症を生じた危険因子の種類によって決定する．手術や一時的な臥床など可逆的危険因子によって生じた初発症例に対しては3か月間継続する．明らかな危険因子を有さずに静脈血栓塞栓症を発症した患者(特発性)では抗凝固療法中止後の再発率が高いことより，特発性静脈血栓塞栓症や先天性凝固異常症を有する患者では少なくとも3か月間継続し，それ以降の継続はリスクとベネフィットを勘案して決定する．癌のような持続性危険因子を有する患者や抗凝固療法中止後の再発患者に対してはより長期間継続することが推奨される．

2) 血栓溶解療法

血栓溶解薬は，血漿中でプラスミノゲンをプラスミンに変換することで血栓を溶解する．血栓溶解療法は抗凝固療法単独治療に比較し，より早期に肺動脈内血栓を溶解し，血行動態を改善する．

血栓溶解療法は出血のリスクを考慮したうえで，主として広範型に対して用いられる．亜広範型に対しては血栓溶解療法で治療すべきであるとの意見もあるが確立していない．少なくとも非広範型に対しては血栓溶解療法を行うべきではなく，抗凝固療法のみで治療をするが妥当である．現在のところ，わが国で肺血栓塞栓症に対して承認されている血栓溶解薬は monteplase のみである．

3) カテーテル的血栓破砕吸引療法

さまざまなカテーテルを用いて肺動脈内血栓を破砕あるいは吸引して血流を再開させる治療法である．

4) 下大静脈フィルタ(図6)

下大静脈フィルタは下肢あるいは骨盤内の静脈血栓が遊離して肺動脈に流入し肺血栓塞栓症を生じるのを予防する目的の器具であり，原則として下大静脈の腎静脈合流部レベルより末梢側に留置される．永久留置型フィルタに加えて，最近では予防の必要性がなくなれば一定期間内であれば抜去回収が可能な非永久留置型フィルタ(一時留置型と回収可能型)が使用される．

5) 経皮的心肺補助装置(PCPS)

循環虚脱や心停止に陥る可能性の高い症例，さらには循環虚脱や心停止直後の症例に対しても，PCPS を短時間で導入し十分な血流が確保できれば，血栓溶解や手術で血栓除去に成功するまでの間の重要臓器への血流を維持することが可能であ

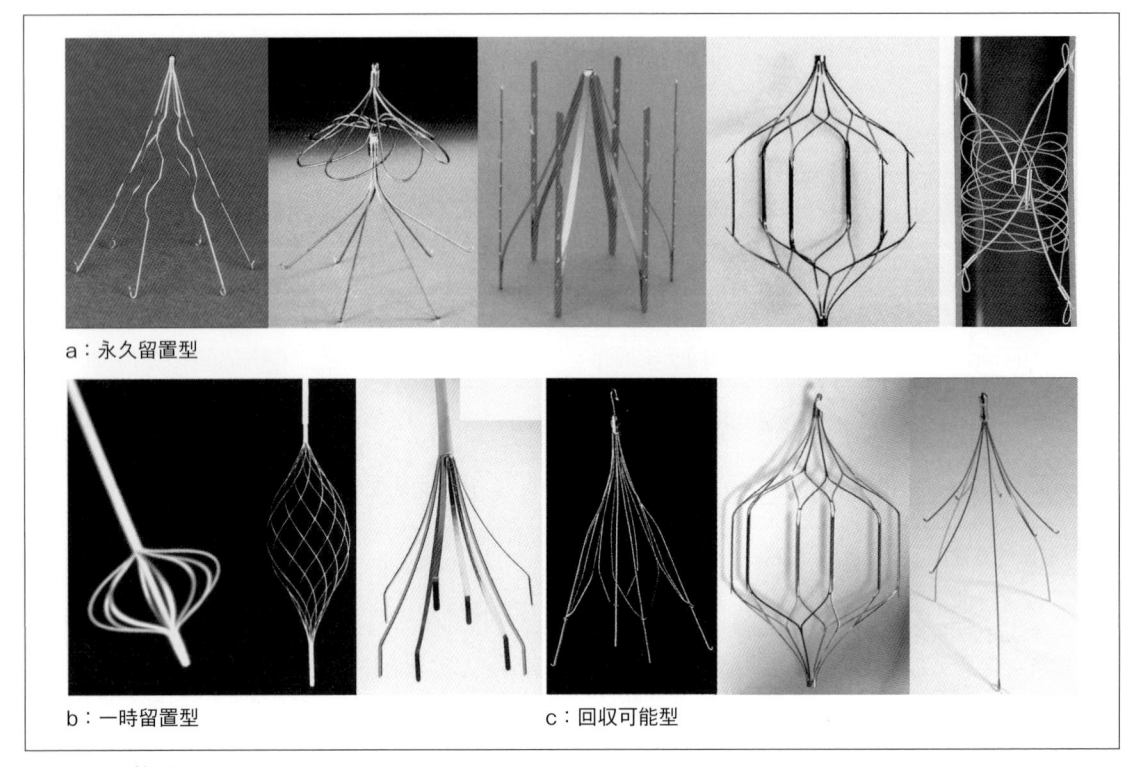

図6　下大静脈フィルタ
a：永久留置型
b：一時留置型
c：回収可能型

り，使用可能な施設においては本症に対する有効な補助的治療手段である．

6）外科的治療

急性肺血栓塞栓症に対しては外科的肺動脈血栓摘除術が行われ，人工心肺を用いた体外循環下に肺動脈を切開して直視下に肺動脈内の血栓摘除を行う手術である．適応は，心停止，循環虚脱をきたすような極めて重症例，ショック，低血圧，右心不全を伴う広範型であるにもかかわらず抗凝固療法，血栓溶解療法が禁忌である症例や，血栓溶解療法など積極的内科的治療に反応しない症例が適応と考えられる．

慢性血栓塞栓性肺高血圧症に対しては肺動脈壁の器質化血栓を肺動脈内膜とともに摘除する肺動脈血栓内膜摘除術が行われ，良好な手術成績が報告されている．肺動脈血栓内膜摘除術の適応としては，平均肺動脈圧30 mmHg以上，肺血管抵抗300 dyne/sec/cm^{-5}以上，NYHA Ⅲ度以上，器質化血栓が区域動脈近位側から中枢側に存在し手術的により到達可能であること，重篤な基礎疾患が

ないことなどが挙げられる．

【経過・予後】

重症度別での急性期死亡率は心停止例52.4%，広範型15.6%，亜広範型2.7%，非広範型0.8%であった．診断されず未治療の症例では，死亡率は約30%と高いが，十分に治療を行えば2～8%まで低下するとされ，早期診断，適切な治療が大きく死亡率を改善することが知られている．肺動脈内血栓の多くは内科的治療により溶解するが，急性肺血栓塞栓症の0.1～3.8%が慢性血栓塞栓性肺高血圧症に移行するとされる．

（山田典一）

文献

1) Flenley DC, Muir AL：Cardiovascular effects of oxygen therapy for pulmonary arterial hypertension. Clin Chest Med 1983；4：297-308
2) Nocturnal Oxygen Therapy Trial Group：Continuous or nocturnal oxygen therapy in hypoxemic chronic obstructive lung disease：a clinical trial. Ann Intern Med 1980；93：391-398
3) Zielinski J, Tobiasz M, Hawryłkiewicz I, et al：Ef-

fects of long-term oxygen therapy on pulmonary hemodynamics in COPD patients : a 6-year prospective study. Chest 1998 ; 113 : 65-70
4) Galie N, Hoeper MM, Humbert M, et al : Guidelines for the diagnosis and treatment of pulmonary hypertension. Eur Heart J 2009 ; 30 : 2493-2537
5) Benza RL, Miller DP, Gomberg-Maitland M, et al : Predicting survival in pulmonary arterial hypertension : insights from the Registry to Evaluate Early and Long-Term Pulmonary Arterial Hypertension Disease Management(REVEAL). Circulation 2010 ; 122 : 164-172
6) 循環器病の診断と治療に関するガイドライン(2005年度合同研究班報告)：肺高血圧症治療ガイドライン(2006年改訂版)(班長：中野　赳)http://www.j-circ.or.jp/guideline/pdf/JCS2006_nakano_h.pdf
7) Sakuma M, Nakamura M, Yamada N, et al : Venous thromboembolism ― Deep vein thrombosis with pulmonary embolism, deep vein thrombosis alone, pulmonary embolism alone. Circ J 2009 ; 73 : 305-309
8) Elliott CG : Pulmonary physiology during pulmonary embolism. Chest 1992 ; 101 : 163S-171S
9) Torbicki A, Perrier A, Konstantinides S, et al : Guidelines on the diagnosis and management of acute pulmonary embolism of the European Society of Cardiology. Eur Heart J 2008 ; 29 : 2276
10) 循環器病の診断と治療に関するガイドライン(2008年度合同研究班報告)：肺血栓塞栓症および深部静脈血栓症の診断，治療，予防に関するガイドライン(2009年改訂版)(班長：安藤太三)http://www.j-circ.or.jp/guideline/pdf/JCS2009_andoh_h.pdf
11) Pengo V, Lensing AW, Prins MH, et al : Incidence of chronic thromboembolic pulmonary hypertension after pulmonary embolism. N Engl J Med 2004 ; 350 : 2257-2264
12) Yamada N, Nakamura M, Ito M : Current status and trends in the treatment of acute pulmonary thromboembolism. Circ J 2011 ; 75 : 2731-2738

第14章 血圧の異常

1 血圧──その調節，降圧薬の薬理

A 血圧調節系ネットワーク

1 血圧調節系の機構

血圧調節系の機構は，①圧受容器機構，②化学受容器機構，③中枢神経系虚血反応，④レニン-アンジオテンシン性血管収縮機構，⑤毛細管性体液移動機構，⑥体液の腎性調節機構，⑦レニン-アンジオテンシン-アルドステロン系，⑧ストレス弛緩機構に分けられる．これらの調節系はそれぞれ独立的に，あるいは相互に関連しながら，心拍出量，総末梢血管抵抗あるいは両者を増減することにより血圧値を設定している．特に，日常生活における短時間の迅速な動脈血圧の調節機構として，心機能と各臓器血管抵抗を同時調節可能なネットワークとして構成されている①②③の神経性調節系は，極めて重要である．

2 各種血圧調節機構の作動血圧範囲

これらの8つの系が作動する平均動脈圧の範囲を図1に示す．例えば，動脈の緊張・弛緩，毛細管性体液移動，および腎性体液調節機構はあらゆる血圧値の範囲で作動する．しかし，圧受容器系は平均動脈圧が生理的範囲内にあるときに最も血圧調節効果が大きく，圧が60～70 mmHg以下に低下した場合にはその調節効果は期待しにくくなる．60～70 mmHg以下で40 mmHgくらいまでは，化学受容器が強く刺激され強力な昇圧反応を惹起する．平均動脈圧が40 mmHg以下に低下すると，中枢神経系虚血反応が活性化され，さらなる圧低下を防止すべく交感神経活動の亢進が生じる．この反応は極端な低血圧に対する生体の最終的な防御手段とされている．

3 血圧調節機構間相互の量的・時間的関係

血圧変動に対して最も迅速に作動するのは図2に示すように，圧受容器，化学受容器および中枢神経虚血系の3つの神経反射機構で，これらは数秒以内に作動し，その血圧調節能力は強力である．これらは興奮，運動，急激な姿勢の変化や出血，加速ないし減速に伴う正または負の重力といった急性の刺激に際し，血圧の変化が過大に起こらないよう制御する系である．

次に，数分から数時間の範囲内で作動するものとして，動脈壁の緊張・弛緩系，レニン-アンジオテンシン性血管収縮系および毛細管性体液移動系が挙げられる．これらは緩徐な出血または過剰輸血など比較的ゆっくり生じる血圧変化を修復する系として重要である．さらに，数時間後に作動する系として腎におけるアルドステロン作用を含めた体液量調節機構がある．腎の体液量調節機構は無限の調節力をもつとされる．したがって，長

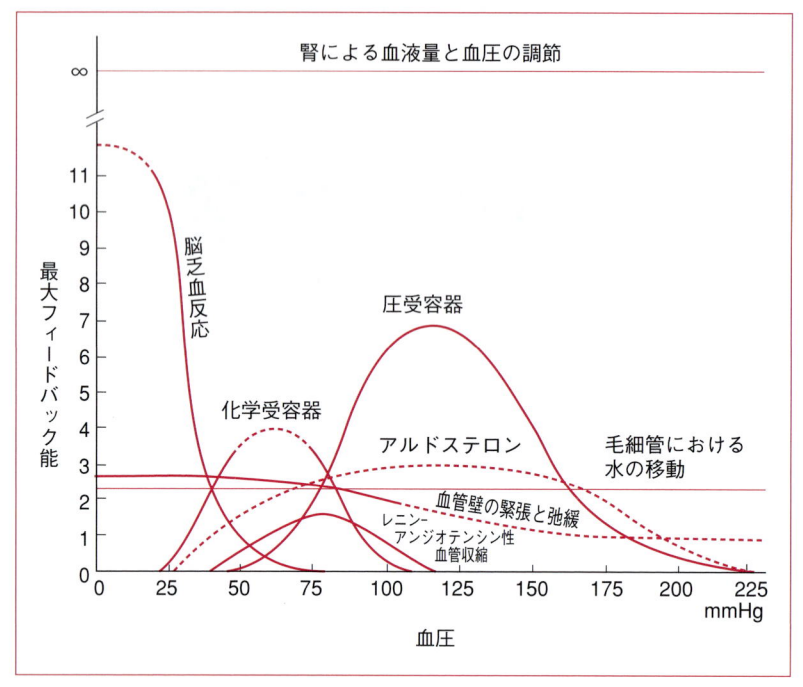

図1 各種血圧調節機構の至適圧
(Guyton AC : Arterial pressure and hypertension. WB Saunders Co, 1980 より引用)

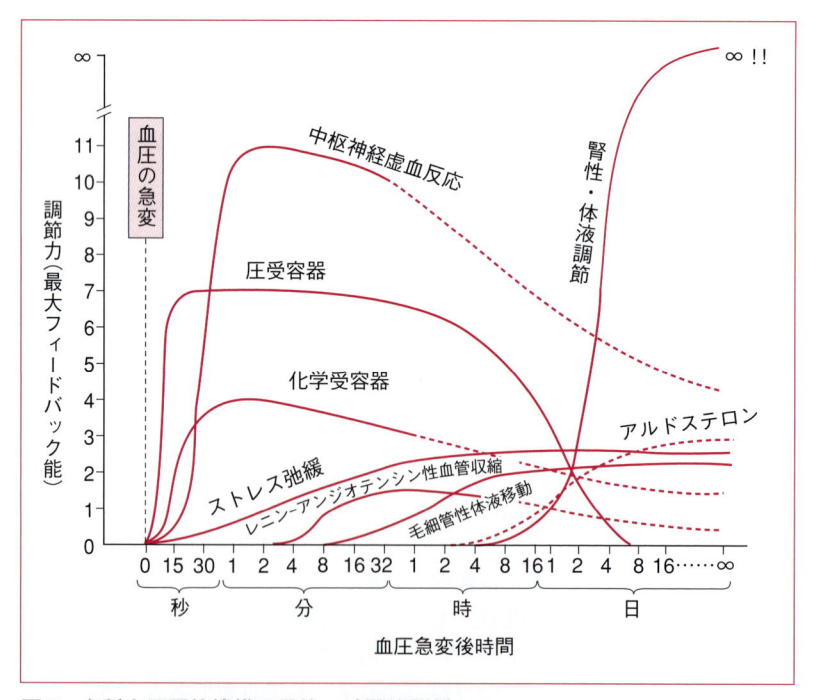

図2 各種血圧調節機構の量的・時間的関係
(Guyton AC : Arterial pressure and hypertension. WB Saunders Co, 1980 より引用)

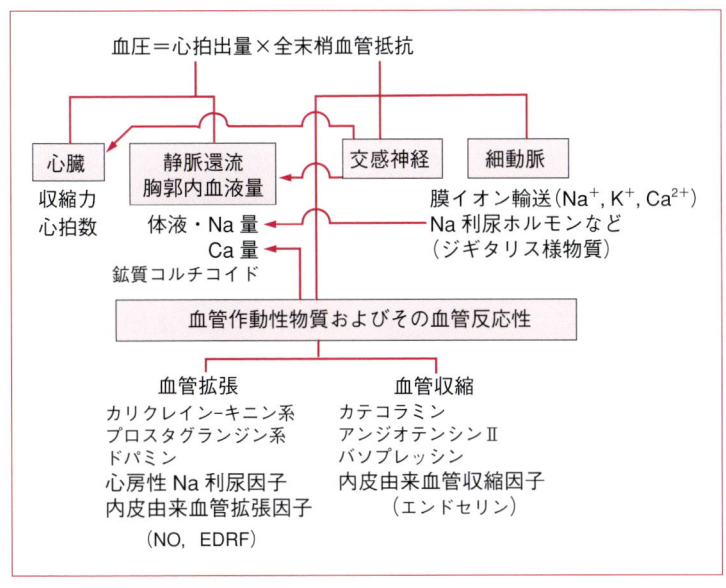

図3 全身血圧に影響する因子

期にわたる血圧のコントロールには腎が極めて重要な役割を担っていると考えられる．しかし，神経性因子，内分泌性因子も腎における水・Na排泄の調節や渇中枢などを介する水・Na摂取に影響を与えることにより，体液量調節系にも間接的に関与している．

B 血圧調節に関与する因子

1 全身血圧に影響する因子

血圧は図3に示すように，基本的には血流量と血管抵抗とによって規定されている．したがって，体循環においては，血圧値は心拍出量と全末梢血管抵抗の積として表現される．それゆえ，高血圧は心拍出量の増加か，全末梢血管抵抗の上昇の一方，または両者により惹起される．心拍出量は一回拍出量と心拍数の積であり，前者は静脈還流量，心筋収縮・拡張能，大動脈インピーダンスなどにより規定され，後者は主に交感神経と副交感神経により調節される．このうち，静脈還流量は循環血液量，静脈壁緊張度，右房圧および右室拡張終期圧により規定される．一方，全末梢血管抵抗は神経・体液性因子による全身血管運動調節

と血管内皮由来の血管収縮および拡張因子，血管壁レニン-アンジオテンシン系や血管壁の筋原性因子などの局所の血管運動調節により制御される．しかし，単一の因子の変動は，他の因子により調節，代償されるのが通常である．そして，本態性高血圧ではこれらの因子が遺伝素因に加え環境因子や加齢，罹病期間，病期により複雑に連動しあいながら，その発症・維持に関与すると考えられている．したがって，本態性高血圧では年齢，病期や重症度により循環動態は必ずしも一様ではなく，差異が認められる．

2 血圧調節における腎の役割

高血圧素因をもつ者では，腎のNaや水の排泄能が遺伝的に障害されており，その結果，血漿量，細胞外液量が漸次増大する．これを是正し，健常者と同量のNa・水を排泄するためには，より高い血圧を必要とし，そのため心拍出量が増加し，これが初期の血圧上昇に結びつくとされている．このNa・水排泄能の障害については，Guytonらは図4に示すように圧-利尿曲線のリセッティングという仮説を立てた．この圧-利尿曲線は血圧とNaバランスの関係を示したもので，正常血圧者ではNaバランスは正常血圧レベルで過

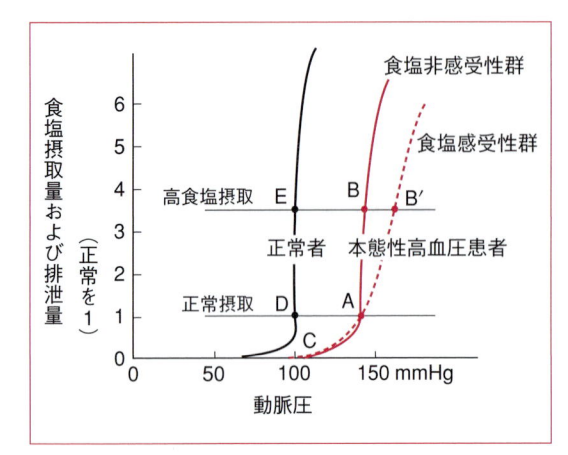

図4 正常血圧者と高血圧者での血圧-Na利尿曲線
(Guyton AC : Arterial pressure and hypertension. WB Saunders Co, 1980 より引用)

不足なく保たれている(D点). この点が腎でのNa排泄を正常に保持する血圧の"set-point"であり, 曲線の傾き(D点→E点)は個体のNa感受性を表している. 高血圧患者では, 圧-利尿曲線が血圧の高いほうへシフトした状態にある. すなわち, 腎の内因性変化による水・Naの排泄障害は, 血圧レベルをより高くリセッティングする(A点)ことで圧-Na利尿により代償され, 細胞外液量が正常に維持されるが, その結果, 高血圧が生ずることになる.

高血圧患者には, Na摂取量が変化しても血圧がほとんど変化しない食塩非感受性群(A点→B点)と, 圧-利尿曲線がさらに傾きNa摂取が変化すると血圧がさらに上昇する食塩感受性群(A点→B′点)の2つの型がある. 後者の食塩感受性群では腎Na排泄能の障害が内在しており, 食塩過剰摂取により細胞外液量・体内Na量の増大が生じ, それを代償すべく, さらなる血圧上昇をきたすと考えられる. この食塩感受性因子として高血圧の家族歴, つまり遺伝素因, 加齢, 人種(黒人は白人より感受性が高い), 性(女性が男性より感受性が高い), 内臓肥満が強く関与していると考えられている.

3 血圧調節におけるホルモンの役割

a. 主に昇圧に関与する血圧調節ホルモン
1) レニン-アンジオテンシン系

レニン-アンジオテンシン系は, 主として腎臓の傍糸球体装置で産生されるレニンと, 肝臓で産生されるレニン基質(アンジオテンシノゲン), およびレニンとレニン基質との反応の結果生じるアンジオテンシンI(AngI), さらにアンジオテンシンI変換酵素(ACE)やchymase(キマーゼ)の働きで生じるアンジオテンシンII(AngII)などから構成されている. AngIIは図5に示すように, 標的臓器に存在する1型AngII(AT$_1$)受容体刺激を介して血管平滑筋の収縮, 腎輸出細動脈収縮・近位尿細管周囲毛細血管内静水圧低下による近位尿細管におけるNa再吸収促進, 副腎皮質からのアルドステロン分泌刺激などを介して, 末梢血管抵抗増大や体液量, 体内Na量増加, つまり血圧上昇に関与している. アルドステロンは皮質部集合管の基底膜側のNa$^+$, K$^+$-ATPase活性を高め, 集合管細胞内から血管側へのNa$^+$輸送を促進, これが尿細管側の上皮Na$^+$チャネル(ENaC)を介する尿細管腔から尿細管細胞内へのNa$^+$流入を増加, Na再吸収を増大させる. 同時にK$^+$, H$^+$と尿細管腔側の一過性受容体電位(TRP)M$_6$およびTRPM$_7$を介するMg^{2+}の尿中排泄をいずれも増加させる. また, AT$_1$受容体刺激や循環血中および組織アルドステロンの増加は, 血圧上昇のほかに直接, あるいは酸化ストレス増大や他の成長因子などを増加させる. そしてこれらを介して心筋肥大, 心筋間質, 特に冠血管周囲の線維化, 血管平滑筋細胞や腎糸球体メサンジウム細胞の増殖およびその細胞外基質の増加, 糸球体足細胞障害など広義の心血管系リモデリングやインスリン感受性の低下にも関与する. さらに, AngIIは交感神経終末におけるノルアドレナリンの生合成および放出と副腎髄質からのカテコラミン分泌, 下垂体後葉からの抗利尿ホルモンの分泌をいずれも増加させる. 一方, 2型AngII(AT$_2$)受容体刺激はAT$_1$受容体刺激効果をキャンセルする方向に作用することが, 明らかにされている.

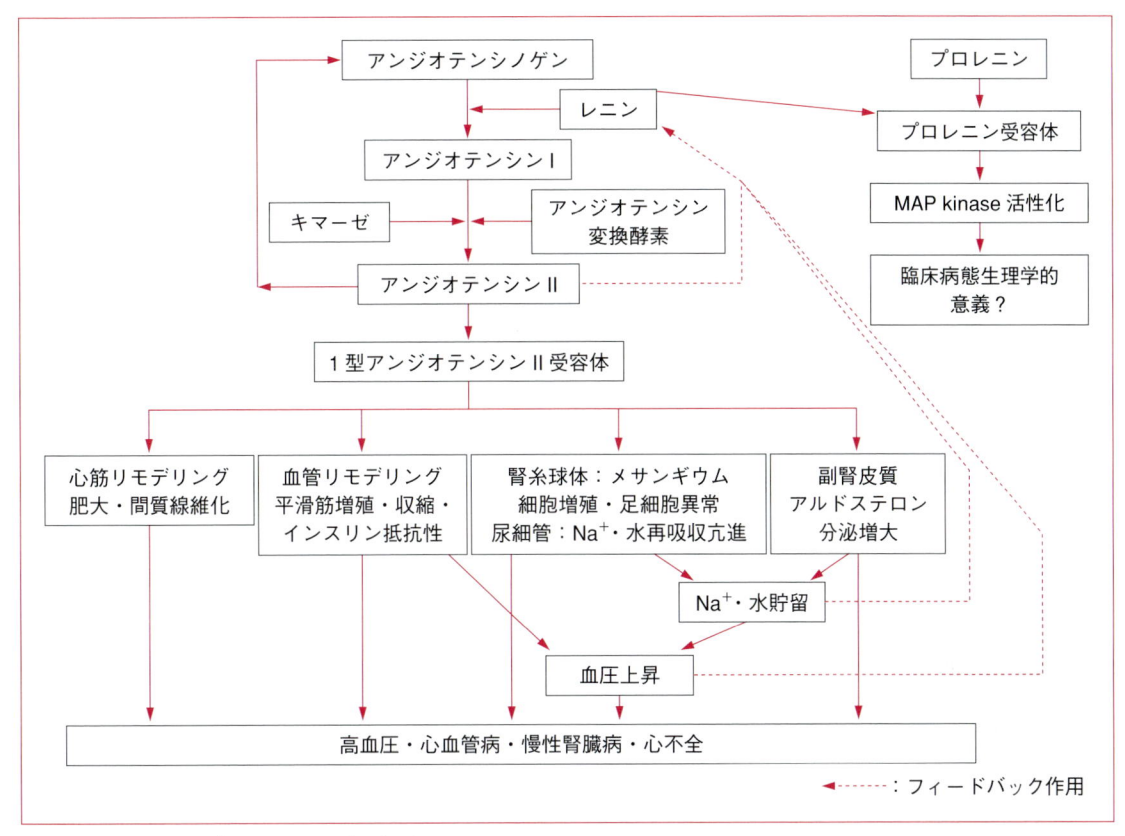

図5 レニン-アンジオテンシン系の概略

2) カテコラミン

　交感神経系とその受容体は，中枢神経系はもとより末梢組織でも心臓や末梢血管，腎臓，副腎など直接血圧調節に関与する臓器に密に分布している．また本系は種々のホルモンの分泌や代謝の調節など広範な機能の調節に関与している．交感神経終末からはノルアドレナリンが，副腎髄質からはノルアドレナリンに加えアドレナリン，ドパミンが分泌される．また，腎近位尿細管では血中に豊富に存在するL-ドーパを基質としドーパ脱炭酸酵素によりドパミンが産生され，分泌される．また，ドパミンは内臓領域に分布するドパミナージック・ニューロンからも分泌されると考えられている．ノルアドレナリン，アドレナリンは心収縮力と静脈還流量を増大，心拍出量を増加，末梢血管抵抗を増大させ，血圧を上昇させる．
　一方，ドパミンは，ドパミン受容体を介して末梢血管を拡張（末梢血管抵抗を下げ）し，血圧を低下させる．このドパミンの作用は内臓血管，特に腎血管で強く，腎血流量増加と腎近位尿細管のcyclic AMP増加，Na^+, K^+-ATPase活性抑制，および副腎皮質からのアルドステロン分泌抑制作用を介し，Na利尿効果を発揮し，降圧的に作用する．筆者らは腎でのドパミン産生の低下が血漿レニン活性の低い食塩感受性高血圧の成因に寄与することを指摘した．交感神経活性の亢進は図6に示すようないくつかの機序を介して持続的な血圧上昇をもたらすと考えられている．

3) 内因性ジギタリス様物質
（Na^+, K^+-ATPase阻害因子）

　食塩感受性高血圧では体液量・体内Na量が増加し，これを是正すべく内因性のNa利尿因子が増加する．このNa利尿因子の1つとしてウワバインが同定されている．ウワバインのようなジギタリス様物質は，腎尿細管細胞のNa^+, K^+-ATPaseを抑制しNa利尿効果を発揮する．一方，血管平滑筋では，Na^+, K^+-ATPaseの阻害は細胞内Na^+濃度上昇，Na^+-Ca^{2+}交換系を介し

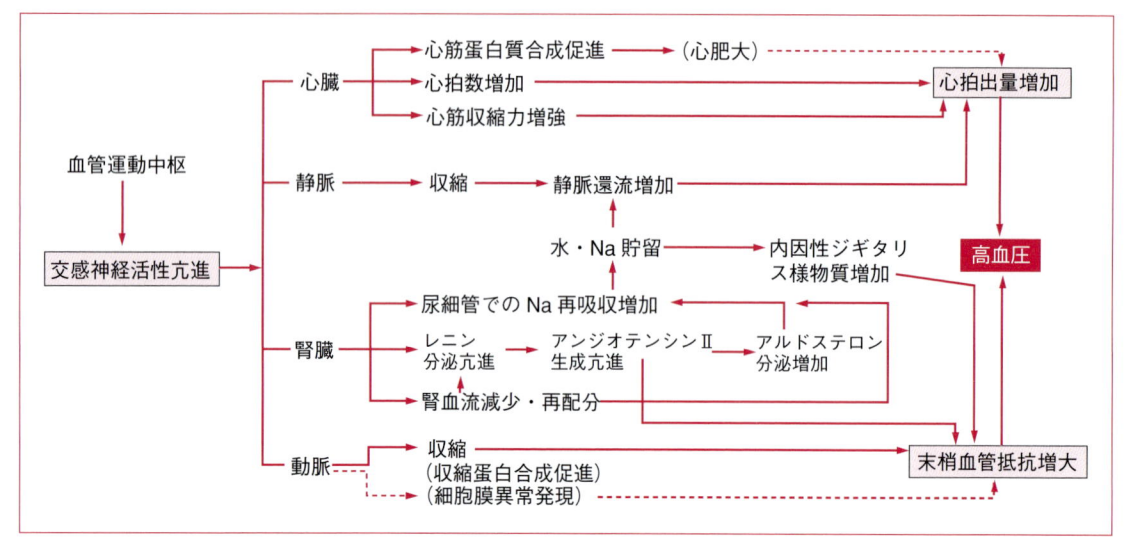

図6　交感神経系による高血圧発症・維持機序

て細胞内 Ca^{2+} 濃度を上昇させ，平滑筋のトーヌスを高め，血管抵抗を増大させる．また，同阻害因子は交感神経終末からのノルアドレナリンの放出を促進し，放出されたノルアドレナリンの同部への再摂取を抑制し，血漿ノルアドレナリン値を上昇させる．これらウワバインの後半の作用は血圧を上昇維持に関与しうることが指摘されている．

4) エンドセリン (endothelin ; ET)

ETA 受容体は血管平滑筋や心筋などで発現し，血管収縮，血管平滑筋増殖，心筋肥大・間質の線維化増強作用などを発揮する．ETB 受容体は血管内皮細胞で発現し，内皮由来の血管拡張物質であるプロスタサイクリンや一酸化窒素 (NO) の生成増加を介して一過性の血管拡張・降圧作用を引き起こす．このように，エンドセリンは相反する二面作用を有しており，生理的条件下では後者の作用が，病的な状態では前者の作用が優勢になると推察されている．

5) インスリン

インスリンは視床下部ニューロンの糖代謝の変化を介して，交感神経活性を高めるとされる．また，インスリンは腎尿細管での Na^+-H^+ 交換系を刺激し Na 再吸収を促進させ，体液量・体内 Na 量を増加させ得る．一方，インスリンは血管平滑筋細胞の Na^+, K^+-ATPase 活性の増強を介して細胞内 Ca^{2+} 濃度を低下させ，血管を拡張させる

ことが知られており，これも二面性を有するといえる．

6) バソプレッシン

抗利尿ホルモンであるバソプレッシンは腎集合管の V_2 受容体刺激を介して強力な抗利尿作用や V_1 受容体を介する直接的な血管収縮作用に加え，バソプレッシン存在下では AngⅡ やノルアドレナリンなど昇圧物質の昇圧反応が増強することが知られている．

b. 主に降圧・Na 利尿に関与する血圧調節ホルモン

1) カリクレイン-キニン系

本系の生理活性物質であるブラジキニンは，血管平滑筋に作用し，プロスタグランジン，NO-サイクリック GMP 系を活性化し，血管拡張効果を，腎尿細管では水・Na 利尿作用を発揮する．また，本系は腎では降圧・Na 利尿系であるドパミン系とも密接かつ正の方向に関連して変動することが明らかにされている．高血圧患者への ACE 阻害薬投与時には血中ブラジキニンが上昇し，これが降圧と Na 利尿効果に寄与することが指摘されている．

2) プロスタグランジンと関連物質

プロスタグランジン (PG) I_2, PGE_2, トロンボキサン (TX) A_3 など血管拡張作用を有する降圧系

エイコサノイドは，血管平滑筋を弛緩し末梢血管抵抗を低下させる．また，腎血流量特に腎髄質血流量を増加，また太い Henle 上行脚や腎皮質集合管での NaCl 再吸収を直接的に抑制し水・Na 利尿をもたらし，体液量を減少させる．一方，PGH_2，TXA_2，ロイコトリエン（LT）C_4，LTD_4 など血管収縮・抗水・Na 利尿作用を示す昇圧系エイコサノイドは，降圧系エイコサノイドに拮抗する．

3）ドパミン

ドパミン（dopamine；DA）はカテコラミンの生合成系においてノルアドレナリンなどの前駆物質として重要であるばかりでなく，それ自身がドパミン受容体を介して特有の生理作用を発揮する．すなわち，シナプス後にある DA_1 受容体の刺激により，サイクリック AMP 依存性の腎，腸間膜，冠，脳，肺，下腿などの動脈拡張，血流増加作用が生ずる．また，腎近位尿細管に存在する DA_1 受容体の刺激は，cAMP 増加，Na^+, K^+-ATPase 活性抑制を介して水・Na 利尿作用を発揮する．

一方，DA_2 受容体は交感神経のシナプス前に存在し，神経終末からのノルアドレナリン放出を抑制する．また，ドパミン系はレニン分泌，副腎皮質からのアルドステロン分泌をトーニックに抑制している．つまり，ドパミン系の活性低下によりレニンやアルドステロン分泌は増大する．

さらに，活性型である遊離ドパミンは血中では総ドパミンの 1～2％とごく微量しか存在せず，尿中には多量に排泄されている．この尿中ドパミンの大部分は近位を中心とした腎尿細管細胞で産生され，腎水・Na および Ca 排泄能に大きく寄与している．このようにドパミン系は降圧・Na 利尿薬として血圧調節にかかわっている．

4）ナトリウム利尿ペプチド

心房より分泌される心房性ナトリウム利尿ペプチド（ANP）や心室から分泌される脳性ナトリウム利尿ペプチド（BNP）は，サイクリック GMP 産生を介して動脈および静脈の血管平滑筋弛緩，および腎血流量増加作用を発揮する．また，腎尿細管への直接作用による水・Na 利尿，レニン-アンジオテンシン系およびアルドステロン分泌の抑制などを介し，水・Na 利尿，体液量減少効果を発現，降圧的に働く．高血圧やうっ血性心不全では血中の ANP や BNP は，高値を示す．この ANP，BNP の上昇は，静脈還流量軽減による心臓の前負荷の低減と動脈圧低下による後負荷の軽減を介して，心不全の病態を改善，高血圧の進展を防止する代償機転と考えられる．

5）その他の血圧調節ホルモン

内皮由来血管弛緩因子の本体である NO は cGMP 依存性の血管平滑筋弛緩作用を有している．NO は中枢性に交感神経を抑制し，NO を神経伝達物質とする NO 作動性神経の刺激は血管拡張反応をもたらす．NO は腎において糸球体輸出・輸入細動脈を拡張，メサンギウム細胞を弛緩，その増殖を抑制する．さらに近位尿細管や髄質内層集合管では直接的に Na 再吸収を抑制し，Na 利尿作用を発揮する．

副甲状腺ホルモンには二面性があり，条件により昇圧，降圧の両作用を示すとされている．また，カルシトニン遺伝子関連ペプチドが強力な血管弛緩作用を有すること，副甲状腺関連ペプチドは末梢血管抵抗を減少させ，心拍出量を増加させることが知られている．

副腎髄質由来の褐色細胞腫より発見されたアドレノメデュリンは抵抗血管を強力に拡張させ，降圧作用を発揮する．また，副腎からのアルドステロン分泌を抑制し，水，Na 利尿的に作用する．

C 各種降圧薬の薬理

1 利尿降圧薬

利尿降圧薬には，サイアザイド系利尿薬，ループ利尿薬および K・Mg 保持性利尿薬がある．サイアザイド系利尿薬は糸球体濾過 Na 量の約 5～10％の再吸収に関わる遠位曲尿細管における Na^+-Cl^- 共輸送体を阻害することにより，水・Na 利尿効果を発揮する（図 7 ④）．ループ利尿薬は血中ではアルブミンと結合し輸出臍動脈側から近位尿細管細胞に取り込まれ，同細胞より尿細管腔内に分泌される．同薬は糸球体濾過 Na 量の約 20～25％の再吸収に関与する Henle 係蹄の太い上行脚において管腔側より Na^+-K^+-$2Cl^-$ 共輸送

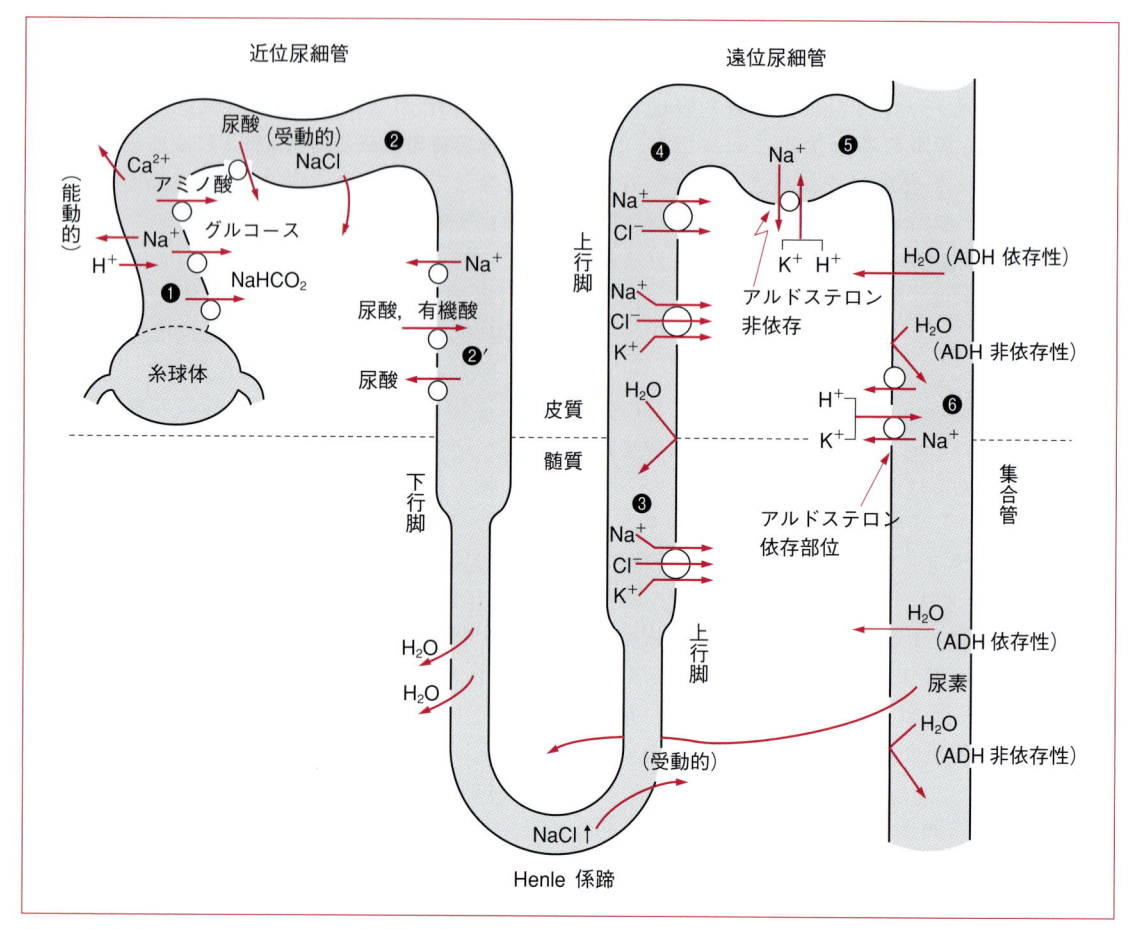

図7 正常ネフロンにおける水・電解質の動きと利尿薬の作用部位(❶〜❻)

体を阻害し，同部での Na の再吸収を抑制することにより強力な Na・水利尿効果を発揮する(図7③，④)．その結果，サイアザイド系およびループ利尿薬投与時には遠位尿細管後半部への Na 負荷が増加し，同部での Na^+-K^+ 交換が増大し，尿中 K 排泄が増加する．加えて，体液量・体内 Na 量減少によりレニン-アンジオテンシン-アルドステロン系の活性化が増強し，アルドステロンによる皮質部集合管での Na^+-K^+ 交換の増大，H^+ 排泄促進，TRPM6/M7 抑制による Mg^+ 再吸収抑制が加味され尿中 K^+, H^+, Mg^{2+} 排泄増加は加速(図7⑥)，低 K，低 Mg 血症，代謝性アルカローシスをもたらす．K・Mg 欠乏はインスリン感受性低下，心電図 QTc の延長・バラツキ(QTcd)増大，致死性心室性不整脈発現のリスクを高める．K・Mg 保持性利尿薬は遠位尿細管のアルドステロン非依存性部位と皮質部集合管のアルドステロン依存性部位に作用する薬物，前者は triamterene，後者はミネラロコルチコイド受容体(MR)拮抗薬(抗アルドステロン薬)：spironolactone，カンレノ酸およびより MR 選択性の高い eplerenone に分けられる(図7⑥)．spironolactone や canrenoate および eplerenone は細胞質に存在する MR でアルドステロンと競合することにより(図7⑥)，triamterene(図7⑤)はアルドステロンの有無に関係なく ENaC を介する NaCl の再吸収抑制，Na 利尿と K，Mg 保持効果を発揮する．ENaC のエンドサイトーシス(膜から細胞質内への取り込み)障害による集合管管腔側膜への過剰残留により Na^+ 再吸収増大，低 K 血症，高血圧を伴う Liddle 症候群が発症し，これには triamterene(図7⑤)が著効する．

このような利尿降圧薬は水・Na 利尿効果を介する循環血漿量，細胞外液量，体内 Na 量の減少による心拍出量の低下と内因性ジギタリス様物質産生の減少（細胞内遊離 Ca^{2+} 濃度の低下）による末梢血管抵抗の低下により降圧効果をもたらす．

また，これら利尿薬は血管平滑筋細胞内遊離 Ca^{2+} 濃度の低下と次に述べる代償反応により，高血圧患者で亢進しているノルアドレナリンや AngⅡ などの昇圧物質に対する血管反応性（昇圧反応性）を減弱させ，これも降圧効果に一部寄与すると考えられる．

一方，体液量・体内 Na 量減少の代償反応として，レニン-アンジオテンシン（RA）系および交感神経系の活性亢進と近位尿細管における Na 再吸収の増加が生じる．そして，RA 系の亢進は輸出細動脈収縮に由来する近位尿細管周囲毛細血管の血流低下（虚血），乳酸産生増加に伴う尿酸トランスポーター（URAT1：図7②および②'）を介する尿酸再吸収の増大（高尿酸血症）を招く．また，サイアザイド系利尿薬では，近位尿細管の Ca^{2+} 再吸収の増加（図7①），尿中 Ca 排泄の低下，体内 Ca 保持効果を介して抗骨粗鬆症的に作用するとされる．サイアザイド系利尿薬の少量（1/4～1/2 錠）投与では低 K，低 Mg 血症，高尿酸血症，耐糖能異常・インスリン感受性の低下や脂質代謝異常の頻度は少なく，食塩感受性高血圧の降圧により有効で，また，他の降圧薬との併用で優れた降圧効果を発揮する．

2 β遮断薬

β アドレナリン受容体には β_1，β_2，β_3 の 3 つのサブタイプが存在し，これらの分布は臓器により差異があり，また，その生理機能も臓器により異なる．心筋には主に β_1 受容体が分布しており，この刺激により陽性変時作用と陽性変力作用が増強する．一方，血管平滑筋，気管支平滑筋および子宮平滑筋には主に β_2 受容体が分布し，この刺激により平滑筋の弛緩が生ずる．

β 遮断薬はカテコラミンの β 受容体への結合を競合的に阻害する薬物であり，その主な降圧機序として腎からのレニン分泌の抑制，心拍出量の減少，圧受容器機能のリセッティングや中枢神経系を介する交感神経活性の抑制などが挙げられる．β 遮断薬は β_1 選択性の有無，内因性交感神経刺激作用（ISA）の有無，脂溶性または水溶性か，α 遮断作用やその他の血管拡張作用の有無により分類される．心選択性（β_1 選択性）の高いものは β_2 遮断作用に伴う気管支収縮による喘息誘発，末梢血管抵抗の上昇や脂質・糖代謝の悪化などの副作用が少ない．また，ISA をもつものは ISA をもたないものより心機能抑制，心拍数減少，末梢血管抵抗の上昇や糖・脂質代謝への悪影響が少ないなどの特徴がある．脂溶性のものは腸管での吸収率が高く，かつ，肝での初回通過効果を受けやすく，また，血液脳関門を通過し中枢神経系にも作用する．一方，carvedilol, bisoprolol, propranolol, metoprolol, celiprolol などの β 遮断薬には抗酸化作用，フリーラジカル消去作用があり，これらの作用は特に，carvedilol で強く，これに由来する抗動脈硬化，虚血性心筋障害の軽減，突然死抑制を含めた心不全予後改善効果，蛋白尿減少効果などが指摘されている．

3 Ca 拮抗薬

Ca 拮抗薬の降圧作用は，主に電位依存型 L 型 Ca チャネルの抑制による細動脈拡張に由来する末梢血管抵抗の低下によるものである．これに加え，交感神経終末の N 型 Ca チャネル抑制によるノルアドレナリン放出減少，あるいは T 型 Ca チャネル抑制作用を併せ持つものもあり，いずれも心拍出量，脳・冠・腎血流を増加させる．そしてこの降圧効果には，直接的な血管拡張作用に加え，カテコラミンによる α 受容体や AngⅡ による AngⅡ 受容体刺激を介する血管収縮反応の減弱作用も関与している．また，Ca 拮抗薬投与により，ヒト高血圧患者の血漿アルドステロンおよび副甲状腺ホルモン値は低下する．腎血行動態上，腎血管抵抗，腎灌流圧は減少するが，腎血流量（RBF）および糸球体濾過値（GFR）は増加し，濾過分画（GRF/RBF 比）は低下する．その結果，糸球体濾過 Na，Ca および尿酸量の増加に加え，近位尿細管周囲毛細血管血流・静水圧の増加，虚血改善・乳酸産生の減少・URAT1 抑制などを介して，水・Na，Ca，尿酸利尿効果（図7②および

表1 Ca拮抗薬の薬理作用の比較

	第一世代			第二世代〜第三世代
	ジヒドロピリジン系[*1]	ベンゾジアゼピン系[*2]	フェニルアルキルアミン系[*3]	ジヒドロピリジン系[*4]
冠血管拡張	+++	++	+	+++
心筋収縮抑制	±	+	++	±
刺激伝導系抑制	±	+	++	±
心拍数	上昇	低下	低下	不変
末梢血管拡張作用	++	+	+	++
血圧低下作用	+++	++	+	++
効果持続時間（徐放製剤を除く）	短	短	短	長
体液性因子賦活作用	一定せず：心不全時には+			−

[*1]〜[*4]の代表的薬剤名を以下に示す．[*1]：nifedipine および nifedipine 徐放製剤，[*2]：diltiazem および diltiazem 徐放製剤，[*3]：verapamil，[*4]：amlodipine，benidipine，efonidipine，cilnidipine，aranidipine，azelnidipine，など

②′）を発揮する．

Ca拮抗薬は電気生理学的特性により6種類に分類される．わが国で臨床使用が可能なCa拮抗薬は，①nifedipineなどのジヒドロピリジン系，②diltiazemなどのベンゾジアゼピン系，③verapamilなどのフェニルアルキルアミン系，④cilnidipineなどのN型Caチャネル抑制作用を有するもの，⑤efonidipineなどのT型Caチャネル抑制作用をもつもの，⑥ジヒドロピリジン系でありながら心拍数減少効果を有するazelnidipineなどがある（表1）．第一世代のジヒドロピリジン系は血管拡張作用が主であるが，verapamilは血管拡張作用と心収縮力および心刺激伝導系抑制作用を有し，diltiazemは両者の中間的な特徴をもっている．初期に導入された1日3〜4回の服用が必要な第一世代のCa拮抗薬は，①作用時間が短く，そのため血圧の日内変動が大きい，②急峻な血圧下降に伴う反射性の交感神経活性の上昇やそれによる心拍数の増加は，労作性狭心症や心不全を増悪させる可能性があり，インスリン感受性を低下させる，③血管選択性が低い，④使用量に応じてしばしば心筋抑制作用が現れる，などの欠点があった．その後，これらの欠点を改善した1日1〜2回投与ですむ長時間作用型の第二世代以降のCa拮抗薬あるいは第一世代のものを徐効化した製剤（表1一部改訂）が次々に開発され，日常臨床に導入されている．現在は1日1回投与で済む，持続時間のより長いアムロジピンや加えて降圧効果のより強いnifedipine CRなどが汎用されている．Ca拮抗薬のアルドステロン分泌抑制，尿酸利尿効果，抗酸化効果はその種類により異なる．加えて，最近，Ca拮抗薬にはアルドステロンによるミネラロコルチコイド受容体（MR）刺激後の転写活性の抑制効果が知られ，この効果もCa拮抗薬の種類により差異があり，これらとCa拮抗薬の臓器保護効果，特に尿蛋白減少効果などとの関連が注目されている．筆者が二重盲検試験として実施したNICE Combi（Nifedipine and Candesartan Combination）試験[5]では，降圧および尿中アルブミン排泄量（UAE）減少効果は，アンジオテンシン受容体拮抗薬，candesartan 最大用量までの増量に比べ，candesartan 通常用量と長時間作用型Ca拮抗薬製剤のnifedipine CRを併用したほうがいずれも有意に優れ，UAE減少は降圧に有意に依存すること，脈拍数には差異を認めないことを明示した．

Ca拮抗薬の副作用は，その血管拡張作用に基づく顔面紅潮，頭痛，動悸などであるが長時間作用型ではその頻度，程度ともに大きく軽減，服薬の継続で焼失することが多い．一方，ジヒドロピリジン系薬剤の長期投与時に下腿，外顆部の浮腫が軽度のものも含めるとかなりの頻度で認められる．また，歯肉増殖や眼痛が認められることもある．動物実験上，本剤の催奇形性が指摘されており，妊娠する可能性のある女性および妊娠初期の妊婦にはその投与を避けるべきである．

4 ACE阻害薬, AT₁受容体拮抗薬, 直接的レニン阻害薬

AngⅡの産生経路としてレニンやアンジオテンシン変換酵素（ACE）による経路以外に, キマーゼなどのメタロプロテアーゼが関与する経路が存在する. このACEはキニナーゼⅡとよばれる酵素と同一のもので, キニンの不活性化（分解）にも関与する. AngⅡ受容体には少なくとも4つ以上のサブタイプが存在し, AT₁受容体が血管収縮などの従来より知られているAngⅡの作用に関係している. さらに, AT₂受容体刺激はAT₁受容体を介するAngⅡの作用を抑制することが明らかにされた.

ACE阻害薬は, ACEの活性中心に存在する亜鉛イオンと複合体を形成してACE活性を阻害する. その結果, AngⅡの産生とブラジキニンの分解の両者を抑制し, 図5に示すAngⅡの作用を抑制する. また, ブラジキニン増加を介する腎プロスタグランジンや内皮依存性血管拡張物質であるNOの産生を高めることにより血管拡張と温和な水・Na利尿効果を発揮する. これらが降圧機序の主たるものとされている. 本剤によるAngⅡ産生の抑制は交感神経活性の抑制をもたらし, 降圧に伴う反射性頻脈が少ない機序に関与している. 加えて, 本剤は高血圧性心・血管リモデリング（左室肥大・冠血管周囲間質の線維化, 血管壁内膜・中膜の肥厚など）やインスリン抵抗性, 糖, 脂質代謝異常を改善, K・Mg保持効果をも発揮する. さらに, Ⅰ型およびⅡ型糖尿病性腎症に対する腎機能保護効果（図5）も指摘されている.

ACE阻害薬の副作用としては, 空咳, 血管神経性浮腫, 味覚異常, 発疹, 高K血症, 低血糖などがある. 一方, 妊婦に対する本剤の投与により, 新生児に生下時の不可逆性の腎不全を発現することが報告されており, 妊婦はもちろん, 妊娠を予定している女性に対する本剤の使用は禁忌となる.

AT₁受容体拮抗薬（ARB）は, AT₁受容体に特異的に結合してACEのほか, キマーゼ系などを介して産生されたAngⅡの作用を抑制し, ACE阻害薬と同様の降圧効果と臓器保護効果を発揮する. レニン-アンジオテンシン系の抑制系としては, ARBのほうがACE阻害薬より強いと考えられている. また, ACE阻害薬とは異なりARB投与時には, 血中AngⅡ濃度は投与前値の約4～5倍に上昇する. この上昇したAngⅡはAT₂受容体により多く結合することになる. このより強いAT₂受容体刺激作用（AT₁受容体作用の抑制）の臨床的有用性が注目されている. 本剤はACE阻害薬と異なりブラジキニン増加作用（少なくとも気道の）がなく, 空咳や血管神経性浮腫などの副作用がまれである. ARBは, 高血圧はもちろん, 心不全にも有用であり, 糖尿病性腎症に対する腎保護作用もみられるが, ACE阻害薬と同様, 長期投与時の血中アルドステロン値の再上昇, いわゆるアルドステロン・ブレイクスルーが臓器保護効果の減弱につながる可能性が指摘, 議論されている. 最近, 正常アルブミン尿の2型糖尿病患者の微量アルブミン尿発症抑制効果をARBとプラセボで降圧目標<130/80 mmHg達成率71～80%下で比較したROADMAP試験の成績が報告された[6]. ARBはプラセボに比べ, 降圧効果と微量アルブミン尿発症抑制効果が大きかったが, 降圧効果で補正すると微量アルブミン尿抑制効果は有意でなくなり, 二次評価項目の致死性複合心血管イベント発症は発症数が少なく検出力不足ではあったが, ARBで多いことに注意が喚起された[6]. また, 一定の基準を満たし, かつ, 試験結果が判明する前に予め指定した大規模臨床試験のみをメタ解析した, 最も公正性と権威の高いとされるWHO/国際高血圧学会（BPLTTC）[7]の成績では, 心筋梗塞の抑制効果はARBよりACE阻害薬で優れていることが示されている. 大規模試験のサブ解析などの後ろ向き解析で, ARBやACE阻害薬の新規心房細動抑制効果が示されていたが, 最近の前向き二重盲検試験により, ARBのこの効果は否定され, 認識の切り替えが求められている. ACE阻害薬とARB併用の有用性が期待されていたが, 最近, ONTARGET試験によりこれが検討された. その結果, 両薬剤併用はACE阻害薬あるいはARB単独に比べ, 尿蛋白減少効果は優れていたが, 末期腎不全および, 血清クレアチニン値の2倍化への進展抑制効果はむしろ劣っていることが示さた. 最近, ARBと少量のサ

イアザイド系利尿薬およびCa拮抗薬の配合剤が臨床導入され，その優れた降圧効果からさらなる臓器保護効果の向上が期待されている．この点を高リスク高血圧患者において検討したACCOMPLISH(Avoiding Cardiovascular Events Through Combination Therapy in Patients Living with Systolic Hypertension)試験[8]では，ACE阻害薬benazeprilとCa拮抗薬amlodipineの併用はbenazeprilと利尿薬併用に比べ，降圧効果に優れ，かつ，一次エンドポイントである心血管死と心血管事故の発症は，20％有意に低率で，amlodipine併用群での心血管病抑制のより高い有用性が示されている．

一方，2009年10月に直接的レニン阻害薬(DRI)：aliskirenがわが国でも発売・臨床導入された．これまでのところDRIとACE阻害薬，ARBの心・腎保護効果は同等とされている．しかし，DRIはACE阻害薬，ARBと異なり，RA系の最上流にあるレニンの活性を直接阻害し，RA系阻害によるフィードバック機構を介する血漿レニン活性の増加を抑制する可能性があり，これとアルドステロン・ブレイクスルーや臓器保護効果への関与が関心を集めている．最近，2型糖尿病で慢性腎臓病(CKD)あるいは/および心血管病(CVD)も併せ持つARBまたはACE阻害薬投与下の高血圧患者に対するDRI併用とプラセボ投与の心血管(CV)イベントおよび腎イベント発症抑制効果を検証したALLTITUDE試験の成績が発表された[9]．その結果，複合主要評価項目副腎イベントで治療群で差異を認めず，DRIで心停止からの蘇生，高K血症，低血圧は有意に，複合CVイベントは高い傾向が示され，試験が途中(32.9か月)で中止された．つまり，ARBまたはACE阻害薬とDRI併用の有用性は証明されず，むしろ有害事象の増加が危惧される結果となった．

これらのエビデンスを含め，2013年に発表された欧州高血圧学会/欧州心臓病学会(ESH/ESC)高血圧治療ガイドライン，日本高血圧学会の高血圧治療ガイドライン2014年でもARB，ACE阻害薬，DRIのRA系阻害薬の2剤併用は推奨されない．

5 $α_1$遮断薬

$α_1$遮断薬は交感神経終末から放出されるノルアドレナリンの$α_1$受容体刺激を介した末梢血管収縮・血管抵抗(後負荷)増大を抑制，降圧と心拍出量増加効果を発揮する．また，静脈系の$α_1$受容体遮断は静脈の拡張と右心系への静脈還流量の減少，左室前負荷の軽減効果をもたらす．さらに，交感神経のシナプス前に存在する$α_2$受容体を遮断しないため，神経終末から放出されたノルアドレナリンの$α_2$受容体刺激の増大に由来する同部でのノルアドレナリン放出のnegative feedback(ノルアドレナリン放出の抑制)の促進が生ずる．そのため，本剤投与時には降圧に伴う反射性の心拍数の増加は軽微で，心拍出量は不変ないしは増加し，レニンやアルドステロン分泌には直接的な影響を及ぼさない．

$α_1$遮断薬投与時に最も留意すべきは，初回投与時の過度の降圧，起立性低血圧，めまい，失神発作などの初回投与効果の出現である．本剤はインスリン感受性を積極的に高め，糖・脂質代謝を悪化させず，むしろ改善させ，また喫煙による血行動態や代謝面の悪影響を抑制する作用のあることが知られている．また，長時間作用型のドキサゾシンの代謝産物には抗酸化作用のあることが指摘されており，その脂質代謝(過酸化脂質の低下)，臓器保護の点からも興味がもたれる．

6 その他の新しい降圧薬

現在，中性エンドペプチダーゼ阻害薬，エンドセリン受容体拮抗薬(肺高血圧治療に適応認可)，Kチャネル開口薬，プロスタグランジン合成促進薬，アデノシン受容体拮抗薬およびトロンボキサン合成酵素阻害薬あるいは受容体拮抗薬の開発が進められている．

〔菊池健次郎，長谷部直幸，羽根田　俊〕

文献

1) Guyton AC : Arterial Pressure and Hypertension. WB Saunders Co, Philadelphia, 1980
2) Laragh JH, Brenner BM : Hypertension ; pathophysiology, diagnosis and management. Raven Press, New York, 1990

3) Abboud FM : The sympathetic system in hypertension ; State of the art review. Hypertension 1982 ; 4 (Suppl Ⅱ) : 208-225
4) Kaplan NM : Clinical hypertension 7th ed. Williams & Wilkins, Baltimore, 1998
5) Hasebe N, Kikuchi K : NICE Combi Study Group. Controlled-release nifedipine and candesartan low-dose combination therapy in patients with essential hypertension : The NICE Combi(Nifedipine and Candesartan Combination) Study. J Hypertens 2005 ; 23 : 445-453
6) Haller H, Ito S, Izzo JL, et al : Olmesartan for the delay or prevention of microalbuminuria in type 2 diabetes. N Engl J Med 2011 ; 364 : 907-917
7) Turnbull F, Neal B, Pfeffer M, et al : Blood Pressure Lowering Trialists' Collaboration(BPLTTC). J Hypertens 2007 ; 25 : 951-958
8) Jamerson K, Weber MA, Bakris GL, et al : Benazepril plus amlodipine or hydrochlorothiazide for hypertension in high-risk patients : Avoiding Cardiovascular Events through combination Therapy Patients Living with Systolic Hypertension(ACCOMPLISH). N Engl J Med 2008 ; 2417-2428
9) Parving HH, Brenner BM, McMurray JJV, et al : Cardiorenal end points in a trial of Aliskiren for type 2 diabetes. N Engl J Med 2012 ; 367 : 2204-2213

2 本態性高血圧

1 概念

　安静時の血圧が持続的に上昇した状態を高血圧とよぶ．高血圧の持続は，標的臓器障害ひいては脳血管障害や虚血性心疾患・心不全，腎不全，解離性大動脈瘤，閉塞性動脈疾患などの心血管系疾患発症の危険因子となる．そしてこれらの心血管系疾患の発症は生命予後や生活の質(QOL)に重大な影響を及ぼす．高血圧の原因疾患が他になく，通常家族歴上の高血圧素因が明らかなものを本態性高血圧といい，高血圧の大部分(85〜90％)を占める．高血圧や正常血圧，至適血圧の診断基準(血圧基準)は一般住民の長期疫学調査や高血圧の大規模臨床試験の成績などのエビデンスの蓄積とともに変わってきた．

　2003年の米国合同委員会(JNC)の第7次勧告(JNC-7)や2003年のWHO/国際高血圧学会(ISH)の勧告，2013年の欧州高血圧学会ガイドライン(ESC-ESH 2013)，さらに2009，2014年の日本高血圧学会(JSH)の高血圧治療ガイドライン(JSH 2009，JSH 2014)では，高血圧関連心血管疾患の頻度が明らかに上昇する，収縮期血圧≧140 mmHg かつ/または拡張期血圧≧90 mmHgを高血圧の診断基準としている[1-3]（**表2**）．

　一方，高血圧関連心血管系疾患や標的臓器障害の予防，生命予後改善の見地からは，至適血圧は120/80 mmHg未満，正常血圧は130/85 mmHg未満とした．また，WHO/ISH，ESH 2007，JSH 2009，JSH 2014では130〜139/85〜89 mmHgを，正常血圧よりは心血管系疾患の発症リスクが高いことから，正常高値血圧と定義している．一方，JNC-7では至適血圧と高血圧の間の120〜139/80〜89 mmHgを前高血圧(prehypertension)として一括している．JSHでは診察室血圧140/90 mmHg未満はこれまで"正常血圧"と定義され，さらにこの"正常血圧"が正常高値，正常，至適と亜分類されており，この亜分類の正常と診察室血圧140/90 mmHg未満の正常との間に混乱が生じた．そこでJSH 2014では診察室血圧140/90 mmHg未満の血圧域を正常域血圧，そして亜分類の正常血圧(120〜129/80〜84 mmHg)を正常血圧と表記することとした．

　わが国においては，高血圧患者数は現在約4300万人と推定され，日常診療上，最も遭遇する機会の多い疾患の1つである．その適正な管理は，健診，医療，介護，福祉などさまざまな分野で重要な課題となっている．

2 病態生理

a. 本態性高血圧症の成因

　本態性高血圧は，多様性に富む病態からなる1つの症候群である．したがって，本症が単一の遺伝子や要因に起因するとは考えにくく，その発症にはそれぞれ複数の遺伝的要因と環境要因が関与していると考えられている．

1) 原因遺伝子

　本態性高血圧症は家系内に集積することが多く，その素因は多因子遺伝により伝えられるとされている．本態性高血圧症の発症に関わる遺伝的要因の関与は30〜70％と推定されている．高血圧原因遺伝子の研究は，アンジオテンシノーゲン(ATG)，アンジオテンシン変換酵素(ACE)，ア

表2　成人における診察室血圧値(mmHg)

分類		成人における診察室血圧値の分類		
		収縮期血圧		拡張期血圧
正常域血圧	至適血圧	<120	かつ	<80
	正常血圧	120〜129	かつ/または	80〜84
	正常高値血圧	130〜139	かつ/または	85〜89
高血圧	Ⅰ度高血圧	140〜159	かつ/または	90〜99
	Ⅱ度高血圧	160〜179	かつ/または	100〜109
	Ⅲ度高血圧	≧180	かつ/または	≧110
	(孤立性)収縮期血圧	≧140	かつ	<90

(高血圧治療ガイドライン2014より)

ンジオテンシン(Ang)Ⅱ受容体，レニン，アルドステロンシンターゼ遺伝子などレニン-アンジオテンシン(RA)系を中心に行われており，特にATGに関しては，高血圧患者での血中ATG濃度の上昇，ATG遺伝子過剰発現動物での高血圧・臓器障害発症，AGT遺伝子多型と高血圧や心血管病，腎疾患との関連性など多数の研究成果が報告されている[4]．また，日本人には食塩感受性を示すRA系遺伝子多型を有する人が多く，今後遺伝情報に基づいたテーラーメード治療が行われる可能性も期待されている．その他の候補遺伝子として心房性Na利尿ペプチド系，電解質チャネル関連遺伝子であるα, βアデュシンなどが報告されている[5]．

2) 腎Na排泄障害

本態性高血圧患者では，腎のNa排泄能が低下しており，これにNa過剰摂取状態が持続すると体内Na量，細胞外液量が増加する．これを是正するために腎灌流圧を高くし，Na利尿を高めることが必要になり，全身血圧が高く維持されることになる．圧-利尿曲線上は曲線が右方に移動し，いわゆる圧-利尿曲線のリセッティングが生じる．また，Na過剰摂取による体液量増大に伴って内因性ジギタリス様物質(endogenous digitalis like factor；EDLF)が増加する．EDLFはNa/K ATPaseを抑制することで腎近位尿細管でのNa再吸収を阻害し，Na利尿を促進させるが，血管平滑筋では細胞内遊離Caイオン濃度を上昇させて，血管収縮をもたらし血圧を上昇させると考えられている．最近，新規のNa/K ATPase抑制物質であるマリノブファゲニン(marinobufagenin)がEDLFの候補物質とされている．なお，高血圧発症後の腎Na排泄能の低下には，カリクレイン-キニン系やプロスタグランジン系，一酸化窒素(NO)の活性低下も関与している．

3) 交感神経系の亢進

若年者や初期の高血圧患者では交感神経活動が亢進している．血圧圧受容体反射は短期の血圧の変化に対応して交感神経活動調節を介して血圧を調節する．また，延髄の血管運動中枢の緊張性活動を決定する脳内神経ネットワークの異常が，交感神経(特に腎交感神経)の活動亢進をもたらし，高血圧発症に重要な役割を果たすとされている[6]．交感神経活性の亢進は，直接的な心拍出量増加，末梢血管抵抗増大作用に加えて，レニン分泌促進によるRA系の賦活化を介しても高血圧を助長する．交感神経の活性増大は高血圧が発症した後のその維持にも重要な役割を果たしている．

4) 血管機序

本態性高血圧患者ではNa/K ATPase活性抑制やNa-Ca交換系の異常などが想定されている．細胞膜の障害により細胞内Na濃度が増加し，Na-Ca交換系を介して細胞内へのCa流入を増加させ，血管平滑筋の収縮を増強，高血圧をきたすという考えである．また，末梢血管抵抗の調節因子として種々の血管作動物質が知られている．昇圧因子としてはRA系，ノルアドレナリン，エンドセリンなど，降圧系としてはカリクレイン-キニン系，プロスタグランジン系，NO系などが知られており，ノルアドレナリン，AngⅡに対する昇圧反応性の亢進や降圧系の機能減弱も高血圧の維持，促進に寄与する．

またRA系，交感神経の亢進は血管を収縮させるとともに，血管構成細胞の増殖，再構築(リモデリング)を引き起こす．これらの構造変化は血管のコンプライアンスを低下させ持続的な高血圧を呈するに至る．

5) インスリン抵抗性

本症患者では，しばしばインスリン感受性低下(インスリン抵抗性増大)と高インスリン血症が認められる．肥満，2型糖尿病，メタボリックシンドロームを合併する症例も多くみられる．インスリン抵抗性あるいは高インスリン血症は，腎でのNa再吸収亢進，Na^+-H^-交換系の促進を介する細胞内Ca濃度の増加，インスリン様増殖因子(insulin-like grand factor；IGF)-Ⅰ受容体刺激などによる血管平滑筋細胞増殖，交感神経系-RA系の亢進，レプチン高値などをもたらす．これらの統合による細胞内Na，Caの上昇は，血管抵抗の増大と血管平滑筋の増殖促進，脂質代謝異常などを介して血圧上昇や高血圧性血管障害に関与すると推定されている．

6) 環境要因

環境要因としては，食塩過剰摂取，肥満，アルコール多飲，運動不足，喫煙，ストレスなどが挙げられる．特に食塩摂取量は，高血圧の頻度と正

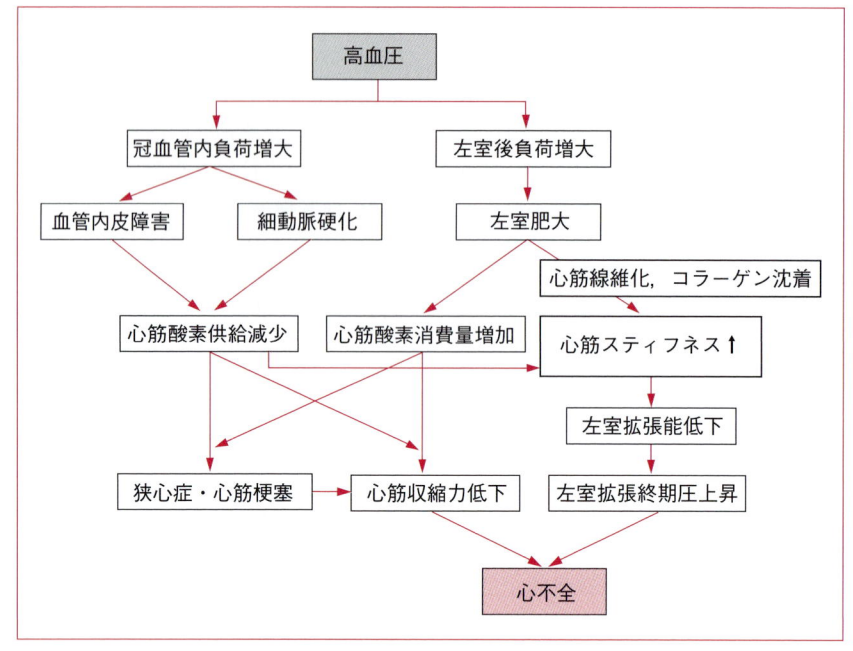

図8 高血圧による心疾患発症の機序

相関し，前述した遺伝素因，Na 排泄障害とも関連する重要な因子である．しかし食塩感受性には個人差があり，食塩の負荷ですべての人が高血圧を発症するわけではない．一般に低レニン活性，高齢者，肥満，メタボリックシンドローム，腎機能低下例で食塩感受性が高い．

b. 高血圧による臓器障害

高血圧が持続すると，左室肥大や血管内皮機能低下，内膜肥厚，平滑筋増殖などいわゆる心・血管リモデリング（再構築）が生じる．これらは，脳，心，腎，眼底，大動脈，末梢動脈など重要標的臓器の障害，高血圧関連疾患をもたらす．高血圧の程度や持続時間に加え，高血圧以外の心血管疾患の危険因子に依存するが，前述のごとく，これら臓器合併症は高血圧患者の生命予後や QOL を左右する重大な因子でもある．

1) 心臓障害

高血圧の持続により，心臓では左室肥大と冠循環障害が生じる．圧負荷による心筋への伸展刺激が心筋組織 RA 系やエンドセリン系を介する細胞内情報伝達系の活性化を惹起し，左室肥大と心筋内冠動脈周囲を中心とした間質の線維化を発生させる．高血圧性左室肥大の多くは心室壁の均一な肥厚を示す．初期には左室内腔は正常か減少（求心性リモデリングおよび肥大）し，左室拡張能は低下するが収縮機能は保たれている．拡張能に加え左室収縮性の低下，あるいは左室前負荷（容量負荷など）の増大により左室内腔は拡大（遠心性肥大）する．

高血圧性心臓病では，冠動脈の内皮障害・内膜肥厚，冠血管周囲の線維化による冠動脈拡張予備能の低下，左室肥大による相対的心筋虚血と，左室拡張能低下に由来する左室拡張末期圧上昇による心内膜下虚血が生じる．これに冠動脈の粥状硬化に伴う冠動脈狭窄が加味され，冠循環障害が形成される．これらが進展すると，やがて心不全に陥る．高血圧性心不全の病態は，収縮能が比較的保持されている左室拡張不全と拡張能と収縮能の両者が低下する左室収縮・拡張不全の2型に大別される（図8）．早期の高血圧による拡張機能障害では，心筋の能動的弛緩が障害され，受動的コンプライアンス（膨らみやすさ）はまだ保たれており，心房収縮によって左室充満は維持されている．一方，この状態が長く続くと心房負荷から，心房拡大を生じ，さらに高血圧病変が進行する

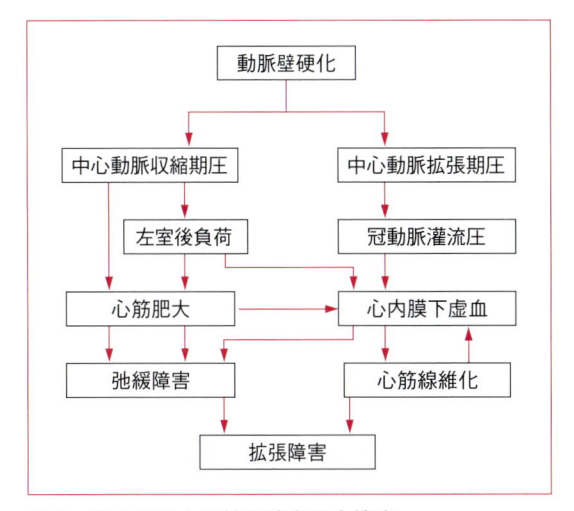

図9 高血圧による拡張障害発生機序
(Mottram PM, et al : Relation of arterial stiffness to diastolic dysfunction in Hypertensive heart disease. Heart 2005 ; 91 : 1555 より引用)

と，心筋の線維化と細胞間質にコラーゲン沈着による心肥大が進行し，受動的コンプライアンス（膨らみやすさ）まで障害されることになる[5]．この段階では心筋線維化は心室筋にとどまらず，心房筋にも及ぶ．図9に血管壁硬化，中心動脈圧の変化からみた拡張障害進展のシェーマを示す．大動脈壁硬化により末梢から反射される反射波が収縮期血圧のピーク付近に重なり，中心血圧の収縮期圧は上昇，後負荷を増大させ，一方中心血圧の拡張期圧は低下し冠血流を減少させ，いずれも拡張障害へと導く．

2）血管障害と臓器障害

高血圧の持続は，細動脈硬化と粥状硬化を引き起こす．細動脈の内膜の増殖性変化と中膜の肥厚から，血管内腔の狭小化により臓器の血流減少と末梢血管抵抗の増大がもたらされる．後者は，高血圧維持の機序として重大な役割を果たす．粥状硬化は比較的太い動脈に起こり，内皮細胞下に脂質，結合組織，カルシウムなどの沈着を伴う．

また，高血圧は脂質異常症，糖尿病などとともに動脈硬化の最も重要な危険因子の１つである．脳動脈，冠動脈，腎動脈，末梢動脈の動脈硬化性病変は，おのおの脳，心，腎の臓器障害および末梢循環不全の原因となる．特に脳血管障害に対する高血圧の役割は大きく，そのなかでは脳梗塞が2/3を占め，脳出血が1/3弱の頻度である．また高血圧患者では無症候性脳梗塞・脳出血の頻度が高く，認知症の発症も増加することが報告されている[6]．腎では輸入細動脈のヒアリン変性と硬化が高血圧による早期の病変であり，細動脈腎硬化症を呈する．

3 臨床所見

本態性高血圧症では，合併症がなければ高血圧以外に特徴的な臨床所見はない．病歴の聴取，身体所見および臨床検査所見では，二次性高血圧症の除外，標的臓器障害，高血圧関連疾患の有無・程度に加え，他の動脈硬化危険因子の有無の確認を行う．

a．病歴・症状

本態性高血圧患者の大多数は無症状である．急速進行性高血圧や悪性高血圧（**Side memo** 参照）などの重症高血圧では，高血圧脳症による頭痛，意識障害，巣症状などが生じることがある．また合併臓器障害による症状が認められる場合もある．

病歴上，①30歳以下または50歳以上で発症の高血圧，②高血圧の病歴が短い，または最近増悪，③Ⅲ度高血圧，治療抵抗性高血圧，④他の部位に血管疾患の症状または所見，⑤ACE阻害薬，アンジオテンシンⅡ受容体拮抗薬（ARB）開始後の血清クレアチニン値の上昇，⑥腹部の血管雑音，⑦腎サイズの左右差，⑧低K血症，⑨説明し難い腎不全，心不全，肺水腫の合併などがあれば，腎血管性高血圧を疑う[1,2]．多飲多尿や四肢脱力発作がある場合には，原発性アルドステロ

◆ **Side memo**

[悪性高血圧]

高血圧の最重症型の１つで，以前は網膜の所見から乳頭浮腫を伴う悪性高血圧と滲出性病変を伴う加速型高血圧を区別していたが，最近は両者をまとめて悪性高血圧と定義している．著明な高血圧（拡張期圧120～130 mmHg以上）と比較的速い血管病変の進行を特徴とする．放置すると心不全や高血圧性脳症，脳出血などを発症し予後不良となる．腎臓の組織所見は悪性腎硬化症に一致する．基礎疾患は本態性高血圧からの移行が多く，次いで腎実質高血圧からの移行が多い．最近では降圧薬の普及により悪性化する例はまれにしかみられなくなった．

ン症が疑われる．心悸亢進，発汗過多や体重減少では褐色細胞腫や甲状腺機能亢進症を，中心性肥満，満月様顔貌，皮膚線条，痤瘡ではCushing症候群を疑う．

病歴では，高血圧の家族歴，既往歴，動脈硬化危険因子，生活習慣，他の薬剤，特に経口避妊薬，甘草，非ステロイド性抗炎症薬（NSAIDs）など高血圧の原因となる薬剤服用の有無などを確認する．

b. 身体所見

一般的身体所見に加えて特に注意すべき点として以下が挙げられる．

1）血圧測定

血圧は安静座位の状態で測定する．1〜2分の間隔をおいて複数回測定し，安定した値（測定値の差が5mmHg未満）を示した2回の平均値を血圧値とする．初診時には左右および上下肢の血圧を測定し，大動脈炎症候群や大動脈縮窄症などを除外する．高齢者や糖尿病患者の初診時には，座位，臥位，立位の順で血圧を測定して起立性低血圧を見逃さない習慣が望まれる．

2）頸部検査

頸部の動脈拍動および血管雑音，甲状腺腫の有無などを調べる．

3）胸部所見

心拍数，心拡大，過剰心音，心雑音，不整脈，胸部ラ音の確認．

4）腹部所見

腎腫大，大動脈の拍動性腫瘤，血管雑音の有無の確認．

5）四肢所見

末梢動脈拍動の触知，血管雑音，浮腫の有無の確認．

4 検査

a. 一般的検査

臨床検査として，一般検尿（尿比重，尿蛋白，潜血，尿糖，沈渣），末梢血算検査血液生化学検査（血液尿素窒素，クレアチニン，尿酸，血清Na，K，Cl，Ca，P，Mg，血糖，LDLコレステロール，HDLコレステロール，中性脂肪は不可欠である）を行う．なお，近年原発性アルドステロン症は従来考えられていた以上に潜在し，必ずしも低K血症を示さない患者も存在することが強調されている．

b. 胸部X線および心電図所見

胸部X線，心電図はルーチン検査である．心陰影の拡大，左室肥大や心筋虚血，不整脈の有無のみならず大動脈の拡大，石灰化病変の有無や心電図に反映される電解質異常（原発性アルドステロン症の低K血症）の検出に用いられる．

c. 臓器合併症の重症度・基礎疾患の検索

JSH 2014による心血管病の危険因子と臓器障害/心血管病の分類を**表3**に示す．眼底検査，腎機能検査（糸球体濾過値，尿中微量アルブミン，尿中NAGおよびβ_2ミクロアルブミン排泄量測定など），心エコー，頸部血管エコー，頭部CT，MRI，さらに腹部エコーおよびCT検査による腎・副腎系のスクリーニングなどを行う．また動脈硬化の指標として，ABI(ankle brachial index)，PWV(pulse wave velocity)，AI(augmentation index)，中心血圧が用いられる．

必要によりレノグラム，MRI，大動脈および選択的腎動脈造影を追加する．血漿レニン活性や血漿アルドステロン，（アルドステロン/レニン比），カテコラミン，コルチゾール濃度，尿中カテコラミン排泄量などは，それぞれの二次性高血圧が疑われる場合に施行する．原発性アルドステロン症のスクリーニングには，アルドステロン（PAC）とレニン（PRA）の比（ARR）の測定が有用であり，ARR>200（PAC：pg/mL）であれば機能確認検査，次いで局在診断を行う．

5 診断

a. 高血圧の診断

高血圧の診断は少なくとも2回以上の異なる機会における診察値血圧に基づいて行う．家庭血圧および24時間自由行動下血圧（ABPM）の測定も重視されている．家庭血圧での高血圧基準は，**表4**のように135/85mmHgであり，家庭血圧の正常血圧基準は125/80mmHg未満である．ABPMによる高血圧基準は130/80mmHgであり，昼間

表3 高血圧管理のためのリスク層別化に用いる予後影響因子

(1) 心血管病の危険因子

- 高齢(65歳以上)
- 喫煙
- 脂質異常症
  - 低HDLコレステロール血症(<40 mg/dL)
  - 高LDLコレステロール血症(≧140 mg/dL)
  - 高トリグリセライド血症(≧150 mg/dL)
- 肥満(BMI≧25)(特に腹部肥満)
- メタボリックシンドローム[*1]
- 若年(50歳未満)発症の心血管病の家族歴
- 糖尿病
  - 空腹時血糖≧126 mg/dL
  - 負荷後血糖2時間値≧200 mg/dL
  - 随時血糖≧200 mg/dL
  - HbA1c≧6.5(NGSP)

(2) 臓器障害/心血管病

脳	脳出血・脳梗塞 無症候性脳血管障害 一過性脳虚血発作
心臓	左室肥大(心電図,心エコー) 狭心症・心筋梗塞・冠動脈再建 心不全
腎臓	蛋白尿,アルブミン尿 低いeGFR[*2](<60 mL/分/1.73 m²) 慢性腎臓病(CKD)・確立された腎疾患 (糖尿病性腎症・腎不全など)
血管	動脈硬化性プラーク 頸動脈内膜・中膜壁厚 ≧1.1 mm 大血管疾患 末梢動脈疾患 (足関節上腕血圧比低値:ABI<0.9)
眼底	高血圧性網膜症

[*1] LDLコレステロールはFriedewaldの式で(TC−HDL−C−TG/5)で計算する.TG 400 mg/dL以上や食後採血の場合にはnon HDL-C(TC−HDL-C)を使用し,その基準はLDL-C+30 mg/dLとする.

[*2] eGFR(推算糸球体濾過量)は下記の血清クレアチニン値を用いた推算式(eGFRcreat)で算出するが,筋肉量が少ない場合は,血清シスタチンを用いた推算式(eGFRcys)がより適切である.

eGFRcreat = 194 × Cr$^{-1.094}$ × 年齢$^{-0.287}$ (女性は ×0.739)
eGFRcys = 104 × Cys$^{-1.019}$ × 0.996$^{-0.287}$ (女性は ×0.929) − 8

(高血圧治療ガイドライン 2014 より)

表4 異なる測定法における高血圧基準(mmHg)

	収縮期血圧		拡張期血圧
診察室血圧	≧140	かつ/または	≧90
家庭血圧	≧135	かつ/または	≧85
自由行動下血圧			
24時間	≧130	かつ/または	≧80
昼間	≧135	かつ/または	≧85
夜間	≧120	かつ/または	≧70

(高血圧治療ガイドライン 2014 より)

の基準値は135/85 mmHg,夜間の基準値は120/70 mmHgである[1]).家庭血圧とABPMの測定により外来では高血圧を呈するが通常の血圧は正常な白衣高血圧や,その逆の病態である逆白衣(仮面)高血圧の診断も可能となる[9,10].ESC-ESH 2013ガイドラインでは白衣高血圧,仮面高血圧の予後について詳細に新記載されており,白衣高血圧のリスクは持続性高血圧より低いこと,仮面高血圧のリスクは高血圧患者と同等であることが記されている.すなわち,白衣高血圧患者は持続性高血圧より心血管イベントの頻度は低く,年齢,性,その他の交絡因子を補正したメタ解析によると予後は正常血圧者と大差ないこと,他方,院外血圧値は高く,臓器障害,糖尿の新規発症,左室肥大などの頻度は高い可能性があることから,治療は生活習慣の改善が主となるものの厳重なフォローも必要であることが記されている.一方,仮面高血圧患者は臓器障害,他のリスクを伴うことが多く,心血管イベントは正常血圧の2倍,持続性高血圧と同等であることから,降圧治療が必要であることが記されている.他方,白衣高血圧から真性高血圧への移行率は高く,9年の追跡で脳卒中発症リスクが持続性高血圧と同等との報告があり,白衣高血圧が有害か無害化はまだ確定していないため,今後もエビデンスの蓄積が必要と考えられる[1-3].ABPMでは夜間血圧下降が減少しているnon-dipper(夜間血圧下降10%未満)や逆に夜間血圧上昇を示すriser,夜間20%以上の過度降圧を示すextreme dipperの検出が可能になるが,これらの症例では心血管イベントや心血管死亡のリスクが高いことが報告されている[11].

b. 高血圧の重症度・病期分類

WHO/ISH,ESH 2007,JSH 2009では,いずれも収縮期血圧値と拡張期血圧値により至適血圧,正常血圧,正常高値血圧と分類している.一方,JNC-7では至適血圧と高血圧の間を前高血圧(prehypertension)として一括している.JSH

表5 診察室血圧に基づいた脳心血管リスク層別化

リスク層 (血圧以外の予後影響因子)	Ⅰ度高血圧 140〜159/ 90〜99 mmHg	Ⅱ度高血圧 160〜179/ 100〜109 mmHg	Ⅲ度高血圧 ≧180/ ≧110 mmHg
リスク第一層 (予後影響因子がない)	低リスク	中等リスク	高リスク
リスク第二層 (糖尿病以外の1〜2個の危険因子,3項目を満たすメタボリックシンドローム*がある)	中等リスク	高リスク	高リスク
リスク第三層 (糖尿病,CKD,臓器障害/心血管病,4項目を満たすメタボリックシンドローム,3個以上の危険因子のいずれかがある)	高リスク	高リスク	高リスク

(高血圧治療ガイドライン2014より)

2014では,先述のように至適血圧,正常値血圧,正常高値血圧を総括して正常域高血圧とよぶこととなった.

これまでJSHガイドラインでは血圧レベルの分類を軽症,中等症,重症としていたが,軽症高血圧でも高リスク高血圧である場合があり,混乱を避けるために,JSH2009,JSH 2014では軽症をⅠ度に,中等症をⅡ度に,重症をⅢ度と置き換えた[1](表2).

1999 WHO/ISHガイドラインとESH-ESC2003ガイドライン,ESH-ESC2007,ESH-ESC 2013ガイドラインでは危険因子に応じて低,中,高,超高の4群に層別化しているが,JSH 2014ガイドラインにおいては高血圧患者を表5のように血圧分類,主要な危険因子(糖尿病その他の危険因子),高血圧臓器障害,心血管病の有無により低リスク,中等リスク,高リスクの3群に層別化している.JSH 2009ではメタボリックシンドロームも加味しながら,正常高値血圧でも,糖尿病,CKD,3個以上の危険因子,臓器障害,あるいは心血管病を有する場合は高リスクと判断され,降圧療法の開始を考慮することとした[1].しかし,高リスク正常高値血圧に分類される患者のなかには,すでに降圧目標に到達している病態とさらなる降圧を必要とする病態が混在し,降圧薬を使うべき病態とメタボリックシンドロームのように生活習慣の修正を基本とする病態が混在しており,JSH 2014では,高血圧治療開始基準が大部分の病態で140/90 mmHg以上に改訂されたのに伴い正常高値血圧のカラムを削除し,リスクの層別化および初診時管理計画の図表は高血圧に限定するものとされた(表5).

6 管理・治療

高血圧治療の最終目標は,循環器関連疾患や標的臓器障害の発生防止と進展阻止を図り,それによって死亡率を減少させ,QOLを保持することである.必然的に長期間の治療継続を要するため,患者の十分な理解と協力が不可欠である.患者を評価し全般的なリスクを決定後,患者管理の計画および治療方針が決定される.

JSH 2009,JSH 2014では初診時の血圧が140〜159/90〜99 mmHgのⅠ度で,かつ,ほかに危険因子,臓器障害や心血管病を認めない低リスク患者の場合は,生活習慣の修正を行い一定期間(3か月以内)に血圧を再度測定することが勧められている.そして再検した血圧値のレベルによりリスクの層別化を行い,図10に従って治療方針を決定する[1].

a. 生活習慣の是正

すべての高血圧患者の治療において単独あるいは降圧薬との併用で生活習慣の是正による非薬物療法を行うべきである.上記のようにⅠ度の高血圧では,まず十分な非薬物療法を施行する.適正な食塩摂取の制限,至適体重の維持,禁煙,過剰なアルコール摂取の制限,有酸素運動の励行,適量のカリウム,マグネシウム,カルシウムの摂取,飽和脂肪酸やコレステロールの摂取制限など

2. 本態性高血圧

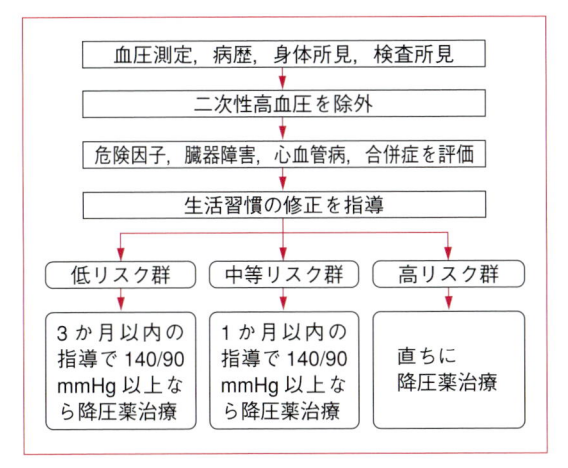

図10 初診時の高血圧管理計画
(高血圧治療ガイドライン 2014 より)

が勧められる(表6).

欧米では DASH(dietary approaches to stop hypertension)食という野菜, 果物, 低脂肪乳製品などを中心とした食事摂取(飽和脂肪酸とコレステロールが少なく, カルシウム, カリウム, マグネシウム, 食物繊維が多い)による有意な降圧効果が示されている[1]. JSH 2014 では生活習慣の是正の項目のなかで, 新たに受動喫煙の防止が加えられている.

b. 薬物療法

副作用の少ない優れた降圧薬が臨床使用可能になり, 降圧薬治療は個々の患者の背景や病態に合わせて個別的に行うようになった. 患者の QOL を損なわず, 長期間継続可能な降圧薬を選択することが重要である. 降圧薬は長時間作用型のものを少量から用い, 緩徐にかつ十分な降圧レベルまで降圧を図り, 過度あるいは急激な降圧は避けることを基本とすべきである.

1) 降圧目標

JSH 2009 における降圧目標は, 若年者・中年者では 130/85 mmHg 未満としていたが, JSH 2014 では, 若年者・中年者・前期高齢者では 140/90 mmHg 未満と改訂された. また糖尿病, CKD, 心筋梗塞患者について, JSH 2009 では 130/80 mmHg 未満としていたが, JSH 2014 では, 糖尿病, 蛋白尿陽性(0.15 g/gCr 以上)の CKD は 130/80 mmHg 未満とし, 蛋白尿のない(0.15 g/gCr 未満)CKD, 心筋梗塞患者は 140/90 mmHg 未満と緩和された.

また脳血管障害患者の降圧目標は JSH 2014 においても JSH 2009 と同様 140/90 mmHg 未満とするが, ラクナ梗塞, 抗血栓治療患者では可能であればさらに低い血圧 130/80 mmHg 未満を目指すとした. JSH 2009 では高齢者においても最終降圧目標は 140/90 mmHg 未満とするが, 75 歳以上の後期高齢者では臓器障害を伴っていることが多いので, 症状や検査所見の変化に注意しながら慎重な降圧治療が必要であるとしていた. JSH 2012 では, 後期高齢者では 75 歳以上の降圧目標は 150/90 mmHg 未満とし, 忍容性があれば 140/90 mmHg 未満とすることを目標とすることとした(表7).

表6 生活習慣の修正項目

1.	減塩	6 g/日未満
2a.	野菜・果物	野菜・果物の積極的摂取*
2b.	脂質	コレステロールや飽和脂肪酸の摂取を控える 魚(魚油)の積極的摂取
3.	減量	BMI〔体重(kg)÷身長(m)^2〕が 25 未満
4.	運動	心血管病のない高血圧患者が対象で, 有酸素運動を中心に定期的に(毎日 30 分以上を目標に)運動を行う
5.	節酒	エタノールで男性 20〜30 mL/日以下, 女性 10〜20 mL/日以下
6.	禁煙	(受動喫煙の防止も含む)
	生活習慣の複合的な修正はより効果的である	

* 重篤な腎障害を伴う患者では高 K 血症をきたすリスクがあるので, 野菜・果物の積極的摂取は推奨しない. 糖分の多い果物の過剰な摂取は, 特に肥満者や糖尿病などのカロリー制限が必要な患者では勧められない.

(日本高血圧学会高血圧治療ガイドライン作成委員会: 高血圧治療ガイドライン 2014 より)

表7 降圧目標

	診察室血圧	家庭血圧
若年　中年 前期高齢者患者	140/90 mmHg 未満	135/85 mmHg 未満
後期高齢者患者	150/90 mmHg 未満 （忍容性があれば 140/90 mmHg 未満）	145/85 mmHg 未満 （忍容性があれば 135/85 mmHg 未満）
糖尿病患者	130/80 mmHg 未満	125/75 mmHg 未満
CKD 患者 （蛋白尿陽性）	130/80 mmHg 未満	125/75 mmHg 未満 （目安）
脳血管障害患者 冠動脈疾患患者	140/90 mmHg 未満	135/85 mmHg 未満 （目安）

注：目安で示す診察室血圧と家庭血圧の目標値の差は，診察室血圧 140/90 mmHg，家庭血圧 135/85 mmHg が高血圧の診断基準であることから，この二者の差をあてはめたものである．
（高血圧治療ガイドライン 2014 より）

表8　主要降圧薬の積極的適応

	Ca拮抗薬	ARB/ACE阻害薬	サイアザイド系利尿薬	β遮断薬
左室肥大	●	●		
心不全		●*1	●	●*1
頻脈	●非DHP系			●
狭心症	●			●*2
心筋梗塞後		●		●
CDK（蛋白尿＋）		●		
CDK（蛋白尿−）	●	●	●	
脳血管障害慢性期	●	●	●	
糖尿病/MetS*3		●		
骨粗鬆症			●	
誤嚥性肺炎		●(ACE阻害薬)		

*1 少量から開始し，注意深く漸増する
*2 冠攣縮性狭心症には注意
*3 メタボリックシンドローム
（高血圧治療ガイドライン 2014 より）

2）第一選択薬

JSH2009 では第1選択薬として Ca 拮抗薬，ARB，ACE 阻害薬，利尿薬，β遮断薬（含αβ遮断薬）の5種類を挙げていたが，JSH 2014 では，メタ解析を含めた大規模臨床試験の成績に加えてβ遮断薬の糖代謝障害作用，臓器障害抑制や中心血圧抑制の減弱，わが国の COPE 試験の結果などを総合的に判断して，β遮断薬を高血圧の第1選択から除外した．ただし豊富なエビデンスを有

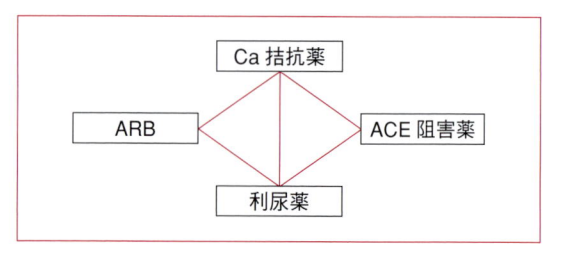

図11　2剤の併用

ARB と ACE 阻害薬の併用は一般には用いられないが，腎保護のために，併用するときは腎機能，高 K 血症に留意して慎重に行う．
（高血圧ガイドライン 2014 より）

する主要降圧薬であることには変わりなく，特に心血管疾患合併患者には積極的な適応とすべき場合が多く主要降圧薬とした．表8にβ遮断薬を含む主要降圧薬の適応を示す．一方，単剤による降圧療法には限界があり，わが国で行われた J-GAP 研究では降圧目標達成率は33％で単剤投与が約半数を占め，J-HOME 研究でも降圧目標達成率は約40％にすぎず，このうち単剤投与が49％を占めていた．そのため JSH2009, JSH 2014 では単剤で十分な降圧が得られない場合，図11 に示すような併用療法を推奨している．JSH 2009 では推奨される具体的な併用療法として，β遮断薬とα遮断薬，利尿薬とβ遮断薬の2つの組み合わせが除外された[12]．前者は ALL-HAT 試験において，後者は ASCOT-BPLA および LIFE 試験で支持されなかった組み合わせである．また，ARB と ACE 阻害薬の併用を検討し

た ONTARGET 試験でもその有効性が疑問視され，腎機能の悪化が懸念される結果となった[12]．

JSH 2014 では β 遮断薬が第 1 選択薬から除外されたのに伴い，さらに β 遮断薬と Ca 拮抗薬の組み合わせも除外された．

3 剤の併用については，利尿薬が使用されていない場合には利尿薬を投与することが推奨されている[1-3,12]．JSH 2009，JSH 2014 ではさらに合剤の項目が新たに追加された．合剤のメリットとしてアドヒアランスの改善が期待される．わが国では現在 ARB と利尿薬，ARB と Ca 拮抗薬の合剤が処方可能で，近年使用頻度が増加している．各種病態における降圧薬の選択および降圧目標値を以下に示す．

①糖尿病・メタボリックシンドローム

JSH 2009 では糖尿病を合併する高血圧における第 1 選択薬を ACE 阻害薬，ARB とし，Ca 拮抗薬，少量のサイアザイドを第 2 選択薬とした．その根拠として脳・心の予防効果では差がないが，腎症では ACE 阻害薬・ARB が Ca 拮抗薬より優れるとのエビデンスに基づいている．またインスリン抵抗性の改善効果も ARB，ACE 阻害薬のほうが Ca 拮抗薬より優れているとされる[13]．上記 3 剤（RA 系阻害薬，Ca 拮抗薬，降圧利尿薬）のうち 2 剤で十分な降圧が得られない場合には，3 薬剤の併用とする．JSH 2014 でも基本的に上記と同様の考え方が踏襲されている．RA 系阻害薬の併用薬として非糖尿病患者を対象とした ACCOMPLISH の成績では Ca 拮抗薬が心血管イベント抑制効果に優れ，糖尿病患者を対象とした GUARD では尿蛋白減少に利尿薬が，eGFR 改善に Ca 拮抗薬が優れているとの成績が出されている[1,13]．

一方，糖尿病の降圧目標については近年概念が変わりつつある．ESH-ESC ガイドラインではメタ解析などにおいて，130/80 mmHg 未満に降圧すべき積極的な根拠が認められないこと，および HOT，UKPDS の結果などから 2 型糖尿病の目標値が 140/85 mmHg 未満に緩和された．しかしわが国では脳卒中の発生率が欧米に比べて高いこと，心血管イベントに関して J カーブ現象がみられたとされる ACOORD-BP においても脳卒中に関して厳格降圧群の発生率が有意に低下したことを重視すべきであり，引き続き降圧目標は 130/80 mmHg 未満としている．

メタボリックシンドロームに合併した高血圧患者の治療方針も JSH 2014 では一部改変された．糖尿病のない場合は 140/90 mmHg 以上で降圧薬治療となるが，130〜139/85〜89 mmHg では生活習慣の改善のみとなり，他方糖尿病がある場合には，130/80 mmHg 以上より降圧薬治療となり，降圧目標が 130/80 mmHg 未満となった．

降圧薬を用いる場合には，インスリン抵抗性を改善することが望ましいとされ，ARB，ACE 阻害薬，Ca 拮抗薬，α 遮断薬が挙げられているが，エビデンスの確立している RA 系阻害薬がまず推奨されるとしている[2]．

②慢性腎臓病（CKD）

JSH2009 では Case-J 試験や SMART 試験などの結果をもとに CKD を合併した高血圧の第 1 選択薬として，ARB または ACE 阻害薬を挙げており，体液量依存性高血圧，食塩感受性高血圧を呈することが多いため，ARB または ACE 阻害薬のみで降圧不十分の場合，利尿薬あるいは Ca 拮抗薬の併用を推奨していた．これら第 2 選択薬のどちらが優れた腎保護効果を有するかについては先に述べたように，いまだ結論は出ていない[1,14]．JSH 2014 では CKD に関する降圧目標ならびに薬剤選択基準が若干変更された．

まず，CKD に関し糖尿病合併では微量アルブミン尿異常（30 mg/gCr 以上），糖尿病非合併では軽度の蛋白尿異常（0.15 g/Cre 以上）をともに蛋白尿（＋）として取り扱うこととした．そのうえで糖尿病（＋）の場合，アルブミン尿の有無にかかわらず，130/80 mmHg 未満とし，糖尿病（−）で，蛋白尿（−）の場合は 140/90 mmHg 未満とした．また第 1 選択については，糖尿病（＋）の場合アルブミン尿の有無にかかわらず RA 系阻害薬を推奨し，糖尿病（−）の場合，蛋白尿（−）では RA 系阻害薬，Ca 拮抗薬あるいは利尿薬を推奨，蛋白尿（＋）では RA 系阻害剤を推奨するとした．JSH 2009 では CKD の降圧目標は 130/80 mmHg 未満，尿蛋白が 1 g/日以上の場合には，さらに低い 125/75 mmHg 未満に設定されていた．しかし ESH-ESC ガイドラインでは 130/80 mmHg 未満へ降圧すべき積極的な根拠が見出せないとの見解

で，降圧目標は140/90 mmHg未満へと緩和された．JSH 2014ではACCORDを含む13のメタ解析で厳格な降圧による脳卒中の抑制効果が認められることから，糖尿病非合併CKDの降圧目標は，蛋白尿（−）では140/90 mmHg未満，蛋白尿（＋）では130/80 mmHg未満と改訂された．

③脳血管障害

JSH 2009では脳血管障害既往患者に推奨される降圧薬としてRA系抑制薬，Ca拮抗薬，利尿薬が挙げられているが，ARB，Ca拮抗薬ともに確実な降圧を示しかつ脳血流を減少させないことから，併用されるケースも多い．糖尿病や心房細動合併例では，糖尿病新規発症抑制，インスリン抵抗性改善作用，心房細動新規発症抑制作用を有する，ACE阻害薬，ARBが推奨される[15,16]．JSH 2014でも基本的に同様の考え方が踏襲されている．降圧目標として，脳血管障害患者は140/90 mmHg未満，ラクナ梗塞，抗血栓治療患者では可能であればさらに低い血圧130/80 mmHg未満を目指すとした．

④冠動脈疾患

器質的冠動脈狭窄を有し，狭心症を合併する高血圧に対してはCa拮抗薬や内因性交感神経刺激作用のないβ遮断薬を，冠攣縮狭心症にはCa拮抗薬を用いる．心筋梗塞後の高血圧においてはRA系阻害薬，β遮断薬，アルドステロン拮抗薬が推奨される[2]．JSH 2014では降圧目標に関して改訂がなされた．すなわちJSH 2009では陳旧性心筋梗塞の目標値が130/80 mmHg未満であったのに対し，JSH 2014では陳旧性心筋梗塞を包括した冠動脈疾患の降圧目標値を140/90 mmHg未満と緩和し，心血管イベントリスクが高い患者（糖尿病，CKDや脂質異常症，喫煙，家族歴などのリスクの重積）では可能であればさらに低いレベル130/80 mmHg未満を目指すとした．

⑤心不全，心肥大，心房細動

収縮機能不全による心不全治療には，RA系阻害薬，β遮断薬，利尿薬の併用療法を標準的治療として用い，重症例にはアルドステロン拮抗薬の追加を考慮する[2]．拡張機能心不全では，十分な降圧治療が重要である[2]．またRA系阻害薬，Ca拮抗薬ともに十分な降圧により心肥大退縮効果を有することが示されている．RA系阻害薬の心房細動2次予防については否定的なデータしか得られておらず[15]，降圧自体が重視されている[16]．

⑥高齢者高血圧

基本的には，Ca拮抗薬，ARB，ACE阻害薬，少量の利尿薬が高齢者高血圧の治療薬として推奨される．降圧目標に達しない場合はこれらの薬剤の併用療法を行う．高齢者では食塩感受性が高いため，少量の利尿薬が降圧目標達成のため有用なことが多い[1,17]．JSH2009ではHYVET，CASE-J，JATOSなどの大規模臨床試験の結果をもとに，まず150 mmHg未満を目指すこととし，最終降圧目標は140/90 mmHgとしている．JSH 2014では前期高齢者では140/90 mmHg未満を目標とし，後期高齢者では150/90 mmHg未満，忍容性があれば140/90 mmHg未満としている．

⑦治療抵抗性高血圧

生活習慣の修正を行ったうえで，利尿薬を含む適切な用量の3剤以上の降圧薬を継続投与してもなお目標血圧まで下がらない場合を治療抵抗性高血圧ないし難治性高血圧とよぶ．原因として，血圧測定の問題，白衣高血圧，白衣現象，アドヒアランス不良，生活習慣の問題（肥満，飲酒），睡眠時無呼吸症候群，体液量過剰，薬剤性（NSAIDs，甘草を含む漢方など），作用機序の類似した降圧薬の併用，二次性高血圧などが挙げられる．このような高血圧は，無症候性臓器障害を有する場合が多く，高血圧専門医にコンサルトすることが望ましい[1,2]．ESC-ESH 2013，JSH 2014では，治療抵抗性高血圧に対する新しい治療法として腎デナーベーション（腎神経焼灼術）が紹介されている[2,3]．

⑧腎神経焼灼術

腎神経焼灼術とは，腎動脈にカテーテルを挿入し，血管内膜側から高周波を発生させ外膜に存在する腎神経を焼灼する治療法である．

わが国でも，利尿薬を含む3種類以上の降圧薬を服用しても収縮期血圧が160 mmHgを超える治療抵抗性高血圧を対象に，腎機能低下や腎動脈狭窄のある症例は除外して治験が進められた．診察室血圧に比して家庭血圧や24時間血圧測定に対する効果は少ないとも言われており，臨床への積極的導入には長期成績，安全性に関してエビデンスの蓄積が不可欠とされている[2]．

7 経過・予後

　高血圧は，放置すると脳・心・腎などの重要臓器障害をもたらす．高い血圧自体がもたらす障害として心肥大，心不全，腎不全，脳出血，網膜出血などがあり，粥状動脈硬化がもたらす障害として脳梗塞，狭心症，心筋梗塞などがある．極めて予後不良な高血圧として，かつて悪性高血圧とよばれる疾患単位が重視された．しかし，降圧療法の進歩とともに高血圧全体の予後が改善し，重症高血圧症と悪性高血圧症の境界は不明瞭になりつつある．拡張期血圧で120 mmHg以上が持続し，血管障害を基盤とする進行性の腎機能障害や強い眼底病変を呈するのが悪性高血圧であるが，速やかに降圧療法が開始されなければ良好な予後は期待できない．一般に急性の臓器障害や循環不全を伴う重症高血圧は速やかに降圧する必要があり高血圧緊急症とよばれる．高血圧性脳症，頭蓋内出血，左心不全，解離性大動脈瘤，子癇，急性冠症候群などに伴う重症高血圧がこれにあたる．

　大規模な疫学調査の成績では，脳血管障害や虚血性心疾患による死亡率と血圧の間に直線的な相関関係が認められる．この関係は正常血圧の範囲においても認められ，115/75 mmHgまでは血圧が低値であるほど心血管疾患のリスクが減少することが報告されている[18]．同様の事象は，CKDにおいても報告されている[19]．NIPPON DATA 80においても血圧が高いほど脳卒中罹患率・死亡率が高くなることが示されており（図12），「健康日本21」でも収縮期血圧10 mmHgの上昇は，男性では約20％，女性では約15％の脳卒中罹患・死亡の危険度の増加をもたらし，また高血圧と心疾患でも同様な関連が示されている．男性では収縮期血圧が10 mmHg上昇すると冠動脈疾患罹患・死亡の危険度は15％増加する[20]．

　また，近年 prehypertension（前高血圧）は至適血圧よりも高血圧の発症リスクが高いこと，心血管疾患の発症リスクも高まり頸動脈病変などの血管リモデリングや心エコー上の心リモデリング，腎障害など臓器障害が進行することが明らかにされている[21]．したがって，高血圧前症の段階から生活習慣の修正を進めることが推奨されており，TROPHYやPHARAOといった降圧薬による介

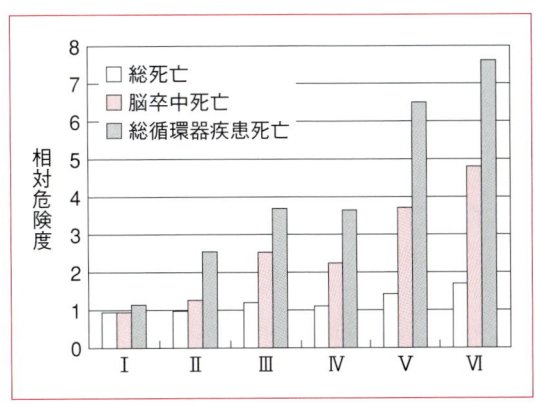

図12　至的血圧を基準とした場合の循環器疾患死亡，脳卒中死亡，総死亡に対する年齢調整総対危険度

Ⅰ：至適血圧，＜120/80 mmHg，Ⅱ：＜130/85 mmHg，Ⅲ：＜140/90 mmHg，Ⅳ：＜160/100 mmHg，Ⅴ：＜180/110 mmHg，Ⅵ：180 mmHg以上，あるいは110 mmHg以上．
(NIPPON DATA 80 Research Group. J Hum Hypertens 2003；17：851-857)

入試験では高血圧発症抑制に有用であることが示されている．一方，現段階で高血圧前症に対する薬剤介入はガイドライン上，提示されておらず，正常高値高血圧に対する薬剤介入もESC-ESH 2013，JSH 2014では行わない方針となっている．JSH 2009における降圧目標は，若年者・中年者では130/85 mmHg未満としていたが，JSH 2014では，若年者・中年者・前期高齢者では140/90 mmHg未満と改訂された．ESC-ESH 2013では，若年性高血圧について収縮期高血圧は必ずしも治療の必要なく，拡張期血圧90 mmHg以上では140/90 mmHg未満を目指すとされている．正常高値高血圧，若年性高血圧などについては今後も検討されるべき課題といえるであろう．

　高血圧患者において，血圧をどのレベルまで下げるべきかということについては，議論がまだ続いている．Cruickshankらは，虚血性心疾患患者において，拡張期血圧85～90 mmHgで最も心血管合併症が少なく，その前後では発生率が増加するJカーブ現象を報告した[22]．HOTにおいては冠動脈疾患を有する患者においてはJカーブ現象が認められ，一方，冠動脈疾患がない患者では達成血圧が125/75 mmHgまではJカーブ現象は認められていない[15]．冠動脈疾患合併高血圧を対象

としたわが国のASAHI研究では，PCI時代の重篤イベントについての拡張期血圧のJカーブ現象は否定されている[23]．他方，INVEST studyのサブ解析では119/84 mmHgをnadirとするJカーブ現象が報告されている[24]．

また，平均年齢64歳の脳卒中既往歴患者で行われたPROGRESSのサブ解析では収縮期血圧120 mmHg程度まではJカーブ現象は認められていないが，頸動脈狭窄を有する群ではJカーブの存在が報告されており[25]，PATE Hypertension studyでも高齢者においてJカーブ現象が存在する可能性が示唆されている[26]．

このようにJカーブ現象は，脳血管障害については，年齢，頸動脈狭窄の有無によって認められる可能性が示されている．

一方，2型糖尿病患者において収縮期血圧<120 mmHgの厳格降圧群と<140 mmHgの標準降圧群の心血管合併症発症率を比較したACCORD BPでは有意差が認められなかった[27]．Cardio-Sis試験では，高血圧合併非糖尿病患者において収縮期血圧の厳格なコントロール（<130 mmHg）により左室肥大が抑制されることが示され，糖尿病がない場合でも血圧をより低くすることの重要性が示された[28]．近年の欧州，日本の高血圧ガイドラインでは降圧目標値が緩和されており，その根拠として脳卒中を除く心血管イベントにおいてJカーブ現象が存在する可能性が指摘されている．今後，高血圧患者治療において，どのレベルまで降圧すべきかについては，さらに研究が進んでいくものと期待される．

（佐藤伸之，長谷部直幸）

文献

1) 日本高血圧学会高血圧治療ガイドライン作成委員会：高血圧治療ガイドライン．ライフサイエンス出版，2009
2) 日本高血圧学会高血圧治療ガイドライン作成委員会：高血圧治療ガイドライン．ライフサイエンス出版，2014
3) Mancia G, Fagard R, Narkiewicz K, et al : 2013 ESH/ESC Guidelines for the management of arterial hypertension : the Task Force for the management of arterial hypertension of the European Society of Hypertension (ESH) and of the European Society of Cardiology (ESC). J Hypertens 2013 ; 31 : 1281-1357
4) 田村功一，石上友章：アンジオテンシノーゲン遺伝子．日本臨牀 2009 ; 67巻増刊号 : 343-348
5) 日本高血圧学会（編）：高血圧専門医ガイドブック改訂第2版．診断と治療社，2011
6) 中川直樹，長谷部直幸：血圧はどのように調節されているのか どうして高血圧になるのか．4．血行力学．高血圧診療学．永井書店，2010, 52-57
7) 宇野漢成：左室拡張不全をきたす疾患．1．生活習慣病と diastology．拡張期学，文光堂，140-145, 2010
8) Oveisgharan S, Hachinski V : Hypertension, executive dysfunction and progression of dementia. The Canadian study of health and aging. Arch Neurol 2010 ; 67 : 187-192
9) 河野雄平：高血圧治療の未来への展望．2．家庭血圧をどう扱うか．日内科誌 2011 ; 100 : 351-356
10) Bobrie G, Chatellier G, Genes N, et al : Cardiovascular prognosis of "masked hypertension" detected by blood pressure self-measurement in elderly treated hypertensive patients. JAMA 2004 ; 291 : 1342-1349
11) 苅尾七臣：高血圧治療の未来への展望 3. 24時間血圧測定の必要性．日内科誌 2011 ; 100 : 357-366
12) 島田和幸：高血圧治療ガイドラインの概要―JSH2009―薬物療法．日本臨牀 2009 ; 67巻増刊号 : 61-65
13) 島本和明：高血圧治療ガイドラインの概要―JSH2009―メタボリックシンドローム，糖尿病．日本臨牀 2009 ; 67巻増刊号 : 73-77
14) 角田一男，伊藤貞嘉：高血圧治療ガイドラインの概要―JSH2009―慢性腎臓病（CKD）．日本臨牀 2009 ; 67巻増刊号 : 78-85
15) 甲斐久史，今泉勉：高血圧治療ガイドラインの概要―JSH2009―脳卒中・心疾患．日本臨牀 2009 ; 67巻増刊号 : 86-91
16) Tanabe Y, Kawamura Y, Sakamoto N, et al : Blood pressure control and reduction of left atrial overload is essential for controlling atrial fibrillation. Int Heart J 2009 ; 50 : 445-456
17) 楽木宏美：高血圧治療ガイドラインの概要―JSH2009―高齢者高血圧．日本臨牀 2009 ; 67巻増刊号 : 66-70
18) Lewington S, Clarke R, Qizibash N, et al : Age-specific relevance of usual blood presure to vascular mortality : a meta analysis of individual data for one million adults in 61 prospective studies. Lancet 2002 ; 360 : 1903-1913
19) Tozawa M, Iseki K, Iseki C, et al : Blood pressure predicts risk of developing end-stage renal disease in men and woman. Hypertension 2003 ; 41 : 1341-1345
20) NIPPON DATA 80 Research Group : Impact of elevated blood pressure on mortality from all cases, cardiovascular diseases, heart disease and stroke among Japanese : 14 year follow-up of randomly selected population from Japanese. Nippon Data 80. J Hum Hypertens 2003 ; 17 : 851-857
21) 志水元洋，島田和幸：Pre-hypertensionの今日的意義．日本臨牀 2009 ; 67巻増刊号 : 679-686
22) Cruickshunk JM, Throp JM, Zacharias FJ : Benefits and potential harm of lowering high blood pressure. Lancet 1987 ; 14 : 581-584
23) Hasebe N, Kido S, Ido A, et al : reverse J-curve relation between diastolic blood pressure and severity of coronary artery lesion in hypertensive patients with

angina pectoris. Hypertens Res 2002 ; 25 : 381-387
24) Messerli FH, Mancia G, Conti R, et al : Dogma disputed : can aggressively lowering blood pressure in hypertensive patients with coronary artery disease be dangerous? Ann Intern Med 2006 ; 144 : 884-893
25) Arima H, Chalmers J, Woodward M, et al : Lower target blood pressures are safe and effective for the prevention of recurrent stroke : the PROGRESS trial. J Hypertens 2006 ; 24 : 1201-1208
26) Ogihara T et al on behalf of the PATE-Hypertension Study Group in Japan : Practitioner's trial on the efficacy of antihypertensive treatment in the elderly hypertension (The PATE-Hypertension Study) in Japan. Am J Hypertens 2000 ; 13 : 461-467
27) Verdecchia P et al on behalf of the Cardio-Sis investigators : Usual versus tight control of systolic blood pressure in non-diabetic patients with hypertension (Cardio-Sis) : an open-label randomized trial. Lancet 2009 ; 374 : 523-533
28) The ACCORD Study Group : Effects of intensive blood-pressure control in type 2 diabetes mellitus. N Engl J Med 2010 ; 362 : 1575-1585

3 二次性高血圧

　高血圧症は，その発症原因の有無により二次性高血圧症と本態性高血圧症に分類される．二次性高血圧症は病因が判明し治療により根治を期待できる高血圧の疾患群の総称で，発症頻度は10%ほどである．ほとんどの高血圧患者は原因不明の本態性高血圧症と診断される．本態性高血圧症の病因論として，遺伝的・家族的素因論，食塩感受性高血圧と食塩非感受性高血圧論，尿細管糸球体フィードバック異常，ストレイン血管説など研究されており，医学・医療の進歩によって新規の診断方法や治療戦略が確立されれば，これまで本態性高血圧症であったと思われていた患者が二次性高血圧と診断されるようになるであろう．本態性高血圧症でも，放置すれば高血圧合併症が発症し，患者自身にかかる不利益は大きくなるため，適切な治療が必要である．いっぽう，二次性高血圧症には，高血圧が重症化・難治化する疾患が多く含まれる．原因疾患の診断に時間がかかる場合もしばしばあり，診断時にはすでに脳心血管疾患・腎不全・動脈硬化症などの高血圧合併症が発症していることもある．理論的に二次性高血圧症は適切な治療を受ければ高血圧を治癒できるので早期発見が必要である．また，たとえ高血圧を完治できなくても，血圧がコントロールしやすくなり，高血圧合併症の進展を予防できるようになると考えられる．さらに一部の二次性高血圧症では悪性腫瘍の可能性を疑わなければならない場合もある．

　高血圧症は非常に多いcommon diseaseであり，通常は家庭医・一般内科が初期診療する．その中で疑われた二次性高血圧症は，診断から治療まで，さまざまな専門科(高血圧・循環器・内分泌・腎臓・呼吸器，泌尿器科・婦人科・外科・麻酔科・透析・小児科・臨床遺伝科など)が関与しうる．二次性高血圧症を見落とさず迅速かつ的確に診断するためには，疑わしい症例を早期に高血圧専門医に一度相談することが勧められる．

A 腎性・腎血管性高血圧症

1 腎性(腎実質性)高血圧

a. 定義・概念

　腎実質性高血圧は，腎実質障害により体液量貯留⇒心拍出量増加に伴って発症する高血圧である．前述のように腎臓の機能異常が生じなければ慢性高血圧症は発症しないことを考慮すれば，ほとんどの高血圧症患者は腎実質障害を有しているはずであり，ほとんどの高血圧症患者は広義の腎実質性高血圧とも考えられると思われる．ここではCKD診療ガイド2012(日本腎臓病学会編)に従い[1]，狭義の腎実質性高血圧について説明する．

b. 疫学，頻度，分類

　腎実質性高血圧は，二次性高血圧の中でも頻度が高く，高血圧全体の2～5%を占める．40歳以上の一般住民を対象とした久山町研究では，1961年からの20年間に131例の高血圧者が剖検されたが，二次性高血圧の頻度は3.8%で，大部分は腎性高血圧であった(3.1%)．高血圧治療の進歩により脳卒中や心臓病の発症および死亡率は減少してきたが，末期腎不全の発症は増加の一途にある．日本透析医学会によるわが国の2010年末の透析患者数は297,126人で，導入数は37,532人である．導入患者の基礎疾患の内訳は，糖尿病性腎症(43.5%)，慢性糸球体腎炎(21.2%)，腎硬化症(11.6%)，多発性囊胞腎(2.4%)，急速進行性糸球体腎炎(1.2%)，慢性腎盂腎炎(0.8%)，SLE(0.8%)となっている．一般的に，糸球体性腎疾患では慢性腎臓病(CKD)の初期のstageから血圧上昇が認められるのに対し，間質性腎疾患では末期腎不全になってから高血圧が発症する(表9)．

c. 病態生理・発生機序

　CKDの定義は，「腎機能低下(eGFR 60 mL/

表9 成人に多い腎疾患

	一次性	二次性	遺伝性・先天性
糸球体疾患	IgA腎症 膜性腎症 微小変化型ネフローゼ症候群 巣状分節性糸球体硬化症 半月体形成性腎炎 膜性増殖性糸球体腎炎	糖尿病性腎炎 ループス腎炎 顕微鏡的多発血管炎 （ANCA関連血管炎） 肝炎ウイルス関連腎症	良性家族性血尿 Alport症候群 Fabry症
血管性疾患		高血圧性腎症（腎硬化症） 腎動脈狭窄症（線維筋性異形成，大動脈炎症候群，動脈硬化症） コレステロール塞栓症 腎静脈血栓症 虚血性腎症	
尿細管間質疾患	慢性間質性腎炎	痛風腎 薬剤性腎障害	多発性嚢胞腎 ネフロン癆

min/1.73 m² 未満）や，蛋白尿・アルブミン尿出現，糸球体性血尿や形態的に腎臓の異常が6か月間以上継続した場合」とされる．推算糸球体濾過量（eGFR）は血清クレアチニン値からの推定式を使用するが，筋肉量の少ない場合には血清シスタチンCの推定式を使用する．アルブミン尿（UAE）は，血圧上昇による細動脈障害の影響を反映しており，傍髄質付近の糸球体高血圧・糸球体障害の結果出現すると考えられている（strain vessel説）．アルブミン尿の減少はCKDの治療目標となる．重症度分類を図13に示す．

多くのCKDでは，血管障害（内皮障害や血管炎）や動脈硬化症を発症しているため，高血圧を併発している場合が多い．また腎障害が高度な場合は難治性高血圧を呈することも多い．進行した腎機能障害や重症な間質性腎炎では腎性貧血が発症し，交感神経を亢進させたり心機能を障害させたりする．逆に，高血圧は腎硬化症の悪化因子でもあるため，心血管障害やホルモンも複雑に絡み合いながら，悪循環が形成される（図14）．

このようにCKDと高血圧の間には密接な関係が存在することから，両者が合併している場合，因果関係が判断つかないことが多い．高血圧の発症に先行して検尿異常や腎機能障害が認められる場合や検尿異常や腎障害に比し高血圧が軽症である場合は，腎臓病が血圧異常の原因となっている可能性がある．しかるべき時期に超音波診断装置やCTによる腎形態評価や腎生検を考慮に入れた腎精査を進めるべきである．腎実質性疾患は早期治療により腎予後・生命予後が改善される可能性があるため，この存在が疑われたならば，腎臓専門医へ紹介することが推奨される．

d．治療，降圧目標

傷害を受けた腎組織は元に戻ることはないと考えられており，降圧治療は腎機能障害の進行予防（腎保護）と全身臓器の圧障害予防を目的とする（図15）．腎実質性高血圧では，体液貯留を反映して夜間高血圧・non-dipper型高血圧を呈することが多い．家庭血圧測定や24時間自由行動下血圧測定で夜間血圧を参考にすることや，問診で夜間尿の状況を確認することは重要である．

CKDではレニン-アンジオテンシン（RA）系阻害薬を含んだ降圧薬で降圧治療方針を立てるようにする．本邦では末期腎不全の発症率の高い地域ではRA系阻害薬の使用量が少ないという地域差が認められており，RA系阻害薬が腎不全の進行を抑制していると可能性がある．その理由は，腎糸球体内圧は輸入細動脈と輸出細動脈の収縮バランスで決定されるが，RA系阻害薬は輸入細動脈より輸出細動脈をより拡張させるので，糸球体血圧を低下させ，蛋白尿（アルブミン排泄量）を低下させることが挙げられる（腎保護作用）．RA系阻害薬は，降圧効果と独立して腎保護作用を発揮し，また全身血管に作用し動脈硬化の進行を抑制する．しかしながら，RA阻害薬使用時には，腎

原疾患	蛋白尿区分		A1	A2	A3
糖尿病	尿アルブミン定量 (mg/日) 尿アルブミン/Cr比 (mg/gCr)		正常 30 未満	微量アルブミン尿 30〜299	顕性アルブミン尿 300 以上
高血圧 腎炎 多発性嚢胞腎 移植腎 不明 その他	尿蛋白定量 (g/日) 尿蛋白/Cr比 (g/gCr)		正常 0.15 未満	軽度蛋白尿 0.15〜0.49	高度蛋白尿 0.50 以上
GFR区分 (mL/分/ 1.73m²)	G1	正常または高値	≧90		
	G2	正常または軽度低下	60〜89		
	G3a	軽度〜中等度低下	45〜59		
	G3b	中等度〜高度低下	30〜44		
	G4	高度低下	15〜29		
	G5	末期腎不全(ESKD)	<15		

重症度は原疾患・GFR区分・蛋白尿区分を合わせたステージにより評価する．CKDの重症度は死亡，末期腎不全，心血管死亡発症のリスクを　　のステージを基準に，　　，　　，　　の順にステージが上昇するほどリスクは上昇する．
(KDIGO CKD guideline 2012を日本人用に改変)

図13　CKDの重症度分類
(日本腎臓病学会編：CKD診療ガイド 2012 より引用)

虚血や尿細管灌流量の低下を伴う腎機能の悪化や高K血症に注意する．重症高血圧や動脈硬化が進行して血圧変動が大きい心血管疾患のハイリスク患者では，eGFRを低下させることなく厳格な血圧コントロールが可能となる長時間作用型Ca拮抗薬を使用する．一部のL型Ca拮抗薬やN型・T型Ca拮抗薬では，尿蛋白減少効果も期待できる．利尿剤は，浮腫を呈する体液貯留傾向のある症例で勧められる．腎障害の軽度〜中等度(CKDステージG1〜G3a)の症例ではサイアザイド系利尿薬だけでも有効であるが，腎機能低下の高度(CKDステージG4〜G5)な症例では長時間作用型ループ利尿薬を併用するとよい．利尿薬使用時には，脱水，eGFR低下，低Na血症，低K血症，代謝異常などに注意する．蛋白量が多いCKDではアルドステロン拮抗薬や直接的レニン阻害薬の併用が有用なことがある．しかしながら，高K血症リスク群や糖尿病合併症例では使用しにくいので，使用に際し専門家に相談することを勧める．

成人と小児とではCKDの血圧管理目標が異なる．成人のCKDでは，RA系阻害薬(ARBないしACE阻害薬)を第一選択薬とする降圧薬によって，診察室血圧130/80 mmHg以下にコントロールすることを目標にする．尿蛋白の急激な増加，eGFRの急速な低下(3か月以内には血清Cr値が30％上昇)が認められる場合には，速やかに腎専門家に紹介する．高齢者では，まず140/90 mmHgを暫定降圧目標とし，腎機能悪化や虚脱症状が認められないことを確認してから，130/80 mmHgまで慎重に降圧する．高齢者では，原則的に収縮期血圧110 mmHg未満の降圧は避ける．

小児のCKDでも，腎機能障害や心血管疾患の予防のため，早期からの血圧管理が望ましい．体

3. 二次性高血圧　447

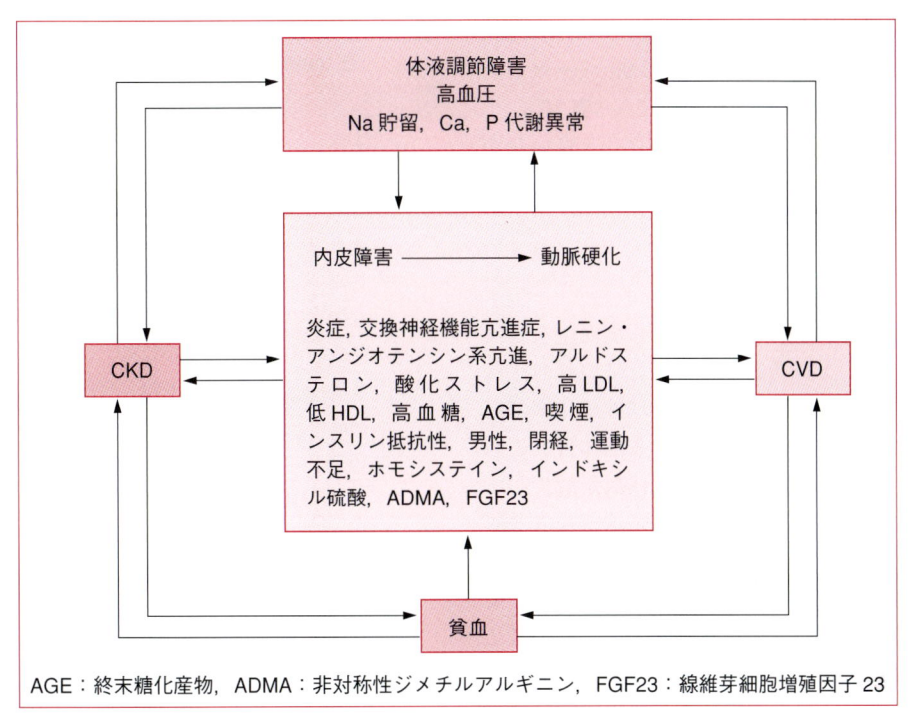

図14　心腎連関
（日本腎臓学会編：CKD 診療ガイド 2012 より引用）

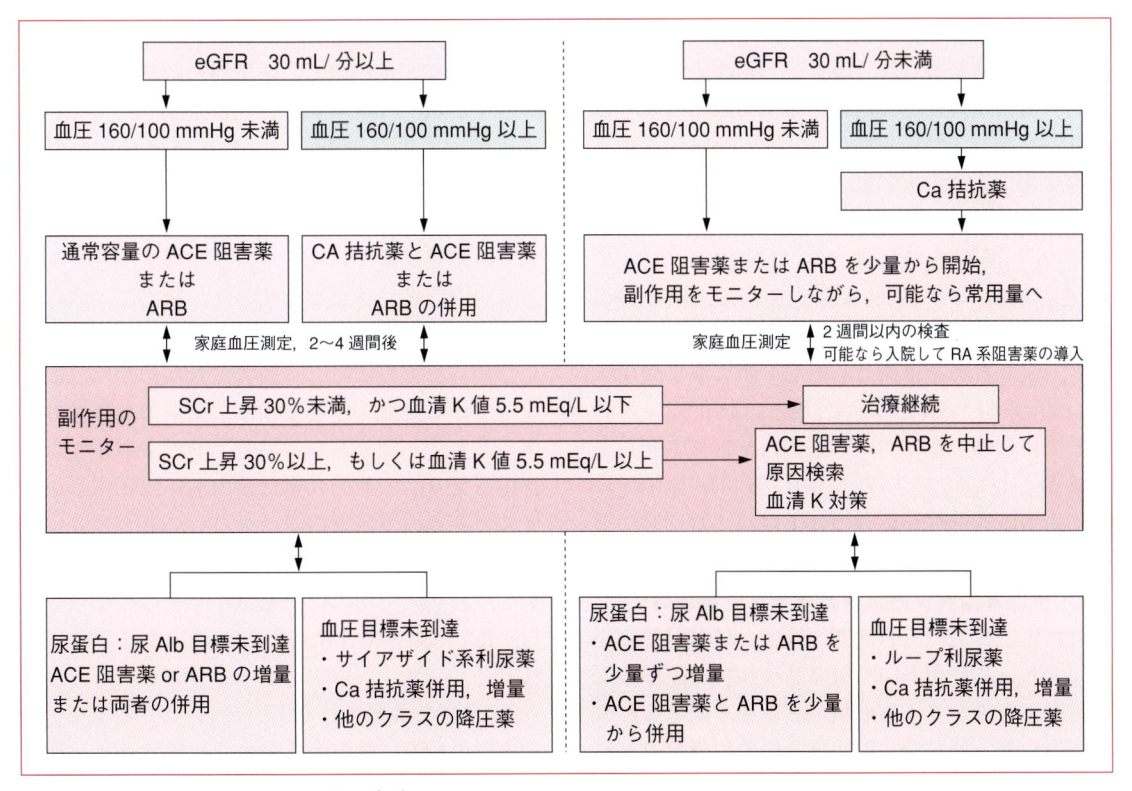

図15　CKD における高血圧の併用療法
（伊藤貞嘉：特集　腎疾患：診断と治療の進歩 3. 治療法の実際 1. 降圧薬：日内会誌 2008 ; 97 : 994-1001）

格に合わせたマンシェットを使用し，米国 Task Force の小児血圧基準の各年齢の 90 パーセンタイル未満に管理することが望ましい（**表10**）．小児高血圧では，二次性高血圧症の存在を疑いながら診療を進める．

e. 鑑別診断
1）慢性糸球体腎炎

慢性糸球体腎炎患者では初期から高血圧を合併する頻度が高く，腎機能障害の進行につれ血圧はさらに上昇する．腎組織所見で全球性硬化率が高度な症例は高血圧を呈しやすい．糸球体腎炎の活動期はもちろん非活動性でも糸球体数が減少していれば，糸球体高血圧を反映し，糸球体腫大と尿蛋白が認められる．この病態生理として，糸球体濾過の減少による Na 貯留，RA 系の活性化，交感神経系の関与などによる食塩感受性亢進が考えられる．他にも糸球体腎炎では血管炎を合併していることが多く，その内皮障害が血圧調節異常，高血圧に寄与していることが考えられる．ネフローゼが合併する場合は，脱水が伴うため，血圧は低下傾向にある．

慢性糸球体腎炎に伴う高血圧の治療方針は，本質的に糖尿病性腎症と同様と考えられる．基本治療として減塩/血圧管理・蛋白摂取制限・禁煙を指導する．0.15 g/gCr 以上（アルブミン尿 30 mg/gCr 以上）の蛋白尿を有する場合は，RA 系阻害薬を第一選択の降圧薬として使用し，130/80 mmHg 未満への積極的な降圧を図る．高度蛋白尿（0.50 g/gCr 以上）を呈する患者では，蛋白尿 0.50 g/gCr 未満を目標として RA 阻害薬を使用する．RA 系阻害薬は，降圧作用とは独立に IgA 腎症や糖尿病性腎症において尿蛋白を軽減させ，腎保護薬として活用されている．蛋白尿が 0.15 g/gCr 未満の非糖尿病患者の降圧には，特に降圧薬の種類を問わない．

2）慢性腎盂腎炎および腎尿細管間質性腎症

慢性腎盂腎炎は，急性腎盂腎炎とは対照的に症状に乏しいことが多い．尿路感染症状を呈することはむしろ少なく，無症状の細菌尿，頻尿などの部尿路症状，側腰背部不快感，間欠的微熱などにとどまる．無症候性のことも多く，注意が必要である．慢性腎盂腎炎は膀胱-尿管逆流症が合併し

表10 小児 CKD 血圧管理基準値 収縮期/拡張期血圧（mmHg）

	男児	女児
1歳	99/52	100/54
2歳	102/57	101/59
3歳	105/61	103/63
4歳	107/65	104/66
5歳	108/68	106/68
6歳	110/70	108/70
7歳	111/72	109/71
8歳	112/73	111/72
9歳	114/75	113/73
10歳	115/75	115/74
11歳	117/76	117/75
12歳	120/76	119/76
13歳	122/77	121/77
14歳	125/78	122/78
15歳	127/79	123/79
16歳	130/80	124/80
17歳	132/82	125/80

（米国 Task Force 血圧基準値，2004 より一部改変引用）

ていることが多いので，泌尿器科的精査も考慮すべきである．

尿細管間質性腎炎では，糸球体疾患とは異なり，初期に高血圧を呈することはまれである．むしろ初期は尿濃縮力低下と Na 喪失傾向による脱水や電解質異常・血圧低下，また尿細管性アシドーシスの合併に注意を要する．一般的に，糸球体性腎疾患では CKD ステージの初期から血圧上昇が認められるのに対し，間質性腎疾患では末期になってから高血圧が発症する．初期の間質性腎炎例で高血圧が認められる場合，他の高血圧疾患の合併を疑う．一般的に糸球体内血圧は正常ないし低値であるので尿蛋白量は少ないことが多く，降圧薬の種類は特に問わない．しかしながら尿蛋白が 1 g/日以上であれば，糸球体障害の存在も考慮し，RA 系阻害薬を中心とした降圧療法が勧められる．

3）多発性嚢胞腎

両側の腎臓に嚢胞が多発する疾患であり，診断には超音波検査または CT 検査で両側の腎臓に多数の嚢胞が存在することを確認することが必要で

表 11　常染色体優性多発性囊胞腎診断基準

1. 家族内発生が確認されている場合
   1) 超音波断層像で両腎におのおの 3 個以上囊胞が確認されているもの
   2) CT, MRI では，両腎におのおの 5 個以上囊胞が確認されているもの
2. 家族内発生が確認されていない場合
   1) 15 歳以下では，CT, MRI または超音波断層像で両腎におのおの 3 個以上囊胞が確認され，鑑別すべき疾患が除外される場合
   2) 16 歳以上では，CT, MRI または超音波断層像で両腎におのおの 5 個以上囊胞が確認され，鑑別すべき疾患が除外される場合

〔厚生労働省進行性腎障害調査研究班　常染色体優性多発性囊胞腎診療ガイドライン（第 2 版）．より引用（鑑別疾患は未掲載）〕

ある（表 11）．多発性囊胞腎の大部分の原因遺伝子は PKD1（16 番染色体腕）と PKD2（4 番染色体長腕）である．常染色体優性遺伝形式を示すが，常染色体劣性遺伝形式を示すものもある．PKD1 が 80～90％を占め，残りが PKD2 である．多発性囊胞腎は進行性で，50 歳代で約 40％が末期腎不全に陥る．高血圧は腎機能が正常な時期でも約 60％に認められる．高血圧の成因は，囊胞よる血管系の圧排によって腎局所が虚血に陥り，その結果としてレニン分泌が亢進し，高血圧の発症に関与する．そのため，RA 系阻害薬が腎保護作用を目的とした降圧治療として奨められる．脳動脈瘤が約 10％の症例に合併するので，血圧コントロールはその破裂予防にも重要である．

4）虚血性腎症と萎縮腎

腎血管性高血圧の項で述べるような造影検査でわかるレベルの腎動脈狭窄から目に見えないレベルの細動脈狭窄まで，腎灌流量の低下をもたらす血管疾患では，高血圧や慢性腎臓病の原因となりうる．これらを総称して，広義の虚血性腎症 ischemic nephropathy ととらえることができる（vascular nephropathy）[2]．狭義の虚血性腎症とは，萎縮腎を指す．萎縮腎は発見したときにすでに腎臓が萎縮している状態で，発見時にはすでに CKD ステージがかなり進行していることが多い．萎縮腎の原因の多くは虚血性腎症と考えられるが，まれには遺伝的に無形成腎・低形成腎のこともある．非侵襲的な超音波検査などで，腎サイズの縮小と皮質菲薄化・エコー輝度の上昇が認められる．

広義の虚血性腎症は，急性の閉塞性疾患か，慢性に進行する狭窄性疾患かで図 16 のように分類できる[3]．急性腎不全，大動脈解離や外傷に伴う腎動脈閉塞・塞栓性腎梗塞やコレステリン塞栓症（blue toe syndrome/shaggy aortic syndrome）は，大動脈・腎動脈・腎内小～細動脈など障害部位の違いはあるものの，急性の腎機能障害の疾患群（急性虚血性腎症）ととらえることができる．一

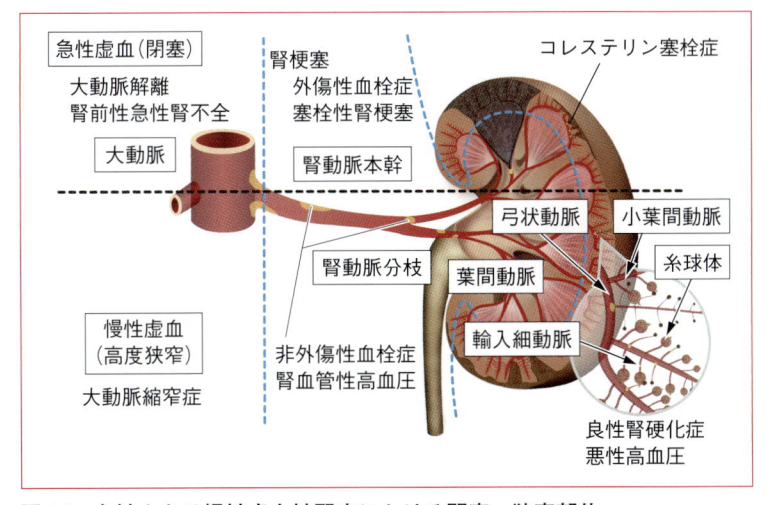

図 16　急性または慢性虚血性腎症における閉塞・狭窄部位
（阿部倫明，伊藤貞嘉：腎梗塞．Thrombosis and circulation 2008；16：292-298 より一部改変）

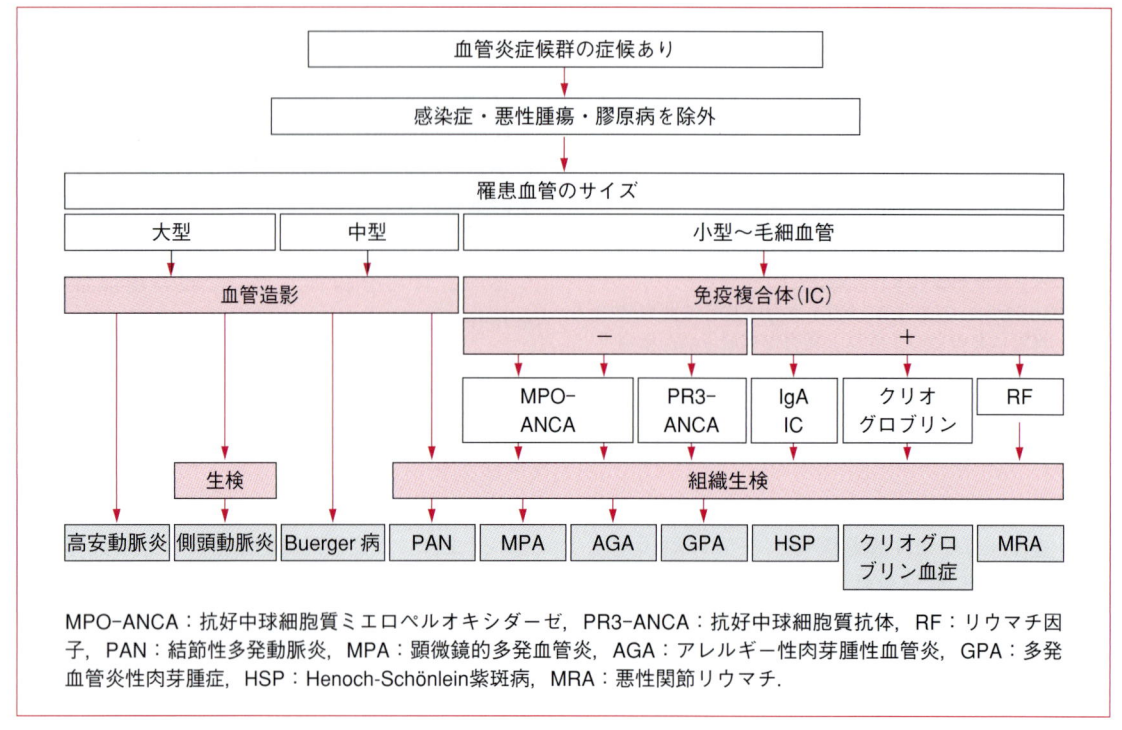

```
                   血管炎症候群の症候あり
                           │
                   感染症・悪性腫瘍・膠原病を除外
                           │
                    罹患血管のサイズ
         ┌─────────┬─────────┴──────────────┐
         大型       中型              小型〜毛細血管
         │         │                      │
         └────┬────┘                  免疫複合体(IC)
          血管造影                    ┌────┴────┐
                                     －         ＋
   ┌─────┬─────┐    ┌──────┬──────┬─────┬──────┬─────┐
                     MPO-   PR3-   IgA   クリオ    RF
                     ANCA   ANCA   IC   グロブリン
   │    生検        │     └──┬──┴──┬──┴────┬────┘
   ↓     ↓    ↓    ↓        ↓     ↓      ↓       ↓
  高安  側頭  Buerger PAN   MPA   AGA    GPA    HSP  クリオグロ  MRA
  動脈炎 動脈炎  病                                    ブリン血症
```

図17 血管炎症候群の診断のアプローチ

MPO-ANCA：抗好中球細胞質ミエロペルオキシダーゼ，PR3-ANCA：抗好中球細胞質抗体，RF：リウマチ因子，PAN：結節性多発動脈炎，MPA：顕微鏡的多発血管炎，AGA：アレルギー性肉芽腫性血管炎，GPA：多発血管炎性肉芽腫症，HSP：Henoch-Schönlein紫斑病，MRA：悪性関節リウマチ．

方，慢性に進行する場合，大動脈縮窄症，症候性/非外傷性血栓性腎梗塞，腎血管性高血圧，腎硬化症などは，慢性虚血性腎症の範疇に含まれる．

5）細動脈性腎硬化症および悪性腎硬化症

血管造影では見えることのできない細い動脈の狭窄や閉塞でも腎臓虚血や高血圧が惹起される．主な疾患に，細動脈性腎硬化症や悪性腎硬化症がある．細動脈性腎硬化症(いわゆる良性腎硬化症)は，長い高血圧の経過の中で徐々に進行する腎硬化病変である．この腎病変は加齢とともに進行する．またコントロール不良の高血圧・黒色人種・糖尿病では，腎障害の進行がより早い．

病理学上，細動脈の内皮障害や基底膜の細胞外基質蓄積による壁肥厚や硝子化などの特徴が認められる．さらに，小葉間動脈や弓状動脈では，中膜肥厚や内弾性板の増生・内膜筋線維組織の増加で，内腔の狭細化が認められるようになる(fibroelastic hyperplasia)．島鎖状に尿細管の萎縮や間質の線維化(patchy ischemic atrophy)，球状糸球体硬化症やperiglomerular fibrosisが認められるようになる．このように病変の主座となる小葉間動脈遠位部と輸入細動脈は大動脈から糸球体までの間における主要な抵抗血管であり，血圧コントロールが悪いと高血圧がこれらの小・細動脈壁の進展刺激となり圧障害を発生させる．このように，腎硬化症と高血圧は悪循環を形成する．

悪性腎硬化症は悪性高血圧(または加速型高血圧，malignant or accelerated phase of hypertension)に特徴的な腎疾患である．加速型高血圧は，本態性高血圧や二次性高血圧の長い経過中に急激に高血圧が増悪し(拡張期血圧が120〜130 mmHg以上)，急速に臓器障害(腎機能障害，心不全，脳血管障害)が悪化する予後不良の疾患である(hypertensive crisis)．高血圧の急性増悪の原因には，精神的ストレスや不適切な加療中断などが関与する他に，悪性高血圧の発症には，高血圧発症時から血圧が高いこと，降圧治療の不適切な中断，長期にわたる精神的・身体的負荷などが関与する[4]．血清レニンの上昇が認められ，病態には腎内動脈の過剰収縮や，血管炎・凝固異常なども考えられている．重篤な高血圧による腎灌流圧の上昇により，小血管においてフィブリノゲン

や血清蛋白の透過性が亢進し，内皮障害や血管壁の細胞死，あるいは血小板の凝集が出現する．その結果，細動脈血管壁内には好酸性顆粒状変化（fibrinoid necrosis）が認められるようになる．また，小葉間動脈や細動脈ではコラーゲン・プロテオグリカン・血清蛋白質が求心性，かつ層状に蓄積し，肥大型細動脈炎（onion-skin lesion）と呼ばれる病変が出現する．肉眼的には細動脈や糸球体毛細血管が破綻した為に，点状出血がみられる（"flea-bitten" appearance）．

6）腎実質障害を伴う血管炎性高血圧

大動脈炎症候群以外の血管炎症症候群でも腎実質障害を伴う高血圧を発症する．結節性多発動脈炎や ANCA 関連血管炎（図 17），また全身性強皮症などがある[5]．

結節性多発動脈炎や ANCA 関連血管炎では急速進行性糸球体腎炎を発症することがある．全身性強皮症では悪性腎硬化症と類似した腎病理組織像を呈する腎クリーゼを発症することがある．いずれも腎予後不良の疾患である．

血管炎症候群の治療には，大量免疫グロブリン療法や血液浄化療法が有効である．急性期には免疫抑制療法や副腎皮質ステロイド療法が行われる．血圧管理は腎実質性高血圧に準ずる．全身性強皮症では ACE 阻害薬が腎保護作用に特に有効である（図 18）．

7）end stage renal disease（ESRD）

高血圧治療の進歩により脳卒中や心臓病の発症および死亡率は減少してきたが，末期腎不全の発症は増加の一途にある．日本透析医学会によるわが国の 2010 年末の透析患者数は 297,126 人，導入数は 37,532 人である．導入患者の基礎疾患の内訳は，糖尿病性腎症（43.5％），慢性糸球体腎炎（21.2％），腎硬化症（11.6％），多発性嚢胞腎（2.4％），急速進行性糸球体腎炎（1.2％），慢性腎盂腎炎（0.8％），SLE（0.8％）となっている．末期腎不全に陥ると，難治性・治療抵抗性高血圧を呈し，体液量貯留による浮腫やうっ血・溢水を伴う．そのため，長時間持続性の利尿薬を他の降圧薬と併用すると有効であることが多い．短時間作用型の利尿薬は，薬効が切れた後のリバウンドがかえって体液貯留を促進することがあるので，緊急時以外はあまり勧められない．適切な治療を施

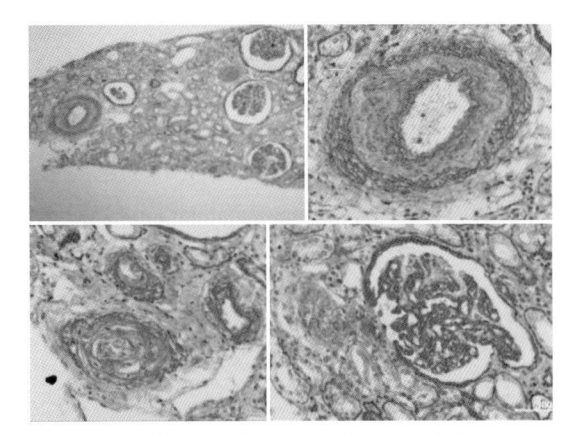

図 18　全身性強皮症クリーゼ症例の腎生検像

したにもかかわらず腎機能障害が進行する場合，患者が納得して腎代替療法を選択できるようにするために，CKD ステージ 4 の段階では腎代替療法についての説明をしておくことが重要である．症例ごと，原疾患や腎機能の低下速度を勘案しながら，治療法の決定を行う[6]．最近，透析療法を経ない先行的献腎移植の申請基準が作成された．詳細は関連学会のホームページ（http://www.jsdt.or.jp/info/1343.html）を参照されたい．

8）人工透析に伴う高血圧

透析患者の 75％に高血圧が合併する．透析患者における高血圧の成因には，①体液量（細胞外液量）過剰，②レニン-アンジオテンシン系の異常（容量負荷に対する不適切なアンジオテンシンⅡの反応性），③交感神経活性の亢進，④内皮依存性血管拡張の障害，⑤尿毒素，⑥遺伝因子，⑦エリスロポエチンなどの関与が指摘されている．特に，体液量過剰→心拍出量の増加による食塩感受性高血圧は主因として寄与し，その是正によって 60％以上の患者で血圧を正常化できると報告されている．

透析患者における降圧目標は週初めの透析前血圧 140/90 mmHg 未満とする．Iseki らの報告では，血圧値と予後の間には U 字現象があり，また栄養状態不良群や透析前収縮期血圧の過度な低下群では生命予後が悪かった．透析後の至適血圧については，非透析期間（2～3 日）の体重増加や血圧上昇を考慮してから決めなければならない．

透析導入直後の残尿が十分ある期間は，適切に利尿薬を使用し降圧管理を行う（図 19）．降圧治

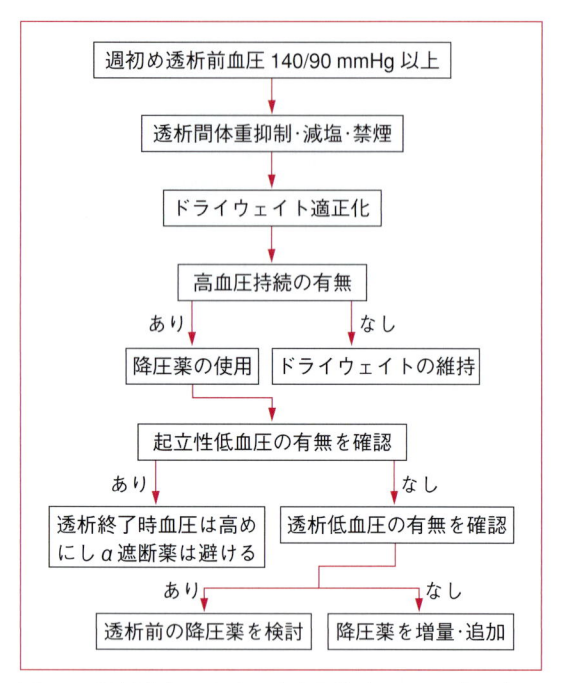

図19 透析患者における高血圧治療のアルゴリズム

療の原則は，ドライウェイト（DW）の適正化が最も重要で，まず食事摂取・体重増加に対する指導をしっかりと行う．その達成と維持によっても降圧が不十分な場合に降圧薬投与を使用する[7]．透析患者に対する不必要な降圧薬投与は，血圧低下によって透析中の除水不足を招き，溢水や心不全・肺水腫の原因になりうることを念頭に置くべきである．降圧薬には，動脈硬化の進展予防にRA系阻害薬が勧められる．ACE阻害薬は，陰性荷電を有するポリアクリルニトリルやデキストラン硫酸セルロースなどの透析膜との併用でアナフィラキシーショックを起こすことがあり，これらの透析膜との併用は禁忌である．虚血性心疾患を有する場合，Ca拮抗薬やβ遮断薬も有用であるが，それぞれ顔面紅潮や浮腫の増悪，徐脈などの出現に注意する．なお，慢性腎不全や透析導入後に発症頻度が高くなる多嚢胞性萎縮腎では，腎癌や嚢胞破裂・出血の合併に注意を要する．

2 腎血管性高血圧

a. 定義・概念，原因

腎血管性高血圧（renovascular hypertension）は腎臓の血管疾患によって発症した高血圧症のことである．腎動脈狭窄症の原因疾患は，動脈硬化症・線維筋性異形成・高安病である．まれではあるが腎血管性高血圧を引き起こしうる腎血管異常疾患として，腎動脈塞栓・腎動脈血栓症・William症候群・神経線維症・特発性腎動脈解離・腎動脈瘤・腎動静脈奇形・外傷・放射線治療による血管障害・後腹膜線維症などがある．ここでは最も頻度が高い腎動脈狭窄症について述べる．

腎動脈狭窄症（renal arterial stenosis）は，腎臓の血管異常が腎血液灌流の低下を引き起こすことが引き金となって腎障害が生じ，全身性の高血圧が発症する疾患である．低灌流が高度になると腎萎縮になる．この機序によって引き起こされた高血圧が腎血管性高血圧症である．腎血管性高血圧の発症頻度は二次性高血圧の原因疾患の第2位を占め，全高血圧患者の約1〜5％に認められる．悪性高血圧では，その10〜35％に合併する[8]．

b. 病態生理

腎動脈狭窄が片側腎動脈のみに生じる場合と両側腎動脈に生じる場合とでは，異なる病態生理により高血圧が発症する（図20）．片側腎動脈狭窄の場合，狭窄側腎の血液灌流低下によってレニンが過剰に分泌し，レニン-アンジオテンシン-アルドステロン（RAA）系が亢進し高血圧が発症する（続発性アルドステロン症）．このRAA系亢進はNaの再吸収を促し体液貯留，浮腫・高血圧を促す．しかしながら，非狭窄側腎の体液調節機能が十分に働いていれば体液貯留が生じず，必ずしも高血圧症は発症しない．正常血圧にかかわらず，たまたま撮影した造影CTで腎動脈狭窄症が発見され紹介を受けることがしばしばある．このような症例では，おそらく腎動脈狭窄の発症期間が短いため非狭窄側腎の代償がまだ十分に発揮されているのであろうと推測される．狭窄腎の虚血性腎萎縮と非狭窄腎の高血圧性腎硬化症という一見相反する病態が同時に進行することで，両側腎障害が進行し高血圧が発症する．放置すれば，末期腎不全に至る．

両側腎動脈狭窄の場合，腎臓の血流量が左右とも低下するために糸球体濾過が低下し，尿排泄量の低下が生じ高血圧が発症すると考えられてい

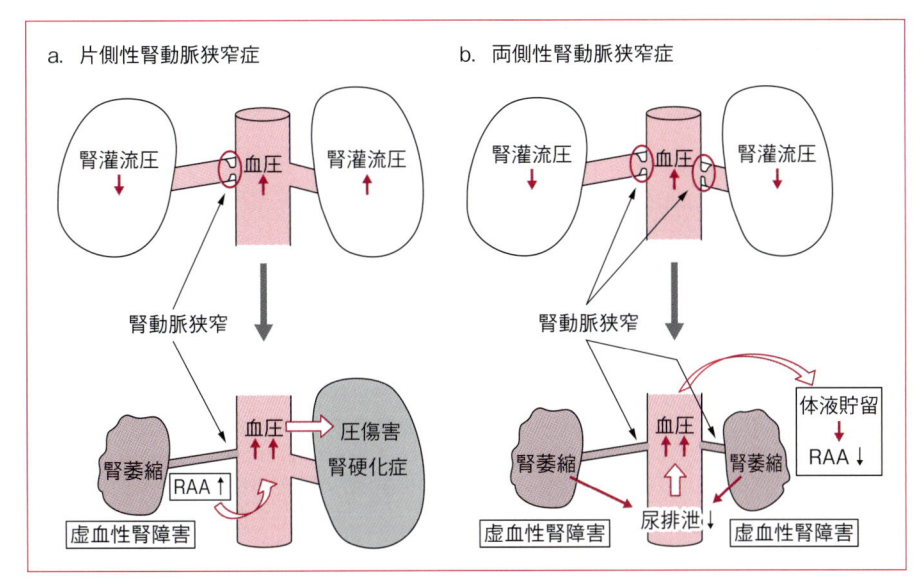

図20 腎動脈狭窄症の自然経過
RAA：レニン-アンジオテンシン-アルドステロン系

る．このときは，体液量貯留を引き起こすため，通常血漿レニン活性の亢進は認められない．この病態で問題となるのは，腎臓による体液調節の異常である．放置すると，両側腎で虚血性腎萎縮が進行し末期腎不全に至る．また悪性高血圧や急性心不全を頻繁に発症する．

診断と治療適応は，2005年に末梢動脈疾患患者に対するAHA/ACCの治療ガイドライン[9]と高血圧治療ガイドライン2009（JSH2009）の診断基準など[4,10]に従って，簡便なチャートをまとめた（図21）．

c．鑑別診断

1）動脈硬化性腎動脈狭窄（atherosclerosis）；～90％

動脈硬化性腎動脈狭窄の病変は血管壁の動脈硬化によって進行する．この発症率は，高齢者，男性，喫煙者，虚血性心疾患患者，他の末梢動脈硬化性疾患を有する患者で高く，その発症数は年々増加していると考えられる．腎動脈狭窄の好発部位は，大動脈から腎動脈が分岐したところ・分岐部から1cm以内の近位腎動脈である．狭窄所見は内腔が不規則となることが多い（図22）．

また近年，高血圧を呈さない無症候性腎動脈狭窄の存在がわかってきた[11]．虚血性心疾患や末梢性動脈硬化症が存在する場合，その20～65％に有意な腎動脈狭窄が偶発合併する[12,15]．また，無症候性腎動脈狭窄は，65歳以上の高齢者の約10％[14]，慢性腎不全の約20％[15]（原病不明の慢性腎不全のうち40～50％[16]）に発症している．

動脈硬化性腎動脈狭窄は進行性であるため，腎機能の廃絶前に早期発見が必要である．動脈硬化性腎動脈狭窄病変は大動脈硬化病変の入口部病変（ostial lesion）の場合が多い．強い石灰化を伴う重度の大動脈硬化症が伴う場合，コレステリン塞栓症が発症することがある．腎動脈起始部より心臓側でのカテーテル操作後に，腎コレステリン塞栓症が発症する場合があるので注意を要する[17]．

2）線維筋性異形成（fibromuscular dysplasia）；～10％

線維筋性異形成の原因は不明である．動脈壁における肥厚部位の違いにより中膜型（90％）・内膜型（～10％）・外膜型（～1％）に分類される．線維筋性異形成の腎動脈造影所見は，腎動脈の1/2～2/3遠位部に存在する"数珠状"の同心性狭窄を呈することが多い（図23）．線維筋性異形成は若い女性により多く，また小児腎血管性高血圧例の35～50％，50歳以下の成人腎血管性高血圧例の10～15％に認められる．線維筋性異形成患者では脳動脈・腹腔動脈・上腕動脈・冠動脈など腎外動

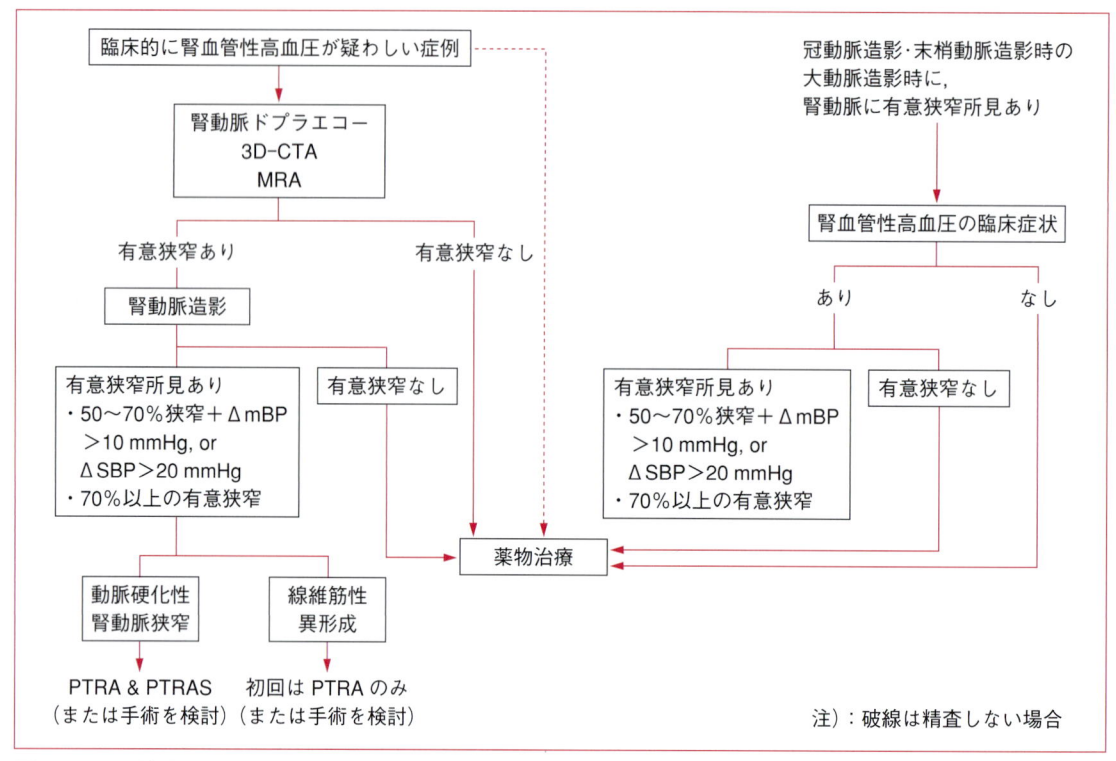

図21 RVH治療のチャート
ΔmBP：平均血圧の圧較差，ΔSBP：収縮期血圧の圧較差，PTRA：腎動脈拡張術，PTRAS：ステント留置術
(ACC/AHA2005 Practice Guidelines for the management of patients with PAD. Circulation 2006；113：e463-654[9])より改変引用)

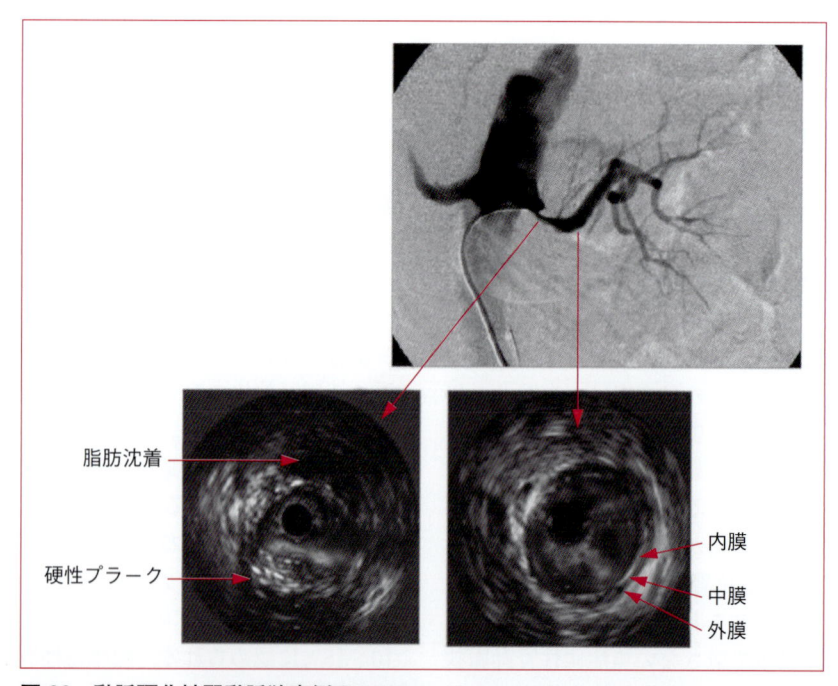

図22 動脈硬化性腎動脈狭窄例のIVUS

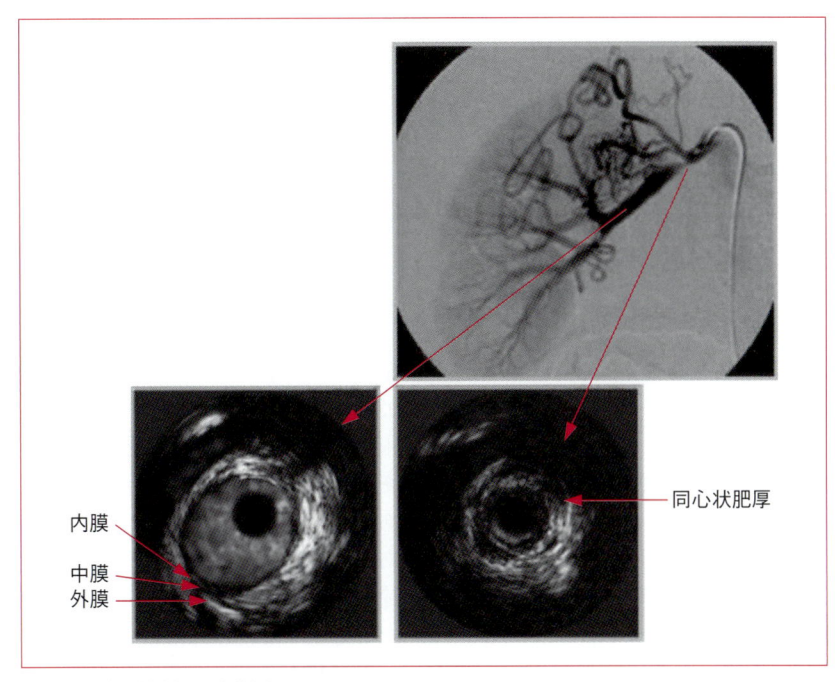

図23　線維筋性異形成例のIVUS

脈にも血管病変が合併する可能性があるため(25～30％)，全身の動脈瘤や動脈疾患の検索が必要である．

3) その他
- **大動脈炎症候群**：大動脈内膜が自己免疫性の炎症によって肥厚し，内腔が狭窄する進行性の疾患である．この場合，腎動脈狭窄は大動脈病変に連続性であるため，主に腎動脈起始部に発症する．
- **大動脈周囲炎（後腹膜線維症）**：大動脈外膜の炎症により，後腹膜腔に線維性腫瘤が形成される．頻度は少ないが，この腫瘤形成により腎動脈狭窄が生じることがある．IgG4関連疾患群の一部症と考えられている．

　大動脈炎症候群も大動脈周囲炎も自己免疫疾患であり，炎症期の治療にはステロイドや免疫抑制剤が使用される．炎症を鎮静化させてから，腎動脈拡張術が施行される．
- **大動脈縮窄症**：腎動脈起始部より心臓側の大動脈に強い狭窄が存在する場合，両側腎動脈灌流量の低下に基づく，コントロール不良の腎血管性高血圧が発症することがある．腎動脈エコー検査で大動脈流速に異常が認められる場合に疑

われる．外科的治療による狭窄の解除ないしバルーンカテーテルによる血管形成術が適応され，より早期に処置することが良好な予後を規定する．

d. 臨床症状
腎血管性高血圧の臨床的特徴には以下の項目が挙げられる．
① 30歳以下で発症した高血圧患者で，高血圧の家族歴がない場合
② 50歳以上で重症高血圧が発症した場合
③ 難治性の高血圧（血圧コントロールに3種類以上の降圧薬が必要）
④ 急速に悪化した高血圧・悪性高血圧
⑤ 原因不明の急激な腎機能低下
⑥ ACE阻害薬，アンジオテンシン受容体阻害薬で血清クレアチニンが急上昇する場合
⑦ 腎臓サイズの左右差が1.5cm以上，または片側腎が9cm以下の場合
⑧ 原因不明の心不全（flash pulmonary edema）
⑨ 末梢動脈疾患（大動脈瘤やABI 0.9以下）
⑩ 多枝冠動脈疾患
⑪ 腹部血管雑音

高血圧患者を診察する際に，本疾患の臨床症状の特徴を覚えておくことは極めて重要である．通常，腎動脈狭窄症では大きな検尿異常を認めない．血尿，蛋白尿を伴わずに腎機能低下が進行する場合は，本症例を疑うことを勧める．しかしながら，片側腎動脈狭窄による腎血管性高血圧症で，非狭窄側腎において二次性巣状糸球体硬化症が出現した報告[18,19]や，腎梗塞症例で蛋白尿の増加にレニンの亢進が関与していたという報告もあり[20]，蛋白尿が伴う場合もあるので注意する．

e. 検査所見

上記の臨床的特徴が認められた場合には，画像検査を進める．腎血管性高血圧の診断には，腎動脈ドプラエコー・造影CT・MRA検査が感度，特異度ともに高く有用である．腎動脈狭窄のgold standardは腎動脈造影検査である．

1) 腎動脈ドプラエコー検査

本検査は最も侵襲のない検査である．本疾患が疑われた場合には，積極的にカラードプラ法/腎動脈ドプラエコー検査を施行するべきである．腎動脈の解剖学的な位置が体表面より深いところにあるためこの検査の技術習得は難しく，本検査の信頼性は，感度84～98%・特異度62～99%と報告によりさまざまである．

腎動脈狭窄症は，腎動脈最大流速(PSV)：通常100 cm/s 前後→50%以上 180 cm/s，60%以上 3 m/s 以上，RAR(renal to aortic ratio)：3.5以上などの指標を基に総合的に判断する．また，腎臓サイズの左右差をチェックすることも，重要である．本検査では腎内血流を測定しresistive index(RI)を算出することにより，腎硬化症の進行度を推定することが可能である．高度に腎機能低下した症例(RI>0.8)では，腎動脈拡張術施行後の腎予後は改善しなかったという報告があり[21]，腎動脈拡張術の適応を考える上で重要な検査所見である．本検査の詳細な説明は別書を参照されたい[22]．

本検査は容易で非侵襲的であるため，腎動脈拡張術後再狭窄の早期発見を目的に頻回にフォローアップするのに適している．ステント留置後は血流速度が増加するため，再狭窄の基準値は，一般的にPSV，RARとも大きくなる．また，本検査は腎機能の悪い患者でも正確に腎動脈狭窄症を診断できるため[23]，非常に有用である．現在，日本超音波学会で腎動脈狭窄症診断のための腎動脈ドップラ超音波検査の標準化ガイドラインを作成中である．

2) 造影CT

多列検出器コンピュータ断層撮影(multidetector-row CT；MDCT)による3Dイメージ解析を行った血管造影CT検査は極めて正確に腎動脈狭窄の存在を検出することが可能である(感度91～92%・特異度99%)．本検査では，ステント留置術後にステント内の血流を観察することも可能である．短所として造影剤腎症が発症する可能性があるため，腎不全患者では施行後の透析が必要である．また腎機能低下例では，造影剤使用量の調節や生理的食塩水(または1.26%重曹溶液)の補液など考慮する．

3) MRA

MRAは，特に動脈硬化性腎動脈狭窄において信頼できる検査である(感度78～100%，特異度71～96%)．一方，線維筋性異形成ではあまり有効ではない(感度22%，特異度96%)．MRAでは血液流速に関与したアーチファクトが多く，これを是正するためにガドリニウム造影剤を使用することは有用である．しかしながら，腎機能障害のある患者ではガドリニウム造影剤による全身性線維症の発症の危険性があり，腎不全患者ではガドリニウムは禁忌である[24](eGFR 30 mL/min/1.73 m^2 未満の場合は禁忌，eGFR 30 mL/min/1.73 m^2 以上，60 mL/min/1.73 m^2 未満の場合は慎重使用，eGFR 60 mL/min/1.73 m^2 以上でも必要最小量のガドリニウムを使用)．閉所恐怖症や金属が体内に埋め込まれている場合，本検査は禁忌である．

4) 腎動脈造影検査

腎動脈狭窄が疑われた症例で上記の非侵襲性の画像検査で腎動脈狭窄を診断しきれなかった場合，腎動脈造影検査(DSA)で最終的に診断する．以下の基準を満たせば，有意狭窄ありと考えられ腎動脈拡張術やステント留置術の適応となる．

① 腎動脈造影で50～70%の狭窄を認め，収縮期圧較差が20 mmHg以上，または平均血圧による圧較差が10 mmHg以上を認めた場合

（圧較差の測定法には，マイクロカテーテルによる引き抜き法やプレッシャーワイヤーによる同期圧較差測定法がある）．
②腎動脈造影で70％以上の狭窄を認めた場合
③超音波血管内視鏡（IVUS）により70％以上の狭窄を認めた場合

動脈硬化性脳心血管疾患を有する患者では，腎動脈狭窄症の合併が高率である．虚血性心疾患や他の虚血性末梢動脈疾患のために動脈造影検査を施行する際には，大動脈造影をして他の部位の動脈狭窄をスクリーニングすることが勧められる．しかしながら，無症候性腎動脈狭窄が偶発的に発見された際に，腎血管性高血圧に特徴的な臨床所見または狭心症が認められない場合，腎動脈拡張術は勧められない．当然のことながら，腎機能障害が進行した症例では，造影剤使用量には注意が必要である[25]．

5）その他の検査

・カプトプリル負荷腎シンチグラム：カプトプリル負荷により，狭窄側・非狭窄側の腎機能差が増幅される検査方法．腎動脈狭窄の有無について血管造影検査と比較した研究では，感度・特異度ともに低く腎動脈狭窄のスクリーニングには不向きであると考えられている．しかしながら，腎血管性高血圧症の患者で，境界領域の動脈硬化性腎動脈狭窄（～50％）で，左右の腎機能を比較し本症の診断を補助するのに有用である．

・血漿レニン活性測定：カプトプリル負荷テスト（カプトプリル負荷1時間後，レニンの過大反応を評価する検査），分腎レニンサンプリング（狭窄側と非狭窄の腎静脈からの血漿レニン活性の比が1.5以上で，非狭窄側では腎静脈以下のレベルの下大静脈より抑制されているかを評価する検査）については，AHA/ACCガイドラインでは，腎動脈狭窄のスクリーニング検査としてあまり有用ではないとされている．その理由として，塩分過剰摂取量・腎不全・糖尿病・アルドステロン症やCushing症候群の合併などにより血漿レニン活性が抑制されるためである．分腎静脈レニンサンプリングは，レニン分泌がどちらの腎臓で分泌が亢進しているかを同定するには有効である．

・腎機能：血清Cr値が2.0 mg/dL以上の症例や糸球体濾過率がすでに40 mL/min未満にまで低下している症例では，腎動脈拡張術後に腎予後の改善はあまり期待できないとの報告がある[26]．片側腎動脈狭窄で既に慢性腎不全が存在する場合には（血清Cr 3.0 mg/dL以上），他の腎実質性疾患の存在を検討するべきである．しかしながら，特に単腎の腎動脈狭窄や両側腎動脈狭窄で，腎機能障害の進行が腎動脈狭窄によると考えられる場合，腎機能が悪くても腎動脈拡張術が奏効し透析導入を回避できる場合もある[23,27]．臨床経過や腎血流を十分に検討し，腎専門医・透析専門医とよく相談してから治療法を選択すべきである．

f．治療

1）腎動脈拡張術の適応

上記の検査で腎動脈狭窄が有意狭窄と診断された場合，以下の基準に照らし合わせて，腎動脈拡張術（PTRA）の適応を判断する．適応がなければ，薬物治療を選択する（表12）．

2）治療法の選択

腎血管性高血圧の治療法には，降圧薬などによる薬物療法・経皮経管的腎動脈拡張術またはステント留置術，手術療法がある．

①薬物療法

降圧薬による血圧コントロールは難治性である場合が多い．降圧薬のなかで，特にアンジオテンシン変換酵素阻害薬（ACEi），アンジオテンシンⅡ受容体拮抗薬（ARB），カルシウム拮抗薬，β遮断薬が有効である．腎動脈狭窄ではRA系が強く亢進している場合が多いので，ACE阻害薬やARBは急激な血圧低下と腎機能低下（血清Cr値の急増）を引き起こすことがある．これらの降圧薬は少量より投与することを勧める．両側腎動脈狭窄症では，特に慎重に投与する．他の動脈硬化症に対する治療と同様に，禁煙，スタチンによる脂質異常症の改善[28]・抗血小板治療（低用量アスピリンなど）は，腎動脈狭窄の進行予防や後述する血管拡張術後の再狭窄予防，腎予後改善に有効であると考えられる．

降圧薬により十分な血圧コントロールがなされれば，理論的には狭窄側腎の血液灌流が低下するので，虚血・腎萎縮が進行することが予想され

表12 腎動脈狭窄症(RAS)に対する経皮経管的腎動脈拡張術や外科手術の適応

1.	再発性，原因不明の慢性腎不全，または突然発症した原因不明の肺水腫を伴う血行動態的に明らかな RAS	Class I，LOE B
2.	加速型-悪性高血圧，片側性の腎萎縮を伴った高血圧，治療抵抗性の高血圧などを伴った RAS	Class IIa，LOE B
3.	慢性腎不全で，両側 RAS や機能のある単腎の RAS を伴う場合	Class IIa，LOE B
4.	狭心症を伴う RAS	Class IIa，LOE B
5.	無症候性ではあるが，血行動態的に明らかな両側 RAS や生きている可能性のある*単腎の RAS	Class IIb，LOE C
6.	無症候性ではあるが，生きている可能性のある*血行動態的に明らかな片側性 RAS	Class IIb，LOE C
7.	慢性腎不全で，片側性 RAS	Class IIb，LOE C

(*生きている可能性のある腎臓→長径 7 cm 以上の腎臓)
(Circulation 2006 ; 113 : e463-e654[9]より引用)

る．これまでは，降圧薬治療は，PTRA を行うまでの非狭窄側腎や全身臓器を圧外傷から守るつなぎの対症療法と考えられてきた．しかしながら，近年，薬物治療の位置付けが，腎動脈拡張術を行うまでのつなぎの治療でよいかどうか議論の余地が出てきている(後述)．

②血管拡張術：経皮経管的腎動脈拡張術・ステント留置術・手術療法

RVH に特徴的な臨床所見を有し，上記の検査により腎動脈に有意狭窄が認められた場合，積極的にカテーテルによる腎動脈拡張術(腎動脈拡張術，ステント留置術)が施行される．動脈硬化性腎動脈狭窄に対しては，腎動脈拡張術のみでは再狭窄率が高いためステント留置術が施行される．線維筋性異形成に対しては，通常バルーンによる腎動脈拡張術が施行されるが，再発例・必要時にはステント留置術を追加する．血管肥厚の強い線維筋性異形成では，治療抵抗性のこともある．高度の大動脈硬化症を有する症例で腎動脈インターベンション後に腎機能が悪化する場合，コレステリン塞栓症や小血栓子による腎動脈塞栓症の発症を考慮する[17]．腎動脈拡張術後再狭窄予防に，スタチンによる高脂血症の是正が有効である．

手術療法では，自家腎移植による腎動脈形成術や大動脈-腎動脈シャント術が行われる．また大動脈瘤や大動脈解離が合併している場合は，大動脈の手術時に腎動脈再建術が施行される．

3）治療法選択における今後の課題

近年，適切な内服治療薬のみと血管拡張術を施行した群とを比較した 2 つの ROC 研究が報告された．大動脈造影，MRA，CTA，腎動脈エコーで腎動脈狭窄が認められた患者(70％以上の狭窄患者率；59％)においてと，または"eGFR が 15 mL/min/1.73 m² 以上，80 mL/min/1.73 m² 未満""50％以上の腎動脈狭窄(腎動脈径 4 mm 未満は除く)""腎長径 8 cm 以上"の患者において，適切な内服治療薬のみ(ACE 阻害薬/ARB を含んだ適切な降圧治療・スタチン・低用量アスピリン)と血管拡張術も施行した群とを比較した ASTRAL 研究[29]や STAR 研究[30]では，どちらの群も，降圧予後・腎機能予後・心不全予後，さらには生命予後に差がないという驚くべき結果が報告された．さらに，どちらも腎動脈拡張術後に 10～20％の症例で手技的な合併症が認められている．これらの報告を踏まえると，腎動脈拡張術をせずに薬物治療のみで十分であると考えてしまいがちである．しかしながら，前述のように腎動脈狭窄は進行性であり，また自験例でも腎動脈拡張術が有効であった症例は非常に多い．今後の課題として，腎動脈拡張術の適応症例を的確に判断・選択することや腎動脈拡張術の合併症をいかに予防するかが重要と思われる．また，コレステリン塞栓症は早期診断が非常に難しく，有効な治療法のない予後不良であるため，カテーテルアプローチの選択は，大動脈硬化の程度・状態を充分に評価したうえで腎臓保護の観点から決定してほしい．RESIST 研究では，Distal Embolic Protection device(Angioguard™)と抗血小板薬(abciximab)を

併用した場合に，腎動脈狭窄に対する腎動脈形成術/ステント留置術後に腎機能が改善したと報告している[31]．現在，Embolic Protection デバイスを用いた場合の腎動脈拡張術の有効性を調査する臨床研究（CORAL）が進行中で今後の報告が待たれる[32,33]．腎萎縮を含めた虚血性腎症の治療法は，いまだ確立されておらず今後の課題である．

B 内分泌性高血圧症

内分泌性高血圧は内分泌臓器の腫瘍あるいは過形成によりホルモン過剰を生じ，高血圧を呈する疾患群である．特に原発性アルドステロン症，Cushing 症候群，褐色細胞腫が代表的である．原因に対する治療により治癒可能な場合が多いこと，標的臓器障害が進行しやすいこと，一部に悪性腫瘍も含まれることから適切な診断が必要である．

1 原発性アルドステロン症

a．概念

原発性アルドステロン症は，副腎球状層の過形成あるいは腺腫（まれに癌腫）から過剰分泌されたアルドステロンが腎集合管に作用して NaCl 再吸収を促進する．その結果，高血圧と口唇や手先のしびれ感などを伴い，高アルドステロン血症・低レニン血症，低カリウム血症，低マグネシウム血症，代謝性アルカローシスを呈する疾患である．1955 年に Conn JW により発見されたことから Conn 症候群ともよばれる．本邦の第 1 例と第 2 例は，東北大学の鳥飼らにより報告された．

b．疫学，頻度

本疾患は高血圧患者の約 3〜10％を占める．脳・心血管系・腎などの臓器障害が比較的少なくないため，見落とさずに，早期診断・早期治療が重要である．男女比は 1：1.5 と女性が多い．すべての高血圧で疑う必要がある．特に未治療例や本疾患の頻度が高い低 K 血症合併例，Ⅱ度以上の高血圧（原発性アルドステロン症の頻度約 10％），治療抵抗性高血圧（約 20％），副腎偶発腫瘍合併例（約 3％），40 歳以下で脳血管障害などの臓器障害合併例では，本症を疑いスクリーニングを行う．最近は約 3/4 が正常血清 K との報告もあるので注意する．日本内分泌学会ホームページに診療手引きが掲載されている原発性アルドステロン症診断の手順を図 24 に示す．

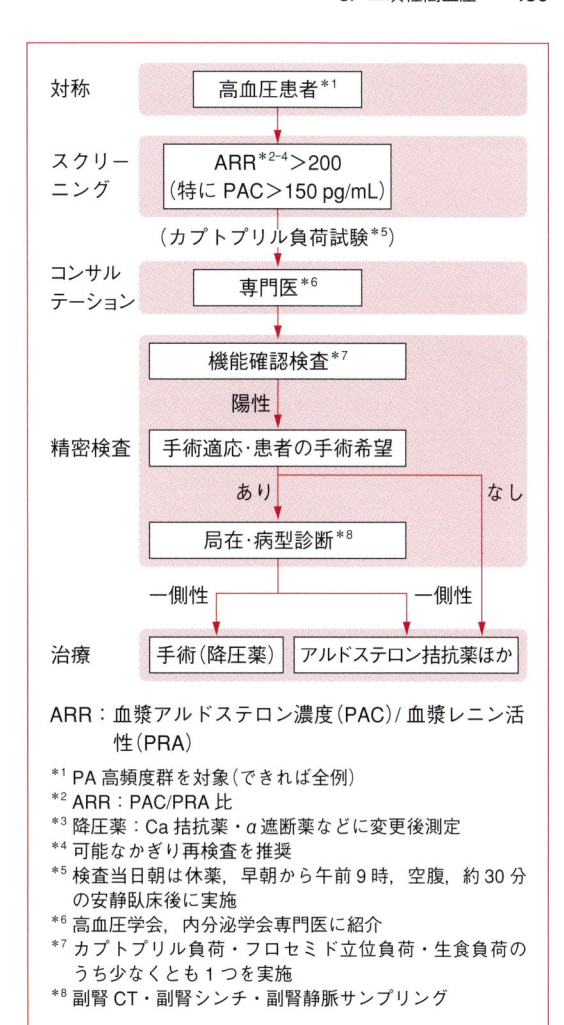

図 24 原発性アルドステロン症診断の手順
（日本高血圧学会：高血圧治療ガイドライン 2009[4] より引用）

ARR：血漿アルドステロン濃度（PAC）/ 血漿レニン活性（PRA）

[*1] PA 高頻度群を対象（できれば全例）
[*2] ARR：PAC/PRA 比
[*3] 降圧薬：Ca 拮抗薬・α遮断薬などに変更後測定
[*4] 可能なかぎり再検査を推奨
[*5] 検査当日朝は休薬，早朝から午前 9 時，空腹，約 30 分の安静臥床後に実施
[*6] 高血圧学会，内分泌学会専門医に紹介
[*7] カプトプリル負荷・フロセミド立位負荷・生食負荷のうち少なくとも 1 つを実施
[*8] 副腎 CT・副腎シンチ・副腎静脈サンプリング

c．臨床症状，検査所見，診断

1）スクリーニング検査（原発性アルドステロン症診断ガイドライン［内分泌学会編］

・血漿レニン活性（PRA），血漿アルドステロン濃度（PAC）測定．
・PAC/PRA 比の評価

表13 原発性アルドステロン症—機能確認検査の概要

	方法[*1]	陽性判定基準[*2]	副作用
カプトプリル負荷試験	カプトプリル50 mg（用粉砕）経口投与	ARR（60または90分） ≧200（または350）[*3]（JSH2009） ＞200（内分泌学会）	血圧低下
フロセミド立位負荷試験	フロセミド40 mg静注・2時間立位	PRA_{max} ≦1.0（または20）ng/mL（JSH2009） ＜2.0 ng/mL/時（内分泌学会）	起立性低血圧 血清K低下
生理食塩水負荷試験	生食2L/4時間点滴静注	PAC（4時間） ≧85（≧50〜100）pg/mL（JSH2009） ＞60 pg/mL（内分泌学会）	血圧上昇 心・腎機能低下例は実施しない 血清K低下

[*1] 原則として検査当日朝の降圧薬を休薬し，早朝から午前9時，空腹，約30分の安静臥床後に実施．
[*2] 感度，特異度は報告により60〜90%と異なる．
[*3] PAC単位：pg/mLで計算．

本症を見逃さないために，高血圧患者では一度は血漿レニン活性と血漿アルドステロン濃度を同時測定することが有用である．PAC/PRA比＞200（PAC：pg/mL），特にPAC＞150 pg/mLであれば本症を疑い専門医に相談することを勧める．測定値は，採血時刻，体位，降圧薬の服薬時間，降圧薬により影響を受ける．また，同一例でも測定値が少なからず変動するため，可能なかぎり反復測定が望ましい．血漿アルドステロン濃度の単位はng/dLで表示される場合とpg/mLで表示される場合があるので注意する．

2）機能確認検査

スクリーニング検査陽性の場合，アルドステロンのRA系非依存性の自律性分泌を証明する検査を実施する．カプトプリル負荷試験の特異度は若干低いが感度は優れており，簡便なため外来でも実施可能である．フロセミド立位負荷試験はこれまで最も一般的であったが，感度，特異度がやや劣り，身体的負担も少なくない．近年，欧米で汎用される生理食塩水負荷試験は感度，特異度に優れるとされるが，検査時間が長く，心・腎機能低下例では適さない．少なくとも1つ以上の検査を実施後，次の病型・局在診断を行う（表13）．

d．分類

原発性アルドステロン症の病型には，アルドステロン産生腺腫，両側副腎過形成による特発性アルドステロン症があるが，まれにグルココルチコイド反応性アルドステロン症，副腎癌，一側性副腎過形成などがある．副腎CT，副腎シンチグラフィ，副腎静脈サンプリングで総合的に判断する．

e．治療

一側性アルドステロン産生腺腫では腹腔鏡下副腎摘出術が一般的である．術後，血清Kは正常化する．高血圧歴が5年以上，本態性高血圧の合併，腎障害合併，spironolactone不応歴では血圧低下が不良であるが，高血圧のコントロールは改善する．手術適応がない例や手術の待機期間中の例には，高血圧と低K血症の厳密な治療を継続する．降圧薬としてアルドステロン拮抗薬が第一選択薬であるが，投与早期にアルドステロン分泌の抑制作用が報告されているCa拮抗薬も併用して，血圧をコントロールする．eplerenoneはspironolactoneと比較して，鉱質コルチコイド受容体への選択性が高く女性化乳房などの副作用が少ないが，高K血症を誘発させる可能性があるため，微量アルブミン尿または蛋白尿を伴う糖尿病患者，中等度以上の腎機能障害・重度の肝機能障害では禁忌となっている．術前のアルドステロン拮抗薬投与は，RA系の賦活などを介して術前の急激な循環動態の変動を少なくし，術後の電解質異常や腎機能低下を予防するとの報告がある一方，抗アルドステロン効果が残存し高K血症，低Na血症を呈することもあるため，注意を要する．

2 偽性アルドステロン症；Liddle 症候群および AME 症候群など

a. 概念

偽性アルドステロン症 (pseudohyperaldosteronism) とは，副腎より分泌されるホルモンであるアルドステロンが過剰分泌されていないにもかかわらず，アルドステロン過剰様の症状を示す疾患群をいう．アルドステロンは遠位尿細管や皮質集合管に作用し，Na^+ の再吸収と K^+ の尿中分泌を促進させる．偽性アルドステロン症では，アルドステロンが過剰分泌されていないにもかかわらず，アルドステロン様作用機序が亢進される病態が形成され，アルドステロン症状が発現する．

b. 病態生理と疾患

偽性アルドステロン症には，AME (apparent mineralocorticoid excess) 症候群や Liddle 症候群などの遺伝性疾患や Licorice (甘草) 症候群などの薬剤性疾患がある．

- Liddle 症候群：常染色体優性遺伝形式の疾患であり，アミロイド感受性 Na チャネル (ENaC) の機能亢進によって Na 貯留・低レニン性高血圧，低 K 血症，アルドステロン低下などの症状を生じる．ENaC の β サブユニットや γ サブユニットの遺伝子異常が報告されている．
- AME 症候群：11beta-hydroxysteroid dehydrogenase type 2 (11β-HSD type 2) の遺伝子異常が原因で，常染色体劣性遺伝形式をとる．11βHSD 遺伝子には，1 型 (肝型) と 2 型 (腎型) がある．2 型 11βHSD は腎尿細管においてコルチゾールからコルチゾンへの変換し，コルチゾールが鉱質コルチコイド受容体と結合することを阻害している．2 型 11βHSD 遺伝子異常により機能欠失が生じると，腎臓内のコルチゾールがアルドステロンの数百〜数千倍になってしまい，高血圧，低 K 血症，代謝性アルカローシスなどのアルドステロン症様症状が発現する．アルドステロン値は低い．
- Licorice 症候群：漢方薬 (甘草)・グリチルリチンなどの薬剤には 11β-HSD type 2 の活性を抑制する作用があり，後天性の AME 症候群を呈することがある．症状として，低 K 血症，Na 貯留・浮腫・高血圧，血漿アルドステロン低値などがみられる．診断には，薬剤投与と高血圧悪化についての慎重な病歴聴取を行う．グリチルリチンの投与量，投与期間，年齢 (60 歳異常) が本症の危険因子であるとされている．治療は，数週間 (最大 4 か月) の甘草の中断，あるいは一時的にアルドステロン拮抗薬を使用する．

3 Cushing 症候群

a. 概念，疫学，分類

コルチゾールの自律分泌や過剰分泌により Cushing 徴候，高血圧，糖尿病などを呈する．男女比は 1：3 から 1：4 と女性に多い．副腎皮質刺激ホルモン (ACTH) 非依存性と ACTH 依存性に大別され，前者には副腎腺腫による狭義の Cushing 症候群，ACTH 非依存性大結節性副腎過形成などが，後者には下垂体 ACTH 産生腫瘍による Cushing 病，異所性 ACTH 生産腫瘍がある．また，ステロイド治療のため Cushing 徴候が出現することがあるので，治療歴には注意を要する．

b. 臨床症状

コルチゾール過剰による中心性肥満，満月様顔貌，野牛様脂肪沈着，赤色皮膚線条，皮膚の菲薄化，アンドロゲン過剰による多毛，挫創などの男性化症状に注目する．非特異的所見として，高血圧，糖尿病，脂質異常症，骨粗鬆症，尿路結石，爪白癬などがある．心不全などの心血管系合併症が多く予後に影響する．一般検査では好酸球減少，低 K 血症に注意する．

Cushing 徴候，難治性の高血圧と糖尿病の合併などから Cushing 症候群が疑われた場合，あるいは副腎偶発腫瘍を認めた場合は専門医に紹介することを勧める．

c. 検査所見

血中コルチゾール，尿中遊離コルチゾールの増加，デキサメタゾン (DEX) 抑制試験 (一晩法) (0.5 mg，1 mg) でのコルチゾール抑制欠如，コルチゾールの日内変動消失を確認する．そのうえで，血清 ACTH 値，CRH 負荷試験から ACTH 依存

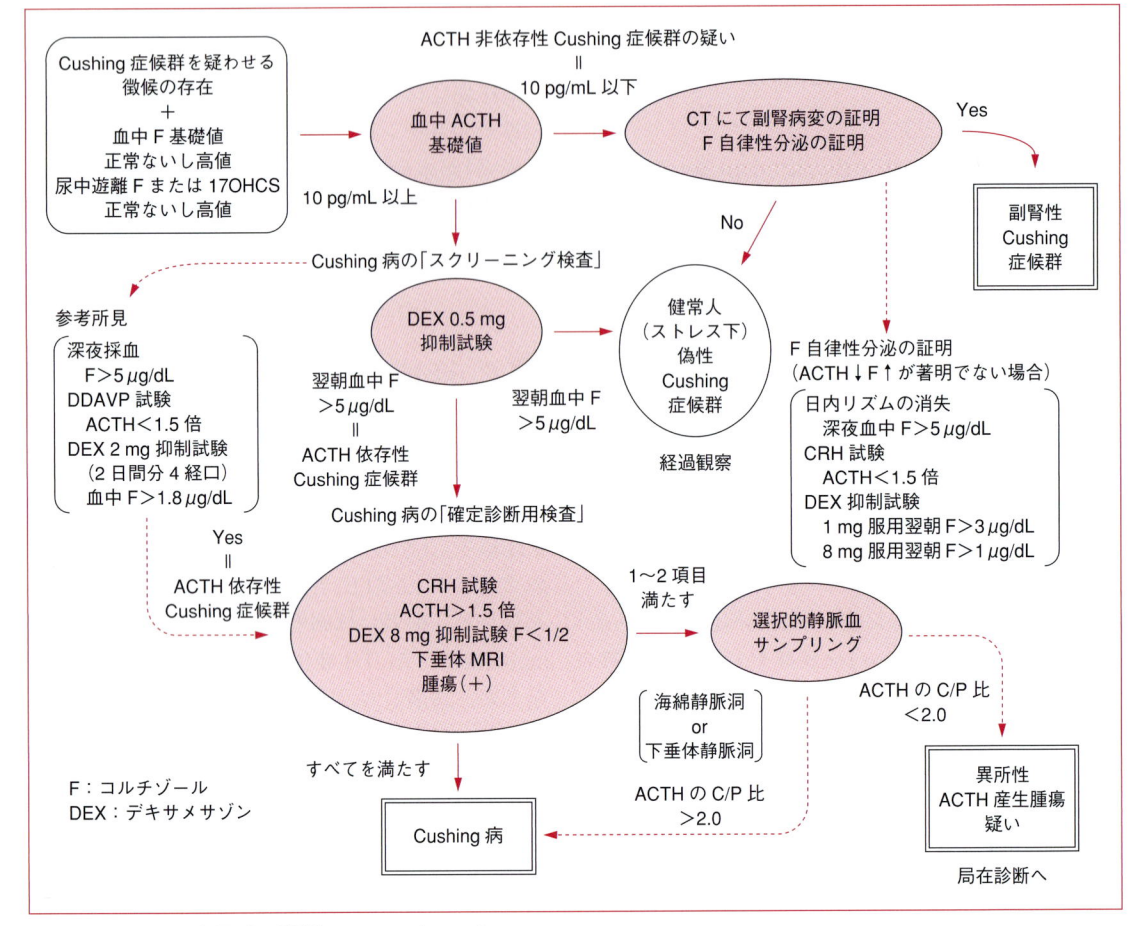

図25 Cushing 症候群の診断のフローチャート
（二川原健，他：Cushing 症候群と preclinical Cushing 症候群．日本内科学会雑誌 2006；95：624-649[33]）より引用）

◆ *Side memo*

[副腎性サブクリニカル Cushing 症候群]

　副腎偶発腫瘍の約50％は非機能性副腎腫瘍とされるが，そのなかに少なからずサブクリニカル Cushing 症候群が存在する．副腎偶発腫瘍の7.5％が Cushing 症候群であったと報告がある．

　厚生労働省の判断基準では，①副腎偶発腫瘍の存在，②Cushing 徴候の欠如，③血中コルチゾールの基礎値が正常，④デキサメタゾン抑制試験（一晩法）でコルチゾールの抑制欠如が必須項目で，これに ACTH 分泌の抑制などの副項目があれば診断できる．高血圧，肥満，耐糖能異常の合併が多く，経過とともに増悪することが多い．術後に改善を認めることから，可能な例では手術を検討する．腫瘍径が4cm以上や増大傾向のある場合は悪性も考慮して摘出術を勧めることが多い．

症か，非依存症かを鑑別し，副腎CT，下垂体MRIにより副腎病変，下垂体病変を検索する（図25）．

d．治療

　副腎腺腫では腹腔鏡下副腎摘出術，Cushing 病では経蝶形骨洞下垂体摘出術，異所性 ACTH 産生腫瘍では原因病巣の外科的摘出が第一選択治療である．術前や手術不能例では積極的な降圧治療が必要であるが，一般に治療抵抗性である．RA系阻害薬，Ca拮抗薬，利尿薬，α遮断薬などを併用して治療する．

4 褐色細胞腫および傍神経節腫

a. 概念

カテコラミン過剰によって高血圧や耐糖能異常を発症する．あらゆる年齢で発症しえる．副腎性の腫瘍は褐色細胞腫と診断される．副腎外性の腫瘍は，交感神経節由来であるので傍神経節腫とよぶ．副腎外性，両側性，多発性，悪性例がそれぞれ約10％を占めることから，10％病ともよばれる．内分泌腺に多発性の腫瘍病変を生じる多発性内分泌腫瘍症や von Hippel-Lindau 病の1病変として認めることもあり，家族歴に注意する．特に多発性内分泌腫瘍症2の場合，甲状腺髄様癌の発症リスクが高く，予防的甲状腺切除術が奨められる．

カテコラミン測定と画像検査から診断は容易で，腫瘍摘出により高血圧，カテコラアミンは正常化する．最大の課題は悪性の早期診断が難しいことである．転移が無い症例では初回手術時に悪性の診断が困難で，後日，遠隔転移が判明したり，再発することで悪性が証明されることがある．図26に褐色細胞腫および傍神経節腫の診断，治療のフローチャートを示す．

b. 臨床症状

診断の手がかりとして，5Hとよばれる5徴"頭痛(headache)，発汗(hyperhidrosis)，体重減少/代謝亢進(hypermetabolism)，高血糖(Hyperglycemia)，高血圧(Hypertension)"や，動悸や顔面蒼白などの症状に注意を払う．高血圧は発作性で，運動，ストレス，排便，飲酒，低血糖などで誘発される．メトクロプラミド静注による高血圧発作もあるので注意が必要である．副腎偶発腫瘍として発見されることも比較的多い．

c. 検査所見

1) 内分泌学的検査

血中カテコラミン，24時間尿中カテコラミン排泄量，代謝産物メタネフリン，ノルメタネフリンの尿中排泄量などの増加を確認する．誘発試験(グルカゴン，メトクロプラミド)やフェントラミン(レギチーン)試験(血圧降下を指標)は特異性，安全性に問題があり推奨されない．ノルアドレナリン高値の場合，クロニジン試験(中枢α_2受容体に作用)が有用である．

2) 画像検査

CTで腫瘍の局在を確認する．ただし，造影剤はクリーゼ誘発の可能性があるため原則禁忌で，やむをえず実施する際には必ずフェントラミン，プロプラノロールを準備する．MRIではT1強調像で低信号，T2強調像で高信号が特徴である．局在が不明あるいは副腎外性の場合，^{131}I-MIBGシンチグラフィ，MRI，CTで全身検索する．MIBGシンチは悪性例の転移巣検出に有用であるが，小病変や機能が弱い例では偽陰性を示すことがあり注意を要する．MIBG陰性例ではFDG-PETが有用であるが，悪性傍神経節腫以外は保険適用がない．

d. 治療

腫瘍摘出術が原則である．術前の血圧管理と循環血漿量補正および術中のクリーゼ防止のため，十分にα遮断薬を投与する．β遮断薬は頻脈や不整脈の治療目的で併用するが，単独投与はα作用が増強されるため禁忌である．病理組織での良性，悪性の鑑別が困難なため，術後も定期的に長期の経過観察が推奨される．

5 先端巨大症

a. 概念，分類

成長ホルモン産生下垂体腫瘍により，成長ホルモン過剰により発病する．約40％に高血圧を認める．骨端線の閉鎖前では巨人症，閉鎖後では先端肥大症となる．ほとんどが下垂体腺腫によるが，まれに成長ホルモン産生性カルチノイドや異所性成長ホルモン産生腫瘍，成長ホルモン放出ホルモン産生腫瘍のこともある．日本内分泌学会の先端巨大症および下垂体性巨人症の診断と治療の手引き(平成24年度改定版)に従って述べる．

b. 臨床症状

- 主症候(発病初期例や非典型例では症候が顕著でない場合がある)
  ①手足の容積の増大，②先端巨大症様顔貌(眉弓部の膨隆，鼻・口唇の肥大，下顎の突出な

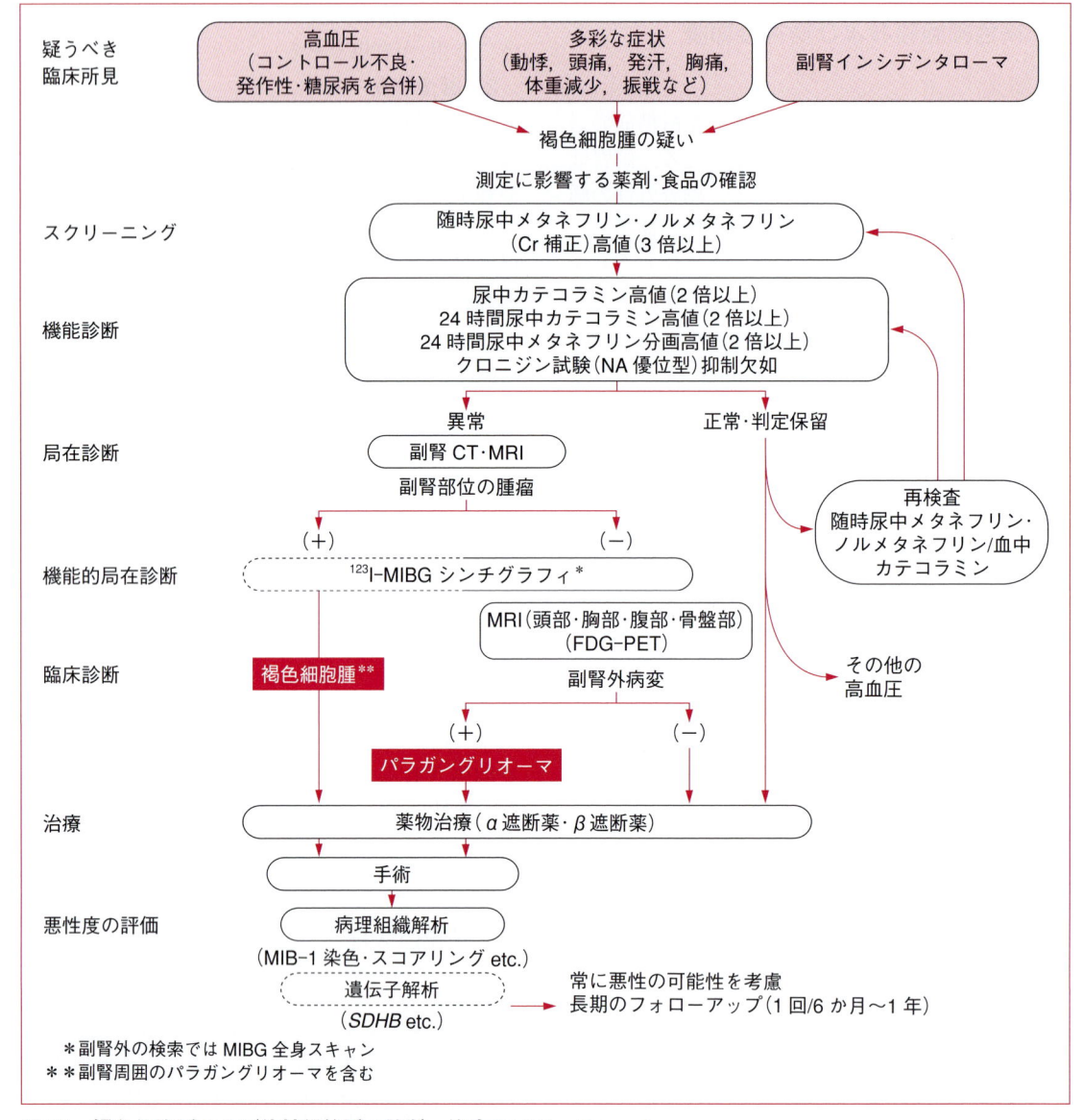

図26 褐色細胞腫および傍神経節腫の診断・治療のフローチャート
(厚生労働省難治性疾患克服研究事業「褐色細胞腫の実態調査と診療指針の作成」研究班(班長：成瀬光栄)：褐色細胞腫診指針．2010[34]より引用)

ど)，③巨大舌
- 副症候および参考所見
  ①発汗過多，②頭痛，③視野障害，④女性における月経異常，⑤睡眠時無呼吸症候群，⑥耐糖能異常，⑦高血圧，⑧咬合不全，⑨頭蓋骨および手足の単純X線の異常を認める．
  ・頭蓋骨単純X線で，トルコ鞍の拡大および破壊，副鼻腔の拡大，外後頭隆起の突出，下顎角の開大と下顎の突出など．
  ・手X線で，手指末節骨の花キャベツ様肥大変形など．
  ・足X線で，足底部軟部組織厚(heel pad)の増大；22 mm以上など．

c. 検査所見

① 成長ホルモン分泌の過剰
　血中成長ホルモン値がブドウ糖75 g経口投与で正常域まで抑制されない(注1)

② 血中IGF-1(ソマトメジンC)の高値(注2)

③ MRIまたはCTで下垂体腺腫の所見を認める(注3)

(注1) 正常域とは血中成長ホルモン底値1 μg/L(リコンビナント成長ホルモンを標準品とするGH測定法)未満である．糖尿病，肝疾患，腎疾患，青年では血中成長ホルモン値が正常域まで抑制されないことがある．また，本症では血中成長ホルモン値が甲状腺刺激放出ホルモンや黄体ホルモン放出ホルモン刺激で増加(奇異性上昇)することや，ブロモクリプチンなどのドパミン作動薬で血中GH値が増加しないことがある．さらに，腎機能が正常の場合に採取した尿中GH濃度が正常値に比べ高値である．

(注2) 健常者の年齢・性別基準値を参照する(附表)．栄養障害，肝疾患，腎疾患，甲状腺機能低下症，コントロール不良の糖尿病などが合併すると血中IGF-1が高値を示さないことがある．

(注3) 明らかな下垂体腺腫所見を認めない時や，ごくまれに成長ホルモン放出ホルモン産生腫瘍の場合がある．

(附1) ブドウ糖負荷で成長ホルモンが正常域に抑制されたり，臨床症候が軽微な場合でも，IGF-1か血中成長ホルモン，IGF-1高値および75g OGGTにおける成長ホルモンの抑制欠如，甲状腺刺激ホルモン試験での奇異反応，下垂体腫瘍の存在から診断する．

d. 治療

治療の原則は経蝶形骨洞下垂体摘出術である．高血圧はCa拮抗薬，RA系阻害薬などで治療する．

内分泌性高血圧症の項の執筆にあたり，格別にご指導を頂きました東北大学病院 腎高血圧内分泌科 佐藤文俊先生には心より感謝申し上げます．

(阿部倫明，伊藤貞嘉)

文献

1) 日本腎臓学会・日本高血圧学会(編)：CKD(慢性腎臓病)診療ガイド高血圧編(2012).
2) Meyrier A, et al : Ischemic renal diseases : New insights into old entities. Kidney Int 1998 ; 54 : 2-13
3) 阿部倫明, 伊藤貞嘉：腎梗塞. Thrombosis and Circulation 2008 ; 16 : 292-298
4) 高血圧治療ガイドライン2009, 日本高血圧学会高血圧治療ガイドライン作成委員会
5) 循環器病の診断と治療に関するガイドライン(2006-2007年度合同研究班報告), Circulation J 2008 ; 72, Suppl IV
6) 両角國男, 稲熊大城, 武田朝美, 他：17章 腎移植：1.腎移植の変遷(臓器移植法改正後の動向を踏まえて), 腎臓内科医の期待する腎代替療法の在り方.「変革する透析医学(秋澤忠男編)」, 429-436, 医薬ジャーナル社, 2012
7) 第2章 血圧異常：血液透析患者における心血管合併症の評価と治療に関するガイドライン(作成委員会委員長 平方秀樹). 日本透析医学会雑誌2011 ; 44 : 358-362
8) Safian RD, Textor SC : Renal-artery stenosis. N Engl J Med 2001 ; 344 : 431
9) Hirsch , Haskal ZJ, Hertzer NR, et al : ACC/AHA 2005 Practice Guidelines for the management of patients with peripheral arterial disease(lower extremity, renal, mesenteric, and abdominal aortic). Circulation 2006 ; 113 : e463-e654
10) 日本高血圧学会専門医取得のための高血圧専門医ガイドブック, 日本高血圧学会編, 診断と治療社
11) Textor SC : Progressive hypertension in a patient with "incidental" renal artery stenosis. Hypertension 2002 ; 40 : 595-600
12) Textor SC : Pitfalls in imaging for renal artery stenosis. Ann Intern Med 2004 ; 141 : 730-731
13) Rihal CS, et al : Incidental renal artery stenosis among a prospective cohort of hypertensive patients undergoing coronary angiography. Mayo Clin Proc 2002 ; 77 : 309-316
14) Hansen KJ, et al : Prevalence of renovascular disease in the elderly : a population based study. J Vasc Surg 2002 ; 36 ; 443-451
15) Rundback JH, et al : Chronic renal ischemia ; pathophysiologic mechanisms of cardiovascular and renal disease. J Vasc Interv Radiol 2002 ; 13 ; 1085-1092
16) Vachharajani TJ, et al : Detection of occult renovascular disease in unexplained chronic kidney disease. Int Urol Nephrol 2005 ; 37 ; 793-796
17) 阿部倫明, 伊藤貞嘉：腎梗塞. 血栓と循環 2008 ; 16 : 32-38
18) Kumar A, Shapiro AP : Proteinuria and nephrotic syndrome induced by renin in patients with renal artery stenosis. Arch Intern Med 1980 ; 140 : 1631-1634
19) Alchi B, Shirasaki A, Narita I, et al : Renovascular Hypertension : A Unique Cause of Unilateral Focal Segmental Glomerulosclerosis. Hypertension Research 2006 ; 29 ; 203-207
20) Rossignol P, Chatellier G, Azizi M, et al : Proteinuria in renal artery occlusion is related to active renin

concentration and contralateral kidney size. J Hypertens 2002 ; 20 : 139-144
21) Radermacher J, et al : Use of Doppler Ultrasonography to Predict the Outcome of Therapy for Renal-Artery Stenosis. N Engl J Med 2001 ; 344 : 410-417
22) 阿部倫明，大平未佳，伊藤貞嘉：腎動脈超音波検査の読み方．Vascular Lab 2006 ; 3 : 78-84
23) 阿部倫明，佐藤寿伸，庵谷尚正，他：(特集)ワンランク上の泌尿器科エマージェンシー，腎梗塞．臨泌 2011 ; 65 : 39-47
24) 腎障害患者におけるガドリニウム造影剤使用に関するガイドライン．http://www.jsn.or.jp/jsn_new/news/guideline_nsf_090902.pdf
25) 腎障害患者におけるヨード造影剤使用に関するガイドライン 2012．http://www.jsn.or.jp/guideline/pdf/CIN_2012.pdf
26) Dorros G, Jaff M, Mathiak L, et al : Four-year follow-up of Palmaz-Schatz stent revascularization as treatment for atherosclerotic renal artery stenosis. Circulation 1998 ; 98 : 642-647
27) Brammah A, Robertson S, Tait G, et al : Bilateral renovascular disease causing cardiorenal failure. BMJ 2003 ; 326 : 489-491
28) Cheung CM, Patel A, Shaheen N, et al : The effect of statins on the progression of atherosclerotic renovascular disease. Nephron Clin Pract 2007 ; 107 : c35-c42
29) The ASTRAL Investigators. Revascularization versus medical therapy for renal-artery stenosis. N Engl J Med 2009 ; 361 : 1953-1962
30) Bax L, Woittiez AJJ, et al : Stent placement in patients with atherosclerotic renal artery stenosis and impaired renal function. Ann Intern Med 2009 ; 150 : 840-848
31) Cooper CJ, Haller ST, Colyer W, et al : Embolic protection and platelet inhibition during renal artery stenting. Circulation 2008 ; 117 : 2752-2760
32) Textor SC : Atherosclerotic renal artery stenosis : overtreated but undertreated? J Am Soc Nephrol 2008 ; 19 : 656-659
33) 二川原健，他：Cushing 症候群と preclinical Cushing 症候群．日本内科学会雑誌 2006 ; 95 : 642-649
34) 厚生労働省難治性疾患克服研究事業「褐色細胞腫の実態調査と診療指針の作成」研究班(班長：成瀬光栄)：褐色細胞腫診指針．2010
35) 日本高血圧学会高血圧治療ガイドライン作成委員会(編)，日本高血圧学会(発行)：高血圧治療ガイドライン 2009，pp103-105

4 低血圧症，失神

A 起立性低血圧症

【定義・概念，原因】

起立性低血圧症(orthostatic hypotension)とは，仰臥位や蹲踞(しゃがんだ状態)から，座位や立位のように頭位の上昇を伴う体位変動の動作により血圧が低下し，脳灌流自動調節能を超えて脳血流が低下することで，浮動性めまい，ふらつき，頭痛，眼前暗黒感，失神などの症状を呈する状態をいう．診断基準は5分間の安静仰臥位ののち，起立後の安静状態，3分以内に，あるいは，少なくとも60°のヘッドアップチルト試験で安静状態，3分以内に，①収縮期血圧(systolic blood pressure；SBP)が20 mmHg以上低下，②拡張期血圧(diastolic blood pressure；DBP)が10 mmHg以上低下，のいずれか1つ以上を満たすもの[1])と定義されている．約3分間の起立で起立性低血圧の約90％が診断可能である．ただし，ヘッドアップチルト試験で頭高位としてから10分以上後に，起立性低血圧の定義を満たす場合や症状が出現する場合も存在し，これらは遅発性起立性低血圧と定義されている．

原因は，大別して循環血液量減少や末梢血管拡張による非神経原性と，起立による循環動態変化への代償機構が障害された神経原性に分類される．非神経原性の原因疾患としては，心筋梗塞，大動脈弁狭窄症，失血，過度の血管拡張薬，敗血症などが挙げられる(表14)．神経原性の原因疾患は，①神経変性自律神経疾患や免疫介在性自律神経疾患などに代表される特発性自律神経障害，②加齢，糖尿病，代謝性疾患など自律神経障害をきたす原因疾患が存在する二次性自律神経障害，③起立による血圧低下を代償する作用が低下する薬剤性や脱水性，の大きく3つに分類される(表15)．

【疫学，頻度】

頻度は5～20％と報告によってまちまちである．年齢とともにその頻度が増加することは多く

表14 非神経原性起立性低血圧の原因疾患

1. 心臓原性
   - 心筋
     心筋炎，心筋梗塞
   - 左室充満圧の減少
     左房粘液腫，収縮性心外膜炎
   - 心拍出量の減少
     大動脈弁狭窄症，肥大型心筋症
   - 不整脈
2. 血管内循環血漿量の減少
   - 失血，出血，熱傷，透析
   - 水分・電解質異常
     摂取不足，下痢，嘔吐，塩分喪失性腎症，副腎不全，diabetes insipidus，小腸瘻
3. 過度の血管拡張
   - 薬剤
     亜硝酸剤など
   - アルコール
   - 巨大下肢静脈瘤
   - 熱中症
   - 高ブラディキニン血症
   - mastocytosis
4. その他
   敗血症，エンドトキシンショック

の疫学研究のなかでも一致した見解である．最も大規模なものでは，12,433人の起立性血圧変化を評価したARIC研究の報告がある[2])．対象者の平均年齢は54歳，57％が女性，28％が黒人という構成で，全体の4.9％に起立性低血圧を認めた．年齢層別では45～49歳では2.0％であったのに対し，60～64歳では9.4％に認められた．また，人種間の比較では，白人で4.4％，黒人では6.4％と黒人で有意に高頻度であった．アジア人では，8,908人を対象とした，韓国からの報告が存在する[3])．平均年齢は51歳，51％が女性という構成で，起立性低血圧が認められたのは男性で14.0％，女性で13.8％であった．起立性低血圧の有病率は，仰臥位SBPが90 mmHg以下の群では3.6％であったのに対し，仰臥位SBP 150 mmHg以上の群では33.8％と，仰臥位SBP値に比例して増加していた．他の報告でも，仰臥位，座位SBPが高値であるほうが，起立性低血圧の有病

表15 起立性低血圧の原因

(1) 特発性自律神経障害
　①純粋自律神経失調(Bradbury-Eggleston症候群)
　②多系統萎縮(Shy-Drager症候群)
　③自律神経障害を伴うParkinson病
(2) 二次性自律神経障害
　①加齢
　②自己免疫疾患
　　Guillain-Barré症候群，混合性結合組織病，関節リウマチ，Eaton-Lambert症候群，全身性エリテマトーデス
　③腫瘍性自律神経ニューロパチー
　④中枢神経系疾患
　　多発性硬化症，Wernicke脳症，視床下部や中脳の血管病変，腫瘍
　⑤Dopamine beta-hydroxylase欠乏症
　⑥家族性高ブラジキニン症
　⑦全身性疾患
　　糖尿病，アミロイドーシス，アルコール依存症，腎不全
　⑧遺伝性感覚性ニューロパチー
　⑨神経系感染症
　　HIV感染症，Chagas病，ボツリヌス中毒，梅毒
　⑩代謝性疾患
　　ビタミンB_{12}欠乏症，ポルフィリン症，Fabry病，Tangier病
　⑪脊髄病変
(3) 薬剤性および脱水症性
　①利尿薬
　②α遮断薬
　③中枢性$α_2$受容体刺激薬
　④ACE阻害薬
　⑤抗うつ薬：三環系抗うつ薬，セロトニン阻害薬
　⑥アルコール
　⑦節遮断薬
　⑧精神神経作用薬：ハロペリドール，レボメプラマジン，クロルプロマジン等
　⑨硝酸薬
　⑩β遮断薬
　⑪Ca拮抗薬
　⑫その他(パパベリン等)

〔循環器病の診断と治療に関するガイドライン(2011年度合同研究班報告)．失神の診断・治療ガイドライン(2012年改訂版) http://www.j-circ.or.jp/guideline/pdf/JCS2012_inoue_h.pdf (2014年3月閲覧)より引用〕

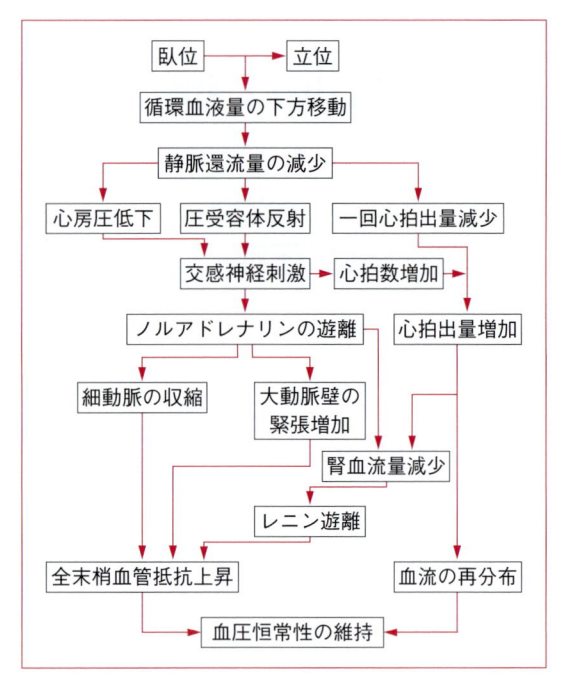

図27 起立による正常な血圧調節機構

率が高いことが認められている[4,5]．一方で，65歳以上の群で起立性低血圧を18%に認めたが，そのうち2%にしか自覚症状がなかったことも報告されている[4]．したがって，自覚症状がなくても起立性低血圧が存在している可能性が低くないことを認識する必要がある．

【病態生理】(図27)
　仰臥位などからの立位への体位変化では，重力によって300～800 mLの血液が下肢や腹腔循環へ移動する[1]．そのため，まず静脈還流量が低下し，心房，心室充満圧が低下することにより心拍出量が低下し，血圧も低下する．心房内圧低下が，心房からの圧調節機構の刺激を低下させ，交感神経系を賦活し，バソプレッシン放出を促進させ，迷走神経活動を抑制することにより，最も初期の代償機構が働くこととなる．さらに，大動脈，頸動脈洞に存在する圧受容体が血圧低下を感知し，交感神経遠心路が賦活され心収縮力増大，心拍出量増大させる．刺激された交感神経系は，ノルアドレナリン分泌を増大させ末梢血管収縮，腎血流量減少，それに伴うレニン分泌増大などを介して，末梢血管抵抗を増大させ，低下した血圧を代償する(図27)．正常であれば，これらの代償機構が働き，立位への体位変化でもSBPは5～10 mmHg程度の低下にとどまり，DBPは5～10 mmHg上昇し，心拍数は10～25 bpm上昇する．これらの代償機構が，自律神経障害によって機能しない場合に神経原性の起立性低血圧を呈することとなる．一方，非神経原性の起立性低血圧は，これらの代償機構を構成する因子そのものが，原因疾患により機能しないことで(例えば，

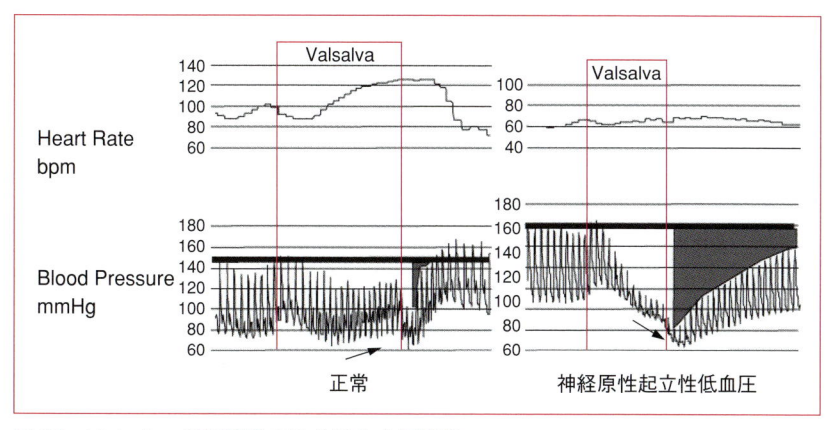

図28 Valsalva負荷試験での心拍と血圧変化
(Goldstein DS, Sharabi Y : Neurogenic : orthostatic hypotension : a pathophysical approach. Circulation 2009 ; 119 : 113-146 より改変引用)

心筋梗塞では心拍出量増加ができないなど），起立性低血圧を呈する．

【臨床症状】

脳の酸素供給不足と代償的な自律神経過剰反射による症状が出現する．具体的には，浮動感，前失神，全身脱力感，全身倦怠感，認知力低下，転倒，目のかすみ，羞明，頭痛，頸部痛などである．いくつかの症状は，その原因が起立による血圧低下であると直感的に判断しづらいものもあり，日ごろから気をつけておく必要がある．また，起立性低血圧に伴う症状は，午前中，特に早朝起床時に生じることが多いことも特徴の1つである．さらに後述する食後低血圧とあいまって，症状の程度が増悪することもある．

【検査所見】

1) 起立試験(Schellong試験)

10分間の安静臥位の後，素早く立位として10分間，1分ごとに血圧と脈拍を測定する．

2) ヘッドアップチルト試験

詳細な方法論は後述する項目を参照してほしい．起立性低血圧が明確である場合には，本試験を行うことは推奨されていない[7]．しかし，起立性低血圧すべてが起立してすぐに血圧が低下したり，症状を呈するわけではない．起立性低血圧が疑われる230人の患者にヘッドアップチルト試験を行った報告がある[8]．その結果，47%（108人）に起立性低血圧を認めた．起立性低血圧を認めた108人のうち，46%が3分以内に血圧が低下，3〜5分の間に3%が血圧低下，12%が5〜10分後に血圧低下を呈した．特筆すべきは，10分以上後にようやく起立性低血圧を呈した割合は39%も存在していた．特にヘッドアップチルト試験で頭高位としてから10分以上後に，起立性低血圧や症状が出現するものを遅発性起立性低血圧と定義されている．遅発性起立性低血圧を診断するためには，前述の起立試験では不十分であり，ヘッドアップチルト試験が必要となる．

3) Valsalva負荷試験(図28)

安静仰臥位で，マウスピースを通して40mmHg，15秒間の呼気負荷をかけることにより行う．その際，非観血的な心拍ごとの血圧測定装置を装着して行う．正常であれば，負荷によって脈拍は上昇する．その後，負荷が終了すると血圧は負荷前よりも一過性に上昇し(overshoot)，脈拍は負荷前と比較して低下する．一方，神経原性の障害が存在する場合は，Valsalva負荷による脈拍上昇は認めず，血圧が低下し，負荷が終了してもovershootを起こさず，徐々に血圧が回復してくる[9]．したがって，Valsalva負荷試験を行うことによって，神経原性と非神経原性を鑑別する．

4) 血漿ノルアドレナリン濃度測定

正常であれば，立位負荷によって，5分以内に血漿ノルアドレナリン濃度は約2倍まで上昇する．しかし，神経原性の障害が存在する場合は，その濃度上昇は1.6倍未満である[10]．

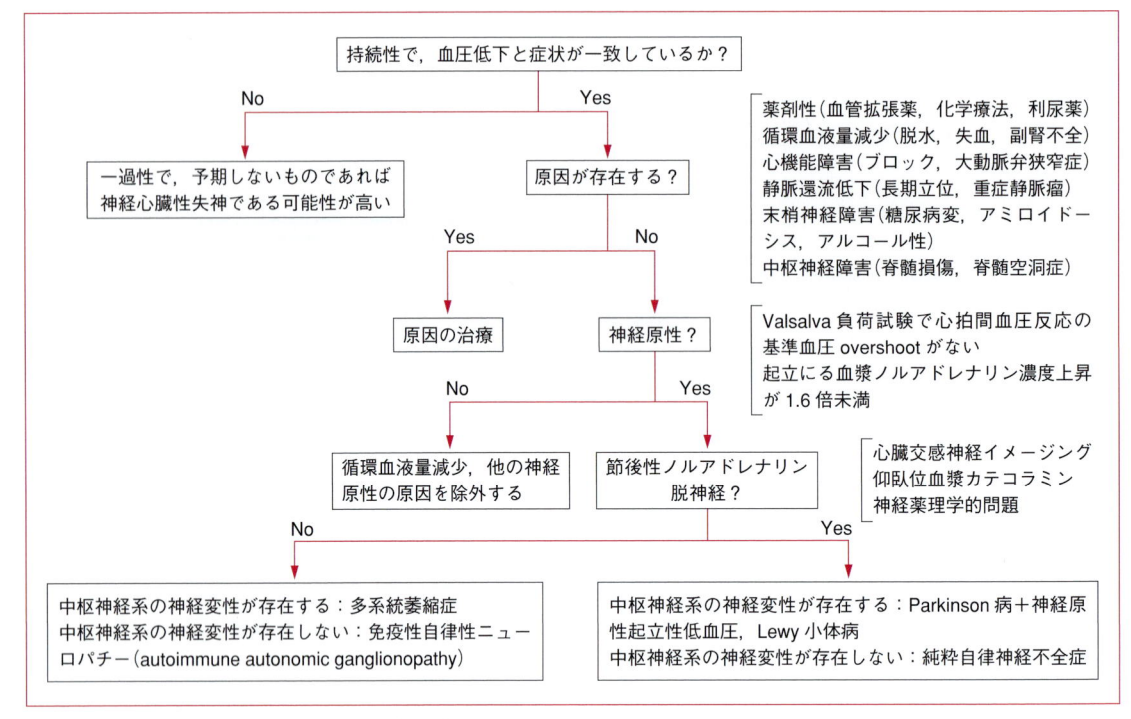

図29 起立性低血圧の臨床評価アルゴリズム

(Goldstein DS, Sharabi Y : Neurogenic : orthostatic hypotension : a pathophysical approach. Circulation 2009 ; 119 : 113-146 より改変引用)

持続性で，血圧低下と症状が一致しているか？
- No → 一過性で，予期しないものであれば神経心臓性失神である可能性が高い
- Yes → 原因が存在する？
  - Yes → 原因の治療
  - No → 神経原性？
    - No → 循環血液量減少，他の神経原性の原因を除外する
      - 中枢神経系の神経変性が存在する：多系統萎縮症
      - 中枢神経系の神経変性が存在しない：免疫性自律性ニューロパチー（autoimmune autonomic ganglionopathy）
    - Yes → 節後性ノルアドレナリン脱神経？
      - 中枢神経系の神経変性が存在する：Parkinson病＋神経原性起立性低血圧，Lewy小体病
      - 中枢神経系の神経変性が存在しない：純粋自律神経不全症

薬剤性（血管拡張薬，化学療法，利尿薬）
循環血液量減少（脱水，失血，副腎不全）
心機能障害（ブロック，大動脈弁狭窄症）
静脈還流低下（長期立位，重症静脈瘤）
末梢神経障害（糖尿病変，アミロイドーシス，アルコール性）
中枢神経障害（脊髄損傷，脊髄空洞症）

Valsalva負荷試験で心拍間血圧反応の基準血圧overshootがない
起立にる血漿ノルアドレナリン濃度上昇が1.6倍未満

心臓交感神経イメージング
仰臥位血漿カテコラミン
神経薬理学的問題

表16 起立性低血圧症の治療

1. 原因，誘因の除去
   ①活動時の降圧薬中止
   ②利尿薬中止
   ③α遮断薬（前立腺肥大治療）中止
   ④過食予防
2. 非薬物療法
   ①水分補給，塩分摂取増加
   ②腹帯・弾性ストッキング装着
   ③上半身を高くしたセミファウラー位での睡眠
   ④前駆症状出現時の回避法（足くみ，蹲踞姿勢等）
   ⑤急な起立の回避
   ⑥昼間の臥位を避ける
3. 体液量の増加
   ①貧血の治療（エリスロポエチン）
   ②フルドロコルチゾン
4. 短時間作用型昇圧薬
   ミドドリン，エチレフリン
5. その他
   オクトレオチド

〔循環器病の診断と治療に関するガイドライン（2011年度合同研究班報告）．失神の診断・治療ガイドライン（2012年改訂版）http://www.j-circ.or.jp/guideline/pdf/JCS2012_inoue_h.pdf（2014年3月閲覧）より引用〕

5）血漿 dihydroxyphenylglycol（DHPG）濃度

Parkinson病や純粋自律神経不全症では血漿DHPG濃度が低下しているのに対して，多系統萎縮症では血漿DHPG濃度が正常範囲である[11]．

【診断・鑑別診断】

起立性低血圧症の診断基準は前述のとおりである．起立性低血圧を示すさまざまな疾患を鑑別，評価するためのアルゴリズムを示す（図29）．薬剤性や脱水，心臓疾患など明確な原因が存在する場合には，診断に迷うことは少ない．神経原性か非神経原性かの判断は，前述のValsalva負荷試験かヘッドアップチルト試験や起立試験の際に同時に血漿ノルアドレナリン濃度を測定することによって行う．

【治療】

治療は非薬物的治療と薬物的治療があり，まずは非薬物的治療から行うことが望ましい（表16）．原因が薬剤性の場合は，起立性低血圧を改善させる利益よりも，原因薬剤の変更や中止による不利益が上回らなければ，できる限り原因薬剤の変更

や中止を行う．高血圧を合併していなければ，1日10g程度の塩分摂取を促すこともよい．睡眠時に5～10°ヘッドアップすることで症状が改善することがいくつか報告されている[13]．その一方で，6インチ（約15cm）のヘッドアップによる睡眠を6週間継続しても症状に改善はみられなかったとする報告[14]もあり，効果は一定ではない．不眠などが出現しなければ，試してみる価値はある，程度の認識で十分である．弾性ストッキングも一定の効果が認められる場合がある．

薬物治療は，いくつか推奨されている．fludrocortisone（フロリネフ）は，強力なミネラルコルチコイド作用を有し，循環血液量を増加させ起立性低血圧の症状を緩和させる．0.02～0.1mg/日，分2～3で開始する．効果発現まで2週間程度を要し，体重も増加するため，事前に患者にも伝えておくとよい．約50%に低K血症，約5%に低Mg血症をきたすため，必要に応じて補充療法を行う．循環血液量が増加するため，心機能低下症例には注意を要する．神経原性起立性低血圧では貧血を合併することが多く，エリスロポエチンの投与が貧血と血圧上昇に有効であることが知られている．α刺激薬であるmidodrine（メトリジン）4mg/日，分2，amezinium（リズミック）20mg/日，分2，etilefrine（エホチール）15～30mg/日，分3なども有効とされる．

【経過・予後】

起立性低血圧での入院がどれほど存在するかについて，米国での実態が報告されている[15]．成人100,000の入院患者に対して起立性低血圧による入院は36であった．この割合は年齢とともに増加し，75歳以上では，100,000の入院患者に対して233であった．入院日数の中央値は3日間で，入院死亡率は0.9%であった．

起立性低血圧がさまざまな予後と関連していることが多く報告されている．起立性低血圧を認めない群と比べると，起立性低血圧を認める群では，冠動脈疾患を3.49倍（95%信頼区間2.58～4.73）発症しやすいことが報告されている[2]．この関連は，年齢，性別，人種，座位SBP糖尿病，足関節上腕血圧比（ankle-brachial Index；ABI），intima-media thickness，HDL，LDL-コレステロール，喫煙などで補正しても1.85倍（95%信頼区間1.31～1.63）と有意であった．同様に，起立性低血圧を有する群では，有さない群より2.4倍の心血管疾患の発症を認めているという報告もある[16]．ARIC研究では16年間の平均観察期間で，腎機能障害への進行を起立性低血圧群と非起立性低血圧群で比較している[17]．非起立性低血圧群に対する起立性低血圧群の腎機能障害進行ハザード比は，黒人で2.0（95%信頼区間　1.5～2.8），白人で1.2（95%信頼区間　1.0～1.6）であった．背景として，起立性低血圧群では，糖尿病や高血圧，中心血圧が高値であったり，IMTやPWVが高値であったりすることも知られている．予後不良との関連は，起立性低血圧に集積するこれらの危険因子が関与していると考えられる．したがって，起立性低血圧を呈する患者においては，起立性低血圧そのものによる症状改善もさることながら，合併する危険因子を早期発見し，長期予後改善を目指した治療を行うことが大切である．

B 頸動脈洞症候群

【定義，病態生理】

頸動脈洞に存在する圧受容体の遠心性，求心性神経線維の過活動によって，迷走神経過活動や交感神経抑制が生じ，徐脈や末梢血管拡張を介した症状が出現するものを頸動脈洞症候群（carotid sinus syndrome）という．

【疫学，頻度，分類】

頸動脈洞症候群は，頸動脈洞マッサージによって，①心臓抑制型，②血管抑制型，③混合型，の3つに分類されている．心臓抑制型は頸動脈洞マッサージにより洞停止，洞房ブロック，完全房室ブロックなどによる3秒以上の心停止をきたし，その際のSBP低下が50mmHg未満のもの．血管抑制型は，頸動脈洞マッサージによって3秒以上の心停止はきたさないが，SBP低下が50mmHg以上のもの．混合型は，3秒以上の心停止と，SBP低下が50mmHg以上のものと定義されている[6]．髭剃り，ネクタイを締める，などの頸動脈洞を圧迫したであろう誘因となるエピソードがはっきりしている失神は，受診する失神のうち1%程度と比較的まれである[18]．一方，失神や

めまいの原因が不明である集団で，頸動脈洞マッサージにより頸動脈洞の過活動が原因であったものは，48％存在していた[19]．このうち，29％が心臓抑制型，37％が血管抑制型，34％が混合型であった．一般住民を対象とした疫学的研究は存在せず，一般住民においての割合はは不明である．

【臨床症状】

臨床症状は，起立性低血圧症とほぼ同じであり，心停止や血圧低下による脳の酸素供給不足による症状が出現する．具体的には，失神，転倒，前失神，浮動感，全身脱力感，全身倦怠感，認知力低下，転倒などである．

【検査所見】

1）頸動脈洞マッサージ

頸動脈洞マッサージは，頸動脈洞の求心性神経線維がマッサージにより刺激され，その刺激は舌咽神経を経由して延髄を刺激することにより迷走神経刺激となる．2009年欧州心臓病学会の失神ガイドライン[7]では，40歳以上の原因不明の失神において，頸動脈洞マッサージを行うことを推奨している．ただし，3か月以内に一過性脳虚血発作，脳梗塞，脳出血の既往がある患者や，頸動脈雑音を聴取する患者や頸動脈の狭窄が存在する患者などでは避けたほうがよい．

頸動脈洞マッサージを行う際には，心停止が誘発される可能性もあるため，静脈路を確保し，アトロピンや心肺蘇生を行える道具を準備し，連続心電図モニターと連続的血圧測定のもとで行う．頸動脈洞は下顎角の直下，胸鎖乳突筋の上，甲状軟骨の高さに位置することが多いが個人差，人種差がある．まずは，安全のため，仰臥位で行う．2本指を使い，頸動脈洞を押すように10秒間，上下にマッサージする．誘発されなければ，1，2分の間隔をあけて，反対側の頸動脈洞マッサージを行う．それでも誘発されない場合は，ヘッドアップチルト試験用の台を用いて立位をとり，マッサージすると誘発されやすい．

【診断】

頸動脈洞マッサージにより再現性をもって，前述の心停止やSBP低下が誘発されれば，頸動脈洞症候群と診断される．

【治療】

まずは，患者に病態を理解してもらうことが重要である．誘因となる急激な頸部の回旋，伸展，きつい襟やネクタイなど偶発的な頸動脈洞の圧迫につながる行為を避けてもらうように指導する．頸動脈洞を圧迫するような頸部腫瘍が存在する場合は摘除する．失神を伴う心抑制型に対しては，DDD型ペースメーカも推奨される．薬物療法も検討されているが，その効果は限定的である．

C 食後低血圧

【定義・概念，原因】

食後低血圧（postprandial hypotension）は，食前にSBP 100 mmHg以上の状態から食後2時間以内にSBPが20 mmHg以上低下する，もしくはSBP 90 mmHg以下になる，と定義されている[20]．原因は，食事による末梢血管拡張など全身血管抵抗の低下に対する代償機構の障害で起こる．したがって，代償機構が障害される疾患や状態で食後低血圧は起こりやすく，前述した起立性低血圧をきたす疾患や状態と原因が重なる．具体的には，自律神経不全をきたす神経変性疾患や動脈硬化をきたし，圧緩衝作用の低下している高血圧や高齢者で起こりやすい．これまで報告のある疾患を挙げると，多系統萎縮症，純粋自律神経失調，糖尿病性ニューロパチー，Parkinson病，透析患者などである．このように，原因疾患が重なるため，起立性低血圧をきたす患者は，食後低血圧をもきたしやすく，注意深い問診，観察が必要である．

【疫学，頻度】

観察する集団によって食後低血圧の頻度はまちまちであるが，健康高齢者を対象とした報告では，5％に食後低血圧を認めた[21]．施設入所の高齢者を対象としたいくつかの報告では，おおよそ25〜38％に食後低血圧を認めた[22,23]．また，オランダからの報告では，入院している高齢者のうち67％に食後低血圧が認められた[24]．食事性低血圧は年齢をマッチさせた集団で比較した場合，正常血圧群よりも高血圧群で多い[25]．高血圧群における食後低血圧のSBPの低下の程度は，その多くが20〜25 mmHg程度である．一方，自律神経障害に合併して生じる食後低血圧のSBPの低下の

程度は，22〜98 mmHgと大きく，食後に動揺性めまいや視野障害などの症状を自覚する場合が多い[26〜28]．

【病態生理】

食後低血圧の正確な機序はいまだ完全に解明されていない．以前は，食事による内臓血管への循環血液の異常な再分布が原因と考えられていたが，最近の研究ではこの説には否定的である．現在では，複数の原因が複雑に関与していることが徐々に明らかになってきている（図30）．食事により消化管ペプチドであるニューロテンシンが増加するが，ニューロテンシンには，門脈血流増大と末梢血管の拡張作用があり，末梢血管抵抗が低下する．加えて，血糖上昇に伴いインスリンも分泌される．インスリン自体にも末梢血管拡張作用が存在し，末梢血管抵抗の低下をきたす[29]．健常者では，これらの循環動態の変化に対して，交感神経活動を増加させ，心拍出量を増加したり，末梢血管抵抗を増大させたりして血圧低下をきたさないような代償機構が作用し，食後に20 mmHg以上のSBP低下をきたすことはない．食後低血圧症ではこの代償機構の機能低下が認められている．ニューロテンシンを介する機序は，食事内容による食後低血圧の起こりやすさの原因を解明するカギとなる．これまでの報告で，蛋白質や脂肪を多く含む食事よりも，炭水化物の多い食事で食後の血圧低下が大きいことが報告されていた[30]．これは，蛋白質や脂肪では，ニューロテンシンとともにソマトスタチンも多く増加する．ソマトスタチンには血管収縮作用が存在し，そのため，食後の血圧低下が緩和される．したがって，ソマトスタチンアナログが食後低血圧の治療に有効であることも報告されている[31]．また，胃に存在する伸展受容器が食事によって刺激されると，交感神経活動を増加させる「胃血管反射」が存在するが，特に高齢者ではこの反射が低下しており，高齢者に食後低血圧が多い原因の1つともされている[32]．食事の温度との関連も検討されている．5℃の食事よりも50℃の食事を摂取したほうが，食後の血圧低下が大きかったことが報告されているがその機序は不明である[33]．また，昼食や夕食よりも，朝食で食後低血圧が起こりやすいことも知られている[34]．これは，早朝に血圧上昇をきた

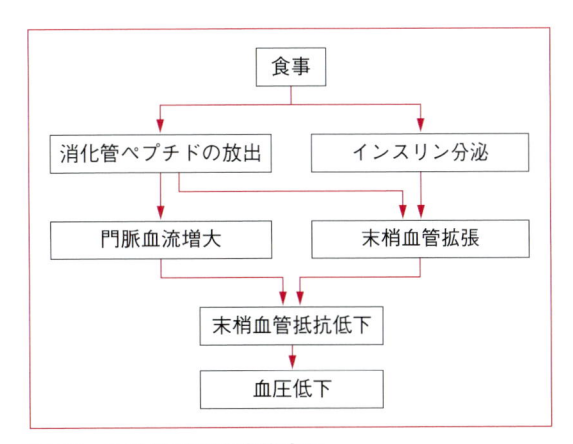

図30 食後低血圧の病態生理

す早朝高血圧が存在するためである可能性が示唆される．そのほか，食後低血圧をきたす危険因子として，3剤以上の内服薬の服用，利尿薬の服用などが報告されているが，いずれも明確な病態生理は不明である．

【臨床症状】

食後低血圧は，血圧低下による重要臓器の血流障害により，さまざまな症状を呈する．浮動性めまい，全身脱力感，浮動感，失神，転倒，一過性脳虚血発作，嘔気，構音障害，眼前暗黒感，狭心症などが臨床症状として報告されている[20]．一過性脳虚血発作や狭心症などは，血圧の改善と同時に症状が消失している．これらの症状が主訴であるとき，食後低血圧の存在も意識し，食事との関連を問診することも重要である．

【検査所見】

食事前に血圧を測定し，食後15分ごとに食後2時間まで血圧測定を繰り返し，食後低血圧が存在しないかを検査を行う．

【診断・鑑別診断】

食後低血圧の診断基準は前述のとおりである．鑑別診断としては，食後に服用した降圧薬などによる薬剤性の過降圧でないことは否定する必要がある．また，食後すぐに起立し活動する場合に，起立性低血圧との鑑別が必要となるが容易ではない．

【治療】

治療は非薬物的治療と薬物的治療があり，まずは非薬物的治療から行うことが望ましい．非薬物療法としては，食事前に350〜480 mLの水分摂

取を心がける，一度に大量の食事を摂取しないように気をつける，炭水化物の多い食事を避ける，食後1時間程度は急に起立せず安静を保つ．食事の際のアルコール摂取を避ける，などが挙げられる[32]．薬物療法としては，60〜200 mgのカフェインを食前にコーヒーなどで摂取する．糖の吸収を遅らせるαグルコシダーゼ阻害薬（acarbose 100 mg，voglibose 0.2 mg）なども効果が認められている．Guar豆から採取されるGuar Gumという体重低下のために使用する膨張剤も，糖の吸収を遅らせるため，効果があるとされている．1回につき4gの使用が推奨されている．また，前述のとおり，ソマトスタチンアナログであるoctreotide 50 μgには血管収縮作用が存在し，食後低血圧を予防できる．また，α_1アドレナリン刺激薬やβ_1アドレナリン刺激薬も治療薬となることが報告されている．

【経過・予後】

食後低血圧がラクナ梗塞と関連していることが報告されている[35]．食後低血圧を認めない高齢入院患者ではMRIでラクナ梗塞が44%に認められたのに対して，食後低血圧を認める患者では，MRIでラクナ梗塞が83%に認められた．介護老人施設での報告では，食後低血圧のない群での予後は98.5人/1,000人年に対して，食後低血圧群での予後は145人/1,000人年であったことより，予後との関連も認められる[36]．しかし，治療を行えば予後が改善するのかは不明であり，その因果関係は明確であるとは言い難い．

D 体位性起立性頻拍症候群

【定義・概念，原因】

体位性起立性頻拍症候群（postural orthostatic tachycardia syndrome；POTS）の特徴は，起立により2分以内に心拍数が120〜170 bpm程度まで上昇する，ということである．その際，血圧低下は認めず，場合によっては軽度上昇している．したがって，基本的には失神はきたさないが，動悸，めまいなどの多彩な症状を呈することが知られている．原因としては，下肢限局型の自律神経性ニューロパチー，静脈機能異常，圧反射異常，

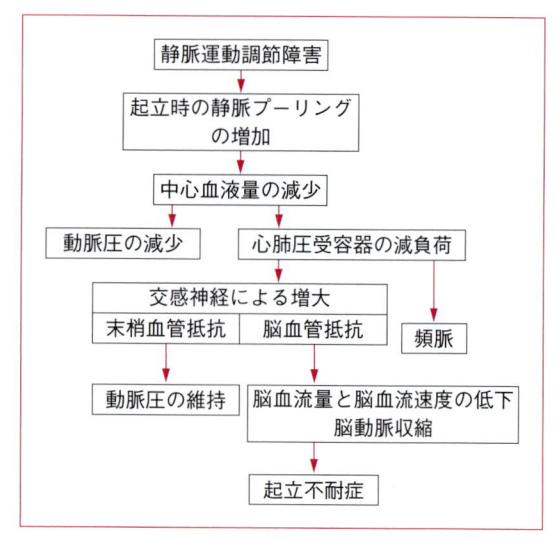

図31 POTSの機序
(Diehi RR, Linden D, Chalkiadaki A, et al : Cerebrovascular mechanism in neurocardiogenic syncope with and without postural tachycardia syndrome. J Auton New Syst 1999 ; 76 : 159-166 より改変引用)

交感神経の過活動，遺伝学的異常，などが挙げられている．

【疫学，頻度，分類】

米国での疫学研究では全人口の約1.6%程度のPOTS患者が存在すると報告している[37]．年齢層は14〜45歳と若く，男女比は，1：4〜5で，男性よりも女性に多いことが知られている[38]．女性に多い理由は不明であるが，性周期や女性ホルモン，筋交感神経の反応の違い[39]などが示唆されている．

【病態生理，原因】

図31に示すような機序が考えられているが，POTSの病態生理は，いまだ完全に解明されていない．以下のいくつかの原因による病態生理が検討されている．

1) 末梢の脱神経

特に下肢の静脈に脱神経過敏が存在する一方で，心臓神経支配が正常である場合にPOTSが生じる．具体的には，下肢の無汗症，下肢への刺激に対するノルアドレナリンの反応性上昇が障害されているなどで診断される．これらは，先行する全身性の感染症によって発症することが報告されており[41]，何らかの免疫機構の介在が示唆されている．

2）静脈機能の低下

静脈機能が低下し，静脈還流が低下することがPOTSの一因である．特に，下肢における交感神経の脱神経の結果として静脈機能の低下をきたしていることが報告されている[42]．

3）交感神経の過活動

これまでの検討では，安静時のノルアドレナリン濃度の上昇，ノルアドレナリンクリアランスの低下，コントロール群と比較して，POTS患者では安静時の心拍数が多い，isoproterenolに対する心拍数反応性が大きく，アドレナリン受容体過感受性が存在する，などPOTSの原因として，交感神経の過活動が示唆されている．

4）その他

152人のPOTS患者のうち，12.5％に家族集積性を認める[38]ことなどから，遺伝的異常も示唆され，いくつかの原因遺伝子も報告されている．また，圧反射受容体の異常もPOTSの原因となりうる．

【臨床症状】

症状は，動揺性めまい，浮動感，視力異常，全身倦怠感，動悸，振戦，不安感などが起立に伴って自覚される[38]．人によっては，嘔気，腹痛，食事早期の腹満，腹部膨満感，便秘，下痢などの消化管症状を訴えることもある．基本的には，失神をきたすことはほとんどないとされているが，3,700人の自律神経研究室のデータベースを検討した報告では，185人がPOTSと診断され，そのうち70人（38％）にヘッドアップチルト試験で失神が認められたとする報告もあり[43]，今後の報告が注目される．

【検査所見】

起立試験，もしくはヘッドアップチルト試験を行う．また，血漿ノルアドレナリン濃度が，安静時と比較して，起立により600 ng/mL以上，上昇することも知られており[44]診断の一助となる．

【診断・鑑別診断】

起立試験，もしくはヘッドアップチルト試験による診断基準は，起立やヘッドアップチルトで5分以内に，①仰臥位と比較して心拍数が30 bpm以上増加する，②心拍数が120 bpm以上になる，③前述のPOTSによる症状を認め持続する，などが認められればPOTSと診断される．①～③すべてを満たせば重症となり，②を満たさないものは軽症と診断される．鑑別診断としては，貧血や脱水，悪性腫瘍などの消耗性疾患の存在，薬剤により症状が誘発されていないか，などを検討する必要がある．

【治療】

治療を十分に検討した研究がほとんどないため，推奨される適切な治療法は確立していないのが現状である．しかし，エビデンスは不十分だが，下記のような治療法に効果がある可能性が示唆されている．循環血液量を増加させるための，飲水や食塩摂取，fludrocortisone（フロリネフ）0.02～0.1 mg/日　分2～3などの治療が症状を改善することがある[45]．アセチルコリンエステラーゼ阻害薬のpyridostigmine（メスチノン）30 mg/日が頻脈の症状改善に効果があったとする小規模の研究もある[46]．propranolol（インデラル）20 mgの低用量療法が頻脈とその他の症状改善に効果がある[47]とする報告もある．

【経過・予後】

一般的に予後は良好であり，数年以内に自然に軽快することが多い．

E　神経調節性失神

【定義・概念，原因】

神経調節性失神（neurally mediated syncope；NMS）は，血管拡張と相対的あるいは絶対的な心拍数低下による脳血流量低下が失神をきたす，と特徴づけられている[48]．原因として，血管迷走神経性失神に分類される情動失神（痛み，恐怖により誘発）や運動直後失神，その他にも頸動脈洞失神，状況失神（咳嗽失神，嚥下性失神，内臓痛失神，排便失神，排尿失神）などが挙げられており，これらを包括したものを神経調節性失神もしくは神経調節性失神症候群と定義されている．

【疫学，頻度，分類】

原因が明らかとなった失神のなかで，神経調節性失神は30％を占めており，失神の原因として最も多い[48]．神経調節性失神は，ヘッドアップチルト試験によって，①心臓抑制型，②血管抑制型，③混合型，の3つに分類されている．心臓抑

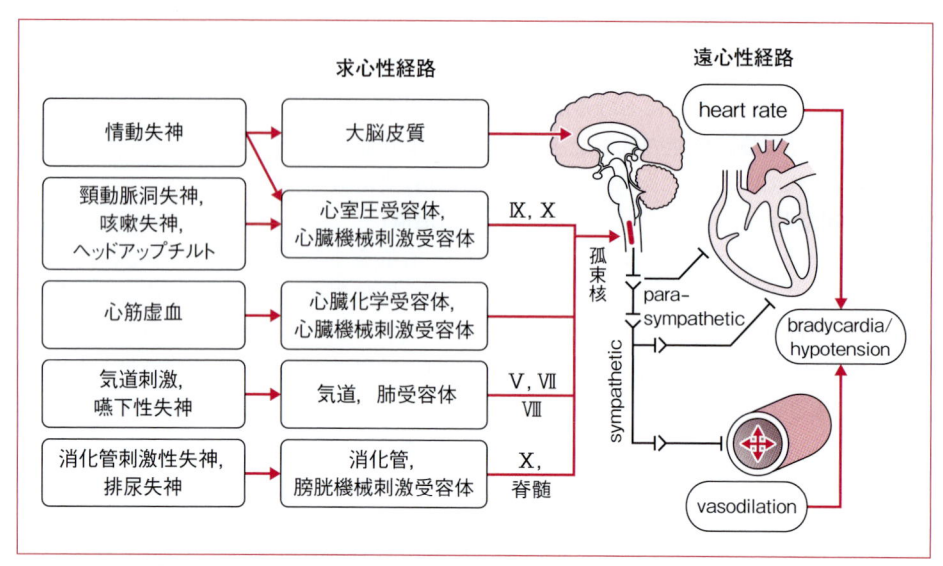

図32 神経調節性失神の病態生理
(Mosqueda-Garcia R, Furlan R, Tank J, et al : The elusive pathophysiology of neurally mediated syncope. Circulation 2000 ; 102 : 2898-2906 より改変引用)

制型はヘッドアップチルト試験により心拍数は増加した後減少し，40 bpm 以下が 10 秒以上，あるいは心停止 3 秒以上のもの．血管抑制型は，ヘッドアップチルト試験によって心拍数は増加した後，不変のまま血圧低下し，心拍は低下しても10％未満であるもの．混合型は，心拍数は増加した後減少するが 40 bpm 以下にはならないか，40 bpm 以下でも 10 秒未満，あるいは心停止 3 秒未満のもの，血圧は上昇した後，心拍数が減少する前に低下するものと分類されている[49]．

【病態生理】
　神経調節性失神の発生機序として広く知られているのが心室説である．血圧低下を圧受容体が感知すると，交感神経を刺激し心拍数と心収縮力などを上昇させる．左室内容量が不十分な状況下でこのような刺激が生じると，左室内で一過性の異常な圧上昇が生じ，左室圧受容体を介して求心性迷走神経線維が刺激される．そして血管運動中枢を抑制し，副交感神経心臓抑制中枢を亢進させ，遠心性交感神経の抑制と副交感神経の亢進が生じ，末梢血管の拡張，心収縮力抑制，徐脈となり，結果として血圧低下が生ずる．このほかにも，神経調節性失神の病態生理として，圧反射受容体機能障害説，循環血液量減少説，神経液性障害説，血管拡張刺激説などさまざまな機序が知られてい

る．それぞれの単一の説のみでは多岐にわたる原因で誘発されるあらゆるタイプの神経調節性失神の病態を完全に説明することができないことから，神経調節性失神はこれらの機序が複雑に関与しながら発症していると考えられている（図32）．

【臨床症状】
　病名のとおり失神が症状であるが，そのほとんどが 1 分以内に意識が回復することが多い．多くの場合，頭痛，嘔気，嘔吐，腹痛，発汗，眼前暗黒感，視野障害，視野のかすみ，羞明，などの前駆症状を経験する．したがって，軽症の場合や退避行動が行えた場合などは失神に至らないこともある．前駆症状が 10 秒以上持続する場合には神経調節性失神が強く疑われる[50]．失神時に，四肢の硬直，振戦，痙攣を伴うこともある．回復後にも，嘔気，振戦，頭痛を訴える場合もある．

【検査所見】
　後述するヘッドアップチルト試験の適応があれば行い，神経調節性失神の診断とともに分類を行う．分類の診断基準は前述のとおりである．

【診断・鑑別診断】
　前駆症状が存在することが不整脈による失神との鑑別に役立つことがあるため，失神に至る状況を本人，目撃者に問診することが診断や鑑別診断に役立つ．また，神経調節性失神では，意識消失

している時間が1分以内と短いことが特徴であり，意識消失の時間を確認することも診断や鑑別診断に役立つ．その他にも，長時間の立位や座位の姿勢の保持，身動きが取りにくい状況や閉鎖空間などの環境要因が誘因となることも多々あり，失神を起こした状況も問診する．

【治療】

まずはじめに行う治療として，神経調節性失神の原因や発生機序，危険因子や回避方法を説明することである．患者が失神の原因や危険因子，回避方法を理解することで，精神的ストレスが軽減し，前駆症状が比較的長期に存在する症例などでは，回避方法をとるなどして失神発症を回避することが可能となる[51]．回避方法としては，座位がとれる状況であれば，座位になる，臥位となれるならなおよい．座位がとれない状況下では，両手を組み引き合う，両足を交差させ下肢に力を入れる，腹筋に力を入れ腹圧を上げる，前屈姿勢となる，可能な範囲で頭を下げる，などが有効である．このほかにも，弾性ストッキング，塩分摂取なども限定的であるが，有効であることが知られている．起立訓練法を持続することでも失神発症の頻度を低下させることができる[52]．起立訓練法は，両足を壁から前方へ20 cmほど離し，背面で壁に寄り掛かる姿勢を約30分程度継続する．これを1日2回ほど継続的に行う．注意点としては，下肢を動かすと筋肉の収縮が起こり，静脈還流が増加し訓練となりえないため，訓練中は下肢を極力動かさないように指導する．また，安全のために気分不良や前駆症状を自覚した場合には，すぐさま中止するように指導する．

非薬物療法で改善しない場合は，薬物療法を考慮する．β遮断薬は，前述の心室説で説明した過剰な左室収縮による圧受容体発火を防ぐのに有効とされている．fludrocortisone 0.02～0.1 mg/日，分2～3も循環血液量を増加させることにより効果がある．セロトニン再吸収阻害薬も有効であるという報告もあるが，決定的ではない．抗コリン薬やα1刺激薬も有効であるという報告もある．遠心性副交感神経活動亢進による徐脈の予防に，disopyramideが効果を示すこともある．ペースメーカ植込みの有効性も検討されているが，結論は得られていない．

【経過・予後】

失神の持続時間は1分以内であることが多く，基本的には生命予後は良好とされている．しかし，高所での作業中や運転中に発症した場合などには致命的な外傷につながることもあり，再発性の神経調節性失神をきたす患者では，職業や生活などを十分問診し，指導することが重要となる．

F ヘッドアップチルト試験

ヘッドアップチルト試験(upright tilt table testing)はスムーズに水平から垂直にまで動かすことのできる電動ベッドで，他動的に頭高位として症状や循環動態を検査する試験である．推奨される適応や方法は，2009年に欧州心臓病学会が中心となり，ガイドラインがまとめられている(表17)[7]．起立性低血圧が明確である場合には，本試験を行うことは推奨されていない．試験中に失神などが発症する可能性があり，90°(立位)から0°(仰臥位)まで戻すことのできる時間は10秒以内のベッドを使用する．室温を一定とし，低照明で静かな検査室を使用する．また，安全性確保のために何らかの症状を自覚したらすぐさま訴えるよう試験開始前に患者へ説明しておくことも怠ってはならない．nitroglycerinやisoproterenolなどの薬剤負荷が必要な場合は，静脈路を確保しておく．食事の影響を最小限とするため，少なくとも試験4時間前までの絶食が必要である．

具体的な方法は，施設によりまちまちではあるが，以下のように推奨されている．頭高位にする前に，静脈路を留置しない場合は少なくとも5分以上，静脈路を留置した場合は少なくとも20分以上，安静とする．チルト角度は60～70°が推奨されている．非薬物投与による観察期間は少なくとも20分間以上，長くとも45分間以内とする．薬剤負荷を行う場合は，頭高位で，nitroglycerinは300～400 μg舌下投与とする．isoproterenolは，脈拍がベースラインから20～25％程度上昇するように，1～3 μg/分で調節する．虚血性心疾患を有する患者では，isoproterenolは禁忌である．また，試験中は心電図や3～5分間隔で非観血的血圧測定を行い同時に脈拍も連続的に監視す

表17 ヘッドアップチルト試験の recommendation

Recommendations	Class	Level
[方法]		
頭高位にする前に，静脈路を留置しない場合は少なくとも5分以上，静脈投与路を留置した場合は少なくとも20分以上，安静とする．	I	C
チルト角度は60〜70°とする．	I	B
非薬物投与による観察期間は少なくとも20分，長くとも45分間とする．	I	B
頭高位で，nitroglycerin は300〜400μg 舌下投与とする．	I	B
isoproterenol は，脈拍がベースラインから20〜25％程度上昇するように，1〜3μg/分で調節する．	I	B
[適応]		
ハイリスク状況下(身体的傷害の危険性が存在する場合や，失神が極めて危険な職業的に従事して言える場合など)では，原因不明である失神の既往が一度でもあれば行う．心原性が否定された再発性のある失神で行う．	I	B
てんかんによる痙攣に伴う失神との鑑別のために行う．	IIb	C
再発する原因不明の転倒に対して行う．	IIb	C
頻回の失神と精神疾患で患者評価のために行う	IIb	C
治療評価のために行うことは推奨されない．	III	B
虚血性心疾患のある患者に，isoproterenol を付加するチルト試験は禁忌である．	III	C

[Task Force for the Diagnosis and Management of Syncope ; European Society of Cardiology (ESC) ; European Heart Rhythm Association(EHRA) ; Heart Failure Association(HFA) ; Heart Rhythm Society(HRS) : Guidelines for the diagnosis and management of syncope(version 2009). Eur Heart J 2009 ; 30 : 2631-2671 より改変引用]

る必要がある．

　ヘッドアップチルト試験の同日内における再現性は良好であるが，日差変動があることが知られている．したがって，臨床症状と検査が乖離している場合には，日を替えて再検を試みる．ヘッドアップチルト試験による合併症は非常にまれである．しかし，長い心停止や血圧低下が継続することもある．179人にヘッドアップチルト試験を行った報告では，そのうち10人で短い心肺蘇生を必要とするような心停止が起こったことが報告されている．したがって，ヘッドアップチルト試験を行うときには，必ず心肺蘇生がすぐに行えるような人員，道具を準備しておくことが望ましい[53]．

(柴崎誠一，苅尾七臣)

文献

1) Freeman R, Wieling W, Axelrod FB, et al : Consensus statement on the definition of orthostatic hypotension, neutrally mediated syncope and the postural tachycardia syndrome. Clin Auton Res 2011 ; 21 : 69-72
2) Rose KM, Tyroler HA, Nardo CJ, et al : Orthostatic hypotension and the incidence of coronary heart disease : the Atherosclerosis Risk in Communities study. Am J Hypertens 2000 ; 13 : 571-578
3) Shin C, Abbott RD, Lee H, et al : Prevalence and correlates of orthostatic hypotension in middle-aged men and women in Korea : the Korean Health and Genome Study. J Hum Hypertens 2004 ; 18 : 717-723
4) Rutan GH, Hermanson B, Bild DE, et al : Orthostatic hypotension in older adults. The Cardiovascular Health Study. CHS Collaborative Research Group. Hypertension 1992 ; 19 : 508-519
5) Kaplan NM : The promises and perils of treating the elderly hypertensive. Am J Med Sci 1993 ; 305 : 183-197
6) 日本循環器学会：失神の診断・治療ガイドライン，2012
7) Task Force for the Diagnosis and Management of Syncope ; European Society of Cardiology(ESC) ; European Heart Rhythm Association(EHRA) ; Heart Failure Association(HFA) ; Heart Rhythm Society (HRS) : Guidelines for the diagnosis and management of syncope(version 2009). Eur Heart J 2009 ; 30 : 2631-2671
8) Gibbons CH, Freeman R : Delayed orthostatic hypotension : a frequent cause of orthostatic intolerance. Neurology 2006 ; 67 : 28-32
9) Vogel ER, Sandroni P, Low PA : Blood pressure recovery from Valsalva maneuver in patients with au-

tonomic failure. Neurology 2005 ; 65 : 1533-1537
10) Ziegler MG, Lake CR, Kopin IJ : The sympathetic-nervous-system defect in primary orthostatic hypotension. N Engl J Med 1977 ; 296 : 293-297
11) Goldstein DS, Holmes C, Sharabi Y, et al : Plasma levels of catechols and metanephrines in neurogenic orthostatic hypotension. Neurology 2003 ; 60 : 1327-1332
12) Goldstein DS, Sharabi Y : Neurogenic orthostatic hypotension : a pathophysiological approach. Circulation 2009 ; 119 : 139-146
13) Thompson P, Wright J, Rajkumar C : Non-pharmacological treatments for orthostatic hypotension. Age Ageing 2011 ; 40 : 292-293
14) Fan CW, Walsh C, Cunningham CJ : The effect of sleeping with the head of the bed elevated six inches on elderly patients with orthostatic hypotension: an open randomised controlled trial. Age Ageing 2011 ; 40 : 187-192
15) Shibao C, Grijalva CG, Raj SR, et al : Orthostatic hypotension-related hospitalizations in the United States. Am J Med 2007 ; 120 : 975-980
16) Fagard RH, De Cort P : Orthostatic hypotension is a more robust predictor of cardiovascular events than nighttime reverse dipping in elderly. Hypertension 2010 ; 56 : 56-61
17) Franceschini N, Rose KM, Astor BC, et al : Orthostatic hypotension and incident chronic kidney disease : the atherosclerosis risk in communities study. Hypertension 2010 ; 56 : 1054-1059
18) Thomas JE : Hyperactive carotid sinus reflex and carotid sinus syncope. Mayo Clin Proc 1969 ; 44 : 127-139
19) McIntosh SJ, Lawson J, Kenny RA : Clinical characteristics of vasodepressor, cardioinhibitory, and mixed carotid sinus syndrome in the elderly. Am J Med 1993 ; 95 : 203-208
20) Jansen RW, Lipsitz LA : Postprandial hypotension : epidemiology, pathophysiology, and clinical management. Ann Intern Med 1995 ; 122 : 286-295
21) Lipsitz LA, Fullerton KJ : Postprandial blood pressure reduction in healthy elderly. J Am Geriatr Soc 1986 ; 34 : 267-270
22) Puisieux F, Bulckaen H, Fauchais AL, et al : Ambulatory blood pressure monitoring and postprandial hypotension in elderly persons with falls or syncope. J Gerontol A Biol Sci Med Sci 2000 ; 55 : M535-M540
23) Le Couteur DG, Fisher AA, Davis MW, et al : Postprandial systolic blood pressure responses of older people in residential care : association with risk of falling. Gerontology. 2003 ; 49 : 260-264
24) Vloet LC, Pel-Little RE, Jansen PA, et al : High prevalence of postprandial and orthostatic hypotension among geriatric patients admitted to Dutch hospitals. J Gerontol A Biol Sci Med Sci 2005 ; 60 : 1271-1277
25) Haigh RA, Harper GD, Burton R, et al : Possible impairment of the sympathetic nervous system response to postprandial hypotension in elderly hypertensive patients. J Hum Hypertens 1991 ; 5 : 83-89
26) Robertson D, Wade D, Robertson RM : Postprandial alterations in cardiovascular hemodynamics in autonomic dysfunctional states. Am J Cardiol 1981 ; 48 : 1048-1052
27) Hoeldtke RD, O'Dorisio TM, Boden G : Treatment of autonomic neuropathy with a somatostatin analogue SMS-201-995. Lancet 1986 ; 2 : 602-605
28) Hoeldtke RD, Dworkin GE, Gasper SR, et al : Effect of the somatostatin analogue SMS-201-995 on the adrenergic response to glucose ingestion in patients with postprandial hypotension. Am J Med 1989 ; 86 : 673-677
29) Kearney MT, Cowley AJ, Stubbs TA, et al : Depressor action of insulin on skeletal muscle vasculature : a novel mechanism for postprandial hypotension in the elderly. J Am Coll Cardiol 1998 ; 31 : 209-216
30) Gentilcore D, Hausken T, Meyer JH, et al : Effects of intraduodenal glucose, fat, and protein on blood pressure, heart rate, and splanchnic blood flow in healthy older subjects. Am J Clin Nutr 2008 ; 87 : 156-161
31) Jansen RW, Peeters TL, Lenders JW, et al : Somatostatin analog octreotide (SMS 201-995) prevents the decrease in blood pressure after oral glucose loading in the elderly. J Clin Endocrinol Metab 1989 ; 68 : 752-756
32) Luciano GL, Brennan MJ, Rothberg MB : Postprandial hypotension. Am J Med 2010 ; 123 : 281.e1-6
33) Kuipers HM, Jansen RW, Peeters TL, et al : The influence of food temperature on postprandial blood pressure reduction and its relation to substance-P in healthy elderly subjects. J Am Geriatr Soc 1991 ; 39 : 181-184
34) Vloet LC, Smits R, Jansen RW : The effect of meals at different mealtimes on blood pressure and symptoms in geriatric patients with postprandial hypotension. J Gerontol A Biol Sci Med Sci 2003 ; 58 : 1031-1035
35) Kohara K, Jiang Y, Igase M, et al : Postprandial hypotension is associated with asymptomatic cerebrovascular damage in essential hypertensive patients. Hypertension 1999 ; 33 : 565-568
36) Fisher AA, Davis MW, Srikusalanukul W, et al : Postprandial hypotension predicts all-cause mortality in older, low-level care residents. J Am Geriatr Soc 2005 ; 53 : 1313-1320
37) Robertson D : The epidemic of orthostatic tachycardia and orthostatic intolerance. Am J Med Sci 1999 ; 317 : 75-77
38) Thieben MJ, Sandroni P, Sletten DM, et al : Postural orthostatic tachycardia syndrome : the Mayo clinic experience. Mayo Clin Proc 2007 ; 82 : 308-313
39) Bonyhay I, Freeman R : Sympathetic neural activity, sex dimorphism, and postural tachycardia syndrome. Ann Neurol 2007 ; 61 : 332-339
40) Diehl RR, Linden D, Chalkiadaki A, et al : Cerebrovascular mechanisms in neurocardiogenic syncope with and without postural tachycardia syndrome. J Auton Nerv Syst 1999 ; 76 : 159-166
41) Vernino S, Low PA, Fealey RD, et al : Autoantibodies to ganglionic acetylcholine receptors in autoimmune autonomic neuropathies. N Engl J Med 2000 ; 343 : 847-855

42) Stewart JM, Medow MS, Montgomery LD : Local vascular responses affecting blood flow in postural tachycardia syndrome. Am J Physiol Heart Circ Physiol 2003 ; 285 : H2749-H2756
43) Ojha A, McNeeley K, Heller E, et al : Orthostatic syndromes differ in syncope frequency. Am J Med 2010 ; 123 : 245-249
44) Jacob G, Costa F, Shannon JR, et al : The neuropathic postural tachycardia syndrome. N Engl J Med 2000 ; 343 : 1008-1014
45) The definition of orthostatic hypotension, pure autonomic failure, and multiple system atrophy. J Auton Nerv Syst 1996 ; 58 : 123-124
46) Raj SR, Black BK, Biaggioni I, et al : Acetylcholinesterase inhibition improves tachycardia in postural tachycardia syndrome. Circulation 2005 ; 111 : 2734-2740
47) Raj SR, Black BK, Biaggioni I, et al : Propranolol decreases tachycardia and improves symptoms in the postural tachycardia syndrome : less is more. Circulation 2009 ; 120 : 725-734
48) Mosqueda-Garcia R, Furlan R, Tank J, et al : The elusive pathophysiology of neurally mediated syncope. Circulation 2000 ; 102 : 2898-2906
49) Sutton R, Petersen M, Brignole M, et al : Proposed classification for tilt induced vasovagal syncope. Eur J Cardiac Pacing Electrophysiol 1992 ; 3 : 180-183
50) Alboni P, Brignole M, Menozzi C, et al : Diagnostic value of history in patients with syncope with or without heart disease. J Am Coll Cardiol 2001 ; 37 : 1921-1928
51) van Dijk N, Quartieri F, Blanc JJ, et al : Effectiveness of physical counterpressure maneuvers in preventing vasovagal syncope : the Physical Counterpressure Manoeuvres Trial(PC-Trial). J Am Coll Cardiol 2006 ; 48 : 1652-1657
52) Abe H, Kondo S, Kohshi K, et al : Usefulness of orthostatic self-training for the prevention of neurocardiogenic syncope. Pacing Clin Electrophysiol 2002 ; 25 : 1454-1458
53) Lacroix D, Kouakam C, Klug D, et al : Asystolic cardiac arrest during head-up tilt test : incidence and therapeutic implications. Pacing Clin Electrophysiol 1997 ; 20 : 2746-2754

第15章 大動脈疾患

1 大動脈瘤

　ヒトの大動脈の正常径としては，一般的に胸部が約3cm，腹部で約2cmとされている．大動脈瘤(aortic aneurysm)は「大動脈の一部の壁が，全周性または局所性に拡大または突出した状態」と定義されている．大動脈壁の一部か局所が拡張して瘤を形成する場合か，または直径が正常径の1.5倍(胸部で4.5cm，腹部で3cm)を超えて拡大した(紡錘状に拡大)場合に「大動脈瘤(aortic aneurysm)」と称している．大動脈瘤の形状が全周的に拡大し紡錘状であれば紡錘状大動脈瘤(fusiform type aortic aneurysm)(図1)，局所的に突出し，拡張部に変曲点を有していれば囊状大動脈瘤(saccular type aortic aneurysm)(図2)と分類されている．また上行大動脈根部が拡張したものは，大動脈弁輪拡張症(annulo-aortic ectasia；AAE)と称されている．

　瘤の存在部位により，上行大動脈から下行大動脈の横隔膜より上までを胸部大動脈瘤，腹部大動脈のものを腹部大動脈瘤，胸部から腹部大動脈に及ぶものを胸腹部大動脈瘤と分類されている．

　瘤部の病理組織学的変化では，正常の3構造組織が破壊され，線維性組織が主体となっている．中膜の弾性線維は比較的保たれている場合が多い．高血圧や喫煙，糖尿病，脂質代謝異常などが強力な危険因子として知られており，マトリックスメタロプロテイナーゼ(matrix metalloproteinase；MMP)などの細胞外基質の分解酵素や，炎症性サイトカインなどの組織の分解や炎症に関係

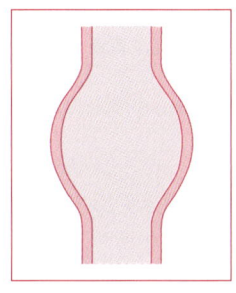

図1　紡錘状大動脈瘤　　図2　囊状大動脈瘤

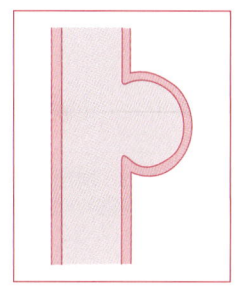

する活性ペプチドの関与が指摘されている．また近年では，組織にできた活性酸素種(reactive oxygen species)による組織破壊説も考えられている．

A 診断

1 症候からの診断

　一般に大動脈瘤は無症状のうちに発生し進行してくる．比較的大きくなると，周囲臓器の圧迫により種々の症状がみられる．胸部大動脈瘤では，顔面浮腫や漠然とした背部痛などがみられ，大動脈弓部を含む大動脈瘤では，近傍を通る反回神経の麻痺により嗄声や嚥下障害が出現することがある．また腹部大動脈瘤では，自覚する腹部の拍動性腫瘤や腹部膨満感，便秘，非特異的な腰痛など

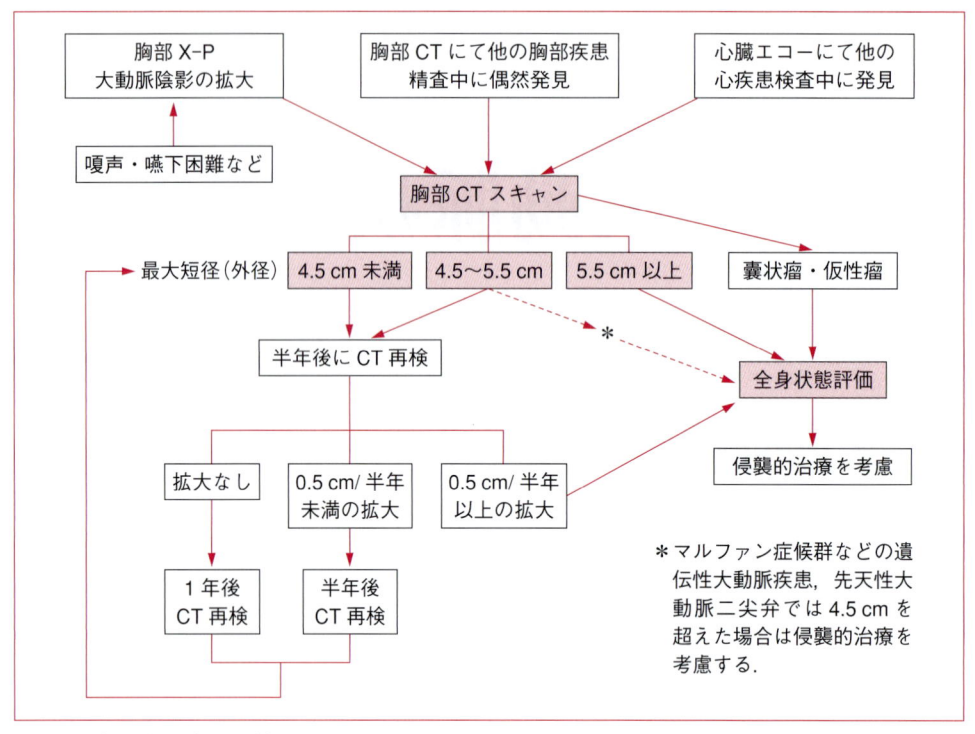

図3 胸部大動脈瘤の診断
〔循環器病の診断と治療に関するガイドライン(2010年度合同研究班報告).大動脈瘤・大動脈解離診療ガイドライン(2011年改訂版)http://www.j-circ.or.jp/guideline/pdf/JCS2011_takamoto_h.pdf(2014年3月閲覧)より引用〕

の症状がみられる.また,大動脈からの分枝動脈が何らかの理由で閉塞すると,脊髄麻痺,腸管虚血,腎機能障害,下肢動脈虚血など多様な灌流不全症状を伴う.大動脈瘤の破裂が起こると,急激に痛みが出現し出血によりショック状態となり,生命の危険を伴う.

2 諸検査からの診断

胸部大動脈瘤の診断と経過観察のフローチャートを図3に,腹部大動脈瘤の診断と経過観察のフローチャートを図4に示す.

3 胸部X線検査

胸部大動脈瘤は,検診などの胸部単純X線写真で偶然に発見されることがある.上行大動脈瘤は,正面像で上行大動脈の輪郭に連続して右方に突出する陰影として,弓部大動脈瘤は,正面像で左第1弓の部分に腫瘤状の陰影を呈することが多い.下行大動脈瘤は,下行大動脈の輪郭に連続する紡錘形ないしは円形の陰影として認められる.胸部大動脈瘤の部位によっては側画像がわかりやすい場合もある.大動脈瘤においては,時に動脈瘤壁の石灰化が確認でき,そのままで(非造影下で)瘤の存在を指摘できる場合もある.

4 超音波検査

大動脈の描出には低侵襲で情報量の多い体表エコーおよび,経食道心エコー検査が有用である.特に腹部大動脈瘤では,初回診断法としては腹部の超音波検査が最も簡便かつ非侵襲的に評価することができる.実際に,他科の腹部臓器の検診や人間ドックなどで,超音波検査にて偶然に発見される場合も多い.体表エコーでは,大動脈基部,上行大動脈,弓部大動脈および腕頭動脈,左総頸動脈,左鎖骨下動脈の観察が可能である.また腹部大動脈の分枝する腹腔動脈,上腸間膜動脈,腎動脈,総腸骨動脈の観察が可能である.経食道心

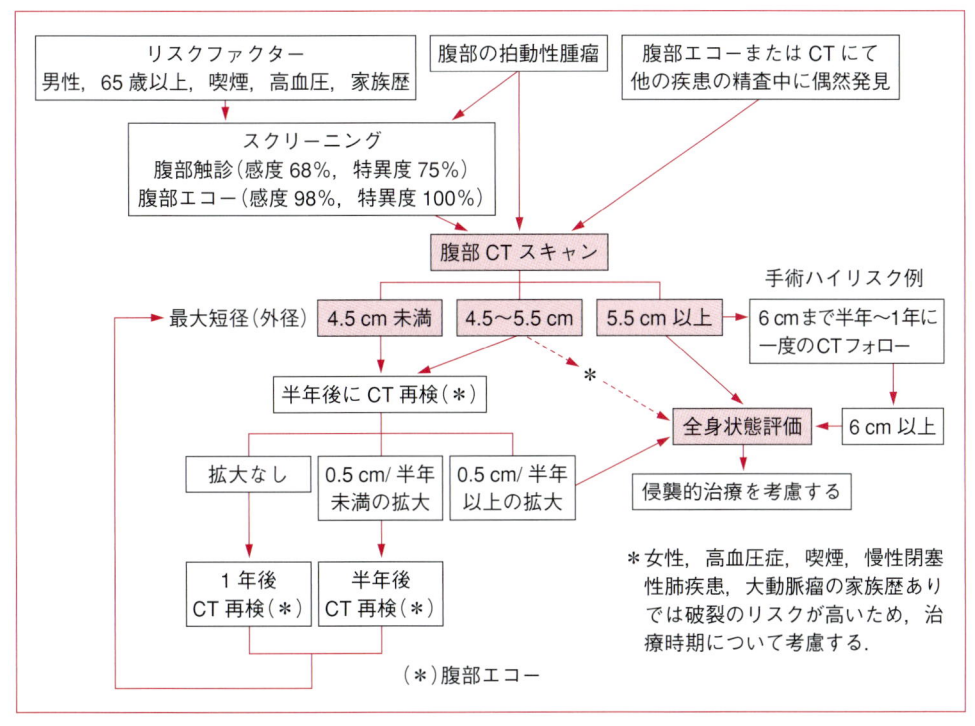

図4 腹部大動脈瘤の診断
〔循環器病の診断と治療に関するガイドライン(2010年度合同研究班報告). 大動脈瘤・大動脈解離診療ガイドライン(2011年改訂版)http://www.j-circ.or.jp/guideline/pdf/JCS2011_takamoto_h.pdf(2014年3月閲覧)より引用〕

エコーは,大動脈基部から上行大動脈,弓部大動脈,下行大動脈などを,特に鮮明に描出することができる.また大動脈基部の拡張と大動脈弁の位置関係や,大動脈弁逆流の有無などを確認できる.

　大動脈瘤の描出には,まず体表面心エコーで,大動脈の長軸像および短軸像を描出し,大動脈径,瘤径,瘤の形状,分枝血管との位置関係,内腔や壁の性状,血栓の有無,大動脈弁逆流の有無,心タンポナーデの有無などを観察する.大動脈が屈曲や偏位・蛇行している可能性があるため,短軸像からの計測では必ず"最大短径"を計測する.囊状大動脈瘤では,長軸像のほうが形状評価には優れている.壁在血栓の中に三日月状の無エコー域が観察されることがあり,anechoic crescent sign(ACサイン)と呼称されている.また,炎症性大動脈瘤では,大動脈周囲の線維組織がエコー輝度の高い腫瘤として観察され,マントルサインと呼ばれている.その他大動脈瘤は動脈硬化の関与があるため,可動性プラークや血栓がみら

れることもある.これらは末梢臓器や組織の血栓塞栓・コレステロール塞栓症の原因となりうるため注意が必要である.

5 CT

　大動脈瘤のCTでは,単純CT,造影早期相の撮像を必須とし,症例に応じて造影後期相を追加する.CTでは,瘤の存在診断のほか,大きさと進展範囲,壁の石灰化の程度,内側偏位の有無,瘤壁の状況(炎症性大動脈瘤など),大動脈瘤の切迫破裂を疑わせる壁在血栓内の高濃度域などの評価に有用である.さらに,瘤と周辺臓器との関係,瘤と主要動脈分枝の位置関係などを知ることができる(図5).瘤径は手術適応を決める重要な因子であるが,CTによる評価の際には"最大短径"を用いることを原則とする.大動脈弓部では,大動脈瘤が体の縦方向に突出していることが多いため,三次元構築により縦方向の径を測定することが望ましい.大動脈瘤の破裂が疑われる場合,

患者の状態から多少の時間的余裕がある場合はCTが有用である．CT診断に際しては，わずかな出血も見逃さないように注意深く読影することが肝要である．

　胸(腹)部大動脈瘤の手術の最も重篤な合併症の1つである対麻痺を回避するために，Adamkiewicz(前根)動脈の解剖学的な位置を，画像診断法を用いて手術前に同定する方法が試みられている．CTでAdamkiewicz動脈を描出するためには，MDCTを用い，MPR(multiplanar reformation)法を用いて脊柱管内を斜位冠状断像で観察する．Adamkiewicz動脈は前脊髄動脈と合流する際に特徴的な「ヘアピンターン」を描くので，これを目印として同定を行う．また，大動脈から肋間(腰)動脈，その後枝，根髄質静脈，Adamkiewicz動脈そして前脊髄動脈へと至る経路をCPR(curved planar reformation)法を用いて「一筆書き」のように1本の血管として描出することで連続性を証明する．

6 MRI

　CTと比較した際の利点としては，X線被曝を伴わない，高度の腎機能障害例では非造影検査が可能，高度の石灰化病変においても内腔の評価が可能，などが挙げられる．また，造影剤を用いることなく，任意の断面にて血管壁ならびに内腔を評価することが可能である．いっぽう欠点としては，空間分解能に劣る，石灰化情報が得られず骨構造は描出できない，検査時間が長く救急での対応が困難，乱流や遅延血流によるアーチファクト，あるいは呼吸に伴うアーチファクトを認める場合がある，などが挙げられる．また，体内植込み装置や金属などの存在には十分注意を要する．

7 シネMRI

　造影剤を使用せずに血流動態の評価が可能である．しかしながら撮像時間が長く，基本的に単一断面の情報しか得られないという欠点を有する．

8 MRA

　MRA(magnetic resonance angiography)は，造影剤を使用しないtime-of-flight(TOF)法，phase-contrast(PC)法，fresh blood imaging法と，造影剤を使用する造影MRAとに大別することができる．このなかで最も一般的な大動脈の検査法は造影MRAであり，屈曲部や乱流部位の評価においても良好に血流腔を画像化することができる．またTOF法やPC法に比較し，撮像時間が短い，空間分解能が高い，任意の撮像面の設が可能である，などの利点もある．

　MRAによる評価の際には，瘤の"最大短径"を用いることを原則とする．大動脈弓部では大動脈瘤が体の縦方向に突出していることが多いため，三次元構築により縦方向の径を測定することが望ましい．また，非造影下での三次元構築や縦方向の評価は，CTよりMRAのほうが適している．

　Adamkiewicz動脈を描出するためには，造影MRAでの評価も可能である．MRAでのAdamkiewicz動脈の撮像法には2つの方法がある．1つは空間分解能を重視したhigh spatial resolution MRA，もう1つは時間分解能を重視するtime-resolved MRAであるが，今日ではtime-resolved MRAが一般的となっている．

B 治療

　上述した超音波検査ないしはCT検査にてフォローし，治療方針を決定する．

1 胸部・胸腹部大動脈瘤の内科的治療

　胸部・胸腹部大動脈瘤を対象とした内科治療と外科治療の二重盲検比較試験はいまだなく，両治療を単純に比較することはできない．胸部大動脈瘤では最大短径5cm未満，腹部大動脈瘤では最大短径4cm未満の紡錘状瘤は内科的治療の適応とされている．高血圧，喫煙，脂質代謝異常，糖尿病，高尿酸血症，肥満などの危険因子の改善が重要となる．特に血圧の上昇は瘤拡大の危険因子であるため，コントロールが重要となる．収縮期

血圧120 mmHg以下のコントロールが推奨されている．β遮断薬が第一選択薬と考えられており，最大投与量のβ遮断薬を用いても降圧が不十分である場合，他の降圧薬を適宜に追加投与し，目標の血圧まで降圧を図る必要がある．頸動脈や脳内動脈に高度の狭窄病変が存在している場合には，血圧の低下により脳血流の低下が惹起されるため注意が必要である．また，大動脈瘤は全身性の動脈疾患であるため，冠動脈疾患や脳動脈狭窄，頸動脈狭窄，腎動脈狭窄，下肢動脈閉塞症などの検索と，全身的な動脈硬化症のリスク管理も必要である．特に冠動脈疾患の合併は高率である．

破裂に関与する因子としては，年齢，痛み，慢性閉塞性肺疾患，大動脈径が挙げられる．大動脈径に関しては，破裂・大動脈解離との強い正相関が報告されている．

2 胸部・胸腹部大動脈瘤の外科的治療

治療成績の向上した現在においても，胸部・胸腹部大動脈瘤手術全体で5％程度の早期死亡率は考慮すべきである．仮に胸部大動脈瘤の外科手術での死亡リスクを5％と仮定した場合，内科治療における破裂および大動脈解離のリスクとの比較では，大動脈径50～60 mm前後以上が手術適応として妥当な基準と判断される．下行大動脈瘤および胸腹部大動脈瘤では，Adamkiewicz動脈の閉塞に伴う下肢対麻痺の合併頻度が高いので注意を要する．

外科的な胸部大動脈の切除・置換術は，胸部大動脈瘤の治療のgold standardである．大動脈基部に対する手術術式は弁付きグラフト置換（Bentall手術），同種大動脈置換（ホモグラフト），異種大動脈置換（ゼノグラフト），自己肺動脈弁置換（Ross手術）などの弁置換を基本とする術式と，自己弁を温存する術式（aortic valve sparing surgery；AVS）とに大別される．AVSは，remodeling法とreimplantation法に大別される．Bentall手術の利点として，抗凝固療法の必要がなく，人工弁関連合併症が減ることがある．危惧される点は，大動脈遮断時間の延長による手術危険度の増加や自己大動脈弁の長期耐久性が不明である，などが挙げられる．現在までのところ，Bentall手術かAVSかいずれか一方の手術を強く勧めるエビデンスはいまだ乏しく，現時点でもBentall手術が基本術式である．

弓部，遠位弓部大動脈瘤への到達法は，胸骨正中切開法が一般的である．いっぽう，主に末梢側へ進展した遠位弓部大動脈瘤には，左開胸法が用いられる．広範囲大動脈瘤に対しては，elephant trunkを挿入し，二期的な治療（手術またはステントグラフト）に備える．

下行胸部大動脈置換の場合，通常は第5～6肋間左開胸下に下行大動脈瘤に到達する．近位下行大動脈瘤に対しては第4～5肋間開胸，横隔膜近傍の遠位下行瘤の場合には第7～8肋間開胸を用いる場合もある．胸腹部大動脈瘤の場合には，第5～6肋間開胸から腹部に至るspiral incision下に到達する．肋間動脈や腹部分枝は8 mm，10 mmの小口径人工血管を用い個別に再建するか，島状に一括再建する．下行大動脈瘤や胸腹部大動脈瘤では，術前評価に脊髄を栄養するAdamkiewicz動脈（前根動脈）の同定が必要となる．

3 腹部大動脈瘤に対する治療

腹部大動脈瘤の治療目的は，(1)動脈瘤の破裂，(2)動脈瘤由来の末梢塞栓，(3)動脈瘤による凝固障害という3大リスクを予防することである．破裂がさし迫っていない場合は，破裂リスクを回避するための内科治療を行い，破裂の可能性が増大した瘤では，外科治療を優先することが原則となる．腹部大動脈瘤の破裂リスクの目安としては，①最大短径が大きくなるほど壁張力が増加し，破裂する可能性が増大する．拡張速度も動脈瘤径に影響され，著しく速く拡張する瘤は破裂の危険が高い．②瘤形状としては，紡錘形よりも嚢状のほうが破裂の危険が高い．③その他，欧米での調査では，動脈瘤破裂の頻度は女性が男性より3倍高く，高血圧，喫煙，慢性閉塞性肺疾患合併が破裂を助長するとされている．

4 腹部大動脈瘤の内科的治療

腹部大動脈瘤では最大短径4 cm未満の紡錘状瘤は内科的治療の適応とされている．50 mm以

上のサイズになった動脈瘤は破裂リスクがあり，手術リスクが高い患者以外は外科的治療が優先する．径 30～50 mm の大動脈瘤の拡張をいかに抑えるかという点においては，明らかに有効な内科的治療薬はまだ開発されていない．その他の内科的治療は，前述の胸・腹部大動脈瘤の内科治療の項に準ずる．

5 腹部大動脈瘤の外科的治療

非破裂例の場合，経腹膜アプローチと後腹膜アプローチを患者により選択する．腹部大動脈瘤手術では下腸間膜動脈，内腸骨動脈の血流が障害され，S 状結腸・直腸虚血，殿筋跛行，性機能障害，脊髄虚血の問題が生じる場合があるが，その発生は複数の因子に影響される．下腸間膜動脈，内腸骨動脈再建の有無に関しては明確なエビデンスはない．破裂例の場合，可能な限り早く手術室に搬送し，血腫の状況で腹腔動脈上部の大動脈あるいは腎動脈下部の大動脈を遮断し，出血をコントロールする．病院へ到着した患者でも死亡率は 40～70％である．循環不全に伴う多臓器不全，呼吸不全，腎不全，結腸虚血を合併する．

2 解離性大動脈瘤

　大動脈解離(aortic dissection)とは,「大動脈壁が中膜のレベルで2層に剝離し,動脈走行に沿ってある長さをもち2腔になった状態」で,大動脈壁内に血流もしくは血腫が存在する動的な病態と定義される.大動脈解離におけるフラップは,通常1～数個の裂孔(tear)をもつが,裂孔が不明で真腔と偽腔の交通がみられない例も存在する.前者を偽腔開存型大動脈解離(communicating aortic dissection)といい,後者を偽腔閉塞型大動脈解離(non-communicating aortic dissection,従来のthrombosed typeと同義)という.

　近年の画像診断の進歩により,大動脈中膜が血腫により剝離しているが,tearがみられない病態が見出されるようになった.この病態は壁内血腫(intramural hematoma ; IMH),または壁内出血(intramural hemorrhage)と称され,病理学的には「tearのない大動脈解離」という概念である.しかしIMHは,あくまでも病理学的な診断に基づくことから,この用語を臨床では用いていない.画像上tearのみられない,いわゆる壁内血腫(IMH)を,臨床的には偽腔閉塞型大動脈解離(non-communicating aortic dissection)として,これも「解離」として取り扱う.臨床的にはIMHと「内膜が欠損して画像診断上,潰瘍様突出像(ulcerlike projection ; ULP)を有するが,偽腔に血流を確認できない大動脈解離」(thrombosed false lumen with intimal defect, ULP型)との両者を明確に区別することが困難な場合が多い.さらに画像診断法によりULPの検出能が異なり,しかもULP型解離はULPのサイズにかかわらず病態が不安定な例も含まれていることから,臨床的に重要である.ULP型の重要性を臨床に注意喚起するため,ULP型解離は「偽腔開存型」に準じた対応を推奨する.また,「解離した偽腔の一部に血栓を形成している例」(partial thrombus in false lumen),および「偽腔の大部分が血栓化していても偽腔に血流を確認できる例」(thrombosed false lumen communicating with true lumen)などは,明確に「偽腔開存型」に分類する.また,penetrating atherosclerotic ulcer(PAU)は,大動脈の粥状硬化性病巣が潰瘍化して中膜以下にまで達したものを指す概念として提唱されたが,PAUと大動脈解離の関連にはまだ不明な点が多い.IMHやPAUをめぐってはいまだ問題点が多く,それらの語句の使用には注意が必要である.

A 病態と分類

　大動脈壁の解離とそこへの血液流入を本態とする大動脈解離は,発症直後から経時的な変化を起こすために,動的な病態を呈する.また,広範囲の血管に病変が伸展するため,種々の病態を示す(図5).血管の状態を,拡張,破裂,狭窄または

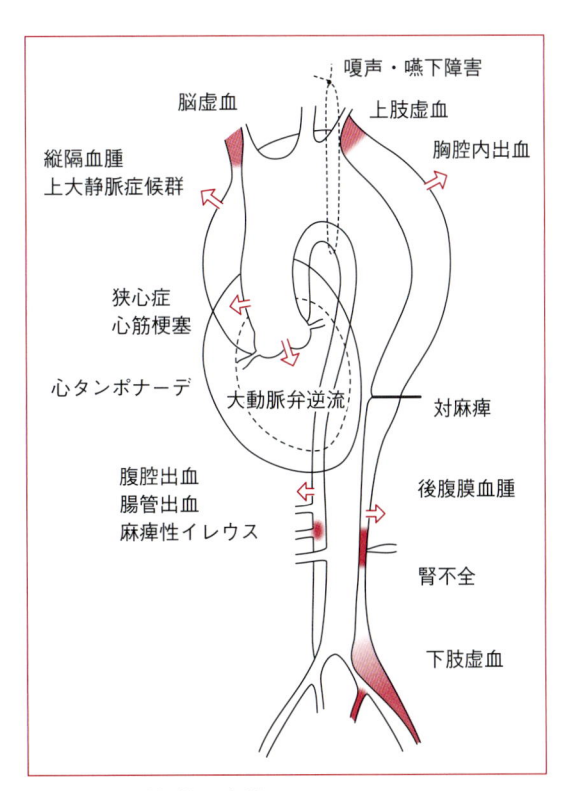

図5　大動脈解離の病態

表1　大動脈解離の分類

1. 解離範囲による分類
    Stanford分類
        A型：上行大動脈に解離があるもの
        B型：上行大動脈に解離がないもの
    DeBakey分類
        Ⅰ型：上行大動脈にtearがあり弓部大動脈より末梢に解離が及ぶもの
        Ⅱ型：上行大動脈に解離が限局するもの
        Ⅲ型：下行大動脈にtearがあるもの
        Ⅲa型：腹部大動脈に解離が及ばないもの
        Ⅲb型：腹部大動脈に解離が及ぶもの
    DeBakey分類に際しては以下の亜型分類を追加できる
        弓部型：弓部にtearがあるもの
        弓部限局型：解離が弓部に限局するもの
        弓部広範型：解離が上行または下行大動脈に及ぶもの
        腹部型：腹部にtearがあるもの
        腹部限局型：腹部大動脈のみに解離があるもの
        腹部広範型：解離が胸部大動脈に及ぶもの
    （逆行性Ⅲ型解離という表現は使用しない）
2. 偽腔の血流状態による分類
    偽腔開存型：偽腔に血流があるもの．部分的に血栓が存在する場合や，大部分の偽腔が血栓化していてもULPから長軸方向に広がる偽腔内血流を認める場合はこの中に入れる
    ULP型：偽腔の大部分に血流を認めないが，tear近傍に限局した偽腔内血流（ULP）を認めるもの
    偽腔閉塞型：三日月形の偽腔を有し，tear（ULPを含む）および偽腔内血流を認めないもの
3. 病期による分類
    急性期：発症2週間以内．この中で発症48時間以内を超急性期とする
    慢性期：発症後2週間を経過したもの

〔循環器病の診断と治療に関するガイドライン（2010年度合同研究班報告）．大動脈瘤・大動脈解離診療ガイドライン（2011年改訂版）http://www.j-circ.or.jp/guideline/pdf/JCS2011_takamoto_h.pdf（2014年3月閲覧）より引用〕

閉塞と分け，さらに解離の生じている部位との組み合わせでとらえると，多様な病態を理解しやすい．
- 拡張からくる病態：①大動脈弁閉鎖不全，②瘤形成
- 破裂からくる病態：①心タンポナーデ，②胸腔内や他の部位への出血
- 狭窄または閉塞からくる病態：①狭心症，心筋梗塞，②脳虚血，③上肢虚血，④対麻痺，⑤腸管虚血，⑥腎不全，⑦下肢虚血など

次に（1）解離の範囲からみた分類，（2）偽腔の血流状態による分類，（3）病期による分類を表1に示す．詳細説明は割愛する．

B 疫学

10万人あたりの年間発症人数はおよそ3人前後といわれるが，近年増加傾向にある．また，日本胸部外科学会統計によると2008年に非解離性胸部・胸腹部大動脈瘤手術は5,985件，解離性は5,013件施行された．手術数は年々増加傾向にある．剖検例からの推定では，大動脈解離の発症のピークは男女とも70代であり，非解離性大動脈瘤の発症のピークは，男性70代，女性80代である．大動脈解離の発症は冬場に多く夏場に少ない傾向がある．また，時間的には活動時間帯である日中が多く，特に6～12時に多いと報告されている．逆に深夜から早朝は少ない．

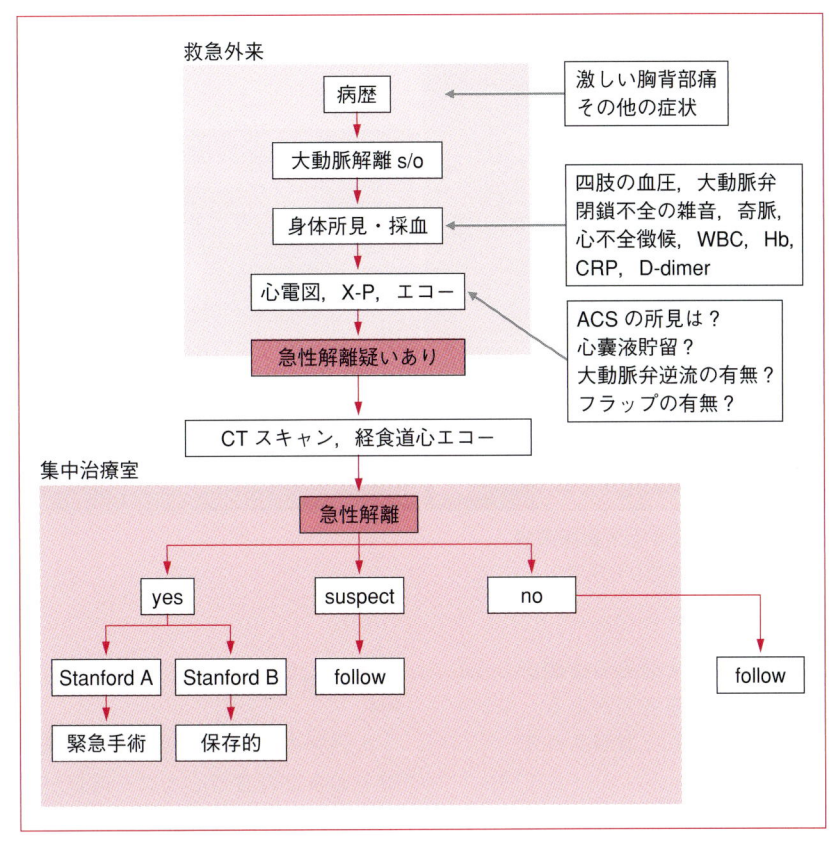

図6 急性大動脈解離診断・治療のフローチャート
〔循環器病の診断と治療に関するガイドライン(2010年度合同研究班報告).大動脈瘤・大動脈解離診療ガイドライン(2011年改訂版)http://www.j-circ.or.jp/guideline/pdf/JCS2011_takamoto_h.pdf (2014年3月閲覧)より引用〕

C 診断

急性大動脈解離を診断するには，まずは疑いをもつことが何よりも重要である．突然発症した激しい胸背部痛では，まずこの疾患を念頭に置く．さらに諸検査により，急性冠症候群との鑑別を進めていき，各種画像診断にて診断を決定していく．診断と治療は図6のフローチャートに従って進める．

1 胸部X線検査

急性大動脈解離においては，胸部単純X線写真上で縦隔陰影の拡大がみられるが，この所見は非特異的である．大動脈壁の内膜石灰化の内側偏位は，解離を示唆する所見である．

2 CT

CTは解離の診断に関して信頼度の高い非侵襲的検査法であり，客観的に全大動脈を評価できること，さらに緊急に対応して短時間で検査可能なことから，大動脈解離の診断に必要不可欠な検査法といえる(図7)．単純CTでは，内膜の石灰化の偏位も重要な診断のポイントとなる．最近では3DCT画像により，より正確な形態診断が可能となっている(図7a, b)．

a. 偽腔開存型解離

偽腔開存型解離のなかには，偽腔の血流が非常に遅い場合があり，造影早期相で偽腔が造影され

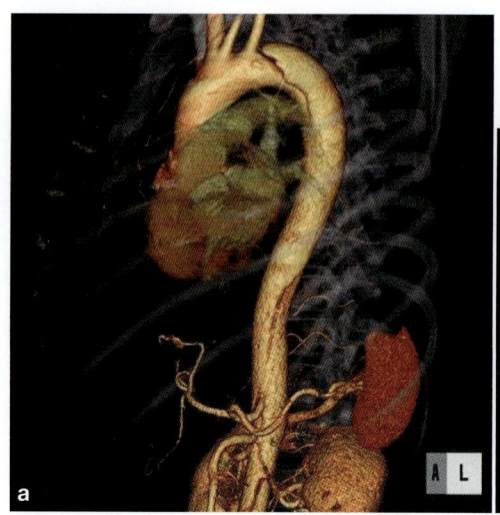

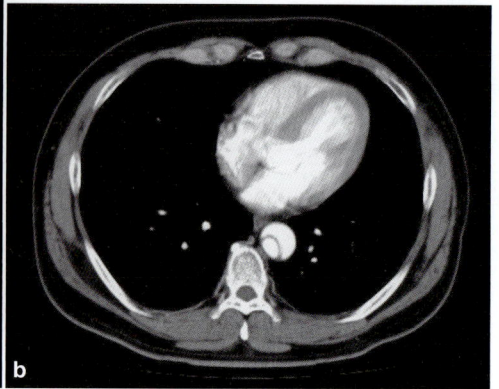

図7 Stanford B 偽腔開存型大動脈解離
a. 3DCT 画像, b. 造影胸部 CT 画像

ず，後期相で造影剤の流入を認める症例があるので，造影後期相まで撮像する必要がある．エントリーはフラップの断裂像として認識される．

b. 偽腔閉塞型解離

急性期に凝血塊あるいは血腫により満たされた偽腔が，三日月状あるいは輪状の壁在血栓に似た陰影として大動脈の長軸方向に連続して広範囲に存在するのが特徴である．発症早期の例ではこの陰影が単純 CT で血流腔よりも高い濃度を示すことがある．造影後の CT では，閉塞した偽腔内部は造影されない．

c. ULP 型解離

閉塞した偽腔内への局所的な内腔の突出部として ulcer-like projection（ULP）が認識される．

d. 合併症の診断

大動脈解離の合併症には，破裂，心タンポナーデ，臓器や四肢の虚血など重篤なものが多い．CT では，心周囲の液体貯留の有無や，分枝動脈と解離腔との関係や分枝動脈への解離進展の有無を評価することも重要である．

3 超音波診断

大動脈の描出には低侵襲で情報量の多い体表エコーおよび経食道心エコー検査が有用である．体表エコーでは，大動脈基部，上行大動脈，弓部大動脈および腕頭動脈，左総頸動脈，左鎖骨下動脈の観察が可能である．また腹部大動脈の分枝する腹腔動脈，上腸間膜動脈，腎動脈，総腸骨動脈の観察が可能である．経食道心エコーは，大動脈基部から上行大動脈，弓部大動脈，下行大動脈を鮮明に描出することができる．

大動脈解離の迅速な診断を行ううえでエコー検査は非常に有用であり，腎機能障害や造影剤アレルギーなどで造影剤が使用困難な場合にも施行できる．特に体表エコーは非侵襲的に簡便に解離の診断を行うだけではなく，分枝解離や解離に伴う合併症の評価を行うこともできる．Stanford A 型解離の合併症である心タンポナーデ・大動脈弁逆流・分枝への解離の進行や血流状態・心機能を評価しておくことは非常に重要である．

4 その他の画像診断

全身状態が不良な急性期大動脈解離の診断において，検査時間が長く患者モニタリングに制約のある MRI は推奨できない．また近年，大動脈瘤

や大動脈解離の診断における DSA を含めた血管造影の診断的役割は少なくなってきている．

D 治療

1 急性期の治療

超急性期における治療で最も重要なことは，降圧（目標 100～120 mmHg），脈拍数コントロール，鎮痛および安静である．降圧と同時に β 遮断薬を使用して積極的に脈拍数のコントロールを行い，持続する痛みに対しては鎮痛，鎮静を図る．急性期においては Stanford A 型は緊急手術，B 型は内科的降圧療法が原則である．また，解離の合併症に対しては速やかな処置が講じられなければならない．昏睡などの広範な脳障害を合併した例では不可逆的な脳障害を合併することが多いことから，手術適応から除外されることが多い．

a. Stanford A 型急性大動脈解離

上行大動脈に解離が及ぶ Stanford A 型は極めて予後不良な疾患で，症状の発症から一時間あたり 1～2% ずつ致死率が上昇していく．破裂，心タンポナーデ，循環不全，脳梗塞，腸管虚血などが主な死因である．一般に内科療法の予後は極めて不良で，外科療法すなわち緊急手術の適応である．

b. Stanford B 型急性大動脈解離

Stanford B 型急性大動脈解離は，急性 A 型大動脈解離よりも自然予後が良いため，内科療法が初期治療として選択される．一方，破裂，治療抵抗性の疼痛，臓器虚血などの合併症を来した症例は極めて予後不良のため，外科治療が必要である．しかしながら，急性期の外科治療の院内死亡率も低くないため，外科治療に代わる治療が望まれている．近年，TEVAR（thoracic endovascular aortic repair）は，合併症を有する急性 B 型大動脈解離の治療の方法として，良好な治療成績が報告されており，重篤な合併症を有する急性 B 型大動脈解離に対する第一選択の治療手法になりつつある．

c. 特殊な解離に対する治療

1) Stanford A 型偽腔閉塞型急性大動脈解離

本病態に対する治療方針には，いまだに定説がない．現時点での Stanford A 型偽腔閉塞型急性大動脈解離の治療については，以下のように考えられる．まず，大動脈弁閉鎖不全症や心タンポナーデ合併例では，緊急手術を考慮する．また，上行大動脈に明らかな ULP を有する例は，すでに tear が存在し，ULP 型へ移行したものと考えられるため早期の手術を考慮する．また，大動脈径が 50 mm 以上あるいは血腫の径が 11 mm 以上の例では，ハイリスク群と考えられ手術を考慮する．上記以外の症例では，初期の内科治療も可能と思われる．ただし，画像診断を頻回に施行し，血栓化偽腔の増大や ULP 型あるいは偽腔開存型へ移行したと考えられる場合には，速やかに手術に移行する．

2) 胸部下行大動脈に tear を有する Stanford A 型逆行解離

上行大動脈には tear がなく，胸部下行大動脈に存在する tear から逆行性に解離が上行大動脈へ進行する例が一部存在する．このような例は，画像診断を頻回に施行して血栓化した偽腔の増大や偽腔への新たな血流がないか注意しながら内科的に経過を追う．上記のような所見がみられた場合には，速やかに手術に移行する．

3) Stanford B 型偽腔閉塞型急性大動脈解離

Stanford B 型偽腔閉塞型急性大動脈解離は，A 型偽腔閉塞型急性大動脈解離や B 型偽腔開存型急性大動脈解離と比較して予後良好である．急性期に生じた ULP（すなわち ULP 型への移行）や大動脈径が 40 mm 以上，偽腔厚が 10 mm 以上は，慢性期の大動脈径の拡大等の進行する危険因子であることが報告されており，注意が必要である．

2 急性期の外科手術

a. 上行大動脈置換

体外循環を補助手段として用いる．現在の標準的な補助手段は，中枢温を 20°C 以下に冷却する超低体温循環停止法で，逆行性脳灌流法を併用することもある．末梢側吻合には大動脈遮断を行わず，超低体温循環停止下に open distal anastomo-

表2 大動脈解離の慢性期治療における推奨

Class I
1. 大動脈の破裂，大動脈径の急速な拡大（>5mm/6か月）に対する外科治療　（Level C）
2. 大動脈径の拡大（≧60mm）をもつ大動脈解離例に対する外科治療　（Level C）
3. 大動脈最大径50mm未満で合併症や急速な拡大のない大動脈解離に対する内科治療　（Level C）

Class IIa
1. 薬物によりコントロールできない高血圧をもつ偽腔開存型大動脈解離に対する外科治療　（Level C）
2. 大動脈最大径55～60mmの大動脈解離に対する外科治療　（Level C）
3. 大動脈最大径50mm以上のマルファン症候群に合併した大動脈解離に対する外科治療　（Level C）

Class IIb
1. 大動脈最大径50～55mmの大動脈解離に対する外科治療　（Level C）

〔循環器病の診断と治療に関するガイドライン（2010年度合同研究班報告）．大動脈瘤・大動脈解離診療ガイドライン（2011年改訂版）http://www.j-circ.or.jp/guideline/pdf/JCS2011_takamoto_h.pdf（2014年3月閲覧）より引用〕

sis法を用いる．

b. 弓部全置換

tearが弓部に存在する場合には，tear切除を原則とするという観点からは上行-弓部全置換が望ましい．Marfan症候群に発生したA型大動脈解離においては，hemiarch置換を行った場合，残存する弓部大動脈の拡大が起きる可能性が高いため，弓部全置換が行われる．内膜側からの補強，吻合部のリーク予防，末梢解離腔の閉鎖目的にelephant trunk法が用いられる．また近年，frozen elephant trunkを下行大動脈に挿入し，弓部全置換術を行うHybrid手術も増加している．

c. B型解離

急性B型解離で手術適応となる症例の大部分は破裂か，重篤な臓器灌流障害を合併している症例で，手術成績も不良となる．急性B型解離の複雑病変に対する治療の中心は血管内治療（ステントグラフト）に変わりつつある．

d. 大動脈弁逆流合併例

大動脈弁輪拡張症や，器質的大動脈弁病変を有する症例以外では，大動脈交連部を吊り上げることにより対処可能である．tearがValsalva洞に深く侵入している症例，既に大動脈弁輪拡張症を伴っていた症例などでは，従来からBentall手術が適応とされ，現在も標準術式である．最近は自己弁温存基部置換術も試みられるようになった．

3 慢性期の治療

発症から2週間以上経過した慢性期の大動脈解離例の予後は良好で，状態が安定している場合は，Stanford A型であってもB型であっても，内科的治療が勧められる．慢性期における患者管理の最大の目標は，再解離と破裂の予防であり，（再）手術のタイミングと術式を決定することである．破裂や切迫破裂例，大動脈径の拡大を認める例，大動脈弁閉鎖不全症を認める例，分枝閉塞を認める例，解離の進展や再発を認める例などは速やかに外科的治療を考慮するべきである．慢性期治療における推奨を表2に示す．

a. 血圧管理

最も大切なことは血圧の管理である．β遮断薬には，再入院などの解離関連イベントを減らし，また瘤径の拡大を抑えるとの報告もある．

b. 安静度

通常の日常生活に関しての制限はほとんどないが，重い物を持ち上げるなどの血圧が急激に上昇するような運動は，絶対に避けるよう指導する．上半身を過度に屈曲進展させるような運動もためらわれる．運動に関するエビデンスは，いまだに少ないのが現状である．

c. 画像によるフォローアップ

解離関連事故の多い2年までは，CT, MRIなどを一定間隔で撮影する．動脈径が手術適応に近くなれば，CTを撮影する間隔を短くする．また，動脈径が小さく偽腔が血栓閉塞してULPもないときは，若干CTの撮影間隔を長くするなどの対応も可能である．

d. 慢性期の外科手術

1) 大動脈弁逆流の修復

- 大動脈弁置換術：慢性例で大動脈弁逆流を伴う場合では，大動脈弁形成を伴う自己弁温存術式を行うか，困難な場合には大動脈弁置換術を行う．
- 弁付き人工血管による大動脈基部置換術：AAE に解離が合併した症例で，自己弁温存術式が困難な場合には，弁付き人工血管による大動脈基部置換術を行う．
- 自己大動脈弁温存術式（aortic valve sparing operation）：AAE もしくは解離が大動脈基部に進展し，大動脈基部置換を必要とする症例のうち大動脈弁尖が形成可能な症例では，自己大動脈弁温存大動脈基部置換術が行われている．

2) 人工血管による大動脈再建

循環停止下に末梢側吻合を行う "open distal anastomosis" が一般的に用いられる．遠隔期遠位大動脈に対する再手術回避のためには，真腔への吻合が望ましいものの，臓器虚血の可能性を併せて考慮する必要がある．下行大動脈に tear を認める逆行解離例，弓部大動脈の破裂あるいは拡大例，弓部分枝動脈の閉塞例，Marfan 症候群などでは弓部全置換の適応となる．一般的に open distal anastomosis を行うが，下行大動脈の真腔と偽腔の隔壁を切除した後，人工血管を挿入し elephant trunk とし両腔吻合とする場合が多い．一期的に行う場合には，上行弓部〜下行大動脈置換を施行する．

e. B 型解離

- 下行大動脈置換術：拡大した下行大動脈を人工血管にて置換する．中枢遮断に伴う逆行解離を危惧し，下行置換でも open proximal anastomosis を選択する外科医も多い．末梢側吻合を真腔吻合とするか両腔吻合とするかは，症例ごとに末梢血流を考慮して検討する．Adamkiewicz 動脈が偽腔から供血されている場合には，両腔吻合または同動脈の再建が望ましい．
- open proximal anastomosis による部分弓部・下行大動脈置換術：tear が弓部大動脈に存在する症例，拡張が弓部に及ぶ症例，中枢側遮断が不可能な症例が適応となる．18°C 以下に冷却した後，循環停止とし，弓部大動脈を開放下に中枢側大動脈を離断後，人工血管と吻合する．

3 高安病（高安動脈炎・大動脈炎症候群）

　高安動脈炎は，大動脈とその主要な分枝を侵す原因不明の炎症性疾患であり，青年と若い女性に最も多く起こる．高安動脈炎は脈の強さの左右差や動脈閉塞の症状および徴候を起こす．診断は大動脈造影または核磁気共鳴血管撮影によって行う．治療はコルチコステロイドと，組織が虚血性の場合は血管形成術またはステント術のようなインターベンション術がある．

　高安動脈炎は比較的まれである．高安動脈炎は世界的にも報告されているが，アジア人に好発することが示されている．男女比は約1：9と女性に多く，発病年齢は15〜30歳ごろが多い．炎症は血管腔を狭窄し，血栓症を起こしうる．後期に，動脈壁の弱さから動脈瘤を生じることもある．高安動脈炎は，ときに肺動脈および冠状動脈を侵すこともある．

A 病因

　高安動脈炎の発症機序は依然として不明であるが，感冒様症状が前駆症状として認められることが多く，よって何らかの感染症が引き金になっている可能性がある．それに引き続いて自己免疫的な機序によって血管炎が進展することが考えられている．実際にはより多くの例で大動脈炎が生じているが，炎症制御に関わる遺伝的な要因により，一部の例で臨床的に「大動脈炎」とされるような狭窄や閉塞，拡張などを引き起こす炎症へと進展しているのであろうと考えられている．高安動脈炎に関する厚生労働省難治性血管炎研究班の報告によると，高安動脈炎患者の98％は家族歴を有さない．わが国においては免疫制御にかかわるHLAクラスI分子-B5201，B3902との有意な相関が知られている．特にHLA-B52陽性高安動脈炎患者では，B52陰性例に比して有意に強い血管炎を生じる傾向があり，ステロイド投与量がB52陰性例に比較して多量となる．さらに，本症の予後に大きな影響を与える大動脈弁閉鎖不全症の合併する割合が，B52陽性例では増加していることが明らかにされている．

　また男女比を検討すると，上述したように1：9と女性に好発することがわかっており，女性ホルモンが本症の進展に関与している可能性も示唆される．

B 症状と徴候

　患者の約半数は，初期に倦怠感，発熱，寝汗，体重減少，関節痛，疲労などの炎症性消耗性疾患の像を呈す．この時期は次第に沈静化し，その後は大動脈弓部と胸椎領域における大動脈の分枝の虚血に由来する症状によって特徴づけられる，慢性的な病期へと移行する．残りの半数の患者は，初期の病巣症状を示すのみである（表3）．

　病巣症状には，腕を使用したときの痛みに伴って，頸動脈および椎骨脳底動脈の虚血発作によって起こる失神や一時的な視覚障害がある．筋肉の萎縮が顔や腕に起こりうる．胸部下行大動脈の閉塞は，時に大動脈縮窄症の徴候を引き起こす．腹部大動脈（特に腎動脈）が侵されると，患者は腎血管性高血圧症を示す．高安動脈炎は，冠動脈の炎症を起こすことがあり，これによって狭心症または心筋梗塞を引き起こす．まれに大動脈弁閉鎖不全症を起こし，これらの続発症や高血圧症は最終的に心不全を引き起こす．まれに肺動脈閉塞から肺高血圧に至ることがある．

　動脈閉塞の徴候は閉塞が重度にならないと現れないことがある．閉塞が重度のとき，脈は大動脈弓部に由来する障害のある動脈では，脈が減弱しているかまたは存在せず（脈無し病とも言われていた），血圧が低いかまたは測定できないことがある．後天性の縮窄症がみられない限り，これらの脈は下肢の通常活発な脈や正常血圧とは対照的である．腕に重度の障害があれば，全身血圧は下

表3 高安動脈炎の臨床症状

頭部乏血症状	
眩暈	33.0%
頭痛	20.4%
失神発作	2.9%
片麻痺	2.1%
咬筋疲労	0.4%
眼症状	
失明	1.7%
一過性視力障害	4.8%
持続性視力障害	5.0%
眼前暗黒感	5.9%
上肢症状	
脈なし	31.2%
血圧左右差	46.4%
易疲労感	24.9%
冷感	11.3%
しびれ感	12.3%
心症状	
息切れ	19.3%
動悸	20.0%
胸部圧迫感	14.8%
呼吸器症状	
血痰	1.6%
息切れ	7.4%
高血圧	41.1%
全身症状	
発熱	7.9%
全身倦怠感	16.5%
易疲労感	22.9%

(厚生省難治性血管炎研究班平成10年度報告書)

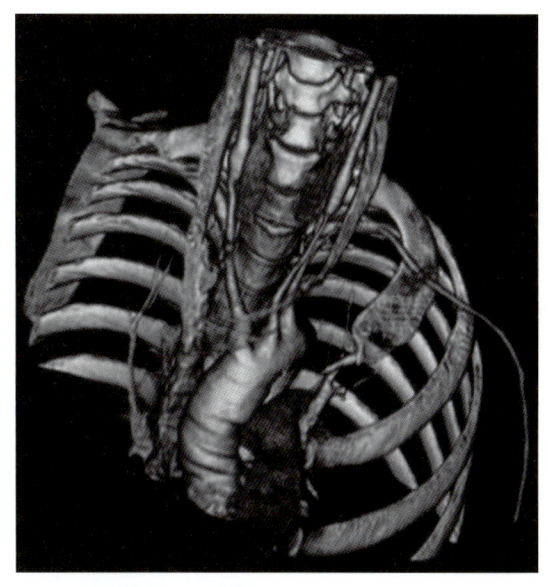

図8 高安病のCT画像
両側頸動脈の狭窄がみられる.

肢でのみ正確に測定される．血管雑音は，部分的に狭窄した動脈で聴取される．

C 診断

診断は，大動脈もしくはその分枝により供給されるか，または末梢血管の脈拍が減弱しているか，もしくは存在しない場合に本疾患を疑う．臓器虚血を示唆する症状を発症した，特に若いアジアの女性の場合にこの疾患を疑うべきである．動脈血管雑音，脈拍の強さや血圧の左右差，上肢下肢の不一致などもまた診断に示唆的である．

D 検査所見

本症に特異的な血液，生化学検査はない．本症の活動性を知るためにCRPや血沈，白血球数，γグロブリン，貧血の有無から高安動脈炎の活動性の評価を行う．炎症所見と並行して易血栓性の検討，すなわち血栓準備状態(血小板凝集能，フィブリノゲン値，PT，APTT，AT IIIなどの評価を行う．免疫学的検査では，免疫グロブリン(IgG, IgA)の増加，補体(C3, C4)の増加も認めることがある．HLA-B52，HLA-B39の頻度が有意に高い．特にHLA-B52陽性例は陰性例に比べて病変の程度が強いといわれている．

E 画像診断

診断確定にはdigital subtraction angiography (DSA)や，3D-CTによって血管の狭窄，および拡張病変の有無の検索を行う(図8)．また，FDG-PETにて血管壁における局在診断が有用なこともある．核磁気共鳴血管造影(MRA)により，すべての血管の分枝部を評価する必要がある．特徴的所見には，狭窄，閉塞，血管腔の不整，狭窄後

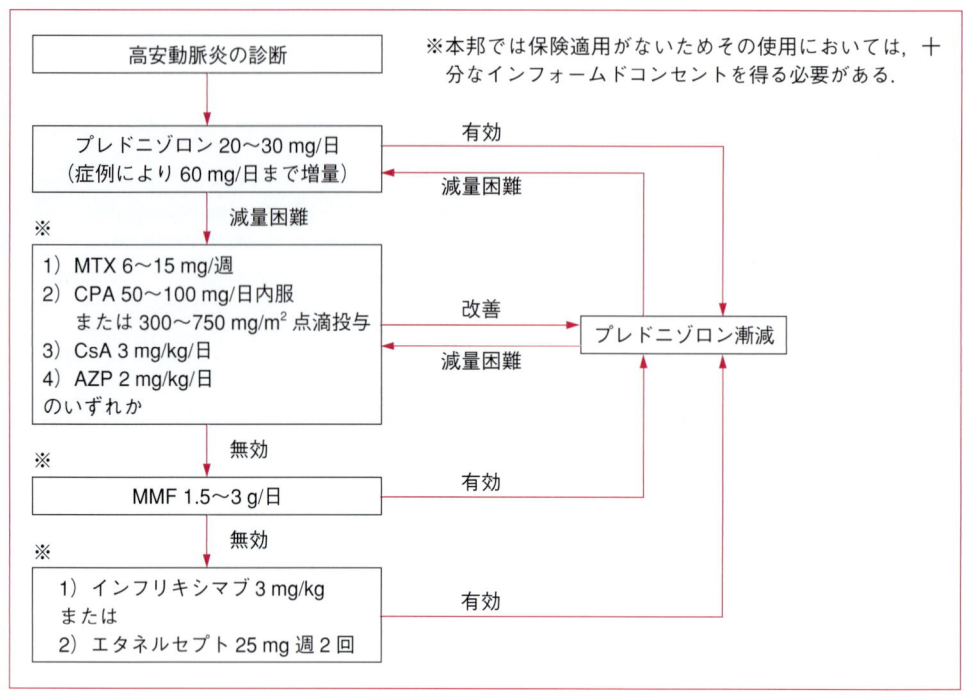

```
┌─────────────────────────────┐
│      高安動脈炎の診断        │      ※本邦では保険適用がないためその使用においては，十
└─────────────────────────────┘        分なインフォームドコンセントを得る必要がある．
              ↓
┌─────────────────────────────┐  有効
│  プレドニゾロン 20～30 mg/日 │─────────────────────────┐
│  （症例により 60 mg/日まで増量）│ ←──── 減量困難         │
└─────────────────────────────┘                          │
  ※          ↓ 減量困難                                  │
┌─────────────────────────────┐                          │
│ 1) MTX 6～15 mg/週           │                          │
│ 2) CPA 50～100 mg/日内服     │        改善  ┌──────────────────┐
│    または 300～750 mg/m² 点滴投与 │─────→│ プレドニゾロン漸減 │
│ 3) CsA 3 mg/kg/日            │  減量困難└──────────────────┘
│ 4) AZP 2 mg/kg/日            │                          │
│ のいずれか                    │                          │
└─────────────────────────────┘                          │
  ※          ↓ 無効                                      │
┌─────────────────────────────┐  有効                    │
│     MMF 1.5～3 g/日          │─────────────────────────┤
└─────────────────────────────┘                          │
  ※          ↓ 無効                                      │
┌─────────────────────────────┐  有効                    │
│ 1) インフリキシマブ 3 mg/kg  │─────────────────────────┘
│    または                    │
│ 2) エタネルセプト 25 mg 週2回│
└─────────────────────────────┘
```

図9　高安動脈炎の内科的治療プロトコール
〔循環器病の診断と治療に関するガイドライン．血管炎症候群の診療ガイドライン（2008年改訂版）http://www.j-circ.or.jp/guideline/pdf/JCS2008_ozaki_h.pdf（2014年3月閲覧）より引用〕

の拡大，閉塞した血管周辺の側副血行路，動脈瘤などがある．

F 予後と治療

高安動脈炎は，まれに自然寛解するかまたは安定化することがある．しかしながら，主要な合併症〔脳卒中，心筋梗塞，狭心症，重度高血圧症（腎動脈性高血圧），心不全，動脈瘤〕が約50%に生じる．アテローム動脈硬化は，晩期合併症で起こりうる．治療により，重篤な合併症のない95%の患者が5年を超えて生存する．

G 内科的治療

図9にプロトコールを示す．コルチコステロイドは全患者に必要とされ，しばしば劇的に症状を軽減して，長期的な血管合併症を少なくすることがある．初期投与量は，prednisolone で 20～30 mg/日程度であるが，年齢・体格などを考慮して増減する．初期治療開始後2週間以上の臨床症状および検査所見の改善を確認できれば，定期的な重症度および活動性の評価を行いつつ，5 mg/2週程度の割合でステロイドを漸減する．prednisolone 5～10 mg/日を維持量とするが，可能であれば離脱を試みる．ただし，HLA-B52 陽性患者は，ステロイド抵抗性を示し高用量を必要とすることが多い．血管狭窄による臓器虚血や大動脈弁閉鎖不全症，高血圧症，肺高血圧症を合併することがあり，それぞれの病態に応じた対処が必要である．ステロイド抵抗性あるいは副作用により減量を余儀なくされる症例では，cyclophosphamide（CPA）の経口あるいは静脈内投与，methotrexate（MTX），azathioprine（AZP），ciclosporin（CsA）などの経口投与が併用されるが，それらの有効性は確立していない．血小板阻害薬（アスピリンなど）は，動脈血栓形成の予防に有用である．高血圧は血管や臓器障害を加速させるため，積極的にコントロールすべきである．両側性腎血管性高血圧の場合，レニン-アンジオテンシ

ン系阻害薬の投与は禁忌となる.

H 外科的治療

　虚血症状を改善させるには，何らかの血管介入が重要である．血管形成術，ステント術，バイパス手術などが有効なことがある．動脈瘤や大動脈瘤は手術を必要とする．高安病の閉塞性病変や拡張性病変に対する手術は，原則的に炎症の非活動期で，ステロイド非使用時に行うが，症状により急ぐ必要のある場合にはステロイドで炎症を赤沈30 mm/時以下，CRP 1.0 mg/dl 以下に抑えてから行う．術後も炎症反応を認める症例では，縫合不全の予防のためにステロイド投与を行い，炎症の鎮静化と再燃防止を図る．

　大動脈瘤や大動脈弁閉鎖不全症の合併例に対する外科治療は，大動脈瘤の項を参照されたい．

　高安病の狭窄性病変に対しては，バイパス術が標準術式で，炎症非活動期の手術，非病変部位での血管吻合がポイントとなる．代用血管は，弓部分枝では人工血管，腎動脈では人工血管と静脈グラフとが用いられる．吻合部動脈瘤の形成が高率であるとされ，長期の経過観察が重要である．分枝血管病変では，再狭窄が多く，ステント併用による成績改善は認めない．限局性病変やハイリスク例が主な適応と考えられる．大動脈縮窄では，ステント併用により早期・遠隔成績の改善が報告されている．

4 大動脈弁輪拡張症，Marfan 症候群

常染色体優性遺伝性疾患で，頻度は 15,000～20,000 人に 1 人発生するとされるが，約 20～30％は遺伝性が明らかではない．分子レベルでは，microfibril の主要構成成分である fibrillin-1 の異常があり，fibrillin-1 遺伝子のさまざまな変異が知られている．また，fibrillin-1 が transforming growth factor-β（TGF-β）を transform するシグナルを

表4 Marfan 症候群の特徴

骨格	：高身長，長い手足，クモ状指趾，側彎，漏斗胸，鳩胸，関節の過伸展
循環器系	：僧帽弁逸脱，大動脈弁閉鎖不全，大動脈瘤，大動脈解離
眼症状	：近視，水晶体偏位，水晶体亜脱臼，網膜剥離
その他	：硬膜拡張症，自然気胸

〔循環器病の診断と治療に関するガイドライン（2010 年度合同研究班報告），大動脈瘤・大動脈解離診療ガイドライン（2011 年改訂版）http://www.j-circ.or.jp/guideline/pdf/JCS2011_takamoto_h.pdf（2014 年 3 月閲覧）より引用〕

表5 Marfan 症候群と類縁疾患の診断のための改訂 Ghent 基準（2010）

家族歴がない場合；
(1) 大動脈基部病変[注1]（Z≧2） かつ 水晶体偏位 →「Marfan 症候群」*
(2) 大動脈基部病変（Z≧2） かつ FBN1 遺伝子変異[注2] →「Marfan 症候群」
(3) 大動脈基部病変（Z≧2） かつ 身体兆候（≧7点） →「Marfan 症候群」
(4) 水晶体偏位 かつ 大動脈病変と関連する FBN1 遺伝子変異[注3] →「Marfan 症候群」
・水晶体偏位があっても，大動脈病変と関連する FBN1 遺伝子変異を認めない場合は，身体兆候の有無にかかわらず「水晶体偏位症候群（ELS）」とする．
・大動脈基部病変が軽度で（Valsalva 洞径；Z<2），身体兆候（≧5点で骨格所見を含む）を認めるが，水晶体偏位を認めない場合は「MASS」[注4]とする．
・僧帽弁逸脱を認めるが，大動脈基部病変が軽度で（Valsalva 洞径；Z<2），身体兆候を認めず（<5点），水晶体偏位も認めない場合は「僧帽弁逸脱症候群（MVPS）」とする．
家族歴[注5]がある場合；
(5) 水晶体偏位 かつ 家族歴 →「Marfan 症候群」*
(6) 身体兆候（≧7点） かつ 家族歴 →「Marfan 症候群」*
(7) 大動脈基部病変（20 歳以上 Z≧2，20 歳未満 Z≧3） かつ 家族歴 →「Marfan 症候群」*
*この場合の診断は，類縁疾患である Shprintzen-Goldberg 症候群，Loeys-Dietz 症候群，血管型 Ehlers-Danlos 症候群との鑑別を必要とし，所見よりこれらの疾患が示唆される場合の判定は，TGFBR1/2 遺伝子，COL3A1 遺伝子，コラーゲン生化学分析などの諸検査を経てから行うこと．なお，鑑別を要する疾患や遺伝子は，将来変更される可能性がある．
注1）大動脈基部病変：大動脈基部径（Valsalva 洞径）の拡大（Z スコアで判定），または大動脈基部解離
注2）FBN1 遺伝子変異：別表にくわしく規定される（仔細省略）
注3）大動脈病変と関連する FBN1 遺伝子変異：これまでに，大動脈病変を有する患者で検出された FBN1 遺伝子変異
注4）MASS：近視，僧帽弁逸脱，境界域の大動脈基部拡張（Valsalva 洞径；Z<2），皮膚線条，骨格系症状の表現型を有するもの
注5）家族歴：上記の(1)～(4)により，個別に診断された発端者を家族に有する
身体兆候（最大 20 点，7 点以上で身体兆候ありと判定）
・手首サイン陽性かつ親指サイン陽性　　　3点
　（手首サイン陽性または親指サイン陽性のいずれかのみ　　1点）
・鳩胸　　　　　　　　　　　　　　　　　2点
　（漏斗胸または胸郭非対称のみ　　　　　1点）
・後足部の変形　　　　　　　　　　　　　2点
　（扁平足のみ　　　　　　　　　　　　　1点）
・肺気胸　　　　　　　　　　　　　　　　2点
・脊髄硬膜拡張　　　　　　　　　　　　　1点
・股臼底突出　　　　　　　　　　　　　　2点
・重度の側彎がない状態での，上節/下節比の低下＋指極/身長比の上昇　　1点
・側彎または胸腰椎後彎　　　　　　　　　1点
・肘関節の伸展制限　　　　　　　　　　　1点
・特徴的顔貌（5 つのうち 3 つ以上）：長頭，眼球陥凹，眼瞼裂斜下，頬骨低形成，下顎後退　　1点
・皮膚線条　　　　　　　　　　　　　　　1点
・近視（−3D を超える）　　　　　　　　　1点
・僧帽弁逸脱　　　　　　　　　　　　　　1点

（Loeys BL, Dietz HC, Braverman AC, et al：The revised Ghent nosology for the Marfan syndrome. J Med Genet 2010；47：476-485）

過剰に出すことが，それら病態の原因であるとの知見もある．病理学的には囊胞状中膜壊死(cystic medial necrosis)や弾性線維の構築の乱れなどの変化を示す．Marfan症候群の特徴を表4に示す．

A 診断

Ghentの診断基準(表5)に基づいて判定する．

Marfan症候群の患者は典型的には，長身で，腕・脚および指が長い．このためクモ状指を合併する．多くの場合，関節脱臼および漏斗胸や鳩胸が認められる．また，患者の85%に僧帽弁逸脱が認められる．さらに，水晶体偏位によって重度の近視および網膜剝離が典型的にみられる．15番染色体のfibrillin-1遺伝子に突然変異が起きてMarfan症候群が生じるが，その他の疾患でもfibrillinの異常で起こることがある．

B 治療

血圧の管理が必要な例ではβ遮断薬を第一選択とする．アンジオテンシンII受容体拮抗薬(ARB)の臨床応用が海外の基礎・臨床研究でなされており，本薬により大動脈起始部拡張の進行スピードを有意に遅延させたとの知見も報告されており，興味深い．

大動脈基部径が45 mmを超える症例，解離の既往歴または家族歴のある症例における大動脈基部40 mm以上の症例，妊娠を検討している女性における大動脈基部40 mm以上の症例では，基部置換術を考慮する．

5 Leriche症候群

　Leriche症候群は，血栓性大動脈分岐閉塞症とも呼ばれる．腎動脈分岐部以下の腹部大動脈から動脈閉塞が始まり，総腸骨動脈分岐部周辺までに限局した慢性の大動脈閉塞症であり，症例によっては外腸骨動脈ないし浅大腿動脈にまで閉塞が及ぶことがある．1814年，英国のRobert Graham医師が初めてその病状を報告したといわれるが，1940年にフランス人外科医のRené Lericheが3徴候を含めた病態解剖生理を報告したため，この疾患名が付けられようになった．近年は，病態をより明確に表す大動脈分岐部慢性閉塞症（chronic occlusion of the terminal abdominal aorta）とよばれている．

A 疫学

　閉塞性動脈硬化症，大動脈炎症候群などによりこの病態が生じることが多い．動脈閉塞に伴い，支配領域の血行障害，両下肢筋萎縮，大腿動脈の拍動消失，下肢冷感，間欠性跛行，インポテンツなどを認める．

B 治療

　閉塞性動脈硬化症を基盤に発生することが多いため，一般的な動脈硬化症のリスクに対する介入治療や予防が重要である．外科的治療では，腹部大動脈から大腿動脈への下肢バイパス手術か，腋窩動脈から大腿動脈へのバイパス手術となる．Leriche症候群では，約半数の患者で冠動脈疾患を合併していると言われかつ多枝病変患者が多い．さらに，内胸動脈から下腹壁動脈を介した側副血行が発達して下肢への血流が維持されていることがあり，内胸動脈をCABGのグラフトとして使用する場合に，下肢の病態が悪化することがあるため，術式や手術の時期などを考慮する必要がある．また，腎機能の低下にも注意する必要がある．

〔室原豊明〕

第16章 末梢動脈・静脈，リンパ管疾患

A 動静脈瘻

【概念】

動静脈瘻(arteriovenous fistula；AVF)は末梢血管において動脈と静脈が交通をもつ病態で，先天性動静脈瘻(congenital AVF)，後天性動静脈瘻(acquired AVF)に分類される．

先天性動静脈瘻は，その病態は多岐にわたり，単純な限局性の血管腫から四肢全体に及ぶ広範な動静脈瘻まである．動脈-静脈の交通(動静脈短絡)は，基本的には多数か所あり限局性の血管腫以外は治療が困難な場合が多い．後天性動静脈瘻は，外傷や炎症により生じた動静脈瘻で動脈短絡は1か所であることが多く，短絡血流量は先天性動静脈瘻に比較して多く，うっ血性心不全に陥る場合もある．

【分類】

1) 先天性動静脈瘻

先天性動静脈瘻は末梢血管の発生過程の異常によって生じ，四肢末梢血管のみならず冠動静脈瘻，肺動静脈瘻，腹部血管の動静脈瘻などがある．多田らは，限局した血管腫として触知できる腫瘤型と，びまん性に広がる非腫瘤型に分類し，さらに，短絡率が多く連続性の血管雑音が聴取される活動型と，血管雑音が聴取できない非活動型に分類し，治療方針を決定している．

また，病態的見地から，Malanは本幹型と血管腫型，Szilagyiは大瘻孔性と小瘻孔性に分類している．多田の腫瘤型とMalanの血管腫型はほぼ同じ概念であり，系統的血管奇形であるParkes-Weber症候群などは多田の非腫瘤型に含まれる．

2) 後天性動静脈瘻

後天性動静脈瘻には外傷性動静脈瘻や医原性動静脈瘻，炎症性動静脈瘻(動脈瘤破裂を含む)などがある(図1)．外傷により近接部で動脈と静脈の破損が生じた場合，動脈瘤が炎症性に静脈と癒着し静脈内に穿破した場合，心臓カテーテル検査や各種カテーテル(IABPバルーンカテーテル，PCPS送脱血管など)の留置時に，動脈と静脈を

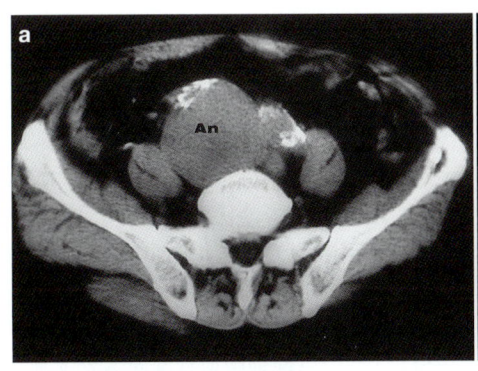

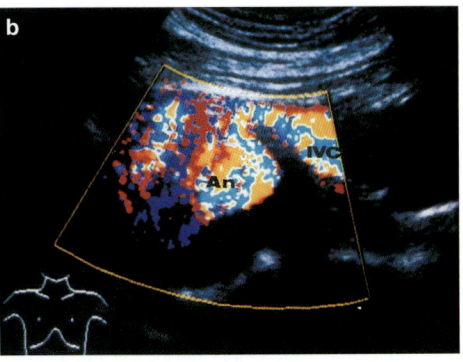

図1 腹部大動脈-下大静脈瘻
a．CT：腹部大動脈，右総腸骨動脈瘤および隣接した右総腸骨静脈の拡張を認める．
b．超音波カラードプラ：動静脈短絡によるモザイク血流が動脈瘤(An)と下大静脈(IVC)間に認められる．

同時に串刺し様に穿刺したために生じた動静脈瘻，透析治療目的に作製した内シャントなどが原因として多く，発症直後より特徴的な連続性の血管雑音が聴取される．

【診断・検査のポイント，鑑別診断】

短絡部に一致して連続性の血管雑音が聴取されたり，thrillが触知されるが，非活動性の場合は血管雑音が聴取されない場合もある．RIシンチグラフィにより短絡を証明し短絡率を計測する．先天性では患肢の過長や母斑を伴うことがある．

【治療方針】

1) 先天性動静脈瘻

先天性動静脈瘻のなかの腫瘤型は外科的切除が可能であり，血管腫全体を摘出することを原則とする．しかし，非腫瘤型は原則的には外科治療の適応外であり，難治性である．症状（疼痛や出血）が強い場合には，外科的に瘻孔閉鎖を行うが，動静脈短絡が多数か所あるため完全にすべての瘻孔を閉鎖することは困難である．アンギオグラフィで大きな動静脈短絡を同定し，外科的に瘻孔を結紮閉鎖したり瘻孔のコイル閉塞（coil embolization）を行うが，大きな動静脈短絡を閉鎖しても，時間の経過とともに残存している小さな動静脈短絡が開大するため，治療効果としては一時的なものでしかない．

2) 後天性動静脈瘻

後天性動静脈瘻は時間の経過とともに短絡量が増大していくために，原則的には外科的瘻孔閉鎖あるいは瘻孔のコイル閉塞の適応である．もちろん，短絡率が少なく症状がないものは経過観察しても差し支えないが，末梢に生じた動静脈瘻でも次第に短絡量が増加していき，動脈の拡張蛇行，静脈の拡張が生じ，次第に心不全へ移行するため適切な時期に瘻孔を閉鎖する．短絡率の少ない症例でも感染が生じた場合には瘻孔閉鎖すべきであるが，可能ならば抗生物質により感染が完治してから手術すべきである．

また，大血管や胸部大動脈・腹部大動脈分枝に生じた場合は，短絡量の増加が激しく急速にうっ血性心不全に陥る．また，静脈圧の上昇により隣接臓器のうっ血が生じるため，診断がつきしだい，速やかに瘻孔閉鎖手術を施行すべきである．

B 急性動脈閉塞症

【概念】

急性動脈閉塞症（acute arterial occlusive disease；acute AOD）は，突然の動脈閉塞により四肢の急速な虚血が生じる病態で，痛み（pain），脈拍消失（pulselessness），蒼白（pallor），運動障害（paralysis），知覚障害（paresthesia）の5つのPで表現される症状をもつ．虚血四肢に対して的確な血行再建を行わない場合は，下肢の筋壊死が進行し代謝性筋腎症候群（myonephropathic metabolic syndrome；MNMS）をきたし，四肢切断のタイミングを逸した場合には患者は死に至る．

【病因】

1) 動脈塞栓症（図2）

末梢動脈の内腔が，心臓または動脈系の上流より流れてきた塞栓物質によって急性に閉塞された状態で，多くは側副血行路が発達していないために閉塞末梢動脈領域の急激な虚血が生じる．塞栓物質（塞栓子）の大部分は血栓であるが，動脈硬化によるアテローム（粥腫）が動脈壁より剥離した場合や，心臓腫瘍（左房粘液腫など）や感染性心内膜炎により弁に付着した細菌性疣贅（vegetation）であることもある．卵円孔開存（PFO）の存在によるparadoxical embolismなども，動脈塞栓症の原因になりうる．動脈血栓症のほとんどは心房細動に伴った左房内血栓に由来するが，人工弁に付着した血栓，左室瘤内血栓，急性心筋梗塞時の左室壁在血栓なども原因となりうる．

2) 急性動脈血栓症

急性動脈血栓症の大部分は，閉塞性動脈硬化症（arteriosclerosis obliterans；ASO）に合併した腹部大動脈，あるいは四肢動脈の狭窄や動脈瘤内に急速に血栓が形成され，それより末梢動脈の血栓閉塞を生じる病態である．ASO症例では，動脈内壁にアテロームが沈着し狭窄を生じると同時に時として内皮剥離や潰瘍を形成し多くは慢性動脈閉塞症に至るが，血液性状の易血栓形成化に伴い急激な末梢の阻血を生じ急性動脈血栓症に至る．ASO以外の急性動脈血栓症をきたす血管病変には，Buerger病，膠原病，大動脈炎症候群，胸郭出口症候群，外傷などがあり，さらに血液性状の

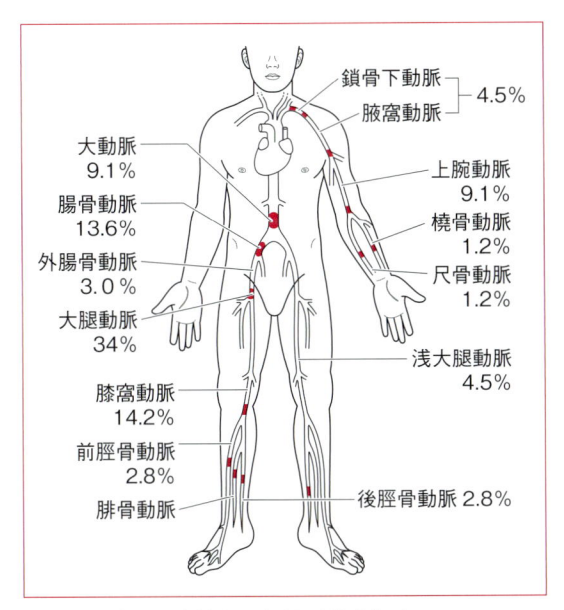

図2 四肢動脈塞栓症の部位別発症頻度
(Haimovici H : Vascular Surgery 3rd ed. Appleton-Century-Crofts, NewYork, 1989, p334 より一部改変引用)

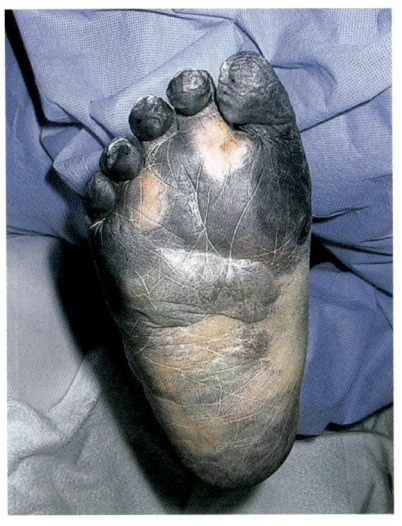

図3 CPA(cardiopulmonary arrest)症例に対するPCPS(percutaneous cardiopulmonary support)施行後に合併した右下肢壊死

易血栓形成化をきたす病態には多血症，血小板減少性紫斑病（ITP），脱水，重症感染症やDIC，悪性腫瘍などに関連した凝固能の変化などがある．

3）急性大動脈解離

急性大動脈解離の部分症状として，解離が腸骨動脈に進展し偽腔が拡大して真腔が圧迫閉塞した場合に，急速な四肢の阻血が生じる．急性大動脈解離症例では，四肢動脈および頸動脈への解離進行の有無を，入院時にルーチンワークとしてチェックしなければならない．

4）外傷

骨折を伴う外傷により，動脈が圧迫されたり切断されたりして急性動脈閉塞を生じる．外傷の疼痛にマスクされて，阻血に伴う症状が見逃され，血行再建が遅れる場合があるので注意を要する．

また，医原性急性動脈閉塞は心臓カテーテル検査などの合併症として多くみられ，外傷性の一病態として分類されるが，ASOの合併や動脈解離を生じている場合もあり注意を要する．特に，心原性ショックを伴った症例に対するIABP，PCPSなどの補助循環症例では，ショックによる末梢循環障害のみならず長期のカテーテル留置によりASO合併症例などでは急性動脈閉塞のリスクは高い（図3）．

【診断・検査のポイント，鑑別診断】

①動脈塞栓症，②急性動脈血栓症，③急性大動脈解離，④外傷の鑑別が重要であり，ドプラ血流計やカラードプラなど超音波法により当該領域の動脈血流の有無，血管の性状をチェックする．RIシンチグラフィ，MRA（MRアンギオグラフィ），DSA，CTなどの各種画像診断も，それぞれの病態の鑑別に重要であるが，最終的には血管造影に勝るものはない．

【治療方針】

1）動脈塞栓症

Fogartyカテーテルを用いた塞栓摘除術を可及的早期に施行する．下肢動脈では大腿動脈を切開し，上肢動脈では上腕動脈を剥離切開して塞栓摘除術を施行する．Fogartyカテーテルは適切なサイズ（下肢で直径6mm程度まで）を選択し，動脈損傷を生じないように丁寧に塞栓摘除術を施行する．動脈切開に先立ちheparinを投与し，二次血栓を防止する．

また，発症より6時間以上経過した症例では，塞栓子を除去し血管を修復した後，動脈血流の再開時は細心の注意を要する．動脈灌流の再開に伴い，虚血障害に陥った筋肉よりサイトカインやそ

の他の代謝物質が流出し，高度のアシドーシスや高カリウム血症の進行から，低血圧・心停止に陥ることもある．再灌流までの筋肉の虚血障害の程度をよく考慮し，必要に応じて再灌流初期の虚血領域よりの静脈還流血を捨てる．また，メイロン(sodium bicarbonate)投与によるアシドーシスの補正や電解質バランスの補正も重要である．

MNMSは広範な下肢動脈領域の急性動脈閉塞により生じ，臀部や下肢骨格筋が横紋筋融解(rhabdomyolysis)を生じ筋代謝産物が時間とともに生産される．血行再建による血流再開とともにこれらの筋代謝産物は静脈帰来血に還流され，ミオグロビンが腎尿細管を閉塞し急性腎不全をきたし，高カリウム血症により心停止に至る場合もある．血流再開とともに虚血障害に陥った骨格筋は著明な浮腫を呈し筋区画症候群(compartment syndrome)に陥るが，このような虚血肢を救肢しようとして，血液透析やfree radical scavengerの投与，虚血肢の隔離灌流などが試みられているが，成功率は低い．筋区画症候群に陥る前に筋膜切開を行い，筋区画内圧を下げて循環障害を回避しなければならない．筋区画内圧が30 mmHgを超える症例では筋区画症候群に陥る危険は高い．発症後6時間を過ぎてMNMSと診断された場合には，早期の患肢の高位切断を決意すべきである．

2）急性動脈血栓症

基礎疾患にもよるが，基本的には血栓溶解療法を行うか外科的に血栓摘除術を行う．さらにASOが基礎疾患にあって，血行再建が必要な症例はバイパスを行うか血栓内膜摘除術を行う．最近では狭窄部に対する経カテーテル治療(PTA，ステント留置)が増加している．血行再建後も抗凝固療法を続ける．

3）急性大動脈解離

急性大動脈解離の部分症として動脈閉塞が生じた場合は，もちろん血栓摘除術は無効である．動脈の完全閉塞でFogartyカテーテルがスムーズに挿入されて血栓が出てこない場合は，急性大動脈解離を疑うべきである．手術治療としては内膜開窓術を行うかバイパスを行うが，Stanford A型急性大動脈解離は上行大動脈の手術に並行して行う必要がある．

4）外傷

心臓カテーテル検査後の医原性急性動脈閉塞は発症時期が明確であり，病態もはっきりしているので大事に至ることは少ない．疑いをもった時点で血栓摘除術，血栓内膜摘除術，バイパス術など適切な処置をとる．交通外傷などでは通常，静脈・神経・筋肉・骨などの損傷を合併しており，手術治療が必要である．手術時には出血のコントロールが重要であり，中枢動脈をtourniquetや遮断鉗子，occlusion balloonでコントロールする．動脈損傷の程度に応じて，直接修復が不可能な場合は自家静脈や人工血管によるバイパス術を行う．

C 閉塞性動脈硬化症

【概念】

閉塞性動脈硬化症(arterioclerosis obliterans；ASO)は，動脈硬化により，腹部大動脈以下の下肢動脈(図4)，弓部大動脈分枝〔頸動脈(図5)，鎖骨下動脈〕が狭窄または閉塞をきたし，慢性の血行障害が生じ，四肢の冷感，しびれ感，間欠性跛行，疼痛，末梢皮膚の壊死・潰瘍，指趾壊死などの症状を有する病態である．

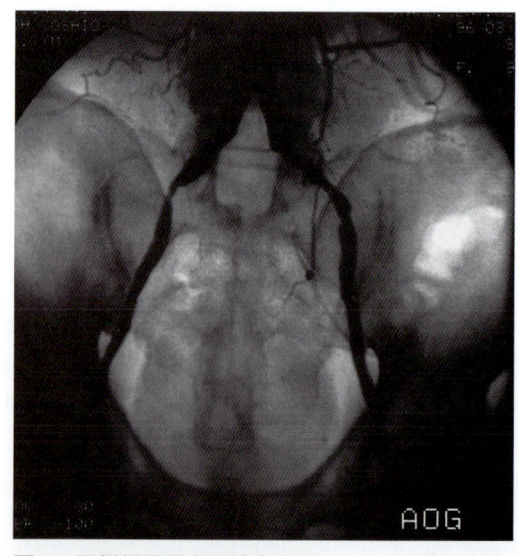

図4 両側総腸骨動脈狭窄症例
内腸骨動脈は両側とも閉塞している．

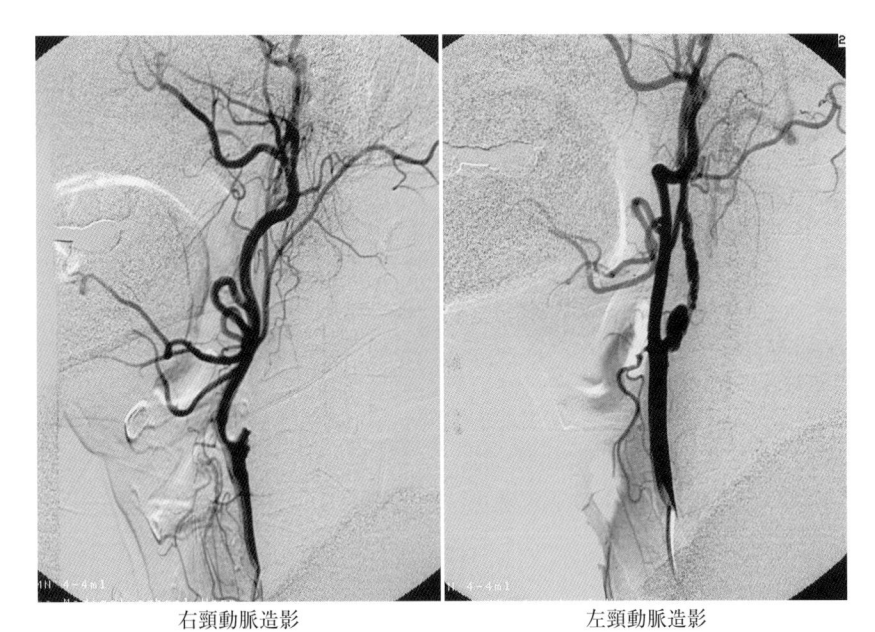

図5 右内頸動脈閉塞および左内頸動脈狭窄症例
左内頸動脈の起始部には動脈瘤がみられ，それより末梢の動脈硬化病変が著しい．

【病因】

動脈の中膜筋層と内膜の間(内皮下層)にアテローム(粥腫)が沈着して内膜肥厚が生じ，さらに中膜・外膜にアテローム沈着・硝子様変性・粘液様変性などの病理学的変化とともに動脈硬化が進行する．組織学的には，内膜の粥状紋(atheromatous plaque)を主とする粥状硬化(atherosclerosis)，中膜筋線維・弾性線維の変性(medial arteriosclerosis)，石灰化などがみられる．こうした動脈硬化性変化により，腹部大動脈や腸骨動脈～大腿動脈，大動脈弓部分枝などに狭窄や閉塞をきたし，慢性の四肢の血流障害を生じる．結果として，血行障害による皮膚症状ならびに筋肉の虚血症状がみられる．こうした病態を閉塞性動脈硬化症(ASO)と総称する．

ASOは進行して内皮剥離や内膜潰瘍などを形成し，急性の血栓性閉塞に至る．こうした動脈硬化の進行には，基礎疾患・食習慣・喫煙習慣が大きく関連している．高脂血症，高血圧，肥満，糖尿病，ストレス，喫煙などが発症頻度に関連し，男性に多く，高齢者ほど発症頻度は高い．

【臨床症状】

四肢の皮膚血行障害と筋肉虚血による症状が主たる症状であり，その程度はFontaine分類によることが多い．症状が軽度の場合(FontaineⅠ度)は四肢の冷感・しびれ感であり，進行して間欠性跛行(FontaineⅡ度)，さらに進行して安静時疼痛(FontaineⅢ度)がみられるようになり，最終的には指趾の潰瘍・壊死(FontaineⅣ度)に至る．

理学所見により，動脈拍動の減弱あるいは消失があり，患側の皮膚温の低下や皮膚のチアノーゼ・色調の変化などがある．比較的上位の太い動脈が狭窄・閉塞した場合には筋肉の虚血症状である間欠性跛行，歩行時の殿部・大腿後面の疼痛を訴える．また，側副血行路の発達によってはほとんど無症状の場合もある．膝窩動脈以下の閉塞では間欠性跛行よりも皮膚血行障害の症状が前面に立つことが多く，指趾の潰瘍・壊死にまで進行する．また，長期にわたり進行した場合は，皮膚・筋の萎縮，爪の発育不全がみられる．

ASOに合併した腹部大動脈や四肢動脈の狭窄や動脈瘤内に急速に血栓が形成され，それより末梢動脈の急性血栓閉塞を生じる．こうした場合は，緊急処置が必要となる．

【診断・検査のポイント，鑑別診断】

①Buerger病や②膝窩動脈捕捉症候群など血管原性の慢性動脈閉塞症，③椎間板ヘルニア，④脊椎管狭窄症，⑤神経原性の間欠性跛行を主症状

とする疾患などの鑑別が重要である．ドプラ血流計やカラードプラなど超音波法により当該領域の動脈血流の有無，血管の性状をチェックする．特に，大腿動脈，膝窩動脈，足背動脈，後脛骨動脈などの血流波形，分節血圧測定は閉塞部位の推測に重要である．サーモグラフィによる皮膚温の測定も閉塞部位の推測に重要であり，治療効果の判定にも有用である．手術治療を必要とした場合は，必ず動脈造影を行う．その他，単純X線写真で石灰化像の観察，RIアンギオグラフィ，MRA（MRアンギオグラフィ），DSA，CTなどの各種画像診断による動脈硬化性病変（狭窄・拡張・閉塞）もそれぞれの病態の鑑別に重要であるが，最終的には血管造影に勝るものはない．

【治療方針】

1) Fontaine I 度（冷感，しびれ感）

動脈硬化病変の進行予防を目的として，危険因子（喫煙，高血圧，糖尿病，高脂血症，高尿酸血症）の排除に努める．薬物としては，抗血小板薬，抗凝固薬，血管拡張薬，Ca拮抗薬，ACE阻害薬を用いる．

2) Fontaine II 度（間欠性跛行）

Fontaine I 度に準じた危険因子の排除と薬物治療に加えて，側副血行路の発達促進を目的として歩行・運動訓練を行う．症状の改善が得られない場合はステント治療およびPTA（percutaneous transluminal angioplasty）または外科的血行再建（バイパス手術，血栓内膜剝離術）を行う．

3) Fontaine III 度（安静時疼痛）

ステント治療およびPTAまたは外科的血行再建の絶対適応であり，血行再建が困難あるいは不成功な場合には腰部交感神経節切除，PGE_1（prostagrandine E_1）持続点滴静注療法，PGE_1持続動注療法を行う．

4) Fontaine IV 度（潰瘍，壊死）

ステント治療およびPTAまたは外科的血行再建を行い，壊死組織をdébridementし局所を消毒洗浄する．感染に対しては抗生物質・抗炎症薬を投与する．壊死が広範に及び，高度の局所感染や敗血症状態・強い疼痛がある場合は四肢の切断を行う．可能ならば血行再建を行った後に壊死領域の分界線が明瞭になってから切除するほうがよい．

D 閉塞性血栓血管炎，Buerger病

【概念】

閉塞性血栓血管炎（thromboangiitis obliterans；TAO），Buerger病（Buerger disease）は，20～40歳代の青壮年男子の喫煙者に多く，四肢主幹動脈を侵し，病理学的には血管全層炎がみられ，40～60％の症例で遊走性（逍遥性）静脈炎（thrombophlebitis migrans）が動脈閉塞に先駆または併発する．

【病因】

原因は不明であるが，喫煙との関係が強く，東洋人やユダヤ人に多い．四肢末梢部の主幹動脈の多発性分節性閉塞をきたし，さらに下肢では趾動脈，上肢では指動脈が侵されることが多い．閉塞性変化は複数の四肢に認められ，他の四肢に進行したり再発を繰り返したりする．

【症状，診断・検査のポイント，鑑別診断（表1）】

症状としては，四肢の冷感・疼痛・安静時疼痛，間欠性跛行，特発性壊疽（四肢先端の難治性潰瘍形成），皮静脈に沿った発赤・硬結・疼痛がみられる．四肢の皮膚温の低下および四肢動脈拍動減弱または消失があり，高血圧，高コレステロール血症，蛋白尿，糖尿，動脈石灰化，心電図異常，眼底動脈硬化などを認めないもの，動脈造影で虫食い像がみられず，血行が突然途絶したり，先細りとなって閉塞するもの，原則的にアテローム形成のみられないものをBuerger病とする．①ASO，②Raynaud症候群，③大動脈炎症候群，④膠原病，⑤動脈塞栓症，⑥前斜角筋症候群，膝窩動脈外膜嚢胞，膝窩動脈捕捉症候群，⑦糖尿病性壊疽，⑧多血症，クリオグロブリン血症など血液疾患，⑨ヒ素，鉛などの中毒，の鑑別が重要である．検査では急性期にはヘマトクリット値の上昇，血液凝固能の亢進，血液粘稠度の上昇がみられる．

【治療方針】

危険因子の最大のものは喫煙であり，喫煙習慣をやめる．患肢の保温，清潔，外傷からの保護に努め，潰瘍の発生を防止する．薬物としては，抗血小板薬，血管拡張薬，Ca拮抗薬，ACE阻害薬

表1　Buerger病の診断基準

概念	通常，青壮年男子ことに20～40歳代に多く，四肢主幹動脈をおかし病理学的に血管全層炎であって，時に逍遥性静脈炎が動脈閉塞に先駆または併発するとされている．
症状	1) 四肢の冷感，皮膚色調の変化(蒼白，チアノーゼ) 2) 安静時の四肢疼痛 3) 間欠性跛行 4) 四肢先の難治性潰瘍形成(特発性脱疽) 5) 皮静脈に沿った発赤，硬結，疼痛
診断	1) 四肢皮膚温度の低下 2) 四肢動脈の拍動欠如，減弱 3) 高血圧，高コレステロール血症，蛋白尿，糖尿，動脈石灰化，心電図異常，眼底動脈硬化などの認められないもの．(ただし，経過中に発生したと考えられるものは可) 4) 動脈撮影で虫食い像がみられず，血行が突然途絶したり，先細りとなって閉塞するもの． 5) 原則的にアテローム形成のみられないもの．
参考	多くの症例が喫煙者で反対に飲酒を好むものは少ない．また喫煙と症状増悪との間に関連を認めることが多い．動脈閉塞は下腿主幹動脈に好発するが，約1/3の症例では上肢の主幹動脈にも閉塞がみられる．また多くの例で動脈閉塞は前腕あるいは下腿に限局する末梢型である．
ポイント	1) 15歳以上45歳以下で発症した四肢主幹動脈閉塞のうち，明らかに動脈硬化を否定しうるもの． 2) 喫煙者に多い． 3) 逍遥性静脈炎あるいは深部静脈炎を合併する．
鑑別診断	1) 閉塞性動脈硬化症 2) Raynaud症候群 3) 大動脈炎症候群 4) 膠原病 5) 塞栓，血栓 6) 前斜角筋症候群，膝窩動脈外膜嚢胞，膝窩動脈捕捉症候群など 7) 糖尿病性壊疽 8) polycythemia, cryoglobulinemiaなど血液疾患 9) ヒ素，鉛などの中毒

(厚生省難病対策Buerger病班，1973)

を用いる．側副血行路の発達促進を目的として歩行・運動訓練を行う．腰部交感神経節切除，PGE_1持続点滴静注療法を行う．阻血性潰瘍が合併している場合は，薬物治療に加えて感染治療を行うが，ASOに比較して側副血行路の代償能力が良好なため大部分の潰瘍は治癒する．疼痛除去には鎮痛薬の投与や硬膜外麻酔が有効である．阻血性潰瘍が難治性となった場合はPGE_1持続動注療法も考慮するが，潰瘍が治癒せず安静時疼痛が強い症例では指，趾の切断が必要になる場合もある．現在，自己造血幹細胞を用いた再生医療が試みられている．

E　Raynaud症候群

【概念】

　手指や足趾に生じる一過性の細動脈レベルの攣縮発作を，Raynaud現象という．原疾患を有さないものをRaynaud病といい，原疾患による二次的な症状として生ずるものをRaynaud症候群とよぶ．Raynaud現象の原因はRaynaud病が75％を占め，残り25％のRaynaud症候群のうち約半数が膠原病に併発する．膠原病に合併したRaynaud現象を生ずる頻度は強皮症90～95％，全身性エリテマトーデス40％，多発筋炎20％，

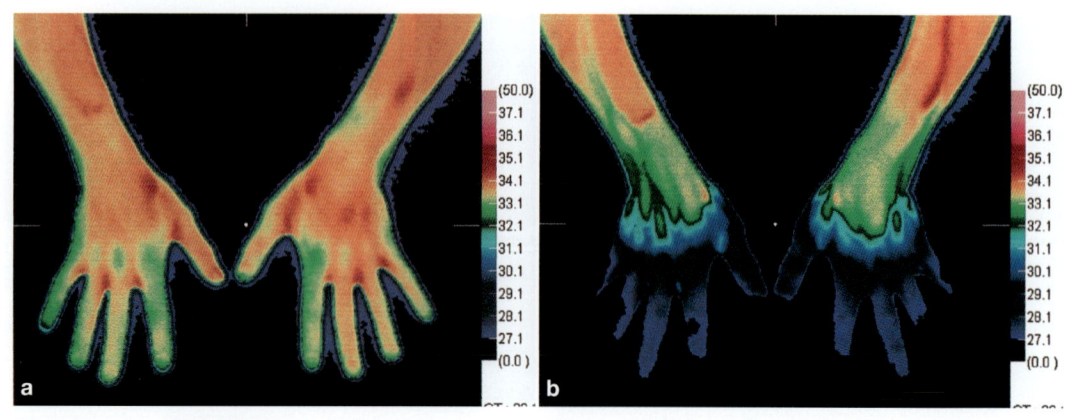

図6　Raynaud現象患者のサーモグラフィ
a. 刺激前．b. 寒冷刺激後．わずかな寒冷刺激により，手指の著明な温度低下が認められる．

関節リウマチ5%未満である．

【病態生理】

原疾患に伴う血管内皮障害が背景にあり，内膜および中膜の肥厚により血管内腔が狭小化するためわずかな血管の攣縮でも血流が障害される．また，血管炎に伴いトロンボキサンA_2，セロトニンなどの血管収縮物質の産生亢進や内皮障害による血管拡張物質の産生障害も原因となる．

【臨床所見】

虚血による手指，足趾の蒼白とチアノーゼを生じ，しびれや疼痛を訴えることもある．虚血が高度な場合は皮膚潰瘍を伴うこともある．

【診断・検査所見】

問診，サーモグラフィ(図6)により診断する．原疾患の診断が重要である．Raynaud現象が原疾患の初発症状であることもある．

【管理・治療】

血管攣縮の予防として，禁煙，寒冷刺激を避けることが原疾患の治療とともに重要である．薬物療法としてはプロスタサイクリン製剤やCa拮抗薬が用いられる．

【経過・予後】

生命予後は原疾患に左右される．四肢の虚血が高度な場合は壊疽に至ることもある．

F　上大静脈症候群

【概念】

上大静脈症候群(superior vena cava syndrome；SVC syndrome)は，さまざまな原因により上大静脈に高度狭窄や閉塞が生じ，顔面を中心とした上半身に著明な浮腫が生じる状態をいう．多くは悪性腫瘍が原因となっており，肺癌(80%)，悪性リンパ腫(10～20%)，胸腺腫，悪性奇形腫などがある．良性疾患を原因とする場合は，縦隔甲状腺腫，上大静脈血栓症などがあり，さらに胸部大動脈瘤による圧迫や線維性縦隔炎などがある．最近は中心静脈カテーテルなど長期間に上大静脈にカテーテルが留置される機会が多く，上大静脈血栓症の合併が増加している．

【臨床症状】

上半身の静脈圧上昇による種々の症状がみられる．上大静脈の狭窄部位・程度と側副血行路の発達に応じて，顔面，頸部，上肢の腫脹・浮腫がみられ，頸部～前胸部の表在静脈の怒張がみられる．重症例では咳，嗄声，喘鳴，呼吸困難，頭痛，めまい，失神発作，意識障害などが出現する．症状は進行性であり，良性疾患では経過は長い．

【診断・検査のポイント，鑑別診断】

各種画像診断で上大静脈の閉塞を確認することが最大のポイントである．非侵襲的画像診断では，CTが病態を解明するのに最も有効で，縦隔腫瘍・肺癌・悪性リンパ腫・転移性リンパ節など

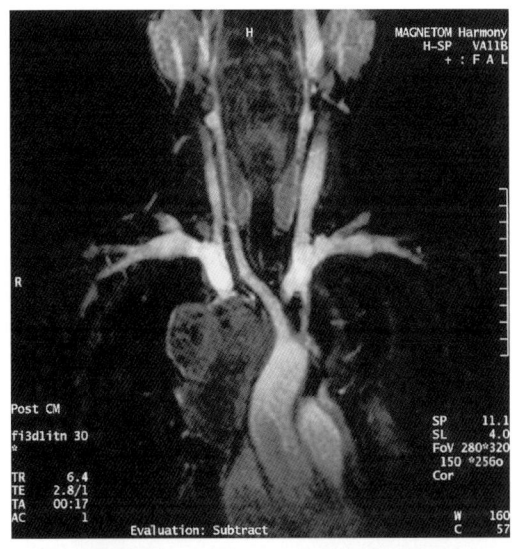

図7 縦隔腫瘍による上大静脈完全閉塞症例のMRA
腫瘍ならびに周囲組織と上大静脈閉塞の関係がよく理解される.

が上大静脈を圧迫・浸潤している状態が明瞭に描出される. MRIおよびMRアンギオグラフィも血管系の非侵襲的評価に有用(図7)であり, 上行大動脈や肺縦隔リンパ節など周囲組織と上大静脈閉塞の関係がよく理解される.

体表からの通常の心エコー図によって上大静脈を評価することは困難であるが, 経食道心エコー図では上大静脈の評価は容易である. 特にカラードプラにより血流障害の状況がリアルタイムで把握できる. 通常の胸部X線写真の縦隔の拡大所見, RIシンチグラムで得られる上大静脈閉塞や側副血行路に関する所見も重要であるが, 詳細な評価は困難である. 手術を行う場合には, 上大静脈造影が必須である. 完全閉塞の場合は上大静脈造影のみではなく右房造影を同時に施行し, 両方を合わせて閉塞の部位・範囲・程度・側副血行路の状態をみる(図8).

【治療方針】
上半身の静脈圧を下げることを治療の基本方針とする. 座位をとらせ, 利尿薬投与, 水分・塩分

上大静脈造影

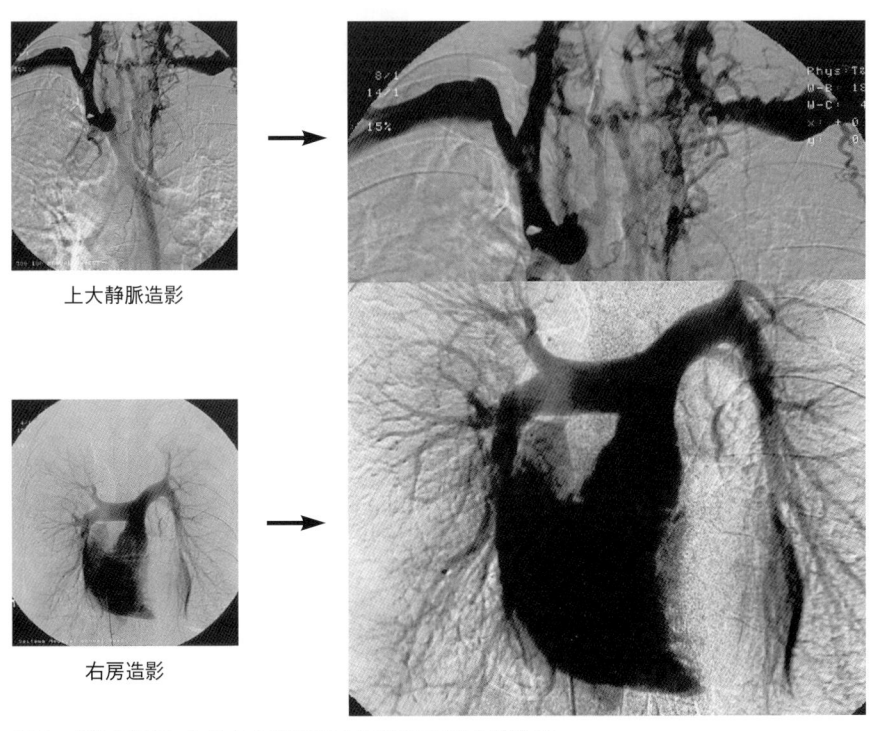

右房造影

図8 縦隔腫瘍による上大静脈完全閉塞症例の血管造影
完全閉塞症例では上大静脈造影と右房造影を同時に施行することで閉塞の部位・範囲・程度・側副血行路の状態をみることができる.

制限を行う．二次血栓予防に抗凝固療法を行い，脳浮腫の改善にグリセオールやステロイドを投与する．

基礎疾患によって上大静脈閉塞そのものに対する治療方針は異なるが，良性疾患の場合は外科治療を原則とする．血栓症では最初に抗凝固療法ならびに血栓溶解療法を施行し，上大静脈の再開通が得られない場合は手術する．陳旧性の血栓の場合は外科的治療（血栓摘除術，血管形成術，バイパス手術），良性縦隔腫瘍や上行大動脈瘤の場合は原因疾患の外科治療で上大静脈症候群は消失する．悪性縦隔腫瘍の場合は，それぞれの感受性を十分考慮して，放射線療法や化学療法を施行する．肺小細胞癌，悪性リンパ腫，悪性奇形腫などは多剤併用化学療法が有効である．放射線療法や化学療法の施行で腫瘍が縮小した場合で，腫瘍が残存しているときは外科的切除を行う．また，放射線療法や化学療法に対する感受性の低い場合（肺非小細胞癌など）は，根治切除の可能性があれば手術を施行する．根治切除の可能性が低い場合でも人工血管（EPTFE グラフト）を用いたバイパス手術は症状を改善するのに有効な治療法である．

G 静脈瘤（varicose vein）

【概念】

静脈瘤（varicose vein）とは，静脈の弁機能不全により静脈還流が障害され，静脈が拡張蛇行した状態をいう．一次性と二次性があり，一次性は表在静脈（大伏在静脈の弁不全は約 80～90％を占め，多い）や交通枝の弁不全によって生じる．二次性は深部静脈血栓症などに続発するものをいう．

【病態生理】

表在静脈弁不全，交通枝弁不全などが原因とされるが，加齢，遺伝，妊娠，姿勢（立ち仕事），肥満，性差（女性に多い）などの危険因子が関与して発生するとされる．

【症状】

静脈拡張（図9），下肢痛，だるさ，下肢腫脹がみられる．合併症として出血，血栓性静脈炎色素沈着，湿疹，皮膚潰瘍を伴う．

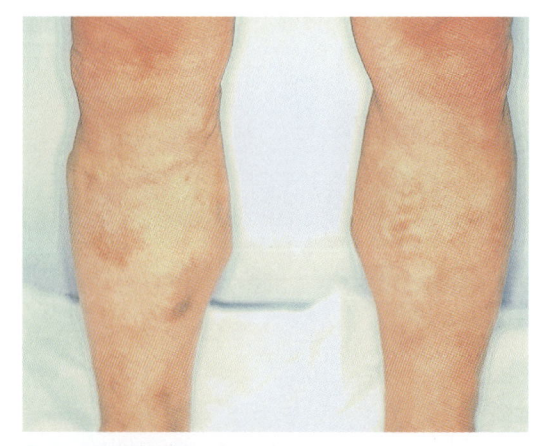

図9 両下肢下腿の静脈瘤

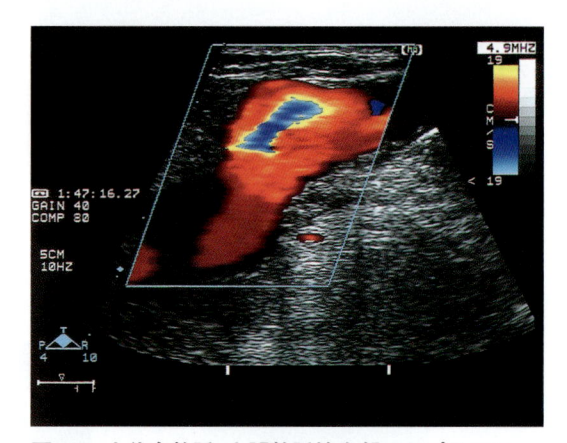

図10 大伏在静脈−大腿静脈接合部のドプラエコー
下腿の圧迫解除後，逆行性の血流がみられる．

【検査】

代表的な理学的検査として以下のものがある．

1) Trendelenburg テスト

患者を仰臥位として患肢を挙上し，静脈を空虚にして大腿上部を駆血する．その後立位として，駆血帯を解除後に静脈瘤が出現すれば，大伏在静脈の弁不全が考えられる．

2) Perthes テスト

患者を立位にし，下腿上方を緊縛し患者の足の屈伸を繰り返すと表在静脈から深部静脈に血流が向かう．静脈瘤が拡張したままであれば，交通枝，深部静脈の弁不全が考えられる．画像診断として超音波断層法は，静脈瘤の形態や径，交通枝の位置を確認でき，カラードプラ法ではさらに血液の逆流や深部静脈の開存を確認できる（図10）．

静脈造影は，侵襲的診断法であるが，深部静脈の開存や不全交通枝の弁機能評価に利用される．

【管理・治療】

保存的治療として，就寝時の下肢挙上，弾性包帯，弾性ストッキングによる患肢の圧迫があり，静脈瘤治療の基本となる．硬化療法は，直接拡張した静脈瘤に硬化剤（高張食塩水など）を注入し，内腔を閉塞させる方法である．外科的治療として静脈抜去術（ストリッピング術），静脈結紮術，不全交通枝結紮切離術などがある．また，硬化療法との併用も行われる．これらの適応に関しては，いまだ議論があり，一定していない．深部静脈閉塞後の二次性静脈瘤では，表在静脈からの静脈還流が重要であり，硬化療法や静脈抜去術は禁忌である．

H Budd-Chiari 症候群

【概念】

肝上部下大静脈や肝静脈の膜様物による，あるいは，凝血能亢進による血栓性の閉塞または狭窄を総称し，Budd-Chiari 症候群（Budd-Chiari syndrome）とよぶ．肝腫，腹水をきたし進行すると門脈圧亢進症や肝不全に至る．

【病態生理】

流出静脈の血流障害によりうっ血性の肝障害が生じ，肝腫大，腹水，下肢浮腫，側副血行発達による腹壁皮下静脈怒張などが起こる．さらに，肝硬変，門脈圧亢進による食道静脈瘤などが起こることもある．

【検査所見・診断】

カラードプラ法を中心とした超音波検査が有用であり，CT，MRI も用いられる．血管造影は閉塞部位診断とともに，引き抜き圧検査による狭窄度の病態把握に重要である．

【治療】

保存的治療では抗凝固療法が中心となるが，予後不良である．カテーテルによる閉塞部位のバルーン拡張術やステント留置術が有用な場合がある．手術治療では閉塞部位の直達解除，門脈-体静脈シャント術（腸間膜静脈-右房シャントなど），欧米では肝移植も行われている．

【予後】

いずれの治療方法でも，いまだ満足すべきものはない．

I 深部静脈血栓症（血栓性静脈炎，deep vein thrombosis；DVT）

【概念】

静脈血栓症は，何らかの原因で静脈に血栓が生じ閉塞したために患肢が腫脹し，赤紫色に変色，疼痛を呈する疾患である（図11）．30〜40歳の女性に多く，肺塞栓症を併発すると重篤となり，臨床上問題となる．なお，血栓性静脈炎とは，静脈血栓に二次的な炎症が生じて周囲に疼痛と腫脹をきたす病態をいう．

【病態生理】

原因としては，①血流の停滞（外傷，腹部手術後，妊娠，悪性腫瘍，長期臥床），②血管内膜損傷（外傷，カテーテル検査後，外科的処置後，静脈瘤），③血液凝固能亢進（脱水，AT Ⅲ欠損症，プロテインＣ欠損症，プロテインＳ欠損症，抗リン脂質抗体症候群，ループスアンチコアグラント陽性，経口避妊薬）がいわれており（Virchow

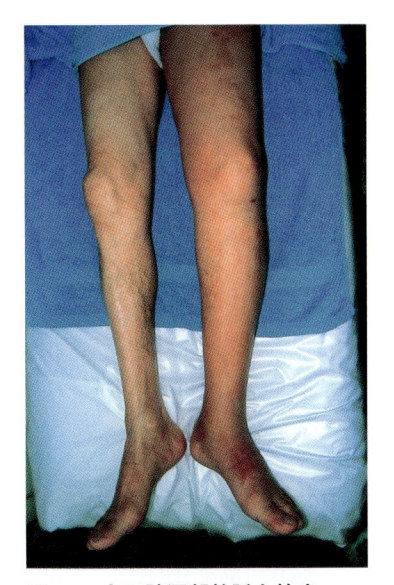

図11 左下肢深部静脈血栓症
左下肢が全体に腫脹し赤紫色に変色している．

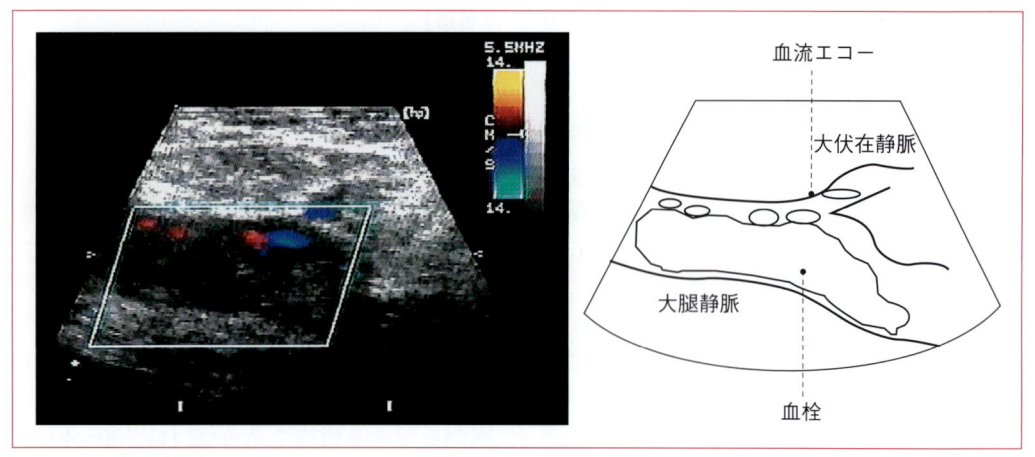

図12 深部静脈血栓症のカラードプラエコー
大腿静脈内の血栓とわずかな血流を認める．

の三徴），これらが相互に関連して血栓を生ずるものと思われる．ほとんどが下肢静脈に発生する．特に左下肢に多く，解剖学的に左総腸骨静脈が椎体と右総腸骨動脈に圧排され，静脈還流が障害されやすいためとされる．

【臨床所見】

症状は下肢の腫脹と疼痛，立位紅潮（赤紫色）である．有痛性青股腫とよばれる特殊な場合では，皮静脈などすべての静脈が閉塞し，二次的に動脈血行も途絶して壊死し切断を余儀なくされることもある．

【検査所見】

以前は，診断率が高い静脈撮影が行われたが，最近では非侵襲的な超音波 duplex 法やカラードプラ法（図12）が行われている．ただし，腸管ガスのため超音波では診断しにくい鼠径部より中枢側では，CT や MRI が行われることもある．

【診断】

急激な下肢の腫脹，疼痛が出現した場合には本症を疑う．特に，血栓を形成する誘因がある場合には診断の補助となる．確定診断は，上記検査にて判断する．

【管理・治療】

悪性腫瘍による圧迫などの原疾患があった場合には，その治療を優先させる．急性期には，薬物療法として，血栓溶解を目的とした urokinase などによる線溶療法と heparin による抗凝固療法を行う．次いで warfarin など経口抗凝固療法に切り換えるのが一般的である．あわせて，鎮痛薬，消炎酵素剤を症状改善の目的で投与してもよい．腫脹が著しく，循環不全の可能性がある場合には，外科的治療（血栓摘除術）を行う．理学療法として，ベッド上での患肢挙上，安静とし，腫脹の軽快とともに，離床歩行させる．慢性期には，後遺症としての慢性静脈不全症（下肢の浮腫，二次性静脈瘤）の予防のため，弾性包帯，弾性ストッキングなどによる圧迫と下肢挙上を行う．後遺症に対して交叉バイパス術（Palma 手術）が行われることもある．

最も注意すべき合併症として，肺塞栓症がある（報告では 2〜24％に合併）．予防のため，抗凝固療法を行うが，肺塞栓を疑う症状があった場合には，直ちに肺シンチグラム，肺動脈造影を行う．抗凝固療法の禁忌例や，肺塞栓症を繰り返す例では下大静脈フィルタの挿入が行われている．下大静脈フィルタには永久留置型フィルタと一時留置型フィルタ，回収可能型フィルタがあり急性期のリスクがなくなった時点で回収するほうがよいとする意見も強い．

J 静脈炎（表在性血栓静脈炎，superficial thrombophlebitis）

【概念】

表在静脈壁の炎症をいう．血管内膜より生ずる

場合と，周囲から生ずる場合がある．原因として注射針の壁損傷，輸液剤の浸透圧による内膜損傷や下肢静脈瘤による血流うっ滞から血栓を生じ炎症を起こすことが多い．遊走性血栓性静脈炎は，Buerger病やBehçet病などでみられ，足趾や下腿などの表在静脈に血栓性静脈炎を生じ，2週前後で自然消退するが他の部位に同様の静脈炎が再燃する．

【臨床所見】
静脈壁に沿った発赤と圧痛，熱感，硬結がみられる．

【管理・治療】
治療は局所の冷却や抗炎症薬投与，細菌が関与している場合には，抗生物質を投与する．

K リンパ浮腫

【定義・概念】
リンパが組織間に恒常的に貯留している状態をリンパ浮腫(lymphedema)という．リンパ管あるいはリンパ節自体に本質的障害を有する場合(原発性)，癌やフィラリア，悪性リンパ腫また外科的侵襲，感染，放射線被曝などによりリンパ管が障害された場合(二次性)に起こる．多くは二次性である．子宮癌や乳癌術後に生じる二次性リンパ浮腫は代表的な術後合併症の1つである．

【病態生理】
リンパ浮腫は，広義にはリンパ管の処理能力をこえて，組織間質に水分が貯留した場合(ネフローゼや肝硬変など)と，狭義には組織間質から血液大循環までのリンパ管に何らかの障害がある場合(リンパ管の自律運動の障害，リンパ管数の減少，リンパ節の閉塞，組織中のマクロファージの機能低下など)がいわれている．

【臨床所見】(図13)
症状はびまん性腫脹で，皮膚の色調は静脈不全や蜂窩織炎を合併したとき以外，多くは正常である(浮腫の部位が擦れて傷つき細菌感染から蜂窩織炎を合併しやすい)．また，一般に痛みは伴わないが，浮腫の著しい場合，腱，関節などの硬化が生じた場合，悪性腫瘍の合併した場合には痛みを伴う場合がある．全身にみられることは極めて

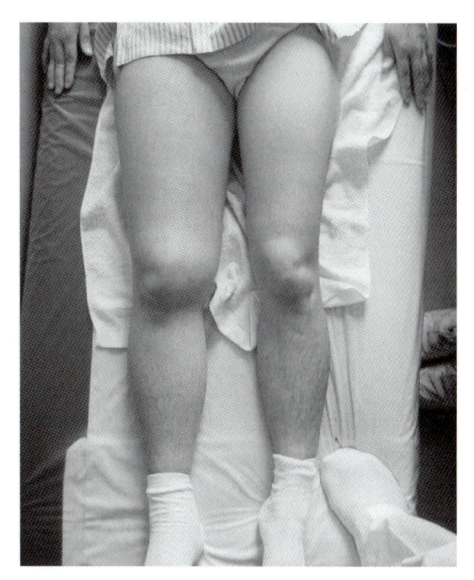

図13　右下肢リンパ浮腫
子宮癌の放射線治療後から右下肢のびまん性の腫脹を認める．

まれで，多くは片側性である．

【検査所見・診断】
病歴，症状から診断する．また，片側性浮腫であれば心，腎，肝性の原因を除外できる．原因の検索が重要となる．リンパ管造影は，蜂窩織炎を起こすことがあり，最近ではあまり行われなくなった．かわって，リンパ管シンチグラムが行われるようになっている．

【管理・治療・経過予後】
マッサージ，弾性ストッキングなどの保存的治療法を徹底して行うことが第一の選択である．また感染防止も重要である．効果のみられない場合に手術的治療が適応となる．浮腫組織の切除術やリンパ管誘導術などが試みられているが，満足すべき手術的治療法がないのが現状である．長い経過をとるものが多いが，軽症のままとどまっている場合もある．

L リンパ管炎・リンパ節炎

【概念】
リンパ管炎(lymphangitis)は，リンパ管に炎症が起こり怒張して肉眼的にも白く走行が認められ

るようになったものである．レンサ球菌の感染によるものが多い．腫瘍細胞の侵入したものでは癌性リンパ管炎という．また，病原菌や毒素の侵入によってリンパ節に感染が起こり，炎症を惹起することをリンパ節炎(lymphadenitis)とよぶ．頸部，腋窩，鼠径部に多く，原病巣の治療と抗生物質の投与，局所の安静，湿布を行う．

【症状】

四肢末梢より細菌(レンサ球菌，ブドウ球菌など)やウイルスがリンパ管に侵入し，感染部からリンパ管に沿って局所所属リンパ節まで線状に発赤・腫脹がみられる幹性リンパ管炎(tubular lymphangitis)と感染巣を中心とする網状リンパ管炎(reticular lymphangitis)がある．リンパ管に沿って局所所属リンパ節までの発赤・腫脹・圧痛などの局所症状に加えて，発熱，全身の倦怠感，悪心・嘔吐，頭痛などの感染症状がみられる．

【検査】

CRP，赤沈，白血球数，白血球分画などで感染・炎症の状態を経時的に評価する．

【治療】

一般的には感染巣局所の消毒処置，炎症部の安静・冷罨法処置を行うと同時に，抗生物質・抗炎症薬を投与する．乳癌術後の上肢や子宮癌や直腸癌術後の下肢のリンパ腺郭清に起因したリンパ浮腫や放射線治療・悪性腫瘍の浸潤・外傷・フィラリア寄生により惹起されたリンパ浮腫などのようにリンパ流の障害がある場合は，菌血症・敗血症に移行しやすく，さらに再発性となるので慎重な治療が必要である．リンパのうっ滞を軽減する目的で，就寝時の患肢の挙上・マッサージ・弾性包帯処置を行う．また，日常的にリンパ浮腫のある患肢の外傷に十分注意することも大事である．

（許　俊鋭，大内　浩，渡辺拓自）

第17章 心血管の外傷

A 心臓外傷

1 胸部外傷について

銃規制があるため，わが国における胸部外傷は，鋭的外傷が鈍的外傷の1/10程度と少ないことが特徴である．

鋭的外傷は，ほとんどが刺創であり，約20%に心・大血管損傷を認める．

鈍的外傷の受傷機転としては，胸部の直接圧迫のほかに，墜落などによる急激な速度の減速や加速による胸部大動脈損傷などがあり，約15%に心・大血管損傷を認める．単独胸部外傷はまれで，約90%に他部位の合併損傷を認め，来院時心肺停止や24時間以内の死亡が多い．

胸部外傷の診断・治療は，一刻を争うことも多く，まず受傷機転より心・大血管損傷が存在する可能性を疑い，臨床症状，理学的所見と心エコー・CT検査を中心に診断を進めることが必要である．また，来院時に明らかな所見が得られなくとも，疑いをもち続けることが重要である．

心臓損傷は，日本外傷学会心・大血管損傷分類により表1のように分類することが提唱されているが，受傷機転より①穿通性損傷と②非穿通性損傷に分けて考えるのがわかりやすい．

2 穿通性心損傷

【概念】

刃物による刺創や銃創，まれに肋骨骨折や胸骨骨折による損傷がある．また，最近は心臓カテーテル検査やペースメーカーリードによる損傷も増えてきている．

損傷部位は，解剖学的位置関係により，前胸壁，左胸壁に近い①右室が最も多く，②左室，③右房，④左房の順となる．

損傷形態としては，①心膜損傷，②心室心房壁損傷，③心室中隔損傷，④弁，腱索，乳頭筋損傷，⑤冠動脈損傷などがある．

【病態生理】

病態は，心膜損傷の大きさと，損傷部位の内圧と心筋の厚さによる．心膜損傷が小さいと心タンポナーデを起こし，大きいと胸腔内出血を起こしやすく，出血性ショックや出血死をもたらす．

右室は低圧系で壁が薄く，右室損傷は左室損傷と比較すると緩徐な心タンポナーデで発症しやすい．左室は高圧系であり，左室損傷は創が大きいと急激な心タンポナーデを起こすが，創が1cm以内と小さい場合は壁が厚いため自然に閉鎖することもある．心房は低圧系で壁が薄いため，心房損傷は緩徐な心タンポナーデで発症しやすい．また冠動脈損傷は急速に心タンポナーデをきたす．

表1 心臓損傷分類

Ⅰ型　心膜損傷または心筋挫傷
　　　　pericardial injury or myocardial contusion
　a．心外膜損傷　epicardial injury
　b．心筋挫傷　myocardial contusion
　c．心嚢損傷　pericardial sac injury
Ⅱ型　非全層性損傷　partial thickness injury
　a．心筋裂傷　partial thickness laceration
　b．心内損傷(intracardiac injury)または
　　　冠動脈損傷(coronary artery injury)
Ⅲ型　全層性損傷　full thickness injury
　a．単純型　simple type
　b．複雑型　complex type

(日本外傷学会臓器損傷分類2008より引用)

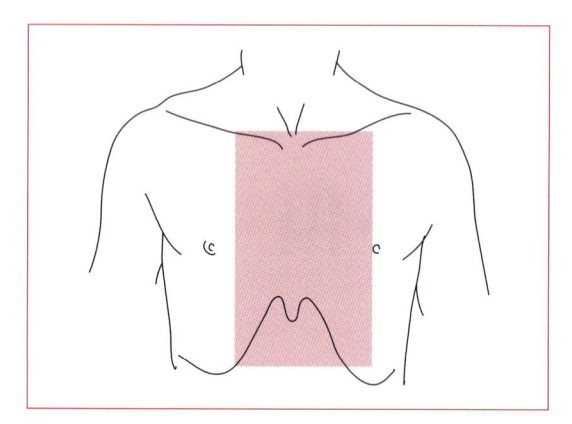

図1 Sauer's danger zone
右鎖骨内1/3と左鎖骨中央から垂直に下ろした線で囲まれる前胸部.

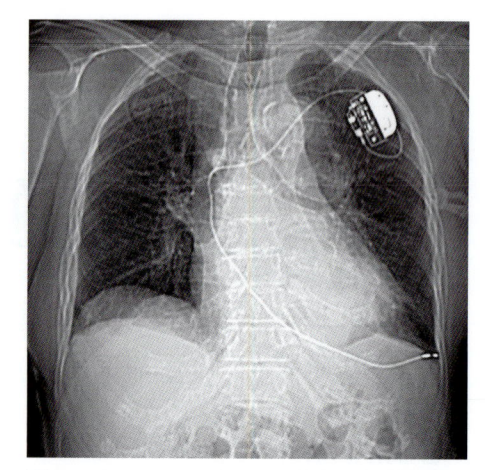

図2 ペースメーカーリード右室心尖部壁穿通症例の胸部X線写真
ペースメーカリードが右室心尖部から左方に大きく突き抜けている.

【臨床所見】

①創傷：Sauer's danger zone（図1）に創がある場合は，特に注意しなければならない．
②ショック：出血と心タンポナーデが原因となる．
③心タンポナーデ：穿通性心損傷による心タンポナーデは急速に起こり，Beckの古典的三徴（動脈圧低下，静脈圧上昇，心音減弱）や奇脈を認めることは少ないとされる．遅発性に心タンポナーデをきたすこともある．
④心雑音：心室中隔損傷，弁構造の損傷では雑音が聴取される．

【検査所見】

①心電図：急性心タンポナーデでは低電位はまれである．重度の徐脈やブロックは刺激伝導系の損傷を考える．
②胸部X線写真：急性心タンポナーデでは心陰影の拡大はみられないことが多いが，血胸，気胸，肺挫傷など合併損傷の情報を得るため必須の検査である．穿通性心損傷ではカテーテルやペースメーカーリードが心臓壁を穿通した場合は，カテーテルやリードの走行異常が認められる（図2）．
③心エコー：救急室での経胸壁心エコー検査が，最も確実で有用である．
④胸部CT：バイタルサインが安定していれば，有用である．
⑤診断的心嚢穿刺：偽陽性・偽陰性が多く価値がない．穿刺による心臓損傷に注意する必要がある．
⑥診断的剣状突起下心膜開窓術：有用ではあるが，心エコーガイドによる穿刺誘導に取って代わられてきた．

【診断】

受傷機転，創の位置，ショック，心タンポナーデなどが，穿通性心損傷の診断の手がかりとなる．

【治療】

多くは重篤な状態にあり，心肺蘇生のABCに沿って治療を開始する．

①血胸・気胸：胸部X線で確診する前に，臨床所見により胸腔ドレナージを行うことを鉄則とする．第5〜6肋間前腋窩線上より32Frの胸腔ドレーンを背側肺尖部へ向けて挿入する．
②心タンポナーデ：まず14G中心静脈カテーテルで心嚢穿刺を試みる．凝血のため十分な排液ができなければ，局所麻酔下に剣上突起下心嚢開窓術を施行し，状態が改善すれば手術室に搬送し緊急手術を行う．手術室へ搬送することが不可能な場合は，救急室開胸（emergency room thoracotomy；ERT）に踏み切る．
③開胸手術：刃物が突き刺さったままの状態であれば，手術まで抜去しないことが大切であ

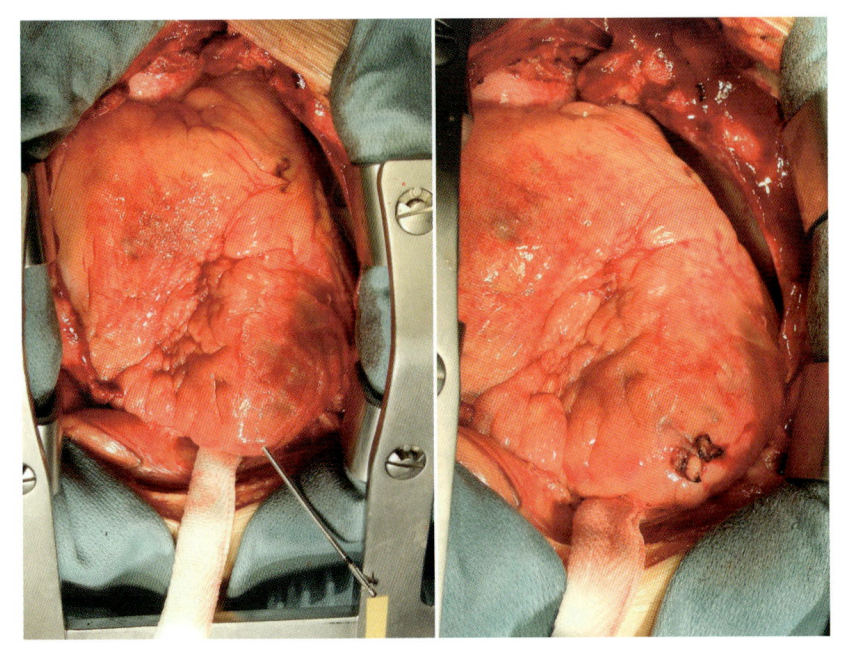

図3 ペースメーカリード右室心尖部壁穿通症例の術中写真
リードを抜去せずに手術を行い，穿通部を確認してプレージェット付きマットレス縫合糸を掛けてからリードを抜去し縫合止血する．

る．左第4～5肋間前側方開胸とし，視野が狭いときは胸骨を横断して右開胸を追加する．手術室で行うときは，胸骨正中切開でアプローチするのが望ましい．心室の損傷は，創部を用手的に圧迫止血しつつ，フェルト付き水平マットレス縫合で直接縫合する．心房の損傷は，血管鉗子で創部をクランプして縫合閉鎖する．冠動脈の損傷は，分枝や末梢の損傷の場合は結紮してしまっても差し支えないことが多い．冠動脈バイパス手術や心内修復術を要する場合は，heparin使用下に体外循環が必要となるので，他の出血性病変との兼ね合いで手術適応，時期を決定する．

④心臓カテーテルやペースメーカリードの心臓壁穿通に対する手術(図3)：穿通を疑った場合はカテーテルやリードを手術まで抜去しないことが重要である．また，心拍動により時間が経過するほど穿通孔が拡大し出血が増加する可能性があり，可及的早期に手術治療を行う．右心系にカテーテルやリードが留置されている場合はheparinをprotamineで中和する．

【予後】

穿通性心損傷の死亡率は約50％で，ERTを必要とする症例の死亡率は80％以上とされる．

3 非穿通性心損傷

【概念】

交通事故の際のハンドルによる胸部打撲に代表されるように，非穿通性心損傷は胸部の直達外力により心臓が前胸壁と脊柱に挟まれて生じることが多い．その他，急激な胸腔内圧・心内圧上昇が心内損傷の成因に関与する．また，CPR中の心マッサージによる医原性のものも報告されている．

損傷形態としては，①心膜破裂，②心筋挫傷，③心臓破裂，④心房，心室中隔破裂，⑤弁損傷，⑥冠動脈損傷などがある．

【病態生理】

拡張末期や収縮早期の心室が充満しているときに衝撃が加わると最も強く損傷を被る．

心膜破裂は，単独損傷では血行動態に異常をきたさないが，裂傷が大きいと心臓脱出を引き起こし，心ヘルニアをきたすことがある．

心筋挫傷は，心筋の微小出血斑が心外膜下や心内膜下に限局するものから広範な出血まであり，無症状のものから急性期に心原性ショックとなるものまで程度はさまざまである．遅発性に心臓破裂を起こしたり心室瘤を形成することもある．

心房破裂は，心房と上・下大静脈や肺静脈の接合部に好発する．心房は低圧系のため救命されることもある．

心室破裂は，心室に血液が充満した拡張終末期に外力が加わるときに発生するとされている．大部分は急激な心タンポナーデを起こし，受傷後早期に死亡する．

中隔破裂は受傷後早期に左-右シャントにより左心不全に陥ることが多い．

弁損傷も弁の閉鎖不全により心不全に陥ることが多い．

冠動脈が鈍的外力により内膜損傷をきたし，閉塞することがある．

【臨床所見】
① 創傷：前胸部痛を伴う，打撲痕やシートベルトによる擦過創がある場合は，特に注意しなければならない．
② ショック：出血，心タンポナーデ，心不全が原因となる．
③ 急性心タンポナーデ：Beckの古典的三徴（動脈圧低下，静脈圧上昇，心音減弱）を認めることは少ない．
④ 心雑音：心筋挫傷では時に心膜摩擦音を聴取し，心房・心室中隔破裂，弁損傷では心雑音が聴取される．

【検査所見】
① 心電図：心膜損傷ではST上昇を認めることがある．心筋挫傷では，ST-T変化，心房細動，心室期外収縮，脚ブロック，房室ブロックなど種々の不整脈をはじめとする心電図異常を認めることがある．出血や浮腫が消退すれば改善されることもある．
② 胸部X線写真：「穿通性心損傷」の項と同じ．
③ 心エコー：「穿通性心損傷」の項と同じ．
④ 胸部CT：heparin使用し体外循環下に心内修復を必要とする場合，他部位の出血性病変が存在すると致命的となることがあるので，バイタルサインが安定していれば，全身のCT検査を施行すべきである．
⑤ 血液検査：心筋挫傷では，CK-MBやトロポニン-T値の上昇を認める．CK，AST，LDHの経過は診断上有用であるが，他の臓器や骨格筋の損傷でも上昇するため特異的ではない．
⑥ Swan-Ganzカテーテル：血行動態の把握のほかに，中隔破裂では酸素飽和度のstep upを証明することができる．

【診断】
来院時に明らかな所見が得られなくとも，繰り返し検査を施行することが重要である．

【治療】
心膜損傷は，基本的には保存的に加療するが，心タンポナーデをきたした場合は，心膜穿刺や心嚢ドレナージを施行する．心臓ヘルニアを起こし急激な循環虚脱をきたしたときは緊急開胸，整復術を必要とする．

心筋挫傷が疑われたときには，心電図モニタと心エコーで経過観察を行い，基本的には心筋梗塞の治療に準じて行う．重症例ではSwan-Ganzカテーテルにて循環動態をモニタしつつ，心原性ショック，不整脈に注意する．

心臓破裂の治療は穿通性外傷と同じである．手術は胸骨正中切開でアプローチし，用手的に止血しつつ直接縫合を試みる．裂傷が大きい場合には，体外循環を必要とする．

小さな中隔破裂は自然閉鎖することもあり，保存的に経過観察する．破裂部が大きく，心不全症状を認め，Qp/Qs＞2.0の場合，修復術を必要とする．

弁尖が破損し閉鎖不全となっている場合は心不全の程度により緊急手術の対象となる．

【予後】
病態により予後は大きく左右され，心臓破裂では死亡率は約80％といわれる．

（紙尾　均，許　俊鋭）

文献
1) 森岡恭彦(監修)：新臨床外科学　第3版．医学書院, 1999
2) 日本外傷学会心・大血管損傷分類委員会：日本外傷学会心・大血管損傷分類．日外傷会誌 1999；13：327-333

3) 小池荘介：心・胸部大血管損傷. 救急外傷—初期治療の実際. 別冊・医学のあゆみ, 100-104, 医歯薬出版, 1996
4) Mattox KL, et al：Trauma 4th ed. McGraw-Hill, 2000

B 大動脈外傷

1 貫通外傷(penetrating trauma)

a. 症候と身体所見

　刃物による貫通外傷は刃物の長さ，突き刺した方向ならびに深さで損傷の可能性のある血管や臓器が想定される．銃創の場合で2か所に銃弾の皮膚貫通創がみられる場合は，1発の銃弾が体を貫通した結果2か所の皮膚貫通創が生じたのか，2発の銃弾で2か所の皮膚貫通創を生じたのかを知る必要がある．また，使用された銃弾の口径や発射速度を知ることも重要である．2,000 feet/秒以上の高速銃弾の場合は組織損傷が強く，胸部に直接貫通した場合でなくとも開胸検索を行ったほうがよい．

　前腕で脈拍が触知されない場合は，少なくとも80%の症例で血管損傷がある．聴診も重要で，収縮期雑音が聴取された場合は大血管の仮性動脈瘤，連続性雑音が聴取された場合は動静脈瘻を疑う．水車様雑音(millwheel murmur)が聴取された場合は，心腔内の空気の存在を疑い，収縮期に前胸部に"パリパリ"という音が聴取された場合(Hamman's sign)は気縦隔症(pneumomediastinum)や心膜腔内の空気(pneumopericardium)の存在を疑う．上縦隔の巨大な血腫は上大静脈症候群や気管圧迫症状による呼吸困難を生じる．

b. 画像診断

1) 胸部X線写真および透視

　大血管に対する貫通外傷では，胸部X線写真上に通常は血胸がみられる．気胸が合併している場合(血気胸)は，air-fluid level(鏡面像)がみられる．上縦隔の拡大は弓部大動脈やその分枝の損傷を示唆し，損傷が腕頭動脈に生じた場合は，縦隔の拡大はさらに右上方に偏位する．体内に迷入した異物がX線透視による観察で拍動している場合には血管損傷を疑う．

2) MRI

　MRIは多くの場合，胸部X線写真および透視や動脈造影と同様の診断的価値があるが，銃弾損傷の場合は銃弾が移動してさらなる組織傷害により出血を生じるので禁忌である．

3) CT

　CTは血腫の診断には極めて有効で，造影CTにより仮性動脈瘤の診断が可能である．さらに，intimal flapを検出することもある．

4) 動脈造影

　動脈造影は血腫の中に埋没した動脈損傷を診断するのに有効であり，とりわけ下部頸部の血管損傷に対する外科的アプローチを決定するのに有効である．しかし，凝血塊によって一時的に"sealed off"されている場合や撮影断面が適切でない場合は，血管損傷を検出できない場合もある．

5) 静脈造影

　静脈損傷は比較的重大な出血に至ることは少ないが，血行動態が不安定であったり胸腔ドレーンからの出血が持続する場合は，静脈造影により出血部位の同定が必要である．

6) 食道造影

　食道損傷の合併が疑われる場合は食道造影(contrast swallow)を施行する．損傷部から造影剤のもれが生じた場合は，バリウムよりもガストログラフィンのほうが感染や組織障害は少ないが，誤嚥を生じた場合はガストログラフィンのほうが化学性肺炎を生じる可能性が高い．

7) 気管支鏡・食道鏡

　造影検査で気管支や食道損傷の診断がつかない場合に施行する．

c. 治療

1) 緊急開胸手術(emergency thoracotomy)

　血圧50 mmHg以下の高度ショック状態では直ちに緊急開胸手術を施行する．特に大量出血が明白な場合は心蘇生操作を行わず，まず緊急開胸により出血をコントロールする．中等度ショック状態(血圧50〜89 mmHg)では2,000〜3,000 mLの輸液を10〜15分程度かけて行い，ショックが回復しない場合や進行する場合，あるいは出血が持続する場合はただちに緊急開胸手術を施行する．

2）胸腔ドレナージ

血胸がみられる症例で緊急開胸を行わない場合は，胸腔ドレーンを挿入し速やかにかつ完全に血液を胸腔内より除去する．血腫が胸腔内に残存した場合，線溶系の亢進により出血傾向が助長されたり遠隔期に線維胸や膿胸を生じる．緊急開胸手術を要する症例では胸腔ドレーンの挿入は時間の無駄であり出血量を増加させるので行わない．

3）自己血輸血

胸腔内出血が多量に及ぶとき，自己血輸血システムを用いて行うことも1つの選択であるが，緊急開胸手術症例で十分な輸血準備があるときは時間の無駄である．

ただし，2,000～3,000 mL以上の自己血輸血を行った場合は，出血傾向を助長するので注意する．

4）手術室での開胸手術（operating room thoracotomy）

同程度の胸部外傷でも，救急部での緊急開胸手術に比較して，手術室で開胸手術を施行した場合には生存率は2倍となる．以下の条件に合致した症例は手術室での開胸手術を行う．

① 受傷後12～24時間で1,500～2,000 mLの胸腔出血がみられる．
② 1時間に50 mL以上の出血が4時間以上持続する．
③ 胸腔ドレーンが適切な部位に挿入されているにもかかわらず，胸腔出血が十分誘導されない．
④ 胸腔ドレーンで胸腔内出血が十分誘導され，輸液も十分投与されているにもかかわらず，血行動態が悪化した場合は，胸腔ドレーンを閉鎖してただちに手術室に移送する．

5）開胸法

上縦隔の損傷では胸骨正中切開が理想的であるが，外科医が慣れていない場合やsternal sawがない場合は困難である．また，後縦隔に損傷が及んでいる場合は胸骨正中切開に肋間開胸を追加する必要がある．患者が高度ショックに陥っていて心臓マッサージが必要な場合は，第4または5肋間前側方開胸を行う．必要に応じて両側の前側方開胸を行い胸骨を横切すると，胸腔内全臓器の観察が容易である．この際，両側の内胸動脈は確実に結紮する．出血点がコントロールされた時点で十分な輸液・輸血を行い，血圧・尿量・体温を回復させる．

6）胸部大動脈損傷の止血

直接縫合またはside-clampingで損傷部の止血が不可能な場合は，

① 大動脈単純遮断で縫合止血する（ただし30分以上，下行大動脈を単純遮断した場合，高率に対麻痺が生じるので注意する）．
② heparinコーティングの外シャントを用いて大動脈遮断し，縫合止血する．
③ 体外循環を用いて大動脈遮断し，縫合止血する．
④ 左心バイパスを用いて大動脈遮断し，縫合止血する．

2 鈍的外傷（blunt trauma, non-penetrating trauma）

a. 症候と身体所見

胸部大血管に対する鈍的外傷の80～90％の症例は即死し，残りの50％の症例が受傷後48時間以内に死亡する．動脈管索付着部の固定された大動脈の内面が外傷による剪断力・たわみ・ねじれなどの物理的ストレスにより内膜損傷が生じる．次に損傷が生じやすい部位は腕頭動脈起始部である．鈍的外傷による大動脈壁の裂隙が外膜にまで至らないときは，仮性動脈瘤ができ時間とともに拡大する．血圧が適切にコントロールされない場合24時間以内に50％の症例で破裂する．

Parmleyの報告では入院して1時間以上生存した胸部大動脈の外傷性胸部動脈瘤（traumatic rupture of the aorta；TRA）症例は6時間以内に20～30％死亡，24時間以内に40～50％死亡，7日以内に60～80％死亡した．TRAに対しては急性大動脈解離と同様に扱い，収縮期血圧を100～120 mmHgにコントロールするとともに，他の重篤な致命的外傷の治療を行った後，速やかに手術する．

最もよくみられる症状は，損傷した動脈壁の伸展による両側の肩甲骨の間を中心とした背部痛であり，さらに血腫による周囲組織や周囲臓器の圧迫のために嚥下障害・喘鳴・呼吸困難・嗄声などがみられる．上半身の高血圧，下半身の血圧低

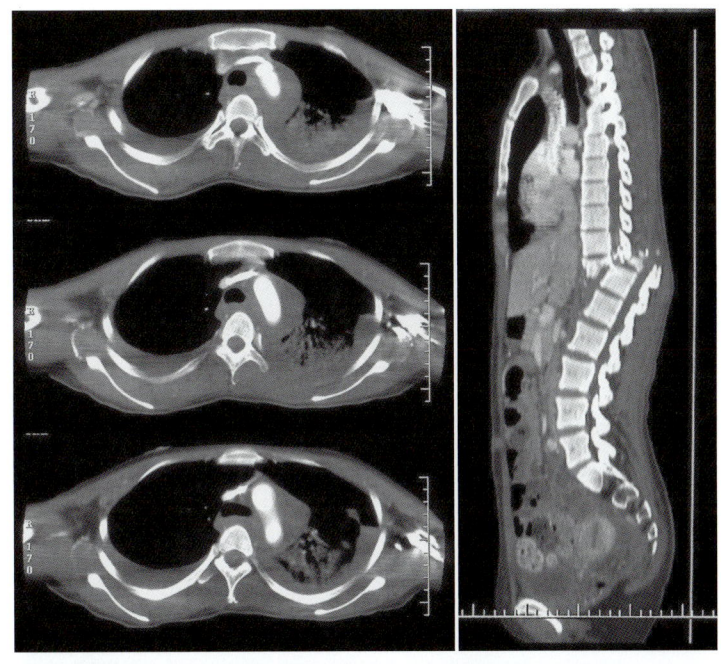

図4 脊椎骨折と広汎肋骨骨折を合併した外傷性TRA症例のCT像
(25歳女性)
動脈管索付着部の固定された胸部下行大動脈が破裂し，広範縦隔血腫ならびに両側胸水(血胸)が観察される．

下・脈圧減少，収縮期雑音などがとらえられる．

b．画像診断
1) 胸部X線写真および透視
損傷を受けた大動脈周囲の血腫のために8.0～8.5 cmに及ぶ上縦隔の拡大がみられ，さらに特徴的な所見は1.0～2.0 cmの食道ならびに気管の右方への偏位がみられることである．左肺の緊張性気胸がない症例で2.0 cm以上の食道ならびに気管の右方への偏位がみられた症例は，通常TRAと診断してよい．

2) MRI
患者の状態が安定している場合，MRIはTRAの優れた診断法である．

3) CT
CTは縦隔血腫の診断には極めて有効で，他の原因による縦隔拡大と明瞭に鑑別できる．CTと血管造影はTRAに関して同等の診断精度をもつ．造影CTにより仮性動脈瘤の診断が可能で，intimal flapを検出することもある．また，血気胸の評価にも重要である(図4，5)．

4) 動脈造影，DSA
動脈造影はTRA診断のgold standardである．左鎖骨下動脈起始部と動脈管の間の峡部(isthmus)に仮性動脈瘤がみられる．簡便で非侵襲的なDSAも動脈造影と同様の診断能力をもつ．

5) 経食道心エコー
(transesophageal echocardiography ; TEE)
TEEは非侵襲的かつ迅速な診断法であり，感度，特異度ともに100％とされている．

c．治療
1) 手術時期
TRAは診断と同時に緊急開胸手術を行うよりは，集中的な内科治療により血圧をコントロールし，他の致命的外傷を治療した後適切な時期に手術すべきである．Galliによれば，緊急手術症例の死亡率は19％であり，待機手術の死亡率は0％とされる．しかし，腹腔内出血を合併し開胸止血と同時に開腹止血手術を要する場合の手術死亡率は50％に上る．

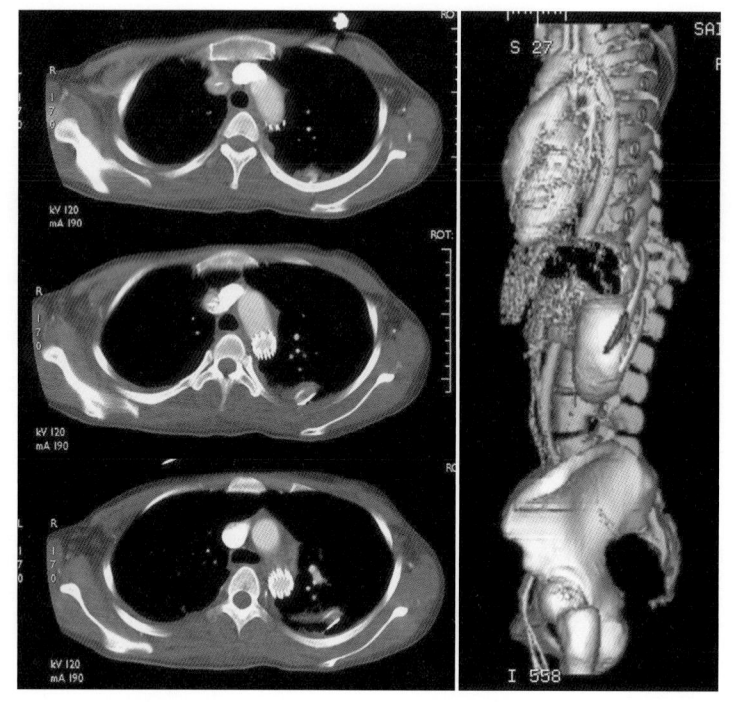

図5 脊椎骨折と広汎肋骨骨折を合併した外傷性 TRA 症例の術後 CT 像
(25歳女性)
胸部下行大動脈破裂部はステントグラフトで良好に修復されている．また，脊椎骨折は整形外科手術により問題なく修復されている．

2) 外科治療

体外循環を使わず出血傾向を回避するには単純遮断(clamp/repair)は有効で，脳損傷，眼球損傷，後腹膜損傷の合併している場合は有用な手術法である．単純遮断は通常，左頸動脈と左鎖骨下動脈の間に大動脈遮断鉗子をかけ，別に左鎖骨下動脈に遮断鉗子をかける．末梢側の遮断鉗子は血腫にできるだけ近接してかけるのがよい．単純遮断による TRA の修復では44％の症例に術後合併症がみられ，外科医が胸部大血管手術に慣れていない場合や修復に30分以上要すると考えられる場合は，単純遮断を行うべきではない．

腹部臓器の虚血を避けるためには，heparin コーティングの外シャントを用いたり体外循環を用いたりする．最もよく使われる体外循環法は，大腿動静脈を用いた F-F bypass(femoro-femoral bypass)である．多発外傷の場合，heparin 化が大きなリスクになるが，heparin コーティング回路を用い，投与 heparin 量を最低限とすることが出血傾向を回避するために重要である．

大動脈外傷の2～3％は上行大動脈に生じ，上行大動脈損傷の致命度は高い．上行大動脈損傷による出血は心嚢内に生じることが多く，即座に心タンポナーデとなりショックに陥る．また，弓部大動脈損傷が生じた場合は体外循環下に超低体温循環停止として修復する必要があり，弓部分枝の再建に時間がかかる症例では脳分離体外循環や逆行性脳灌流を行う必要がある．

3) TRA 外科治療後の合併症

長時間に及ぶ大動脈遮断のための虚血による脊髄障害(anterior spinal cord syndrome)が発生すると，Th6～Th10以下の，さまざまな程度の感覚障害を伴う下肢の弛緩性対麻痺が生じる．Adamkiewicz 動脈(arteria radicularis magna of Adamkiewicz)を結紮したり切離した場合は，長時間の虚血がなくとも対麻痺が生じる．また，TRA 修復後に大動脈峡部の圧受容体の伸展刺激により高血圧が持続し，降圧治療を要することがある．仮性動脈瘤の拡大や外傷そのもの，あるいは手術時の反回神経損傷により嗄声が生じること

もある．同様に食道損傷を合併することもあり，食道損傷は人工血管置換症例では術後の重篤な感染の原因となる．

4）手術成績

TRAの手術死亡率は10〜25％とされているが，意識があり血行動態が安定している状態で手術室に搬入された場合の死亡率は10％以下である．1985〜1990年の統計では，単純遮断の手術死亡率（31.3％）は，一時バイパスや体外循環を用いて末梢の大動脈血流を維持した症例の死亡率（7.1〜11.3％）より有意に高かった．しかし，TRA症例の死亡要因には合併した他の致命的外傷に起因するものも多く，さらに体外循環などが準備できない状況で単純遮断が行われるということも認識する必要があり，一概に単純遮断が成績不良であると考えるべきではない．

5）ステントグラフト治療（図4，5）

TRAに対して，最近ステントグラフト治療が行われるようになった．TRAは多発外傷を伴っている症例が多く，大量のheparin投与を必要とする体外循環循環を用いた心臓血管外科手術は出血傾向を助長することにより他の合併症をさらに増悪させる．ステントグラフト治療は大量ヘパリン投与を必要とせず，特に外傷を受ける前は正常であった胸部大動脈へのステントグラフト挿入は容易であるため，今後ステントグラフト治療はTRAの治療成績を飛躍的に向上させるものと期待されている．Orendの報告[1]では外傷性下行大動脈破裂連続34例の死亡は2例（8.8％）と極めて優れた成績であった．

（許　俊鋭）

文献

1) Orend KH, et al：Endovascular treatment（EVT）of acute traumatic lesions of the descending thoracic aorta：7 years' experience. Eur J Vasc Endovasc Surg 2007；34：666-672

C　末梢血管外傷

【概念】

移動手段の高速化による交通事故，労働災害，スポーツ外傷の増加に伴い，末梢血管損傷は増加

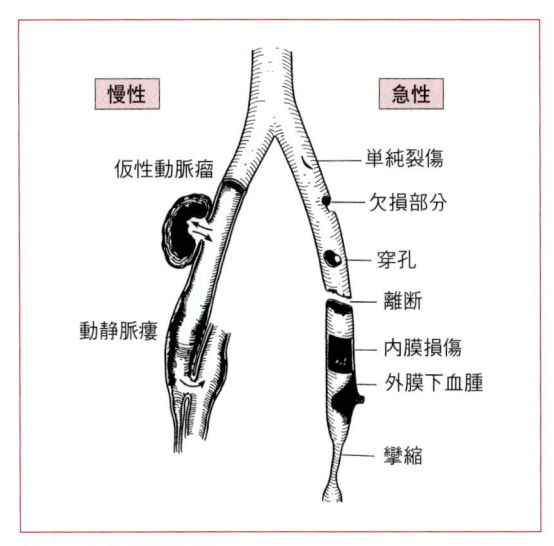

図6　血管損傷の型
（正木久男，石田敦久：四肢動静脈の損傷．救急医学 1998；22：1089-1094 より改変引用）

してきている．また，カテーテル診断・治療の発達に伴い，医原性損傷が急速に増えてきていることも，循環器内科医は肝に銘ずるべきである．

末梢血管損傷が，頭部・頸部・体幹部に起こった場合は急死に至ることが多いため，実際の臨床で診察することのある末梢血管損傷は，圧倒的に四肢の血管が多いとされる．

損傷形態には，図6に示すようにさまざまなものがある．

動脈に鈍的外力が加わることにより，内膜のみ断裂をきたすことがある．剥離した末梢側の内膜が血流によりさらに解離が進展して，動脈内腔を閉塞し，これに二次血栓が形成されて完全閉塞をきたすことがある．また，動脈が血腫などにより圧迫され内腔が狭窄し血栓形成により閉塞することもある．

【病態生理】

血管損傷による病態は，出血と組織の虚血である．虚血による組織障害は，末梢神経に最も早く起こり，知覚異常を示す．

骨格筋は比較的虚血に耐えうるが，長時間血流が遮断された場合，たとえ血行が再建されても，非可逆的な組織障害を引き起こす．横紋筋壊死が生じ，筋肉中のカリウムやミオグロビンなどが細胞外に遊出して患肢に蓄積する．この状態で患肢

の血行を再開すると，高カリウム血症，高ミオグロビン血症，代謝性アシドーシスをきたし，心停止や腎尿細管壊死から腎不全となることがある（筋代謝性腎症候群 myonephropathic metabolic syndrome；MNMS）．こうした病態が予測されるほどに虚血が進行している場合は，血行再建は禁忌であり，救命のためには患肢の切断が必要である．そのため，血行再建術は6時間以内（golden time）に終了することが重要とされるが，側副血行路がある場合は，さらに虚血に耐えることもある．

【臨床所見】
① 出血：動脈の完全断裂では血管攣縮のために出血を認めないこともある．動脈壁の部分欠損や穿通では出血が著明なことが多い．
② 虚血：急性動脈閉塞による虚血症状として"5 Ps"：疼痛 pain，運動麻痺 paralysis，知覚異常 paresthesia，蒼白 pallor，拍動消失 pulselessness ないしは"6 Ps"＝5 Ps＋冷感 poikilothermia，がよく引用される．
③ 受傷数日後より仮性動脈瘤を形成したり，動静脈瘻が明らかとなるこがある．仮性動脈瘤では拍動性腫瘤を触知し，動静脈瘻では thrill を認める．

【検査所見】
① X線検査：血管損傷を合併しやすい骨折（上腕骨顆上骨折，肘関節脱臼，大腿骨遠位端骨折，脛骨顆部骨折）に注意する．
② ドプラ血流測定：四肢収縮期血圧をドプラ血流計で測定し，患肢血圧が対側肢血圧より10～20 mmHg 以上低下している場合，arterial pressure index（API：患肢血圧/対側肢血圧）が0.9以下の場合は，動脈損傷を疑い血管造影を施行する．
③ 超音波検査：B-mode 超音波検査による形態の観察と，カラードプラ法による血流の観察は有用な検査方法ではあるが，血管・血流を正確に描出し判読するには多少テクニックを要する．血流の方向性はわからないが，血流の有無の描出にはドプラ血流計測法が極めて有用である．
④ 血管造影：血管損傷の部位・範囲・程度・側副血行路の有無などの情報が一度に得られる．救肢（limb salvage）に一刻を争う場合は，救急室で血管撮影を行い，治療の期を逃さないようにすべきである．時間的に余裕があればカテーテル検査室にて IA-DSA（穿刺針やカテーテルを直接動脈内に挿入して造影する DSA 法）検査を施行する．

【診断】
ショック状態では，血管損傷の有無を正しく判断することは不可能であり，輸液療法によるバイタルサインの安定化の後に再度所見を取り直す必要がある．また，動脈損傷があっても33％の症例では，末梢の脈拍を触知することに注意しなければならない．

【治療・合併症】
① 出血に対する処置：開放創より出血がある場合，まず出血部位の直接圧迫を行う．四肢の中枢側を縛る方法は，側副血行路も途絶させてしまい，虚血を助長する．また，不十分な緊縛は静脈還流のみ妨げて，浮腫を助長する結果となる．

開放創の観察を行う前に，急速輸液可能な静脈路を2本確保する．その後，圧迫止血のガーゼを取り除く．完全断裂により断端が攣縮していた動脈より，再出血をきたしショック状態になることがある．

内出血は，出血量の推定が困難で過小評価しやすい．

② 虚血に対する処置：鈍的血管損傷により患肢が虚血に陥っている場合，他臓器に出血性病変を認めなければ，heparin（5,000～10,000 単位）を静脈内投与し血栓閉塞の進行を阻止する．

損傷部位末梢側に虚血を認めた場合，血行再建術が必要である．動脈と静脈の両方が損傷を受けている場合は，静脈より血行再建する．損傷血管の中枢側と末梢側両方で Fogarty カテーテルによる血栓除去を施行し，heparin 加生理食塩水を注入する．端々吻合が不可能であれば，静脈グラフトによる血行再建術を施行する．感染と開存率，また小児では成長の問題より，人工血管は極力使用しない．骨折を伴っている場合は，創外固定施行後に血行再建術を行う必要があり，虚血時

間が golden time を過ぎてしまうことがある．この場合，あらかじめシャントチューブにより一時的に血行再建しておくとよい．

　血行再建後に，患肢に浮腫をきたし compartment syndrome を引き起こすことがある．内圧を測定し 30 mmHg 以上であれば，減張切開（筋膜切開）を施行する．

③救肢の適応：血行再建により MNMS が起きるかどうかの判断は難しいが，再灌流前に患肢静脈血中のカリウム濃度が 7.0 mEq/L 以上の場合は，救肢困難である．MNMS が起きた場合，死亡率は 30〜80% と高率である．

④仮性動脈瘤や動静脈瘻では，穿孔部の縫合や自家静脈片によるパッチ形成を行うのが理想である．しかしこれが困難な症例や感染合併例では修復せず結紮するほうが安全である．結紮しても患肢壊死をきたさない部位であればそのままとし，壊死の危険がある場合はバイパス術を施行する（図7）．

【予後】
末梢血管損傷による死亡率は 3% 以下で，患肢切断率は 2% 以下である．

（紙尾　均，許　俊鋭）

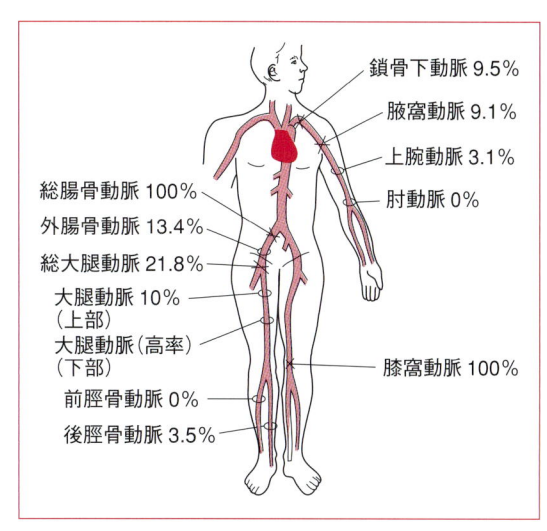

図7　四肢主幹動脈結紮による四肢壊死の危険率
（正木久男，石田敦久：四肢動静脈の損傷．救急医学 1998；22：1089-1094 より引用）

文献
1) 正木久男，石田敦久：四肢動静脈の損傷．救急医学 1998；22：1089-1094
2) 安達秀雄：大動脈疾患の診断と手術．メディカル・サイエンス・インターナショナル，1996
3) Mattox KL, et al：Trauma 4th ed. McGraw-Hill, 2000

第18章 原発性心臓腫瘍

A 概念

　原発性心臓腫瘍は，心内膜・心筋・心膜など心臓内の組織に原発する腫瘍であり，心臓以外の臓器に発生した悪性腫瘍の心臓への転移や浸潤は含まない．原発性心臓腫瘍の3/4は組織学的に良性であるが，血液循環を司る重要臓器である心臓内に腫瘤を形成するために，循環不全や塞栓症など重篤な合併症を引き起こすことが少なくない．このため，良性腫瘍であっても，悪性腫瘍に準じて緊急手術が必要な場合がある．この代表が左房粘液腫であり，成人で最も多くみられる原発性心臓腫瘍である．ほかに横紋筋腫，線維腫，脂肪腫，血管腫などの中胚葉由来の良性腫瘍やその悪性腫瘍である肉腫が散見される[1]．また，奇形腫，中皮腫，リンパ腫なども心臓に原発する．また，心臓腫瘍に分類されるが，腫瘍としての性格を示さないものもある．弁膜や心内膜に発生する乳頭状線維弾性腫や心膜嚢腫がその代表である．

B 症候

　原発性心臓腫瘍は，心不全，不整脈，塞栓症，失神，突然死などの症状で発見されることもあるが，無症状で偶然に発見されることも少なくない．心腔内に成長した腫瘍による心腔や弁の狭窄に加えて，心室壁に広がった腫瘍による心室の収縮・拡張障害，心膜に発生した大きな腫瘍による圧迫が心不全の原因となる．心臓腫瘍は心室性や心房性の頻脈性不整脈を来す場合も，伝導系をブロックして徐脈性不整脈を来す場合もある．また，左房粘液腫のように脆弱な腫瘍の一部が塞栓源となったり，乳頭状線維弾性腫のように付着した血栓が塞栓源となり，全身の動脈や肺動脈に塞栓症を引き起こす場合がある．最も重篤な塞栓症が脳梗塞であり，致死的な経過を辿ることもまれではない．

　近年，心エコー検査や胸部CTの普及によって，心臓ドックなどで無症状の原発性心臓腫瘍が発見されることが増えてきた．良性腫瘍は腫瘍が大きくなるまでに長い時間が必要であり，症状を生じない比較的小さな段階で偶然に発見される．症状を来さない小腫瘍では，塞栓症のリスクと悪性の可能性を判断して，外科的治療の適応を決定する．

C 心臓粘液腫 (cardiac myxoma)

【病態生理】

　粘液腫は成人で最も多い原発性心臓腫瘍である．中高年，特に女性に多く認められる．ほとんどが左房に原発するが，右房や左右心室に原発した症例も報告されている．左房粘液腫は茎(stalk)によって卵円孔周囲の心房中隔に付着することが多い．組織学的には胎児期の心内膜床に類似し，大部分がゼラチンに似た粘液様物質からなる細胞成分に乏しい腫瘍である[2]．心内膜床に由来する未分化な間葉系組織が，心房中隔の心内膜に遺残して増殖したものと考えられる[3,4]．このような細胞は種々の組織に分化する多分化能をもち，腫瘍内に髄外造血，石灰化，出血を伴うことがある．生化学的にはグルコサミノグリカンを多く含み，第VIII因子やビメンチンなどの存在が報告され

ている．

症例の9割以上は散発性・孤立性であり，心臓内のみに腫瘍を有する．しかし，本腫瘍を常染色体優性遺伝で発症する家系が報告されていて，Carney 症候群とよばれる[5]．非遺伝性の症例に比して若年で心臓粘液腫を発症し，心臓以外の部位や多発性に粘液腫を生じる症例が少なくない．随伴症状として色素沈着や黒子（ほくろ）などの皮膚病変や内分泌腫瘍を伴い，症状の組合せから NAME 症候群（nevi, atrial myxoma, myxoid neurofibroma, ephelides, つまり，黒子，心房粘液腫，粘液様神経線維腫，そばかす）や LAMB 症候群（lentigo, atrial myxoma, blue nevi, つまり，黒子，心房粘液腫，青色母斑）ともよばれる[5,6]．散発例，遺伝例ともに少数例で染色体異常や癌遺伝子の発現が報告されている．

【臨床所見】

症状は，①腫瘍による心内血流の障害，②塞栓症，③腫瘍から分泌される Interleukin（IL）-6 などの炎症性サイトカインによる症状に分類される．

心内血流障害による症状は腫瘍の発生部位により異なる．左房に発生した粘液腫では左房から左室への血液流入が阻害され，僧帽弁狭窄症に類似した病態を呈する．左心不全症状としての湿性咳嗽，息切れ，労作性呼吸困難，夜間発作性呼吸困難，起座呼吸に加えて，慢性両心不全としての下肢浮腫，易疲労感を生じる場合もある．腫瘍が有茎性・可動性であることが多いため，リウマチ性僧帽弁狭窄症と異なり弁狭窄の程度が変動し，体位によって症状の程度が変動する特徴をもつ．重症例では，腫瘍が僧帽弁口を閉塞して急激な心拍出量低下を来し，めまいや失神，突然死を生じうる．右房に生じた粘液腫では右心不全症状が主体となり，下肢浮腫，頸静脈怒張，易疲労感，胸水・腹水，肝脾腫を生じる．

塞栓症状も腫瘍の発生部位により異なり，左心系腫瘍からの塞栓は脳・心臓・腎臓・脾臓・下肢などの全身臓器に及び，感染性心内膜炎と同様に微小塞栓による皮膚出血斑を生じる場合もある．また，右心系の腫瘍からは肺塞栓症を生じる．腫瘍が分泌する炎症性サイトカインは，急性期反応である血沈亢進，CRP や血清フィブリノゲン，γ-グロブリンを増加させる．症状として，発熱，全身倦怠感，関節症状，ばち指，Raynaud 現象，発疹など非特異的な症状を生じる症例がある．

左房粘液腫では身体所見も僧帽弁狭窄症に類似するが，心房細動にならず洞調律を維持する症例が多い．聴診上，Ⅰ音の亢進や拡張期ランブル雑音が聴取できるが，体位によって心雑音の強度が変動する特徴をもつ．心房内腫瘍に特徴的な所見として，拡張早期過剰心音である tumor plop が聴取される．腫瘍が拡張早期に房室弁口に陥入する際に，心房中隔や腫瘍茎が伸展するか，または腫瘍が心内膜に衝突するために生じるとされる．弁開放音（opening snap）とⅢ音の間の時相に位置し，両者との鑑別は困難である．

【検査所見・診断】

心電図では洞調律の症例が多く，僧帽弁を狭窄する症例では左房負荷のため胸部 V_1 誘導の P 波の陰性部分が拡大する．また，狭窄が高度な症例では右軸偏位，不完全右脚ブロック，右側胸部誘導（V_{1-2}）での R 波増高，左側胸部誘導（V_{5-6}）での深い S 波など右室負荷所見や右房負荷による第Ⅱ誘導での P 波増高を生じる．

胸部 X 線写真では，左房拡大によって左第3弓突出，double contour，気管分岐角の開大を認める．左心不全症状を有する症例では，肺静脈圧上昇によって上肺野血管陰影の増強（antler pattern, redistribution）などの肺うっ血所見を来す．さらに重症の場合，間質性肺水腫による Kerley B-line や小葉間裂（minor fissure）の肥厚を認める．

診断には心エコー検査が最も有用である．自覚症状は，腫瘍が大きくなるまで生じないが，心エコー検査では自覚症状がない小さな腫瘍を検出できる．腫瘍の位置と大きさ，茎の有無と付着部，可動性の有無を確認し，手術適応を評価する．図1に左房粘液腫の傍胸骨左室長軸像を示す．腫瘍は収縮期に左房内にあるが，拡張期に僧帽弁開口部に嵌頓して弁口を閉塞する．僧帽弁レベルの M モード法（図2）で開口した僧帽弁の前尖と後尖との間に腫瘍による多重エコーが観察される．僧帽弁が狭窄されて左房から左室への血液流入が障害されるため，カラードプラ法（図3）で僧帽弁口に拡張期吸い込み血流がみられる．左房は食道に隣接するため，経食道心エコー検査によってより

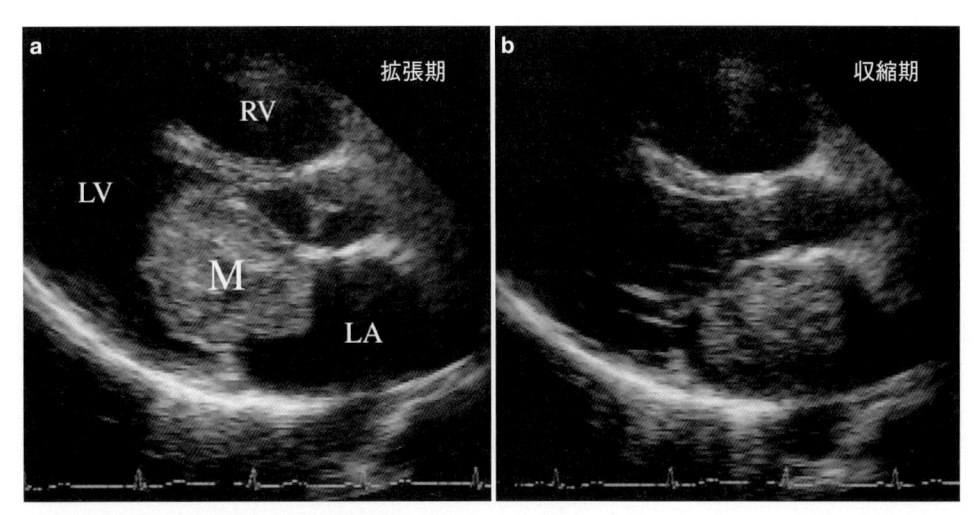

図1 心エコー図(傍胸骨左室長軸像)
拡張期(a)に左房粘液腫(M)は開口した僧帽弁に嵌頓している．収縮期(b)に腫瘤は僧帽弁の閉鎖に伴い左房内に戻る．
LV：左室，RV：右室，LA：左房

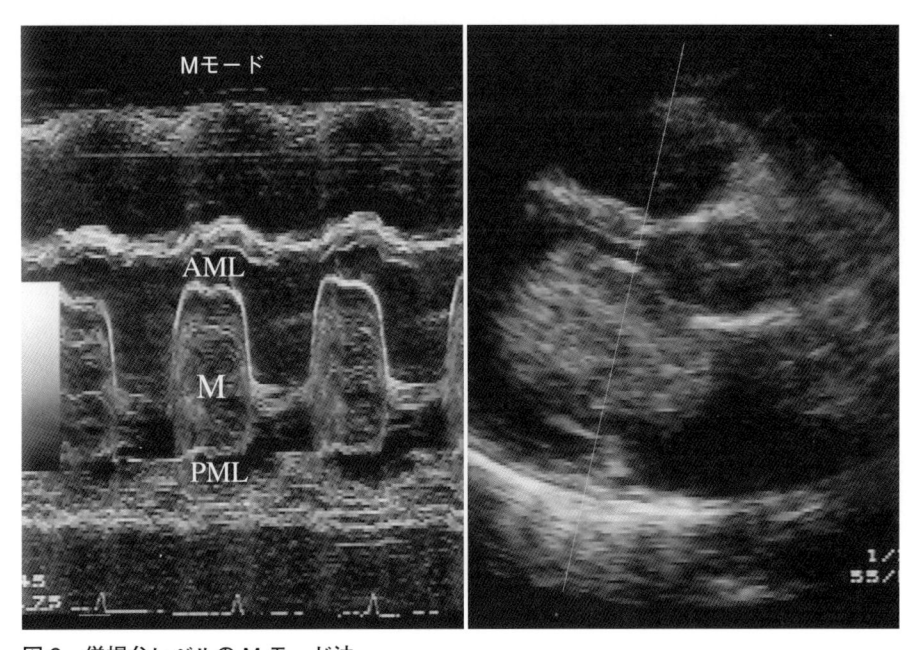

図2 僧帽弁レベルのMモード法
拡張期に開口した僧帽弁の前尖(AML)と後尖(PML)との間に腫瘤(M)による多重エコーが観察される．

詳細な情報を得ることができる．術前検査として腫瘍内血管の有無や腫瘤茎の付着部を観察して，心房中隔の切除範囲を決定する．
心臓CTや心臓MRIも行われるが，心房粘液腫では心エコー検査を上回る利点は少ない．心臓カテーテル検査が術前診断として施行される場合があるが，冠動脈造影で栄養血管を確認できる以外，診断的価値は高くない．高齢者や冠動脈疾患の危険因子を有する症例では，合併する動脈硬化性狭窄病変を評価するために冠動脈造影を行うこ

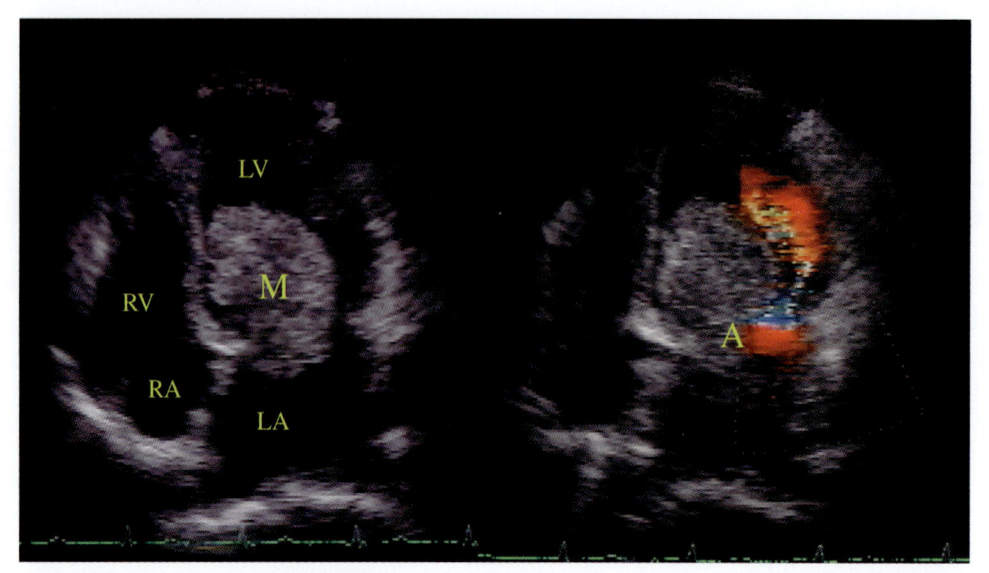

図3 カラードプラ法（心尖部四腔像）
僧帽弁が狭窄されて左房から左室への血液流入が障害されるため，僧帽弁口に拡張期に吸い込み血流（A）がみられる．
LV：左室，RV：右室，LA：左房，RA：右房，M：左房粘液腫

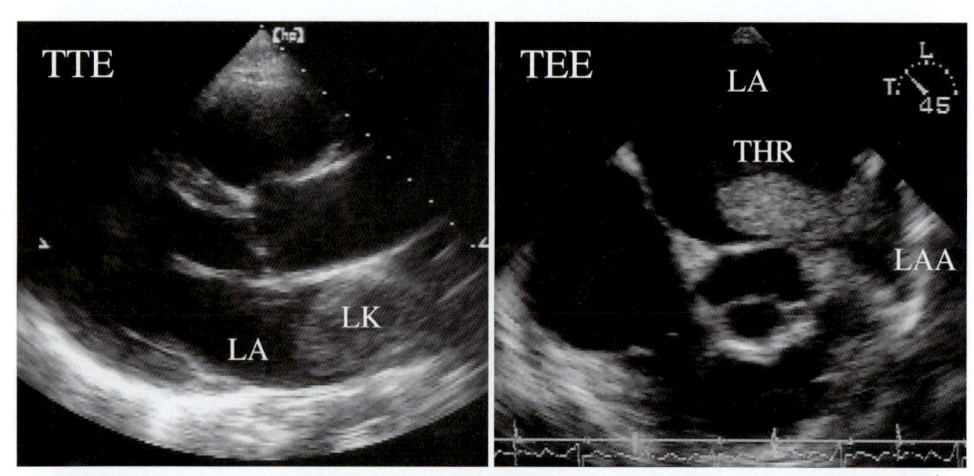

図4 鑑別診断が必要な左房内腫瘤の心エコー図所見   a | b
a. 肺癌患者から得られた経胸壁心エコー図（TTE）の傍胸骨左室長軸像で，左房内に腫瘤を認める．腫瘤は肺静脈に付着していて，肺癌の肺静脈を介する直接浸潤であった．
b. 経食道心エコー図（TEE）で発見された心房細動を伴う僧帽弁狭窄症患者の左房内血栓である．左房内に突出する腫瘤が左心耳に付着していることがわかる（短軸像）．
LA：左房，LAA：左心耳，LK：肺癌の左房浸潤，THR：左房内血栓

とが勧められるが，若年者では術前に不可欠な検査とはいえない．

粘液腫と鑑別が必要な左房内腫瘤を形成する疾患として，肺癌など肺内の悪性腫瘍の肺静脈を介する左房内への直接浸潤（図4a）や心房細動や僧帽弁狭窄症に伴う左房内血栓（図4b）などが挙げられる．鑑別診断には経食道心エコー検査で腫瘤の付着部位を確認することが有用である．

【治療・予後】
治療は外科的切除である．転移や周囲の組織へ

表1 原発性心臓腫瘍の特徴

組織型	好発部位	形態的特徴	症候	臨床経過
心臓粘液腫	心房中隔左房面	有茎で可動性をもつ	塞栓症, 僧帽弁狭窄など	緩徐に成長. 塞栓症予防のため手術
乳頭状線維弾性腫	弁膜, 心内膜	有茎で可動性をもつ, イソギンチャク様	塞栓症	塞栓症のリスクが高い場合に手術
脂肪腫	特になし	内部均一で高エコー輝度, CTで低吸収	心不全	乳幼児では自然退縮がある
横紋筋腫	心室壁	多発性, 分葉状	心不全, 不整脈	小児に多く, 結節性硬化症に合併, 自然退縮あり
線維腫	心室中隔, 心室壁	境界明瞭, 有茎性や石灰化を伴うものもある	心不全, 不整脈	外科的治療が望ましい
奇形腫	心膜, 大血管周囲	内部が不均一な腫瘍	心不全	胎児性蛋白マーカー（αFPやCEAなど）が高値
血管腫	右房	内部が不均一, 石灰化や囊胞形成	心不全, 不整脈	自然退縮や浸潤性の報告あり
リンパ腫	心房中隔, 右房	低エコー輝度の心房壁肥厚, 心嚢液貯留	全身症状	化学療法や放射線療法を行う

の浸潤が少ない組織学的に良性な腫瘍であるが，心不全や塞栓症，突然死の危険性があり，開心術が禁忌でない症例では摘出手術を行う．手術待機中の塞栓症や突然死の報告があるため，診断確定後，比較的緊急に手術を行うことが勧められている．術中の腫瘍の断片化による塞栓症や再発を防ぐため直視下に摘出する．術後15年にわたり経過観察した報告では，1〜5％の症例で再発が認められた[7]．切除した腫瘍とは別の部位に新しい粘液腫を形成する場合もあるが，切除範囲が不十分なために切除断端から再発する症例もある．このため，茎付着部周囲の凝固を併用する術式や，腫瘍茎周囲の心房中隔を広範囲に切除しパッチ閉鎖する術式も報告されている．特に，Carney症候群や家族歴を有する症例では再発率が高く，術後定期的に心エコー検査を施行し経過観察する必要がある．

D 心臓原発リンパ腫（cardiac lymphoma）

心臓に原発するリンパ腫は，心房中隔を含めた右房壁に発生することが多く，組織型としてはびまん性大細胞型B細胞リンパ腫が多い．リンパ腫による全身症状が先行し，その原因検索中に心エコー検査や心臓CTが行われて，心房壁の肥厚で発見される．心房壁の肥厚という特徴から，脂肪腫様過形成（lipomatous hypertrophy）との鑑別が必要である．脂肪腫様過形成は房室弁輪や心房中隔の房室弁近傍など本来，脂肪が沈着しやすい部位が肥厚し，肥厚の程度に部位による差が少ない．これらの部位を超えて心房壁肥厚が進行する場合に心臓原発リンパ腫を疑う．組織診断を確定したうえで，化学療法（CHOP, R-CHOPなど）や放射線治療が行われる．組織診断を目的として開胸生検が行われることはあるが，根治を目的とした開心術の適応はない．

E その他の原発性心臓腫瘍

心臓粘液腫とリンパ腫以外の原発性心臓腫瘍として，心筋細胞に由来する横紋筋腫，線維芽細胞に由来する線維腫，脂肪細胞に由来する脂肪腫，血管内皮細胞に由来する血管腫（angioma）やそれらの肉腫のほか，奇形腫（teratoma），中皮腫（mesothelioma）などが心臓に原発する[1,3]．これらの特徴を表1に列記した．

横紋筋腫（rhabdomyoma）は，小児科領域で最

も多い原発性心臓腫瘍であり，75％は1歳以下で生じる．心室壁に発生することが多く，組織学的には spider cell といわれるグリコーゲンに富む横紋筋細胞からなる．結節状に増殖する症例とび漫性に増殖する症例があるが，ほとんどが多発性である．80％以上の症例で結節性硬化症を併発する．線維腫（fibroma）は10歳以下の小児に多い結合組織由来の良性腫瘍であり，心室壁に生じる．組織学的には長い線維芽細胞からなり，コラーゲンを含有し，腫瘍内部に石灰化を有することがある．脂肪腫（lipoma）はすべての年齢層に認められるが，心内膜・心筋層・心外膜のいずれにも生じうる．組織学的には被包化された成熟脂肪細胞からなるが，線維や筋組織を含む場合がある．肉腫（sarcoma）としては，横紋筋肉腫，細網肉腫，線維肉腫，悪性血管腫などが報告されているが，頻度は原発性心臓腫瘍の1/4程度に過ぎない．右心系に生じることが多いため右心不全症状や上大静脈症候群で発症するが，急速な増殖，浸潤，転移のため予後不良であり，発症から2年以内に死亡に至る症例が多い．

　これらの原発性心臓腫瘍は，臨床的には剖検か心エコー図検査で偶然に発見されるが，心内血流の障害による心不全症状や不整脈，胸痛で診断される場合もある．手術適応を決定するために，造影CTやガドリニウム造影MRI検査を行って腫瘍組織と正常組織との性状の差を描出し，心筋内浸潤の程度を評価する．

F　乳頭状線維弾性腫（papillary fibroelastoma）

【病態生理】

　心内膜の組織が何らかの増殖機転により，限局性に増殖して腫瘤状となったものである．増殖を促す原因として，血流によるずり応力や内膜損傷に対する治癒機転，遺伝素因，ウイルス感染などが疑われている．内皮細胞に覆われた線維性組織であり，間質に酸性ムコ多糖などの粘液質や膠原線維を豊富にもつ．細胞成分に乏しく，栄養血管を有することは少ない．肉眼的には多数の分岐を有する乳頭状の腫瘍であり，心内膜に付着する．多数の糸状構造物が集合したイソギンチャク様の形態を呈するものもある．

　乳頭状線維弾性腫に類似する病態として Lambl's excrescence がある．両者は肉眼的にも組織学的に類似しており，血流が当たる弁尖先端に付着した場合に Lambl's excrescence と分類し，弁閉鎖縁以外の部位に付着していれば乳頭状線維弾性腫と分類する報告もある．これらは，感染性心内膜炎による細菌性疣腫との鑑別が必要となる．

　乳頭状線維弾性腫のほとんどが左心系に発生し，その3/4が弁膜に付着する．頻度は，大動脈弁（44％），僧帽弁（35％），三尖弁（15％），肺動脈弁（8％）の順に少なくなる[8]．腫瘍サイズは数mm大から数cm大であるが，2cm以下の腫瘍が多い．

【臨床所見】

　多くは心エコー検査の際に偶然に発見されるが，塞栓症を来した症例も報告されている．塞栓源としては腫瘍表面に付着する血栓が多い．塞栓症のリスクは腫瘍の発生部位や大きさ，可動性に依存する．脳梗塞に加えて，冠動脈塞栓による心筋梗塞や突然死も報告されている．

【治療・予後】

　多くは無症状であり，治療を必要としないが，塞栓症を合併するか，または，塞栓症のリスクが高い有茎性で可動性が高度なものが外科的治療の適応となる．手術時には，付着部の心内膜を含めて切除する必要があり，完全に摘出した後に再発した報告は数少ない．

【症例】

　70歳代の女性．心雑音の精査のために心エコー検査が施行され，左房内に紐状の腫瘤が発見された．心房中隔左房面の卵円窩近くに付着する腫瘤で，可動性に富んでいた．明らかな塞栓症状はなかったが，付着部位と可動性から，重篤な塞栓症を発症するリスクが高いと考え，摘出手術が施行された（図5, 6）．

G　心膜嚢腫（pericardial cyst）

【病態生理】

　心膜に接する袋状の腫瘤であり，内部に液体が貯留している．気管支原性心膜嚢腫は，発生段階

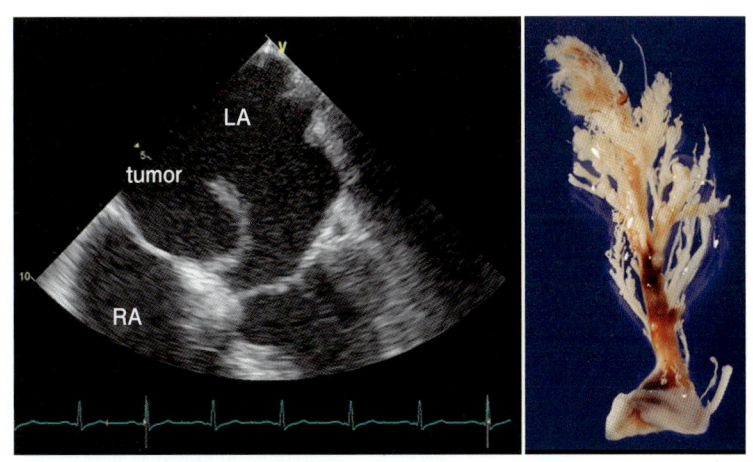

図5 乳頭状線維弾性腫：肉眼所見と経食道心エコー所見
a. 経食道心エコー検査の中部食道水平断面像である．卵円窩近くの心房中隔左房面に紐状の腫瘤が付着している．腫瘤は柔らかく，可動性に富んでいる．
b. 手術で摘出された腫瘍の肉眼所見で，樹枝状の構造をもち，先端は分岐して糸状である．血栓の付着を認めない．
LA：左房，RA：右房，tumor：乳頭状線維弾性腫．

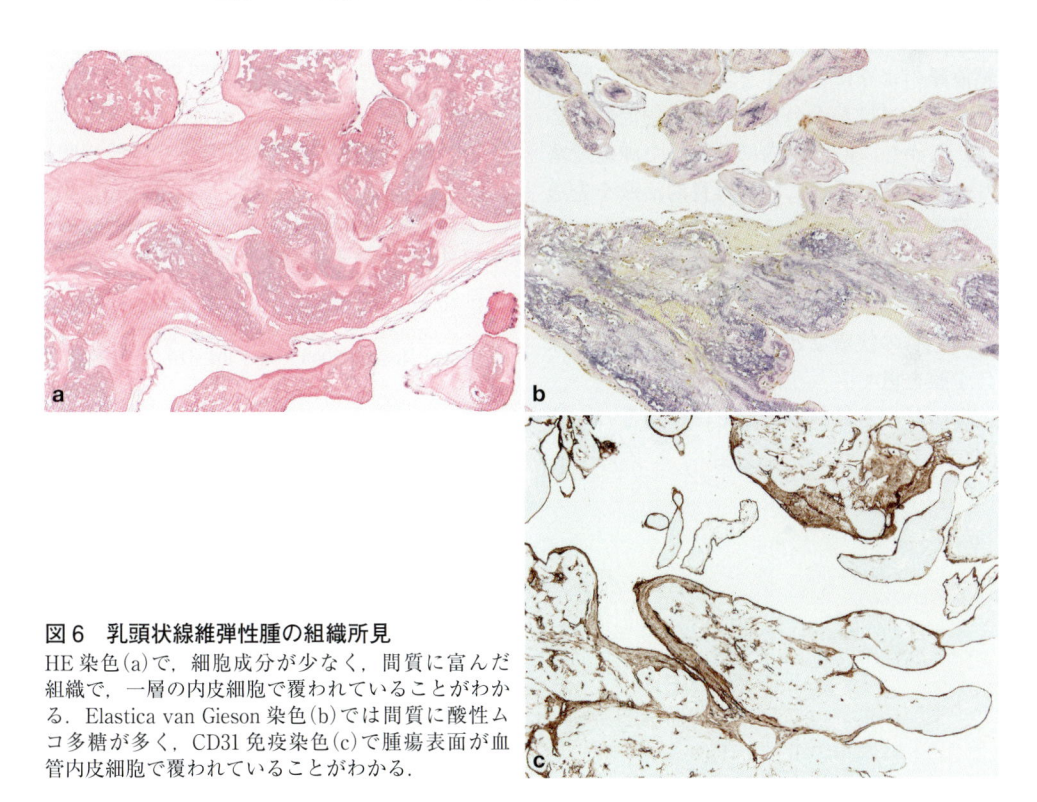

図6 乳頭状線維弾性腫の組織所見
HE染色(a)で，細胞成分が少なく，間質に富んだ組織で，一層の内皮細胞で覆われていることがわかる．Elastica van Gieson染色(b)では間質に酸性ムコ多糖が多く，CD31免疫染色(c)で腫瘍表面が血管内皮細胞で覆われていることがわかる．

の心臓が頭部から胸部に移動する際に，気管原基の一部を巻き込んだために生じるとされている．囊腫壁には正常気管支と同様の組織があり，生後に気管支腺から分泌される粘液が貯留して拡大する．漿液性の液体が貯留する心膜囊腫もあり，発生機序は単一ではない．

【臨床所見】

胸部X線写真で心陰影の異常から発見され，

心陰影辺縁の限局性突出を来す症例が多い．左房後方に発生した囊腫は，X線写真で発見することが難しく，心エコー検査で左房後方の袋状腫瘤として見つかる．内部のエコー輝度は低いが，完全にエコーフリーではなく，ゲインを上げると内部エコーが観察されることがある．囊腫内の貯留物の性状はCTやMRIで確認する．

【治療・予後】

ほとんどの心膜囊腫は良性であり，拡大速度も遅いため，手術が必要となることは少ない．左房後方に囊腫が形成された症例で突然死が報告されており，摘出手術の適応となる．また，穿刺して排液し，高濃度エタノールで囊腫内面を固定する治療（ethanol ablation）も行われている．

H 外科治療

左房粘液腫のように塞栓症を合併しやすい腫瘍では，そのサイズにかかわらず，外科的治療が必要となる．しかし，心室壁内に発生した腫瘍で塞栓症のリスクが低い場合には，外科的治療を先送りして，経過観察を行い，サイズの変化から良性か悪性かを鑑別する場合もある．また，心室壁に浸潤する腫瘍では，腫瘍全体を切除することが困難となり，心腔の狭窄など心不全の原因を取り除くことに主眼を置く．

心臓腫瘍に対する外科的治療では，通常の心臓手術とは異なる注意点がある．腫瘍の一部が塞栓源とならないように，人工心肺作動前の操作を極力避け，腫瘤を壊さないように一塊として切除し，切除断端に腫瘍が残らないように配慮する必要がある．多発性腫瘍の可能性もあり，手術対象とならない心腔内も直視下に確認する必要がある．

〔岩永史郎〕

文献

1) Sabatine MS, Colucci WS, et al : Primary tumors of the heart. Zipes DP, Libby P, Bonow RO, et al(eds) : Heart Disease 7th ed. Elsevier Saunders, Philadelphia, 2005, pp1741-1755
2) Reynen K : Cardiac myxomas. N Engl J Med 1995 ; 333 : 1610-1617
3) 天野純, 中山淳, 池田宇一（編）：心臓腫瘍学．南山堂, 2011
4) Kodama H, Hirotani T, et al : Cardiomyogenic differentiation in cardiac myxoma expressing lineage-specific transcription factors. Am J Pathol 161 : 381-389, 2002 ;
5) Carney JA, Gordon J, et al : The complex of myxomas, spotty pigmentation and endocrine overactivity. Medicine 1985 ; 64 : 270
6) Vidaillet HJJr, Seward JB, et al : NAME syndrome (nevi, atrial myxoma, myxoid neurofibroma, ephelides) : A new and unrecognized subset of patients with cardiac myxoma. Minn Med 1984 ; 67 : 695
7) Larsson S, Lepore V, et al : Atrial myxomas ; Results of 25 years' experience and review of the literature. Surgery 1989 ; 105 : 695
8) Gowda RM, Khan IA, et al : Cardiac papillary fibroelastoma : A comprehensive analysis of 725 cases. Am Heart J 2003 ; 146 : 404-410

第19章 全身疾患に伴う心・血管の異常

A 慢性腎不全

【概念】

慢性腎不全とはネフロン数の持続的・不可逆的な減少とともに腎機能異常を呈した状態である．多岐の原因による腎機能異常の総称として慢性腎臓病（CKD）という表現が最近使われる．CKD 診断ガイド 2012 によると，その定義は 3 か月以上続く①腎障害（蛋白尿，血尿など）の所見，または②糸球体濾過率の 60 mL/min/1.73 m² 未満への低下とされる[1]．図1にCKDの重症度分類を示す．G5（糸球体濾過率<15）は末期腎不全（end-stage renal disease；ESRD）と称する．ESRD の時期に達すると，透析療法や腎移植など腎代替療法を実施しなければ致死的である．

最近，CKD の患者において心血管イベント発生率が高いこと，特に腎機能低下の進展に伴いリスクが高まることが示されてきている．

【疫学】

腎代替療法を必要とする ESRD 患者数は世界で増え続けている．1990 年の時点で 10 万人前後であったわが国の維持透析患者数は 2011 年には約 30 万人を超えた．一方，ESRD の予備群である CKD の患者数も増加傾向にある．米国の CKD 患者数は成人全体の 13％と推定されており，わが国の患者数とほぼ同じ割合を占め，その有病率は極めて高い[1]．

【病態生理】

ネフロン数の持続的・不可逆的な減少とともに腎機能は低下するが，この基礎疾患には高血圧，糖尿病が多く関係している．一方，腎機能低下とともに高血圧症，脂質異常症などの動脈硬化の促進因子を高率に合併するようになる．これに加えレニン-アンジオテンシン-アルドステロン系と交感神経系の亢進，一酸化窒素産生障害，酸化ストレスの増大，炎症性サイトカインの増加，ホモシスチン血中濃度の増加，血管の石灰化が血管内皮細胞障害を介して動脈硬化をさらに進展させる（図2）．

一方，併発した疾患やそれに対する検査・治療の影響で腎機能低下が惹起される．原因として，脱水，非ステロイド性抗炎症薬・造影剤の使用は特に頻度が高い．

慢性腎不全では心血管系疾患のリスクが増加するが，動脈硬化の進行とともに冠動脈疾患，末梢血管疾患，脳血管障害などのリスクが高まる．慢性腎不全の進行とともにカルシウム・リン代謝障害，続発性副甲状腺機能亢進症がさらに加わり，血管・弁膜とその周囲の石灰化を引き起こす．また心肥大，冠動脈疾患を原因とした左室機能低下に腎不全による水，ナトリウムの貯留が伴うと，心不全を発症する．これら心血管系イベントの発症率，死亡率は CKD の進展とともに上昇し，透析に至る確率よりも心血管病による死亡率のほうが高くなる．

【検査所見】

1）腎機能の評価法

①血清クレアチニン値：汎用されている腎機能の指標である．筋肉量の影響を受けるため，糸球体濾過率が 30 mL/min/1.73 m² 以下になるまで著しい上昇はみられない．

②eGFR：血清クレアチニン値とともに年齢，性別から推定して糸球体濾過率を換算する．日本人は日本腎臓学会による予測式を用いる．

③シスタチン C：血清シスタチン C 値は年齢，

原疾患	蛋白尿区分		A1	A2	A3
糖尿病	尿アルブミン定量 (mg/日)		正常	微量アルブミン尿	顕性アルブミン尿
	尿アルブミン/Cr 比 (mg/gCr)		30 未満	30〜299	300 以上
高血圧 腎炎 多発性嚢胞腎 移植腎 不明 その他	尿蛋白定量 (g/日)		正常	軽度蛋白尿	高度蛋白尿
	尿蛋白/Cr 比 (g/gCr)		0.15 未満	0.15〜0.49	0.50 以上
GFR 区分 (mL/分/1.73 m²)	G1	正常または高値	≧90		
	G2	正常または軽度低下	60〜89		
	G3a	軽度〜中等度低下	45〜59		
	G3b	中等度〜高度低下	30〜44		
	G4	高度低下	15〜29		
	G5	末期腎不全 (ESKD)	<15		

重症度は原疾患・GFR 区分・蛋白尿区分を合わせたステージにより評価する．CKD の重症度は死亡，末期腎不全，心血管死亡発症のリスクを　　のステージを基準に，　　，　　，　　の順にステージが上昇するほどリスクは上昇する．
(KDIGO CKD guideline 2012 を日本人用に改変)

図 1　CKD の重症度分類(p.446 図 13 再掲)
(日本腎臓病学会編：CKD 診療ガイド 2012 より引用)

慢性腎臓病
→ 従来からの心血管疾患のリスク因子
・高血圧症
・糖尿病
・脂質異常症
・喫煙
・冠動脈疾患の家族歴

→ 新しい心血管疾患のリスク因子
・ホモシステイン血症
・リポプロテイン (a)
・酸化ストレス
・TGFβ₁
・慢性炎症
・血管の石灰化
・血小板凝集

→ 心血管疾患イベントの著しい増加

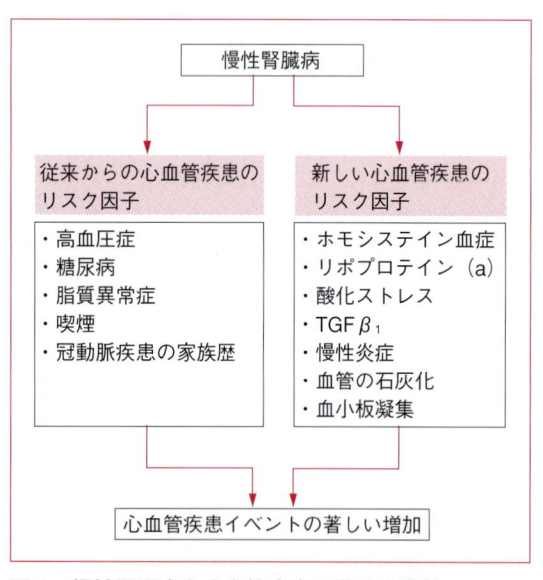

図 2　慢性腎不全と心血管疾患の進展の関係
(Yerkey MW, Kernis SJ, Franklin BA, et al : Renal dysfunction and acceleration of coronary disease. Heart 2004 ; 90 : 961-966 より改変引用)

性差，筋肉量などの影響を受けない指標である．糸球体濾過率が 70 mL/min/1.73 m² 以下になると上昇し始めるので腎機能障害の早期診断に有用である．

2) 血管反応性，動脈硬化の評価法

血管内皮機能の低下，脈波速度，頸動脈エコー(検査の評価は他章を参照)．

3) 心血管疾患の評価法

心電図，心エコー(弁尖の石灰化)，心臓 CT，心血管 MRI(検査の評価は他章を参照)．

【診断】

1) 表 1 のように eGFR により CKD の病期を定義し，慢性腎不全は 60 mL/min/1.73 m² 未満の状態を指す．

2) 心血管疾患の診断

各疾患の記述参照．

【治療】

　CKDにおける治療目標は①ESRDへの進展の阻止・遅延，②ESRDの予後を悪化させる心血管疾患の新規発症抑制と既存の心血管疾患の進展の阻止，の2つである．これらを遂行するための具体的な方針として，腎臓専門医と協力し，生活習慣の改善（肥満解消，禁煙），食事指導（塩分制限，蛋白摂取量制限），高血圧・脂質異常症・糖尿病・貧血の治療に加え，尿毒症の治療，骨ミネラル代謝異常の治療，CKDの原因への治療を行う．動脈硬化の進行により虚血性心疾患や血管系疾患に至った場合は，各々の疾患に必要とされる検査と治療を追加して行う．主に腎より排泄される薬剤は腎機能低下とともに血中濃度が上昇して副作用を増大させる可能性があるため注意を要する．

1）生活習慣の改善

　食事療法が重要である．塩分制限は6g/日とするのが基本であり，塩分摂取が過剰になると高血圧，浮腫，肺うっ血などをきたす．一方，水分制限は行う必要はない．カリウム摂取量も注意されるべきであるが，一律に制限しなければならないものではなく，カリウムの排泄能に応じて行われるべきである．蛋白質は0.6〜0.8g/kg/日の範囲で摂取し，栄養障害にならないようエネルギー不足に注意する．過労を避けることは重要であるが，必要以上の安静は避けるべきである．喫煙は動脈硬化を促進するため止める．

2）高血圧治療

　降圧することの意義はCKDの進展と心血管疾患の発症をともに予防することにある．降圧目標は130/80 mmHg未満であり，レニン-アンジオテンシン系遮断薬（RAS阻害薬）が薬物療法の第1選択となる．RAS阻害薬だけでは降圧目標が達成できないときには，Ca拮抗薬を中心に利尿薬，β遮断薬などを併用する．

3）骨ミネラル代謝異常の管理

　CKDでは骨の異常だけでなく，血管を含めた全身の石灰化が起こり，生命予後に影響する．リン値が8 mg/dL以上，カルシウム・リン積が70以上は異所性石灰化のリスク因子であり，これら数値の定期的モニターと低蛋白療法によるリン摂取量の抑制，薬物治療を行う．動脈硬化の進行とともに弁膜の異常，特に大動脈弁狭窄症，僧帽弁狭窄症の急速な進展が臨床的に問題となる．

4）造影剤腎症の予防

　造影剤腎症は造影剤の使用後24時間でクレアチニン値が25%以上上昇するか，0.5 mg以上上昇した場合と定義され，糸球体濾過率が60 mL/分/1.73 m^{2}未満で，高齢，糖尿病，心不全，脱水，利尿薬使用中などの要因が重なる患者で発症しやすい．予防のため，生理食塩水の輸液，N-アセチルシステインの投与を造影剤の検査前から行い，造影剤使用量をできるだけ抑える．また，造影剤による検査の代替となる検査の活用が必要である．

【経過・予後】

　海外の報告によると，CKD G2，G3，G4の患者において5年の経過で透析が必要になったのがそれぞれ1.1%，1.3%，19.9%であったのに対し，心血管死亡は19.5%，24.3%，45.7%であった[3]．心血管系イベントの発症率と死亡率はCKDの進展とともに上昇し，透析に至る確率よりも透析に至らずに心血管疾患を発症し死亡する率のほうが高い．しかし心血管疾患に対して冠動脈インターベンションなどの血管内治療を実施した場合，造影剤腎症によるCKDの進行が懸念される．血管内治療は成功しても透析導入時期が早くなり，心血管疾患発症リスクがより高まる可能性がある．したがって，慢性腎不全患者の心血管疾患に対する治療は個々の残腎機能をよく見極めたうえで，生命予後に影響する場合（例えば前下行枝病変や広範な心筋虚血を有する場合）に限定すべきかもしれない．

〈城宝秀司，井上　博〉

文献

1) 日本腎臓病学会：CKD診療ガイド2012
2) Yerkey MW, Kernis SJ, Franklin BA, et al : Renal dysfunction and acceleration of coronary disease. Heart 2004 ; 90 : 961-966
3) Keith DS, Nichols GA, Gullion CM, et al : Longitudinal follow-up and outcomes among a population with chronic kidney disease in a large managed care organization. Arch Intern Med 2004 ; 164 : 659-663

B 血液疾患

1 貧血(anemia)

【概念】

貧血とは循環赤血球数ないしヘモグロビンが減少した状態を指す。最も遭遇することの多い全身性疾患の1つであり、各種循環器疾患にも高率に合併する。WHOの貧血の定義によれば成人男性はヘモグロビン 13.0 g/dL 未満、成人女性は 12.0 g/dL 未満と判定されるが、臨床症状はさらに低値において出現する。

【病態生理】

貧血ではヘモグロビン濃度の低下のため単位血液量あたりの組織への酸素供給力が低下する。このため末梢組織へ一定の酸素供給を維持するように血管拡張による末梢血管抵抗低下と頻脈を呈し、左室壁運動が亢進し高心拍出状態となって代償される。しかし、重度の貧血になると、酸素不足による倦怠感・易疲労感、さらに心予備能を最大限に動員しても酸素供給が十分にできない状態(高心拍出性心不全)を呈する。

【臨床症状】

心疾患のない場合、貧血による臨床症状(動悸・息切れ)は通常中等度以上(ヘモグロビン 8.0 g/dL 以下)にならないと出現しない。一方、重症の心疾患患者の場合は軽度のヘモグロビンの低下でもその影響を受ける。労作性狭心症では貧血により発作の閾値低下をきたし、発作が頻回に観察されるようになる。また、心機能低下例では息切れ、労作時呼吸困難が出現・増悪し、心不全症状を呈する。ただし、高齢者は症状の悪化が不明瞭なことが多い。

【検査所見】

末梢血液検査で赤血球数、ヘモグロビン、ヘマトクリットと MCV, MCHC より貧血のタイプを絞り込み、血清鉄、総鉄結合能、フェリチン、間接ビリルビン、LDH、ビタミン B_{12}、葉酸、ハプトグロビンなどを評価し原因を確定する。

【診断】

①問診

動悸、息切れが主たる症状であるが、日常生活における出現状況から貧血の進行を探る。さらに貧血をきたす疾患を念頭に置き、消化器症状、痔疾の有無、便の色調の変化などを確認する。胃切除、悪性腫瘍、手術、化学療法の既往や偏食・食事制限の有無、女性の場合は月経の状況や不正性器出血の有無を確認する。消炎鎮痛薬や抗血小板薬など薬剤の使用歴にも注意を払う。

②身体所見

顔色不良、蒼白、結膜の貧血の有無を観察する。高心拍出状態では駆出性収縮期雑音、大腿動脈におけるピストル発射音、毛細管拍動、頸部の静脈コマ音(高度貧血のとき)が認められる。

【治療】

日常診療で注意すべき貧血は鉄欠乏性貧血、巨赤芽球性貧血、慢性疾患に伴う貧血、腎性貧血である。貧血が心疾患の病態に悪影響を与えている場合、治療を開始する。しかし心疾患患者において治療目標となるヘモグロビン値、ヘマトクリット値はいまだ明確な基準がない。

①鉄欠乏性貧血

最も多くみられる。検査値では血清鉄の低下、総鉄結合能の上昇、フェリチン値の低下を示す。貧血の原因が確定したら、それに対する治療を行う。原因に対する治療による貧血の改善を待てない場合には、鉄の不足量を推定し、鉄剤を経口投与する。内服により便が黒くなるが異常ではないこと、悪心・嘔吐など消化器症状が起こる可能性があることを説明する。

経口投与で副作用が強く服薬できない場合や貧血の改善が乏しい場合、出血などのため鉄喪失が多く経口投与では間に合わない場合には静脈内投与の適応となる。静注の際には、まれではあるがショックなどの重大な副作用が起こりうる。

②慢性疾患に伴う貧血

遷延した炎症性疾患、悪性腫瘍、自己免疫疾患、慢性感染症などを合併する場合にみられる。鉄代謝、エリスロポエチン産生、内因性エリスロポエチンに対する反応性低下、赤血球産生に対する阻害因子(例 TNF-α)などが関係する。正球性正色素性〜小球性低色素性貧血を呈し、本病態の診断に特異的検査はないが、フェリチン値の上昇を示すことが多い。基礎疾患に対する治療を優先し、栄養障害、骨髄抑制性に働く薬物などの増悪

要因を除去する．

③巨赤芽球性貧血

DNA合成障害のため骨髄細胞の形態変化をきたす貧血である．ほとんどは葉酸，ビタミンB_{12}の欠乏症に起因するが，甲状腺機能低下症にも注意が必要である．ビタミンB_{12}欠乏性貧血の代表的疾患として悪性貧血と胃切除後ビタミンB_{12}欠乏性貧血がある．葉酸欠乏による巨赤芽球性貧血には，アルコール依存症，肝硬変に伴う食事性の摂取不足，妊娠による需要の増大がある．血液検査で大球性正色素性貧血，好中球過分葉，LDH上昇，間接ビリルビン軽度増加がみられたら，ビタミンB_{12}，葉酸を測定する．ビタミンB_{12}欠乏性貧血の場合，ビタミンB_{12}の頻回注射を1か月行い，その後は1～3か月に1回の割合で維持療法を継続する．一方，葉酸欠乏性貧血の場合は，葉酸投与を貧血が回復するまで継続する．

④腎性貧血

腎機能低下（クレアチニンクリアランス30 mL/分/1.73 m^2）による内因性エリスロポエチン産生低下が原因であり，正球性正色素性貧血となる．貧血にもかかわらずエリスロポエチン濃度の上昇がみられないことを確認する．維持透析導入前の時期は，エリスロポエチン製剤を2週間に1回の頻度で皮下注する．

⑤輸血療法

輸血を考慮すべき状態として，①重篤な貧血の場合，②貧血の改善に時間がかかり，心不全が遷延している場合，③貧血に有効な治療法がない場合，が挙げられる．しかし輸血でどの程度までヘマトクリット値を上昇させればよいかは十分にわかっていない．高齢者の急性心筋梗塞において，ヘマトクリット値が30%以上の場合は，輸血は死亡率を改善しないことが示された[1]．経験的にヘマトクリット値30%以上を心疾患患者の輸血目標とすることは現在容認されているが，安定した患者に対して積極的に実施すべきではない[2]．

成人の場合，赤血球濃厚液2単位を最初の10～15分間は1 mL/分程度の速度で行い，その後は5 mL/分程度で行う．また心疾患患者においては，個々の体液量，全身状態を考慮して適正な速度に調節する．

【経過・予後】

慢性心不全において貧血の合併は予後と関係する．貧血のない心不全患者に比べ，貧血を有する患者の死亡率は3.3倍であった[3]．また冠動脈疾患，急性心筋梗塞症例においても，貧血の合併は短期的・長期的な生命予後不良を予測する因子である[4]．とりわけ3枝病変や，虚血が残存する症例においては，貧血があると虚血発作が治療抵抗性となり，治療において不利に働く．

2 多発性骨髄腫（multiple myeloma）

多発性骨髄腫は腫瘍性形質細胞が骨髄内で増殖し，産生された異常グロブリンであるM蛋白が血液中に増加するために多彩な症状を呈する．その影響は心血管系にも出現する．

1）血液粘度の上昇

血中にM蛋白が出現することにより，血液が粘稠となり赤血球の連銭形成がみられる．

2）心臓アミロイドーシス

M蛋白の心筋への沈着によりAL型アミロイドーシスを呈し，心肥大，左室拡張障害，房室ブロックを代表とする伝導障害を呈する．ペースメーカなどの非薬物療法を行っても，原因疾患を治療しなければ予後は不良である．

3 抗リン脂質症候群（anti-phospholipid syndrome）

抗リン脂質症候群（抗リン脂質抗体症候群ともよばれる）は，血中に抗リン脂質抗体（抗カルジオリピン抗体，ループスアンチコアグラント）が出現し，血栓症を引き起こす．動脈・静脈内の血栓は脳梗塞，肺塞栓症，四肢の静脈血栓症を引き起こす．

（城宝秀司，井上　博）

文献

1) Wu WC, Rathore SS, Wang Y, et al : Blood transfusion in elderly Patients with acute myocardial infarction. N Engl J Med 2001 ; 345 : 1230-1236
2) Mann DL : Management of heart failure patients with reduced ejection fraction. Bonow EO, et al (eds) : Braunwald's Heart Disease, WB Saunders 9th ed. 543-577, 2011
3) van der Meer P, Voors AA, Lipsic E, et al : Prognos-

tic value of plasma erythropoietin on mortality in patients with chronic heart failure. J Am Coll Cardiol 2004 ; 44 : 63-67
4) Mehran R, Nikolsky E, Lansky AJ, et al : Impact of chronic kidney disease on early(30-day)and late(1-year)outcomes of patients with acute coronary syndromes treated with alternative antithrombotic treatment strategies : an ACUITY(Acute Catheterization and Urgent Intervention Triage strategY) substudy. JACC Cardiovasc Interv 2009 ; 2 : 748-757

C 心臓神経症

【概念】

心臓神経症(cardiac neurosis)は明らかな心臓疾患がないにもかかわらず心臓を中心とした循環器疾患に関連した症状，動悸，息切れ，胸痛，胸部不快を呈する一連の症候群である．本症と同一のものとみなされているものとして，パニック障害，神経循環無力症，Da Costa 症候群，soldier's heart などがある．国際疾病分類第10版では身体表現性自律神経機能不全に分類される(F45.3, F8FR)．

【検査所見・診断】

通常，日常的ストレスに起因し，発作は循環器症状に酷似する．心臓神経症と診断するためには，器質的心疾患の除外と類似する疾患との鑑別が重要である．

胸痛が胸の限局した痛みで，同部位の圧痛が確認できる場合には，肋軟骨炎がその原因であり，本症とは区別される．発症するときの状況を詳細に確認し，心疾患に伴う症状であるかを見極めたあと，虚血性心疾患，不整脈，心不全などの心疾患による症状を念頭に置き，心電図，胸部X線，さらに必要に応じて心エコー，ホルター心電図，負荷心電図，負荷心筋シンチグラフィなどを実施して心疾患の存在を除外する．心エコーでは僧帽弁逸脱症がないかどうかよく観察する．非侵襲的検査で心疾患が完全に除外できない場合，さらに患者本人も器質的心疾患がないことに納得できない場合には，心臓カテーテル検査による評価が必要になることがまれにある．

心臓神経症とは区別されるべきものに体位性頻脈症候群(postural tachycardia syndrome)がある．体位性頻脈症候群は1982年Rosenらが報告し，起立時に疲労，運動不耐症，心悸亢進を呈するものをいう．

【治療】

背景にある精神症状の改善が重要であり，必要に応じて精神科医と連携して治療を行う．薬物療法と精神療法の両面から考える．薬物治療として選択的セロトニン再取り込み阻害薬(SSRI)，ベンゾジアゼピン系薬剤が用いられる．また，精神療法は医師が明確に器質的心疾患がないことおよび症状について説明し，心理教育を行うことが治療の基礎となる．精神療法のなかに認知行動療法がある．認知行動療法は恐れている状況への曝露訓練が行われ，不安から逃れず立ち向かう練習を行う．発作が頻回で重篤な場合には神経精神科医師を交えて治療を進める．

(城宝秀司，井上 博)

D 妊娠と心疾患

心疾患をもつ母親が妊娠した場合と妊娠によって心疾患が新たに生じる場合が問題となる．後者は産褥性心筋症とよばれる．妊娠そのものは生理的現象であるが，心疾患をもつ母体にとっては妊娠・分娩は負荷となり厳重な管理が必要となる．

1 生理的妊娠・分娩と血行動態

a. 妊娠中の血行動態

生理的妊娠中には容量負荷が血行動態の基本的変化である．すなわち循環血液量(血漿量)，心拍出量，心拍数の増加がみられる(表2)．血球成分の増加に比べて血漿量の増加(エストロゲンによるレニン分泌，アルドステロン分泌の増大の結果)の度合いが大きいため，ヘマトクリットは低下し生理的な貧血を呈する．

循環血液量は妊娠34週前後で最大となり(30〜50％増加)，心拍出量は20〜24週頃に最大となる(30〜50％増加)．心拍出量の増加は，初期には一回拍出量の増加によるが，20週を過ぎると拡大した子宮による下大静脈の圧迫や末梢静脈の拡張のために一回拍出量はむしろ低下し，心拍数の増加により心拍出量の増加が維持される．心拍数は

表2 妊娠中の血行動態の変化

	初期の3か月	中期の3か月	晩期の3か月
循環血液量	↑	↑↑	↑↑↑
心拍出量	↑	↑↑	↑↑↑
一回拍出量	↑	↑↑↑	不定
心拍数	↑	↑↑	↑↑
収縮期血圧	→	↓	→
末梢血管抵抗	↓	↓↓↓	↓↓

変化のおおよその程度を矢印の本数で示したが，報告によって成績に若干の差がある．
(Braunwald E(ed): Heart Disease 4th ed, WB Saunders, 1790-1809, 1992 より)

表3 妊娠の際に厳重な注意を要する，あるいは，妊娠を避けることが強く望まれる心疾患

- 肺高血圧症（Eisenmenger 症候群）
- 流出路狭窄（大動脈弁高度狭窄平均圧較差：＞40～50 mmHg）
- 心不全（NYHA 分類Ⅲ-Ⅳ度，左室駆出率＜35～40％）
- Marfan 症候群（上行大動脈拡張期径＞40 mm）
- 機械弁
- チアノーゼ性心疾患（動脈血酸素飽和度＜85％）

〔循環器病の診断と治療に関するガイドライン（2009年度合同研究班報告）．心疾患患者の妊娠・出産の適応，管理に関するガイドライン（2010年改訂版）http://www.j-circ.or.jp/guideline/pdf/JCS2010niwa.h.pdf（2014年3月閲覧）より引用〕

32週前後で最大（20％前後の増加）となる．心疾患を合併する例では，循環血液量が最大となる30週ころから心不全がみられるようになる．

血圧（特に拡張期血圧）は早期から低下し，分娩期に向かってしだいに元のレベルに復帰する．これは末梢血管抵抗が20週ころに最低となり，しだいに元のレベルに復帰することによる．仰臥位では拡大した子宮により下大静脈が圧迫されて静脈還流が妨げられ，低血圧を生じることがある（supine hypotensive syndrome）．

b. 分娩中の血行動態

分娩時には運動負荷と同様の血行動態上の変化が生じる．血行動態の変化は，分娩様式・体位，陣痛，麻酔などにより影響される．心拍出量は7L/分を超え，子宮収縮時には子宮から血液（300～500 mL）が大循環系に絞り出され，かつ心拍数が上昇するためさらに増加し9 L/分程度となることがある．麻酔を使用すると疼痛の減少，麻酔薬自体の影響により心拍出量の増加は低く抑えられる．分娩後に心拍出量は一過性に増加し，2～3週間で元のレベルに戻る．

分娩中の怒責は，循環動態に大きな影響を与えるので心機能が低下している術（例えばNYHAクラスⅡ以上）では硬膜外麻酔や帝王切開を選択する．経腟分娩による血行動態上の問題は帝王切開により回避されるが，帝王切開では全身麻酔や手術の影響が問題となる．

2 心疾患患者と妊娠の基本的問題

前述のように妊娠は母体にとって容量負荷となり，分娩は運動負荷となる．したがって，心疾患をもつ母親にとって妊娠や分娩はさまざまな問題を生じる．既存の心疾患のために心不全などをきたし治療が必要になった場合には，原則として治療方針は一般の成人の場合と同様であるが，母体の安全と胎児の発育の両者を念頭に置かなくてはならない．胎児の発育にとっては薬剤，診断のための諸検査，手術は避けるに越したことはないが，やむをえない場合には母体，胎児の両者に危害の及ばない方法を選ぶ．一般には，母体の安全が優先される．

a. 母体の安全

表3に妊娠を勧めることができない心疾患をまとめた[1]．これらの例では母体の死亡率，胎児の死亡率が高くなる．母体死亡率ではNYHAクラスⅠ～Ⅱで0.4％，Ⅲ～Ⅳで6.8％，胎児死亡率はクラスⅣで30％という成績がある．

表3に示した以外にも，妊娠の可否について循環器の専門家とよく相談をしておくほうがよい病態がある．一般には表3の病態の軽症のもので，NYHAクラスⅡ，軽度の心拡大（心胸郭比55～60％），肺動脈収縮期圧35～50 mmHgなどである．さらに，大動脈縮窄症，拡張型心筋症（無症候性）も妊娠の可否について検討が必要である．

特発性QT延長症候群は妊娠，分娩という負荷により torsade de pointes を発生する危険があるが，実際問題としては妊娠や分娩中でなく分娩後9か月ころに torsade de pointes を起こす危険が

表4 妊娠中の諸検査の問題点

1. 心電図
   - 安全
   - 妊娠に伴う生理的変化
     → ST低下（Ⅱ, Ⅲ, aV_F）
     電気軸の左方への偏位
     洞頻脈
     心房・心室期外収縮
2. X線写真
   - 原則としては撮影しない
   - 妊娠に伴う生理的変化
     → 心陰影の拡大
       肺血管陰影の増強
3. 心エコー図
   - 安全
   - 心房・心室径の増大
4. 核医学検査
   - 胎児への曝露が起こりうるので避ける
5. MRI
   - 現在のところ，胎児には悪影響はないとされる

一番高いという．ただし妊娠中から慎重な経過観察やβ遮断薬による治療が望ましい．

手術適応のある例では妊娠前に先天性心疾患の修復術や弁置換を行っておく．また，心疾患そのもののほかに，合併症や家庭環境（経済状況，家族の協力の有無）などによっては妊娠の許可が難しい場合もある．

b. 胎児の発育

母体の心疾患に対する検査，投薬，手術の結果，胎児の死亡，奇形，発育遅滞が起こりうる．原則として，妊娠中はこれらは避けるべきである．心疾患のための諸検査の問題点を**表4**にまとめた．妊娠と知らずに胸部X線写真が撮られることがありうるが，現実問題として奇形の危険は増大しないとされる．核医学検査は，核種がアルブミンと結合していれば胎盤を通過しないと考えられるが，胎児への曝露が起こりうるので，行わない．

c. 新生児への影響

前項と関連するが，心疾患の母体では子宮への血液量が健常な母体と比べて少なく，また薬剤の影響もあって新生児期に問題を起こしやすい．先天性心疾患の母親からは先天性心疾患をもつ新生児が産まれる確率が高い．

母乳へは多くの薬剤が移行する．ただし，一般に母乳内の薬剤濃度は高くはないが，新生児の体重を考慮すると服薬中の授乳は避けるほうがよい．

d. 心疾患の診断

健常者の生理的妊娠であっても呼吸困難，倦怠感，胸部不快感などの心疾患を思わせる自覚症状をしばしば認める．また，下腿浮腫，下肺野のラ音，Ⅲ音，肺動脈弁口での収縮期雑音，静脈コマ音，乳房上の血管雑音（mammary souffle，しばしば連続性）などの所見がみられる．これらを心疾患の症候と誤り，不必要な検査が行われる可能性がある．

その一方，生理的な血行動態の変化のために，既存の心疾患の聴診所見が修飾を受ける．末梢血管抵抗の低下による血圧低下のため僧帽弁や大動脈弁の逆流性雑音は弱くなる．また，循環血漿量の増大の結果，僧帽弁逸脱症や閉塞性肥大型心筋症の収縮期雑音も弱くなる．心疾患のための諸検査の問題点については**表4**にまとめた．心電図や胸部X線写真の生理的な変化（**表4**）を心疾患と誤らないことが大切である．

既存の心疾患を手術などで治療しても機能的あるいは解剖学的な異常が残存していることがある．

3 弁置換患者と妊娠

人工弁にはさまざまな合併症（血栓塞栓症，抗凝固療法による出血，心内膜炎，再置換，死亡など）が起こりうるが，一般にこれらの合併症は妊娠で増加する．また，これらの合併症に対する治療は胎児に影響を与えうるので，人工弁置換例は妊娠にあたって循環器の専門医と十分な相談が必要である．

機械弁置換例では抗凝固療法が不可欠であるが，warfarinには出血という合併症の他に胎児に奇形（水頭症など）をもたらす．これらの問題を避けるため，妊娠の最初の3か月と最後の3か月はwarfarinではなくてheparinの皮下注射による抗凝固療法に変えればよいとされる．しかし安全性のためにはwarfarinの使用は避け，胎盤を通過しないheparinを用いるほうがよい．抗トロンビン薬やXa阻害薬の安全性については，デー

タが乏しい．

機械弁では抗凝固療法が避けられないので，妊娠を希望する女性には生体弁による弁置換が推奨される．しかし生体弁では血栓形成性は低いが，弁自体の変性が避けられず再置換がいずれ必要となるという欠点がある．

4 投薬[2]

妊娠中は薬物動態に変化が生じる．腎臓からの薬剤排泄の増加，胎盤での代謝，循環血漿量の増加のために，薬物の血中濃度が低下する．一方，血液のアルブミン濃度が減少するために遊離型の薬剤分画が増大し，薬効としては維持される可能性がある．したがって，単純に血中濃度のみから投薬量を増加すると，効果が強すぎるおそれがある．なお，外用薬，点眼・点鼻・吸入薬は一般に安全と考えられる．

心疾患の母体に対してやむをえず投薬が行われる場合がある．循環器用薬剤で経験的に投薬が安全とされているものは，ジギタリス，β遮断薬，lidocaine, quinidine, procainamide, Ca拮抗薬，利尿薬（サイアザイド系，furosemide），heparinなどである．ただし利尿薬については循環血液量を低下させ，胎盤血流量も低下させるので必要最少量を用いる．一方，投薬に問題があるとされるものには，warfarin（水頭症），アンジオテンシン変換酵素阻害薬（羊水減少），アンジオテンシンⅡ受容体拮抗薬がある．また鎮痛解熱薬（aspirinなど）によって動脈管閉鎖が起こる可能性がある．amiodaroneは胎児の甲状腺機能異常，bosentanは催奇形性の可能性のため，投与しない．

母乳への移行については前述した．

5 産褥心筋症
（postpartum cardiomyopathy）

【概念】

心疾患の既往のない例が，分娩前後の1～2か月の周産期に初めて心不全で発症し，拡張型心筋症の病像を呈するものを産褥性心筋症とよぶ．約80％の例は分娩後3か月以内（その半数は1か月以内）に発症する．

まれな疾患で正確な発生頻度は不明であるが，30歳以上の高齢，経産婦，双胎で発生頻度が高くなる．また栄養状態の悪い例，妊娠高血圧症候群，高血圧合併例でも発生頻度が高くなる．

【病因】

不明な点が多い．心筋炎，栄養障害，微小冠動脈疾患，内分泌的要因，妊娠高血圧症候群，免疫異常（子宮のアクトミオシンに対する抗体が母体の心筋と交差反応を生じる）などが病因として考えられている．最近では心筋炎の関与が高いとされるが，原因となるウイルスは同定されていない．

【診断・治療】

通常の検査（心電図，胸部X線，心エコーなど）により拡張型心筋症様の病態を呈することで診断される．病歴から本症の可能性を疑い，他の原因による心不全を除外する．妊娠前から存在する潜在性の拡張型心筋症を否定することはしばしば困難である．

治療は一般の心不全に準じて行うが，血栓塞栓症の合併頻度が高いことに注意する．

【経過・予後】

約半数は軽快，完治する．しかし残りの例では心不全が慢性化したり，増悪から死に至ることもある．軽快した例でも次の妊娠で再発する危険があり，このような例では死亡率が増大する．

（井上　博）

文献

1) 日本循環器学会：心疾患患者の妊娠・出産の適応，管理に関するガイドライン（2010年改訂版）（日本循環器学会ホームページに掲載）
2) Libby P, Bonoto RO, Mann DL, et al (eds)：Braunwald's Heart Disease 8th ed. WB Saunders, 1967-1981, 2008

E ストレスと循環器疾患

1 概念

ストレスとは，順応反応や緊張を強いると感じられる現実あるいは想像上の出来事に対する身体の反応をよぶ．この反応を引き起こす原因をstressorとよぶが，ストレスとstressorが区別されずに使われる傾向がある．いずれにしても，環境からの刺激や精神的要因により，身体器官に影

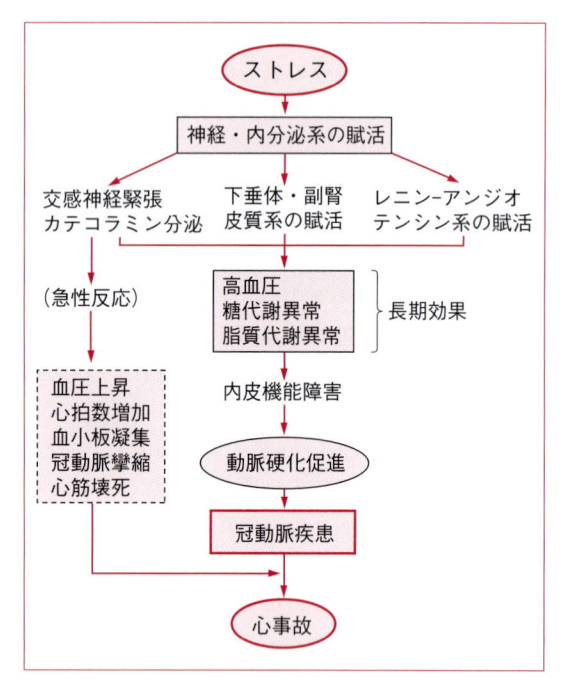

図3 ストレスと心事故発生
(Alexander RW, Schlant RC, Fuster V(eds): Hurst's The Heart 9th ed. McGraw-Hill, 1998, pp2347-2356 より改変引用)

響が生じて，疾病を引き起こしたり身体や精神状況にさまざまな悪影響を引き起こす．
　一般には，ストレス(厳密には stressor)の強さ，ストレスに対する認知と感情の変化，神経・内分泌反応，標的器官の変化，ストレスに対する対応の仕方が問題となる．

2 病態

　ストレスにより神経・内分泌系の反応が生じるが，交感神経系(副腎髄質からのカテコラミン分泌も含む)の亢進と下垂体・副腎皮質系の亢進が主要な反応である(図2)．このほかにレニン-アンジオテンシン系の賦活も生じる．副交感神経の緊張は抑制される．
　ストレス時の急性反応(驚愕，怒り)として交感神経系の緊張が生じ，その結果，血圧や心拍数の増加(心筋酸素需要の増大)，血小板凝集能亢進，不整脈閾値低下，冠動脈トーヌスの亢進(攣縮)などが生じる．また，動脈硬化のプラーク破綻の引き金にもなりうる．

　一方，長期的なストレス(警戒)では下垂体・副腎皮質系が賦活され，ACTH 分泌，コルチゾール分泌が亢進する．この結果，総コレステロール上昇，HDL-コレステロール低下，血圧上昇，糖代謝異常が生じ，動脈硬化が促進される．このため冠動脈疾患の発生が促進され，ここに急性のストレスが加わり心筋梗塞や心室性不整脈の発生が生じると理解される(図3)．

3 実態

　現代社会は産業構成・経済状況の変化や都市化によりさまざまなストレスが発生しやすくなっている．産業の高度の技術化，労働時間の延長，労働の高密度化により業務上のストレスが増大してきた．また近年のOA化もストレスの増大の一因となっていると考えられる．ストレスの多い職業に従事しているものでは図3に示したように動脈硬化による心血管系疾患の危険が増大する．職業運転手，組立作業ラインの従事者，交代制勤務者などは冠動脈疾患のリスクが高いとされている．ただし，職業上のストレスが実際に死亡率まで高めることについて十分には証明されていない．

a. ストレスと冠動脈疾患

　ストレス(失業，離婚，近親者との死別，戦争，大地震など)によって心筋梗塞の発生が増加する．冠動脈疾患のある例では，精神的ストレスによって狭心症発作が誘発されることがホルター心電図，核医学検査などで示されている．労作によって誘発される狭心症発作と比べて，ストレスによって誘発される狭心症発作では無症候性であることが多く，心拍数や血圧の上昇の程度が少ない．これは心筋酸素需要の増大ではなくて，冠動脈狭窄部の攣縮や一過性の内皮機能の障害による酸素供給の減少がストレスによる狭心症発作に関係しているためである．

b. ストレスと心室性不整脈

　ストレスの急性反応として緊張が亢進した交感神経系はさまざまな不整脈を発生する．ことに心室頻拍や細動，QT 延長症候群の torsade de pointes は致死的となる．交感神経の緊張は直接

的な電気生理的作用（不応期短縮，不応期のばらつきの増大，伝導速度の短縮，興奮性の亢進など）により不整脈の発生を促すほか，心拍数増加などにより心筋虚血を増悪して間接的に不整脈発生に関与する．β_2受容体刺激の結果，血清K値の低下が生じるが，このことも心室性不整脈の発生に関係する可能性がある．

実際に，動物実験や臨床例での観察で，ストレス（ことに怒り）により心室細動閾値が低下し，心事故の発生が増大することが認められている．例えば，東南アジアから米国へ移住した難民が社会環境の変化のために心事故を起こす例が頻発し，米国で問題となったことがある．

c. ストレスと高血圧

ストレスに対する急性反応として血圧が上昇する．各種のストレスに対して過度の血圧上昇反応を示す者は，将来本態性高血圧を発症するリスクが高いとする疫学研究がある．またストレスの多い職業従事者では血圧が高い傾向にある（特に男性の場合）が，他の要因の関与も否定できない．ただしストレスによって生じる血圧上昇が，持続性の高血圧の発症に結びついていることの明確な証拠はない．

d. 行動パターン（A型行動パターン）の意義

A型行動パターン（表5）の者ではそうでない者（B型）に比べ交感神経系が緊張し，血圧が高く血小板凝集能の亢進などが認められている．A型行動パターンが冠動脈疾患に与える影響については意見が分かれている．現在のところ，A型行動パターン（ことに怒りや敵愾心の傾向）は冠動脈疾患の発生を高めるが，すでに冠動脈疾患を合併した例では予後には明らかな影響を及ぼさないとされる．

e. 社会経済的要因の意義

同じストレスがあってもうまく処理できるか否かには個人差がある．これは1つにはその個人の社会経済的環境が大きく影響している．一人暮らしのように社会から隔絶されたり，周囲からの支援を受けられない場合には心血管疾患の危険が2～3倍になる．このほかに，社会環境の変化（転居，他人との関係），教育レベルや収入が低いことも悪い方向に作用する．

例えば，カリフォルニアへ移住した日本人は本土の者に比べて冠動脈疾患が5倍程度に増加する．しかし，同じ日本人移民でも冠動脈疾患の発生が少ない集団と多い集団があって，前者は日本語を話し日本人の生活習慣を守っているのに対し，後者は米国化した生活習慣に変えているという差がみられた．

（井上　博）

表5　A型行動パターン（FriedmanとRosenmanによる）

性格面	行動面
目標達成意欲が強い	早口
競争心が旺盛	多動
野心家	食事が速い
時間に追われる	一度に多くのことをする
性急でいらつく	いらだちを態度に示す
過敏で警戒的	挑戦的な態度
	神経質な癖

〔野原隆司（編）：ストレスと心臓病. 医薬ジャーナル社, 1995より引用〕

文献
1) Libby P, Bonoto RO, Mann DL, et al (eds) : Braunwald's Heart Disease 8th ed. WB Saunders, 2008, pp2119-2134

F　睡眠時無呼吸症候群

【概念】

睡眠時無呼吸症候群（sleep apnea syndrome）は睡眠中に異常な呼吸を示す病態の総称である睡眠呼吸障害のなかの代表的疾患であり，睡眠時の無呼吸と低呼吸の合計である無呼吸低呼吸指数（apnea-hypopnea index ; AHI）が1時間に5回以上認められ，かつ日中の眠気などの臨床症状を伴う場合に診断される．睡眠時無呼吸は閉塞性無呼吸と中枢性無呼吸に分けられるが（図4），一般には閉塞性無呼吸のことを指す．しかし，循環器疾患，特に心不全にはCheyne-Stokes呼吸とよばれる中枢性無呼吸の1タイプが多く含まれる．近年，循環器疾患の発症・進展に睡眠時無呼吸症候群が深く関係していることが明らかになってき

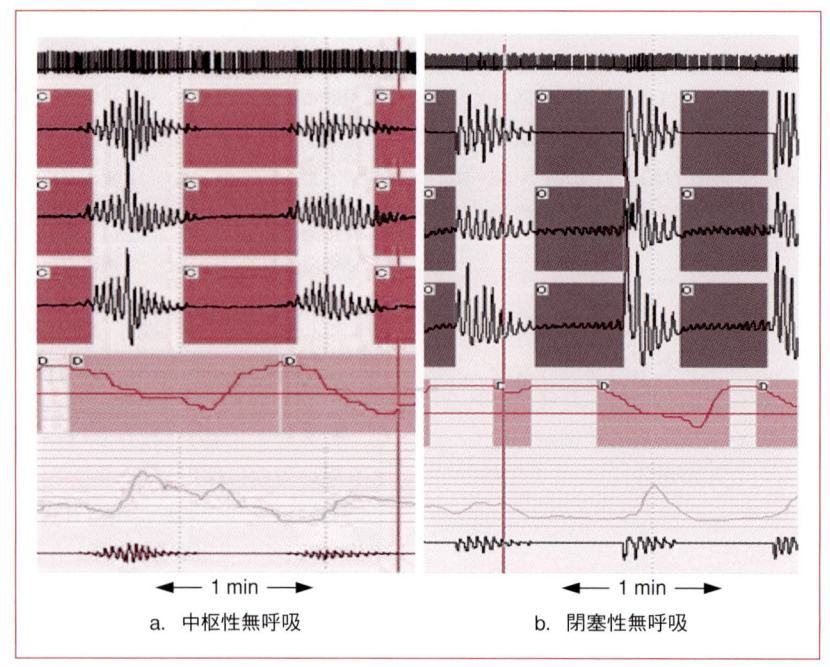

図4 中枢性無呼吸と閉塞性無呼吸
中枢性(a)では換気消失時に胸壁・腹壁運動はみられないが、閉塞性(b)では胸壁・腹壁運動は振幅が小さいものの持続して認められる．

た．これとともに日常診療における睡眠時無呼吸診断の重要性が高まっている[1]．

【疫学】

海外の報告によると，一般人における睡眠時無呼吸症候群の頻度（AHI 5/h 以上で症状を有する者）は男性4％，女性2％であった．わが国の910人の一般住民を対象とした疫学調査では，AHI 10/h 以上の頻度は全体で1.7％，男性3.3％，女性0.5％であり，この大半が閉塞性睡眠時無呼吸である．

睡眠時無呼吸は間欠的低酸素や交感神経活性の亢進を介して，生体にさまざまな有害作用を起こし，将来の循環器疾患発症のリスクを高める．一方，循環器疾患を保有する患者群の睡眠時無呼吸を合併する頻度も極めて高く，高血圧患者の30％，心不全患者の50％，血液透析患者の60％に認められる．

【病態生理】

1) 閉塞性無呼吸

閉塞性無呼吸の病態は，睡眠中の上気道狭窄・閉塞である．患者にはもともと扁桃肥大や気道周囲の脂肪沈着，巨舌，下顎骨の偏位などの形態的異常が存在するが，睡眠状態に入ると上気道を構成する筋肉群の筋緊張が低下して上気道が狭小化・閉塞し，無呼吸が引き起こされる．

上気道の閉塞のため，胸腔内が－50 mmHg 以上の陰圧になっても肺は膨張せず換気運動は妨げられる．さらに著しい胸腔内の陰圧は心臓の収縮方向に対して逆方向の力を生み，後負荷の増大となって心負荷を増すだけでなく，静脈還流量の増加のため右心系への前負荷を増大させる．

無呼吸による動脈血酸素分圧の低下と二酸化炭素分圧の上昇は，いずれも交感神経活性を亢進させ，肺血管収縮に働き，右心負荷をさらに増大させる．

気道閉塞が解除されず無呼吸が持続すると上記の機序を介して心血管系への悪影響が遷延する．中途覚醒は筋弛緩による気道閉塞を解除し，無呼吸をいったんリセットする役割を果たす．しかし一方で中途覚醒は交感神経活動の亢進を惹起する結果，一過性の血圧上昇を招く．また，繰り返す中途覚醒は睡眠の質を低下させ，日中の眠気を引

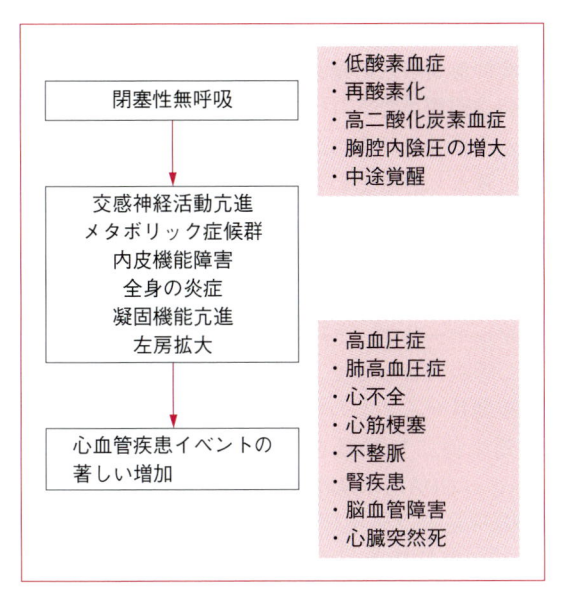

図5 閉塞性無呼吸と心血管疾患の進展の関係
(Somers VK, et al[2]より改変引用)

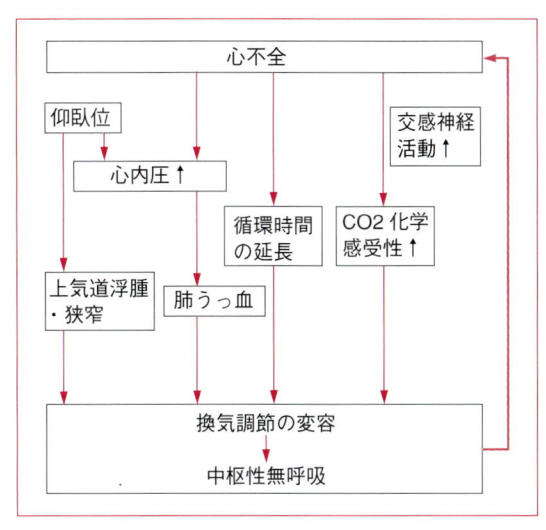

図6 心不全から中枢性無呼吸への進展
(Marin JM, et al[4]より改変引用)

き起こす．図5に閉塞性無呼吸と心血管疾患の進展の関係を示す[2]．

2) 中枢性無呼吸

中枢性無呼吸は呼吸調節の異常に起因し，心不全の病態と深く関係する．動脈血中の酸素(O_2)と二酸化炭素の濃度は化学受容体において感知され，呼吸運動により至適レベルになるよう調節されている．しかし心不全では心拍出量の低下により肺から末梢・中枢の化学受容体まで血液が到達するまで通常より時間がかかり(循環時間の延長)，さらに低酸素血症や交感神経活動亢進のためCO_2化学感受性が亢進している．循環時間の延長とCO_2化学感受性の亢進は呼吸の変化に伴うPCO_2の変動に対して調節の時間遅れを生じ，不安定な呼吸が出現・持続しやすくなる．夜間，PCO_2が極端に変動し，PCO_2が低下して無呼吸閾値を下回ると呼吸運動も停止するため中枢性無呼吸を呈する．図6に心不全と中枢性無呼吸との関係を示す[2]．中枢性無呼吸は心不全を悪化させ，悪循環が形成される．

【臨床症状】

無呼吸や大きないびき(閉塞性の場合)が典型的症状である．日中の眠気は特に重要な自覚症状であり，運転中の事故，ニアミスのエピソードもこれに関連する．全身倦怠感，意欲の低下，夜間頻尿，発作性夜間呼吸困難，胃食道逆流症の症状も関連する．

【診断】

睡眠時無呼吸の診断には睡眠ポリグラフ検査を行う．無呼吸とともに胸壁・腹壁運動の停止を伴う場合が中枢性無呼吸，無呼吸時に胸壁・腹壁運動の持続が観察されるのが閉塞性無呼吸である(図3)．また3%以上の酸素飽和度の低下を伴う呼吸運動の低下を低呼吸と定義する．AHIにより睡眠時無呼吸の重症度は定義され，5/h未満が無呼吸なし，5～15/hが軽症，15～30/hが中等症，30/h以上が重症と判定される．

【合併症】

睡眠時無呼吸の合併症として，高血圧，脂質異常症，不整脈，多血症，虚血性心疾患，脳血管障害，糖尿病，大動脈解離が知られている．

【治療】

1) 閉塞性無呼吸

肥満，特にbody mass index(BMI)が30以上の場合，咽頭周囲組織への脂肪の沈着の結果狭窄をきたすため，減量を励行することが重要である．加えて生活指導を行い食習慣を効果的に是正することはすべての患者において大切である．肥満の改善は多くの閉塞性睡眠時無呼吸の根本的治療であるとともにAHIの軽減に有効であるが，

減量の効果はすぐに現れるものではない．このため減量中にも無呼吸による生体への悪影響が持続することになる．したがって重症例においては減量単独ではなく，持続的陽圧呼吸(continuous positive airway pressure；CPAP)と併用することが望ましい．

中等度以上の閉塞性無呼吸の患者は口腔咽頭に解剖学的な閉塞機転がないかどうか耳鼻咽喉科に診断を依頼する．外科的治療の適応があると判断された場合には，口蓋垂軟口蓋咽頭形成術，扁桃摘出術を実施する．

軽症の閉塞性無呼吸が確認され自覚症状を有する場合は，口腔内装置(マウスピース)を使用することができる．

解剖学的な閉塞機転がない場合はCPAPの適応となる．気道閉塞を解除するための陽圧治療が忍容できる場合は，閉塞性無呼吸が除去できているかどうか睡眠ポリグラフ検査によりデータを収集し，装着中のAHIを確認する．CPAPが有効であれば，AHIの低下とともに睡眠時無呼吸に関連した症状(眠気，中途覚醒，夜間尿など)が改善に向かう．一方，陽圧に耐えられず継続できないことも多い．

2) 中枢性無呼吸

中枢性無呼吸は治療が十分に施されていない心不全に合併することが多い．中枢性無呼吸が確認されたならば，心不全の有無を診断し，心不全治療を行うことが治療の第一歩である．特にβ遮断薬の導入が不十分である場合は，増量することにより中枢性無呼吸が軽減できる可能性がある．一方，心不全をコントロールしても中等度以上の中枢性無呼吸が残存する場合は非薬物療法を考慮する．

閉塞性無呼吸と同様，中等度以上の中枢性無呼吸もまたCPAPが適応となる．CPAPは左室充満圧が高い患者に対して，胸腔内圧上昇に伴う静脈還流量減少による前負荷軽減効果，左室壁内外圧差(left ventricular transmural pressure)の低下による後負荷軽減効果，さらに1回拍出量の増加が期待できる．またCPAPによる機能的残気量の増加は酸素化を改善する．しかしCPAPを中枢性無呼吸に使用する場合，AHIが十分に下がらない例(15/h未満)が約50％に存在する[3]．

CPAPを使用しても陽圧を忍容できない場合は夜間酸素療法の導入を考慮する．夜間酸素療法は装着が簡単であり，CO_2化学感受性の改善を介する中枢性無呼吸の改善と身体活動能力・心機能の改善が示されている．

一方，陽圧を忍容できるが，CPAPの治療効果が十分でない場合はASVを用いることが望ましい．ASVは呼気終末圧に加え，最大と最小のプレッシャーサポート圧を設定し，患者の呼吸を監視し呼吸に合わせてプレッシャーサポートを自在に変動させることのできる装置であり，CPAPより効果的に無呼吸を除去することができる．ASVとCPAPの無呼吸に対する効果の差異は，臨床所見の改善度(左室駆出率，QOL)におけるASVの優位性として現れているが，生命予後に対してもASVはCPAPを上回る効果を有するのかどうかは今のところ明らかではない．

【経過・予後】

閉塞性無呼吸症候群は重症であるほど心血管系イベントの発症率が高まり，閉塞性無呼吸があると心不全の予後も不良である．しかしCPAPを使用することにより，予後が改善する[4]．

中枢性無呼吸を有する心不全患者の予後もまた不良であり，死亡リスクは2.1倍になる[5]．CPAP装着中のAHIが15/h未満となる患者(CPAP responder)の予後は良好だが，CPAP non-responderの予後は不良である．したがってCPAP non-responderの場合はASVを使用すべきと考えられる．

中枢性無呼吸が主体でも閉塞性の成分を多く合併する場合には，呼気終末圧が低いと閉塞性無呼吸を十分に除去できない場合がある．定期的に機器内に蓄積されたデータを収集・確認し，装着中のAHIと呼気終末圧，リークなどを確認して呼気終末圧を至適レベルに調整することが重要になる．

(城宝秀司，井上　博)

文献

1) 日本循環器学会：循環器領域における睡眠呼吸障害の診断・治療に関するガイドライン　2010
2) Somers VK, White DP, Amin R, et al：Sleep apnea and cardiovascular disease：an American Heart Association/American College of Cardiology Founda-

tion Scientific Statement from the American Heart Association Council for High Blood Pressure Research Professional Education Committee, Council on Clinical Cardiology, Stroke Council, and Council on Cardiovascular Nursing. J Am Coll Cardiol 2008 ; 52 : 686-717
3) Arzt M, Floras JS, Logan AG, et al : Suppression of central sleep apnea by continuous positive airway pressure and transplant-free survival in heart failure : a post hoc analysis of the Canadian Continuous Positive Airway Pressure for Patients with Central Sleep Apnea and Heart Failure Trial(CANPAP). Circulation 2007 ; 26 : 115 : 3173-3180
4) Marin JM, Carrizo SJ, Vicente E, et al : Long-term cardiovascular outcomes in men with obstructive sleep apnoea-hypopnoea with or without treatment with continuous positive airway pressure : an observational study. Lancet 2005 ; 365 : 1046-1053
5) Javaheri S, Shukla R, Zeigler H, et al : Central sleep apnea, right ventricular dysfunction, and low diastolic blood pressure are predictors of mortality in systolic heart failure. J Am Coll Cardiol 2007 ; 49 : 2028-2034

第20章 心臓移植

1 心臓移植の歴史

　心臓移植とは，従来ある治療法では救命しえない重症な心不全患者に対して，脳死者からの健康な心臓を患者の不全心と置換する治療法である．世界で最初の心臓移植は，1967年12月3日南アフリカ共和国のBarnardにより行われ，1968年には102例の心臓移植が施行された．1980年に米国のShumwayらが免疫抑制剤としてcyclosporineを使用し始めてから治療成績は飛躍的に向上し，施行件数も増加した．2013年の国際心肺移植学会（ISHLT）の報告によると，全世界でこれまでに行われた心臓移植は，同学会に登録された件数のみで110,486例に及び，年間およそ4,000例が行われている[1]．一方，日本では1997年に臓器移植法が施行されたがその後約2年間，提供はなく1999年2月に法施行後初の心臓移植が大阪大学で行われた[2,3]．その後も日本の臓器移植法の壁にはばまれ，一向に提供数は増加せず，2010年7月までに移植を受けることのできた症例は70例に満たない．その間，日本臓器移植ネットワークに登録され待機中であった140名以上の尊い命が失われた．これはこれまで登録された症例の実に32％に及ぶ．そのような背景を受け，2010年7月から，より欧米の基準に近い改正臓器移植法が施行され，その後1年間で約40件の心臓移植が施行された．

　2013年12月現在，全国9施設が心臓移植実施施設として登録されており，うち8施設ですでに心臓移植が施行された．2011年以降は年間約30例の心臓移植が施行されており，1997年の臓器移植法施行後，累計件数は161例となった（2013年12月18日現在，心肺同時移1例を含む）．

2 心臓移植の適応

1）適応疾患

　心臓移植の適応疾患は，拡張型心筋症および拡張相肥大型心筋症，虚血性心筋疾患，その他（日本循環器学会および日本小児循環器学会の心臓移植適応検討会で承認する心臓疾患）である．

2）適応条件

　適応条件として，不治の末期的状態にあり，①長期間または繰り返し入院治療を必要とする心不全，②β遮断薬およびACE阻害薬を含む従来の治療法ではNYHA Ⅲ～Ⅳ度から改善しない心不全，③現存するいかなる治療法でも無効な致死的重症不整脈を有する症例で，年齢は60歳未満が望ましい．

3）適応除外条件

　心臓移植の適応は，心臓以外の臓器に不可逆的な障害がないこと，すなわち心臓移植後の予後を悪くするような因子をもっていないことが条件となる（表1）．

表1　心臓移植の適応除外条件

- 高度肺高血圧：肺血管抵抗が6単位以上〔酸素，一酸化窒素（NO），薬剤投与テストで抵抗の低下するものを除く〕
- 不可逆的な肝または腎機能障害
- 活動性の消化性潰瘍・感染症
- 重度糖尿病・肥満・骨粗鬆症
- アルコール・薬癖・精神神経疾患
- 最近生じた肺梗塞症
- 筋ジストロフィーでは高度の呼吸機能障害

```
┌─────────────────────────────────────────────────────────────────┐
│ 適合条件                                                         │
│ ・血液型                          ・サイズ                       │
│   ABO血液型の一致あるいは適合       体重差が−20%〜+30%が理想とされている. │
│   [適合する血液型]                                               │
│              O                   ・抗体反応(ダイレクトクロスマッチ) │
│            ↙ ↓ ↘                   陰性                         │
│           A  ↓  B                                               │
│            ↘ ↓ ↙                                                │
│              AB                                                  │
├─────────────────────────────────────────────────────────────────┤
│ 優先順位                                                         │
│ ・摘出から再灌流までの時間        ・待機期間                     │
│   4時間                             長い順                       │
│                                                                  │
│ ・緊急度/血液型の適合度                                          │
│  ┌────┬──────────────┬────────┐                                │
│  │順位│医学的緊急度  │血液型  │                                │
│  ├────┼──────────────┼────────┤                                │
│  │ 1  │     1        │ 一致   │                                │
│  │ 2  │     1        │ 適合   │                                │
│  │ 3  │     2        │ 一致   │                                │
│  │ 4  │     2        │ 適合   │                                │
│  └────┴──────────────┴────────┘                                │
├─────────────────────────────────────────────────────────────────┤
│ 緊急度1  次の(ア)〜(エ)までのいずれかに該当すること              │
│  (ア) 補助人工心臓を必要とする状態                               │
│  (イ) 大動脈バルーンパンピング(IABP)を必要とする状態             │
│  (ウ) 人工呼吸器を必要とする状態                                 │
│  (エ) ICU, CCUなどの重症室に収容され,かつ,カテコラミンなどの強心薬の持続的投 │
│       与が必要な状態                                             │
├─────────────────────────────────────────────────────────────────┤
│ 緊急度2  待機中の患者で,上記以外の状態                           │
├─────────────────────────────────────────────────────────────────┤
│ 緊急度3                                                          │
│ 緊急度1,緊急度2で待機中,除外条件を有する状態のため一時的に待機リストから削除 │
│ された状態                                                       │
└─────────────────────────────────────────────────────────────────┘
```

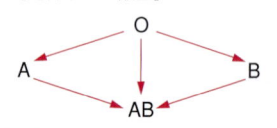

図1　レシピエントの選択基準

3 心臓移植手術の実際

1) レシピエントの選択基準

心臓移植レシピエント選択基準(図1)は,血液型,医学的緊急度,待機期間,および心臓の摘出から移植までに許される時間(4時間)などにより決定される.

2) レシピエント手術

心臓移植の術式には,Bicaval anastomosis法と,Lower Shumway法の二通りの方法がある.Lower Shumway法はレシピエントの心房を残し,左右の心房および大動脈,肺動脈で吻合する方法で,Bicaval法はレシピエントの心房は残さず,左房,上下大静脈および大動脈,肺動脈を吻合する方法である(図2).

4 移植後の管理

a. 拒絶反応の予防

1) 免疫抑制療法(表2)

①導入療法

通常の症例では導入療法は行わないが,腎機能障害など何らかの理由でカルシニューリン阻害薬(CNI)の早期導入が困難な場合には,抗胸腺細胞グロブリン(ATG)やOKT3による導入療法を行う.しかし予防的にこれらを使用した場合,拒絶反応の頻度,重症度は低下するが,感染症,移植後冠動脈病変の頻度が増加するという報告もあり注意が必要である.最近では抗CD25モノクローナル抗体の使用により,より安全に導入療法が行えることが報告されており,早期の保険適応が望まれる.

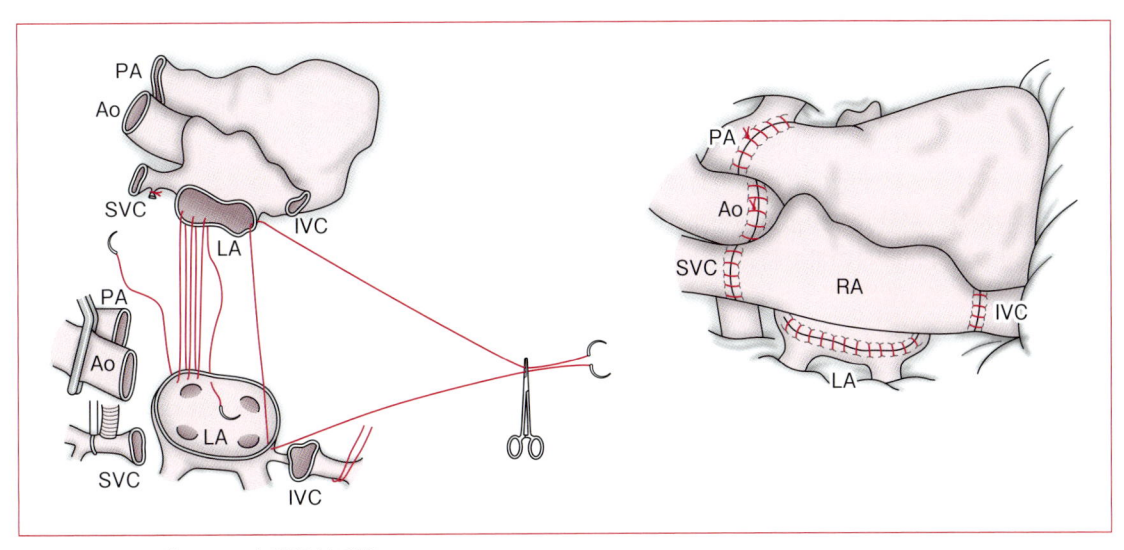

図2　Bicaval 法による心臓移植手術
Ao：大動脈, PA：肺動脈, SVC：上大静脈, IVC：下大静脈, LA：左房, RA：右房

表2　免疫抑制療法

免疫抑制剤	術中	術後早期	術後増減	遠隔期維持量	拒絶反応時
methylprednisolone (MP)：ソルメドロール	500 mg iv AX解除直前	125 mg iv 8時間ごと3回			500〜1,000 mg iv×3日間 パルス後1週間後生検
prednisolone (PRD)：プレドニン		20 mg iv または PO	5 mgまで漸減	5 mg	続行
tacrolimus (FK)：プログラフ		2〜6 mg×2回/日 NG注または PO	漸増		続行
ciclosporin (CsA)：ネオーラル		50 mg×2回/日 NG注または PO	漸増		続行
mycophenolate mofetil (MMF)：セルセプト		2 g	WBC<500/mm^{3}では減量	2〜3 g	続行
everolimus (RAD)：サーティカン				血中濃度 3〜8 ng/mL	続行

②維持療法

移植後3か月以内が最も拒絶反応を起こしやすいため，この間，免疫抑制剤は比較的多量投与し，その後漸減する．

①前投与：原則として免疫抑制剤の術前投与は行わない．
②術中投与：大動脈遮断解除直前に methylprednisolone (MP) 500 mg を静脈投与する．
③術後早期：
［ステロイド］
ICU 帰室後より MP 125 mg を8時間ごとに計3回静脈内投与する．24時間後以降は，プレドニンを 20 mg/日を静脈内投与する．経口が開始できれば，プレドニン 20 mg/日を内服する．徐々に漸減し，3か月程度で 5 mg/日の維持量とする．

［mycophenolate mofetil；MMF（セルセプト）］
術後第1病日夕より 1 g 分2(500 mg×2回/日) 経管投与する．すでに経口摂取可能な場合は内服とする．MMF は白血球の減少，下痢をきたしやすいため注意をしながら，最大 3 g/日まで増量する．

［カルシニューリン阻害薬（CNI）］
CNI は，糖尿病などの症例を除き tacrolimus を第1選択として用いる．糖尿病合併症例では

ciclosporin(CsA)を用いる[4]．

- tacrolimus：術後第1病日より，4～6 mg 分2(2～3 mg×2回/日)を経管投与(0.03～0.15 mg/kg×2回/日)し，血中濃度は18～20 ng/mLに維持する．すでに経口摂取可能な場合は内服投与．経管投与が不可能な場合は，プログラフ注1 mg/日の量で持続静注を開始する．

- ciclosporin：術後第1病日より，100 mg 分2(50 mg×2回/日)を経管投与する．すでに経口摂取可能な場合は内服とする．経管投与不可能な場合は，サンディミュン注1 mg/kg/日の量で持続静注を開始し，血中濃度を300～350 ng/mLに維持する．

b. 拒絶反応の治療

1) 細胞性拒絶反応の治療法

①心筋生検

拒絶反応が発症しても特異的な症状や臨床所見を示さないため，最終診断は心筋生検によって行い，臨床的異常がなくても，定期的に心筋生検を行う(表3に一例を示す)．採取した心筋切片をHE染色とMasson-Trichrome染色を行い，ISHLTの基準に従って診断する(表4)．心筋生検で採取した心筋組織を検鏡し，Grade 2R(旧分類 Grade 3a)以上の変化を認めた時点で治療を開始する．

拒絶反応の症状は，一般炎症症状(発熱・CRP上昇など)と心不全症状(倦怠感・浮腫・体重増加など)，不整脈などがある．

②治療法

- Grade 0～1R(旧分類 Grade 0～2)：治療の必要性はない．ただし，旧分類 Grade 2が遷延する場合は免疫抑制剤の減量を見合わせるか，増量するなどの調整を行う．

- Grade 2R～(旧分類 Grade 3A～)：原則として入院による加療を行う．MP 1 g/日を3日間静脈内投与する．心機能の低下を認めない場合は PRD 100 mg を3日間内服投与でも可能である．7～10日後に再度心筋生検を行う．Grade 2R が遷延する症例や，Grade 3R(旧分類 Grade 3B, Grade 4)の症例ではステロイドパルス(MP 1 g×3日間)静脈内投与に加え ATG を投与するか，OKT3 の投与を検討する．7日後に再度心筋生検を行う．

2) 液性拒絶反応の診断と治療

①診断

特に誘因のない心機能低下・血行動態の悪化を認める場合，常に液性拒絶反応の可能性を念頭に置くべきである[5]．特に，術後2週間前後に多いが，他の時期にも起こりえる．

心エコー上，特に初期では収縮能は保たれていることが多い．心筋の浮腫により壁厚の増加を認めることがある．心筋生検の所見では，細胞性拒

表3 心筋生検の頻度

術後日数	回
術後1か月目まで	1回/週(計4回)
術後1か月～3か月目まで	1回/2週(計4回)
術後3か月～6か月目まで	1回/月(計3回)
術後6か月～1年目	1回/術後1年目
1年目以降	1回/年

表4 拒絶反応の診断基準

Grade 新分類	Grade 旧分類		顕微鏡の所見
0	0		拒絶反応の所見なし
1R	1	a	局所的(血管周囲または間質)に心筋細胞壊死を伴わない細胞浸潤
		b	びまん性でかつまばらな心筋細胞壊死を伴わない細胞浸潤
	2		限局性だが強い細胞浸潤 and/or 局所的心筋障害
2R	3	a	多発性の強い細胞浸潤 and/or 心筋障害
		b	びまん性の炎症像と心筋細胞壊死
3R	4		びまん性で強度のリンパ球，好酸球，好中球などの白血球の浸潤を伴う炎症像．心筋細胞壊死，浮腫，出血，血管炎をしばしば伴う

絶反応を認めないことが多く，間質の浮腫・血管内皮細胞の肥大像がみられ，免疫染色にてC3d, C4dが陽性になる．

高PRA値，抗ドナー抗体の証明も有用な所見の1つである．

②治療

血漿交換を計5回，1～2週間かけて行う．血漿交換終了後，rituximab（リツキサン）375 mg/m^{2}を1週間おきに1～8回投与する．MMFを増量する．治療中は血算，白血球分画，リンパ球分画を毎日測定する．1～2週間後に再度心筋生検を行い，拒絶反応の有無を確認する．回復し，退院した後は抗HLA抗体の測定と，B細胞数の測定を3か月ごとに行う．

3）慢性拒絶反応（移植後冠動脈病変：CAV）

CAVとは，移植後遠隔期（6か月以降）に発症する冠動脈病変で，一般の虚血性心疾患にみられる冠動脈病変とは異なり，びまん性に冠動脈の内膜が肥厚し，内腔が狭小化する疾患であり，慢性拒絶反応ともいわれている．発症原因は詳しくはわかっていないが，何らかの免疫学的な反応であるといわれている．

進行すると再移植しか治療法がないため，予防が重要である．移植心は除神経されており，狭心痛を認めないため，注意が必要である．

①診断

移植後3か月目および年に1回，冠動脈造影（CAG），冠動脈内超音波検査（IVUS）を行う．CAG上の有意狭窄，びまん性の狭小化，IVUS上＞0.5 mmの内膜肥厚症例を有意なCAVありと診断し，治療を開始する．

②予防と治療

一般の冠動脈硬化症に対する予防的療法と同様，生活管理（脂肪摂取の制限や，カロリー制限，定期的な運動など）ならびにスタチンの投与などによりCAVの発症を減少させるといわれている．CAVにおける冠動脈病変は広範であり，末梢小血管に及ぶことから一般的にはPCIやCABGの適応とならない場合が多い．冠動脈の狭小化が限局されている症例ではPCIやCABGも検討する．

近年，mammalian target of Rapamycin（mTOR）阻害薬のeverolimusがCAVの進行を予防する

と報告され，諸外国にて多くの施設で導入されている[6]．everolimusは，有意なCAV症例はもちろん，高齢ドナーや，もともと冠動脈病変を有するドナーなどのCAVのハイリスク症例，CNIによる腎機能障害を有する症例なども適応となる．一方，everolimusの副作用として高脂血症があり，コントロール不良の高脂血症を有する症例には適応とならない．その他の副作用として，創治癒障害が起こるという報告があり，everolimus導入後に外科的手術が必要になった際は，薬剤変更などの対処が必要になる[7]．

c. 感染症管理

心臓移植が1967年にはじめて施行され，ステロイド製剤による免疫抑制が中心であった時代には重篤な感染症の発生頻度は極めて高く，感染症は心臓移植の死因の50%以上を占めた．azathioprineとの併用になっても感染症，特に真菌感染症の頻度は高く致命的なものが多かった．しかし，1980年にCsAが心臓移植に導入され，さらに1980年代後半なって，CsA, MMF, PRDによる3剤併用療法が免疫抑制療法の中心となり，重篤な感染症の発症頻度は減少し，感染症による1年以内の死亡率は約3%になった．しかし，依然として1年以内に半数近くの症例が感染症に罹患し，心臓移植後の死因の30%を占めているのが現状である．移植患者は，常に免疫抑制状態にあるため，通常では罹患しない感染症（日和見感染症）に罹患する．したがって，患者自身に移植前から感染症について十分に知識をもってもらうことが重要であり，体温測定，マスク着用，手洗い，うがい，生ものの摂取や一部のペットの飼育禁止などの健康管理習慣を身につけるよう指導することが重要である．

1）院内感染予防・抗生物質使用

術直後は，可能な限りICUのクリーンルームに収容する．医療従事者，面会者の入室には手洗いのうえ，マスクを着用し，処置時には手袋を着用する．一般的な抗生物質の使用は通常の開心術に準ずる．術前感染症合併症例やMRSAなどの保菌症例（特に補助人工心臓装着患者）においては，培養検査結果に基づき，周術期の抗生物質使用を決定する．

また，感染予防としてサイトメガロウイルス高力価のヒト免疫グロブリンを投与する．

2）サイトメガロウイルス（CMV）

移植後1～2か月には，ウイルス感染症，特にCMV感染症が増加するので，そのモニターは大切である．1989年にGrattanらが，CMVの先行感染がCAVの頻度を増加させることを報告した[8]．その後，他臓器でも腎臓移植後腎動脈硬化症，肺移植後細気管支閉塞症なども関連があることが報告されており，CMV感染が移植後の予後を左右する一因子となっているため，予防が重要になる．当院では，ドナー・レシピエントのCMV抗体の結果によりganciclovir（デノシン）の予防投与などを行っている．

3）その他の感染症

ニューモシスチス肺炎の予防としてST合剤を投与，消化管真菌予防として，nystatinによるSwish and swallowを行っている．また，一般的な感染予防として，外出後には必ずイソジンガーグルによりうがいを行うことを徹底している．

移植後は生ワクチンの接種は行えないが，インフルエンザや，各種ワクチン接種も必要に応じ行っている．

d．その他

1）骨粗鬆症予防

心臓移植後は，小児の成長期前の患者や糖尿病の患者などを除きステロイドを一生涯にわたり内服するため，骨粗鬆症のリスクが上がる．そのため，予防的にカルシウムならびにビタミンDの投与を行い，年に1回は骨密度を測定する．骨密度が境界線の場合や低下している症例ではビスホスホネートの投与を行う．

2）悪性腫瘍のスクリーニング

常に免疫抑制状態にある移植後患者は，悪性腫瘍の発生率が上昇するといわれている．そのため，患者には年に一度はがん検診を受け，その結果を外来に持参するよう指導している．

①移植後リンパ腫（PTLD）

PTLDはEpstein-Barrウイルス（EBV）の感染で引き起こされる．EBV感染症は移植後3か月くらいで発熱・リンパ節腫大・扁桃腺炎・いびき・皮膚炎・下痢・低蛋白血症・貧血・血小板減少・アレルギーなどで発症する．治療はまずは免疫抑制剤を減量することであるが，腫瘍化した場合には免疫抑制剤の減量だけでは軽快しないため，rituximab投与や化学療法を行う必要がある．

5 移植後の成績

ISHLTのレジストリーによると，心臓移植後の生存率は，1年80％，5年70％，10年50％程度である．一方，1年間生存された症例の生存率をみると，5年生存率は84％，10年63％である．移植後の死因として多いのは移植心機能不全，多臓器不全および急性拒絶反応ならびに感染症である．わが国における心臓移植の成績は，数が少ないため一概に比較はできないが，5年生存率95％以上と好成績を維持している（2013年12月現在）．

（齋藤俊輔，澤　芳樹）

文献

1) Lund LH, Edwards LB, Kucheryavaya AY, et al : The registry of the International Society for Heart and Lung Transplantation : thirtieth official adult heart transplant report—2013 ; focus theme : age. J Heart Lung Transplant 2013 ; 32 : 951-964
2) Matsuda H, Fukushima N, Sawa Y, et al : First brain dead donor heart transplantation under new legislation in Japan. Jpn J Thorac Cardiovasc Surg 1999 ; 47 : 499-505
3) Fukushima N, Miyamoto Y, Ohtake S, et al : Early result of heart transplantation in Japan : Osaka university experience. Asian Cardiovasc Thorac Ann 2004 ; 12 : 154-158
4) Grimm M, Rinaldi M, Yonan NA, et al : Superior prevention of acute rejection by tacrolimus vs. cyclosporine in heart transplantation recipients-a large European trial. Am J Transplant 2006 ; 6 : 1387-1397
5) Saito S, Matsumiya G, Sakaguchi T, et al : Successful treatment of cardiogenic shock caused by humoral cardiac allograft rejection. Circ J 2009 ; 73 : 970-973
6) Rothenburger M, Zuckermann A, Bara C, et al : Recommendation for the use of Everolimus (Certican) in heart transplantation: results from the second German-Austrian Certican consensus conference. J Heart Lung Transplant 2007 ; 26 : 305-311
7) Zuckermann A, Manito N, Epailly E, et al : Multidisciplinary insights on clinical guidance for the use of proliferation signal inhibitors in heart transplantation. J Heart Lung Transplant 2008 ; 27 : 141-149
8) Grattan MT, Moreno-Cabral CE, Starnes VA, et al : Cytomegalovirus infection is associated with cardiac allograft rejection and atherosclerosis. JAMA 1989 ; 261 : 3561-3566

第21章 遺伝子異常・チャネル病
genetic analyses of inherited arrhythmias

遺伝性不整脈(genetic arrhythmias)あるいはチャネル病は，近年，明らかとなった疾患概念である．心筋の活動電位を形成するイオンチャネルと，これの機能を調節する蛋白をコードする遺伝子の変異(mutation)やSNP(single nucleotide polymorphism)，copy number variationなどにより，結果的に心筋イオンチャネル機能異常を招来し，多種多様な不整脈を発症する．その代表的疾患で遺伝的な背景が判明したものを，表1に示す．この15年近くの間に，先天性QT延長症候群(LQTS)，Brugada症候群，進行性心臓伝導欠損(Lenègre病)，家族性洞機能不全症候群，家族性房室ブロック，カテコラミン誘発性多形性心室頻拍(CPVT)，家族性心房細動，QT短縮症候群などの遺伝性不整脈の関連遺伝子が続々と明らかにされてきた[1,2]．

なかでも先天性LQTSの遺伝子診断率は50～70%と高く，現時点で13の遺伝子型が同定されている．特に頻度の高いLQT1～3については，遺伝型情報が患者の治療や生活指導に還元され有用であることから，2008年に保険償還が決定された．一方，LQTS以外の遺伝性不整脈の原因遺伝子の同定率は低く，遺伝情報と臨床情報の関連は十分に検討されていない．特にBrugada症候群の原因遺伝子については，心筋NaチャネルαサブユニットをコードするSCN5Aの変異が有名であるが，それでも高々10～20%の症例に発見されるだけであり，SCN5A変異は病像の修飾因子である可能性も，いまだ否定できない[3,4]．

A 遺伝子診断法

1 既知の候補遺伝子に対するSanger法

表1に示すような既知の遺伝性不整脈の原因遺伝子に関しては，その塩基配列がすでにわかっているため，理論的には直接，Sanger法により関連遺伝子をシークエンスすることにより異常を検出することは可能である．ただ，次世代シークエンサーがいまだ普及していない現時点で，膨大量のゲノムを片端からシークエンスするのは，非常に効率が悪い．このため，一般的にはpolymerase chain reaction/single strand conforma-

表1 遺伝性不整脈疾患の原因遺伝子とイオンチャネル機能

先天性QT延長症候群	Romano-Ward	(1995～)	CLQT 1～12
	Jervell & Lange-Nielsen	(1997～)	JLN 1, 2
後天性QT延長症候群		(1997～)	ALQT 1～3
Brugada症候群(特発性心室細動)		(1998～)	BrS 1～6
〈遺伝子診断率 15～30%〉			
心臓伝導欠損(CCD, Lenègre症候群)		(1999～)	PCCD 1
カテコラミン誘発性心室頻拍(CPVT)		(2001～)	CPVT 1, 2
家族性洞機能不全症候群		(2003～)	SSS 1, 2
家族性心房細動		(2003～)	AF 1～5
催不整脈性右室異形成症(ARVC)		(2004～)	ARVC 1～5
QT短縮症候群		(2004～)	SQT 1～5

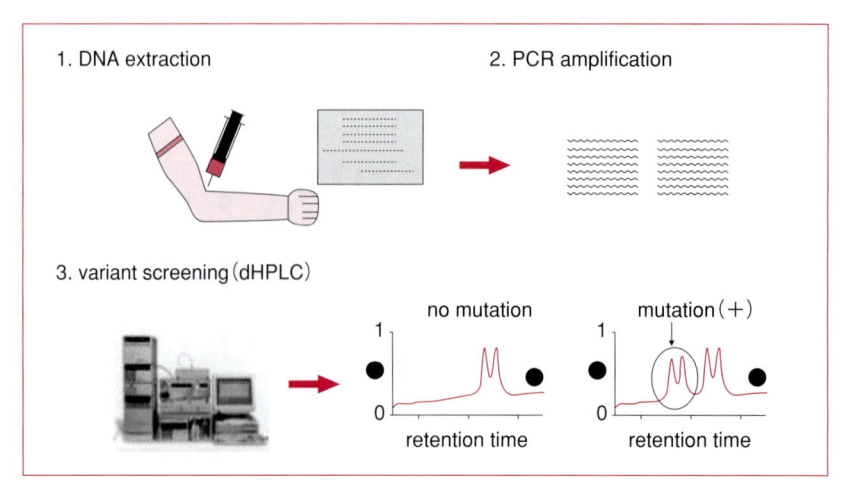

図1 遺伝子検索の実際
DNA分離，PCR，dHPLC.

tion polymorphism（PCR/SSCP）法，あるいは denatured high performance liquid chromatography（DHPLC）法で塩基配列異常のスクリーニングを行う（図1）．また，遺伝子検索においてどの遺伝子から検査を始めるのか優先順位を決定してから，検査を始めることが推奨されている[5]．また，最近報告された遺伝子検査のコストパフォーマンスに関する論文では，LQTSとCPVT，房室ブロックを伴うBrugada症候群（SCN5A）以外の遺伝子検査は，あまりに費用がかかりすぎることが示唆されている[6]．

PCR/SSCPあるいはDHPLC法は，LQTS関連遺伝子のエクソンを挟む形で200塩基対程度をPCRで増幅し，このPCR productを温度処理することによって単鎖にして電気泳動を行う．すると，二本鎖の安定した場合と異なり，たとえ一塩基対にでも変異があると，3次構造が変化するため80％以上の確率感度で電気泳動パターンが異なってくる．この現象を利用してDNAレベルの異常パターンを検出する．現在筆者らはDHPLCあるいはHRM（high resolution melting）法を利用して，比較的簡便でスクリーニングを行っている（図1）．DHPLCも基本的な異常塩基配列の検出法としてのコンセプトはSSCPと同じであるが，電気泳動ではなく，カラムを用いた液体クロマトを応用する．DHPLCやHRM法で，さらに短時間に多くのサンプルを検索することが可能となった．

スクリーニングで，PCR産物に遺伝子異常の疑いがあれば，直接シークエンスにより配列を決定する（図2）．しかしながら，短い遺伝子（例えば，Andersen-Tawil症候群の原因遺伝子であるKCNJ2など）は，最初からdirect sequence法を用いて異常の検出を行っている．現在も世界中の多くの研究室がしのぎを削って遺伝性不整脈患者の遺伝子検査を行っており，毎週のように新しい変異が発見されているのが現状である．

2 未知の原因遺伝子の検索のための次世代シークエンサーによるエクソーム解析

しかしながら，上述のSanger法は，患者の遺伝子異常が最初にデザインされた塩基配列（プライマー）の外にある場合やこれまでに発見されていない未知の遺伝子による場合は応用できない．この事実は，実際，次々と発見される新しい責任遺伝子の発見により証明されたわけであるが，未同定のクローンにコードされるチャネルが原因である可能性が否定できない症例も多く，したがって偽陰性の多い検査であると認識すべきである．例えばBrugada症候群におけるmajor geneは，SCN5Aであるが，筆者らの検討では本症候群を疑う症例の11％にしか同定できなかった．その

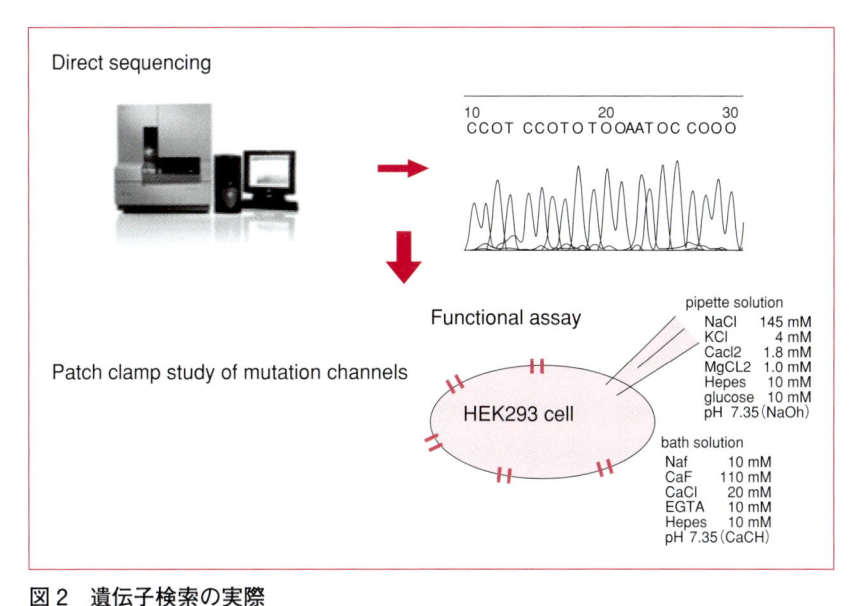

図2 遺伝子検索の実際
Direct sequencingによる同定，パッチクランプ法による機能解析．

ほかの候補遺伝子の陽性率も非常に低く，いまだ発見されない本症候群関連の遺伝子がまだまだ存在することが示唆される．

一方，次世代シークエンサーの登場と進歩により，臨床ゲノム解析への応用が急速に進んでおり，未知の遺伝子を同定するために，最近，この方法が用いられつつある[7~10]．Sanger法では対象遺伝子のみの検索だったものが，理論的には，本法では全ゲノム・シークエンスを読むことができ，疾患発症の原因である遺伝子変異を同定できる．ただし，イントロンを含めたヒト全ゲノムをシークエンスしてしまうと，情報量が多くなりすぎ，費用も莫大になってしまう．そのため，疾患に関与する遺伝子変異同定のためには，エクソン部分のみ抽出して検索する方法（エクソーム解析）が主流となっている．もちろん，あらかじめエクソン部分のみの分離を行うという，ゲノム解析のための煩雑な標本調整が必要である．この解析では，遺伝的な背景が近い者ほど，共通するSNPが多く検出されるため，ある程度の数の家系がないと検索することができない．いわば，遺伝学で広く用いられてきた連鎖解析を少人数で構成される家系内で行うことができる．『次世代の連鎖解析』とよぶことができる．遺伝性不整脈の家系でも応用されるのは時間の問題であり，近いうちに続々と論文が発表されると思われる．

本法を用いた今後の遺伝子検査の方向性として，明らかな遺伝性が疑われるが既知遺伝子の変異が発見できない家系で，①未知の原因遺伝子や，②発症に関与する遺伝的修飾因子の探求が考えられる．すなわち，一症例の検索で膨大な数の変異・SNPを同定できるので，そのなかから疾患発症に関与する遺伝子を抽出するため，同じ症状を有する一家系の複数症例でのシークエンス結果を比較することでできる．この手法を用いてまれな疾患の単一原因遺伝子を同定するには，4～5例が集積している家系があれば可能である．

B 遺伝子検査の一例—QT延長症候群

遺伝性不整脈における遺伝子検査の一例を，この分野で最初に関連遺伝子が同定されたLQTS家系を例に挙げて説明する．まず簡単にLQTSの歴史的背景を解説する．本症候群は，日常診療に心電計が導入された1950年代以降，家族内に集積する突然死のなかに，心電図上，著しいQT時間の延長と特異な多形性心室頻拍をきたすものがあることから，知られるようになった[11~13]．

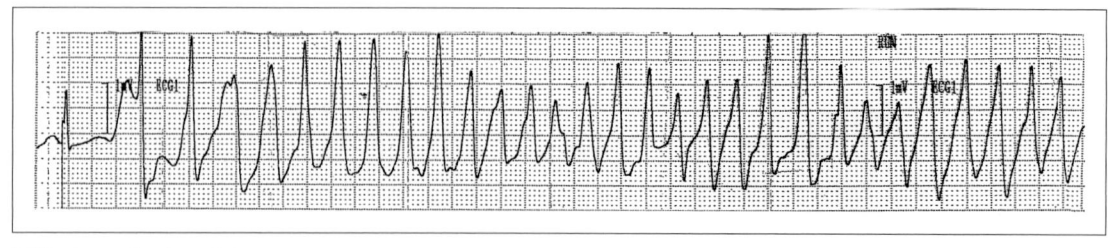

図3 torsade de pointes
31歳女性．先天性QT延長症候群にみられたtorsade de pointesで，初期診断は「てんかん」で脳波検査中の心電図モニターである．このとき，患者は失神している．

表2 先天性LQTSの遺伝学的分類

	サブタイプ	遺伝子	蛋白	染色体	遺伝形式	イオン電流	機能変化
QT延長症候群(Jervell Lange-Nielsen；JLN症候群)	LQT1	KCNQ1	KvQT1	11q15.5	優性	IKs	↓
	LQT2	KCNH2	HERG	7q35-q36	優性	IKr	↓
	LQT3	SCN5A	Nav1.5	3q21-p24	優性	INa	↑
	LQT4	ANK2	Ankyrin-B	4q25-q27	優性	multiple	
	LQT5	KCNE1	Mink, Isk	21q22.1-q22.2	優性	IKs	↓
	LQT6	KCNE2	MiPRI	21q22.1	優性	IKr	↓
	LQT7	KCNJ2	Mir2.1, IRK1	17q23.1-q24.2	優性	IK1	↓
	LQT8	CACNA1C	Cav1.2	12p13.3	de novo	ICa-L	↑
	LQT9	CAV3	Caveolin-3	3p25	不明	INa	↑
	LQT10	SCN4B	Navβ4	11q23	優性	INa	↑
	LQT11	AKAP9	Yotiao	7q21-22	優性	IKs	↓
	LQT12	SNTA1	Syntrophin	20q11.2	不明	INa	↑
	LQT13	KCNJ5	Kir3.4	11q23.3-23.4	優性	IKACh	↓
	JLN1	KCNQ1	KvLQT1	11q15.5	劣性	IKs	↓
	JLN2	KCNE1	Mink, Isk	21q22.1-q22.2	劣性	IKs	↓

のちに，この特異な頻拍はDessertenneによってtorsade de pointes(TdP)と命名されている(図3)[14]．TdPは，まれに心室細動に移行し，失神や突然死をきたす．臨床への心電図の普及に伴い，この一連の疾患は先天性LQTSとして知られるようなった．さらに病像が詳しく調べられるに従い，LQTSには，常染色体優性遺伝で感音性難聴を伴わないRomano-Ward症候群と，劣性遺伝で難聴を伴うJervell and Lange-Nielsen症候群があること[11～13]．さらに周期性四肢麻痺と小顎症や低身長などの骨格異常を伴い，常染色体優性遺伝を示すAndersen症候群[14,15]や認知障害や自閉症を伴うTimothy症候群[16,17]があることがわかってきた．

さて，前述のように1990年代に入り分子遺伝学や電気生理学的なアプローチが精力的に試みられ，LQTSが心室筋の再分極過程を担うイオン・チャネルやその調節蛋白をコードしている遺伝子の多種多様な変異により発症することが解明された[15～24]．現在までに少なくとも，13種類の原因遺伝子(LQT1-13)変異が同定されている(表2)．なかでもLQT7はAndersen-Tawil症候群とよばれ，心室性不整脈のほかに，周期性四肢麻痺や骨格異常(低位耳介，低身長など)を合併する．心室筋の再分極異常であることに違いはないものの，QTというよりはQU時間の延長が顕著であり，少し異なる病態と考えられている[15]．また，Timothy症候群[16]は，QT延長に加えて致死的な心室性不整脈，手指・足指の癒合，先天性心疾患，免疫不全，低血糖，認知障害，自閉症などの多彩な表現型を有している．平均2.5歳の寿命であり，カルシウムチャネルの不活性化が強く障害され，精神神経症状が前面に出る病態で，他のLQTSとは，やはり異なった表現型である．

さて，**図4**はLQT2の原因遺伝子であるKCNH2の変異(delK638)の見つかった4世代に

わたる先天性LQTSの家系図である．発端者は60歳の男性で車運転中に意識をなくして，自損事故を起こして受診した．図5に来院時の12誘導心電図を示すが，明らかなQT延長とT波の形態異常があったため，家族歴を聴取したところ，母親が自分の生まれた直後に睡眠中に突然死しており，また，娘が高度徐脈とこれに伴うとされる頻回の失神のためにペースメーカ（AAI）が植え込まれていた．さらに，その娘，すなわち発端者の孫娘が1歳児健診でQT延長を指摘されていた．これらの病歴から，実は，遺伝子検査を行う前に，LQT2が非常に疑われたが，実際にKCNH2の変異がヘテロ接合で同定された．この家系では4世代にわたって，delK638変異が常染色体優性遺伝で受け継がれており，かなりの高率で家族内発症していることがわかった．さらに，男性よりも女性のfamily memberに症状の出現が強いこと，後述するように娘の失神が実は，TdPであったことが判明し，したがってペースメーカではなく，植込み型除細動器へのバージョンアップも考慮されなければいけないことがわかった．孫娘は現時点で無症状であるが，まずβ遮断薬による内服治療を開始すべきであると遺伝子検査から判断できる．

ちなみにLQT2は感情的な興奮や音刺激により心イベントが誘発されることが知られており，このようなトリガーにより，いわゆるelectrical stormの状態になることがある．発端者の母親が，若くして突然死しているが，授乳期の赤ちゃんの夜泣きが音刺激として，彼女のTdPを誘発

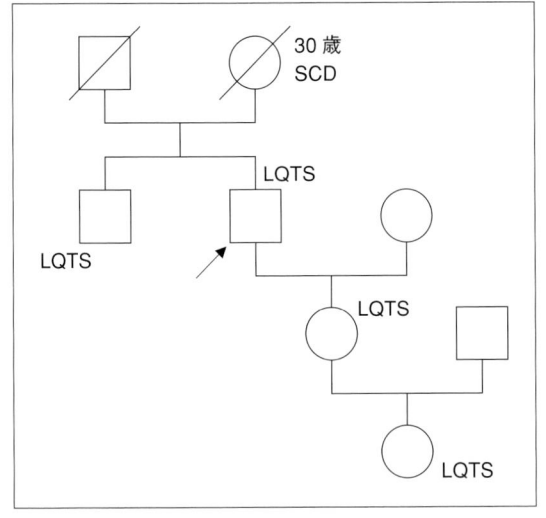

図4　4世代にわたる先天性LQTSの家系図
図3の心電図は，この発端者（矢印で示す）の娘から記録されたものである．SCD：sudden cardiac death 心臓突然死．

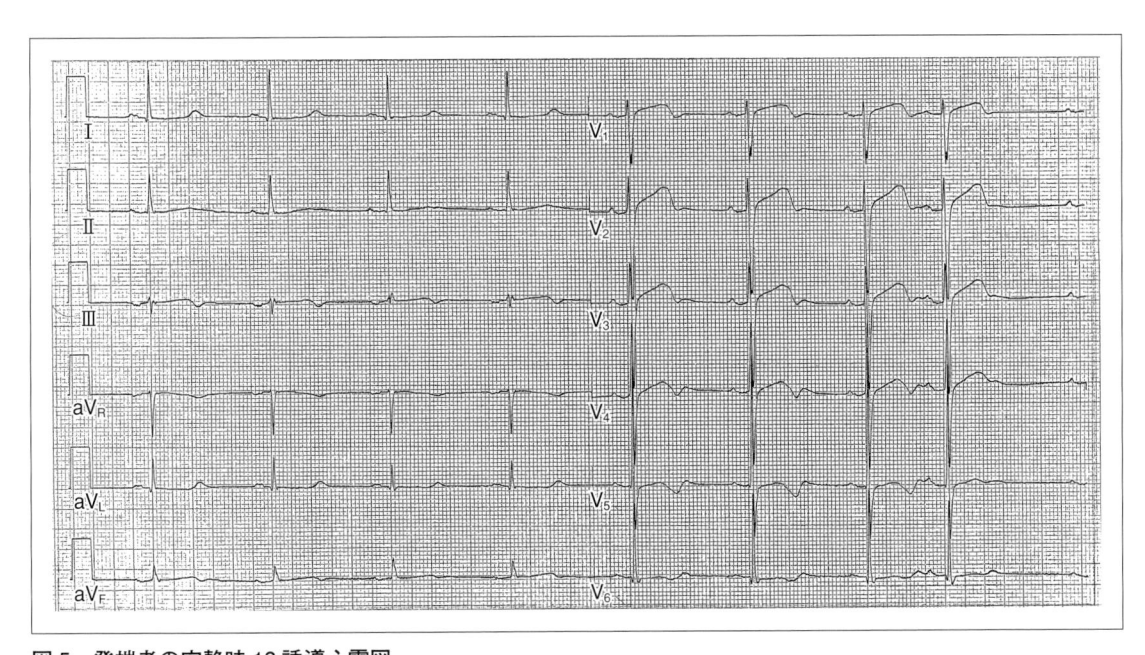

図5　発端者の安静時12誘導心電図
QTc 540 msで，徐脈を伴う．胸部誘導でT波は二相性になっており，LQT2が疑われる．

した可能性は否定できない．実際，発端者の娘における初期診断は，徐脈と「てんかん」であったが，その後の脳波検査時の心電図で TdP が記録（図3）され，その時点で，LQTS の診断がついている．この「てんかん」と診断された症状が，出産後の子どもの夜泣きのために，不眠が続いた後の睡眠中に起こっている点は，まさしく突然死した祖母のときと同じ状況である．実は，本人の安静時心電図でも明らかな QT 延長があり，これが見逃されていたわけである．このように遺伝子型と臨床像（表現型）を詳しく検討することにより，この家系における delK638 変異は，非常に悪性度の高いことがわかる．このような変異のキャリアをあらかじめ知ることは，予期しない心臓突然死を防ぎうることからも，遺伝子検索は重要である．すべての family member に遺伝子検査が勧められる所以である．

　循環器病，なかでも不整脈関連のイオンチャネル病における遺伝子異常について，最近の知見を中心に解説した．

（堀江　稔）

文献

1) Priori SG : The fifteen years of discoveries that shaped molecular electrophysiology : time for appraisal. Circ Res 2010 ; 107 : 451-456
2) Shimizu W, et al : Phenotypic manifestations of mutations in genes encoding subunits of cardiac potassium channels. Circ Res 2011 ; 109 : 97-109
3) Makiyama T, et al : High-risk for bradyarrhythmic complications in patients with Brugada syndrome caused by SCN5A gene mutations. J Am Coll Cardiol 2005 ; 46 : 2100-2106
4) Probst V, et al : SCN5A mutations and the role of genetic background in the pathophysiology of Brugada syndrome. Circ Cardiovasc Genet 2009 ; 2 : 552-557
5) Napolitano C, et al : Genetic testing in the long QT syndrome : development and validation of an efficient approach to genotyping in clinical practice. JAMA 2005 ; 294 : 2975-2980
6) Bai R, et al : Yield of genetic screening in inherited cardiac channelopathies : how to prioritize access to genetic testing. Circ Arrhythm Electrophysiol 2009 ; 2 : 6-15
7) Ng SB, et al : Exome sequencing identifies the cause of a mendelian disorder. Nat Genet 2010 ; 42(1) : 30-35
8) Biesecker LG : Exome sequencing makes medical genomics a reality. Nat Genet 2010 ; 42 : 13-14
9) Bailey-Wilson JE, et al : Linkage analysis in the next-generation sequencing era. Hum Hered 2011 ; 72(4) : 228-236
10) Kazma R, et al : Population-based and family-based designs to analyze rare variants in complex diseases. Genet Epidemiol 2011 ; 35 Suppl 1 : S41-47
11) Romano C, et al : Aritmie cardiache rare dell'età pediatrica. Clin Pediatr (Bologna) 1963 ; 45 : 658
12) Ward OC : A new familial cardiac syndrome in children. J Irish Med Assoc 1964 ; 54 : 103-106
13) Jervell A, et al : Congenital deaf-mutism, functional heart disease with prolongation of Q-T interval and sudden death. Am Heart J 1957 ; 54 : 59
14) Dessertenne F : Un chapitre nouveau d'electrocardiographie : Les variations progressive de l'amplitude de l'electrocardiogramme. Actual Cardiol Angeiol Int 1966 ; 15 : 241-249
15) Plaster NM, et al : Mutations in Kir2.1 cause the developmental and episodic electrical phenotypes of Andersen's syndrome. Cell 2001 ; 105 : 511
16) Ai T, et al : KCNJ2 mutation in familial periodic paralysis with ventricular dysrhythmia Circulation 2002 ; 105 : 2592-2595
17) Splawski I, et al : Ca(V)1.2 calcium channel dysfunction causes a multisystem disorder including arrhythmia and autism. Cell 2004 ; 119 : 19-31
18) Splawski I, et al : Severe arrhythmia disorder caused by cardiac L-type calcium channel mutations. Proc Natl Acad Sci U S A 2005 ; 102 : 8089-8096
19) Wang Q, et al : SCN5A mutations associated with an inherited cardiac arrhythmia, long QT syndrome. Cell 1995 ; 80 : 805-811
20) Sanguinetti MC, et al : A mechanistic link between an inherited and an acquired cardiac arrhythmia : HERG encodes the Ikr potassium channel. Cell 1995 ; 81 : 299-307
21) Wang Q, et al : Positional cloning of a novel potassium channel gene : KVLQT1 mutations cause cardiac arrhythmias. Nat Genet 1996 ; 12 : 17-23
22) Splawski I, et al : Spectrum of mutations in long-QT syndrome genes. KVLQT1, HERG, SCN5A, KCNE1, and KCNE2. Circulation 2000 ; 102 : 1178-1185
23) Kass RS. The channelopathies : novel insights into molecular and genetic mechanisms of human disease. J Clin Invest 2005 ; 115 : 1986-2058
24) Zhang L, et al : ECG features in Andersen-Tawil syndrome patients with KCNJ2 mutations. Characteristic T-U wave patterns predict the genotype. Circulation 2005 ; 111 : 2720-2726

第22章 再生医療

1 概念・機序

組織発生学の視点から，血管新生は発生初期の内皮前駆細胞である血管芽細胞からの"脈管形成"と，組織血管系からの内皮細胞増殖・遊走を基礎とした"血管新生"に大別される．1990年代まで生後の血管形成はすべて血管新生由来と考えられてきたが，骨髄由来で循環血液中を流れる血管内皮前駆細胞(endothelial progenitor cell；EPC)が生後の脈管形成にも関与し，虚血臓器での側副血行路発達においては脈管形成が初期反応で，次いで，血管新生および成熟化が進展することが明らかになってきた．この血管新生には，血管内皮増殖因子(vascular endothelial growth factor；VEGF)，塩基性線維芽細胞増殖因子(basic fibroblast growth factor；bFGF)，angiopoietin-1などの増殖因子・血管成熟促進因子が複雑に関与し，虚血組織において新生血管を誘導することが明らかになった．この脈管形成を誘導するEPCに特異的な表面マーカーは同定されていないが，AC133，CD34かつVEGF受容体(Flk-1)陽性細胞が造血系幹細胞のなかでEPCと考えられている．

一方，成熟心筋細胞は分裂・増殖しないため，長い間心臓は再生しない臓器と定義されてきた．しかし，最近の報告では心筋細胞は生後から個体死を迎えるまで年に1%の割合で古い細胞が新しい心筋細胞に置換されている可能性が示唆されるに至り，その概念も変遷しつつある[1]．この新規に発生する心筋細胞の供給源として，従来の研究から骨髄由来細胞，心膜由来の前駆細胞などが挙げられているがこれらの細胞の心筋分化能には限界があり，自己修復機転において俄然性の高い細胞として自己心筋内ニッチに存在する内在性の心筋前駆・幹細胞の存在が挙げられる．しかしながら，生理的な心筋細胞置換は心筋虚血などの臓器障害時において虚血組織を修復するには不十分であり，障害心の心筋再生を実現するには，現在のところ外因性の心筋細胞補充(再生)が必要とされている．

2 分類

1980年代のES細胞の発見に始まった再生医療の概念は，1990年代に入りサイトカインの遺伝子導入，自己骨髄細胞を用いた血管新生療法が提唱されて以来，著しい発展を遂げている．循環器疾患に対する再生医療は虚血組織再生を目的に，循環器先進医療によっても難治性かつ予後不良の疾患を対象に行われるが，その対象疾患と治療法により種々に分類される(表1)．

循環器疾患に対する再生医療はまず，重症下肢虚血，急性心筋梗塞(AMI)，重症狭心症に血管新生療法が導入された．現在心疾患に対しては再生機序の目標が血管新生から心筋再生へ，対象もより重症な虚血性心筋症，重症心不全に変遷しつつある．治療法ではVEGFやbFGFの蛋白および遺伝子導入(サイトカイン導入療法)，造血性サイトカイン(granulocyte colony-stimulating factor；G-CSF)を用いた自己骨髄細胞誘導治療および自己骨髄単核球細胞や末梢血由来EPCを用いた血管新生療法と，肝細胞増殖因子(hepatocyte growth factor；HGF)やインスリン様成長因子(insulin-like growth factor；IGF)を産生する自己骨格筋芽細胞移植による心筋再生治療が試みられている．近年では多能性分化能を有する骨髄間

表1 循環器疾患に対する再生医療

治療法 対象疾患	サイトカイン療法 VEGF	bFGF	GSF	細胞移植治療 骨髄単核球細胞	血管内皮前駆細胞	骨格筋細胞	骨髄間葉系幹細胞	心筋前駆・幹細胞	ハイブリッド型治療（細胞移植＋組織工学） 薬物徐方シート	細胞シート
重症下肢虚血(閉塞性動脈硬化症, Buerger病)	×	△		○	△					
血管炎症候群(結節性多発動脈炎)				△						
急性心筋梗塞			△					◐		
重症狭心症	×	×				△				
慢性心筋梗塞				△		×	△	◐		
重症心不全(虚血性心筋症, 拡張型心筋症)								◐	◐	◐

治療法とその対象疾患について現在までに実施された臨床試験(治療)の結果とともに示す.
×：有効性が確認できない
△：一部の試験で有効性が確認されている
○：有効性が確認されている
◐：現在臨床試験中

葉系幹細胞や自己心臓内の心筋幹細胞移植を用いた心筋再生治療，組織工学の手法を応用し細胞投与と薬剤徐方シートを併用する細胞移植治療や細胞自体をシート化し移植する細胞シート治療などによるハイブリッド型再生医療も開発されている．

3 治療

循環器疾患に対して現在までに実施されているサイトカイン，細胞移植による再生医療を図1に示す．

1) サイトカインを用いた再生医療

VEGFは内皮性の血管新生，bFGFは動脈系の血管新生を促進することが種々の研究で明らかになっているが，最初にVEGFプラスミドベクターを用いた遺伝子治療をヒト虚血下肢に行ったのはIsnerらである[2]．これらVEGFプラスミドの投与は通常，FontaineⅢ～Ⅳ度の重症閉塞性動脈硬化症患者に対して行われる．一方，bFGF-1プラセミドあるいはbFGFリコンビナント蛋白，さらにHGFの血管新生作用に着目して実施された血管新生治療も重症虚血肢に対する臨床試験として実施されている．

サイトカインを用いた虚血性心疾患に対する血管新生療法も行われている．虚血下肢と同様にVEGFプラスミドもしくはアデノウイルスを用いた臨床試験が，冠動脈投与もしくは心筋投与(NOGAカテーテルを用いた心内膜筋注)による遺伝子導入療法によって血行再建不能な虚血領域を有する重症狭心症患者に対して行われている．他方，bFGFはリコンビナント蛋白の冠動脈投与として用量漸増型の比較対照試験として実施されている．また，骨髄からの幹細胞動員を目的として行われたのが，AMIに対するG-CSF療法であり，発症翌日から7日間の間で投与されるプロトコルが多く用いられている．

2) 細胞移植による再生医療

①重症下肢虚血

骨髄単核球には1%以下の頻度ではあるがEPCが存在し，またそれ以外の造血幹細胞，T細胞はVEGFやangiopoietin-1などの脈管新生，血管成熟化サイトカインを放出することが知られており，骨髄単核球を用いた血管新生療法が行われている．2000年からわが国で始まったTACT試験は，世界で初めて自己ヒト骨髄単核球細胞を用いた重症下肢虚血(閉塞性動脈硬化症，Buerger病)に対する細胞移植臨床試験である[4]．全身麻酔下で自家骨髄液を採取，骨髄単核球を分離し，約10

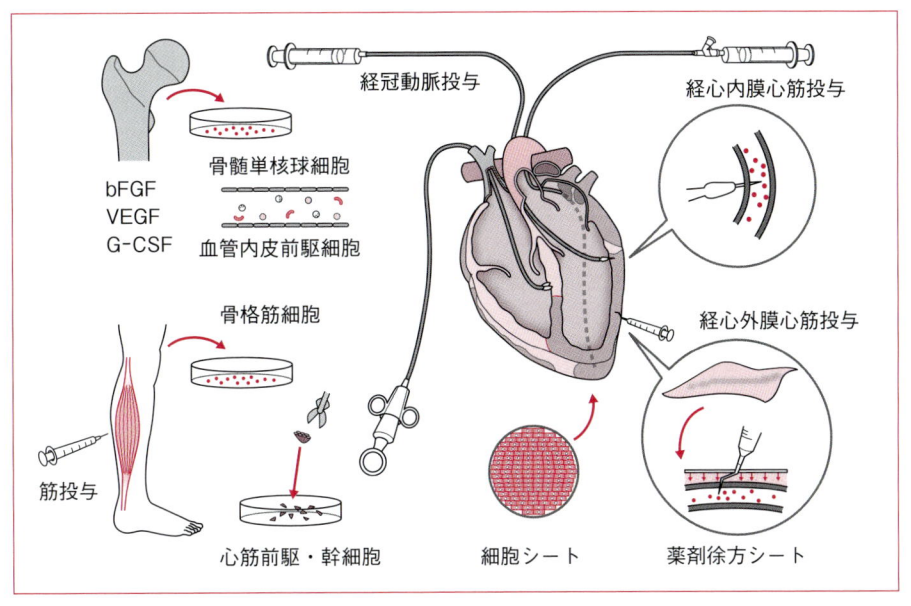

図1 再生治療に用いられる種々の薬剤，細胞とその投与法

億個の細胞を虚血肢の筋肉内40か所に注入，足関節上腕血圧比(ankle-brachial index；ABI)，疼痛スコア，歩行距離などをエンドポイントに比較ランダム化試験を行っている．また，現在では骨髄単核球だけではなく，G-CSFにて末梢血に骨髄単核球を動員し，EPCを含む末梢血CD34陽性細胞を純化して移植する臨床試験も行われている．

②急性心筋梗塞(AMI)

AMI患者においては，急性期3〜5日目にstem-cell derived factor-1(SDF-1)などにより骨髄より単核球，EPCが動員され，心筋虚血部にこれらの細胞がhomingすることで血管新生が促進することが知られている．AMIに対する血管新生療法は，発症後3〜5日目に骨髄液(もしくは末梢血)を採取，比重遠心分離法で単核球成分を抽出し，血行再建術の成功した冠動脈から投与する方法が一般的である．代表的な臨床試験であるBOOST試験とREPAIR-AMI試験では，急性期のステント留置に成功した症例に対し，3億〜5億個の骨髄単核球細胞を直接冠動脈に投与する方法で実施されている[5]．

③陳旧性心筋梗塞

陳旧性心筋梗塞に対する細胞治療は，骨髄細胞と骨格筋芽細胞を用いた臨床試験が実施されている．骨髄細胞を用いたTOPCARE-CHD試験は，発症3か月以上経過した陳旧性心筋梗塞(old myocardial infarction；OMI)患者に対し，梗塞責任冠動脈から骨髄単核球と末梢血単核球を移植したランダム化クロスオーバー試験である[6]．

しかし，一般に冠動脈投与による移植細胞生着率は低く，移植後4週以内にはそのほぼ90％が失われるため，手術による直視下心筋投与も実施されている．この方法はOMI患者においては冠動脈バイパス術(CABG)時に細胞移植を併用する治療法として行われる．現在までに，CD133陽性骨髄細胞および自己骨格筋を用いた臨床試験が実施されている．CD133陽性骨髄細胞治療は骨髄単核球分画を分離した後，CD133陽性細胞分画を抽出し，EPCとして投与する血管新生療法である．一方，CD56陽性の骨格筋芽細胞は高率に骨格筋細胞に分化する細胞で，HGF，IGFなどの組織保護性サイトカインを放出することが知られている．この自己骨格筋芽細胞を体外培養し，CABG術時に併用移植を行う臨床試験(MAGIC試験)が，プラセボに加え二段階の用量設定(4億個，8億個)に基づき実施されている[7]．本試験ではパイロット試験で移植骨格筋芽細胞起源と考えられた心室性不整脈の発生頻度が多かったため，Ⅱ相試験では全例に植込み型除細動器が

移植されている．

4 経過・予後

1）サイトカインを用いた再生医療

重症閉塞性動脈硬化症患者に対して行われたVEGFプラスミドの投与は，パイロット試験では難治性潰瘍を改善し，短期の下肢の切断を回避させることに成功した．しかし，多くのプラセボを用いたコントロール二重盲検試験（II相）ではその有用性を確認することができず標準治療とはなりえなかった（表1）．また，HGFプラスミドを用いた重症虚血肢に対する臨床試験においても組織酸素分圧の改善を認めたものの，潰瘍や疼痛，下肢切断率の改善はみられなかった．しかし，間欠性跛行症例に対して行われたbFGF-1プラスミドを用いたII相試験ではその有効性が確認され，薬物徐放製剤などを用いた臨床試験が現在でも実施されている（表1）．

一方，虚血性心疾患に対する血管新生療法においてもVEGFアデノウイルス投与群では狭心症状の若干の改善が認められたものの，プラスミド群では改善は認めなかった．また下肢では有効性が示唆されたbFGFであるが重症狭心症患者に対して行われた臨床試験では狭心症状の改善は一時的なものであった．これらの結果から重症虚血下肢，虚血性心疾患に対するサイトカイン遺伝子治療はいずれも有効性が確認されず，標準治療とはならなかった．また，AMIに対して実施されてきたG-CSF療法は，骨髄細胞の動員は促進されるものの初期の臨床試験では心機能保持効果などの有効性は確認できず，高いステント内再狭窄率を認めた．後期の臨床試験でプロトコルの変更により再狭窄の出現なく左室駆出率（left ventricular ejection fraction；LVEF）の改善を認めたため，①発症後37時間以内の投与開始，②LVEFが50％以下の心機能障害を有する症例にその使用が推奨されている（表1）．

2）細胞移植による再生医療
①重症下肢虚血

重症下肢虚血（閉塞性動脈硬化症，Buerger病）に対して行われたTACT試験では，対照として投与された末梢血単核球に比し骨髄移植群ではABIが0.097増加，疼痛スコア，歩行距離も有意な改善を認めている．本治療は全国30以上の施設で200人を超える患者に実施され，厚生労働省より高度先進医療の認定（京都府立医科大学）を受けており現在も実施されている（表1）．

②急性心筋梗塞

骨髄単核球を用いたBOOST試験とREPAIR-AMI試験では，有害事象は認めなかったもののいずれの試験においても左心機能保持効果はプラセボと比し3％前後と明らかな有用性を認めなかった．ただし，REPAIR-AMI試験では投与前値のLVEFが50％以下の低心機能症例において，7.5％の機能保持効果を認めており，これらの結果を受けて発表されたヨーロッパ心臓病学会でのタスクフォースでは，発症12時間以上を経過し通常の血行再建術によっても予後不良が予測されるAMI症例に対しては骨髄単核球を使った血管新生治療が有効である可能性があるとされている[8]（表1）．

③陳旧性心筋梗塞

OMI患者に対する血管新生療法は，TOPCARE-CHD試験の結果，細胞移植6か月後のLVEFでプラセボ・末梢血単核球群に対し骨髄単核球群で2.9％の有意な改善を認めている．しかし心不全症状を有する重症虚血性心疾患患者に対しての臨床的有効性は今後も検証する必要がある（表1）．

直視下細胞移植によるCABGとの細胞移植併用療法では，CABGによる心機能改善効果を加味して結果を検討する必要がある．一般にSTICH試験の結果から低左心機能とされているLVEF 35％以下の虚血性心疾患患者においては，CABG術単独の治療効果はLVEFで3〜5％，5年生存率は約70％と報告されており，細胞移植治療併用では統計学的にこれを上回る治療効果が必要とされる[9]．

StammらはCABG併用でCD133陽性骨髄細胞の直視下心筋移植を行い，CABG単独でのLVEF 3.4％の改善に対し細胞移植併用群で9.7％の改善を示している．約6％の細胞移植効果を実証したが，本試験では患者の術前LVEFが平均37％と心機能が比較的保たれており，僧帽弁逆流に対する弁形成・置換術の併用も認めていたた

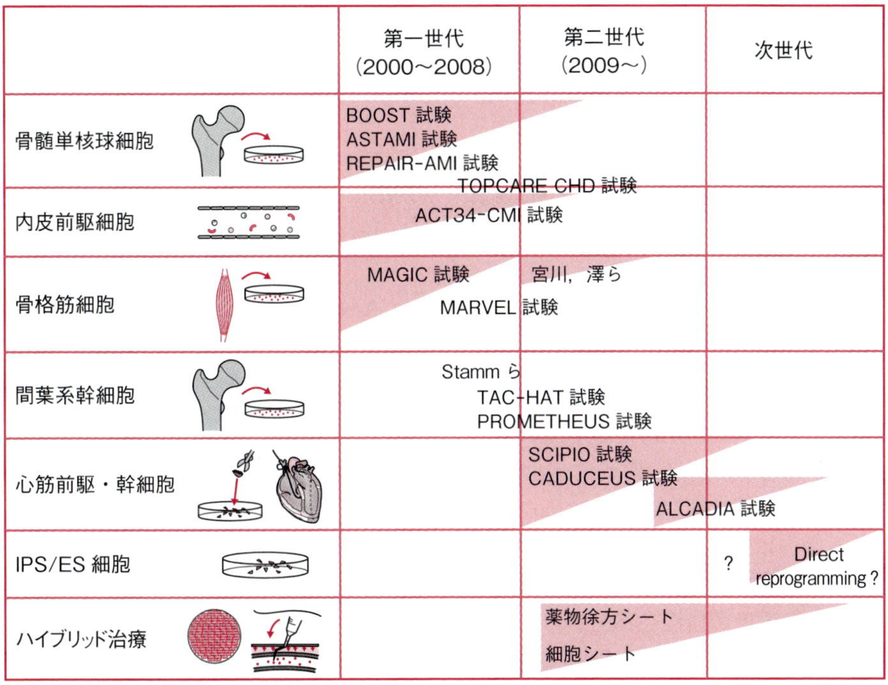

	第一世代 (2000〜2008)	第二世代 (2009〜)	次世代
骨髄単核球細胞	BOOST 試験 ASTAMI 試験 REPAIR-AMI 試験	TOPCARE CHD 試験	
内皮前駆細胞	ACT34-CMI 試験		
骨格筋細胞	MAGIC 試験 MARVEL 試験	宮川, 澤ら	
間葉系幹細胞		Stamm ら TAC-HAT 試験 PROMETHEUS 試験	
心筋前駆・幹細胞		SCIPIO 試験 CADUCEUS 試験 ALCADIA 試験	
IPS/ES 細胞			? Direct reprogramming?
ハイブリッド治療		薬物徐方シート 細胞シート	

図2 現在までに行われている心筋再生医療の臨床試験と今後の展望

め，その結果には異論がある．

一方，自己骨格筋芽細胞移植の MAGIC 試験であるが，治療6か月後の心機能は高用量群で拡張末期容量の若干の改善を認めたものの，LVEF の改善はプラセボを含めた各群で平均4〜5％と有意差は認められなかった．組織採取が容易で血管新生，サイトカイン療法としての効果が期待された骨髄，骨格筋芽細胞であるが，低心機能虚血心に対する血管新生療法，移植後の細胞生着および非心筋分化細胞の限界が示されている（表1）．

5 展望

循環器疾患に対する再生医療の臨床応用が開始されて約10年が経過した（第1世代）．現在は重症下肢，心疾患患者に対する第2世代の再生医療が開始されており，また，すでに次世代の治療も開発されている（図2）．

1) 虚血性心筋症

低心機能（LVEF 35％以下）の虚血性心筋症患者の心機能および予後改善を実現するためには喪失した心筋組織の補充が必要である．心筋細胞に分化する可能性の高い細胞として骨髄由来の間葉系幹細胞，および心筋由来の心筋前駆・幹細胞が知られており，ホスト心筋内での心筋分化を目的とした心筋再生治療も行われている．

骨髄由来の間葉系幹細胞は代表的な組織幹細胞であり，限定的ながら心筋分化能を有する幹細胞として研究されてきた．現在，LVEF が50％以下の虚血性心筋症に対して移植方法の異なる2つの臨床試験が終了しているが，結果はいまだ公開されていない．

2002年に発見された心筋由来前駆・幹細胞は心筋細胞置換の概念が提唱されて以来，自家移植可能な心筋再生医療の最も有力な細胞として注目が集まっている．現在までに報告されている心筋由来前駆・幹細胞は c-kit 陽性を特徴とする心筋前駆細胞と cardiosphere を形成する心筋前駆・幹細胞の2種に分類されており，すでに臨床試験がわが国と米国で現在進行中である．組織採取の方法は CABG 時に右心耳から心筋組織を採取・細胞分離する方法と（SCIPIO 試験），カテーテルによる微小心筋生検組織より細胞単離・培養する方法（CADUCEUS 試験，ALCADIA 試験）に分

かれている．CADUCEUS試験は組織採取から細胞移植まですべてが経カテーテル的に実施されることで侵襲度は3つの試験では最も低い．また，わが国において2009年から開始したALCADIA試験は自家心筋幹細胞移植とbFGF徐放投与による細胞移植と組織再生工学のハイブリッド治療であり第2世代の心筋再生治療である[10]．

2）重症心不全（虚血性・特発性心筋症）

長期にわたる移植待機期間が必要なわが国では人工心臓装着などの補助循環による生命維持が必要である．したがって併用療法もしくは代替治療として心筋再生医療には高い期待が寄せられている．Nasseriらは10例の人工心臓装着末期心不全患者に対して骨髄単核球細胞移植を行ったが離脱は1例のみと報告しており，心筋分化能の高い移植細胞，新たな細胞移植技術開発は急務である．

その1つとして，重度の慢性心不全患者に対する温度感応性マトリックスを用いた細胞シート移植技術が，骨格筋芽細胞シートの臨床試験として重症心不全患者（人工心臓装着）に対し実施されている．心機能改善の機序解明，重層シート化を可能とするシート内細胞への血管誘導，シート作製に必要な大量の高機能細胞の確保など今後の課題も多く，また骨格筋芽細胞は心筋に分化しないが，幹細胞もしくはiPS細胞を用いて細胞シート上ですべてが心筋細胞に分化可能となれば，完成した自己心筋細胞シートの移植が可能となる．

3）リプログラミング細胞

ヒトES細胞の臨床応用が困難である現在，リプログラミング細胞に対する期待も高まっている．iPS細胞由来分化心筋細胞による心筋再生医療への応用，最近報告されたマウス心臓線維芽細胞からのダイレクトな心筋細胞誘導など，細胞のリプログラミング技術の発達によりその可能性はさらに広がりつつある．リプログラミング細胞は，作製期間や増殖能力，分化抵抗性細胞による奇形腫形成など，臨床応用にはいまだ解決すべき課題も少なくないが，ES細胞の抱える課題を克服した自家移植可能な多能性幹細胞であり，今後のさらなる研究が待たれるところである．

〔竹本有史〕

文献

1) Bergmann O, Bhardwaj RD, Bernard S, et al : Evidence for Cardiomyocyte Renewal in Humans. Science 2009 ; 324 : 98-102
2) Baumgartner I, Pieczek A, Manor O, et al : Constitutive expression of phVEGF 165 after intramuscular gene transfer promotes collateral vessel development in patients with critical limb ischemia. Circulation 1998 ; 97 : 1114-1123
3) Lederman RJ, Mendelsohn FO, Anderson RD, et al : Therapeutic angiogenesis with recombinant fibroblast growth factor-2 for intermittent claudication (the TRAFFIC study) : a randomized trial. Lancet 2002 ; 359 : 2053
4) Tateishi-Yuyama E, Matsubara H, Murohara T, et al : Therapeutic angiogenesis for patients with limb ischemia by autologous transplantation of bone-marrow cells : a pilot study and a randomized controlled trial. Lancet 2002 ; 360(9331) : 427-435
5) Schachinger V, Erbs S, Zeiher AM, et al : Intracoronary bone marrow-derived progenitor cells in acute myocardial infarction. N Engl J Med 2006 ; 355(12) : 1210-1221
6) Assmus B, et al : Transcoronary transplantation of progenitor cells after myocardial infarction. N Engl J Med 2006 ; 355 : 1222-1232
7) Menasché P, Alfieri O, Janssens S, et al : The Myoblast Autologous Grafting in Ischemic Cardiomyopathy(MAGIC)trial : first randomized placebo-controlled study of myoblast transplantation. Circulation 2008 ; 117 : 1189-1200
8) Bartunek J, Dimmeler S, Zeiher A, et al : The consensus of the task force of the European Society of Cardiology concerning the clinical investigation of the use of autologous adult stem cells for repair of the heart. Euro Heart J 2006 ; 27 : 1338-1340
9) Jones RH, et al : Coronary bypass surgery with or without surgical ventricular reconstruction. N Engl J Med 2009 ; 360(17) : 1705-1717
10) Takehara N, et al : Controlled delivery of basic fibroblast growth factor promotes human cardiosphere-derived cell engraftment to enhance cardiac repair for chronic myocardial infarction. J Am Coll Cardiol 2008 ; 52(23) : 1858-1865

索引

和文

あ

アクチンとミオシンのクロスブリッジ
　　運動　136
アセチルコリン　280
アデノシン一リン酸　280
アデノシン二リン酸　280
アデノシン三リン酸　279
アデノシンによる代謝性冠血流調節
　　　279
アテローム　267
アナフィラキシーショック　161
アンジオテンシンⅡ　143
アンジオテンシンⅡ受容体拮抗薬
　　（ARB）　153
アンジオテンシン変換酵素（ACE）阻
　　害薬　349
悪性高血圧　433
悪性腎硬化症　449
圧較差の測定　107
圧-利尿曲線のリセッティング　419
安定労作狭心症　293, 315

い

イオンチャネル病　176
イベントモニタ　51
インスリン抵抗性, 本態性高血圧症
　　　431
医原性損傷　523
異所性自動能亢進　166
異常 Q 波　329, 369
異常自動能　166
　――による不整脈　177
異方性伝導　165
移植後冠動脈病変　555

移植後の管理　552
萎縮腎　449
遺伝子異常・チャネル病　557
遺伝性出血性末梢血管拡張症　235
遺伝性不整脈　557
息切れ　4
閾値電位　167
一次救命処置　127
一時式ペースメーカ　180
一過性脳虚血発作　7
一側性アルドステロン産生腺腫　460

う

ウイルス性心筋炎　364
ウイルス性心膜炎　389
ウェイブフロント現象　322
ウワバイン　421
うっ血性心不全　378
右脚　166
右脚ブロック　174
右脚ブロック型変行伝導　187
右室圧波形　346
右室梗塞　345
右室肺動脈導管吻合術　229
右心カテーテル検査　407
植込み型 Loop recorder　51, 173
植込み型除細動器　154, 180
内向き電流　167
運動耐容能　148
運動負荷試験, 狭心症の病態別にみた
　　　301
運動負荷心電図　46, 49
運動負荷法の原理　46
運動療法　155

え

エルゴメータ法　47
エンドセリン　422
エンドセリン受容体拮抗薬　407
エンドセリン-1　281
永久式ペースメーカ　180
永続性心房細動　192
液性拒絶反応　554
遠隔モニタリング　173
塩基性線維芽細胞増殖因子　563

お

黄色プラーク　118
黄疸　145
横紋筋壊死　524
横紋筋腫　531

か

カイロミクロンレムナント　271
カテコラミン　421
カテコラミン傷害　158
カテコラミン誘発性心室頻拍　557
カプトプリル負荷腎シンチグラム
　　　455
カプノグラフィ　132
カリクレイン-キニン系　422
カルシニューリン阻害薬　553
ガドリニウム遅延造影　84
加算平均心電図　50, 173
仮性動脈瘤　521, 524, 525
家族性心房細動　557
家族性洞機能不全症候群　557
家族歴　2

索引

過換気負荷試験 301, 303
改訂 Geneva スコア 411
改訂 Ghent 基準 498
改訂 Jones の診断基準 237
開放音 26
解剖学的 MVP 252
解離性大動脈瘤 160, 163, 487
塊状(管腔内)血栓 118
外傷性胸部動脈瘤 520
拡張型心筋症 36, 160, 369
拡張期逆流雑音 21
拡張期弁後退速度 240
拡張期房室弁雑音 30
拡張機能評価, 心エコーによる 148
拡張不全 141
　　── に対する薬物治療 154
核医学検査 88
楽音性 29
活動電位 40, 167
活動電位時相のイオンの働き 167
褐色細胞腫 463
　　── および傍交感神経節腫の診断・治療 464
完全大血管転位 222
完全房室ブロック 160
肝・頸静脈逆流 145
肝腫大 10, 145
冠危険因子 356
冠血管トーヌス 279
冠血流 279
冠血流予備能 288
冠血流予備比 310
冠血流予備量比 288
冠循環 278
冠動脈
　　── の灌流領域, 左心室における 278
　　── の形態 277
　　── の構造 278
　　── の走行 277
冠動脈狭窄度 282
冠動脈疾患 277
　　── の降圧目標, JSH 2014 440
冠動脈バイパス術 312
冠動脈 MRA 304
冠攣縮 286
冠攣縮性狭心症 286, 315
冠攣縮誘発試験 287
貫通外傷 519
間質性肺水腫 60
幹性リンパ管炎 514

感染性心内膜炎 11, 376
　　── の原因となりうる処置 383
　　── の手術適応 380
　　── のハイリスク群 382
簡易 Bernoulli 式 69
灌水様雑音 263

き

ギャップ結合 165
気絶心筋 352
奇異性塞栓 410
奇異性分裂 23
奇形腫 531
奇脈 14, 398
既往歴 2
起座呼吸 144
起立性低血圧(症) 7, 13, 467
　　── の原因 468
期外収縮 8
器質的冠狭窄 291
機関車様雑音 37, 387
機能的合胞体 165
機能的単心室 220
偽腔開存型大動脈解離 487, 489
偽腔閉塞型大動脈解離 487, 490
偽性アルドステロン症 461
逆方向性房室回帰性頻拍 196
逆流性弁膜症 8
弓部全置換 492
弓部大動脈損傷 522
急性冠症候群 122, 293, 319
急性呼吸窮迫症候群 159
急性心筋炎 160, **359**
急性心筋梗塞(症) 160, 163, **319**, 564, 565
　　── の合併症 343
　　── の初期診断と初期治療 338
　　── の日内変動 327
急性心筋梗塞リハビリテーション 350, 351
急性心原性肺水腫 152
急性心不全 150
　　── の重症度評価 150
急性心膜炎 3, 36, 386
急性大動脈解離 3, 63
急性動脈閉塞症 502
急性肺血栓塞栓症 63, 164, 409
　　── の臨床重症度分類 412
急性肺塞栓症 3, 5
急速流入期波 79

救肢 522
救命の連鎖, 成人傷病者の 127
巨細胞性心筋炎 364
拒絶反応の診断基準, 心臓移植 554
虚血性心筋症, 拡張型心筋症 564
虚血性心疾患の危険因子 271
虚血性腎症 449
虚血発作誘発試験 307
共通肺静脈 208
狭窄率の測定方法 72
狭心症 2, **290**
狭心症
　　── の重症度分類 307
　　── の診断のフローチャート 306
　　── の治療方針 312
　　── の分類 295
狭心症診断, 心筋脂肪酸製剤による 91
狭心症治療薬 309
狭心症発作の誘因と時間帯 297
狭心痛 294, **296**
胸水 145
胸水貯留 61
胸痛 2
胸部 X 線 54
胸部外傷 513
胸部大動脈瘤 482
胸腹部大動脈瘤 484
強心薬 161
局所壁運動解析法 114
筋原線維マーカー 124
筋代謝性腎症候群 524, 525
緊急バイパス手術 342

く

クレアチンキナーゼ 122
くも膜下出血 378
駆出音 21, 26
駆出性収縮期雑音 29

け

外科的肺動脈弁切開術 233
経カテーテル的大動脈弁植込み術 256, 257
経口強心薬 154
経皮的インターベンションデバイス 256
経皮的冠動脈インターベンション 96, 127, 308

経皮的心肺補助法　162
経皮的僧帽弁交連裂開術　243
経皮的僧帽弁輪形成術　249
経皮的バルーン拡大術　233
頸静脈拡張　15
頸静脈怒張　15, 145
頸静脈波　77
頸動脈エコー図　72
頸動脈洞症候群　7, 471
頸動脈洞マッサージ　472
頸動脈波　75
警告不整脈　345
劇症型心筋炎におけるPCPS管理図
　　　365
撃発活動　166, 169
血圧値，成人における診察室　430
血圧調節機構
　——，起立による正常な　468
　——の至適圧　418
　——の量的・時間的関係　418
血圧調節系ネットワーク　417
血管炎症候群　564
　——の診断のアプローチ　450
血管機序，本態性高血圧症　431
血管雑音　15
血管腫　531
血管新生療法　566
血管抵抗の測定　106
血管内エコー（IVUS）　118
血管内視鏡　117
血管内超音波　288
血管内皮前駆細胞　563
血管内皮増殖因子　563
血管迷走神経性失神　13
血気胸　519, 521
血行再建術　310
血行動態検査　98
血漿BNP濃度の経時的変化　336
血漿 dihydroxyphenylglycol（DHPG）
　濃度　469
血栓性静脈炎　511
血栓性大動脈分岐閉塞症　500
血栓塞栓症　348
血栓溶解療法　340
結核性心膜炎　389
結節性多発動脈炎　564
楔入区域　101
剣状突起下心囊開窓術　517
嫌気性代謝閾値　148
腱黄色腫　12
原始心筒　205

原発性アルドステロン症　459
原発性心臓腫瘍　527

こ

コレステロール塞栓症　449
コンダクタンスカテーテル　102
呼吸困難　4, 144
固定性分裂　23
個人歴　2
交互脈　14
交通枝弁不全　510
好酸球性心筋炎　364
抗凝固薬　349
抗血小板薬　348
抗不整脈薬のチャネルターゲット
　　　169
抗リン脂質症候群　539
拘束型心筋症　369, 392
後天性QT延長症候群　203, 557
後天性動静脈瘻　501
降圧目標　437, 438
降圧目標脳血管障害患者　440
降圧薬
　——の積極的適応　438
　——の薬理　423
高血圧　63
　——，ストレスと　545
　——による拡張障害発生機序　433
　——による心疾患発症の機序　432
　——による臓器障害　432
高血圧管理計画，初診時の　437
高血圧管理の予後影響因子　435
高血圧基準，異なる測定法における
　　　435
高血圧緊急症　441
高血圧性左室肥大　432
高血圧性心臓病　432
高血圧性心不全　433
高血圧性網膜症　435
高血圧治療のアルゴリズム，透析患者
　における　452
高周波カテーテルアブレーション
　　　181
高心拍出状態　8
高心拍出量性心不全　141
梗塞責任冠動脈の評価　335
膠原病による心膜炎　390
興奮収縮連関　168
　——，心筋細胞の　136
　——における細胞内 Ca^{2+} 動態　137

興奮の伝導　165
興奮波長　167
混合血栓　118
混合性狭心症　293

さ

Ⅲ度房室ブロック　184
サブスタンスP　280
左脚　166
左脚前枝ブロック　174
左室駆出率　141
　——が低下した心不全　141
　——が保持された心不全　141
左室造影　112
左室壁の区分　115
左室リモデリング　324
左室瘤出路形成術　226
左心性 Carey-Coombs 雑音　244
左心低形成　228
左房圧波形　101
左房粘液腫　528, 530
再灌流傷害　323, 343
再灌流性不整脈　345
再灌流治療効果の時間依存性　339
再灌流療法　**337**, 339
　——の目標　336
再生医療　563, 564
細菌性心膜炎　389
細動脈硬化症　267
細動脈性腎硬化症　449
細胞性拒絶反応　554
最大酸素摂取量　148
催不整脈作用　169
催不整脈性右室異形成症　557
三尖弁閉鎖　220
三尖弁閉鎖不全症　261
産褥心筋症　543
雑音の記載　20

し

シネ撮像　84
シャントの測定　110
ショック　**157**
　——，循環器疾患による　160
シルエットサイン　56
ジギタリス　154, 405
ジギタリス中毒　191
四肢壊死の危険率，四肢主幹動脈結紮
　による　525

索引

四部調律　21
死戦期呼吸　129
至適血圧　430
脂質管理目標値，リスク区分別　275
脂肪腫　531
自動体外式除細動器　180, 337
自動調節能　281
自動能　165
持続性胸痛をきたす疾患　328
持続性心室頻拍　200
持続性心房細動　192
持続的陽圧呼吸　152
失神　6
湿性ラ音　17
社会歴　2
受動喫煙　437
腫瘍プロップ音　27
収縮期逆流雑音　21
収縮期駆出雑音　21
収縮期クリック　21, 27
収縮期立ち上がり時間　73
収縮期膨隆波　79
収縮後期雑音　21
収縮性心膜炎　37, 390
　──，不顕性の　393
　──と拘束性心筋症の鑑別　394
　──の原因　391
収縮不全　141
修正大血管転位症　223
修正洞結節回復時間（CSRT）　176
重合性奔馬調律　25
重症下肢虚血　564
重症狭心症　564
重症心不全　564
重症の安定労作狭心症　293
縦隔陰影　54
縦隔腫瘍による上大静脈完全閉塞
　　　　　　　　　　　　509
縮流　111
粥腫　267
粥状（動脈）硬化症　267
出血性ショック　160
瞬時最大圧較差　108
循環管理，心筋炎の自然治癒までの
　　　　　　　　　　　　364
順方向性房室回帰性頻拍　195, 196
初期治療，急性心筋梗塞の　337
徐脈性不整脈　8
　──の管理　183
徐脈頻脈症候群　183
除粗動　191

小児CKD血圧管理基準値　448
小脈　14
上下肢血圧比　273
上行大動脈損傷　522
上行大動脈置換　491
上室期外収縮　186, 187
上室頻脈性不整脈の管理　186
上大静脈完全閉塞，縦隔腫瘍による
　　　　　　　　　　　　509
上大静脈症候群　508
常染色体優性多発性囊胞腎診断基準
　　　　　　　　　　　　449
静脈炎　512
静脈血栓塞栓症の危険因子　410
静脈瘤　510
食後低血圧　472
心エコー図　64, 146
心炎　237
心音　21
　──の記載　20
心機図　75
心機能　92
心機能評価　64
心胸郭比　58
心筋炎　**359**
　──の分類　360
心筋虚血
　──の発生機序　291
　──の病態生理　291
心筋血流PET　92
心筋血流イメージング　88
心筋血流放射性医薬品の集積機序　89
心筋梗塞　3, 37, 195, 544
　──に投与される薬剤　349
　──に伴う心膜炎　390
心筋梗塞 universal definition
　　　　　　　　　　　123, **125**
心筋梗塞二次予防ガイドライン　357
心筋挫傷　518
心筋再生医療の臨床試験　567
心筋細胞イオン電流　40
心筋細胞と刺激伝導系　39
心筋脂肪酸代謝イメージング　91
心筋収縮不全　142
心筋シンチグラフィ　334
　──，薬剤負荷　304
心筋スタンニング　322, 323
心筋生検　116
心筋緻密化障害　372
心筋バイオマーカー　122
心筋負荷画像評価法　90

心筋負荷パーフュージョン　86
心筋マーカー　334
　──の経時的変化　333
心筋ミオシン軽鎖　124
心筋リモデリング　142, 143
心腔内電位図記録　174
心腔内マッピング　174
心血管陰影　54
心血管造影法　112
心血管の石灰化　62
心血管病の危険因子　435
心原性失神　6
心原性ショック　152, 157
心雑音　28
　──の強度　20
心サルコイドーシス　374
心磁図　51
心室圧　101
心室圧-容積関係　142
心室期外収縮　198
心室細動　128, 200, **201**
心室充満雑音　21
心室説，神経調節性失神　476
心室中隔欠損症　35, 214
心室中隔穿孔　347
心室破裂　518
心室頻拍　8, **201**
心室不整脈，ストレスと　544
心室奔馬調律　21, 25
心室瘤　348
心周期　100, 138
心身症　4
心腎連関　447
心尖拍動　17
心臓移植　551
　──の適応　551
心臓型脂肪酸結合蛋白　123
心臓カテーテル検査　95, 147
　──の相対的禁忌　95
心臓カテーテルによる心臓壁穿通
　　　　　　　　　　　　517
心臓原発リンパ腫　531
心臓交感神経イメージング　91
心臓再同期療法（CRT）　155, 180
心臓腫瘍，原発性　527
心臓神経症　540
心臓喘息　144
心臓損傷分類　515
心臓超音波検査　334
心臓伝導欠損　557
心臓粘液腫　527, 531

心臓のポンプ作用　135
心タンポナーデ　14, 164, 397, 516
　──と収縮性心膜炎の血行動態の違い　397
心中隔の形成　208
心内膜下梗塞　333
心内膜床隆起　208
心内膜心筋生検　367
心内膜線維弾性症　231
心肺蘇生法　337
心拍出量　136
　──の測定　103
心不全　135, **140**
　──から中枢性無呼吸への進展　547
　──心不全の原因疾患　140
　──の症状　144
心プール法　92
心房圧波形　100
心房細動　8, 191
心房収縮雑音　21, 31
心房性ギャロップ　366
心房性ナトリウム利尿ペプチド　143
心房性奔馬調律　21, 25
心房粗動　160, 190
心房中隔欠損症　35, **212**
心房中隔裂開術　408
心房内血栓　160
心房内血流変換術　222
心房粘液腫　160
心房破裂　518
心膜液貯留　395
心膜液の量と心膜腔内圧の関係　398
心膜炎　347
　──の原因　386
心膜叩打音　27
心膜疾患　386
心膜嚢腫　400, 532
心膜ノック音　391
心膜破裂　518
心膜摩擦音　387
心ループ　206
身体所見　9
神経原性ショック　161
神経体液性因子の活性化　143
神経調節性失神　7, 475
神経堤　205
振戦　15, 18
深部静脈血栓症　409, 510, 511
人工透析に伴う高血圧　451

人工弁音　37
腎Na排泄障害, 本能性高血圧症　431
腎血管性高血圧症　494
腎実質障害を伴う血管炎性高血圧　451
腎疾患, 成人に多い　445
腎性(腎実質性)高血圧　444
腎動脈拡張術　457
腎動脈狭窄症　452
腎動脈最大流速　456
腎動脈造影検査　456
腎動脈ドプラエコー検査　456
腎尿細管間質性腎症, 二次性高血圧　448

す

ステロイド短期大量療法　366
ストレス　543
　──と心事故発生　544
スライス加重法　112
水槌様脈　14
水泡音　145
睡眠時無呼吸症候群　545

せ

ゼロ点の決定　99
生活習慣
　──の修正項目　437
　──の是正　436
生理的自動能亢進　166
成人傷病者の『救命の連鎖』　127
赤色血栓　118
脊髄障害, 大動脈遮断のための虚血による　523
絶対性不整脈　192
絶対不応期　168
先端巨大症　463
先端バルーン付き肺動脈カテーテルの右心通過法　98
先天性QT延長症候群　557
先天性冠動静脈瘻　231
先天性心膜欠損症　400
先天性動静脈瘻　501
穿通性心損傷　515, 516
全収縮期雑音　21
全身血圧に影響する因子　419
線維筋性異形成　453, 455
線維腫　531

選択的ホスホジエステラーゼ(PDE)5阻害薬　407
前収縮期雑音　21, 31
前負荷軽減療法　161
喘鳴　145
漸増漸減性雑音　35

そ

蘇生後ケア　132
早期後脱分極(EAD)　169
早期再分極症候群　45
僧帽弁逸脱症候群　249
僧帽弁開放音　21, 30, 238, 239
僧帽弁顔貌　238
僧帽弁狭窄兼大動脈弁狭窄　265
僧帽弁狭窄兼大動脈弁閉鎖不全　264
僧帽弁狭窄症　33, 108, 237
僧帽弁形態　238
僧帽弁口血流量　109
僧帽弁口面積　240, 242
僧帽弁閉鎖　228
僧帽弁閉鎖不全　34
僧帽弁閉鎖不全兼大動脈弁狭窄　265
僧帽弁閉鎖不全兼大動脈弁閉鎖不全　265
僧帽弁閉鎖不全症　243
僧帽弁輪運動速波形　67
総動脈幹遺残　226
総肺静脈還流異常　227
増悪型狭心症　293
臓器障害／心血管病　435
促進性心室固有調律　347
速伝導路　188
速脈　14
側副血行路, 冠動脈閉塞時の　286
外向き電流　167

た

タギング　86
ダナポイント分類　405, 407
たいこばち指→ばち指
たこつぼ心筋症　372
多血症　404
多段階運動負荷法　48
多発性骨髄腫　539
多発性内分泌腫瘍症　463
多発性嚢胞腎, 二次性高血圧　448
多脾症候群　232
体位性起立性頻拍症候群　474

体位性頻脈症候群　540
体外式除細動装置　180
体血管抵抗　107
体表面心電図　171
体表面電位図　50
抬起性拍動　79
胎生期循環系　205
胎盤循環　205
大静脈系の発生　210
大動脈炎症候群　455, 494
大動脈解離　487
大動脈外傷　519
大動脈弓の形成　210
大動脈再建，人工血管による　493
大動脈周囲炎(後腹膜線維症)　455
大動脈縮窄(症)　234, 455
大動脈造影　114
大動脈損傷の止血　520
大動脈内バルーンパンピング法　162
大動脈二尖弁　225
大動脈肺動脈吻合術　233
大動脈分岐部慢性閉塞症　500
大動脈弁下狭窄　225
大動脈弁逆流の発生機序　257
大動脈弁狭窄(症)　33, 225, 252
　──の圧較差　107
大動脈弁形態　258
大動脈弁口血流量　109
大動脈弁上狭窄　225
大動脈弁置換術　492
大動脈弁閉鎖　228
大動脈弁閉鎖不全症　33, 257
大動脈弁輪拡張症　481, 498
大動脈瘤　481
大脈　14
大量免疫グロブリン療法　366
代謝性筋腎症候群　502
高安動脈炎　494
　──の内科的治療プロトコール
　　　　　　　　　　　496
高安病　494
単一Ⅱ音　24
単純遮断　522
単純プラーク　118
断層法　64

ち

チトクローム P450　280
致死性不整脈　160
遅延後脱分極(DAD)　169

遅延電位　173
遅伝導路　188
遅脈　14
中隔破裂　518
中心性チアノーゼ　10
中枢性無呼吸　547
聴診　19
聴診器の用い方　19
聴診部位　19
直視下交連切開術　243
直接的レニン阻害薬(DRI)　427, 428
陳旧性心筋梗塞　351, 565
　──の予後規定因子検索　354

て

ディスク法　68, 112
デルタ波　194, 196
てんかん　7
低酸素性肺血管攣縮　404
低心拍出量性心不全　141
低体温療法　127
点状出血　377
電気ショック　180
電気生理検査　174
　──の基準値　175
電気的リモデリング　194

と

トレッドミル法　47
トロポニン　124
トロポニンⅠ　124
トロポニンT 全血迅速判定法　125
ドパミン　423
ドプラ法　64
冬眠心筋　322, 352
糖尿病
　──の降圧目標　439
　──を合併する高血圧における第1
　　選択薬　439
洞結節　166
洞結節回復時間(SRT)　176
洞結節不全症候群　183
洞停止　160, 183
洞頻脈　8
洞房伝導時間(SACT)　175
洞房ブロック　183
動悸　7
動静脈瘻　501, 524, 525
動脈位血流転換手術後　222

動脈管開存　215
動脈管開存症　35
動脈硬化症　267
動脈硬化性疾患　270
動脈硬化性腎動脈狭窄　453, 454
動脈硬化
　──の好発部位　268
　──の傷害―反応仮説　269
動脈硬化性プラーク　269
　──の性状　292
動脈壁硬化症　268
特殊刺激伝導系　166
特発性心筋症　366
鈍的外傷　520

な

ナトリウム利尿ペプチド　423
内因性ジギタリス様物質　421, 431
内臓心房位　209
内臓心房錯位　232
内分泌性高血圧症　459

に

二次救命処置　130
二次性高血圧　444
二次性心筋症　373
二重伝導路　188
二峰性脈　15
乳頭筋断裂　347
乳頭状線維弾性腫　532, 533
尿毒症性心膜炎　390
尿嚢循環　205
妊娠
　──，投薬と　543
　──と心疾患　540

ね

熱希釈法　105
捻髪音　145
粘液腫様変性　250

の

脳血管障害患者の降圧目標　437
　──，JSH 2014　440
脳血管障害既往患者に推奨される降圧
　薬　440
脳梗塞の危険因子　271

索引

脳心血管リスク層別化，診察室血圧に基づいた　436
脳性(B型)ナトリウム利尿ペプチド　143, 332
脳塞栓　376
囊状大動脈瘤　481, 483

は

ハイバーネーション　322
バルーン心房中隔欠損作成術　222
バルーンアシスト　162
パッチ大動脈形成術　226
ばち指　11
播種性血管内凝固症候群　159, **163**
肺うっ血　60
肺血管抵抗　107
肺血栓塞栓症　160
　── の重症度別治療戦略　411
肺血流量(QP)　105
肺高血圧(症)　5, 405
肺高血圧症の臨床分類　405
肺雑音　145
肺性心　403
肺線維症肺性心　403
肺塞栓症　409, 528
肺動静脈瘻　235
肺動脈カテーテル圧波形　99
肺動脈楔入圧　100, 101
肺動脈楔入圧波形　101
肺動脈性肺高血圧症(PAH)　405
　── の治療アルゴリズム　408
肺動脈造影　114
肺動脈分枝像　116
肺動脈閉鎖，心室中隔欠損を伴わない　217
肺動脈弁狭窄(症)　36, 233
肺動脈弁閉鎖不全症　263
肺胞性肺水腫　61
敗血症性ショック　160
白衣高血圧　13
白色血栓　118
白色プラーク　118
反跳脈　14
反応性充血　281

ひ

肥大型心筋症　160, 366
　── の基本病態　367

非ST上昇型心筋梗塞/不安定狭心症　124
非持続性心室頻拍　198
非侵襲的陽圧呼吸　152
非神経原性起立性低血圧の原因疾患　467
非穿通性心損傷　517
非伝導性上室性期外収縮　187
微小血管性狭心症　287
微小心筋傷害　124
光干渉断層法　288
左冠動脈肺動脈起始　230
左上大静脈遺残　96
表在性血栓静脈炎　512
標準12誘導心電図　41
標準化　52
病的呼吸性分裂　23
病歴聴取　1
貧血　538
頻度依存性ブロック　170
頻脈性心室性不整脈の管理　198
頻脈性心室調律　345

ふ

ファーストパス法　92
フェーズコントラスト法　86
ブースター効果　139
ブラジキニン　280
ブラック・ブラッド法　86
ブランコ雑音　32
プラーク破綻　293
プレコンディショニング　323
プログラム電気刺激　175
プロスタグランジン　422
プロスタノイド　407
不安神経症　4
不安定狭心症　316
　── のハイリスク群　307
　── の分類　295
不安定プラークと冠動脈内血栓形成　320
不顕性の収縮性心膜炎　393
不整脈　165
　── の管理　183
　── の非薬物療法　180
　── の薬物療法　177
不整脈源性右室異形成症　171
浮腫　5
部分対外循環　346
部分肺静脈還流異常症　228

副雑音　145
副伝導路　194
腹水　145
腹部大動脈瘤
　── に対する治療　485
　── の診断　483
複雑プラーク　118

へ

ヘッドアップチルト試験　477
　── の recommendation　478
ペースメーカ　180
ペースメーカリードによる心臓壁穿通　517
平均弁圧較差　110
閉塞性血栓血管炎　506
閉塞性動脈硬化症　504, 564
閉塞性肥大型心筋症　36, 364, 367
閉塞性無呼吸　546
壁運動異常の分類　115
壁在血栓　118
変行伝導　171, 187
弁逆流の重症度の評価　115
弁口面積　109
　── の算出　111
　── の測定　109
弁周囲感染，人工弁の　376
弁損傷　518
弁置換患者と妊娠　542
弁置換術　243

ほ

ホスホランバン　143
ホルター心電図　45, 46, 172
ポストコンディショニング　343, 344
補充調律　184
補助循環療法　162
放射性医薬品，核医学検査に利用される　90
泡沫細胞　268
房室回帰性頻拍　188
房室解離　172, 184
房室結節　166
　── の有効不応期　176
房室結節リエントリー性頻拍　188
房室中隔欠損　213
房室ブロック　183
　── の分析　174
紡錘状大動脈瘤　481

傍交感神経節腫　463
発作性上室頻拍(症)　8, 160, 188
発作性心房細動　192
発作性夜間呼吸困難　144
本態性高血圧(症)　430
　――の血管機序　431
　――の環境因子　431
奔馬調律　145

ま

マスター負荷　47
前高血圧　430
末期腎不全　535
末梢血管外傷　523
末梢血管検査　72
末梢性チアノーゼ　10
末梢動静脈エコー図　73
末梢浮腫　144
慢性拒絶反応　555
慢性血栓塞栓性肺高血圧症　409
慢性糸球体腎炎, 二次性高血圧　448
慢性心筋炎の診断手引き　359
慢性心筋梗塞　564
慢性心不全　152
慢性心不全(収縮不全)の治療指針　153
慢性心不全の急性増悪　152
慢性心不全の診断フローチャート　151
慢性腎盂腎炎, 二次性高血圧　448
慢性腎臓病の重症度分類　446
慢性腎不全　535
慢性腎不全と心血管疾患の進展の関係　535
慢性肺性心の右室肥大心電図基準　404
慢性閉塞性肺疾患, 肺性心　403

み

ミオグロビン　123

脈なし病　494

む

ムコ多糖症　10
無呼吸低呼吸指数　545
無症候性虚血発作　327
無症候性心筋虚血　296
無脾症候群　232
無脈性心室頻拍　128
無脈性電気活動　127, 347

め

メンケベルグ型動脈硬化　267
免疫抑制療法　552
面積-長さ法　112

も

毛細管性体液移動系　417
網状リンパ管炎　514

ゆ

疣腫　246, 376
遊走性血栓性静脈炎　512
遊走(逍遥)性静脈炎　506

ら

ラ音　145
ラクナ梗塞　474
卵黄循環　205

り

リアノジン受容体　143
リウマチ熱　237
リエントリー　166, 167
リエントリー性不整脈　177

リズム　14
リズムコントロール　192
リプログラミング細胞　568
リンパ管炎　513
リンパ腫　531
リンパ節炎　513
リンパ浮腫　513
利尿薬　153
　――の作用部位, 正常ネフロンにおける　424
利尿降圧薬　423
両室ペーシング　180
両大血管右室起始　224
緑色連鎖球菌　377
臨床的MVP　250

る

るいそう　9, 10
ループ利尿薬　423

れ・ろ

レートコントロール　191
レシピエントの選択基準　552
レニン-アンジオテンシン-アルドステロン系　142, 158
レニン-アンジオテンシン系　420
レニン-アンジオテンシン性血管収縮系　417
連合弁膜症　264
連続性雑音　21, 31
連続波ドプラ法　64
労作狭心症　294

わ

鷲手　10

欧文

3の字陰影　234
5 Ps　524
5つの P　502
6 Ps　524
8 cm ルール　63
12誘導心電図と梗塞部位，責任冠動脈の関係　330
24時間自由行動下血圧（ABPM）　434
^{18}F fluorodeoxyglucose（FDG）　92
^{82}Rubidium　92
^{99m}Tc sestamibi　90
^{99m}Tc tetrofosmin　90
^{99m}Tc 標識心筋血流放射性医薬品　89
^{201}thallium　88
Ⅰ音　21
Ⅰ度房室ブロック　184
Ⅱ音　22
Ⅱ度房室ブロック
　──，Mobitz 2型　183, 185
　──，Wenckebach型　183, 184
Ⅲ音　24
Ⅲ音ギャロップ　145
Ⅲ度房室ブロック　185
Ⅳ音　25
％EF　68
％FS　68
α_1 遮断薬　428
β-methyliodophenyl pentadecanoic acid（^{123}I-BMIPP）　303
β 遮断薬　**153**, 170, 349, 425
β 受容体遮断作用を有する薬剤　178

A

A_1/M_2 受容体刺激作用を有する薬剤　179
abnormally wide splitting　23
accelerated idioventricular rhythm（AIVR）　345
accessory pathway　194
ACCOMPLISH 試験　428
ACLS アルゴリズム　130
ACOORD-BP　439
acquired arteriovenous fistula（AVF）　501

activin receptor-like kinase 1（ALK1）　405
acute arterial occlusive disease（acute AOD）　502
acute coronary syndrome　319
acute pericarditis　386
acute respiratory distress syndrome（ARDS）　159
Adamkiewicz 動脈　484, 485
Adams-Stokes 発作　14
adenosine diphosphate（ADP）　280
adenosine monophospate（AMP）　280
adenosine triphosphate（ATP）　279
advanced cardiovascular life support（ACLS）　130
AHA ガイドライン，2010　129, 132
Alagille 症候群　233
allantoic circulation　205
Allen テスト　96
ALLHAT 試験　438
ALLTITUDE 試験　428
alternating pulse　14
AME 症候群　461
ambulatory blood pressure monitoring（ABPM）　433
amiodarone　179
anaerobic threshold（AT）　148
ANCA 関連血管炎　451
Andersen 症候群　560
Andersen-Tawil 症候群　560
anechoic crescent sign（AC sign）　483
anemia　538
angioma　531
angiopoietin-1　563
angiotensin Ⅱ receptor blocker（ARB）　153
angiotensin converting enzyme inhibitor（ACE inhibitor）　152, 427
ankle/brachial pressure index（ABI）　273
annulo-aortic ectasia（AAE）　481
anomalous left coronary artery from pulmonary artery（ALCAPA）　230

anterior spinal cord syndrome　523
anti-phospholipid syndrome　539
aortic（valve）stenosis（AS）　225, 252
aortic aneurysm　481
aortic configuration　258
aortic dissection　487
aortic stenosis（AS）　225
aortic valve insufficiency regurgitation（AI/AR）　257
aortic valve sparing surgery（AVS）　485
apnea-hypopnea index（AHI）　545
apparent mineralocorticoid excess　461
aprindine　179
ARB と ACE 阻害薬の併用　438
area-length method　112
area-length 法　67
ARIC 研究　467
arm span　9
arterial pressure index（API）　524
arteriolosclerosis　267
arteriosclerosis obliterans（ASO）　504
arteriovenous fistula（AVF）　501
ASAHI 研究　441
ASCOT-BPLA　438
asplenia syndrome, polysplenia syndrome　232
AT_1 受容体拮抗薬　427
atherosclerosis　267, 453
atherosis　267
atrial gallop rhythm　25
atrial natriuretic peptide（ANP）　143
atrial septal defect（ASD）　212
atrioventricular nodal reentrant tachycardia（AVNRT）　188
atrioventricular reciprocating tachycardia（AVRT）　188
atrioventricular septal defect（AVSD）　213
augmentation index（AI）　273
AVRT, antidromic　196
austin flint 雑音　31, 33, 259

automated external defibrillator
　（AED）　180, 337
──の操作手順　129

B

Bachmann 束　166
basic fibroblast growth factor(bFGF)
　563
basic life support(BLS)　127
bat wing sign　61
Beck の三徴　398
Bentall 手術　261, 485
bepridil　179
Bezold-Jarisch 反射　327
Bicaval anastomosis 法　552, 553
bilevel CPAP(BiPAP)　152
bisferiens pulse　15
Bland-White-Garland(BWG 症候群)
　230
blowing murmur　33
blunt trauma　520
body mass index(BMI)　275
bone morphogenetic protein recep-
　tor-Ⅱ(BMPR2)　405
Borg 指数　48
bounding pulse　14
brain natriuretic peptide(BNP)
　143, 145, 352
Braunwald の重症度分類　295
Brockenbrough 現象　368
Bruce 法　47
Brugada 症候群
　171, **201**, 202, 203, 557
Budd-Chiari 症候群　511
Buerger 病　506, 564
butterfly shadow　61
BWG 症候群　230
bystander cardiopulmonary resusci-
　tation(CPR)　337

C

Ca チャネル遮断作用を有する薬剤
　170, 177
Ca 拮抗薬　350, 425
──の薬理作用の比較　426
Ca induced Ca release　168
Ca^{2+}-ATPase　143
Ca^{2+} 制御蛋白　143
Cabrera sequence　43

calcium sign　63
Cannon 波　16
cardiac asthma　144
cardiac cachexia　9
cardiac cycle　100
cardiac lymphoma　531
cardiac myxoma　527
cardiac neurosis　540
cardiac output(CO)　103, 136
cardiac resynchronization therapy
　(CRT)　155
cardiac septa　208
cardiac tamponade　397
cardio ankle vascular index(CAVI)
　273
cardiopulmonary resuscitation(CPR)
　127, 337
──の手順　129
cardio-thoracic ratio(CTR)　58
Carey-Coombs 型雑音　30
Carney 症候群　528, 531
carotid artery wave　75
carotid shudder　15
carotid sinus syndrome　471
carperitide　350
CASS registry　315
catecholamine injury　158
CHADS2 スコア　193
chronic myocarditis　359
chronic occlusion of the terminal
　abdominal aorta　500
chronic renal failure(CKD)　536
──における高血圧の併用療法
　447
──に関する降圧目標 JSH 2014
　439
──の重症度分類　446
CKD を合併した高血圧の第 1 選択薬
　439
cibenzoline　179
CK-BB　123
CK-MB　123
CK-MB mass　123
CK-MM　123
clubbed finger　11
coarctation of the aort(COA)　234
coarse crackles　17, 145
Cohn の分類　296
combined valvular disease　264
common pulmonary vein　208
communicating aortic dissection　487

compartment syndrome　525
complete transposition of the great
　arteries(complete TGA)　222
congenital absence of the pericar-
　dium　400
congenital arteriovenous fistula
　(AVF)　501
congenital coronary fistula　231
constrictive pericarditis　390
continuous murmur　31
continuous positive airway pressure
　(CPAP)　152
continuous-wave(CW)法　64
COPE 試験　438
cor pulmonale　403
coronary artery bypass grafting
　(CABG)　312
corrected transposition of the great
　arteries(TGA)　223
Corrigan 脈　14, 226, 260
COURAGE 試験　314
creatine kinase(CK)　122
creatine kinase(CK)アイソフォーム
　123
CRT-D　181
CT　80
cuffing sign　61
curved planar reconstruction(CPR)
　81
Cushing 症候群　461
CW 法　69

D

D-ダイマー　410
de Musset 徴候　9, 260
deceleration time(DcT)　68
deceleration time(PA-DT)　68
deep vein thrombosis(DVT)　511
diastolic descent rate(DDR)　240
diastolic heart failure　141
dicrotic notch　73
dietary approaches to stop hyperten-
　sion(DASH)　437
differential cyanosis　12
digoxin　179
dilated cardiomyopathy(DCM)　369
diltiazem　179
dip and plateau　346
disc method　112, 113
disopyramide　179

disseminated intravascular coagulation syndrome(DIC)　159, **163**
double-outlet right ventricle(DORV)　224
Dressler 症候群　347, **348**, 390
dual pathway　188
Dubois の式　105
Duroziez's sign　260
dyspnea　144
　── on exersion　144

E

earlobe crease　10
Ebstein anomaly　194, 221
Ebstein 病　221
edema　144
effective refractory period(ERP)　166
eGFR　435, 446
Einthoven の正三角形モデル　43
Eisenmenger syndrome　12, 216
ejection sound　26
ejection systolic murmur　29
end stage renal disease(ESRD)　451
endocardial cushion　208
endogenous digitalis like factor(EDLF)　431
endomyocardial biopsy(EMB)　116
endothelial progenitor cell(EPC)　563
endothelin(ET)　422
end-stage renal disease(ESRD)　535
ESC-ESH 2013 ガイドライン　435
everolimus　555
excitation-contraction(EC) coupling　136, 168
exercise tolerance　148

F

Fabry 病　367, 374
Fallot 四徴症　35, 218
fast pathway(FP)　188
fibroelastic hyperplasia　450
fibroma　532
fibromuscular dysplasia　453
fibrous cap　269
Fick の原理による血流測定　105
Fick 法　103
figure 3 sign　234

fine crackle　145
fixed(constant) splitting　23
flecainide　179
foam cell　268
Fogarty カテーテル　503
Fontaine 分類　505, 506
Fontan 手術　220, 233
Forrester 分類　150, 343, **344**
fractional flow reserve(FFR)　288, 310
Frank-Starling 機序　142
Friedreich 徴候　391
Friedwald の式　435
FRISC Ⅱ研究　316-318
frog sign　189
fusiform type aortic aneurysm　481

G

Geneva スコア，改訂　411
genetic analyses of inherited arrhythmias　557
genetic arrhythmias　557
Ghent 基準，改訂　498
Glenn 手術　233
goose neck deformity　213
Gorlin の式　109, 240, **256**
Graham Steell 雑音　31, 34, 35, 216, 240, 263, 264, 404

H

Hampton's hump　63
heart failure
　── with preserved ejection fraction(HFpEF；HFPEF)　141
　── with reduced ejection fraction(HFrEF)　141
heart-type fatty acid binding protein(H-FABP)　123
hepato jugular reflux　10, 145
heterotaxia　208
H-FABP 全血迅速診断法　125
hibernation　322
high definition CT　80
high output heart failure　141
Hill 徴候　260
His 束　166
HLA-B52 陽性高安動脈炎　494
hybrid resistance unit　107
hyper-acute T wave　329

hypertrophic cardiomyopathy(HCM)　366
hypertrophic obstructive cardiomyopathy(HOCM)　366, 367

I

IABP の合併症　162
idiopathic cardiomyopathy(ICM)　366
I_K　168
I_{K1}　168
implantable cardioverter defibrillator(ICD)　154, 180
implantable loop recorder(ILR)　173
I_{Na}　167
infective endocarditis　376
intraaortic balloon pumping(IABP)　162, 366
intramural hematoma(IMH)　487
intravascular ultrasound(IVUS)　288
I_{to}　167

J

J カーブ現象　441
J 波　45
J 波症候群　171
Janeway 斑　11
jeopardized collateral　286, 293
Jervell and Lange-Nielsen 症候群　557, 560
J-GAP 研究　438
J-HOME 研究　438
Jones の診断基準，改訂　237
JSH 2014　430
jugular venous dilatation　15
J-WIND 試験　350

K

K チャネル遮断薬　170, 178
Kent 束　188, 194
Kerley's B line　60, 146, 238
Killip 分類　17, 149
　── と院内死亡率　335
knackle 徴候　63, 410
Konno 手術　226
Kussmaul 徴候　16, 345, 391
Kussmaul 脈　14

L

Lambl's excrescence　532
LAMB 症候群　528
late potential　173
late systolic accentuation　214
left ventricular assist system(VAS)　366
left ventricular ejection fraction(LVEF)　141
Lenegre 症候群　557
Leriche 症候群　500
Levine の分類　20
Liddle 症候群　461
LIFE 試験　438
limb salvage　524
lipoma　532
locomotive murmur　37, 387
lone atrial fibrillation(AF)　192
long QT syndrome(LQTS)　202, 559
low output heart failure　141
Lower Shumway 法　552
lymphadenitis　513
lymphangitis　513
lymphedema　513

M

M モード法　64
M_2/A_1 受容体　170
M_2 受容体遮断作用を有する薬剤　179
Mönckeberg's medial calcific sclerosis　267
machinary murmur　32, 35
magnetcardiogram　51
mammalian target of Rapamycin(mTOR)阻害薬　555
Marfan 症候群　10, 493, 498
marinobufagenin　431
Marshall 静脈　96
McConnell 徴候　410
medical wave form formatting rule(MFER)　52
mesothelioma　531
mexiletine　179
microvascular angina　287
mid-systolic click and late systolic murmur　251
minor myocardial damage(MMD)　124

mitral configuration　238
mitral face　238
mitral insufficiency/regurgitation(MI/MR)　243
mitral opening snap(OS)　30, 238
mitral P wave　238
mitral stenosis(MS)　237
mitral valve prolapse(MVP)syndrome　249
Mobitz 2 型Ⅱ度房室ブロック　183, 185
Modified Bruce 法　47
MR angiography(MRA)　84, 87, 304
MRI　84
multidetector-row computed tomography(MDCT)　303
multiple myeloma　539
multiple risk factor 症候群　271
musical murmur　29
mitral valve prolapse(MVP)症候群　252
myocardial band fraction of CK(CK-MB)　123
myocarditis　359
myoglobin　123
myonephropathic metabolic syndrome(MNMS)　502, 524, 525

N

Na チャネル遮断薬　170, 177
Na/K ATPase　431
NAME 症候群　528
neural crest　205
neurally mediated syncope　475
NICE 試験　426
NIPPON DATA 80　441
no reflow 現象　343
Nohria-Stevenson の分類　150
non-communicating aortic dissection　487
noninvasive positive pressure ventilation(NPPV)　152
non-penetrating trauma　520
non-Q 心筋梗塞　333
Noonan 症候群　233
Norwood 術　229
NSTEMI/UAP　124
NYHA 心機能分類　144, 145, 153

O

O_2 step-up　404
old myocardial infarction(OMI)　351
ONTARGET 試験　427, 439
open mitral commissurotomy　243
opening snap(OS)　26, 239
optical coherence tomography(OCT)　288
orthopnea　144
orthostatic hypotension　467
overdrive suppression　165

P

P terminal force　238, 244
pain free therapy　180
pansystolic bowing　250
papillary fibroelastoma　532
paradoxical pulse　14
paradoxical(reversed) splitting　23
parasternal impulse　18
paroxysmal atrial fibrillation(AF)　192
paroxysmal supraventricular tachycardia(PSVT)　188
partial anomalous pulmo-nary venous return(PAPVR)　228
partial cardio-pulmonary assist(PCPS)　347
patchy ischemic atrophy　450
patent ductus arteriosus(PDA)　215
PDE5 阻害薬　407
PEA/心静止マネージメント　130
peak CK-MB　123
peak to peak 圧較差　108
penetrating atherosclerotic ulcer(PAU)　487
penetrating trauma　519
percutaneous cardiopulmonary support(PCPS)　162
―― の導入　364
―― の離脱　162
percutaneous coronary intervention(PCI)　96, 127, 309
percutaneous transvenous mitral annuloplasty(PTMA)　249
percutaneous transvenous mitral commissurotomy(PTMC)　243
pericardial cyst　400, 532

pericardial effusion　395
pericardial friction rub　387
pericardial knock sound　27, 391
permanent atrial fibrillation（AF）
　　　　192
persistent atrial fibrillation（AF）
　　　　192
persistent left SVC（PLSVC）　96
persistent truncus arteriosus（PTA）
　　　　226
Perthes テスト　510
phase-2 リエントリー　169
Pick 偽肝硬変　391
pilsicainide　179
pirmenol　179
PKD1（16 番染色体腕）　448
PKD2（4 番染色体長腕）　448
placental circulation　205
poor R wave progression　354, 369
positive remodeling　320
post-cardiac arrest care　132
postpartum cardiomyopathy　543
postprandial hypotension　472
postural orthostatic tachycardia
　syndrome（POTS）　474
postural tachycardia syndrome　540
preconditioning　323
prehypertension　430
pressure half time（PHT）　240, 243
presystolic accentuation　31
presystolic murmur　31
primary percutaneous transluminal
　coronary angioplasty（PTCA）　341
primitive heart tube　205
propafenone　179
propranolol　179
proximal isovelocity surface area
　（PISA）　251
pseudo ventricular tachycardia（VT）
　　　　196
pseudohyperaldosteronism　461
pulmonary（valve）insufficiency
　regurgitation（PI/PR）　263
pulmonary arteriovenous fistula　235
pulmonary capillary wedge pressure
　（PCWP）　100
pulmonary embolism　409
pulmonary regurgitation pressure
　gradient（PR-PG）　69
pulmonary thrust　18
pulmonary valve stenosis（PS）　233

pulmonary vascular resistance（PVR）
　　　　107
pulse wave velocity（PWV）　273
pulseless electrical activity（PEA）
　　　　127, 347
pulseless ventricular tachycardia
　　　　128
pulsus celer　14
pulsus magnus　14
pulsus paradoxus　398
pulsus parvus　14
pulsus tardus　14
Purkinje 線維　166
PVA 波持続時間（PAad）　68

Q

QT dispersion　44, 171
QT 延長症候群　**201**, 202, 559
──の原因遺伝子とイオンチャネル
　機能　204
QT 短縮症候群　557
Quincke の拍動　11
Quincke 脈　260

R

R 単位　107
Rastelli 手術　222
Rastelli 分類　213
rate-pressure product　278
Raynaud 現象　507
Raynaud 症候群　507
reactive hyperemia　281
renal arterial stenosis　452
renal to aortic ratio（RAR）　454
Rendu-Osler-Weber 症候群　235
renin-angiotensin-aldosterone（RAA）
　　　　142, 158
reperfusion injury　323
resistance　107
reticular lymphangitis　514
rhabdomyoma　531
Rivero-Carvallo 徴候
　　　　20, 31, 34, 261, 262, 404
ROADMAP 試験　427
Romano-Ward 症候群　557, 560
Ross 手術　226
RR50　173

S

saccular type aortic aneurysm　481
sarcoma　532
Sauer's danger zone　516
sawing murmur　230
scimitar 症候群　228
sclerosis　267, 268
SCN5A　558
SDANN　173
Sellers 分類　247, 260
silent mitral valve prolapse（MVP）
　　　　250
silent myocardial ischemia　296
Simpson 法　112
Single-plane Area-Length 法　113
sinus of valsalva aneurysm　230
sleep apnea syndrome　545
Slice Summation method　112
slow pathway　188
small dense LDL　273
sotalol　179
splinter hemorrhage　11
Stanford A 型急性大動脈解離　491
Stanford B 偽腔開存型大動脈解離
　　　　490
Stanford B 型急性大動脈解離　491
STEMI の対応アルゴリズム　342
Stewart-Hamilton の法則　105
strain vessel 説　445
Streptococcus bovis　377
Streptococcus viridans　377
stunning　322
ST 上昇　298
ST 上昇型心筋梗塞（STEMI）　124
ST 低下　297
summation gallop rhythm　25
superficial thrombophlebitis　512
superior vena cava（SVC）syndrome
　　　　508
supine hypotensive syndrome　541
Swan-Ganz カテーテル　343
syndrome X　271, 273, 294
SYNTAX 研究　316
SYNTAX 試験　315, 317
systemic vascular resistance（SVR）
　　　　107
systolic click　27
systolic heart failure　141
systolic retraction　17

T

T波交互脈　173, 174
T波終末部陰性化　329
T wave alternans(TWA)　174
tachycardia induced cardiomyopathy　192
takotsubo cardiomyopathy　372
Ta-Te(Tp-Te)　45
teratoma　531
terminal T inversion　329
tetralogy of Fallot(TOF)　218
Thebesius 静脈　278
thrill　18
thromboangiitis obliteranse(TAO)　506
thrombophlebitis migrance　506
TIMI 分類　283, 335
Timothy 症候群　560
to and fro murmur　32, 35, 230
torsade de pointes(TdP)　169, **199**, 560
total anomalous pulmonary venous connection　227
total cavo pulmonary connection(TCPC)　229
transcatheter aortic valve implantation(TAVI)　256, 257
traumatic rupture of the aorta(TRA)　520
Trendelenburg テスト　510
tricuspid (valve) insufficiency regurgitation(TI/TR)　261
tricuspid atresia　220
tricuspid regurgitation pressure gradient(TR-PG)　69
triggered activity　169
TROP-T　125
truncal valve　226
tubular lymphangitis　514
tumor plop(sound)　27, 528

U

ulcer-like projection(ULP)　487, 491
upright tilt table testing　477
use-dependent block　170

V

Valsalva 手技　189, 197
Valsalva 洞動脈瘤　230
Van Praagh のループの法則　207
vanishing tumor　62
varicose vein　510
vascular bruit　15
vascular endothelial growth factor(VEGF)　563
vascular nephropathy　449
vegetation(Vg)　244
VEGF プラスミド　565
vena contracta　111
ventricular fibrillation(VF)　128
ventricular gallop rhythm　25
ventricular septal defect(VSD)　214
verapamil　179
VF/無脈性 VT マネジメント　130
Virchow の三徴　409, 511
viscera atrial heterotaxia　232
vitelline circulation　205
von Hipple-Lindau 病　463

W

warfarin と新規抗凝固薬の比較　193
warming up　165
water-hammer pulse　14, 260
wavefront phenomenon　322
wavelength(WL)　167
Well's index　240, 411
Wenckebach 型Ⅱ度房室ブロック　183, 184
Westermark's sign　63, 410
West の zone 分類　101
wheeze　145
wide QRS tachycardia　201
Williams 症候群　225, 233
Wilson の中心電極　43
Windkessel 機能　56
Wolff-Parkinson-White(WPW)症候群　176, 188, **194**
——, latent　195
wondering pacemaker　171
Wood 単位　107
worsening angina　293
wrist sign　10

X・Y

xanthoma　10
y 下行脚　16
y 谷　16